高级卫生专业技术资格考试指导用书

精装
珍藏本

皮肤性病学

高级教程

主编 / 张学军

高级卫生专业技术资格考试指导用书编辑委员会

中华医学会组织编著

中華醫學電子音像出版社
CHINESE MEDICAL MULTIMEDIA PRESS
北　京

图书在版编目（CIP）数据

皮肤性病学高级教程 / 张学军主编. —北京：中华医学电子音像出版社，2017.4

ISBN 978-7-83005-090-0

Ⅰ.①皮… Ⅱ.①张… Ⅲ.①皮肤病学-资格考试-教材 ②性病学-资格考试-教材 Ⅳ.①R75

中国版本图书馆 CIP 数据核字（2017）第 067022 号

请扫描左侧的二维码下载“职称考试习题在线” App 并安装，点击“快速注册”，填入信息，注册成功后登录，刮开书籍封底的防伪标，输入上面 16 位序列号，在“我的书籍”中即可出现所购买图书名称，点击进入习题界面，即可开始练习及模拟考试。

习题在线 App ISBN 978-7-89419-140-3

App 客服邮箱：xitizaixianapp@163. com

皮肤性病学高级教程
PIFU XINGBINGXUE GAOJI JIAOCHENG

主　　编：张学军
策划编辑：马兆毅　李春风　裴　燕　宋炳楠
文字编辑：郁　静　李香玉
责任印刷：李振坤
出版发行：中华医学电子音像出版社
通信地址：北京市东城区东四西大街 42 号中华医学会 121 室
邮　　编：100710
E-mail：cma-cmc@cma.org.cn
购书热线：010-85158550
经　　销：新华书店
印　　刷：北京京华虎彩印刷有限公司
开　　本：889 mm×1194 mm　1/16
印　　张：31.75
字　　数：899 千字
版　　次：2017 年 4 月第 1 版　　2017 年 10 月第 2 次印刷
定　　价：225.00 元（含习题 App）

内容提要

本书由《中国卫生人才》杂志社和中华医学会共同组织国内权威专家编写，按照国家对高级卫生专业技术资格人员的专业素质要求，集中、准确地介绍了皮肤性病学的基础理论和临床技能，重点阐述了常见病的防治新法、疑难病例分析、国内外发展现状和发展趋势等前沿信息，不仅能指导拟晋升高级职称的应试者考前复习，还可以帮助主治医师及其他相关中级职称医务人员开展继续教育，提高临床会诊、病例综合分析和运用先进医疗技术的能力。

书配“职称考试习题在线”App，内含与指导用书内容配套的“章节练习”“专项练习”“模拟考试”和“我的错题”，通过练习，巩固知识、提高机考实战能力。

本书以“纸质书+App”形式出版，兼顾科学性、系统性与适用性，是中、高年资医师必备案头工具书。

高级卫生专业技术资格考试指导用书
皮肤性病学高级教程
编 委 会

主　　编　张学军

副主编　姚志荣

编　　委　（以姓氏笔画为序）

王学民　上海市皮肤病医院
王宝玺　中国医学科学院皮肤病研究所
乌日娜　内蒙古医学院第一附属医院
刘全忠　天津医科大学总医院
刘维达　中国医学科学院皮肤病研究所
许爱娥　杭州市第三人民医院
李邻峰　北京大学第三医院
李若瑜　北京大学第一医院
李春阳　山东大学齐鲁医院
杨　森　安徽医科大学第一附属医院
连　石　首都医科大学宣武医院
何　黎　昆明医学院第一附属医院
何春涤　中国医科大学附属第一医院
张学军　安徽医科大学第一附属医院
张建中　北京大学人民医院
陆前进　中南大学湘雅二医院
金哲虎　延边大学附属医院
郑　捷　上海交通大学医学院附属瑞金医院
郑　敏　浙江大学医学院附属第二医院
项蕾红　复旦大学附属华山医院
郝　飞　第三军医大学西南医院
姚志荣　上海交通大学附属新华医院
徐金华　复旦大学附属华山医院
高天文　第四军医大学西京医院
高兴华　中国医科大学附属第一医院

涂亚庭　华中科技大学同济医学院附属协和医院
彭振辉　西安交通大学医学院第二附属医院
普雄明　新疆维吾尔自治区人民医院
温　海　第二军医大学附属长征医院
谢红付　中南大学湘雅医院
赖　维　中山大学附属第三医院
学术秘书　肖风丽　安徽医科大学第一附属医院

序

《卫生部关于加强“十一五”期间卫生人才队伍建设的意见》提出，要加强高层次卫生人才队伍建设，进一步完善卫生人才评价体系，加快推进卫生人才工作体制机制创新，为卫生人才队伍发展提供良好的政策环境。中华医学会作为国内医学界有一定影响的学术团体，有责任也有义务为提高卫生技术人才队伍的整体素质，进一步完善高级卫生专业技术资格的评价手段，逐步推行考评结合的评价方法，做出应有的努力。

为推进科学、客观、公正的社会化卫生人才评价体系尽快实施，《中国卫生人才》杂志社、中华医学会共同组织，编辑、出版了这套《高级卫生专业技术资格考试指导用书》(以下简称《指导用书》)。

我国每年有20万以上需要晋升副高级和正高级职称的卫生专业人员，这些高级技术人员是我国医学发展的中坚力量，身肩承上启下的重任。考试政策的出台有助于促进不同地区同专业、同职称的医务人员职称与实践能力的均衡化。因此，本套书的内容不仅包括高年资医务人员应该掌握的知识，更力求与时俱进，能反映目前本学科发展的国际规范指南和前沿动态，巩固和提高主治医师以上职称医务人员临床诊治、临床会诊、综合分析疑难病例及开展医疗先进技术的能力，也将作为职称考试的参考依据之一。相信此书的出版不仅能帮助广大考生做好考前复习工作，还将凭借其不断更新的权威知识成为高年资医务人员的案头工具书。

本套《指导用书》所有参编人员均为国内各学科的学术带头人、知名专家。在编写过程中曾多次召开组稿会和定稿会，各位参编的专家、教授群策群力，在繁忙的临床和教学工作之余高效率、高质量地完成了本套书的编写工作，在此，我表示衷心的感谢和敬佩！

前　言

为加强高层次卫生人才队伍的培养，完善人才评价体系，促进不同地区、同专业、同职称的皮肤性病学医务人员与实践能力的均衡化，帮助拟晋升高级职称的医师掌握基本理论和专业知识，了解和熟悉学科相关进展，顺利通过专业理论考试，卫生部人才交流中心《中国卫生人才》杂志社和中华医学会共同组织编写了高级卫生专业技术资格考试指导系列用书《皮肤性病学高级教程》分册。

本书的编委来自全国重点医学院校和临床重点学科，为工作在皮肤性病学临床和教学一线的权威专家和教授（主任医师），按照国家对高级卫生专业技术资格人员的专业素质的要求，根据"注重实用，突出进展"的原则，系统介绍了皮肤性病学的基础和临床理论知识，阐述了皮肤性病学专业的国内外发展现状和发展趋势等前沿信息，反映了目前本学科发展的国际规范指南和前沿动态。

本书内容分为三篇35章。第一篇为皮肤性病学总论，介绍皮肤的基本机构、功能、组织病理、皮肤病性病的诊断及治疗；第二篇为皮肤病学各论，较为全面地涵盖了常见和重要皮肤病；第三篇为性病学分论，包括常见性传播疾病。对疾病的介绍包括流行病学、病因学、临床表现、实验室检查、诊断与鉴别诊断、治疗、预后及预防等内容。

本指导用书不仅是拟晋升高级职称的应试者考前复习指导用书，还能巩固和提高主治医师以上职称医务人员临床会诊、综合分析疑难病例以及开展医疗先进技术的能力，提高教学和科研水平。同时，其前沿的学科信息也必将受到所有临床医生的欢迎。

由于编写和出版时间有限，内容较多，尽管在编写中付出较大的努力以求精求新，但书中难免有不足之处，真诚地请各位读者不吝赐教，提出宝贵意见，更好地适应特定人群专业继续教育和学科的发展需要。

中华医学会皮肤性病分会主任委员　教授　主任医师

张学军　医学博士

2010年7月3日

出版说明

为了进一步深化卫生专业职称改革，2000年人事部、卫生部下发了《关于加强卫生专业技术职务评聘工作的通知》（人发[2000]114号）。通知要求，卫生专业的副高级技术资格通过考试与评审相结合的方式获得；正高级技术资格通过答辩，由评审委员会评议，通过后即获得高级资格。根据通知精神和考试工作需要，副高级技术资格考试在全国各个省、自治区、直辖市职称改革领导小组的领导下设立了多个考区。目前，很多地区正高级技术资格的评审工作也逐渐采用考评结合的方法。通过考试取得的资格代表了相应级别技术职务要求的水平与能力，作为单位聘任相应技术职称的必要依据。

高级技术资格考试制度的逐渐完善，使与其相配套的考前辅导及考试用书市场明显滞后的矛盾日渐突出。鉴于职称改革制度和考生的双重需求，《中国卫生人才》杂志社和中华医学会共同组织医学各学科权威专家编辑、出版了《高级卫生专业技术资格考试指导用书》（以下简称《指导用书》）。《指导用书》在介绍基本理论知识和常用治疗方法的基础上更注重常见病防治新法、疑难病例分析、国内外发展现状和发展趋势等前沿信息的汇集，与国家对高级卫生专业技术资格人员的专业素质要求相一致。《指导用书》的编者主要由从事临床工作多年，在本学科领域内具有较高知名度的副主任医师职称以上的专家及教授担任，以确保其内容的权威性、实用性和先进性。本书以纸质载体配合CD-ROM光盘的形式出版，其中纸质载体以专业知识为主，多媒体光盘容纳练习题库、模拟试题等内容，实现人机互动的功能。本书根据高级卫生专业技术资格考试大纲对专业知识“了解”“熟悉”和“掌握”的不同层次要求安排简繁，重点突出，便于考生复习、记忆。

考试不是目的，而是为了加强临床医务人员对学科知识的系统了解和掌握，是提高医疗质量的一种手段。因此，本套出版物的受益者不仅仅是中、高级技术资格应考人员，其权威、专业、前沿的学科信息将会对我国医学科学的发展、医学科技人才的培养及医疗卫生工作的进步起到推动和促进作用。《指导用书》各学科分册于2009年陆续出版。2016年5月起，该套丛书由中华医学会中华医学电子音像出版社编辑、出版、发行。

目　录

第一篇　总　论

第二篇　各　论

第三篇　性传播疾病

第一篇　总　论

第1章

皮肤的结构

皮肤被覆于人体表面，与外界环境直接接触，是人体的第一道防线，是解剖学和生理学上重要的器官。

皮肤的重量：表皮和真皮总重量占体重的5%～8%，若包括皮下组织重量则可达体重的16%。

皮肤的面积：成人为1.5～2m^2，新生儿约为0.21m^2。

皮肤的表面结构：皮肤表面有许多肉眼看不见的沟、嵴和粗纹，还有肉眼不易见的细纹，这些皮肤标志统称皮线(skin line)。皮肤上致密的多种走向的沟纹称皮沟(skin grooves)，是由于皮肤附着于深部组织，随着纤维束排列和张力牵引而形成的，其深浅不一。手、足表面嵴和沟的图样称为指(趾)纹，其图形分为四型，即拱形(弓形)、襻形、涡形和混合形，指(趾)纹的样式是在胚胎发生早期由遗传因素决定的，每个人之间都有差别，且在一生中稳定不变，因此，常可作为鉴别个体的可靠根据之一。

皮肤的分类：一般根据表皮和真皮的厚度、毛和皮脂腺的有无将皮肤分为两型，即有毛的薄皮肤(hairy thin skin)和无毛的厚皮肤(glabrous thick skin)。有毛薄皮肤被覆身体大部分，主要承担皮肤的一般功能；无毛的厚皮肤位于手掌、足跖和指(趾)的屈侧面，耐受机械性的摩擦，便于运动和手工操作，结构强度较大，有较多的汗腺以散热，并有丰富的感觉神经末梢。

皮肤张力线：真皮内有缠绕胶原纤维成束排列的弹力纤维，由于真皮内弹力纤维的有序排列，形成了不同方向的张力线。沿皮肤张力线、皱纹、皱褶和曲折线的切口，形成的瘢痕比较纤细且不太明显。

皮肤的大体结构：由表皮、真皮和皮下组织组成。皮肤中有毛、指(趾)甲、皮脂腺和汗腺，是胚胎发生时由表皮衍生的附属结构，称皮肤附属器(cutaneous appendages)。此外，皮肤内还有丰富的血管和神经。

皮肤厚度：表皮和真皮组织一般为0.5～4mm。表皮厚度悬殊较大，为0.07～1.2mm，眼睑的表皮厚度则小于0.1mm，手掌、足跖可达0.8～1.4mm。一般真皮的厚度为0.4～2.4mm，背部的真皮是表皮的30～40倍厚。皮肤的厚度，有显著的个体差异和部位差异，我国成人男性皮肤平均厚度为1.15mm，躯干背部及臀部较厚约2.23mm。同一肢体，屈侧偏薄，伸侧较厚。另外，同一部位的皮肤厚度，也随年龄、性别、职业、工种的不同而有差别。

第一节　表　皮

人的表皮由角化的复层鳞状上皮组成，主要由角质形成细胞(keratinocyte)和树枝状细胞(dendrocyte)构成，后者包括来源于胚胎神经嵴的黑素细胞(melanocytes)、郎汉斯细胞(Langerhans cell)及Merkel细胞等。

一、角质形成细胞

根据不同发展阶段和特点，可将表皮的角质形成细胞分为5层，由深到浅分别为基底层（stratum basale）、棘层（stratum spinosum）、颗粒层（stratum granulosum）、透明层（stratum lucidum）和角质层（stratum corneum）。在较厚的掌跖皮肤表皮有典型的5层细胞构成，其他体表部位无透明层，只有4层。

1.*基底层*　位于表皮的底层，由一层矮柱状或立方形细胞组成，细胞核呈卵圆形，排列成栅状，其长轴与表皮基底膜带（basement membrane zone，BMZ）垂直。基底层细胞之间及其与上方棘层细胞之间通过桥粒（desmosome）相连接，底部则借半桥粒（hemidesmosome）附着于表皮下基底膜带。

正常情况下部分基底细胞（30%～50%）可不断进行分裂，新生的细胞不断向上移动，到达棘层下部时可再分裂2～3次，然后失去分裂能力，因此，又把基底层和棘层合称为生发层（malpighian layer）。基底层细胞的分裂周期平均为311h。细胞由基底层移至颗粒层上部约需14d，再移至角质层上部又需14d，总称为表皮通过时间或更替时间。

在电镜下，基底细胞胞质内有无数游离核糖体，在核的周围有较多的线粒体。细胞内含有许多张力细丝，其直径约5nm，走向常与表皮表面垂直。胞质中还含有肌动蛋白、辅肌动蛋白和微丝微管，可使分裂后的基底细胞向上移动。在核的上方常有黑素复合体排列成帽状或成群存在。

桥粒（desmosome）又称黏着斑（macula adherens），由相邻细胞的细胞膜发生卵圆形致密增厚而共同构成。桥粒呈圆形或椭圆形小体，电镜下呈盘状，直径为0.2～0.5μm，厚30～60nm。在构成桥粒的相邻细胞膜内侧各有一增厚的盘状附着板，长0.2～0.3μm，厚约30nm，电子密度较高。有许多直径约为10nm的张力细丝呈襻状附于附着板上，其两端均反折向胞质内。桥粒具有很强的抗牵张力，通过相邻细胞间细丝网的机械性连接，形成一连续的结构网，使细胞间的连接更为牢固。

半桥粒（hemidesmosome）是由基底细胞向真皮侧有不规则的多个胞质突起，形成的附着斑块（attachment plaque），胞质中的角蛋白张力细丝附着于这些斑块上并折向胞质内。

2.*棘层*　细胞呈多角形，且随上移渐趋扁平，其长径与表皮表面平行，一般排列4～8层。细胞表面有许多细小的突起，并与相邻细胞的突起相连，相邻细胞之间由桥粒连接。

电镜下棘细胞中有丰富的细胞器，胞质内有许多结构正常的线粒体，并有少数黑素颗粒。张力细丝很丰富，且较致密，当附着到桥粒的胞质面时，张力细丝排列成束，而在细胞内的其他部位则排列不规则。棘细胞层内桥粒的超微结构与基底细胞层相同。胞质中有些直径0.1～0.3μm的椭圆形、表面光滑、厚壁的颗粒，称为板层颗粒（lamellated granule，lamellar granule），也称膜被颗粒（membrane-coating granule）、角质小体（keratinosome）或Odland小体。这些颗粒形态、大小基本一致，有约10nm的界膜包被，内有横向平行排列的致密板层和透明板层构成。板层颗粒起着防止水分丢失等屏障功能。

3.*颗粒层*　位于棘层上部，一般由3～5层梭形或扁平细胞组成。其厚度与角质层厚度成正比，在角质层薄的部位颗粒层通常由1～3层，而在掌跖等角质层厚的部位，可厚达10层。主要特点为胞质中出现许多较大的强嗜碱性致密颗粒，称透明角质颗粒（keratohyline granules）。

电镜下，细胞核和细胞器将在该层内溶解，溶酶体酶呈弥漫性染色，透明角质颗粒无包膜，电子密度大，由直径2nm的细粒所组成，其满布于细胞浆内，愈接近角质层，颗粒愈大，数目愈多。此结构是阻止外来物质透过表皮的主要屏障。

4.*透明层*　位于角质层下方，由2～3层较扁的细胞组成，此层仅在掌跖部位较厚表皮中可见。细胞界限不清，光镜下易被伊红染色，胞质呈均质状并有强折光性。胞质中透明颗粒液化成角母蛋白，并与张力细丝融合在一起，构成表皮的屏障。

5.*角质层*　由多层死亡的扁平角质形成细胞组成，无细胞核等细胞结构，被称为角化细胞，在掌跖部位可厚达40～50层。

电镜下细胞内容物致密，无细胞核，细胞器均已消失。细胞浆内含大量直径8～10nm的角蛋白丝，彼此平行排列，浸埋在电子致密的丝聚合蛋白中。此层对皮肤具有重要保护功能。

二、树枝状细胞

1.*黑素细胞*　位于表皮基底层下方或基底层细胞之间，约占10%。是合成和分泌黑素的细胞。HE染色时胞质透明。硝酸银染色呈阳性，细胞形状大小不一，细胞胞核常不规则，胞质呈海绵状，核呈圆形或卵圆形，细胞向外周伸出2～3个或多个树枝状突起，突起可有分支，分支状突起可互相连接，并向上伸向棘层和颗粒层。1个黑素细胞向周围约36个角质形成细胞输送黑素颗粒，形成表皮-黑素单元。黑素细胞和黑素颗粒能吸收紫外线以保护皮肤免受紫外线辐射损害。

电镜下，黑素细胞有发达的粗面内质网、线粒体及Golgi复合体，黑素小体主要位于细胞上部的周边。黑素小体依其色素沉着的多少分为四期：第Ⅰ期黑素小体为囊泡，无黑素沉着。第Ⅱ期黑素小体常呈椭圆形或圆形，开始出现黑素沉积。第Ⅲ期黑素小体也以椭圆形为主，有明显的黑素沉积。第Ⅳ期黑素小体多为圆形，已完全黑素化，电子密度非常高，周围可见完整包绕的单位膜。从第Ⅰ期至第Ⅳ期黑素小体，其酪氨酸酶活性从强到弱直至消失，而能降解黑素小体的酸性磷酸酶则自无到有直至很强。

2. *郎汉斯细胞* 光镜下观察细胞呈多角形，位于棘层的棘细胞之间，占棘细胞的3%～5%，也可见于真皮。该细胞胞质透明，胞核较小，形状不规则，比周围的角质形成细胞着色深；细胞化学染色三磷腺苷酶和胺基肽酶都呈阳性，而多巴(Dopa)反应为阴性；具有CD1a、CD6和S100等表面标记，可借此与黑素细胞区别。郎汉斯细胞在皮肤免疫反应中起重要作用，能吞噬和处理入侵表皮的抗原，并传递给T细胞，是一种抗原递呈细胞。

电镜下郎汉斯细胞不含角蛋白丝及黑素小体，无桥粒结构，有较多的线粒体、发达的高尔基复合体，内质网，并有溶酶体。其重要特点是胞质中有特征性的Birbeck颗粒，又称郎格罕斯颗粒，多位于胞核凹陷附近的胞质内，长150～300nm，宽约40nm，呈杆状，中央有一细丝，其上有约6nm的周期性横纹，有时可见杆的一端有突出的球形泡，呈现网球拍样的结构，多认为它是郎汉斯细胞吞噬外来抗原时胞质膜内陷形成，是一种消化细胞外物质的吞噬体或抗原储存形式。

3. *Merkel细胞* 为圆形或长圆形具有短指状突的细胞，胞核呈圆形，常有深凹陷或呈分叶状，位于表皮基底层细胞之间，细胞的长轴与基膜平行，细胞顶部伸出几个较粗短的突起到角质形成细胞之间。HE染色不易辨认，银和金浸染法可用于细胞分布和数量研究。感觉敏锐部位(如指尖和鼻尖)Merkel细胞密度较大。神经纤维在邻近表皮时失去髓鞘，扁盘状的轴突末端与Merkel细胞基底面形成接触，称Merkel细胞一轴突复合体(Merkel cell-neurite complex)，具有非神经末梢介导的感觉促进作用，故Merkel细胞被认为是触觉细胞。

电镜下，Merkel细胞的细胞器丰富，中间丝常较多，但不聚集成束，细胞与相邻的角质形成细胞间有桥粒连接，神经末梢与细胞之间有非桥粒型的连接。胞质中含许多神经内分泌颗粒，大小为80～130nm，有膜包裹，内有致密的核心。这些分泌颗粒多聚集在细胞与神经末梢接触的一侧，也成群位于突起中。细胞与神经末梢相接触的部位，形成典型的化学性突触结构。

三、基底膜带

基底膜带(basement membrane zone，BMZ)，是连接真皮和表皮的结缔组织，厚0.5～1μm，PAS(过碘酸-雪夫)染色可将其染成紫红色，银浸染法可将其染成黑色。皮肤附属器与真皮之间、血管周围也存在BMZ。基底膜带将真皮和表皮紧密连接，并且具有渗透和屏障作用。电镜下，基底膜带分为4部分。

1. *胞膜层* 由基底层细胞真皮侧胞膜及半桥粒构成，半桥粒与胞质中的张力细丝形成连接复合体，在BMZ与基底细胞的连接中起重要作用。半桥粒的致密斑中含大疱性类天疱疮抗原、整合素(integrin)等特殊蛋白，与大疱性类天疱疮、单纯性大疱性表皮松解症有关。

2. *透明板* 位于半桥粒及基底层细胞基底浆膜之下，电子密度低而显透明，宽20～40nm。其内有由基底细胞浆膜来的锚丝(anchoring filaments)穿过并附着于其下的致密板。透明板中的主要成分是板层素(laminin)及其异构体缰蛋白(Kalinin)、K-板层素(K-laminin)、表皮整联配体蛋白(epiligrin)。Kalinin由基底细胞合成，其基因缺陷或产生自身抗体时，出现交界性大疱性表皮松解症及瘢痕性类天疱疮。

3. *致密板* 位于透明板之下，电子密度高，宽30～60nm，主要成分是Ⅳ型胶原。Ⅳ型胶原通过分子间的联系形成连续的三维网格，透明板的锚丝及致密板下的锚原纤维(anchoring fibrils)均附着于致密板。锚原纤维的另一端附于真皮乳头层中不规则的电子致密物锚斑(anchoring plagues)上，再反折将两个末端均附于致密板。

4. *致密板下带* 主要由锚原纤维及真皮微原纤维束(microfibril bundles)构成。锚原纤维粗20～60nm，有周期性横纹，在附着于致密板及锚斑处呈扇状散开,真皮胶原纤维穿于锚原纤维反折的环状结构中,从而使致密板与真皮乳头紧密联在一起。锚原纤维的主要成分是Ⅶ型胶原,由角质形成细胞和纤维母细胞合成。致密板下带中的另一主要成分真皮微原纤维束一端与致密板相连,另一端向下伸到乳头层深部。这种微原纤维束为一种类似弹性纤维的原纤维组成。Ⅶ型胶原的基因突变可致营养不良型大疱性表皮松解症,血清中抗锚原纤维抗体的存在可致获得性大疱性表皮松解症。

第二节 真 皮

真皮是位于基底膜与皮下组织之间的结缔组织,厚度一般为 1～5mm,胶原纤维和弹性纤维交织成网状结构,其间填充有细胞成分和丰富的细胞外基质。细胞成分包括成纤维细胞、肥大细胞、组织细胞(巨噬细胞)、淋巴细胞、真皮树突细胞(如郎汉斯细胞)、噬色素细胞等。真皮层内有毛囊、皮脂腺、汗腺等皮肤附属器结构及血管、淋巴管、神经及肌肉等组织结构。

真皮分层:通常分为乳头层(papillary layer)和网状层(reticular layer)。两层之间并无明确界限。乳头层为紧靠表皮的薄层结缔组织,凸向表皮底部形成嵴状或乳头状隆起,与表皮突呈交错样连接,乳头层纤维纤细而排列致密,内含丰富的毛细血管、毛细淋巴管、游离神经末梢和神经末梢器官;网状层较厚,纤维粗而排列疏松。

一、纤 维 成 分

1. *胶原纤维* 透射电镜下,可见真皮内纵横交错的胶原束。胶原纤维约占皮肤干重的75%,主要是Ⅰ型和Ⅲ型胶原构成。胶原纤维由许多直径约为 100nm (70～140nm)原纤维(fibril)组成,原纤维平行排列,横切面呈圆形,纵切面呈带形,有明暗相间的 64nm 宽的周期性横纹,原纤维组成粗细不等的胶原纤维。

2. *网状纤维* 并非独立的纤维成分,仅是由幼稚的、纤细的原纤维组成,同样具有 64nm 宽的周期性横纹的特点,但直径较小,一般为 40～65nm。

3. *弹力纤维* 纤维较细,呈波浪状交织缠绕在胶原纤维束之间,在真皮网状层,其排列方向与皮面平行;透射电镜下,弹力纤维表现为大小不等的块状物,由均质状、无定形物质即弹性蛋白和微纤维(microfibril)组成。微纤维呈点状或长短不一的丝状,直径 10～12nm,包埋于均质无定型的弹性蛋白内或聚集并包绕于其外周。

二、细 胞 成 分

1. *成纤维细胞* 常呈梭形,胞质内可见粗面内质网、游离核糖体和高尔基复合体等细胞器。成纤维细胞能合成胶原纤维和基质氨基多糖,在其功能处于静止状态时,细胞体积较小;反之则细胞体积较大,细胞内粗面内质网的数目和体积增大。

2. *肥大细胞* 可呈圆形、斜方形、梭形或星状等不同形态。细胞膜上有皱褶,并有许多绒毛,圆形或肾形的细胞核位居细胞中央,胞质内富含大量由单位膜包裹着的具有特征性的圆形颗粒。颗粒直径 0.2～0.6μm,由大小及密度不同的颗粒性物质组成,常呈指纹状或层板状排列,其内含有许多血管活性物质、趋化性物质、蛋白酶和蛋白多糖。胞质颗粒间有粗面内质网和高尔基复合体。

3. *组织细胞* 又称巨噬细胞,直径 15～25μm,核大,染色浅,核可呈圆形、肾形、可有深切迹或呈多叶状。胞质丰富,含大量溶酶体、吞噬物与溶酶体融合形成的吞噬体。

4. *淋巴细胞* 不同的淋巴细胞功能和大小不一,核染色质分布状态不同,核形态结构呈多样性。约 80%为 T 细胞,20%为 B 细胞。一般小淋巴细胞具有致密核,有较多和较广分布的异染色质,核仁突出,胞质内富于多聚核蛋白体和粗面内质网。

5. *其他细胞* 包括中性粒细胞、嗜酸性粒细胞、浆细胞、嗜碱性粒细胞等。

三、基 质

基质为无定形物质,填充于纤维、纤维束间隙和细胞之间,主要成分为蛋白多糖。蛋白多糖以曲折盘绕的透明质酸长链为骨架,通过连接蛋白质形成支链,支链上再连接多糖侧链,形成了有许多微空隙的分子立体筛结构,在物质交换和皮肤屏障中起重要作用。

第三节　皮下组织

皮下组织由疏松结缔组织和脂肪组织组成，位于真皮下方，与真皮之间无明确界限，两者的结缔组织彼此相延伸，其深部与筋膜、肌肉腱膜或骨膜连接。皮下组织的主要成分是脂肪，后者的基本单位是由脂肪细胞聚集形成的一级小叶，许多一级小叶构成二级小叶，二级小叶周边有纤维间隔或称小梁。皮下组织中还有血管、淋巴管、神经、小汗腺和顶泌汗腺。皮下脂肪的厚度因其部位、性别、年龄、营养而异，并受个体内分泌的调节。其主要功能是热绝缘体、振动吸收器和营养储备器。

第四节　皮肤附属器

皮肤附属器包括毛发、皮脂腺、汗腺、甲。

一、毛　　发

1. 毛发(hair)种类　分为毳毛(vellus hair)和终毛(terminal hair)两类。毳毛是细而短的毛发，大约为数毫米长，分布在除手掌、足跖外的所有平滑皮肤上。终毛是一种长而粗硬的毛发，睫毛、眉毛、胡须、腋毛、阴毛均为终毛。在部分人中，肩、小腿、前臂部的毛亦可发育成为终毛。

2. 毛发分布部位和密度　人身体大部分皮肤的表面都有毛，但手掌、足跖、指(趾)侧面、足踝以下足的侧面、口唇、乳头、脐、龟头、阴蒂、小阴唇及大阴唇和包皮内面无毛。头部、腋下、外阴部是毛发密集部位。

3. 毛发形状和颜色　因种族和个体不同而有差异。毛的外形有直型、卷曲形、螺旋形和波浪形。黄种人毛发多为较粗的圆柱形黑色直发；黑种人毛发为卷曲形的黑发，横切面为卵圆形，但一侧为平边，其毛小皮边缘明显的扭曲，故易受外界因素的损伤；白种人形态和颜色变化较大，可以是直的或波浪状，横切面呈卵圆形，颜色从黑色、黄色、棕色、红色甚至几乎为白色。

4. 毛发生长周期　分为生长期(anagen)、退行期(catagen)和休止期(telogen)，周期分别为3年、3周、3个月。约有80%的毛发处于生长期，正常人每日可有70～100根头发脱落，同时也有等量的头发再生。头发生长速度为每天0.27～0.4mm，经3～4年可长至50～60mm。

5. 毛发结构　毛发位于皮肤以外的部分称为毛干(hair shaft)，位于皮肤以内的毛发称为毛根(hair root)。毛根由毛囊包裹，毛根末端与毛囊共同组成膨大部分称为毛球 (hair bulb)，真皮组织突进毛球部分称为毛乳头。立毛肌的一端附着在毛囊上。立毛肌以下部分自下而上称为球部和茎部，中间的峡部为自立毛肌附着处向上延伸至皮脂腺导管开口的部分。上部漏斗部从皮脂腺导管开口处至毛孔。

(1)毛：是由同心圆状排列的角化上皮细胞构成，从内向外分为髓质、皮质、毛小皮。毛髓质是毛的中轴，由未成熟的角蛋白网组成，由1～2层立方形的上皮细胞组成。皮质由紧密排列的数层梭形角化细胞组成，细胞内有较多的黑素细胞。毛小皮位于皮质周围，细胞排列成屋瓦状，覆盖方向向上。

(2)毛囊：由内至外分为内根鞘、外根鞘和结缔组织鞘。内根鞘由内向外又可分为鞘小皮、Huxley层和Henle层，鞘小皮由覆盖方向向下的排列成屋瓦状覆盖重叠的扁平细胞组成；Huxley层由两排细胞组成，产生毛透明颗粒；Henle层只有一层细胞厚。外根鞘由大量角化细胞构成，内含大量糖原。结缔组织鞘是一层均质的嗜酸性带。

(3)毛球：是毛根末端与毛囊共同组成膨大部分，由毛母质细胞和黑素细胞组成。毛母质细胞呈柱状或立方形，胞核大，胞质中含许多游离核糖体，线粒体较多，粗面内质网稀疏，Golgi复合体小，有少量角蛋白丝，细胞相邻面有桥粒，是毛和内根鞘的生长中心。

(4)毛乳头：为真皮结缔组织突进毛球的部分，基质内还有大量的酸性黏多糖，毛乳头有诱导和支持毛囊的生长作用。

二、皮　脂　腺

皮脂腺(sebaceous glands)是由腺泡和短的导管构成的全浆分泌腺。大部分皮脂腺与毛囊相连并开口于毛囊，只有在一些无毛的薄皮肤，如口唇和口角、乳头、女性的乳晕、阴茎龟头、包皮内面、阴蒂和小阴唇以及眼睑缘的皮脂腺和睑板腺无毛囊开口，皮脂腺导管直接开口于皮肤表面。

1. 皮脂腺分布 除手外，其余部位的皮肤中都有皮脂腺。前额、鼻、背上部的皮脂腺最多，称皮脂溢出部位。其余部位的较少，掌、足跖和足背无皮脂腺。身体大部分的皮肤平均每平方厘米有100个，面部和头皮可达每平方厘米400～900个。

2. 皮脂腺结构 皮脂腺由分泌部和导管部组成。分泌部由复层鳞状上皮细胞组成。皮脂腺外层为扁平或立方形细胞，外周的增殖细胞胞质中几乎无脂质，但有大量张力细丝、粗面和滑面内质网、Golgi复合体、糖原颗粒及线粒体，细胞间有桥粒；随着分化的进行，细胞浆充满含脂质的空泡。当细胞成熟后，脂质空泡扩大融合，细胞核固缩，胞质中充满脂滴和溶酶体，最终，明显肿胀的细胞的胞膜破裂，释放脂质，细胞核残片及细胞浆中的细胞器进入皮脂腺导管排出，成为皮脂。分泌部的细胞由基底细胞分裂繁殖补充。皮脂中含有角鲨烯和蜡脂，有润滑皮肤、保护毛发的作用。

三、汗 腺

根据汗腺的结构与功能的不同可分为小汗腺（eccrine gland）和顶泌汗腺（apocrine gland）。

1. 小汗腺 除唇缘、鼓膜、甲床、乳头、包皮内面、龟头、小阴唇和阴蒂等部位无小汗腺外，全身大部分皮肤中均有。总数有160万～400万个，密度为每平方厘米80～600个，小汗腺的分布因部位、遗传而有差别，手掌、足跖和腋窝最多，其次为头皮、躯干和四肢的皮肤。一般四肢屈侧较伸侧密集，上肢多于下肢，热带人比寒冷地带的人多。

小汗腺为单曲管状腺，由腺体和导管组成。腺体管径较粗并高度蟠曲，位于真皮深部和皮下组织中。腺腔面有两种分泌细胞构成，为明细胞和暗细胞。明细胞含丰富糖原、线粒体及粗、滑面内质网，细胞基底面的质膜形成形状不一的内褶，游离面有许多微绒毛，分泌包括糖原在内的大量水溶性物质；暗细胞含致密颗粒，分泌细胞的腔面有大量绒毛，肌上皮细胞围绕分泌细胞，胞内有明显的Golgi复合体，有许多游离核糖体、粗面内质网及黏多糖的分泌颗粒，相邻细胞间有细胞间分泌小管，主要分泌黏多糖。小汗腺的分泌方式为局部分泌。小汗腺导管较细，与腺体连接的一段很弯曲，其后的一段较直，向上穿行于真皮中，最后一段呈螺旋状穿过表皮，开口于汗孔。

2. 顶泌汗腺 仅存在于人的腋部、乳晕、脐周围、会阴部、肛门周围、包皮、阴囊、阴阜和小阴唇，偶见于面部、头皮和躯干的皮肤中。此外，外耳道的耵聍腺、眼睑的睫腺以及乳晕的乳轮腺则属于此腺的变形。大多数腺的导管开口于毛囊漏斗部，但也有少部分腺直接开口于皮肤表面。顶泌汗腺分泌部的直径较小汗腺约大10倍。

顶泌汗腺的结构：由分泌部和导管组成。基底部导管位于皮下组织中，由单层分泌细胞组成，胞内有粗面内质网和Golgi复合体，大量核糖体、线粒体和溶酶体。细胞的管腔面见许多分泌颗粒，包括明颗粒和暗颗粒。暗颗粒有界膜包被，彼此融合成直径5μm的大颗粒，含蛋白性物质、脂类、铁蛋白及髓样体，属于溶酶体；亮颗粒由线粒体演变而来，具有嵴和双层膜。腺腔的游离缘尚可见到绒毛，外被肌上皮细胞。其分泌方式有局部分泌、顶质分泌和全质分泌3种方式。

四、甲

甲（nail）位于指（趾）末端伸面，由多层致密的角化细胞构成，由外露部分甲板以及其周围和下面的组织组成。甲板为透明的角质板，呈外凸的长方形，厚0.5～0.75mm。近甲根处的新月状淡染区为甲半月，甲板周围称甲廓（nail wall），两侧和近侧甲沟旁的皮肤形成褶，分别称侧甲襞（flank nail fold）和后甲襞（posterior nail fold），后甲襞上的角化层名甲上皮（eponychium），由襞的腹侧面发生。甲板近端延伸进皮肤下面部分为甲根（nail root），甲板下面的皮肤为甲床（nail bed），是鳞状上皮，其中位于甲根下者为甲母质（nail matrix），是甲的生长区。甲弧影（lunula）为白色的半月形区域，是甲母质生发细胞远侧的标志。

第五节 皮肤的血管、淋巴管、肌和神经

一、皮肤的血管

皮肤中的血管丛，由深部组织的动脉分支而来，在皮肤中动脉和静脉交织、分支吻合，形成4个主要血管丛，从深至浅，分别为皮下血管丛、真皮下部血管丛、乳头下血管丛、乳头内血管丛，前两种也称为深丛血管、后两种称为浅丛血管，这些血管丛大致呈层状分布，与皮肤表面平行，浅丛与深丛之

间有垂直走向的血管相通连，形成丰富的吻合支。胶原原纤维分布于内皮下层和平滑肌细胞之间，与血管平行。皮下组织的小动脉和真皮深部较大的微动脉都具有血管的 3 层结构。①内膜：由内皮细胞和一层内弹性膜组成；②中膜：由几层平滑肌细胞和弹性纤维组成，小动脉尚有外弹性膜；③外膜：由成纤维细胞、Ⅲ型胶原和弹性纤维组成。

血管腔从内至外依次为内皮细胞、周细胞、基膜等组成。内皮细胞有显著的核，有细胞器和杆状致密颗粒，相邻细胞以锯齿状的紧密连接相连，围绕血管腔。周细胞围绕在内皮细胞的外侧，有保护内皮细胞，加强毛细血管屏障的作用。基膜包绕在内皮细胞和周细胞的外侧。乳头层微血管的直径 18～23μm，仅有 1～2 层平滑肌细胞或周细胞，多数胶原原纤维呈单体形式弥漫分布于血管壁的边缘；真皮深层微血管直径可达 40～50μm，有 4～5 层平滑肌细胞或周细胞。

二、皮肤淋巴管

皮肤淋巴管网与血管丛网相平行，其盲端起始于真皮乳头层的毛细淋巴管，渐汇合为管壁较厚的具有瓣膜的淋巴管，形成乳头下浅淋巴管网和真皮淋巴网，再连接到深部淋巴管。毛细淋巴管管壁很薄，仅由一层内皮细胞和极薄的结缔组织组成。内皮细胞之间有较大的通透性，皮肤中的游走细胞、细菌、肿瘤细胞均易通过淋巴管到达淋巴结，最后被吞噬处理或引起免疫反应。深部淋巴管有 3 层膜结构和瓣膜。

三、皮肤肌肉

皮肤肌肉有平滑肌和横纹肌两种类型。立毛肌是皮肤中最常见的肌肉类型，属平滑肌纤维，呈梭形，肌膜薄，其一端起自真皮乳头层，另一端插入毛囊中部的结缔组织鞘中，另外平滑肌纤维还见于汗腺周围、血管壁肌层、阴囊肉膜和乳晕部的平滑肌。横纹肌主要见于面部表情肌和颈部的颈阔肌，肌纤维内有多个卵圆形的细胞核，位于肌纤维的边缘，肌原纤维有明暗相间的横纹。

四、皮肤的神经

皮肤中有丰富的神经分布，可分为感觉神经和运动神经，由神经纤维和神经末梢构成，可感受环境刺激如触、压、振动、牵拉、毛发弯曲等，及感受温度刺激和伤害性刺激，这些刺激由分布在真皮和皮下组织中的神经纤维和神经末梢器官感受并传导到脊神经节或脑神经节神经元产生感觉。

皮肤中含有感觉神经和自主神经。感觉神经大都是有髓神经，其终末广泛分布于皮肤各层中。自主神经则来自交感神经的无髓神经纤维，分布于微动脉、立毛肌、汗腺肌上皮细胞及阴囊、小阴唇、会阴和乳头等处的真皮平滑肌，其功能与腺体分泌和平滑肌收缩有关，并通过调节血管运动和出汗而参与体温调节。

1. *有髓神经纤维*　神经纤维平行排列成束，每条神经纤维的中央有轴突，外包施万细胞形成的髓鞘，由一个施万细胞的轴突系膜环绕轴突形成板层结构，包绕一段轴突，此段结构称为结间体（internode），是有髓神经的基本结构单位，结间体间有一环状的缩细部。

2. *无髓神经纤维*　有较细的轴突构成，无髓鞘。

3. *神经末梢*　在皮肤中存在着多样的神经末梢器官。

（1）环层小体（Pacinian corpuscle）：位于皮下组织内，在掌跖部位分布较多，主要感受压觉，小体呈圆形或椭圆形，直径可达 1mm，中央为失去髓鞘的轴突，轴突内含有线粒体和位于轴突下直径约 50nm 的致密核芯小泡，外周是几十层结缔组织扁平细胞疏松排列所形成的同心板层的被囊，板层之间充以液体，被囊表面还有一层富于弹性纤维的鞘膜包裹。

（2）触觉小体（Meissner corpuscle）：分布在真皮乳头内，主要感受触觉，在指尖密度最大，小体呈椭圆形。神经纤维进入触觉小体后即失去髓鞘，在中间部盘绕，外围几层扁平的施万细胞，最外面包以结缔组织鞘。

（3）梭形小体（Ruffini corpuscle）：位于皮肤真皮、皮下组织的神经末梢，呈梭形小体，长 1～2mm，被囊的结缔组织板层很少，间隙内充满液体，并有成束的胶原纤维，神经纤维进入囊后失去髓鞘，分为许多小支环绕胶原纤维，能感受热觉。

（4）球状小体（Krause corpuscle）：结构与触觉小体相似，被囊由不规则排列的施万细胞组成，能感受冷觉。

（张学军）

第2章

皮肤的功能

皮肤覆蔽全身，是机体内、外环境的分界，是人体最大的器官，皮肤的生理功能主要有屏障、吸收、感觉、分泌和排泄、体温调节、物质代谢等，同时皮肤还是重要的免疫器官。

第一节 皮肤的屏障功能

皮肤的屏障功能具有双向性，一方面保护体内各种器官和组织免受外界有害因素的损伤，另一方面防止体内水分、电解质及营养物质的丢失。因此，皮肤在保持机体内环境的稳定上起重要作用。

一、物理性损伤的防护

皮肤对机械性损伤(如摩擦、挤压、牵拉以及冲撞等)有较好的防护作用。表皮角质层细胞牢固地互相交错，致密而柔韧，经常受摩擦和压迫部位的角质层增厚，可形成胼胝，后者可显著增强皮肤对机械性损伤的耐受力。表皮角质层内富含角蛋白丝，使角质层致密而具有韧性。真皮内的胶原纤维、弹力纤维和网状纤维交织成网状，使皮肤具有一定的弹性和伸展性。皮下脂肪层对外力具有缓冲作用，使皮肤具有一定的抗挤压、牵拉及冲撞的能力。

皮肤对电损伤的隔绝作用主要由角质层完成。皮肤的角质层含水量少，是电的不良导体，对低电压电流有一定的阻抗能力。潮湿的皮肤，角质层含水量增多，皮肤电阻减小，导电性增加，易发生电击伤。皮肤对光线有吸收作用，皮肤各层对光线的吸收有选择性，角质层可将大部分日光反射回去，角质层主要吸收短波紫外线(波长 180～280nm)，而棘层和基底层主要吸收长波紫外线(波长 320～400nm)。日晒也会使角质层增厚，此为防护紫外线的保护性反应。生成的黑素颗粒能够吸收紫外线，黑素细胞在紫外线照射后可产生更多的黑素颗粒并输送到角质形成细胞中，使皮肤对紫外线的屏障作用显著增强。

二、化学性刺激的防护

正常皮肤表面大部分偏酸性(pH 为 5.5～7.0)，对碱性物质可起到一定的缓冲作用，称之为碱中和作用。另外皮肤对 pH 为 4.2～6.0 的酸性物质也具有一定的缓冲作用，称之为酸中和作用。角质层是皮肤防护化学性刺激的最主要结构。角质层结构紧密，细胞具有完整的脂质膜、丰富的胞质角蛋白及细胞间的酸性糖胺聚糖，有抗弱酸弱碱作用。角质层外面 2～3 层较松，故其屏障作用较弱，其余部分较均匀，对外界物质透入的屏障作用较强。当皮肤有大面积糜烂或溃疡时，皮肤的屏障作用丧失，吸收外界的化学物质快，可引起中毒。另外，角质层水化或脱脂后，对化学刺激的防护作用会显著降低。

三、微生物的防御作用

致密的角质层和角质形成细胞间通过桥粒结构相互镶嵌排列，能机械地防御一些微生物的侵入；角质层含水量较少以及皮肤表面弱酸性环境不利于某些微生物生长繁殖；角质层生理性脱落，也可清除一些寄居于体表的微生物；一些正常皮肤表面寄居菌(如痤疮杆菌和马拉色菌等)能产生脂酶，可将皮脂中的三酰甘油分解成游离脂肪酸，后者对葡萄球菌、链球菌和白念珠菌等有一定的抑制作用。真皮基质的分子筛结构将进入真皮的细菌限制在局部，以利于白细胞的吞噬作用和网状内皮系统的清除作用。

四、防止营养物质的丢失

正常皮肤的角质层具有半透膜性质，防止体内营养物质、电解质的丢失。角质层及其表面的皮脂膜可使通过皮肤丢失的水分大大减少。正常情况下，成人经皮肤丢失的水分每天为240～480ml（不显性出汗），但如果角质层全部丧失，每天通过皮肤丢失的水分将增加10倍以上。

第二节 皮肤的吸收功能

皮肤具有吸收功能，经皮吸收是皮肤局部药物治疗的理论基础。

一、皮肤吸收的途径

皮肤主要通过3种途径进行吸收。

1. *角质层* 角质层中，细胞膜、细胞内容物及细胞间的基质都与吸收功能有关系。由于其表面积最大，为主要途径。

2. *皮肤附属器* 一些化学物质通过毛囊、皮脂腺和汗管弥散到真皮中。

二、皮肤的吸收功能可受多种因素的影响

1. *皮肤的结构和部位* 皮肤的吸收能力与角质层的厚薄、完整性及其通透性有关，不同部位皮肤的角质层厚薄不同，因而吸收能力存在差异，一般而言，阴囊＞前额＞大腿屈侧＞上臂屈侧＞前臂＞掌跖。角质层破坏可使皮肤的吸收能力增强，因此，皮肤损伤面积较大，局部药物治疗时应注意药物过量吸收所引起的不良反应。

2. *角质层的水合程度* 皮肤角质层的水合程度越高，皮肤的吸收能力越强。局部用药后用塑料薄膜封包，药物的吸收会增高100倍，其原因就是封包阻止了局部汗液和水分的蒸发，导致角质层水合程度提高的结果，临床上常用此法提高局部用药的疗效。

3. *被吸收物质的理化性质* 完整皮肤只能吸收少量水分和微量气体，水溶性物质不易被吸收，而脂溶性物质和油脂类物质吸收良好，主要吸收途径为毛囊和皮脂腺，吸收强弱顺序为羊毛脂＞凡士林＞植物油＞液状石蜡。此外皮肤尚能吸收多种重金属（如汞、铅、砷、铜等）及其盐类。

物质的分子量与皮肤的吸收率之间无明显关系，如分子量小的氨气极易透皮吸收，而某些分子量大的物质（如汞、葡聚糖分子等）也可透过皮肤吸收。物质浓度与皮肤吸收率一般成正比，但某些物质（如石炭酸）高浓度时可引起角蛋白凝固，反而使皮肤通透性降低，导致吸收不良。物质的剂型对物质吸收亦有明显影响，如粉剂和水溶液中的药物很难吸收，霜剂可被少量吸收，软膏和硬膏可促进吸收，加入有机溶媒可显著提高脂溶性和水溶性药物的吸收。

4. *外界环境因素* 环境温度升高可使皮肤血管扩张、血流速度增加，加快已透入组织内的物质弥散，从而使皮肤吸收能力提高。环境湿度也可影响皮肤对水分的吸收，当环境湿度增大时，角质层水合程度增加，皮肤对水分的吸收增强。

第三节 皮肤的感觉功能

触觉、压觉、冷觉、温觉、痒觉和痛觉是皮肤的6种基本感觉。正常皮肤的感觉神经末梢有游离神经末梢、毛囊周围神经末梢神经网及特殊形状的囊状感受器。皮肤的感觉可以分为两类：一类是单一感觉。皮肤中感觉神经末梢和特殊感受器感受体内外的单一性刺激，转换成一定的动作电位沿神经纤维传入中枢，产生不同性质的感觉，如触觉、痛觉、压觉、冷觉和温觉。另一类是复合感觉。皮肤中不同类型的感觉神经末梢或感受器共同感受的刺激传入中枢后，由大脑综合分析形成的感觉，如湿、糙、硬、软、光滑等。此外皮肤还有形体觉、两点辨别觉和定位觉等。皮肤的6种基本感觉有如下特点。

触觉和压觉：游离神经末梢能感受触觉，手指皮肤有许多 Meissner 小体、Merkel 细胞及 Pinkus 小体都与触觉有关。Pacinian 小体是压力感受器，但也可感知轻微触觉。

冷觉和温觉：游离神经末梢可传导冷和热。

痛觉和痒觉：游离神经末梢可传导痛和痒，皮肤表面痛点分布密集，任何理化刺激都可以引起痛感，但必须达到一定的疼痛阈值才能被感知。痒觉又称瘙痒，是一种引起搔抓欲望的不愉快的感觉，属于皮肤黏膜的一种特有感觉，其产生机制尚不清楚，组织学至今未发现特殊的痒觉感受器。中枢神经系统的功能状态对痒觉有一定的影响，如精神安定或转移注意力可使痒觉减轻，而焦虑、烦躁或过度关注时痒觉可加剧。

皮肤感知的各种感觉最终都在游离神经末梢和小体感受器内转换成动作电位，传递到中枢神经系统。

第四节　皮肤的分泌和排泄功能

皮肤的分泌和排泄主要通过皮脂腺和汗腺完成。

一、小汗腺的分泌和排泄

小汗腺几乎遍布于体表，成人皮肤上小汗腺有200万～500万个。小汗腺周围有丰富的节后无髓鞘交感神经纤维，神经介质主要是乙酰胆碱，小汗腺腺体的透明细胞在其作用下分泌类似血浆的超滤液，后者经过导管对 Na^+ 重吸收形成低渗性汗液并排出体外。小汗腺的分泌受到体内外温度、精神因素和饮食的影响。外界温度高于31℃时全身皮肤均可见出汗，称为显性出汗；温度低于31℃时无出汗的感觉，但显微镜下可见皮肤表面出现汗珠，称为不显性出汗；精神紧张、情绪激动等大脑皮质兴奋时，可引起掌跖、前额等部位出汗，称为精神性出汗；进食（尤其是辛辣、热烫食物）可使口周、鼻、面、颈、背等处出汗，称为味觉性出汗。局部注射乙酰胆碱、肾上腺素也能使小汗腺分泌活动增加，分别称为胆碱能性排汗和肾上腺素能性排汗。正常情况下小汗腺分泌的汗液无色透明，呈酸性（pH 4.5～5.5），大量出汗时汗液碱性增强（pH 7.0左右）。汗液中水分占99%，固体成分仅占1.0%，后者包括无机离子、乳酸、尿素等。小汗腺的分泌对维持体内电解质平衡非常重要；另外出汗时可带走大量的热量，对于人体适应高温环境极为重要。

二、顶泌汗腺的分泌和排泄

顶泌汗腺主要分布在有毛的腋窝及外阴部位。顶泌汗腺的分泌在青春期后增强，并受情绪影响，感情冲动时其分泌和排泄增加。新分泌的顶泌汗腺液是一种黏稠的奶样无味液体，细菌酵解可使之产生臭味，引起臭汗症。有些人的顶泌汗腺可分泌一些有色物质，呈黄、绿、红或黑色，使局部皮肤或衣服染色，称为色汗症。

三、皮脂腺的分泌和排泄

全身除掌跖及指趾腹面外都有皮脂腺分布。皮脂腺是全浆分泌，即整个皮脂腺细胞破裂，胞内物全部排入管腔，进而分布于皮肤表面，形成皮脂膜。皮脂是多种脂类的混合物，其中主要含有角鲨烯、蜡脂、三酰甘油及胆固醇脂等。皮脂腺的分泌受各种激素（如雄激素、孕激素、雌激素、肾上腺皮质激素、垂体激素等）的调节，其中雄激素可加快皮脂腺细胞的分裂，使其体积增大，皮脂合成增加，雌激素可抑制内源性雄激素产生或直接作用于皮脂腺，减少皮脂分泌。禁食可使皮脂分泌减少及皮脂成分改变。此外表皮损伤也可使损伤处的皮脂腺停止分泌。

第五节　皮肤的体温调节功能

外界温度不断变化，而人体进行自主性调节保持温度相对恒定。人体皮肤具有体温调节作用，一方面它作为外周感受器，向体温调节中枢提供外界环境温度的信息，另一方面又可作为效应器，通过物理性体温调节的方式保持体温恒定。皮肤中的温度感受器分为热感受器和冷感受器，呈点状分布于全身，当环境温度发生变化时，这些温度感受器就向下丘脑发送信息，引起血管扩张或收缩，出现寒战或出汗等反应。

正常成人皮肤体表面积可达 $1.5m^2$，有利于体温调节。体温调节中枢位于下丘脑，由产热中枢和散热中枢组成，交感神经控制全身的血循环，调节体温。皮肤动脉和静脉之间吻合支丰富，其活动受交感神经支配，这种血管结构有利于体温调节，冷应激时交感神经兴奋，血管收缩，动静脉吻合关闭，皮肤血流量减少，皮肤散热减少；热应激时动静脉吻合开启，皮肤血流量增加，皮肤散热增加。四肢大动脉也可通过调节浅静脉和深静脉的回流量进行体温调节，体温升高时，血液主要通过浅静脉回流使散热量增加；体温降低时，主要通过深静脉回流以减少散热。

体表散热主要通过辐射、对流、传导和汗液蒸发实现。机体的有效辐射面积越大，皮肤与环境间的温差越大，辐射散热量越多。皮肤接触的空气温度比周围空气的温度高，空气就向周围温度低的空气转换，环境空气移动强烈时散热量大。机体深部的热量以传导的方式到机体表层皮肤，再由皮肤传导给它接触的物体。皮肤是热的不良导体，传导在皮肤散热中意义不大。汗液蒸发是环境温度过高时主要的散热方式，分为不显性出汗和显性出汗。不显性出汗是指人体在处于低温条件下没有汗液分泌时，从皮肤和呼吸道黏膜的水分蒸发。显性出汗每蒸发 1g 水可带走 2.43kJ 的热量，热应激情况下汗液分泌速度可达 3～4L/h，散热率为基础条件下的 10 倍。

第六节　皮肤的代谢功能

一、糖　代　谢

皮肤中的糖主要为糖原、葡萄糖和黏多糖等。有氧条件下，表皮中 50%～75%的葡萄糖通过糖酵解提供能量，而缺氧时则有 70%～80%通过无氧酵解提供能量；糖尿病时，皮肤葡萄糖含量增高，容易发生真菌和细菌感染。人体皮肤糖原含量在胎儿期最高，成人期时含量明显降低。糖原的合成主要由表皮细胞的滑面内质网完成；糖原的降解是一个复杂的过程，主要受环磷腺苷系统的控制，凡能使细胞内 cAMP 水平增加的因素均能促使糖原分解。真皮中的黏多糖含量丰富，主要包括透明质酸、硫酸软骨素等，多与蛋白质形成蛋白多糖(或称黏蛋白)，后者与胶原纤维结合形成网状结构，对真皮及皮下组织起支持、固定作用；黏多糖的合成及降解主要通过酶促反应完成，但某些非酶类物质(如氢醌、核黄素、抗坏血酸等)也可降解透明质酸；此外内分泌因素亦可影响黏多糖的代谢，如甲状腺功能亢进可使局部皮肤的透明质酸和硫酸软骨素含量增加，形成胫前黏液性水肿。

二、蛋白质代谢

皮肤蛋白质包括纤维性和非纤维性蛋白质，前者包括角蛋白、胶原蛋白和弹性蛋白等，后者包括细胞内的核蛋白以及调节细胞代谢的各种酶类。角蛋白是中间丝家族成员，是角质形成细胞和毛发上皮细胞的代谢产物，其主要成分，至少包括 30 种；胶原蛋白有Ⅰ、Ⅲ、Ⅳ、Ⅶ型，胶原纤维主要成分为Ⅰ型和Ⅲ型，网状纤维主要成分为Ⅲ型，基底膜带主要成分为Ⅳ型和Ⅶ型；弹性蛋白是真皮内弹力纤维的主要成分。

三、脂 类 代 谢

皮肤中的脂类包括脂肪和类脂质，人体皮肤的脂类总量占皮肤总重量的 3.5%～6%。脂肪的主要功能是储存能量和氧化供能，类脂质是细胞膜结构的主要成分和某些生物活性物质合成的原料。表皮细胞在分化的各阶段，其类脂质的组成有显著差异，如由基底层到角质层，胆固醇、脂肪酸、神经酰胺含量逐渐增多，而磷脂则逐渐减少。表皮中最丰富的必需脂肪酸为亚油酸和花生四烯酸，后者在日光作用下可合成维生素 D，有利于预防佝偻病。血液脂类代谢异常也可影响皮肤脂类代谢，如高脂血症可使脂质在真皮局限性沉积，形成皮肤黄瘤。真皮和皮下组织中含有丰富的脂肪，可通过 β-氧化途径提供能量。脂肪的合成主要在表皮细胞中进行。

四、水和电解质代谢

皮肤中的水分主要分布于真皮内，当机体脱水时，皮肤可提供其水分的 5%～7%以维持循环血容量的稳定。儿童皮肤含水量高于成人，成人中女性略高于男性。

皮肤中含有各种电解质，主要储存于皮下组织中，其中 Na^{+}、Cl^{-} 在细胞间液中含量较高，K^{+}、Ca^{2+}、Mg^{2+} 主要分布于细胞内，它们对维持细胞间的晶体渗透压和细胞内外的酸碱平衡起着重要的作用；K^{+} 还可激活某些酶，Ca^{2+} 可维持细胞膜的通透性和细胞间的黏着，Zn^{2+} 缺乏可引起肠病性肢端皮炎等疾病。

第七节　皮肤的免疫功能

皮肤是重要的免疫器官。1986 年 Bos 提出了"皮肤免疫系统"(skin immune system)的概念,皮肤免疫系统包括免疫细胞和免疫分子两部分。皮肤的各种免疫分子和免疫细胞共同形成一个复杂的网络系统,并与体内其他免疫系统相互作用,共同维持着皮肤微环境和机体内环境的稳定。

一、皮肤免疫系统的细胞成分

皮肤主要免疫细胞的分布与功能,见表 2-1。

表 2-1　皮肤主要免疫细胞的分布与功能

细胞种类	分布部位	主要功能
角质形成细胞	表皮	合成分泌细胞因子、参与抗原递呈
Langerhans 细胞	表皮	抗原递呈、合成分泌细胞因子、免疫监视等
淋巴细胞	真皮	介导免疫应答
内皮细胞	真皮血管	分泌细胞因子、参与炎症反应、组织修复等
肥大细胞	真皮乳头血管周围	Ⅰ型变态反应
巨噬细胞	真皮浅层	创伤修复、防止微生物入侵
成纤维细胞	真皮	参与维持皮肤免疫系统的自稳
真皮树枝状细胞	真皮	不详,可能是表皮 Langerhans 细胞的前身

角质形成细胞具有合成和分泌白介素、干扰素等细胞因子的作用,同时还可通过表达 MHC-Ⅱ类抗原、吞噬并粗加工抗原物质等方式参与外来抗原的递呈。

皮肤内的淋巴细胞主要为 T 淋巴细胞;其中表皮内淋巴细胞占皮肤淋巴细胞总数的 2%,以 $CD8^+$ T 淋巴细胞为主。T 淋巴细胞具有亲表皮特性,且能够在血液循环和皮肤之间进行再循环,传递各种信息,介导免疫反应。

Langerhans 细胞是表皮中重要的抗原递呈细胞,此外还可调控 T 淋巴细胞的增殖和迁移并参与免疫调节、免疫监视、免疫耐受、皮肤移植物排斥反应和接触性变态反应等。

血管内皮细胞还积极参与合成、分泌、炎症、修复和免疫等过程。内皮细胞形成的内皮转移通道在内吞、外排和物质交换中起重要作用。

肥大细胞表面有 IgEFc 受体能与 IgE 结合,与Ⅰ型变态反应关系密切。通过免疫和非免疫机制活化肥大细胞,使它产生和释放多种生物活性介质,如血管活性物质、趋化因子、活性酶和结构糖蛋白等,参与机体的生理或病理过程。肥大细胞不仅参与Ⅰ型变态反应,也参与迟发性超敏反应。

巨噬细胞主要位于真皮浅层,它参与免疫反应,处理、调节和递呈抗原,产生和分泌 IL-1、IFN、各种酶、补体、花生四烯酸及其他产物。巨噬细胞对外来生物的非特异性和特异性免疫反应,炎症创伤修复中具有核心作用。

真皮成纤维细胞在初级细胞因子刺激下可产生大量次级细胞因子,成纤维细胞还是产生角质形成细胞生长因子的主要细胞之一,在创伤修复及 IL-1 存在情况下角质形成细胞生长因子明显增加。

二、皮肤免疫系统的分子成分

1. *细胞因子*　表皮内多种细胞均可在适宜刺激下合成和分泌细胞因子,后者不仅在细胞分化、增殖、活化等方面有重要作用,而且还参与免疫自稳机制和病理生理过程。细胞因子不仅可在局部发挥作用,而且可通过激素样方式作用于全身。

2. *黏附分子*(adhesion molecules)　是介导细胞与细胞间或细胞与基质间相互接触或结合的一类分子,而这种接触或结合是完成许多生物学过程的先决条件。黏附分子大多为糖蛋白,按其结构特点可分为 4 类:整合素家族(integrin family)、免疫球蛋白超家族(immunoglobulin superfamily)、选择素家族(selectin family)和钙黏素家族(cadherin family)。在某些病理状态下,黏附分子表达增加,可作为监测某些疾病的指标。

3. *其他分子*　皮肤表面存在分泌型 IgA,后者在皮肤局部免疫中通过阻碍黏附、溶解、调理、吞噬、中和等方式参与抗感染和抗过敏;补体可通过溶解细胞、免疫吸附、杀菌和过敏毒素及促进介质释放等参与特异性和非特异性免疫反应;皮肤神经末梢受外界刺激后可释放感觉神经肽如降钙素基因相关肽(CGRP)、P 物质(SP)、神经激酶 A 等,对中性粒细胞、巨噬细胞等具有趋化作用,导致损伤局部产生风团和红斑反应。

(彭振辉)

参考文献

[1] 蔄茂强,朱英华,刘之力,Peter M Elias. 表皮通透的屏障功能及其调节[J]. 中国皮肤性病学杂志,2008,22(4):250-253.

[2] 辛淑君,刘之力,史月君,Kenneth R Feingold,Peter M Elias,蔄茂强. 我国正常人皮肤表面皮脂和水分含量的研究[J]. 临床皮肤科杂志,2007,36(3):131-133.

[3] 刘辅仁. 实用皮肤科学[M]. 2 版. 北京:人民卫生出版社,1997.

[4] 赵辨. 临床皮肤病学[M]. 2 版. 南京:江苏科学技术出版社,2001.

[5] 王侠生,廖康煌. 杨国亮皮肤病学[M]. 上海:上海科学技术文献出版社,2005.

[6] Richard B Odom. Andrews' Diseases of the Skin Clinical Dermatology Ninth Edition,2001.

[7] Larry J Jameson et al. Priciples of Molecular medicine,1998.

第3章

皮肤病的病因、症状及诊断学

第一节　皮肤病发生原因及其影响因素

一、皮肤病发生的原因

皮肤病的病因多种多样，包括体内和体外的致病因素及其相互作用。如果按病因归纳可以将皮肤病分为物理因素、化学因素、病原微生物感染（包括性传播性感染）、药物、变态反应、遗传、代谢、系统性疾病、心理及精神性等几大类。这些因素可以单独也可以联合地作用于皮肤，因而使皮肤病的病因更加复杂。一般可分为以下几类。

1. *物理和化学因素*　皮肤是人体与外界环境接触最多的器官，外界环境中很多物理因素可直接或间接引起皮肤病，如温度过高引起的热激红斑，温度过低所致的冻疮、冻伤、冷性荨麻疹、冷球蛋白血症、冷凝集素综合征、冷纤维蛋白原血症等；由于温度和湿度过高共同作用引起的痱子、浸渍足、皲裂；由于机械因素引起的鸡眼、胼胝、摩擦红斑、压疮、摩擦性苔藓样疹、黑踵；异物反应，如文身、石蜡瘤等；由于光线引起的皮肤病则日益多见，光化性损伤如晒斑、慢性光化性皮炎、多形性日光疹、放射性皮炎。

化学因素主要有药物、染料、化学原料、塑料原料和制品等，可引起药物性皮炎、接触性皮炎等。

2. *病原微生物感染*　目前病原微生物感染性疾病给人类带来的危害有增无减，这种危害由于免疫受损宿主的不断增多而日渐突出。而皮肤位于人体的最表层，直接与外界环境发生接触，它是人体抵御病原体入侵的第一道防线。病原微生物包括细菌、病毒、真菌、放线菌、立克次体、衣原体、支原体、寄生虫、节肢动物等。它们广泛分布于自然界当中，具有各自的生活习性和特点，因而导致不同的临床表现。有的病原体正常情况下在人体上共生，当机体抵抗力削弱时它们乘虚而入侵机体导致疾病，而机体本身在对其做出防御反应的同时又会发生一系列的病理生理变化，其致病作用主要与病原菌与宿主相互作用有关，如淋球菌所致的尿道炎和宫颈炎、结核杆菌所致皮肤结核病、疱疹病毒所致单纯疱疹或带状疱疹、真菌所致浅部和深部真菌病、衣原体所致泌尿生殖道感染、螨立克次体所致的立克次体痘疹、疥螨引起的疥疮、利什曼原虫所致的黑热病、桑毛虫所致的桑毛虫皮炎、巴西钩虫和犬钩虫幼虫所致的匍行疹等。

性传播疾病（sexually transmitted disease, STD）是一组主要由性传播及类似性行为及间接接触而感染的传染性疾病。性传播疾病不仅可在泌尿生殖器官发生病变，也可通过血行播散引起系统性病变。该病不仅危害患者身心健康，也会对家庭、社会、民族等造成危害。引起性传播疾病的病原微生物也较广泛，有细菌、病毒、衣原体、寄生虫、螺旋体等。主要的STD包括下列8种疾病：淋病、梅毒、尖锐湿疣、非淋菌性尿道炎、生殖器疱疹、软下疳、性病性淋巴肉芽肿和艾滋病。

微生物除了直接致病以外，还能引起机体的免疫反应，如衣原体感染所致的Riter病。有些微生物还可发生变异产生耐药性，给防治带来困难。

3. *药物因素*　药物导致的药物性皮炎（dermatitis medicamentosa），属于药物不良反应，在临床上的发生率不断增高。引起药物性皮炎的药物种类繁多，其临床表现各异。常见药物主要有以下几类。①抗生素及磺胺类药物：是最常见的引起药疹的药物，特别是羟氨苄青霉素（amoxicillin）、氨苄青霉素及长效磺胺。②非甾体类抗炎药。③安眠镇静药与解痉药(anticonvulsant)：包括苯妥英、苯巴比妥、卡马西平等。④血液制品及疫苗。⑤某些中药制剂。

值得注意的是，机体被某药致敏后，再次使用与致敏药物化学结构相似的药物，可引起相似反应，这一现象称交叉致敏(cross-sensitization)。如头孢菌素与青霉素。而某些患者可同时对多种化学结构完全不同的药物产生过敏，称多元致敏(polysensitization)。

药物性皮炎发生机制复杂，包括免疫与非免疫机制两大类。其中，以免疫性机制引发的药疹在发病机制中占主导地位，而非免疫机制引起的药疹占次要地位。

(1)免疫性机制：一种药物激发免疫应答的能力由多种因素所决定，包括药物的分子特性及应用途径、药物代谢的个体差异、免疫遗传背景及年龄等。药物可通过各型超敏反应导致药疹的发生，其中尤以Ⅰ型和Ⅳ型超敏反应介导者多见。一般说来，药物分子量超过 1 000 道尔顿方具有免疫原性，如血清、疫苗和蛋白制品，而多数药物分子量较小，需与组织大分子(tissue macromolecule)结合形成药物-组织大分子复合物(drug-tissue macromolecular complex)后成为完全抗原，引发超敏反应。抗原递呈细胞向 T 细胞递呈抗原可活化不同的 T 细胞亚群，而每一 T 细胞亚群可介导不同的临床表现。Th1 细胞活化后产生 IFN-r 和 IL-2，导致麻疹样药疹、接触性皮炎等，中毒性表皮坏死松解可能也与此机制有关。而 Th2 细胞活化后，主要产生 IL-4，IL-5 或 IL-13，后者导致 IgE 抗体形成，临床表现为荨麻疹或过敏反应等。

对各种抗原产生免疫反应和不同个体产生不同免疫反应模式均受免疫遗传能力的控制和影响。如药疹在异位性素质个体发生率高于非异位性素质的个体。女性药疹发生率高出男性35%。此外，药疹在 SLE 患者中也见增多，HIV 患者感染药疹的发生率为非感染人群的 10 倍。由此可见，免疫系统和免疫能力在其中至关重要。

与药物性皮炎发生有关的免疫机制包括：①速发型超敏反应(type immediate hypersensitivity)，引起荨麻疹、血管性水肿与过敏性休克等；②细胞毒型超敏反应(type cytotoxic hypersensitivity)，引起血小板减少性紫癜、粒细胞减少症和溶血性贫血；③免疫复合物型超敏反应(type immune-complex hypersensitivity)，引起荨麻疹性血管炎、过敏性肺炎与肾小球肾炎；④迟发型超敏反应，引起剥脱性皮炎、麻疹样或湿疹样药疹；⑤未确定型(type indetermined)，如光敏性药疹、固定性药疹、药源性红斑狼疮样综合征以及天疱疮与大疱性类天疱疮等；⑥肉芽肿型反应(type granuloma)，可发生于局部用药者。

免疫机制引起的药物性皮炎有下列特点：①有一定的潜伏期，初次用药 1～2 周，平均 7～9d，致敏者再次用药常在数分钟至 48h 发病；②药疹发生与否和药物药理性质无关，且和药物剂量无平行关系；③痊愈后重复用药，可再次发病；④高敏状态下，可发生交叉过敏和多元过敏；⑤抗过敏治疗(如糖皮质激素)有效。

(2)非免疫性机制：①效应途径的非免疫活化：阿司匹林等非甾体类抗炎药、阿片类药物、多黏菌素 B、造影剂等药物，可直接或间接引起组胺等炎性介质的释放，导致荨麻疹和(或)血管性水肿的发生。而血管紧张素转换酶抑制药(ACEI)可通过影响激肽代谢而诱发血管性水肿。②原有皮肤病恶化：多种药物能引起原有皮肤病恶化，如锂(lithium)能以剂量相关方式加重痤疮和银屑病；β 受体阻滞药(beta-blocking agents)能诱导银屑病样皮炎；西咪替丁(cimetidine)可导致皮肤红斑狼疮症状恶化。③遗传性酶或蛋白缺陷：与药物代谢过程中形成毒性中间产物的代谢降解相关酶的缺陷可导致药疹的发生，例如，环氧化物水解酶是芳香族抗惊厥药(aromatic anticonvulsants)，如苯妥英、卡马西平及苯巴比妥衍生的毒性环氧化物代谢所必需的酶类。苯妥英超敏反应综合征通常发生在环氧化物水解酶缺陷的个体。磺胺诱发的皮肤反应可能也和类似酶缺陷造成活性中间代谢产物清除障碍有关。④药物累积作用：药物反应呈剂量依赖性，与药物摄入总量有关，例如，米诺环素引起的色素沉着。此外，还存在药物相互作用、副作用和代谢改变等途径。

4. 免疫因素　在某些机体中免疫系统对一些抗原刺激发生异常、强烈的反应，导致组织、细胞损伤和生理功能障碍。这种异常的免疫反应称为变态反应或超敏反应，皮炎、湿疹均属变态反应性皮肤病。属于这类疾病的皮肤病很多，如接触性皮炎、湿疹、遗传过敏性皮炎、自体敏感性皮炎、某些荨麻疹、血管性水肿、皮肤坏死性血管炎、药物性皮炎等。某些个体能对自身抗原发生免疫反应并导致自身组织的损害，称为自身免疫性疾病，如系统性红斑狼疮、硬皮病、皮肌炎、结节性多动脉炎、自身免疫性大疱病、天疱疮和类天疱疮等。

变态反应性皮肤病的变应原主要包括以下3种。①动物性：包括动物的毒素、昆虫的毒毛，如斑蝥、毛虫等。②植物性：有些植物的叶、茎、花、果等或其产物可引起接触性皮炎，常见者有漆树、荨麻、橡树、银杏、补骨脂、猫眼草、某些菊科和报春花属、少数瓜果、蔬菜、花粉等。③化学性：是接触性皮炎的主要病因，多属于变态反应性，少数属于原发刺激。品种繁多，主要有金属及其制品如铬、镍；日常生活用品如肥皂、洗衣粉、清洁养护产品、皮革、塑料及橡胶制品等；化妆品如化妆油彩、染发水、香膏等；外用药物如汞剂、磺胺药、抗生素软膏、清凉油等；杀虫剂及除臭剂；各种化工原料如汽油、油漆、机油、染料等。在这些化学物质中，有些是直接接触其原料而发生，但大多数是人们用其制成品而致敏发病，有些物质接触后需经日光照射后而致敏，即光感性接触性皮炎。

5. 遗传性因素　遗传性皮肤病是由于遗传物质的改变引起的疾病，主要包括单基因遗传和多基因遗传。

单基因遗传是指单一基因突变引起的疾病，根据其致病基因所在的染色体及致病基因性质的不同，将其分为3类：

常染色体显性遗传病：占单基因遗传性皮肤病的70％左右。如寻常性鱼鳞病、单纯性大疱表皮松解症、毛囊角化症、家族性慢性良性天疱疮、大疱性鱼鳞病样红皮病、先天性厚甲症等。

常染色体隐性遗传病：如白化病、板层状鱼鳞病、着色性干皮病等。

性连锁遗传病：如性联鱼鳞病、色素失禁症等均属于此类。

多基因遗传病指疾病发生与两个以上基因有关，这些基因之间没有显性和隐性之分，对该病的发生都有一定作用。一般说来，多基因遗传病远较单基因遗传病多见。不同的多基因遗传病受遗传因素和环境因素的影响程度也不同。常见的有银屑病、特应性皮炎、系统性红斑狼疮、白癜风等。

随着分子生物学技术的不断发展，许多单基因遗传性皮肤病的致病基因已定位，如各种鱼鳞病和先天性大疱表皮松解症的基因异常均已明确。遗传性皮肤病致病基因的定位诊断有助于明确其发病机制，对基因诊断、基因治疗提供了理论基础。

6. 营养代谢因素　维生素参与机体物质代谢、能量转换、组织形成、调节生理功能和影响生长发育。维生素不足或过量都可使机体发生疾病，产生相应的皮肤黏膜病变。造成维生素缺乏的原因主要有：①维生素摄入不足；②维生素吸收和利用不良、合成减少、排泄增加；③机体对维生素需要量增加。常见的营养相关疾病包括维生素A缺乏病、烟酸缺乏病等。

人体的新陈代谢过程非常复杂，在某些遗传性酶缺陷或内分泌紊乱等情况下，致使脂肪、蛋白质和糖类的合成、降解、排泄等某一环节发生障碍而表现各种各样的代谢障碍性疾病，主要包括皮肤淀粉样变病、黄瘤病、卟啉病等。

7. 系统性疾病　很多系统性疾病伴有皮肤损害，如内分泌疾病甲状腺功能亢进所致的胫前黏液水肿、糖尿病的皮肤损害等；肝病可伴有掌红斑、蜘蛛痣；胰腺疾病伴有的脂膜炎；恶性肿瘤的皮肤瘙痒、匍行性回状红斑；乳腺癌转移至皮肤的丹毒样癌等。在遗传性疾病中可同时累及内脏器官表现为皮肤相关综合征。

8. 精神、心理、社会因素　随着生物医学模式向生物心理社会医学模式的转变，精神、心理、社会因素引起的疾病越来越受到重视，如应激性疾病、变态人格、身心疾病等逐渐增多。生活中的应激反应引起或加重银屑病；神经精神因素可致多汗症、咬甲癖、斑秃、神经性皮炎、皮肤性病恐惧症等。

二、皮肤病发生的影响因素

人们所处的社会环境、生活条件、身体各种器官的功能及机体反应状态，甚至年龄、性别等各种内外因素都可以影响皮肤疾病的发生和发展。物理、化学或生物性的各种刺激，细菌、病毒、饮食及某些新陈代谢产物对机体的影响，对皮肤病不适当的治疗等都是诱发疾病发生或加重的因素。每一种疾病的发生都是由于内外各种条件失去平衡所致。

1. 年龄　大多数皮肤病可发生在人体的任何年龄段，但某些皮肤病却往往发生在特定年龄组，例如，在新生儿期可发生新生儿毒性红斑；婴儿期可发生婴儿湿疹、血管瘤及大疱性表皮松解症等；儿童期易发生色素性荨麻疹、特应性皮炎、脓疱疮等；青春期易发生寻常痤疮、脂溢性皮炎及其他皮脂腺疾病；中老年时期易发生酒渣鼻、皮肤瘙痒症、角化病、自身免疫性大疱病及皮肤癌等。

2. 性别　某些皮肤病以男性占多数，如痤疮、早秃及脂溢性脱发等；系统性红斑狼疮、结节性红斑、泛发性硬皮病等则以女性多见。

3. 遗传　不少银屑病患者有家族史。特应性皮炎患者中常有家族过敏史。

4. 种族　白种人皮肤缺乏色素，皮肤癌的发生率较高。在黑种人中银屑病的发病率较低。

5. 气候与季节　多形性红斑、玫瑰糠疹易发生于春秋季；感染性皮肤病多发于夏季；银屑病、湿疹常在冬季加重。物理性皮肤病（如痱和冻疮）也与气候密切相关。

6. 职业　很多皮肤病与患者职业相关。化工厂工人常患化学性物质接触性皮炎；稻田农民常易发生浸渍擦烂性皮炎；演员易发生油彩皮炎等。

7. 疾病　身体内部的潜在性疾病易导致某些皮肤病的发生或加重，如糖尿病人易发生细菌及真菌感染。很多皮肤病的发生与感染病灶相关，如龋齿、扁桃腺炎、慢性中耳炎、盆腔炎和阑尾炎等。这些病灶去除后，湿疹或皮肤瘙痒症等皮肤病的症状往往可以得到改善或痊愈。

8. 神经和精神因素　人体维持正常的生理功能受神经和体液调节。神经系统功能紊乱可改变机体的新陈代谢过程而导致皮肤病的发生，如斑秃和湿疹等。

9. 社会因素　随着人们物质文化水平的提高，皮肤病逐渐减少。性传播疾病的传播与社会因素更为密切。在 20 世纪 50 年代新中国成立初期，由于采取措施积极防治性病，控制了性病的传播，而近年来随着社会环境的变化，梅毒、淋病等性病死灰复燃，使性病防治面临着艰巨的任务。

第二节　皮肤病的症状

皮肤病的症状即皮肤病的特殊临床表现，只有充分认识并熟练掌握这些表现，才能正确诊断皮肤病。通常将皮肤病症状分为自觉症状和他觉症状。

一、自觉症状

自觉症状是患者的主观感觉，如痒、痛、烧灼感及麻木等，与皮肤病的性质、严重程度及患者的感受性不同有一定的关系。

1. 瘙痒（itching）　是皮肤病中最常见的自觉症状。它可轻可重，可持续或间断发作，可泛发全身也可局限于某处。接触性皮炎、湿疹、慢性单纯性苔藓和荨麻疹等皮肤病常有较重的痒感。某些系统性疾病患者，如淋巴瘤、糖尿病、黄疸及肾功能不全等均可引起痒感。老年人冬季皮肤瘙痒较多，可能与皮肤干燥及过多洗涤有关。

2. 疼痛（pain）　可伴随感染及某些神经病变发生。疖的疼痛常局限于红肿处。带状疱疹侵犯神经节，在受损神经节的神经分布区发生灼痛或刺痛。

此外，皮肤病影响机体整体功能或伴发全身性反应时，可有寒战、发热、乏力、食欲缺乏及关节痛等症状。

二、他觉症状

即可以看到或摸到的皮肤及黏膜病变。这些病变常有不同的形态，但都是一些基本损害构成的，这些基本损害好比组成单词的字母，是皮肤病学的基本语言，往往直接反映着某个皮肤病的特点，因而，学会认识基本损害，是学好皮肤病学的关键所在。

基本损害分为原发损害和继发损害，前者是皮肤病特有病理过程所产生的损害，后者是原发损害经过搔抓、感染、治疗处理和在损害修复过程中，进一步产生的病变。但有时一种基本损害在某一疾病是原发损害，而在另一情况下则是继发损害，如色素减退或增加，既可是原发的也可是继发的，脓疱性银屑病的脓疱是原发的，但湿疹的脓疱则是继发感染引起的，因此，需要根据具体情况决定。通常原发损害的特点对于诊断有较重要的意义。

1. 原发性损害（primary lesion）

（1）斑疹（macule）：是限局性皮肤颜色的改变，损害既不隆起也不凹下。斑疹分为红斑、色素增加或减退斑及出血斑等。直径＞3～4cm 者称斑片（patch）。

红斑多为毛细血管扩张或充血引起，分为炎症性和非炎症性红斑，前者局部温度高，可略微肿胀高起。非炎症性红斑由毛细血管扩张或毛细血管增多引起，局部不热，压之褪色，如血管瘤及酒渣鼻等。

色素增加（沉着）斑呈深浅不等的褐色或黑色，见于真皮或表皮中色素增加，如黄褐斑及色素痣等。白色糠疹为色素减退斑，白癜风为色素脱失斑。

皮肤炎症反应可继发色素增加或减少。固定性药疹常遗留特征性灰蓝色色素增加。烫伤后可遗留色素增加或减少斑。花斑糠疹可遗留一过性色素减退斑。

出血斑又称紫癜，可为小出血点即瘀点，1～2mm大，由皮肤出血引起，可见于出血性疾病或外伤，较大的出血性斑片称为瘀斑。新鲜的出血斑呈鲜红色，陈旧时变为紫蓝色或黄褐色，压之不褪色，经1～2周可逐渐消退。

(2)丘疹(papule)：是限局性、实性、隆起损害，直径一般＜1.0cm，表面可呈扁平，如扁平疣；可呈圆形，如传染性软疣；可呈乳头状，如寻常疣。

丘疹可呈各种不同颜色，有助于诊断。如扁平苔藓多为紫红色，黄色瘤为淡黄色，色素痣常呈黑褐色等。

丘疹可由炎症引起，如早期毛囊炎的丘疹呈淡红色。也可由于代谢产物沉积引起，如眼睑黄瘤呈淡黄色。维生素A缺乏可引起因毛囊口角质增厚形成的顶部尖锐的角栓。

斑丘疹是介于斑疹与丘疹之间稍隆起的损害。丘疹顶部有较小水疱或小脓疱时称为丘疱疹或丘脓疱疹。

(3)斑块(plaque)：为较大的或多数丘疹融合而成的面积＞2cm^{2}左右的扁平、隆起、浸润性损害。

(4)风团(wheal)：为真皮浅层急性水肿引起的略隆起损害，常有剧痒，可呈淡红色或苍白，周围有红晕，发作较急，增大迅速，边缘不规则，呈伪足状，一般经数小时即消退，不留痕迹，发生于眼睑、唇部及阴部时局部肿胀明显，境界不清。

(5)结节(nodule)：是圆形或类圆形，限局性实性损害，质地较硬，常发生于真皮或皮下组织中，故需触诊才可查出。较浅在或较大者可略隆起于皮肤表面。结节可由真皮或皮下组织炎性浸润，代谢产物沉积(如结节性黄色瘤)或皮肤组织钙化等引起。

有时由于表皮局限性的增厚比较显著，加上真皮中有炎症浸润，故呈隆起的稍大及硬性丘疹，也称为结节，如结节性痒疹。皮下小囊肿也可给人以结节的感觉，如皮下猪囊虫病。

直径＞2～3cm的结节称为肿块(mass or tumor)。

(6)水疱(vesicles)和大疱(bullae)：是含有液体，高于皮面的损害。形如针尖至米粒大的称小水疱，直径＜0.5cm者称水疱，直径＞0.5cm者称大疱。水疱及大疱内的液体可为浆液，呈淡黄色；含有血液时呈红或深红色，称血疱；含淋巴液则较澄清透明。疱的周围可有红晕。根据水疱发生的位置，疱壁可厚可薄。发生于角层下的水疱，疱壁较薄，外观透明，较易干燥而脱屑，如白痱。发生在表皮棘细胞层中的水疱，疱壁比角层下水疱略厚，不易破溃，如单纯疱疹和水痘。天疱疮的大疱较大而薄，较易破裂。发生于表皮下的水疱，疱壁较厚，较少破溃，如多形性红斑及类天疱疮等。

(7)脓疱(pustule)是含有脓液的水疱。脓液浑浊，可黏稠或稀薄。位于角层下的脓疱可稍大，壁较薄易破，如脓疱疮。毛囊口部化脓感染的小脓疱中心可有一根毳毛。脓疱可分为感染性(细菌、病毒)或非感染性炎症引起(如脓疱性银屑病)。水疱继发感染后形成的脓疱为继发性损害。

(8)囊肿(cyst)：是包有液体中黏稠物及细胞成分的囊样损害，一般在真皮中或更深，可隆起或仅可触知，常呈圆形或椭圆形。触诊有弹性感，如囊肿性痤疮等。

2. 继发性损害(secondary lesion)

(1)鳞屑(scales)：角质层细胞在病理状态下形成加快，角化不完全，积累增厚即成为鳞屑。鳞屑为大小及薄厚不等的灰白色干燥碎片，小的呈糠秕状，大的为数厘米或更大的片状，常见于皮肤干燥或见于皮肤炎性红斑、肿胀、水疱、脓疱等损害之后。

(2)浸渍(maceration)：皮肤褶皱处长期潮湿，浸水，角质层吸收较多水分后变白变软，称为浸渍。浸渍处受摩擦后易发生表皮脱落及糜烂或裂隙。

(3)糜烂(erosion)：表皮或黏膜在其与真皮交界处脱落，露出红色湿润面，称糜烂。常因水疱或脓疱破裂或皮肤浸渍后表皮脱落而致，可有刺痒感。糜烂因损害较浅，部分基底层细胞仍存在，故愈合较快，愈后不留瘢痕。

(4)溃疡(ulceration)：皮肤及黏膜表面缺损，深达真皮或更深，即为溃疡。其底部凹下可深可浅，有坏死组织，边缘常不规则，可陡直或倾斜。微生物感染、炎症反应、循环障碍、肿瘤坏死及外伤等因素可致溃疡。

(5)裂隙(fissures)：是深达真皮的线条状裂口或组织缺损。常见于关节部皮肤褶缝处，皮肤易受牵拉处，如口角、乳房下部、肛门周围等，常因皮肤干燥、炎症后皮肤弹性降低及角质层增厚，皮肤脆硬而发生。

(6)表皮抓破(excoriation)：由搔抓或外伤使表皮受损，形成线状或断续的表皮浅层缺损，表面可结有血痂。剧烈瘙痒性皮肤病可有手指抓伤引起的平行线状抓破。真皮损伤较浅时不留瘢痕。

(7)痂(crust)：是渗出性皮肤损害表面的浆液、脓液、血液与脱落组织及药物混合后干涸而结成的附着物，可呈黄褐色或暗红色，也可因混染药物而呈不同颜色。

(8)瘢痕(scar)：为真皮或深层组织缺损或破坏后，新生结缔组织及新生表皮修复损害所形成。其表面光滑无毛，形状不规则，失去正常皮肤纹理。若汗腺及皮脂腺遭到破坏，则汗液及皮脂分泌减少。

瘢痕可分为增生性及萎缩性两种。前者隆起明显，呈暗红硬块，常发生于烧伤及慢性溃疡等损害，可瘙痒。发生于关节附近及面部时，可影响关节活动或引起畸形。后者常较正常皮肤稍凹下，表皮变薄，局部血管扩张，皮肤松弛，柔软，光滑，可见于红斑性狼疮和陈旧性瘢痕。

(9)苔藓样变(lichenification)：系由经常搔抓或不断的摩擦使角质层及棘细胞层增厚，真皮有轻度慢性炎症而形成的肥厚性斑状损害，呈灰褐色，可有色素增加及轻度细屑，皮肤纹理变深，纹理间的皮丘呈多数小多角形丘疹，群集成片，皮肤变厚隆起，边缘清楚，有剧痒。常见于慢性瘙痒性皮肤病，如慢性单纯性苔藓等。

(10)萎缩(atrophy)：可分为表皮及真皮萎缩或两者均萎缩，严重时累及皮下组织。表皮萎缩时损害局部表皮菲薄呈淡红色，透明，可有扩张的血管，正常皮肤纹理存在或不明显。真皮萎缩局部皮肤凹下，表皮纹理正常，常见于炎症之后或继发于外伤。妊娠纹或长期服用糖皮质激素引起的萎缩纹是真皮与表皮同时发生萎缩，呈暗红色略凹下的萎缩纹。

需要指出的是，皮肤病是皮肤及机体对致病因素发生反应和恢复的过程，因此各种基本损害并不是孤立和不变的。一种基本损害演变为另一种损害是很常见的，如斑疹可逐渐发展成丘疹、水疱、糜烂、结痂、鳞屑……最后损害愈合。基本损害的特点、数目、大小、部位及其转化过程的不同，有助于认知各种皮肤病的特征。

第三节　皮肤病的诊断

皮肤病虽然种类繁多，但皮肤疾患肉眼可见，并可触摸，为皮肤病诊断提供了便利条件。由于皮肤病表现复杂，不同的病因可引起相同皮疹，而相同病因可引起不同的临床表现。因此，正确的诊断是治疗皮肤病的关键，除了医生所见的皮肤损害及临床表现外，还应借助其他的手段检查。完整详尽的病史也是不可缺少的。

一、病　史

一般情况：包括患者的姓名、年龄、性别、职业、出生地、种族、婚姻状况、住址等一般情况。

1. 主诉　记述此次就诊的皮肤损害、部位、自觉症状和发病时间。

2. 现病史　包括开始发病的时间、皮疹部位、形态、颜色及皮疹发展的全过程，自觉症状如痒、痛、麻木及发热乏力等全身症状。疾病发生的可能原因，病情加重是否与食物、药物、接触物、精神因素及环境有关。治疗情况包括局部及全身用药，用何种药物，是间断还是持续，效果如何，有无不良反应等都需要详细了解清楚。

3. 个人史　除叙述病人的习惯、嗜好、月经、婚育、职业、生活环境及营养状况外，地区因素也需要重视，包括记录病人目前和过去居住的地点，甚至外出旅游度假也不应忽视。要特别注意与现病史有关的病史采集。怀疑性病感染者要了解病人的性生活史和冶游史。

4. 既往史　此次发病前病人患过何种疾病，诊疗情况，有无类似发病史，过敏性疾病史(药物过敏史)。

5. 家族史　家族中有无同样疾病患者，遗传疾病患者及过敏性家族史。家庭成员健康状况，有无近亲结婚史。在特应性皮炎患者应详细询问有无过敏性家族史，如哮喘等。

二、体格检查

鉴于很多皮肤病的发生与体内系统性疾病有关，因此，在皮肤检查之前需做全面系统的检查。在皮肤检查中应注意到每一种皮肤损害的病理学基础。医生应根据皮肤形态学的改变与病理学中的变化综合分析，详细准确描述所见皮疹，还要引出病理征并作出正确的解释。根据系统检查、通过视诊和触诊皮疹表现并结合病史可作出初步诊断。在皮肤检查中要注意以下问题。

1. 适当光线,最好是在自然光线或日光灯下做全面系统的检查。

2. 室内温度要让患者感到舒服。

3. 医生要有准备、有目的去检查有关发病部位,如需要检查病人不愿意暴露的部位时,应向病人解释清楚。

4. 在做皮肤检查的同时,应注意黏膜、指(趾)甲板、毛发的改变。包括黏膜有无斑点和假膜、水疱和溃疡等;毛发的粗细、色泽、分布,指(趾)甲的颜色、厚度、形状、质地和表面性状等。

5. 肉眼观察皮肤损害要注意皮疹的性质(原发疹或继发疹)、形态、大小、数目、颜色、部位、皮疹表面的特点进行检查,可提供有价值的诊断线索。

(1)性质:有哪些原发皮损或继发皮损,是单一皮损还是多形性皮损。

(2)大小和数目:大小可实际测量,亦可以实物比喻,如小米、黄豆、鸽卵、鸡蛋、手掌大,数目为单发、多发或用数字表示。

(3)颜色:可为正常皮色或红、黄、紫、黑、褐、蓝、白等,色调如淡红、暗红、猩红、紫红等。

(4)边缘及界限:可为清楚、比较清楚或模糊,整齐或不整齐等。

(5)形状:可为圆形、椭圆形、多角形、不规则形、钱币状或地图状等。

(6)表面:可为光滑、粗糙、扁平、隆起、中央脐凹、乳头状、菜花状、半球形等,有无糜烂溃疡、渗出、出血、脓液、鳞屑、结痂等。

(7)基底:可为较宽、较窄或呈蒂状。

(8)内容:主要用于观察水疱、脓疱和囊肿,应注意其内容物是否为血液、浆液、黏液、脓液、皮脂、角化物或异物等。

(9)部位:是暴露部位、覆盖部位或与某特定物(如内衣)一致。

6. 皮疹分布和排列,很多皮肤病中皮疹的分布都有其自身特点,掌握这些特点在很大程度上可有助于临床诊断。皮疹的分布可为全身性、泛发性、限局性、对称性、单侧性及双侧性,还可沿血管、淋巴管及神经节段分布。皮疹可以分布在伸侧、屈侧或间擦部位。皮疹排列可以为孤立性或群集性,呈线状、环状或弧线状。

7. 除视诊外,还可通过触诊了解皮肤温度、湿度和油腻程度,还应注意皮损质地(坚实或柔软)、位置(浅在或深在),有无浸润增厚、萎缩变薄、松弛、凹陷,是否与其下组织粘连或可以推动,有无压痛、感觉过敏、减低或异常,有无棘层细胞松解征,还应注意周围淋巴结有无肿大、触痛或粘连等。

三、其他临床检查

1. *皮肤划痕试验*(demographic test) 用钝器在前臂屈侧皮肤上划动,使被划处皮肤出现条状水肿性风团,称皮肤划痕征阳性。当用钝器在色素性荨麻疹患者的棕红色斑上划动时可出现风团,称Darier征。以上所述现象见于慢性荨麻疹中的皮肤划痕征、色素性荨麻疹等病。

2. *玻片压诊法*(diascopic examination) 将玻片或透明压舌板在皮肤上用力压10～20s,炎性红斑、血管瘤及毛细血管扩张在此压力下可消失,而瘀斑、瘀点、色素沉着斑则依然存在。寻常狼疮的皮疹玻片压诊可见苹果酱样颜色的肉芽肿结节。

3. *感觉检查* 主要用于检查麻风病人皮肤的触觉、痛觉、温觉。

4. *鳞屑刮除法* 用钝刀在皮肤损害上轻刮鳞屑,对刮除的组织做微生物学检查或观察刮除鳞屑后基底的皮肤变化,另外还可用于单纯糠疹等病的诊断。

5. *滤过紫外光检查*(Wood's light examination) 又称伍德灯检查。用高压水银灯光通过含氧化镍的滤玻片而获得波长为320～400nm的长波紫外线。其用途有如下几个方面:用于头癣的诊断与防治;用于其他真菌、细菌感染诊断,如红癣、花斑癣、腋毛癣、铜绿假单胞菌感染等。

迟发性卟啉病患者的尿液、红细胞生成性原卟啉病的牙齿、原卟啉病的血液,在滤过紫外线灯下呈淡红、红色或橙红色荧光。

6. *棘层细胞松解征*(Nikolsky 征,尼氏征) 用手指压水疱时,疱液随表皮隆起而扩散。另外如牵扯破损水疱壁时,可见表皮剥离,甚至波及正常皮肤。如推压水疱之间的正常皮肤,易剥离表皮而露出糜烂面,或推压完全正常的皮肤时,表皮也易被剥离。主要用于天疱疮及某些大疱性皮肤病的诊断。

四、实验室检查

随着人们对各种皮肤病的不断深入研究及实验室检查技术的提高,检查疾病的手段也逐渐增多，不仅限于血、尿、粪常规检查及心、肝、肾功能测定，而是根据不同的发病原因进行相关的实验室检查，以提高临床诊断率与指导治疗。

1. 真菌学检查　最常用的是直接镜检(direct examination)，操作简单、方便、阳性率高，是临床诊断浅部及深部真菌病常用的方法，操作如下：

用刀片从可疑皮肤损害边缘刮取鳞屑或是病甲的甲屑，加一滴10%～20%氢氧化钾溶液，加盖玻片后用酒精灯在玻片底部逐渐加热，用吸水纸或棉棒吸去周围多余溶液，在显微镜下寻找孢子或菌丝。当直接镜检结果阴性而不能完全排除诊断时可反复检查，并进一步做培养。

真菌培养(culture)是在严格无菌条件下操作。将标本接种在葡萄糖蛋白胨培养基(salouraud agar，SDA)上，置于25℃温箱内培养(有些标本需分别置于25℃和37℃温箱内培养)，1周左右即可见生长。当发现菌落开始生长时，需每天观察和记录生长情况。根据菌落的形态、结构、生长速度、程度等进行菌种鉴定。如培养出致病真菌，将有助于病原学诊断和治疗药物的选择。

2. 细菌学和其他病原微生物检查

(1)麻风杆菌检查：标准检查法为从可疑麻风或已确定麻风患者有明显浸润的皮肤损害处及眶上、颧部、颌部、耳垂、双侧鼻孔黏膜部位取材。取材部位用乙醇消毒，一手捏紧皮肤，另一手持消毒尖刀在所捏皮肤处切开3～5mm，深达真皮深处的切口；此时左手不能放松，以防出血，同时用尖刀刮取切口底部及边缘的组织液涂片。标本干燥固定后抗酸染色及镜下寻找抗酸杆菌(如查结核杆菌应在可疑皮肤损害处取脓液涂片)。操作时应戴手套，操作完毕后所有器械应严格消毒。

(2)疥螨及毛囊虫检查：用消毒针尖或刀尖从指缝间或其他皮肤损害处的隧道盲端将小黑点挑出或将水疱挑破，将标本置于载玻片上，加1～2滴10%～20%氢氧化钾溶液，覆以盖玻片，微加热后将盖玻片压紧，用棉棒吸去周围多余溶液，低倍显微镜检查。如发现疥螨的虫卵或粪便可确定疥疮诊断，如阴性时要结合临床症状及体征诊断。

酒渣鼻患者做毛囊蠕形螨(毛囊虫)检查时，多选择鼻翼部皮疹，乙醇消毒后用刀或挤压器刮取挤压出毛囊内的皮脂物，置于载玻片上，其后程序同疥螨检查。

(3)淋球菌检查：分泌物涂片检查方法。从可疑淋病患者的尿道口(如女性可同时取宫颈内)取分泌物涂片，待自然干燥后加热固定，做革兰染色后镜检。如在多形核白细胞内发现革兰阴性、肾形双球菌可作出诊断，如阴性不能完全除外诊断，必要时做培养。

(4)梅毒螺旋体检查：用暗视野显微镜检查组织及体液中的梅毒螺旋体。在早期梅毒患者的皮肤黏膜损害及体液中可查到病原体。

(5)衣原体及支原体检查：目前多采用针对检测病原体的免疫学、细胞学、培养及分子生物学技术诊断衣原体及支原体感染。

(6)病毒检查：对疱疹病毒可做疱液培养，用直接或间接免疫荧光法鉴定。对于引起尖锐湿疣的人乳头瘤病毒可用免疫组织化学方法进行检查。对于艾滋病病毒，可用酶联免疫吸附试验或乳胶颗粒凝集试验检测HIV血清抗体，结果阳性时，需用免疫印迹试验(immunoblotting)再次证实。

3. 细胞学检查

(1)狼疮细胞(LE细胞)：该方法对诊断系统性红斑狼疮有重要价值，75%～90%处于疾病活动期患者可呈阳性。红斑狼疮细胞形成的原理是血清中的抗核蛋白抗体作用于受损伤或死亡细胞的细胞核，使其变性，形成一无结构的圆形嗜碱性深蓝色均质体，继而被有吞噬能力的中性粒细胞吞噬，被吞噬的均质体占细胞浆的大部分而吞噬细胞的核则被挤向边缘，即形成红斑狼疮细胞。有时均质体被多个粒细胞包围在中心，形成花环样细胞簇现象。一张涂片有2个以上红斑狼疮细胞即为阳性。

(2)疱液细胞学检查：取疱液涂片用姬姆萨染色，单纯疱疹等病毒性疾病可有气球样细胞；寻常型天疱疮有棘刺松解细胞(Tzanck细胞)。

4. 免疫学检查　是皮肤疾病中常用的诊疗方法，如抗核抗体(ANA)、抗双链DNA抗体及抗可浸出核抗原抗体等对系统性红斑狼疮的诊断都有重要价值。ANA荧光核型可分为：周边型、均质型、斑点型和核仁型，不同核型反映患者血清中存在着不同的抗核抗体成分。一般周边型反映存在ds-DNA抗体，均质型为抗核蛋白抗体，斑点型为抗可浸出核抗原(ENA)抗体，核仁型为抗RNA抗体。此外还可有抗Ro抗体与抗La抗体、抗Sm抗体等。在天疱疮患者血清中可出现天疱疮抗体。性病研究实验室玻片试验(VDRL)、血清不加热的反应素玻片试验(USR)、快速血浆反应素环状卡片试验(RPR)与抗螺旋体特异抗体(FTA-ABS、TPHA)的测定均有助于梅毒的诊断及治疗。

免疫荧光检查根据抗原与抗体反应的不同可分为以下3种类型。

(1)直接法:是采用患者的病变组织的冰冻切片(4μm厚)行荧光染色,用以检查患者皮肤组织中是否有免疫球蛋白或补体的沉积。该方法简单、特异,能用已知抗体检查未知抗体,但一种有荧光素标记的抗体只能查一种抗原。

(2)间接法:需取患者静脉血,用以检测患者血清中是否存在有某特异抗体或自身抗体。该方法灵敏度高,常用于各种自身抗体的检测。

(3)补体结合法:本法是在间接法的基础上发展而成。在抗原抗体反应时加入补体,再用荧光标记的抗体进行示踪。该方法可用于妊娠疱疹患者自身抗体的检测。

免疫荧光检测可用于红斑狼疮、大疱性皮肤疾病等病的实验室诊断。

5. 卟啉测定 对诊断卟啉病及其分型有重要意义,如尿液中卟啉阳性是迟发皮肤型卟啉病的表现;粪便中卟啉阳性有助于红细胞生成性类卟啉病的诊断;红细胞中原卟啉阳性则有助于红细胞生成性原卟啉病的诊断。

6. 皮肤组织病理学检查 皮肤组织活体检查的目的是为了对许多临床不易确诊的皮肤疾病作出明确诊断,此外在治疗及判断某些皮肤病愈后也具有重要价值,是皮肤病学常用的检查手段。在活检过程中,皮肤损害的选择是非常重要的,根据不同疾病的具体情况应选择:①发展期的典型皮疹;②最早出现的皮疹(原发损害);③对于斑片及环状损害,应取其边缘并带有一部分正常组织,以便对照;④同时有几种皮损,应分别取材;⑤取材深度要达到皮下脂肪组织,因很多疾病病变发生在此处;⑥对水疱性损害,应尽量保持其完整性,切勿破坏。

取材方法最常用的是外科手术切除法,另外也可用环钻法,该方法简便易行,适用于较小的皮肤损害及手术取材困难的病例。操作过程要轻柔,避免人为损伤组织。对于某些较脆的病损(如脂溢性角化症)可用锋利的刮匙或用手术刀片刮取。

对于以上手术法或环钻法取下的标本,如临床无特殊要求,应将标本置于10%甲醛固定液中。如用电子显微镜检查,标本应用戊二醛固定。如需作免疫荧光试验,标本应迅速冷冻或置于相应固定液中。

7. 冷凝球蛋白试验 因为正常人的血清不含冷球蛋白,但在紫癜、雷诺现象、红斑狼疮、小腿溃疡、对寒冷敏感的发绀等病中,可有冷球蛋白存在,因此,可用于以上疾病的诊断。方法为抽取患者10ml静脉血,在37℃孵箱中分离出血清后置入冰箱。结果判断:血清呈白色浑浊状,说明存在冷球蛋白。

8. 电子显微镜检查 包括扫描和透射电镜,主要用于观察组织细胞的超微结构,虽不常用,但也可作为一些疑难病的辅助诊断手段,如淋巴瘤、组织细胞增生症等病。

五、皮肤试验

皮肤试验是检测机体对物理、化学反应是否具有敏感性的方法,常分为以下几种。

1. 斑贴试验(patch test) 常用来检测迟发过敏型的接触过敏反应,主要用于接触性皮炎、职业性皮肤病的诊断。一般在48～72h观察结果。有些则需延长至1周。在接触性荨麻疹30min即可观察结果。实验需在标准条件下进行,并设立阴性对照。阳性结果分为四级,(+):只有红斑;(++):红斑与水肿;(+++):红斑、水肿、丘疹及少数水疱;(++++):红斑、水肿及多量水疱,有时甚至溃疡。如红斑反应在24h内消失,此种红斑可能是原发刺激,而不是变态反应所致。

2. 划痕试验(scratch test) 此种方法主要用于荨麻疹、药疹、特应性皮炎及食物过敏的诊断,用来检测机体是否对某种物质过敏的诊断性实验。15～30min内观察结果。该方法用于检查Ⅰ型变态反应(速发变态反应),对于高度敏感患者具有危险性,试验前应备肾上腺素注射液,以防突发不良反应。本试验需设对照,20min后擦去并洗净拭物,观察结果。(-):无红斑风团;(-+):直径<0.5cm的水肿性红斑或风团;(+):直径=0.5cm的有红晕的风团;(++):直径为0.5～1cm的无伪足但有明显红晕的风团;(+++):直径>1cm有显著红晕及伪足的风团。

3. 皮内试验(intracutaneous test) 皮内试验与划痕试验相似,只是反应结果往往较强,比划痕试验危险性更大,试验时需做好处理发生严重反应的准备。一种反应为即刻反应,结果在15～30min内出现,如有风团,即为阳性,应测量出风团的最大及最小直径,青霉素皮试即属此反应。另一种反应类型为迟发反应,结果通常在数小时或24～48h后出现,如发生浸润结节即为阳性结果,属此类反应包括以下几种试验。

(1)结核菌素试验:用于结核病诊断,也可用来测定免疫缺陷或免疫功能低下者的细胞免疫功能。包括旧结核菌素试验(OT 实验)、纯蛋白衍生物试验(PPD)和 Heaf 试验。

注射后 48～72h 看结果,当在 48h 结果不明显时,应以 72h 的结果为准,如为阴性,可提高 1 级浓度再试,直至 1∶100 稀释度(旧结核菌素)为止。

除以上局部反应外,还可出现局部病灶及皮损恶化,甚至出现发热、无力等全身症状。

(2)麻风菌素试验:该试验不是用于麻风的诊断试验,而是帮助确定麻风的类型、判断预后,评价疗效与显示麻风患者对麻风杆菌抵抗力的程度。

(3)癣菌素试验:用于皮肤癣菌病、癣菌疹的诊断,还可用来检测机体的细胞免疫功能。

(4)组织胞浆菌素试验:阳性反应在非流行区有诊断价值,在流行区意义不大。

(5)环孢菌素试验:阳性反应有重要意义,在疾病流行区意义不大。

(6)Kveim 试验:用于诊断结节病。该试验对活动性患者的损害有约 75%阳性率,有 97%～98%的可靠性,阳性率随病期延长而下降。应用糖皮质激素可抑制阳性反应发生。

六、其他检查方法

1. 毛细血管镜检查　检查红斑狼疮、皮肌炎、硬皮病、银屑病等多种皮肤病征患者的血管图像,显示其异常改变。此检查方法既有助于诊断,也可用于疗效评价。

2. 光生物学试验　该试验对于光敏性皮炎的诊断和确定光敏物质是一个重要的诊断方法,其中包括光斑贴试验及光试验。光斑贴试验是在斑贴试验基础上给予一定量的紫外线照射,如有光敏物质存在,光照射后,在受试部位可出现迟发型变态反应。光试验是通过对最小红斑量(MED)的测定来判断皮肤对紫外线照射所承受的敏感程度。

3. 分子生物学诊断　随着现代分子生物学的迅速发展,使诊断技术不断提高,如聚合酶链反应(PCR)、免疫印迹技术、Southern 杂交、DNA 测序技术等更趋于完善的分子生物学诊断技术,已广泛应用于皮肤科临床,并以其特异性强、敏感性高、操作简便、快速等优点被越来越多的人所接受。该类技术不仅可用于皮肤病诊断,如遗传性皮肤病的产前诊断、感染性皮肤病的病原学诊断等,而且在皮肤病的研究方面也起着重要作用。

4. 皮肤镜(dermatoscope)　又称皮表透光显微镜(skin surface microscope)。其本质是一种可以放大数 10 倍的皮肤显微镜,主要用来观察皮肤色素性疾患。根据皮肤肿瘤表面颜色变化和其病理变化的关联性,可以通过皮肤镜观察到的色素型态来辅助皮肤良恶性肿瘤的诊断。研究显示皮肤镜对恶性黑色素瘤诊断的专一性可以达到 98%。对于普通色素痣、基底细胞癌、血管瘤、皮肤纤维瘤、玫瑰糠疹、银屑病、白癜风、扁平苔藓、脂溢性角化症、黄瘤病、鲍温病、角化棘皮瘤、汗孔角化症、病毒性疣等疾病也有诊断上的帮助。

5. 皮肤 CT 检查　是近年来新兴的无创性皮肤影像学技术。可以保证在细胞生理状态下进行诊断,还可实时动态地对同一组织多次成像,而数字化诊断的实现则能够直接显像作出相应诊断,减少了传统切片制作过程中人为因素的影响。皮肤 CT 较好的敏感性和特异性,常被用于皮肤疾病特别是皮肤肿瘤的诊断和鉴别诊断,在过敏性接触性皮炎和刺激性接触性皮炎、良恶性黑色素瘤的鉴别诊断以及毛囊炎、银屑病、血管性皮肤病等的诊断中颇具应用价值。同时还可以帮助术者快速确定需要切除的皮肤病皮损边界,方便手术范围的评估。

七、皮肤病的诊断和鉴别诊断思路

皮肤病的诊断与鉴别诊断的过程需要严谨的诊断思路和完整的诊断程序。诊断中最重要的环节就是对基本损害的辨认,包括视诊、触诊和嗅诊。此外,病史采集、自觉症状、必要的系统检查和特殊专科检查也十分必要。

自觉症状包括有无瘙痒、疼痛等自觉症状,有无发热、关节痛等全身症状,症状持续的形式:急性、亚急性、慢性;间歇性或持续性。

原发损害的基本形态:斑疹、斑片、丘疹、斑块、结节、水疱、大疱、脓疱等;继发损害的形态,如鳞屑、痂、糜烂、溃疡、瘢痕等;排列方式:如环状,线状,孤立,泛发等;损害的分布部位:限局于头面部、手足、四肢、躯干或泛发全身,伸侧还是屈侧,黏膜有无损害,生殖器有无损害,损害的颜色,如黑色、蓝色、棕色、红色、黄色、白色等。

此外,还应结合实验室检查结果和组织病理学检查结果。

以上获取的信息共同构成诊断的基本资料。通过对这些资料的分析整理,往往可以初步归纳出临床诊断印象。其中要经过严谨的逻辑分析，特别是对皮肤损害的认真识别和归类判断，由此作出初步诊断。根据皮损分布和排列等特性并结合实验室检查进行鉴别诊断。一些疾病还可以根据诊断依据和诊断标准进行确诊。如果诊断仍有困难，还需要深入探讨，充分检索文献，利用循证医学资料，开阔视野。必要时可以通过试验治疗、诊断性治疗、随访诊断、回顾性诊断、远程会诊等进一步明确诊断。

（李若瑜）

■参考文献

[1] Freedberg I. M, et al. Fitzpatrick's Dermatology in General Medicine, 5th ed. McGraw-Hill, 1999.

[2] Fitzpatrick T B, et al. Color Atlas & Synopsis of Clinical Dermatology, 4th ed. McGraw-Hill, 2001.

[3] Odom R B, et al. Andrews' Diseases of the Skin: Clinical Dermatology, 9th ed. W. B. Saunders, 2000.

[4] Hunter J A A, et al. Clinical Dermatology, 2nd ed. Blackwell, 1995.

[5] Hiroshi Shimizu. Shimizu's Textbook of Dermatology, First ed. 2007, Nakayama Shoten, Publishers & Hokkaido University Press. Japan.

[6] 朱学骏. 皮肤病学与性病学. 北京：北京医科大学出版社，2002.

[7] 王光超. 皮肤科学. 2 版. 北京：人民卫生出版社，1984.

[8] 陈洪铎. 皮肤性病学. 4 版. 北京：人民卫生出版社，1997.

[9] 张学军. 皮肤性病学. 5 版. 北京：人民卫生出版社，2001.

[10] 张学军. 皮肤性病学（教师用书）. 北京：人民卫生出版社，2001.

[11] 吴志华，樊翌明. 皮肤性病学诊断与鉴别诊断. 北京：科学技术文献出版社，2009.

[12] 吴志华. 现代皮肤性病学. 广州：广东人民出版社，2000.

[13] 赵辨. 临床皮肤病学. 3 版. 南京：江苏科学技术出版社，2001.

[14] 王光超. 皮肤性病学. 北京：科学出版社，2002.

[15] 李若瑜. 皮肤病学与性病学. 2 版. 北京：北京大学医学出版社，2010.

[16] 骆志成，武三卯. 皮肤性病学复习题解. 兰州：兰州大学出版社，2002.

第4章

皮肤组织病理学

皮肤组织病理不仅对皮肤病的诊断有重要价值，而且对了解疾病的发生、发展、转归、机体的全身状态以及对治疗方法的选择均有重要意义，是皮肤病诊疗中最常用、最重要的辅助检查手段之一。对于皮肤科临床医生来说，不论自己的主攻方向是真菌、美容、性病或其他，皮肤病理均是不可或缺的基本知识，均应学习和掌握一定的基本知识。

第一节 皮肤活体组织检查的基本要求

一、适 应 证

1. *一级适应证* 皮肤肿瘤、癌前期病变、病毒性皮肤病、角化性皮肤病、某些红斑性皮肤病等有高度诊断价值者。

2. *二级适应证* 大疱性皮肤病、肉芽肿性皮肤病、代谢性皮肤病、结缔组织病等有诊断价值的疾病。

3. *三级适应证* 某些感染性疾病，如深部真菌病、麻风等光镜下可找到病原体的皮肤病。

4. *四级适应证* 各种诊断不明的疾病及需要加以鉴别的疾病。

二、皮损的选择

一般应选取未经治疗的成熟皮损。大疱性皮肤病及感染性皮肤病应选择新鲜皮损，环状损害应选择活动边缘部分，结节性损害切取标本时应达到足够深度。取材时应包括一小部分正常组织，以便与病变组织对照。应尽量避免切取腹股沟、腋窝、关节和面部等部位皮肤。

三、取 材 方 法

手术切取法适用于各种要求及大小的皮肤标本，最为常用，应注意切缘锐利整齐，切口方向尽量与皮纹一致，足够深、足够大，尽量挟持切下组织的两端，以避免挟坏组织影响观察。环钻法只适用于较小损害或病变限于浅表处或手术切取有困难者。削切法很少采用，可用于脂溢性角化病等浅表皮损。

四、标 本 处 理

切下的标本应立即放入10%甲醛液或95%乙醇中固定；若需做免疫荧光检查，分切后应立即将组织4℃保存，尽快送冰冻处理；对怀疑与感染相关的疾病，应同时送真菌培养和（或）细菌培养；若为特殊病例，应同时留电镜标本（4%戊二醛固定），待普通病理结果出来后决定是否需进一步的电镜观察。

第二节 皮肤病的基本病理变化

一、表 皮 病 变

表皮病变（terms of the disorders in epidermis）有以下22种。

1. *角化过度*（hyperkeratosis） 由于皮肤病理性改变所造成的局部角质层增厚称为角化过度。角化过度分相对性角化过度和绝对性角化过度，前者表皮明显萎缩而显得角质层厚度相对增加，主要见于红斑狼疮、硬化性苔藓等表皮萎缩性皮肤病。后者角质层比同一部位正常角质层明显增厚，为真性角化过度。角化过度可因角质形成过多引起，同时其下方的颗粒层与棘层相应增厚，如神经性皮炎、扁平苔藓等炎症性皮肤病，也可曰于角质储存堆积所致，如寻常型鱼鳞病。角化过度可由完全角化的细胞所组成，即正角化过度（orthohyperkeratosis），也可同时合并角化不全。正角化过度通常分为网篮型角化过度、致密型角化过度、板层型角化过度及表皮松解性角化过度。表皮松解性角化过度又称颗粒变性，表现为角化过度，颗粒层增厚，细胞胞质变空，胞质内充满异常的嗜碱性颗粒，严重时累及棘层及基底层细胞，见于表皮松解性角化过度性鱼鳞病、西门大疱性鱼鳞病、系统性疣状痣等。

2. 角化不全（parakeratosis） 由于表皮细胞生长速度过快，使细胞未能完全角化便到达角质层，导致角质层细胞仍保留固缩细胞核，并通常伴有下方颗粒层变薄或消失。角化不全可以是局灶性的，如点滴状银屑病，也可以是连续性的，如斑块型银屑病。可以在水平方向上连续出现，如玫瑰糠疹，也可以在垂直方向上出现，如汗孔角化症，或者在水平和垂直方向都出现轻微角化不全，呈棋盘样分布，如毛发红糠疹。

3. 角化不良（dyskeratosis） 表皮或附属器个别角质形成细胞未到达角质层即发生过早角化，称为角化不良。角化不良细胞通常表现为均质的嗜伊红小体，有时尚见残留细胞核，是一种细胞凋亡现象。角化不良可见于炎症、肿瘤以及特异性物质沉积性疾病中，下列几种结构为特殊的角化不良：

圆体和谷粒：主要见于毛囊角化病、暂时性棘层松解性皮病、疣状角化不良瘤等。圆体位于棘层上部，较棘细胞大，圆形，细胞中央为均质化固缩的核，深嗜碱性，周围常有透亮的晕，晕周有嗜碱性角化不良物质包绕，胞膜清晰。谷粒通常位于靠近角质层的部位，细胞由于皱缩而呈不规则形状，核浓染，核周为均质性嗜酸性物质，因外形似谷粒而命名。棘层松解性角化不良：细胞之间发生松解，但细胞间仍有部分连接，呈倒塌的砖墙样外观，松解的细胞出现胞质红染，细胞皱缩呈多边形，称为棘层松解性角化不良，主要见于家族性良性慢性天疱疮。角珠：鳞状细胞作同心排列，靠近中心部位逐渐出现角化并通常出现均质红染之凋亡细胞。见于鳞状细胞癌、光线性角化病等。

4. 颗粒层增厚（hyperkeratosis） 指表皮或毛囊漏斗部位颗粒层的厚度增加，可因细胞增生或肥大引起，或两者均有，常伴有角化过度，见于扁平苔藓、神经性皮炎以及毛发红糠疹等。出现楔形颗粒层增厚常是扁平苔藓的诊断线索。

5. 颗粒层减少（hypokeratosis） 表皮颗粒层呈局灶性或整个颗粒层细胞减少，常见于寻常型鱼鳞病及银屑病等。

6. 棘层肥厚（acanthosis） 指表皮棘层厚度增加，常伴有表皮突出增宽或延长，通常是由于细胞增生、数目增多所致，常见于银屑病、慢性湿疹及神经性皮炎等，有时也可由于细胞体积增大所致，如尖锐湿疣等。

7. 假上皮瘤样增生（pseudoepitheliomatous hyperplasia） 亦称假癌性增生。表皮增生，棘层肥厚，表皮突出不规则向下延伸，有时可深达汗腺水平，类似鳞状细胞癌增生模式，在增生的细胞团块中可见到角化不良细胞、角株甚至细胞核的核丝分裂，但细胞分化好，极少或无异型性。常见于慢性肉芽肿性疾病，如着色真菌病、寻常狼疮以及慢性溃疡的边缘等。有时不易将高分化鳞状细胞癌与假上皮瘤样增生区分开，在临床高度怀疑鳞状细胞癌，但病理上仅为假上皮瘤样增生时，可建议按高分化鳞状细胞癌处理。

8. 表皮萎缩（epidermal atrophy） 表皮的厚度变薄，主要由于表皮细胞增殖能力受到抑制或者是表皮受到破坏所致。前者如老年性皮肤萎缩，后者见于界面皮炎性皮肤病，如红斑狼疮、萎缩型扁平苔藓及硬化性苔藓等。

9. 细胞内水肿（intracellular edema） 棘层细胞内发生水肿，细胞体积增大，胞质变淡，较陈旧者细胞核常固缩并偏于一侧如鹰眼。细胞肿胀严重时体积明显增大，如肿胀的气球，称为气球样变。当细胞肿胀破裂后残存的细胞壁相互连接形成网状分隔，甚至形成多房性水疱，称为网状变性。主要见于疱疹病毒感染、羊痘、挤奶人结节、手足口病等。

10. 细胞间水肿（intercellular edema） 棘细胞间液体增加，使细胞间的间隙增宽，桥粒长而清晰可见，状如海绵，故又称为海绵水肿或海绵形成，严重的海绵水肿可导致表皮内水疱形成，称为海绵状水疱。可见于湿疹、脂溢性皮炎、接触性皮炎等。

11. 棘层松解（acantholysis） 指表皮细胞间的黏合丧失而使细胞松解，出现表皮内裂隙、水疱或大疱。见于天疱疮、毛囊角化病、家族性良性慢性天疱疮等。

12. 基底细胞液化变性(liquifaction degeneration of basal cells)及色素失禁(incontinence of pigment)　基底细胞液化变性与色素失禁可视为同义词,指基底细胞由于炎症破坏出现空泡化或破碎,甚至基底层消失,棘细胞直接与真皮接触。由于基底细胞及黑素细胞被破坏,黑素颗粒游离在真皮上部或被组织细胞吞噬形成噬黑素细胞,有时可致表皮下水疱形成。

基底细胞液化变性包括一大类具有界面炎症的皮肤病,如扁平苔藓、多形红斑、红斑狼疮、苔藓样糠疹等。通常根据炎症细胞浸润的模式分为空泡样界面皮炎和苔藓样界面皮炎,前者的典型代表为多形红斑,后者的典型代表为扁平苔藓。

13. 凹空细胞(Koilocyte)　角质形成细胞胞质透明,核周表现为空晕,称为凹空细胞。在病理情况下主要见于乳头瘤病毒感染,如尖锐湿疣、扁平疣等,胞质内可见到大小不一嗜碱性颗粒,主要位于颗粒层和棘层靠上的部位。

14. 水疱(blister)和大疱(bulla)　皮肤内出现含有液体的较大腔隙,一般无或仅含有少量炎细胞。根据解剖部位将水疱分为角层下水疱、表皮内水疱和表皮下水疱。水疱和大疱形成的原因有很多,如细胞松解、严重的海绵水肿、细胞内水肿、界面炎症以及基底膜结构不完整等。颗粒层水疱伴棘层松解提示红斑、落叶型天疱疮;棘层松解性大疱见于寻常型天疱疮和家族性良性慢性天疱疮;海绵形成性水疱见于湿疹;表皮内多房性水疱伴严重细胞内水肿见于接触性皮炎、水痘及带状疱疹等;真表皮交界处的大疱伴炎细胞浸润见于大疱性类天疱疮、疱疹样皮炎和多形红斑等;真表皮交界处的大疱不伴炎细胞浸润见于大疱性表皮松解症和少细胞性大疱性类天疱疮。

15. 脓疱(pustule)　角质层或表皮内出现局灶性中性粒细胞聚集所形成的疱,可见于感染性疾病,如脓疱疮、金葡菌性烫伤样皮肤综合征及真菌感染等,也常见于寻常型银屑病、脓疱型银屑病、角层下脓疱病及新生儿一过性脓疱性黑变病等。①Munro微脓疡:角质层内角化不全区域出现中性粒细胞的聚集,部分中性粒细胞发生坏死而失去正常的分叶核结构,见于寻常型银屑病。②Kogoj微脓疡:表皮颗粒层局部形成脓疱,在脓疱内可见大量中性粒细胞聚集,在脓疱的边缘,角质形成细胞变性破坏,残存的胞膜形成网状,大量中性粒细胞呈网眼状分布其中,特征性的见于脓疱型银屑病,特别是掌跖脓疱病,连续性肢端皮炎。③乳头顶部微脓疡:真皮乳头的顶端及邻近表皮内可见大量嗜中性粒细胞和少量嗜酸性粒细胞聚集,见于疱疹样皮炎和线状IgA皮病。

16. Pautrier微脓疡(Pautrier's microabscesses)　表皮内3个或3个以上淋巴细胞聚集,淋巴细胞周围可见晕样透亮区,周围表皮无明显海绵水肿,特征性的出现于蕈样肉芽肿和Sézary综合征。但在斑片期蕈样肉芽肿患者大多数缺乏这种特征性表现。

17. 亲表皮性(epidermotropism)　在蕈样肉芽肿及其他少数皮肤T细胞淋巴瘤,肿瘤细胞向表皮移入,表现为表皮内单个淋巴细胞浸润,或聚集成Pautrier微脓疡,或排列在基底层周围,或在真表皮交界处呈列队样移入表皮,不伴有明显的海绵水肿。

18. 色素传输障碍(melanin transfer blockade)　由于表皮炎症、角质形成细胞功能障碍,使色素细胞产生的黑素颗粒不能正常的输送到基底细胞内,而黑素细胞内则潴留大量黑素颗粒,呈树枝状分布。见于脂溢性角化病、基底细胞癌、鲍温病及寻常疣等。

19. 毛囊角栓(follicular plug)　毛囊漏斗部角化过度,使毛囊漏斗部扩大,其中为栓状角质物所充填。见于毛发角化病、小棘苔藓、维生素A缺乏引起的蟾皮症、痤疮、盘状红斑狼疮及硬化性苔藓等。

20. 鳞状涡(squamous addy)　增生的角质形成细胞呈同心圆排列形成旋涡状,细胞胞浆呈淡红色,无角化不良或不典型性,见于刺激型脂溢性角化病和倒置性毛囊角化病等。

21. 角囊肿(horn cyst)　由表皮细胞包绕大量角质所形成的囊腔,其角化迅速而完全,通常无颗粒层,见于毛发上皮瘤、角化性基底细胞癌和脂溢性角化病等。有时在脂溢性角化病的某些区域,显著增厚的角质层不规则陷入表皮内,在切片中亦表现为含有角质的囊状结构,称为假性角囊肿。

22. 外毛根鞘角化(trichilemmal keratinization)　毛囊外根鞘细胞在角化过程中不产生透明角质颗粒,而直接形成角化,因此,这种角化形式在生理情况下见于毛囊狭部以下的部位,在病理情况下则见于一些向外根鞘分化的囊肿和肿瘤,如外根鞘囊肿、外根鞘癌等。

二、真皮病变

真皮病变(terms of the disorders in derma)有以下16种。

1. 乳头状瘤样增生(papillomatosis) 指真皮乳头不规则向上延伸,致表皮表面呈不规则的波浪状起伏,同时表皮本身也有不规则增生,见于尖锐湿疣、寻常疣、跖疣、疣状痣、皮脂腺痣、职业性疣赘和砷角化病等。乳头状瘤样增生同时伴表皮角化过度、颗粒层增厚和棘层肥厚,则称疣状增生,寻常疣为其典型改变。

2. 境界带(grenz zone) 指表皮与真皮内肿瘤、增生的组织、浸润的细胞或其他病变之间有一条相对没有受病变累及的区域,形成一个境界清楚的边缘带。此现象可见于某些肿瘤如皮内痣、皮肤白血病及皮肤转移癌等;增生组织如皮肤纤维瘤;浸润细胞如瘤型或界线类偏瘤型麻风、面部肉芽肿及皮肤黑热病等;变性物质如胶样粟丘疹、光线性弹力纤维病等。

3. 收缩间隙(retraction space) 在基底细胞癌病变中,增生的肿瘤组织团块或条索与周围纤维组织之间常有一明显的裂隙状间隙,此间隙的形成可能是由于组织固定及脱水造成的人工现象,但此现象对于鉴别基底细胞癌与鳞状细胞癌及附属器的肿瘤,如毛发上皮瘤等,仍有很大的帮助。

4. 透明变性(hyaline degeneration) 指在间质或细胞内出现一种均质、无结构的半透明物质,被伊红或酸性复红染成鲜红色,PAS阳性,耐淀粉酶,主要成分为糖蛋白。透明变性可出现在多种性质不同的病变,其病因、发生机制和化学性质均是不同的,但在形态上都出现相似的均质性玻璃样物质。常见的透明变性有血管壁透明变性、结缔组织透明变性和细胞内透明变性3类。小动脉壁透明变性可导致局部缺血和坏死,如节段性透明性血管炎;结缔组织透明变性可使组织变硬、失去弹性,常见于硬皮病及瘢痕组织等。细胞内透明变性指细胞内出现均质、红染的玻璃样圆滴,如鼻硬结病中出现的Russell小体实际上就是一种浆细胞的透明变性。

5. 胶样变性(colloid degeneration) 组织内沉积弱嗜酸性、均一、无定形胶样黏稠物质的改变。对胶样变性的性质尚无一致的意见,大多数认为是胶原纤维变性的一种形式,也有认为是弹力纤维变性的结果。见于皮肤胶样粟丘疹、胶样囊肿和胶样癌等。

6. 嗜碱性变性(basophilic degeneration) 真皮上部结缔组织失去其嗜伊红性而出现无定形、均一或颗粒状的嗜碱性变化,甚至可表现为不规则排列卷曲的嗜碱性纤维,病变与表皮之间可有狭窄的境界带。用特殊染色时,其染色反应与弹力纤维相似,实际上是胶原纤维的一种变性。这种变化可以是某种疾病的特点之一,如日光性角化病和光线性肉芽肿及老年性弹力纤维病或日光性弹力纤维病。也可因长期慢性光线照射而引起,见于老年人头面部曝光部位皮肤。

7. 淀粉样变性(amyloid degeneration) 组织内或血管壁出现一种呈特殊反应的无结构、半透明、均质性物质的沉积,由于其化学反应类似淀粉,即遇碘呈棕色,再经硫酸处理后则呈蓝色,故称淀粉样变性,但其与糖类所构成的淀粉毫无关系。在HE染色切片中,淀粉样物质呈均匀一致的淡红色,其间可出现裂隙,这种裂隙是由于组织固定、脱水时淀粉样物质收缩所致;对结晶紫染色则呈现特殊的异染性反应,呈紫红色。在皮肤淀粉样病变的组织切片中,淀粉样物质常见于真皮乳头层,与胶样粟丘疹中的胶样变性不易区别。

8. 纤维蛋白样变性(fibrinoid degeneration) 又称纤维素沉积(fibrin deposit),系间质胶原纤维及小血管壁的一种变性,在HE染色中呈深红色、均质性,在苏木素—磷钨酸染色中呈深蓝色,Van Gieson染色呈黄色,结晶紫染色呈紫色。病变部位的组织结构逐渐消失,变为一团境界不清的颗粒状、条块状无结构物质,呈强嗜酸性红染。纤维蛋白样变性实际上是组织坏死的一种表现,故也称为纤维素样坏死(fibrinoid necrosis)。胶原纤维的纤维蛋白样变性见于类风湿结节。血管壁的纤维蛋白样变性见于变应性血管炎及硬红斑等。

9. 黏液变性(mucinous degeneration) 真皮胶原纤维基质中,由于黏多糖增多或由于其性质发生改变而引起的变化。病变因胶原纤维束间的黏液物质沉积而使间隙增宽,胶原纤维肿胀、分离和溶解,在HE染色时通常不易辨认,黏液内的酸性黏多糖以阿新蓝染色呈浅蓝色、甲苯胺蓝染色呈紫色。见于黏液水肿性苔藓和胫前黏液水肿等。

10. 弹力纤维变性(degeneration of elastic fibers) 指弹力纤维呈无定形、颗粒状或粗细不均呈卷曲状、嗜碱性变,重则断裂、破碎,聚集成团,甚至溶解、消失。需做弹力纤维染色证实。常见于皮肤光老化及慢性光线性皮肤病、慢性肉芽肿、弹力纤维假黄瘤、皮肤斑状萎缩、皮肤松弛症等。

11. 渐进性坏死（necrobiosis） 真皮结缔组织纤维、纤维细胞、脂肪细胞以及血管失去正常着色能力，但仍可见其正常结构的轮廓。在坏死病变中无明显炎细胞浸润，但在坏死区的边缘可见成纤维细胞、组织细胞或上皮样细胞呈栅栏状排列。渐进性坏死是一种不完全的坏死，病变区域尚可见可增生或具有修复能力的细胞存在。见于环状肉芽肿、类脂质渐进性坏死及类风湿结节等。

12. 脂质沉积（fatty deposition） 属于脂肪变性的一种，指皮肤内有脂质沉积，可以为原发性，也可以为继发性。脂质可以在细胞内，也可以在细胞外。黄色瘤的泡沫细胞胞质内即有脂质存在。细胞外脂质沉积往往是继发性，常见于糖尿病性类脂质渐进性坏死。在某些脂质沉积症的脂质则可有细胞内、外沉积同时存在。在石蜡切片中变性细胞胞质内的脂滴被脂溶剂（如二甲苯）溶解而呈圆形空泡状；在冰冻切片上作脂肪染色，脂滴被苏丹Ⅲ染成橘红色，被苏丹Ⅳ染成红色，被锇酸染成黑色，可与空泡变性相区别。

13. 钙沉积（calcinosis） 在骨和牙齿以外的其他组织内有固体钙盐沉积称钙沉积，也称病理性钙化。沉积的钙盐主要是磷酸钙，其次为碳酸钙。病理性钙化可分为营养不良性钙化和转移性钙化。营养不良性钙沉积指变性、坏死的组织或异物中出现钙盐沉积，较常见，而机体本身并无全身性钙、磷代谢障碍，血钙正常。转移性钙沉积指由于全身性的钙、磷代谢障碍，引起机体血钙或血磷升高，导致钙盐在未受损伤的组织内沉积，常继发于钙磷代谢障碍性疾病，如甲状旁腺功能亢进、多发性骨髓瘤和肾功能不全等。此外尚有特发性钙沉积，原因不明。钙沉积的病理表现为真皮内可见无定形、深嗜碱性而致密的颗粒沉积，有时也可为大块沉积，其周围往往有异物巨细胞反应。

14. 血栓形成（thrombosis） 在活体心脏和血管内，血液发生凝固或血液中的某些成分相互黏集，形成固体团块的过程称为血栓形成，该种固体团块称为血栓。血栓形成的原因可为心血管内膜的损伤、血流状态改变或血液凝固性增加等。血栓最终可以通过软化、溶解和吸收，也可以机化和发生钙化。常见于颞动脉炎、闭塞性血栓性静脉炎、浅表血栓性静脉炎及弥散性血管内凝血等。

15. 肉芽组织（granulation tissue） 由新生的毛细血管及纤维结缔组织和各种炎性细胞组成，肉眼表现为鲜红色，颗粒状，柔软湿润，形似鲜嫩的肉芽故名。镜下可见大量增生的内皮细胞和扩张的毛细血管，向创面垂直生长，在边缘区域可形成襻状弯曲的毛细血管网。在毛细血管周围有许多新生的成纤维细胞和水肿性胶原组织以及淋巴细胞、巨噬细胞和浆细胞等急性或慢性炎症浸润。

16. 肉芽肿（granuloma） 为一种以上皮样细胞和多核巨细胞浸润为特点的慢性增殖性病变，可伴有多少不等的淋巴细胞、浆细胞、中性粒细胞、嗜酸性粒细胞等。肉芽肿可分为特异性肉芽肿及非特异性肉芽肿。常见的特异性肉芽肿有以下几种。

（1）结核结节（tuberculous tubercle）、结核样结节（tuberculoid tubercle）及结核样浸润（tuberculoid infiltration）：由上皮样细胞组成，并有Langhans巨细胞，周围有淋巴细胞形成结节性浸润，中央有干酪样坏死称结核结节，见于皮肤结核、颜面播散性粟粒性狼疮。上述改变中若无干酪样坏死则称结核样结节，多数寻常狼疮、疣状皮肤结核中常为结核样结节。若上述细胞不形成结节，分布比较弥漫，而且细胞成分排列也没有一定的规则，则称为结核样浸润，见于结核样型麻风、深部真菌病等。

（2）异物肉芽肿（foreign body granuloma）：由巨噬细胞及异物巨细胞组成，并有少数炎细胞，有时可见异物，如寄生虫肉芽肿、表皮囊肿破裂伴异物反应。异物性肉芽肿是机体对“外界”物质进入皮肤的反应，如寄生虫、油类、尿酸盐、角蛋白、锆、铍、文身颜料、手术缝线等。

（3）麻风结节或麻风瘤（leproma）：也称为麻风肉芽肿，主要由泡沫状麻风细胞及麻风菌球组成，周围可有上皮样细胞、淋巴细胞和浆细胞，见于真皮内神经、血管和皮肤附属器及其周围，肉芽肿中央的神经常可见坏死区，见于瘤型麻风。

（4）真菌性肉芽肿（fungus granuloma）：由上皮样细胞、浆细胞和多核巨细胞组成，也可表现为结核样结节，但中性粒细胞较多，可形成脓肿，在脓肿和多核巨细胞内常可发现真菌，常伴假上皮瘤样增生及表皮内小脓肿，见于深部真菌病如毛霉病。

（5）栅栏状肉芽肿（palisaded granuloma）：中央为变性、坏死的胶原区，周围有组织细胞、上皮样细胞和多核巨细胞浸润，组织细胞围绕坏死胶原区呈放射状排列。组织细胞排列成栅栏状，见于环状肉芽肿、类脂质渐进性坏死及类风湿结节等。

(6)上皮样细胞肉芽肿(epithelioid cell granuloma):由上皮样细胞所组成的结节,境界清楚,分布均匀,大小基本一致,周围很少或无淋巴细胞浸润,此种结节称为裸结节(naked tubercle),见于结节病。

三、皮下组织病变

皮下组织病变(terms of the disorders in subcutaneus)有以下 3 种。

1. 增生性萎缩(proliferation atrophy or wucher atrophy) 指皮下组织由于炎症细胞的浸润而使脂肪组织及细胞发生变性、萎缩甚至消失,最终脂肪组织为浸润细胞或纤维化的组织所代替,以致皮下组织的体积未见减少,有时反而增加,故又称为脂肪代替性增生,常见于结节性红斑和硬红斑等。

2. 脂膜炎(panniculitis) 脂膜炎是各种累及皮下脂肪的炎症甚至包括肿瘤性疾病总称,因在组织病理学上表现为皮下脂肪组织不同程度的炎症浸润、水肿、液化或变性坏死而作为一个概念。脂肪细胞变性坏死后,其释放出来的脂质被组织细胞吞噬,形成泡沫细胞。脂质水解成为甘油及脂肪酸,脂肪酸可刺激形成异物肉芽肿或噬脂肪细胞肉芽肿。根据炎症累及的主要组织结构不同,又可分为间隔性和小叶性脂膜炎 2 类。

(1) 间隔性脂膜炎(septal panniculitis):炎症主要发生于脂肪小叶间隔,见于硬皮病、结节性红斑。

(2) 小叶性脂膜炎(lobular panniculitis):炎症主要发生于脂肪小叶内,可见于深在性红斑狼疮、结节性血管炎、Crohn 病、新生儿硬化症、人工脂膜炎、类固醇激素后脂膜炎、寒冷性肉芽肿等。

3. 脂肪细胞坏死(fat cell necrosis) 即脂肪细胞的死亡。与其他细胞坏死的表现不同,坏死脂肪细胞可表现为无核细胞或细胞结构的完全解离。见于某些脂膜炎如 α_1-抗胰蛋白酶缺陷性脂膜炎、胰腺病性脂膜炎及硬红斑等。脂肪坏死有许多类型:

(1)噬脂性坏死(lipophagic necrosis):最多见,泡沫状巨噬细胞内含有死亡脂肪细胞释放的脂质物质,细胞内见大量苍白的微小空泡,或呈颗粒状胞质;

(2)脂肪液化坏死(liquefactive fat necrosis):脂肪细胞的溶解性坏死,最终产生颗粒状双染性碎屑;

(3)透明脂肪坏死(hyalinizing fat necrosis):见于干性坏疽脂肪细胞,表现为胞质内玻璃样均质性蛋白物质,胞内结构消失;

(4)膜性脂肪坏死(membranous fat necrosis):是一种脂肪细胞坏死的晚期,表现为崩塌细胞器的边缘有一条皮革样嗜酸性或双嗜性条带;

(5)缺血性脂肪坏死(ischemic fat necrosis):常见于受累小叶的中央,早期改变较轻,表现为小叶中央出现小的脂肪细胞,许多是无核细胞,晚期表现出噬脂性坏死的特征。

四、普通病理改变

普通病理改变(terms in general histopathology)有以下 10 种。

1. 坏死(necrosis) 指生命机体内组织或细胞的死亡,是由变性发展而来的被动性细胞死亡形式,其特征为细胞核和细胞质的溶解。坏死的细胞主要表现为:①细胞核的改变,是细胞坏死的主要形态学标志,包括核浓缩、核碎裂及核溶解,在 HE 染色中,核的染色变淡,甚至只能看到核的轮廓,最终完全消失;②细胞浆的改变,坏死细胞的胞质常肿胀、红染、细胞内微细结构消失,最终细胞结构完全消失;③间质的改变:包括基质崩解、胶原纤维肿胀或液化。坏死组织则呈现出一片均质性无结构的淡红色、颗粒状区域,周围组织常有炎症反应。

(1)干酪样坏死(caseation):这是一种特殊类型的凝固性坏死。组织坏死后,局部所有结构完全被破坏,形成无定形的颗粒状,其中含有大量类脂质,因而肉眼观呈现灰黄色,质地松软或较硬,类似干酪样的团块而得名。HE 染色切片中,干酪样坏死区失去正常组织结构的轮廓,表现为无定形颗粒状嗜伊红物质,见于结核如寻常狼疮、疣状皮肤结核、瘰疬性皮肤结核、颜面播散性粟粒性狼疮,尚可见于晚期梅毒,也可见于结核样型麻风的神经损害。

(2)渐进性坏死(necrobiosis):是一种不完全的坏死,指真皮结缔组织纤维、纤维细胞、脂肪细胞以及血管均失去正常着色能力,但仍见其正常结构的轮廓,在坏死病变中无明显炎症,而在坏死的边缘通常可见成纤维细胞、组织细胞或上皮样细胞呈栅栏状排列。在渐进性坏死程度较轻时,病变区域内除可见坏死细胞外,还可有尚能增生并有修复能力的细胞。渐进性坏死可见于环状肉芽肿、糖尿病性类脂质渐进性坏死、渐进性坏死性黄色肉芽肿及猫抓病、栅栏状中性粒细胞性和肉芽肿性皮炎、风湿结节及类风湿结节等。

2. 凋亡(apoptosis)　又称程序化细胞死亡(programmed cell death),是一种在特定时间主动发生的、受基因严密调控的细胞逐渐死亡现象,是具有特定形态特征的生理性细胞死亡形式。凋亡细胞的最早形态标志是细胞皱缩,失去细胞间连接,染色质边聚;其后细胞固缩,胞质嗜酸性浓染,核碎裂,但溶酶体、线粒体保持完整;最后形成凋亡小体,内含核碎片及其他细胞成分,由巨噬细胞吞噬,无炎症反应。与细胞坏死不同之处在于,凋亡发生于单个散在的细胞,细胞膜常保持完整,细胞器多无明显改变,细胞体积固缩变小,染色质在核膜下呈半月形聚集。皮肤中角质形成细胞的终末分化也是一种特殊形式的凋亡,扁平苔藓、红斑狼疮中的 Civatte 小体即是一种凋亡小体。

3. 核固缩(karyopyknosis)　指细胞核皱缩扭曲,染色变深,核的体积缩小,细胞质往往呈空泡状,发生于表皮者常见于急性烧伤及一些发生表皮坏死的疾病,也常见于真皮内的浸润细胞。

4. 核碎裂(karyorrhexis)　指细胞核的染色质崩解为小碎片,核膜破裂,染色质碎片分散于胞质中,为细胞死亡的象征,可以发生在表皮细胞和中性粒细胞。

表皮细胞核碎裂:见于大疱性表皮坏死松解型药疹。

白细胞核碎裂(核尘):中性粒细胞也可碎裂呈嗜碱性的颗粒,又名白细胞碎裂(leukocytoclasis),其细微的核染色质颗粒又名核尘(nuclear dust)。常见于脓疱性皮肤病如脓疱型银屑病、角质下脓疱病、连续性肢端皮炎等以及白细胞碎裂性血管炎如皮肤变应性血管炎、过敏性紫癜、Sweet 病、荨麻疹性血管炎及持久性隆起性红斑等。

5. 核溶解(karyolysis)　发生核固缩、核碎裂的细胞核最后完全溶解消失,即核溶解。核溶解也可不经过核浓缩或核碎裂过程而一开始即独立进行,在这种情况下,受损的细胞核很早就消失。

6. 萎缩(Atrophy)　是指细胞数量或组织的减少。可因单纯内、外压力所造成,也可因炎症、营养障碍等原因引起。萎缩可仅限于表皮,也可合并真皮、皮下组织的广泛萎缩,甚至皮肤附属器亦可萎缩,如麻风。

表皮萎缩:主要为棘层细胞数量减少所致,因此,表皮变薄,表皮突不明显,甚至消失,以致表皮呈带状,常见于老年皮肤,炎症性皮肤病,如结缔组织病、硬化萎缩性苔藓、萎缩性慢性肢端皮炎等。

真皮萎缩:指整个真皮的厚度缩小,由于胶原纤维或弹力纤维减少所致,通常伴有毛囊及皮脂腺的萎缩或消失。真皮萎缩显著时,在真皮浅层可出现较大的血管、汗腺甚至脂肪组织。真皮萎缩可以是先天性缺少结缔组织而造成的真皮萎缩,见于浅表脂肪瘤样痣;还有的是后天性萎缩性病变,如萎缩性慢性肢端皮炎;斑状萎缩及线状萎缩则是弹力纤维变性或消失所致,可通过弹力纤维染色来证实。

皮下组织萎缩:系多种原因使脂肪组织及细胞发生变性、萎缩,甚至消失或被浸润细胞及增生的纤维组织所取代,局部体积可缩小,如脂肪萎缩和脂肪营养不良。

7. 间变(anaplasia)　又称退行性发育,指肿瘤细胞转变到未分化的形态或在恶性肿瘤中细胞的不典型成熟,此时的细胞失去正常的结构特征,常不能确定其组织来源,表现为细胞核大而深染,形态不规则,核仁往往明显,可见不典型核分裂象,细胞可彼此失去连接,并可见瘤巨细胞。多见于高度恶性的肿瘤,如低分化皮肤鳞状细胞癌、间变型大细胞淋巴瘤及 Merkel 细胞癌等。

8. 异型性(atypia)　指肿瘤组织在细胞形态和组织结构上与其发源的正常组织的差异性,反映了肿瘤组织的分化程度,即异型性越明显,分化程度越低。包括肿瘤组织结构的异型性和肿瘤细胞的异型性。

(1)组织结构的异型性:指肿瘤细胞的排列、极性、层次及结构异常,一般良性肿瘤的异型性不明显,与其发源组织较相似,如血管瘤、脂肪瘤、皮肤纤维瘤等。

(2)细胞的异型性:指细胞自身的多形性,如大小、形态不一致,常比正常细胞大,有时出现瘤巨细胞;核的多形性,如细胞核大小、形态及染色的不一致,细胞核增大,出现巨核、双核、多核及奇异形核,核染色深,核仁较大、增多,核分裂象多见;胞质的改变,如胞质呈嗜碱性。见于各种恶性肿瘤。

9. 错构瘤(hamartoma)　错构瘤非真性肿瘤,而是发育上的异常(畸形),为机体某一器官内一种或多种组织或细胞局部增生并混乱组合形成的肿块,多与先天性发育障碍有关,其特点是器官中各种组织的异常增生,如血管瘤、脂肪瘤、神经纤维瘤及平滑肌错构瘤等(一种组织或细胞的增生)以及畸胎瘤、皮肤混合瘤、小汗腺血管瘤样错构瘤、血管平滑肌瘤、血管脂肪瘤等(两种以上组织或细胞增生)。

10. 机化(organization) 坏死组织如不能完全溶解吸收或分离排出,则周围的新生血管及成纤维细胞逐渐长入坏死区并取代坏死组织,最终形成瘢痕组织。这种由新生肉芽组织取代坏死组织(或其他异物如血栓等)的过程称为机化。如新生瘢痕组织。

第三节 特殊染色

皮肤组织标本通常以甲醛溶液固定、石蜡包埋,用苏木素-伊红(HE)染色。HE染色细胞核染成蓝色,细胞浆及胶原、肌肉和神经呈红色。HE染色是组织病理学诊断中最常用的染色方法。但有时为了确定某种物质、病原体或组织(细胞)的性质,或为了鉴别诊断,需特殊染色,以辅助诊断。

一、组织细胞特殊染色

1. 淀粉样物质染色(staining of amyloid substance) 淀粉样物质是一种嗜伊红性物质,其性质一般认为属于糖蛋白成分,组织中出现此种物质称为淀粉样变性,显示淀粉样变性的方法很多,常用的是刚果红和结晶紫法,结晶紫是混合染料,其染色特性可能是由于染料混合物中有一个有色成分有选择性的染色,在显示淀粉样物质时呈不同程度的红色。

2. 黏液物质染色(staining of mucosubstance) 在动物和人体中各种腺体及许多器官组织细胞都能制造或分泌黏液物质,由于物质中含酸基的不同,又分为中性黏液物质、酸性黏液物质和混合性黏液物质,也可称为中性黏多糖、酸性黏多糖和混合性黏多糖,见于皮肤组织的主要是酸性黏多糖。在显示黏液物质时,一般选用ABPAS法作为鉴别诊断的主要指标,染色的基本原理是因为阿新蓝(Alcian blue)分子中带正电荷的盐键能够与酸性黏液物质中带负电荷的酸性基团进行结合。再与PAS进行复合染色就能显示3种不同黏液物质成分,其中酸性黏液物质呈蓝色。

3. 肥大细胞染色(staining of mast cell) 肥大细胞来源于未分化的间充质细胞,其形态特点是细胞较大,直径20～30μm,呈圆形或椭圆形,胞核较小呈圆形,胞质内有许多圆形嗜碱性颗粒。肥大细胞中含有多巴胺、组胺、肝素或5-羟色胺等成分,这些嗜酸性颗粒中含有高分子的多硫酸脂和硫酸黏多糖类,能够与异染性染料相结合。啞姆萨就是其中的一种,染色结果肥大细胞颗粒呈异染性紫红色。

4. PAS方法(PAS stain) 是糖原的常规染色方法,染色的基本原理为:过碘酸(periodic acid)是一种氧化剂,它可把多糖的葡萄糖分子的两个相邻的带有羟基的—C—C—键打开,而生成醛基再与染色剂结合。Schiff试剂中的碱性复红是一种混合物,经亚硫酸和二氧化硫的作用,醌式结构的双键被破坏而消失,已成为无色复红,在经过氧化后的醛基与无色复红液进行结合呈紫红色。真菌的基本结构成分是含有较多的黏多糖和蛋白质。

5. 抗酸染色(acid fast stain) 抗酸杆菌体内含有脂质、蛋白质和多糖类并由糖脂形成一个蜡质的外壳,能与苯酚碱性复红结合成复合物,这种复合物能抵抗酸的脱色,所以称为抗酸染色。染色结果抗酸杆菌呈红色。

6. 胶原纤维染色(staining of collagen fibers) 胶原纤维是结缔组织中的3种纤维之一,分布最为广泛,其纤维主要是由纤维母细胞产生的一种胶原蛋白交联而成。胶原纤维分子中含有碱性氨基酸,能够与酸性染料进行结合反应,由于酸性染料具有不同程度的扩散性,小分子染料扩散性高容易进入结构致密的狭孔组织(肌纤维)的间隙,对扩散低的大分子染料则只能进入结缔疏松的宽孔组织(胶原纤维)间隙。Masson三色是其中的一种,染色结果为胶原纤维:绿色;肌肉、纤维蛋白:红色至粉红色。

7. 弹力纤维染色(staining of elastic fibers) 弹力纤维通常被认为是一种凝胶,由随机交联的一些盘绕肽链组成,其主要成分为含有丰富的二硫键糖蛋白,所以又称弹性蛋白,其强嗜酸性易与染色液中的碱基结合,呈平行排列而且很紧密,经过特殊染色,很容易辨认。Verhoeff-Van Gieson弹力纤维染色结果弹力纤维呈棕黑色;胶原:红色;核、肌肉、神经:黄色。

8. 网织纤维染色(staining of reticular fiber) 网织纤维是网状结缔组织内的一种纤维,由交错排列纤细的纤维组成，大量堆积时则形成致密的网状。若用银氨溶液浸染能使纤维变成黑色，其染色的基本原理是由于组织蛋白质与银化合物的结合，再经过甲醛还原成为金属银而沉淀于组织内及表面。

常用皮肤组织石蜡切片特殊染色法种类、目的及结果，见表 4-1。

表 4-1　常用皮肤组织石蜡切片特殊染色法种类、目的及结果

染色方法	目的物	结果
结晶紫	淀粉样蛋白	淀粉样蛋白：紫红色；其他组织成分：蓝色
阿新蓝	酸性黏多糖	酸性黏多糖：蓝色
姬姆萨	肥大细胞颗粒、酸性黏多糖、嗜酸性粒细胞、利什曼原虫	肥大细胞颗粒、酸性黏多糖：异染性紫红色；嗜酸性细胞颗粒、利什曼原虫等寄生虫：红色；螺旋体及细菌：蓝至淡紫色
PAS	糖原、中性黏多糖、真菌	真菌、基膜、含中性黏多糖的黏蛋白、糖原、纤维素及胶原纤维：玫瑰红至紫红色
Wade Fite 抗酸染色	抗酸杆菌（如结核杆菌麻风杆菌及非典型分枝杆菌等）	抗酸杆菌：红色
Masson 三色	胶原纤维	胶原纤维：绿色；肌肉、纤维蛋白：红色至粉红色；核：黑色
Verhoeff-Van Gieson 弹力纤维染色	弹力纤维	弹力纤维：棕黑色；胶原：红色；核、肌肉、神经：黄色
硝酸银浸染	网状纤维	网状纤维、神经、黑素：黑色

二、免疫组织化学染色

为确定某一特定物质在组织内的局部定位，使用以目的物作为抗原的特异性抗体进行检测的方法，即免疫组织化学（immunohistochemical）（简称免疫组化）。免疫组化在皮肤病理中的作用主要是鉴别组织类型或细胞来源。对肿瘤良恶性的区别，目前尚缺乏特异性很好的抗体，但一些抗体仍有较好的参考价值，如用于恶性黑素瘤诊断的 HMB45。在淋巴细胞增生疾病中，免疫组化可在其克隆方面提供信息，有助于判断细胞的良恶性来源。

本章主要介绍与皮肤免疫组化有关的常用抗体，包括上皮组织、间叶组织、淋巴细胞、造血细胞等抗原标记，主要用于上皮肿瘤、间叶来源肿瘤、淋巴瘤及淋巴增生性疾病的诊断与鉴别诊断，对于炎症性皮肤病几乎没有参考价值。这些抗体大部分可用于甲醛固定石蜡切片，但一些淋巴细胞表面标志需新鲜组织冰冻切片，免疫组化技术可在石蜡切片中鉴定出 T 或 B 细胞，但进一步区分其亚型尚需冰冻切片。需注意的是，在选择抗体之前应有诊断倾向，仅仅依靠一个抗体染色决定诊断往往会误导或不得要领。

1. 角蛋白（cytokeratins，CK）　是上皮细胞胞质内中间丝的主要组分，存在于所有上皮细胞及部分非上皮细胞，不同种类的上皮表达不同分子量的 CK。在皮肤中 CK 的分子量为 40～68ku，它们分成两组，Ⅰ型为酸性细胞角蛋白，Ⅱ型为碱性细胞角蛋白，每种Ⅰ型角蛋白和Ⅱ型角蛋白形成一对，所有上皮细胞包括至少两种角蛋白。角蛋白也可以分成低分子量型（通常为 40、45、52ku）和高分子量型（通常为 50、58、56.5、67ku），高分子量的角蛋白位于基底层，高分子量角蛋白位于表皮上层。几乎所有肿瘤类型中都被证实存在角蛋白，包括鳞癌、基底细胞癌、黑素瘤、汗腺和皮脂腺肿瘤、平滑肌瘤、大部分软组织肉瘤和淋巴瘤，其中侵袭性鳞癌中包含 45ku、46ku、55ku 和 63ku 角蛋白，而基底细胞癌仅显示低分子量角蛋白（45、46ku）。

在皮肤组织病理诊断中最常用于检测 CK 表达的标志性单抗包括 AE-1/AE-3 和 CAM5.2。AE-1/AE-3 是从人胼胝角蛋白中制备的单抗（可识别 65-67、64、49、58、56.5、56、52、50、48、40ku 的角蛋白），CAM5.2 是用人结、直肠癌细胞株 HT29

作为免疫原制备而成(可识别分子量为 39、43 和 50ku 的角蛋白)。在正常表皮,AE-1 在基底层细胞和汗腺导管上着色,而 CAM5.2 仅在汗腺导管而非正常表皮层着色,在大汗腺和皮脂腺 AE-1 CAM5.2 染色与否不定。这两种单抗目前主要用于区别是否来源于上皮的肿瘤,很少用于鉴别各种上皮之间的皮损,因为各种上皮肿瘤对这些抗体的染色模式很相似。如何选择角蛋白抗体对于皮肤肿瘤的鉴别非常重要,也可用于显示不同上皮样分化肉瘤的鉴别,例如滑膜肉瘤和上支样肉瘤,肉瘤中的异常染色可为间皮瘤、黑素瘤、平滑肌肉瘤和内皮细胞肿瘤的诊断提供线索,仅仅只有 CK8 和 CK18(被 CAM5.2 和 35BH11 证明)表达阳性,这两种存在于所有组织中的原始角蛋白胚胎源性表达也许可以解释 CK8 和 CK18 的异位性表达。

2. 波形纤维蛋白(vimentin) 波形蛋白(分子量为 57ku)是分布最广泛的中间丝,见于所有的间叶细胞和间叶组织来源的肿瘤中。在正常皮肤,抗波形纤维蛋白抗体不与鳞状上皮染色,但在真表皮交界处的黑素细胞染色呈阳性,真皮中成纤维细胞、毛囊立毛肌、血管内皮细胞、神经组织均为阳性。间质分化的皮肤肿瘤,如纤维组织肿瘤、血管肿瘤、肌肉肿瘤、神经肿瘤以及黑素细胞相关肿瘤、淋巴细胞肿瘤等染色均为阳性。临床上主要用于除外上皮源性肿瘤,但有时一些肿瘤可同时表达角蛋白及波形纤维蛋白两种中间丝抗原。

3. 结蛋白(desmin) 结蛋白(分子量为 53ku)是发现于平滑肌等肌源性细胞中的一种中间丝蛋白。由于结蛋白几乎只局限于肌细胞内,因此,结蛋白被认为是肌源性分化的一个很好的标记物。除了肌细胞和肌组织来源的肿瘤外,结蛋白还出现于一些非肌性细胞中,例如,人类淋巴结的网状细胞、间皮瘤、上皮样肉瘤、恶性纤维组织细胞瘤及脂肪肉瘤等。

4. 肌动蛋白(actin) 是细胞微丝骨架的主要成分,其单抗 HHF35 和 1A4 被证实是最有用的特异性标记,HHF35 与肌动蛋白同工型的反应只出现于横纹肌、骨骼肌、心肌和平滑肌细胞中,而 1A24 只识别 α 平滑肌肌动蛋白,但不与心肌或骨骼肌反应。除了正常的肌细胞外,两种抗体都与肌细胞、肌纤维母细胞和肌上皮细胞反应。因此,在皮肤病理中主要用于鉴别肌源性肿瘤和肌源母细胞分化的肿瘤。

5. CD31 和 CD34 CD31 是一种糖蛋白,在脊髓单核细胞分化过程中表达,研究证实,CD31 就是血小板内皮细胞黏附分子-1(PECAM-1),存在于内皮细胞、血小板和粒细胞、单核细胞表面。其单抗(JC70)有助于鉴别血管内皮细胞,CD31 主要用于血管肉瘤的诊断,在血管内皮细胞标记物包括 CD31、CD34、Ⅷ因子相关抗原、FLI-1,CD31 是最敏感也是最特异的。

CD34 是分子量约 115ku 的跨膜糖蛋白,在人未成熟淋巴细胞上表达,在内皮细胞上也有表达,其阳性通常提示起源于造血细胞或内皮细胞。抗 CD34 单抗可用于鉴别血管源性肿瘤,包括血管肉瘤、血管内皮瘤、上皮样血管内皮瘤和 Kaposi 肉瘤,但良性血管性肿瘤 CD34 染色很弱,支持 CD34 主要在内皮细胞的增生期间表达的理论。

6. S-100 S-100 蛋白最初是从牛脑组织中分离出来的,其特征及命名源于 S-100 可溶于 100% 的硫酸铵中。S-100 代表一组小的 Ca^{2+} 结合调节蛋白,参与细胞周期的进行、细胞分化及细胞骨架膜的相互作用。目前虽有单克隆抗体,但临床选用的均为源于兔的多克隆抗体。S-100 表达于正常的黑素细胞以及几乎所有良性、恶性增生的黑素细胞中,S-100 是历史上第一个用于诊断黑素瘤的组织标记物,目前已被用来诊断胶质瘤、Schwann 细胞瘤、脂肪肉瘤、郎汉斯细胞组织细胞增生症、软骨细胞来源的肿瘤以及脊索瘤。在其他肿瘤包括一些癌、滑膜肉瘤、平滑肌肉瘤以及横纹肌肉瘤中也可出现 S-100 的表达。由于 S-100 分布广泛,所以在鉴别诊断中通常作为一个重要的组合加以应用。

在皮肤科,S-100 在黑素细胞肿瘤诊断中应用最多,因其在转移性黑素瘤中比 HMB-45 表达更普遍,但特异性较 HMB-45 差,所以两种抗体常联合应用。S-100 也常用于 Paget 病和浅表恶性黑素瘤的鉴别诊断,其他疾病的鉴别诊断中,如郎汉斯细胞组织细胞增生症、皮肤窦性组织细胞增生症、神经性肿瘤的鉴别均可选用 S-100 蛋白抗体。

7. HMB-45 HMB-45 单抗是由含色素的黑素瘤细胞 Mel-1 产生的,这种细胞来源于黑素瘤转移的淋巴结。HMB-45 识别存在于前黑素小体小泡中的 10ku 抗原,与正常的黑素细胞或皮内痣不反应,但可与 Spitz 痣、交界痣或混合痣中的表皮内黑素细胞反应,即处于增生状态的黑素细胞均可阳性。大约 90% 的原发或转移性黑素瘤与这一标记物反应阳性。除了促结缔组织增生性黑素瘤外,所有其他类型的黑素瘤都呈阳性,因此,该抗体不能用于恶性黑素瘤与色素痣之间的鉴别诊断。也有少数非黑素细胞肿瘤可被标记，包括恶性淋巴瘤、腺癌、嗜铬细胞瘤及恶性色素性神经鞘瘤等一些神经系统肿瘤，这与超微结构下前黑色素小体的存在有关。

8. 白细胞共同抗原(leukocyte common antigen，LCA) 该抗体主要用于检测正常白细胞即 T 或 B 淋巴细胞、粒细胞、组织细胞和单核细胞及其来源的肿瘤。

9. CD1a CD1a 抗体针对一种 49ku 细胞表面糖蛋白。CD1a 抗原在皮肤的郎汉斯细胞和正常的胸腺皮质表达，但早期胸腺细胞和 T 淋巴细胞不与此抗体反应。在郎汉斯细胞组织细胞增生症、T 细胞白血病染色阳性。

10. CD3 存在于胸腺细胞、静止和活化 T 淋巴细胞上的一种 T 细胞标记物，B 淋巴细胞、巨噬细胞、骨髓细胞及任何其他细胞均不表达，石蜡包埋的组织需要应用多克隆抗体，主要用于非瘤性和瘤性 T 淋巴细胞及 NK 细胞的标记。

11. CD4 表达于 Th 淋巴细胞、单核/巨噬细胞和郎汉斯细胞表面，通常不能根据 CD4 是否表达来判定淋巴瘤，重要的是其表达的强度，CD4 明显表达常提示恶性增生，这与淋巴瘤的单克隆增生机制相一致。

12. CD8 是抑制性(TS)和细胞毒性(TC)T 细胞以及 NK 细胞的表面标志，异常表达与提示淋巴细胞恶性增生相关。

13. CD45 是一组糖蛋白，在所有造血细胞均表达，CD45 家族至少有 5 种蛋白，CD45(LCA)抗体识别所有 CD45 异构蛋白，包括 CD45RA 和 CD45RO；CD45 RO(UCHL1)可检测 $CD4^{+}$ 和 $CD8^{+}$ 细胞，但 25%～50%的 T 细胞缺乏这种抗原；CD45 RA(MTR2)可标记绝大多数的正常 T 和 B 细胞，也用于鉴别 B 细胞淋巴瘤的细胞，但部分 T 细胞淋巴瘤不与之反应。CD45 在一些大细胞(免疫母细胞)淋巴瘤不表达，但在大部分浆细胞瘤或多发性骨髓瘤中表达。CD45 在皮肤组织病理中主要用于鉴别是否血管淋巴分化，区分低级别 T 细胞和 B 细胞淋巴瘤，敏感性 95%，特异性 95%。区分高级别 T 细胞和 B 细胞淋巴瘤：敏感性 80%，特异性 85%。

14. CD20 是所有 B 细胞表面抗原，单抗为 B-Ly1，是其特征性的标记，但与部分 T 细胞淋巴瘤有低水平交叉反应，主要用于鉴别皮肤 T 细胞淋巴瘤和 B 细胞淋巴瘤。

15. CD30 常用单抗为 Ki-1 和 Ber-H2 抗体，可识别一种胞内蛋白和一种跨膜糖蛋白，它们之间无明显联系，可以解释某些对 Ki-1 阳性而 Ber-H2 却阴性的病例。这种跨膜糖蛋白经常被认为是 CD30 抗原，Ber-H2 鉴别常规固定和处理后存在的表位。CD30 基因定位在一号染色体 1q36 位点，是一种淋巴活性基因。CD30 在正常淋巴细胞上不表达，而在 Hodgkin 病、淋巴瘤样丘疹病和大细胞间变淋巴瘤细胞上表达。

16. CD68 是巨噬细胞最可靠的标志物，这种抗原常在和溶酶体相关的胞质蛋白中表达，常用的单抗为 KP1。在皮肤中，表皮和汗腺可轻度着色，主要用于鉴定组织细胞增生性疾病和组织细胞来源的肿瘤以及和淋巴瘤的鉴别诊断。

(高天文)

第5章

皮肤病治疗学

皮肤病的治疗主要包括内服药物、外用药物、物理疗法和皮肤外科治疗。

第一节 内用药物疗法

许多皮肤病和性病需要通过口服或注射药物进行治疗，本节仅对皮肤性病临床上最常用药物进行简要介绍。

一、抗组胺类药物

抗组胺药(antihistamine)有 H_1 受体和 H_2 受体拮抗药两大类，H_1 受体在皮肤、黏膜、血管及脑组织分布多，而 H_2 受体则主要分布于消化道黏膜。H_1 受体拮抗药在皮肤科应用最广，对于某些慢性顽固性病例或消化道症状明显的患者可合并使用 H_2 受体拮抗药，可提高疗效。

1. H_1 受体拮抗药 大都有与组胺相同的乙基胺结构，即—CH_2—CH_2—N，能与组胺争夺受体，消除组胺引起的毛细血管扩张、血管通透性增高、平滑肌收缩、呼吸道分泌增加、血压下降等作用。此外，有不同程度的抗胆碱及抗5-羟色胺作用。H_1 受体拮抗药根据其对中枢神经系统的镇静作用不同可分为第一代和第二代。

(1)第一代 H_1 受体拮抗药：此类药物除抗组胺作用外，还有镇静、抗胆碱能作用、局部麻醉、止吐等作用。这类药物口服后经胃肠吸收，30min 即起效，1～2h 达高峰，可持续 4～6h，一般通过肝脏细胞色素 P_{450} 系统代谢，24h 内由肾脏排出。常用第一代 H_1 受体拮抗药的种类、用法及不良反应见表5-1。

适应证：第一代 H_1 受体拮抗药主要用于各种类型的荨麻疹、药疹、湿疹、接触性皮炎、虫咬皮炎、神经性皮炎、皮肤瘙痒症等。

不良反应：第一代 H_1 受体拮抗药大部分易透过血脑屏障，影响中枢神经系统，导致乏力、困倦、

表5-1 常用第一代 H_1 受体拮抗药

药名	成人剂量	用法	不良反应
1. 氯苯那敏(扑尔敏)	4mg，3/d	口服	困倦
(chlorpheniramine)	10mg，1～2/d	肌内注射	
2. 苯海拉明	25～50mg，3/d	口服	明显困倦，青光眼患者慎用
(diphenhydramine)	20mg，1～2/d	肌内注射	
3. 多塞平(doxepin)	25mg，1/d	口服	困倦、口干，青光眼、孕妇儿童忌用
4. 赛庚啶	2～4mg，3/d	口服	明显困倦，青光眼患者禁用
(cyproheptadine)			
5. 去氯羟嗪(decloxizine)	25～50mg，3/d	口服	困倦，可致畸
6. 异丙嗪(promethazine)	12.5～25mg，3/d	口服	明显困倦，青光眼、肝肾功能减退
	25～50mg，1/d	肌内注射或静脉滴注	者慎用
7. 酮替芬(ketotifen)	1mg，2/d	口服	镇静、困倦、头晕、口干等
8. 羟嗪(安他乐)(hydroxyzine)	25～50mg，3/d	口服	困倦，儿童慎用

头晕、注意力不集中等；部分还有抗胆碱作用，表现为黏膜干燥、排尿困难、瞳孔散大等不良反应。因此，高空作业、精细工作者和驾驶员需禁用或慎用。青光眼和前列腺肥大者也需慎用。

(2)第二代 H_1 受体拮抗药：此类药物一般口服吸收很快，最大优点是药物不易透过血脑屏障，对神经系统影响较小，不产生或仅有轻微困倦作用，也称非镇静抗组胺药。这类药物作用较特异，没有或仅有轻微抗胆碱能作用，作用时间较长，一般每日服用一次即可。目前在临床上应用较广，尤其对驾驶员、高空作业者等特殊人员及慢性病例更为适用。常用的第二代 H_1 受体拮抗药见表 5-2。

2. H_2 受体拮抗药　这类药物与 H_2 受体有较强的亲和力，可拮抗组胺的血管扩张、血压下降和胃液分泌增多等作用。H_2 受体拮抗药口服后吸收较好，1～1.5h 血中浓度达峰值，半衰期约 2h，2/3 以原形从尿中排泄。除用于胃溃疡、胃炎等胃肠道疾病外，在皮肤科主要用于慢性荨麻疹、皮肤划痕征等，还可用于痤疮、妇女多毛症及带状疱疹等的治疗，副作用有头痛、眩晕，长期应用可引起血清转氨酶升高，阳萎和精子减少等，孕妇及哺乳妇女慎用。主要药物有西咪替丁（cimetidine，0.2g，4/d，口服）、雷尼替丁（ranitidine，0.15g，2/d，口服）、法莫替丁（famotidine，20mg，2/d，口服）等。

二、糖皮质激素

糖皮质激素（glucocorticoid）具有抑制免疫作用、抗炎作用、抗毒、抗休克作用和抗增生等多种作用等，在皮肤性病科应用很广。

1. 适应证　重症药疹、重症多形性红斑、严重急性荨麻疹、过敏性休克、严重接触性皮炎、系统性红斑狼疮、皮肌炎、天疱疮、类天疱疮和变应性皮肤血管炎等。

2. 常用糖皮质激素种类　见表 5-3。

3. 糖皮质激素使用方法　糖皮质激素是强有力的抗炎药，同时也可产生不少不良反应，因此，该药的应用应当严格掌握适应证、剂量和疗程。皮肤科应用中一般有短程、中程和长程等不同疗程，所用剂量也因人因病而异。

(1)短程：疗程为数日至数周，一般不超过 1 个月，适用于药疹、急性过敏性皮炎、严重接触性皮炎等，开始可静滴给药，症状明显改善后改为口服，并可较快减量至停药。

(2)中程：疗程一般为数周至数月，一般不超过 3 个月。用于病期较长及病情反复者，如过敏性紫癜、重症多形性红斑、重症药疹、变应性血管炎等。由于疗程较长，应注意逐渐减量至停药。

(3)长程：疗程为数月、数年甚至数十年。主要用于自身免疫性皮肤病，如系统性红斑狼疮、皮肌炎、天疱疮、大疱性类天疱疮、系统性血管炎、坏疽性脓皮病、皮肤淋巴瘤等。一般治疗早期用药量较大，待疾病控制后缓慢减量，减药速度因人因病而异，每次减药应不超过用量的 1/5；病情稳定后往往需应用维持剂量，一般合泼尼松 5～10mg/d。维持量可采用每日早晨顿服或隔日早晨顿服，可减轻对下视丘-垂体-肾上腺（HPA）轴的抑制。

(4)冲击疗法：用于危重病例，如过敏性休克、红斑狼疮脑病、弥漫性增殖性狼疮性肾炎、严重天疱疮等。方法为甲泼尼松龙 0.5～1.0g 加入 5%或 10%葡萄糖液中静滴，3～10h 内滴完，1/d，连用 3～5d 后，之后用原激素量（往往大于泼尼松 60mg/d）维持治疗。治疗期间应密切观察，注意电解质平衡及心电图监护等。

(5)皮损内注射：用于斑秃、扁平苔藓、瘢痕疙瘩、囊肿性痤疮、结节性痒疹、盘状红斑狼疮等。常用 1%去炎奈德、得宝松或泼尼松龙混悬液 0.3～1.0ml 加等量 1%普鲁卡因注射液，皮损内注射，可根据情况重复数次，但不宜长期反复使用，以防局部皮肤和皮下组织萎缩和全身吸收等副作用。

表 5-2　常用第二代 H_1 受体拮抗药

药物名称	持续作用时间(h)	成人用量	用法	不良反应
氯雷他定(loratadine)	18～24	10mg	1/d　口服	婴幼儿、孕妇、哺乳期妇女慎用
咪唑司汀(mizolastine)	24	10mg	1/d　口服	几乎无困倦，孕妇、哺乳期妇女慎用
西替利嗪(cetirizine)	24	10mg	1/d　口服	婴幼儿、孕妇、哺乳期妇女慎用
依巴斯汀(Ebastine)	24	10mg	1/d　口服	婴幼儿、孕妇、哺乳期妇女慎用

表 5-3　常用糖皮质激素

	药物名称	抗炎作用(mg)	等效剂量(mg)	片剂/注射剂
低效	氢化可的松(hydrocortisone)	1	20	/25～100
中效	泼尼松(prednisone)	3.5	5	5/
	泼尼松龙(prednisolone)	4	5	5/5～25(混悬液)
	甲泼尼龙(methylprednisolone)	5	4	4/20～40
	曲安西龙(去炎松)(triamcinolone)	5	4	4/50(混悬液)
高效	地塞米松(dexamethasone)	30	0.75	0.75/2.5～10
	倍他米松(betamethasone)	30	0.6	0.5/7mg (混悬液,复方)

4. 糖皮质激素的不良反应　长期大量应用糖皮质激素的不良反应较多,主要有感染(病毒、细菌、结核、真菌等感染)、高血压、糖尿病、消化道溃疡或穿孔、骨质疏松或缺血性骨坏死等,一般均有满月脸、痤疮、多毛和萎缩纹等不良反应。因此,需严格掌握适应证,经常注意不良反应的发生,给予及时处理。

三、抗生素(antibiotics)

1. 青霉素类　主要用于革兰阳性菌及螺旋体等感染性疾病,如疖、痈、丹毒、蜂窝织炎、梅毒、淋病等。半合成青霉素,如苯唑西林钠、邻唑西林钠、氨苄西林、阿莫西林、哌拉西林钠等主要用于耐药性金黄色葡萄球菌感染。使用本类药品前需询问有无青霉素过敏史,并进行常规皮试,以防过敏性休克等严重反应。

2. 头孢菌素类　主要用于耐青霉素的金黄色葡萄球菌和一些革兰阴性杆菌的感染,主要药物有头孢曲松钠、头孢氨苄、头孢拉定、头孢唑林钠等。对青霉素过敏者应注意与本类药物的交叉过敏。

3. 氨基糖苷类　主要为链霉素、庆大霉素、阿米卡星、大观霉素等。庆大霉素和阿米卡星是广谱抗生素,对铜绿假单胞菌也有效;链霉素还可用于治疗结核病。此类药物有耳、肾毒性,长期应用需加注意。

4. 四环素类　主要用于痤疮,对衣原体、支原体、淋球菌感染也有效,常用的有四环素、多西环素、米诺环素等。儿童长期应用四环素可使牙齿黄染,米诺环素可引起眩晕。

5. 大环内酯类　本类药物用于淋病、非淋菌性尿道炎等。主要药物有红霉素、罗红霉素、克拉霉素、阿奇霉素等。

6. 喹诺酮类　对革兰阳性和革兰阴性菌、支原体、衣原体均有效,用于治疗细菌性皮肤感染、支原体或衣原体感染。主要药物有环丙沙星、氧氟沙星、司巴沙星等。

7. 磺胺类　对革兰阳性和革兰阴性菌、衣原体、奴卡菌有效。主要药物有复方新诺明等。部分患者可引起过敏反应。

8. 抗结核药　主要有异烟肼(isoniazid)、利福平(rifampicin)、乙胺丁醇(ethambutol)等,除对结核杆菌有效外,也用于治疗某些非结核分枝杆菌(NTM)感染。此类药物往往需联合用药和较长疗程。

9. 抗麻风药　主要有氨苯砜(diamindiphenylsulfone,DDS)、利福平、氯法齐明(clofazimine,B-663),一般多联合用药。沙利度胺(thalidomide)对麻风反应有治疗作用。

氨苯砜和沙利度胺除用于麻风治疗外,还用于某些炎症性皮肤病。氨苯砜对疱疹样皮炎、线状IgA疱病有特殊疗效,还可用于大疱性类天疱疮、皮肤变应性血管炎等。口服50～150mg/d,不良反应有贫血、粒细胞减少、高铁血红蛋白血症等。

沙利度胺还可用于治疗多形性日光疹、盘状红斑狼疮、结节性痒疹等。成人口服0.2～0.4g/d,有效后改为维持量,50～100mg/d。主要不良反应为致畸和周围神经炎。孕妇忌用。

10. *其他* 甲硝唑(metronidazole),除治疗滴虫病外,还可治疗阿米巴病、毛囊蠕形螨和厌氧菌感染,对酒渣鼻有一定疗效。剂量为 0.2g,2/d,疗程 10～15d。有恶心、口干、中性粒细胞减少等不良反应。替硝唑(tinidazole)生物利用度更高,作用更强,半衰期更长,成人口服 0.25g,1/d。

其他抗生素类药物常用的还有克林霉素、磷霉素、去甲万古霉素、多黏菌素等。

四、抗病毒药

1. *核苷类抗病毒药* 主要有阿昔洛韦(acyclovir)及其同类物,阿昔洛韦可在病毒感染的细胞内利用病毒胸腺嘧啶核苷激酶的催化生成单磷酸阿昔洛韦,然后在细胞激酶的作用下转化为三磷酸阿昔洛韦,对病毒 DNA 多聚酶具有强大的抑制作用,干扰疱疹病毒 DNA 的合成。主要用于单纯疱疹、水痘、带状疱疹、EB 病毒感染等。成人口服 0.8g,2/d。疗程 5～7d。静滴为 5mg/kg,每 8 小时一次,疗程为 7d。不良反应有注射处静脉炎、暂时性血清肌酐升高。肾功能不全者慎用。

万乃洛韦(valaciclovir),口服吸收快,在体内迅速转化成阿昔洛韦,血浓度较口服阿昔洛韦高 3～5 倍,服用方便。口服 0.3g,2/d,疗程为单纯疱疹 7d,带状疱疹 10d。过敏者及孕妇禁用。更昔洛韦(ganciclovir),为阿昔洛韦衍生物,抗巨细胞病毒作用较阿昔洛韦强,每次 5mg/kg 静脉滴注,2/d,疗程 2～3 周。泛昔洛韦(famciclovir),口服吸收良好,组织中浓度高,半衰期长。

叠氮胸苷(azidothymidine,AZT)可竞争性抑制 HIV 逆转录酶而干扰 DNA 合成,口服吸收好,可通过血脑脊液屏障,主要用于艾滋病,成人剂量为 200mg,每日 3 次,有骨髓抑制和头痛、肌肉痛等不良反应。一般与其他抗病毒药联合用药即鸡尾酒疗法。

2. *利巴韦林*(ribavirin) 又称病毒唑(virazole),是一种广谱抗病毒药物。通过干扰病毒核酸合成而阻止病毒复制,对多种 DNA 病毒或 RNA 病毒有效。对疱疹病毒、流感病毒、腺病毒均有抑制作用。用于疱疹性口炎等。静脉滴注或肌内注射,剂量为 10～15mg/(kg·d),用 5%葡萄糖注射液或生理盐水稀释后分 2 次静脉滴注。不良反应为口渴、白细胞减少等。妊娠早期忌用。

3. *干扰素*(interferon) 干扰素是病毒或其诱导剂诱导人体细胞产生的一种糖蛋白,对病毒有抑制作用,还有抗肿瘤及免疫调节作用,干扰素具有种属特异性。目前用于临床的人干扰素有 3 种,α 干扰素(白细胞干扰素)、β 干扰素(成纤维细胞干扰素)、γ 干扰素(免疫干扰素)。干扰素主要用于病毒性皮肤病(如严重带状疱疹、尖锐湿疣等)和肿瘤的治疗。剂量为(3～5)×10^6U,肌内注射,1/d,疗程根据病种而定。也可做局部病灶注射(如尖锐湿疣)或外搽。可有流感样症状、发热和肾损害等不良反应。

4. *干扰素诱导剂*(INF inducer) 聚肌胞是最常用的干扰素诱导剂,可诱导机体产生干扰素,阻止病毒复制。用于带状疱疹、单纯疱疹、扁平疣、寻常疣等。剂量为 2mg,肌内注射,隔日 1 次或 1 周 2 次。可有轻度发热,孕妇忌用。

五、抗真菌药物

1. *灰黄霉素*(griseofulvin) 能干扰真菌 DNA 合成、与微管蛋白结合,阻止真菌细胞分裂,对皮肤癣菌有抑制作用。主要用于头癣治疗,成人用量 0.6～0.8g/d,小儿 15～20mg/(kg·d),分 2～4 次口服,服用 4～8 周。不良反应有胃肠道不适、头晕、光敏性药疹、白细胞减少及肝损害等。近年来该药已逐步为新的抗真菌药所取代。

2. *多烯类药物*(polyene) 该类药物能与真菌胞膜上的麦角固醇结合。使膜上形成微孔,改变细胞膜的通透性,引起细胞内物质外渗,导致真菌死亡。

(1)两性霉素 B(amphotericin B):是广谱抗真菌药物。该药对多种深部真菌如隐球菌、念珠菌、皮炎芽生菌、组织胞浆菌、着色真菌、球孢子菌、巴西芽生菌、申克孢子丝菌、光滑球拟酵母等有强抑制作用,但对皮肤癣菌抑制效力差。仅能静脉滴注,剂量为 0.1～1mg/(kg·d),用药应从小剂量开始、缓慢加量。点滴时浓度应<0.1mg/ml,缓慢滴注,6～8h 滴完。常有寒战、发热、恶心呕吐、肾损害、低血钾和静脉炎等不良反应,地塞米松可抑制其不良反应。为了克服两性霉素 B 的毒性,目前已经开发了 3 种以脂质为媒介物/运载工具的两性霉素 B:两性霉素 B 脂质复合体、两性霉素 B 胶质分散体和两性霉素 B 脂质体。其脂质基改变了药物在人体内的药理学分布,尤其减少了药物在肾脏的分布,从而降低了药物的肾毒性,并在一定程度上减轻了静脉滴注时的即刻反应,改善了患者的耐受性。

(2)制霉菌素(nystatin):对念珠菌和隐球菌有抑制作用。口服难吸收,大部分从粪便排泄,用于消化道念珠菌感染。成人 200 万 U/d,儿童 5 万 U～10 万 U/(kg· d),分 3～4 次口服。有轻微胃肠道反应。

3. 5-氟胞嘧啶(5-fluorocytosine,5FC) 是人工合成的抗真菌药物,进入真菌细胞内后,在胞嘧啶脱氨酶作用下转化为氟尿嘧啶,干扰真菌核酸合成。人体组织内缺乏此种酶,故毒性较小。口服吸收较好,可通过血脑屏障。可用于隐球菌病、念珠菌病、着色真菌病。该药与两性霉素 B 联合应用可减少耐药性的发生率,并有协同作用。剂量为 50～150mg/(kg·d),分 3 次服用,疗程为数周至数月。有恶心、食欲缺乏、白细胞减少、血小板下降等不良反应。肾功能不良者慎用。

4. 唑类(azole) 是人工合成的广谱抗真菌药。对酵母菌、丝状真菌、双相真菌等均有较好的抑制作用。通过抑制细胞色素 P_{450} 依赖酶,干扰真菌细胞的麦角固醇合成,导致麦角固醇缺乏,使真菌细胞生长受到抑制。其中克霉唑(clotrimazole)、咪康唑(miconazole)、益康唑(econazole)、联苯苄唑(bifonazole)等主要为外用治疗各种浅部真菌病,内服者主要有以下几种。

(1)酮康唑(ketoconazole):能有效地用于系统性念珠菌感染、慢性皮肤黏膜念珠菌病、泛发性体癣、花斑癣等。成人口服 0.2～0.4g/d,由于有较严重肝脏毒和其他不良反应,目前已很少全身用药。

(2)伊曲康唑(itraconazole):是三唑类广谱抗真菌药,有高度亲脂性、亲角质的特性,口服吸收好,在皮肤和指(趾)甲中药物浓度迅速超过血浆浓度,且皮肤浓度可持续数周,甲浓度可持续 6～9 个月。用于孢子丝菌病、隐球菌病、念珠菌病、着色真菌病和浅部真菌病等。不良反应主要为恶心、头痛、胃肠道不适和转氨酶升高等。甲真菌病及皮肤(黏膜)真菌感染常采用冲击疗法,方法为①甲真菌感染:0.2g,每日 2 次,每月服药 1 周为 1 疗程,指甲真菌感染服 2 个疗程,趾甲真菌感染服 3 个疗程。②皮肤癣菌病:0.2g/d,连服 7d。③皮肤念珠菌病、马拉色菌毛囊炎:0.1g,每日 2 次,连服 1～2 周。④口腔念珠菌病:0.2g/d,连服 7d。⑤头癣:3～6mg/(kg·d),每日 1 次,连服 6 周,配合外用硫磺软膏等。⑥深部真菌病:0.2g/d,疗程 2～6 个月。

(3)氟康唑(fluconazole):是一种可溶于水的三唑类抗真菌药物,该药可供静脉注射,不经肝脏代谢,90%以上由肾脏排泄,可通过血脑屏障,作用迅速,因此,适用于肾脏及中枢神经系统等深部真菌感染。用于念珠菌病、隐球菌病等。成人剂量为 200mg/d(50～400mg/d),疗程根据病情而定。浅部真菌病 50mg/d,口服疗程为 4 周。甲真菌病 0.15g,每周 1 次,指甲真菌感染疗程 8 周,趾甲真菌感染为 12 周。不良反应主要有胃肠道反应、皮疹、肝功能异常、低钾、白细胞减少等。

5. 丙烯胺类(allylamine) 可供内服的有特比萘芬(terbinafine),属第二代丙烯胺类抗真菌药。能抑制真菌细胞膜上麦角固醇合成中所需的角鲨烯环氧化酶,达到杀灭和抑制真菌的作用。口服吸收好,作用快,有较好的亲脂和亲角质性,对甲癣和角化过度型手癣疗效较好,对念珠菌及酵母菌效果较差。治疗方法为①体股癣:每日 0.25g,连服 1 周;②手足癣:每日 0.25g,连服 1～2 周;③甲真菌病:每日 0.25g,1 周后改为隔日 1 次,指甲癣疗程 7 周,趾甲癣疗程 11 周;④头癣:体重＜20kg 者,每日 62.5mg;体重 20～40kg 者,每日 0.125g;体重＞40kg 者,每日 0.25g,连用 4～8 周,并配合外用抗真菌药。不良反应为胃肠反应及皮疹等。

6. 卡泊芬净(caspofungin) 为棘白菌素类抗真菌药,可抑制真菌细胞壁 β-1,3 葡聚糖合成酶。卡泊芬净抗菌谱广,对曲霉属及念珠菌属具有良好的抗菌作用,对组织胞浆菌病、球孢子菌病及卡氏肺孢子虫病也有较好的效果,但对隐球菌、镰刀菌、结合菌无效。卡泊芬净口服不吸收,必须静脉内给药。给药时间最好在 1h 以上以防止组胺释放反应。半衰期为 9～11h,主要在肝脏水解及乙酰化代谢。卡泊芬净只需每日给药 1 次,对于念珠菌病 70mg/d 为负载量,然后 50mg/d 维持。对于曲霉病 70mg/d,也可以根据不同情况加大用药剂量。该药不良反应小,无肾毒性,肝毒性也小,常见不良反应包括发热、头疼、恶心、贫血、静脉炎等。

7. 碘化钾(potassium iodide) 为治疗孢子丝菌病的首选药物。一般配成 10%的溶液,成人用量为每日 10～20ml(1～2g),可逐渐增至每日 30～60ml(3～6g)。疗程 1～2 个月;儿童用量为 20～50mg/(kg·d)。另外,还可用于治疗血管炎及红斑性皮肤病如多形红斑等,也可用于环状肉芽肿、掌跖脓疱病等。不良反应主要为胃肠道反应、对碘过敏者可有流泪、打喷嚏、咽喉炎等感冒样症状。

结核病患者忌用。

六、维 A 酸类

维 A 酸类(retinoids)药物是一组与天然维生素 A 结构类似的化合物,它的发现和应用是皮肤病治疗的一大进展。根据其分子结构的不同变化,有三代维 A 酸供临床应用。这类药物能调节上皮细胞和其他细胞的生长和分化;对恶性细胞生长有抑制作用,还可调节免疫和炎症过程等。维 A 酸类药物的主要不良反应有致畸、高三酰甘油血症、高血钙、骨骼早期闭合、皮肤黏膜干燥、肝功能异常等。

1. 第一代维 A 酸　是维 A 酸的天然代谢产物,主要为全反式维 A 酸(all-trans retinoic acid)、异维 A 酸(isotretinoin)和维胺酯。后两者口服对囊肿性痤疮、掌跖角化病等有良好疗效。用法:异维 A 酸 0.5mg/(kg·d),疗程 12～16 周;维胺酯 1.2～2.0mg/(kg·d)。全反式维 A 酸(tretinoin)主要为外用治疗痤疮。

2. 第二代维 A 酸　为单芳香族维 A 酸,常用药物有:①阿维 A 酯(etretinate);②依阿维 A 酸(acitretin);③维 A 酸乙酰胺的芳香族衍生物。阿维 A 酯在体内转化为阿维 A 酸发挥作用,主要用于严重银屑病,如泛发性寻常型银屑病、脓疱型、红皮病型、关节病型银屑病;也用于各型鱼鳞病、掌跖角化病等。剂量为 0.75～1mg/(kg·d),可与糖皮质激素联用,也可与 PUVA 联合治疗皮肤肿瘤,如鳞状细胞癌、基底细胞癌、皮肤 T 淋巴细胞淋巴瘤等,该药半衰期长,可在脂肪组织形成蓄积。阿维 A 酸为阿维 A 酯的换代产品,用量一般为阿维 A 酯的 2/3,半衰期较阿维 A 酯明显缩短,因而安全性显著提高。该类药物不良反应比第一代维 A 酸轻。但可引起血脂增高、致畸,其他不良反应同第一代维 A 酸。

3. 第三代维 A 酸　为多芳香族维 A 酸,代表药物是芳香维 A 酸乙酯(arotinoid),用于银屑病、鱼鳞病、毛囊角化病等。剂量为晚餐时服 0.03mg/d,维持量为 0.03mg,隔日 1 次。皮肤美容疗法:每次 0.03mg,每周 2 次,连服 9 个月可见效。其他两种维甲酸阿达帕林(adapalene)和他扎罗汀(tazarotine)为外用制剂,分别用于痤疮和银屑病的治疗。

七、免疫抑制药

这类药物很多,在皮肤科常用的有环磷酰胺、硫唑嘌呤、甲氨蝶呤、环孢素等。可单独使用,也可与糖皮质激素联合使用,以增强疗效和减少激素的不良反应。这类药物毒副反应较大,有胃肠道反应、骨髓抑制、肝损害、诱发感染和致肿瘤、不育和致畸等,故应慎用,用药期间应定期检查血常规和肝功能等。

1. 环磷酰胺(cyclophosphamide,CTX)　是烷化剂类免疫抑制药,进入体内后,可被肝脏或肿瘤细胞中的磷酸胺酶或磷酸酶水解而活化,释放出氮芥基,与 DNA 的磷酸键结合,形成不同类型的交联,使 DNA 变性、失活或断裂,从而抑制细胞生长、成熟和分化,特别对 B 淋巴细胞的抑制作用更强,对体液免疫抑制明显。适用于红斑狼疮、天疱疮、皮肌炎、变应性血管炎、蕈样肉芽肿等。口服 0.1～0.15g/d。静脉滴注 0.1～0.2g,隔日 1 次,用药后 4～6 周见效。为减少对膀胱黏膜的毒性,用药期间应大量饮水。一般治疗肿瘤总量为 10～15g,治疗自身免疫病总量 6～8g。

2. 硫唑嘌呤(azathioprine,AZP)　该药在体内代谢形成 6-巯基嘌呤而发挥作用,对 T 淋巴细胞抑制效应较大。适用于天疱疮、大疱性类天疱疮、红斑狼疮、皮肌炎等。口服 0.1g/d。

3. 甲氨蝶呤(methotrexate,MTX)　是叶酸代谢拮抗药,能与二氢叶酸还原酶结合,使二氢叶酸还原成四氢叶酸,干扰嘌呤和嘧啶核苷酸的生物合成,使 DNA 合成受阻,从而抑制淋巴细胞或上皮细胞的增生。皮肤科主要用于皮肌炎、天疱疮、银屑病等的治疗。可口服也可肌内注射,每周每次 7.5～25mg。

4. 环孢素(cyclosporin)　又称环孢素 A(cyclosporin A,CSA),是一种选择性作用于 T 淋巴细胞的免疫抑制药。主要用于抑制器官移植后排异反应,目前也用于自身免疫性疾病等的治疗。还可用于严重的银屑病、天疱疮、大疱性类天疱疮、全秃和普秃、特应性皮炎等的治疗。一般用量为 3～10mg/(kg·d)。不良反应主要为肾毒性、高血压、头痛等。肝肾功能不全者及孕妇禁用。

5. 他克莫司(tacrolimus)　属大环内酯类抗生素。其免疫抑制作用的机制似环孢素,作用为后者的 10～100 倍。并有调节免疫功能和良好的抗炎作用。用于严重而顽固的银屑病等。外用治疗接触性皮炎、湿疹等。剂量:口服 0.15mg/kg,2/d,2～4 周为 1 疗程;静脉注射:0.075～0.1mg/(kg·d)。外用:0.03%～0.1%乳膏。不良反应同环孢素,但较低。

6. 霉酚酸酯(mycophenolate mofetil,吗替麦考酚酯,骁悉) 是一种新型的免疫抑制药,其活性成分为次黄嘌呤5′磷酸脱氢酶抑制药——霉酚酸。后者是三磷酸鸟苷(GTP)合成的限速酶。由于激活的T、B淋巴细胞的增殖高度依赖于嘌呤的合成途径,而其他细胞则可通过替代途径增殖。因此,霉酚酸酯可选择性抑制淋巴细胞的增殖。此外,尚可抑制新血管的形成、抗体的产生及淋巴细胞表面糖蛋白分子(如黏附因子)的表达。皮肤科主要用于治疗系统性红斑狼疮、皮肌炎、天疱疮等自身免疫性疾病。不良反应主要有恶心、消化不良、感染、白细胞减少及转氨酶增高等。

八、生物制剂

生物制剂主要有3大类:重组人细胞因子和生长因子、单克隆抗体、融合蛋白。常用的生物制剂有如下几种。

1. 阿法赛特(alefacept,LFA-3Tip,amevive) 是一种减少致病性T细胞的药物,是人源性淋巴细胞功能相关抗原-3(LFA)IgG-1融合蛋白,能阻断抗原递呈细胞上LFA-3与T细胞上CD2的结合。另外,阿法赛特的IgG区与巨噬细胞和自然杀伤细胞等细胞上FcrⅢ受体结合而导致记忆性T淋巴细胞的选择性凋亡,该药为肌内注射或皮下注射,治疗银屑病的病例已经超过1 500例,绝大多数病人病情得到改善,约第18周药效达高峰。有几个重要的优势:长期缓解无需维持治疗、疗效持续提高和安全性好。主要缺点是严重病人只有50%或不足50%缓解。

2. 英利昔单抗(infliximab,remicade) 是一种TNF-α单克隆抗体,通过细胞毒作用杀伤膜表面含TNF-α的细胞,还能诱导活化T细胞凋亡。对不稳定的红皮病型或脓疱型银屑病,可迅速控制病情,与甲氨蝶呤相比,没有肾毒性和肝毒性,其缺点是必须缓慢注射。有报道称该药可引起结核病复发,故有结核病病史者慎用,还有称应用该药可出现快速超敏反应。

3. 益赛普(etanercept,enbrel,immune) 是一种TNF-α与IgG Fc段组成的融合蛋白,通过与TNF结合从而阻断TNF起作用。皮下注射每次25mg,每周2次,连用24周;或每次50mg,每周2次,连用12周,可有效地治疗中重度银屑病、红皮病型银屑病、银屑病性关节炎和某些顽固性银屑病,为治疗中重度银屑病最具希望的药物之一。

4. 依法利珠单抗(hull24,efalizumab,xanelim) 是一种针对CD11a的人源化单克隆抗体,通过阻断T细胞表面的LFA-1与抗原递呈细胞、血管内皮和角质形成细胞表面CD54的相互作用,减少T细胞向皮损内的迁移、抑制皮损内促炎细胞因子的分泌而发挥治疗作用。该药对其他药物抵抗的斑块型银屑病获得满意的效果,治疗4周后患者的皮损面积严重度指数(PASI评分)平均下降约50%。

5. 美罗华(rituximab) 是一种嵌合抗人CD20,用于治疗B细胞淋巴瘤和其他各种免疫相关的疾病,如自身免疫性溶血性贫血、重症肌无力和风湿性关节炎等,也可用于治疗后移植淋巴增生性疾病。在皮肤科,美罗华可治疗难治性天疱疮和系统性红斑狼疮等自身免疫病。用法:每平方米体表面积375 mg,静脉滴注,每周1次,连用4周为1个疗程,可用1~3个疗程。其毒副作用比较轻微,一般病人都可以耐受,常见的副作用有发热、寒战、恶心、皮肤瘙痒、乏力、头痛,一般发生在第一次使用开始后的0.5~2h以内,减慢输液速度或者暂时停止输注后症状即可缓解。个别病人可有过敏反应。

九、免疫调节药

免疫调节药(immunomodulatory drug)能增强机体的非特异性和特异性免疫反应,使不平衡的免疫反应趋于正常。

1. 卡介菌(bacillus calmette-guerin,BCG) 是牛结核菌的减毒活菌苗,目前制备的卡介菌多糖核酸是去掉菌体蛋白后提取的菌体多糖,可增强机体抗感染和抗肿瘤的免疫功能。每次1ml肌内注射,隔日1次,2~3周为1疗程。用于扁平疣等病毒性皮肤病及恶性黑素瘤的辅助治疗。

2. 左旋咪唑(levamisole) 能增强机体的细胞免疫功能,调节抗体的产生。可用于复发性单纯疱疹、寻常疣、跖疣、特应性皮炎等。用量为50mg,3/d,2周中连服3d,可重复2~3个疗程。有恶心、皮肤瘙痒、皮疹、粒细胞和血小板减少等不良反应。

3. 转移因子(transfer factor) 在抗原刺激下免疫活性淋巴细胞等释放出来的一种多肽,无抗原性。可使未致敏的淋巴细胞转化成具有免疫活性的淋巴细胞,并能增强巨噬细胞的功能。适用于带状疱疹、念珠菌病;特应性皮炎等辅助治疗。常用1~2U/次,每周1~2次,1个月为1个疗程。偶有一过性皮疹或暂时性肝肾功能损害。

4. 胸腺素(thymosin) 是一种具有免疫活性的多肽,胸腺因子D是从胸腺提取的多肽,生物活性强,对机体免疫功能有调节作用。适用于红斑狼疮、白塞病、病毒感染等。用法为胸腺因子D每次5mg,每日肌内注射或皮下注射1次;胸腺素每次5mg,每日或隔日1次,肌内注射或皮下注射。疗程根据病种和病情而定。不良反应可有局部注射处红肿、硬结或瘙痒等。

十、维生素类药物

1. 维生素A 可维持上皮组织正常功能,调节人体表皮角化过程、缺乏时可引起皮肤干燥、毛周角化、干眼病等。皮肤科主要用于治疗角化性皮肤病如鱼鳞病、毛周角化症、毛发红糠疹等。可口服鱼肝油丸(每丸含维生素A 1万U,维生素D 1 000 U),1丸/次,3/d日或维生素A 2.5万～5万U/d,长期服用注意对肝脏损害。

2. β胡萝卜素(β carotene) 为维生素A的前体物质,可吸收360～600nm的可见光,可抑制光激发卟啉后产生的自由基,具有光屏障作用,用于卟啉症、多形性日光疹、日光性荨麻疹、盘状红斑狼疮等,剂量为50mg,每日3～4次,长期大剂量服用可发生皮肤黄染。

3. 维生素C 作用广泛,可增强血管致密度,促进结缔组织成分如胶原和基质合成,大剂量可提高机体对感染和肿瘤的抵抗能力,并有非特异性抗过敏和增强机体抵抗力作用,用于坏血病、出血性皮肤病,也用于过敏性疾病和慢性炎症性皮肤病如银屑病等的辅助治疗,也用于色素增加性皮肤病如黄褐斑等。

4. 维生素E 有抗氧化、维持毛细血管通透性,改善周围循环作用。缺乏维生素E时,细胞膜通透性改变。细胞代谢、形态和功能变化,易于衰老。大剂量维生素E可抑制胶原酶活性,可治疗大疱性表皮松解症,口服0.4～0.6g/d。

5. 烟酸(nicotinic acid)和烟酰胺(nicotinamide) 烟酸在体内转化为烟酰胺,参与辅酶Ⅱ组成,并有扩张血管作用,用于烟酸缺乏所致的糙皮病、光敏性皮炎、血栓闭塞性脉管炎、冻疮等的治疗,大剂量烟酰胺结合四环素用于治疗大疱性类天疱疮。用量0.1g,3/d。可有皮肤潮红、瘙痒、肝功能损害等不良反应。痛风患者禁用。

6. 其他维生素 维生素K为合成凝血酶原所必需,用于出血性皮肤病、慢性荨麻疹治疗。维生素B_6为肝脏辅酶的重要成分,用于脂溢性皮炎、痤疮、脱发等的辅助治疗。维生素B_{12}为体内多种代谢过程的辅酶,用于带状疱疹及其后遗神经痛、银屑病、扁平苔藓等疾病的辅助治疗。

十一、其他类药物

1. 抗疟药 氯喹(chloroquine)和羟氯喹(hydroxychloroquine)能降低皮肤对紫外线的敏感性,稳定溶酶体膜,抑制中性粒细胞的趋化性和吞噬功能,抑制变性DNA与抗体结合,抑制细胞免疫和补体活性等。羟氯喹较氯喹不良反应小,肝肾损害轻,其主要不良反应为胃肠道反应、白细胞减少、药疹、角膜色素沉着斑、视网膜黄斑区损害、肝肾损害等。适用于红斑狼疮、多形性日光疹、扁平苔藓等。氯喹口服每日0.25～0.5g;羟氯喹每日0.2～0.4g,症状控制后减量。长期服用需定期查眼底、视力和肝肾功能。

2. 雷公藤多苷(tripterygium wilfordii hook) 为中药雷公藤提取物,其中萜类和生物碱为主要活性成分,有抗炎、抗过敏和免疫抑制作用,皮肤科主要用于红斑狼疮、皮肌炎、光敏性皮炎、变应性皮肤血管炎、白塞病、关节病型银屑病、重症特应性皮炎、泛发性湿疹等。用量为1～1.5mg/(kg·d)。不良反应主要有消化道反应、肝功能异常、粒细胞减少、精子活动降低、月经减少或停经等。

3. 免疫球蛋白(immunoglobulin,Ig) 大剂量静脉滴注Ig可阻断巨噬细胞表面的Fc受体、抑制补体损伤作用、中和自身抗体、调节细胞因子的产生,可治疗多种自身免疫性疾病:如危重性红斑狼疮、红斑狼疮合并严重感染、消化道出血、昏迷等危重并发症;SLE合并妊娠;激素或免疫抑制药治疗无效的红斑狼疮、皮肌炎和多发性肌炎、天疱疮、大疱性类天疱疮等。静脉滴注剂量为0.4g/(kg·d),连用3～5d,必要时2～4周重复1次。不良反应较小,少数患者有一过性头痛、背痛、恶心、低热等。

4. 钙剂 可增加毛细血管致密度、降低通透性,有消炎、抗过敏作用。常用于急性湿疹、荨麻疹、药疹等。10%葡萄糖酸钙或5%溴化钙溶液,10ml/d,应静脉缓慢注射,注射过快可引起心律失常甚至停搏等危险。

5. 硫代硫酸钠(sodium thiosulfate) 具有活泼的硫原子,除可用于氰化物中毒的治疗外,还具有非特异性抗过敏作用，用于慢性荨麻疹、玫瑰糠疹和皮肤瘙痒症等的治疗。一般用10%硫代硫酸钠10ml静脉缓慢注射，每日1次。注射过快可致血压下降。

6. 封闭疗法　可阻断神经传导的恶性刺激，恢复正常的防御和调节功能。用于银屑病、湿疹及慢性单纯性苔藓等。注射前需作皮试。静脉封闭，成人用普鲁卡因4～8mg/kg，用生理盐水或5%葡萄糖液配成0.1%浓度，也可加维生素C 1～3g静脉缓慢点滴，1/d，10d为1疗程，需定期检查肝功能。局部封闭用0.25%～0.5%盐酸普鲁卡因注入皮损处皮下，一般10～20ml，1～2次/周，6～10次为1疗程。

第二节　外用药物疗法

由于皮肤为人体最外在器官，因此，为局部用药创造了良好条件。局部用药时皮损局部药物浓度高，系统吸收少，因而疗效高而不良反应少，因此，外用药物治疗在皮肤病治疗中占非常重要地位。治疗时可根据病因、皮损特点选用外用药物及剂型。外用药物有不同性能和剂型。

一、外用药物的性能

常用外用药物按其性能有以下13种类型。

1. 清洁剂(clearing agents)　用于清除皮损部位的渗出物、鳞屑、痂皮和残留药物。常用的有生理盐水、3%硼酸溶液、1∶5 000呋喃西林溶液、植物油和液状石蜡等。较厚的痂皮可用凡士林或植物油封包，使其浸软，易于清除。鳞屑多或头部厚痂、残留软膏等可用温水、肥皂洗涤除去。

2. 保护剂(protective agents)　具有保护皮肤、减少摩擦和防止外来刺激的作用。常用的有滑石粉、氧化锌粉、炉甘石、淀粉、植物油等。

3. 止痒药(antipruritic agents)　通过表面麻醉作用或局部皮肤清凉感觉而减轻痒感。常用的有5%苯唑卡因、1%麝香草酚、1%苯酚等。部分抗组胺药物外用也可止痒，如多塞平乳膏。各种焦油制剂如煤焦油、糠馏油等虽为角质促成药，但也有止痒作用。各种糖皮质激素也有止痒作用。

4. 角质促成药(keratoplastics)　能促进表皮角质层正常化，常伴有收缩血管、减轻炎性渗出和浸润的作用，适用于有角化不全的疾病如银屑病等。常用的有2%～5%煤焦油或糠馏油、5%～10%黑豆馏油、3%水杨酸、3%～5%硫磺、0.1%～0.5%蒽林、钙泊三醇软膏(50μg/g)等。

5. 角质剥脱药(keratolytics)　又称角质松解药。可使过度角化的角质层细胞松解脱落。常用5%～10%水杨酸、10%雷锁辛、10%硫磺、20%～40%尿素、5%～10%乳酸、10%～30%冰醋酸、0.01%～0.1%维A酸等。

6. 收敛药(astringents)　能凝固蛋白质、减少渗出、促进炎症消退、抑制皮脂和汗腺分泌。常用有0.2%～0.5%硝酸银等配成溶液湿敷。2%明矾液和5%甲醛用于多汗症，但对皮肤有一定刺激。

7. 腐蚀药(caustics)　能破坏和去除增生的肉芽组织或赘生物。常用30%～50%三氯醋酸、纯苯酚、硝酸银棒、5%～20%乳酸等。

8. 抗菌药(antiseptics)　有杀灭或抑制细菌的作用。常用的有3%硼酸溶液、0.1%依沙吖啶、5%～10%过氧化苯甲酰、0.5%～3%红霉素、1%克林霉素、0.1%黄连素、1%四环素、0.5%～3%红霉素、2%莫匹罗星(mupirocin)等。有些抗菌药物，如磺胺类易致敏而不宜外用。

9. 抗真菌药(antifungal agents)　具有杀灭和抑制真菌的作用。常用的有咪唑类如2%～3%克霉唑、1%益康唑、2%咪康唑、2%酮康唑和1%联苯苄唑；丙烯胺类如1%特比萘芬；多烯类如制霉菌素；合成药如10%十一烯酸、5%～10%水杨酸、6%～12%苯甲酸、10%～30%冰醋酸、5%～10%硫磺等。

10. 抗病毒药(antiviral agents)　3%～5%无环鸟苷、5%～10%疱疹净用于单纯疱疹及带状疱疹、每日外用5次以上。10%～40%足叶草酯主要用于尖锐湿疣、跖疣治疗。足叶草酯毒素(podophyllotoxin)是足叶草酯的主要活性成分，药理作用更可靠，使用更安全。0.5%足叶草酯毒素，2/d，用3d停4d为1个疗程，可重复4个疗程。

11. 杀虫药(insecticides)　有杀灭疥螨、虱、蠕形螨等寄生虫的作用。常用有5%～10%硫磺、1%γ-666、2%甲硝唑、25%苯甲酸苄酯、20%～30%百部酊、5%过氧化苯甲酰等。

12. 外用细胞毒性药物(topical cytotoxic agents)　0.5%～5%氟尿嘧啶软膏用于治疗扁平

疣、脂溢性角化等。0.05%氮芥溶液可治疗白癜风、斑秃和蕈样肉芽肿。

13. 遮光药(sunscreen agents) 能吸收或阻止紫外线穿透皮肤，有遮光和防晒作用。用于多形性日光疹、红斑狼疮、光毒性药疹、日光性荨麻疹。常用5%二氧化钛、10%氧化锌、5%～10%对氨基苯甲酸、5%奎宁等。

14. 脱色药(depigment agents) 可减轻色素沉着，如3%氢醌(hydroquinone)、20%壬二酸(azelaic acid)等。

15. 维A酸类外用药(topical retinoids) 维A酸类药物具有调节表皮角化和抑制表皮增生和调节黑素代谢等作用，可用于皮肤科多种疾病，其中0.025%～0.05%全反式维A酸霜(tretinoin cream)和0.1%达芙文凝胶(adapalene gel)以及国产药物维胺脂(retinamidoester)用于寻常性痤疮的治疗，0.1%他扎罗汀凝胶(tazarotene gel)主要用于银屑病的治疗。此外，该类药物还可用于其他一些角化性皮肤病和炎症性皮肤病如毛周角化症、毛发红糠疹、扁平苔藓等。

16. 糖皮质激素外用制药(topical corticosteroids) 在皮肤科应用最广，外用后有降低毛细血管通透性、减轻水肿、减少渗出、抗炎和止痒作用。按其作用强弱可分低、中、强、超强效4类(表5-4)。

临床使用糖皮质激素外用制剂时，应根据皮损性质、部位、面积等因素决定激素种类，不宜用药时间过长，若长期应用可引起局部皮肤萎缩、毛细血管扩张、痤疮及毛囊炎等，面部、外生殖器部位及婴儿更不宜长期外用。此外，长期大面积外用糖皮质激素，还可导致系统吸收而引起全身性不良反应，需加注意。

17. 外用钙调神经磷酸酶抑制药(calcineurin inhibitors) 钙调神经磷酸酶抑制药属于大环内酯类药物，已上市的外用钙调神经磷酸酶抑制药有他克莫司软膏(0.03%和0.1%)和吡美莫司乳膏(1%)。钙调神经磷酸酶抑制药是通过抑制细胞增殖的信号传导通道产生作用的，药物与T细胞的特异性胞质内免疫亲和蛋白(FKBP-12)结合后，抑制钙调神经磷酸酶，从而抑制T细胞内钙依赖性信号传导途径，阻止IL-2、IL-4、IL-5以及其他细胞因子，如GM-CSF、TNF-α、IFN-γ的转录与合成，还可降低正常人体分离出的郎汉斯细胞对T细胞的刺激活性，抑制皮肤肥大细胞、嗜酸粒细胞释放炎性介质，可用于许多炎症性皮肤病。适应证为特应性皮炎。此外对银屑病、白癜风、脂溢性皮炎、扁平苔藓、扁平苔藓型GVHD等均有一定疗效。不良反应主要是用药部位烧灼感，多为轻中度，且多自行好转。一般不引起全身不良反应。

18. 维生素 D_3 类似物(vitamin D_3 analogues) 临床上已成功地应用维生素D类似物治疗银屑病，它是近年银屑病治疗中的最大进展之一。它在西方国家已逐步取代了皮质类固醇激素用于治疗

表5-4 常用糖皮质激素外用制剂

分级	药物	常用浓度
弱效	醋酸氢化可的松(hydrocortisone acetate)	1.0%
	醋酸甲泼尼松龙(methylprednisolone acetate)	0.25%
中效	醋酸地塞米松(dexamethasone acetate)	0.05%
	曲安舒松(去炎松，triamcinolone acetonide)	0.025%～0.1%
	丁酸氢化可的松(hydrocortisone butyrate)	0.1%
	醋酸氟氢可的松(fludrocortisone acetate)	0.25%
	氟轻松(flucinolone acetonide)	0.01%
强效	丙酸倍氯美松(beclomethasone dipropionate)	0.025%
	糠酸莫美松(艾洛松，mometasone furoate)	0.1%
	氟轻松(肤轻松，fluocinolone acetonide)	0.025%
	哈西奈德(halcinonide)	0.025%
	戊酸倍他美松(betamethasone 17-valerate)	0.05%
超强效	丙酸氯倍他索(恩肤霜，clobetasol propionate)	0.02%～0.05%
	哈西奈德(halcinonide)	0.1%
	卤美他松(适确得，halometasone monohydrate)	0.5%

银屑病。

(1)卡泊三醇(calcipotriol):可抑制角质形成、细胞增殖,促进细胞分化,并可选择性地抑制 IL-1 对 T 细胞的刺激功能,有免疫抑制作用。外用于银屑病皮损处后,除角质形成细胞增殖下降、分化转变为正常外,表皮、真皮炎症浸润也有减轻。

卡泊三醇具有疗效好,不良反应低的特点,疗效一般为80%以上,封包疗法可增强疗效。目前在欧美治疗银屑病已成为银屑病的一线外用药。可单用,也可与其他药物合用。外用卡泊三醇软膏的不良反应主要为皮肤刺激,发生率约 10%,表现为用药部位的烧灼、红斑、脱屑。该药几乎不影响钙代谢。长期应用未发现皮肤萎缩,停药后无反跳,安全性及耐受性均好。

(2)他骨化醇(tacalcitol):此药与维生素 D 受体亲和力及其体外效果与骨化三醇强度相同。其诱发高血钙比骨化三醇略轻些。经研究用他骨化醇软膏 4μg/g,每日 1 次,1 个月之内银屑病损害获得改善,可用于面部。

二、外用药物的剂型

1. 溶液(solutions) 是药物的水溶液,具有清洁、收敛作用,主要用于湿敷。湿敷有减轻充血水肿和清除分泌物及痂皮等作用,如溶液中含有抗菌药物还可发挥抗菌、消炎作用,适用于急性皮炎湿疹类疾病。常用的有 3%硼酸溶液、0.05%~0.1%黄连素溶液、1:8 000 高锰酸钾溶液、0.2%~0.5%醋酸铝溶液、0.1%硫酸铜溶液等。

2. 酊剂和醑剂(tinctures and spiritus) 是药物的乙醇溶液或浸液。酊剂是非挥发性药物的乙醇溶液,醑剂是挥发性药物的乙醇溶液。酊剂和醑剂外用于皮肤后,乙醇迅速挥发,将其中所溶解的药物均匀地分布于皮肤表面,发挥其作用。常用的有 2.5%碘酊、复方樟脑醑等。

3. 粉剂(powders) 有干燥、凉爽和减少摩擦的作用。适用于急性皮炎没有糜烂和渗出的皮损,特别适用于间擦部位,常用的有痱子粉、氧化锌粉、炉甘石粉等。

4. 洗剂(lotions) 也称震荡剂,是粉剂(30%~50%)与水的混合物,二者并不相溶。有止痒、散热、干燥及保护作用,常用的有炉甘石洗剂、复方硫磺洗剂等。

5. 油剂(oils) 用植物油溶解药物或与药物混合,有清洁、保护和润滑作用,适用用亚急性皮炎和湿疹,常用的有 25%~40%氧化锌油、10%樟脑油等。

6. 乳剂(emulsions) 是油和水经乳化而成的剂型。有两种类型,一种为油包水(W/O),油为连续相,有轻度油腻感,适用于干燥皮肤或在寒冷季节的使用。另一种为水包油(O/W),水是连续相,也称为霜剂(cream),由于水是连续相,因而容易洗去,适用于油性皮肤。水溶性和脂溶性药物均可配成乳剂。乳剂具有保护、润泽皮肤作用,渗透性较好,适用于亚急性、慢性皮炎,乳剂是临床上使用最多的外用药剂型。

7. 软膏(ointment) 为用凡士林、单软膏(植物油加蜂蜡)或动物脂肪等作为基质的剂型,具有保护创面、防止干裂的作用,软膏渗透性较乳剂更好,其中加入不同药物可发挥不同治疗作用,适用于慢性湿疹、神经性皮炎等疾病,由于软膏可阻止水分蒸发,不利于散热,因此,不宜用于急性皮炎。

8. 糊剂(paste) 是含有 25%~50%固体粉末成分的软膏,作用于软膏类似,因其含有较多粉剂,因此,有一定吸水和收敛作用,多用于有轻度渗出的亚急性皮炎湿疹等,毛发部位不宜用糊剂。

9. 硬膏(plasters) 由脂肪酸盐、橡胶、树脂等组成的半固体基质贴附于裱褙材料上(如布料、纸料或有孔塑料薄膜),常用的有氧化锌硬膏、肤疾宁硬膏、剥甲硬膏等。硬膏可牢固地粘着于皮肤表面,作用持久,可阻止水分散失、软化皮肤和增强药物渗透性的作用。

10. 涂膜剂(film) 将药物和成膜材料如羧甲基纤维素羧、羧丙基纤维素钠等溶于挥发性溶剂,如丙酮、乙醚、乙醇等中,外用后溶剂迅速蒸发,在皮肤上形成一均匀薄膜,常用于治疗慢性皮炎,也可以用做职业病防护。

11. 凝胶(gel) 是以有高分子化合物和有机溶剂,如丙二醇、聚乙二醇为基质配成的外用药物。凝胶外用后可形成一薄层,凉爽润滑,无刺激性,急、慢性皮炎均可使用,如过氧化苯甲酰凝胶、阿达帕林凝胶等。

12. 气雾剂(aerosol) 又称为喷雾剂(sprays),为将药物与高分子成膜材料(如聚乙烯醇、缩丁醛)和液化气体(如氟利昂)混合的一种剂型。喷涂后药物均匀分布于皮肤表面,可用于治疗急、慢性皮炎或感染性皮肤病。

13. 其他 二甲基亚砜(dimethylsulfoxide, DMSO)可溶解多种水溶性和脂溶性药物,也称为万能溶媒，DMSO具有促渗透作用，浓度一般为50%～60%，药物的DMSO剂型往往具有良好的透皮吸收性，外用疗效好。1%～5%氮酮（azone）溶液也具有良好的透皮吸收性，且无刺激性。

三、外用药物的治疗原则

1. 正确选用药物　根据病因和发病机制等选择药物。如细菌性皮肤病宜选抗菌药物；真菌性皮肤病可选抗真菌药物；变态反应性疾病选择糖皮质激素或抗组胺药；瘙痒者选用止痒药；角化不全者选用角质促成药；角化过度者选用角质剥脱药。

2. 正确选用剂型　根据临床症状及皮损特点选择剂型。①急性皮炎仅有红斑、丘疹而无渗液时可选用粉剂或洗剂；炎症较重，糜烂、渗出较多时宜用溶液湿敷；有糜烂但渗出不多时则用糊剂。②亚急性炎症性皮损渗出不多者，宜用糊剂或油剂；如无糜烂，宜用乳剂或糊剂。③慢性炎症性皮损，可选用乳剂、软膏、硬膏、酊剂、涂膜剂等。④单纯瘙痒无皮损者，可选用乳剂、酊剂等。

3. 详细向患者解释用法和注意事项　处方外用药后，应当详细给患者解释用法，如湿敷方法、涂药方法、使用时间、部位、次数和可能出现的不良反应及其处理方法等。药物种类较多时，最好让患者买药后再用实物进行解释。

第三节　物理疗法

一、电　疗　法

1. 电解术（electrolysis）　用电解针对较小的皮损进行治疗的方法，如毛细血管扩张治疗和电解脱毛。一般用6V、1.5mA的直流电。

2. 电干燥术（electrodesiccation）　也称为电灼术（electrofulguration），应用较高电压、较小电流强度的高频电源烧灼病理组织，用于较小寻常疣、化脓性肉芽肿等。

3. 电凝固术（electrocoagulation）　比电干燥术电压低、电源强度较大的另一种高频电疗，可使较大而深的病理组织凝固坏死，适用于稍大的良性肿瘤或增生物。使用起搏器的患者禁用上述两种疗法。

4. 电烙术（electrocautery）　用电热丝烧灼皮损的方法，常用于各种疣或新生物，如寻常疣、化脓性肉芽肿及较小的良性肿瘤。治疗后应保持局部干燥、清洁。一周内勿用水洗。以免感染。

二、光　疗　法

1. 红外线（infrared ray）　波长为760～1 500nm，其光量子能量较低，组织吸收后主要产生温热效应，有扩张血管、改善局部血液循环和营养、促进炎症消退、加速组织修复等作用。用于皮肤感染如疖肿、丹毒、带状疱疹、慢性皮肤溃疡、冻疮、多形性红斑等。

2. 紫外线（ultraviolet ray）　紫外线分短波紫外线（UVC），波长200～280nm；中波紫外线（UVB），波长280～320nm；长波紫外线（UVA），波长320～400nm。用于治疗皮肤病的人工紫外线主要是UVB和UVA。紫外线照射对皮肤有多方面作用如可加速皮肤血液循环、合成维生素D、抑制细胞过度生长、镇痛、止痒、促进色素生成、上皮再生，还有免疫抑制作用。适用于玫瑰糠疹、银屑病、斑秃、慢性溃疡、痤疮、毛囊炎、疖病等。开始治疗时，用亚红斑量（即小于最小红斑量），以后根据病情逐渐增加剂量，一般2次/周，疗程因疾病而异。照射时应注意对眼睛的防护。有活动性肺结核、甲状腺功能亢进或严重心、肝、肾疾病、银屑病进行期、光敏感者禁用。

3. 光化学疗法（photochemotherapy）　即PUVA，是内服或外用光敏剂后照射长波紫外线的疗法，原理为光敏剂在UVA的照射下与DNA中的胸腺嘧啶形成光加合物，抑制DNA的复制，从而抑制细胞增生和炎症。常用光敏剂有8-甲氧补骨脂素（8-methoxypsoralen，8-MOP），中药补骨脂、白芷也含有光敏物质。由于该疗法方便、清洁和疗效肯定，在皮肤科应用较广。

方法为口服0.6mg/kg 8-MOP或外用0.1%～0.5% 8-MOP酊剂，服药后2h或外用药后0.5～1h进行UVA照射。先由最小光毒量开始，一般为2.5J/cm^2，逐渐增加UVA剂量，每周3次。待大部分皮损消退后，改为1～2次/周，部分病例需进行维持治疗。注意服药后12～48h内应戴防紫外线眼镜以保护晶状体，避免日晒。治疗期间禁食酸橙、香菜、芥末、胡萝卜、芹菜、无花果等，忌用其他光敏性药物或与吩噻嗪类药物同服。需定期检查血象、肝肾功能、晶状体及皮肤新生物等。

PUVA 的适应证有银屑病、白癜风、蕈样肉芽肿、斑秃、特应性皮炎等。副作用包括白内障、光毒性反应、皮肤光老化、光敏性皮疹等，长期应用有致皮肤癌的可能，禁忌证包括白内障、肝病、卟啉病、着色干皮病、红斑狼疮、恶性黑素瘤、儿童及孕妇等。

4. 激光(laser) 激光的特点是单色性好、相干性强和功率高。在皮肤性病科各类激光器可用于激光手术、激光理疗和激光动力学等疗法。近年来，皮肤科激光治疗进展迅速，不断有新的激光开发。由于新的激光的应用，使过去无法治疗的疾病如太田痣、文身等变为可治愈疾病，同时，一些新的激光或强光还具有去除皮肤皱纹和嫩肤作用，因此激光在皮肤科的应用越来越广泛。皮肤科常用的激光主要有以下几类。

(1)激光手术：用二氧化碳激光器等发生高功率激光破坏组织。适应证有寻常疣、尖锐湿疣、跖疣、鸡眼、化脓性肉芽肿及良性肿瘤等。

(2)激光理疗：氦氖激光和砷化镓半导体激光可促进炎症吸收和创伤修复。适应证有毛囊炎、疖肿、甲沟炎、带状疱疹、斑秃、皮肤溃疡等。

(3)选择性激光：与二氧化碳激光不同，近年来，根据"光热分离"理论、激光治疗的选择作用得到明显提高。如果脉冲时间短于靶组织的释放时间，即靶组织的吸收光能后所产生的热能释放 50% 所需要的时间，可使热能仅作用于靶组织，而不致引起相邻组织的损伤，从而提高治疗的选择作用。585nm 脉冲染料激光、宽脉冲 532nm 的激光用于鲜红斑痣、毛细血管扩张、血管角皮瘤、蜘蛛痣、红色文身等。YAG 1 064nm Q 开关激光、694nm Q 开关激光用于皮肤深层褐色或黑色病变如太田痣、异物色素沉着、黑色文身等。532nm Q 开关激光用于皮肤浅层的褐色或红色病变，如雀斑、咖啡斑、雀斑样痣、痣细胞痣、毛细血管扩张、鲜红斑痣等。铒激光(2 940nm)作用非常表浅，破坏组织少，用于皮肤皱纹的去除。其术后色素沉着时间较超脉冲二氧化碳激光明显减少，适于东方人的皮肤。超脉冲二氧化碳激光穿透力较铒激光强，除用于皮肤皱纹的去除、面部痤疮瘢痕的治疗外，常用于良性浅表性皮肤肿瘤，如汗管瘤、汗腺瘤、脂溢性角化病、色素痣、睑黄瘤等的治疗。

皮肤科常用激光见表 5-5。

(4)光嫩肤技术：是一种使用连续的强脉冲光子技术(IPL)的非剥脱性疗法，可消除细小皱纹、去除毛细血管扩张、色素斑。在选择适应证的基础上，光嫩肤技术划分为Ⅰ型和Ⅱ型：Ⅰ型光嫩肤术适用于治疗光损伤，如日光损伤、色素沉着、着色斑、雀斑以及良性血管性病变和皮肤异色症，包括毛细血管扩张、酒渣鼻、激光去皱及其他治疗术产生的红斑等。Ⅱ型光嫩肤术适合于治疗皮肤损伤，涉及胶原组织的变化，如毛孔、弹性组织变性和皱纹。光嫩肤技术能够在单一疗程中明显使皮肤损伤得以显著改善。

表 5-5 皮肤科常用激光

激光类型	波长(nm)	颜色	适应证
氩离子激光	488、514	蓝、绿色	血管性损害
photoderm	515～1 000	绿-红色、红外线	血管性损害、色素性损害、脱毛
Q 开关 Nd:YAG 激光(倍频)	532	绿色	血管性损害、色素性损害、红色文身
铜蒸气激光	578/511	黄/绿色	血管性损害、色素性损害
闪光灯泵脉冲燃料激光	585～600	黄色	血管性损害
Q 开关红宝石激光	694	红色	深在或浅在性色素性损害如太田痣、文身(黑、蓝、绿)
长脉冲红宝石激光	694	红色	脱毛
Q 开关翠绿宝石激光	755	红外线	文身(黑、蓝、绿)
长脉冲绿宝石激光	755	红外线	脱毛
二极管(半导体)激光	810	红外线	脱毛
Q 开关 Nd:YAG	1 064	不可见	深在性真皮色素、文身(黑、蓝)
铒:YAG 激光	2 940	不可见	皮肤磨削去皱、浅表瘢痕、浅表肿物
CO_2 激光	10 600	不可见	去除疣、各种肿物
CO_2 点阵激光	10 600	不可见	治疗瘢痕，嫩肤

在进行激光操作时。无论是操作者还是病人都需要严格保护眼睛。

三、微 波 疗 法

微波疗法(cmicrowave therapy),微波电流使得组织中电解质偶极子、离子随微波的频率变化而发生趋向运动,在高速振动和转动中互相摩擦产生热效应和非热效应。主要适应证有各种疣、皮赘、血管瘤、淋巴管瘤、汗管瘤等,治疗时一般需进行局部麻醉。

四、冷 冻 疗 法

冷冻疗法(cryotherapy),利用制冷剂产生低温使病变组织坏死,达到治疗目的。冷冻引起细胞内冰晶形成,使细胞脱水、脂蛋白复合物变性致细胞膜破裂、局部血循环障碍等导致细胞组织坏死。黑素细胞对冷冻较敏感。治疗后常易色素脱失。冷冻剂主要有液氮(－196℃)、二氧化碳雪(－70℃)等,前者使用安全、价低效高,最为常用。可选择不同形状、大小的冷冻头进行接触式冷冻,亦可用喷射冷冻或棉签浸蘸液氮冷冻。冻后局部组织发白、肿胀,1～2d 内可发生水疱,然后干燥结痂,1～2 周脱痂,留有色素沉着斑或色素减退斑,时间长后可自然消退。适应证有寻常疣、跖疣、尖锐湿疣、化脓性肉芽肿、结节性痒疹、瘢痕疙瘩、浅表良性肿瘤等。不良反应有疼痛、水疱或血疱形成、继发感染、色素沉着和色素脱失等。

五、水　　疗

水疗(hydrotherapy)利用水的温度和清洁,加入的药物作用达到治疗皮肤病的目的。常用的有淀粉浴、温泉浴、人工海水浴、高锰酸钾浴、中药浴等。适用于银屑病、慢性湿疹、瘙痒症、红皮病等。

六、放 射 疗 法

放射疗法(radiation therapy)用射线照射病变部位,达到治疗某些恶性肿瘤或一些良性皮肤病的目的。皮肤科常用的放射源有普通 X 线、核素或加速器。

X 线可抑制细胞的生长,治疗时应根据病变组织深度选择相应穿透深度的 X 线。为使体表皮肤浅部与皮下的剂量均等,在 X 线管的线束输出窗处应放置滤过板(一般为铝或铜制成),以达到最佳治疗效果。

常用的核素是只产生穿透力弱的 β 射线的 ^{32}磷(^{32}P,半衰期为 14.3d,穿透皮肤平均深度为 1mm)、^{90}锶(^{90}Sr,半衰期约 20 年,穿透力为 1～3mm)等,因穿透力弱,照射面积小,只用于治疗极浅表的小病灶。

常用的加速器是电子直线加速器,其产生的电子束穿透力可调节。此种射线在皮肤表面剂量较皮下低,故在治疗皮肤浅部病变时应放置 0.5cm 厚的有机玻璃板,以代替组织将射线的高剂量区校正到皮肤浅层。常用剂量为 4～6MeV,此能量的射线在皮下 2～3cm 处剂量锐减,不会造成患者全身的损伤。全身电子束照射可治疗皮肤广泛浸润的疾病。

放射治疗的适应证包括各种增殖性皮肤病如血管瘤(特别是草莓状和海绵状血管瘤为佳)、瘢痕疙瘩等;瘙痒性皮肤病如瘙痒症、慢性单纯性苔藓、慢性湿疹;恶性肿瘤如基底细胞癌、鳞状细胞癌、蕈样肉芽肿;其他如脱毛、止汗等。

治疗中应当注意放射剂量,恶性肿瘤的放射治疗应为短间隔大剂量,4～6 周内给予 50～70Gy(1kg 组织吸收 1J 的 X 线为 1Gy);良性疾病应为长间隔小剂量,4～6 周内给予 6～15Gy,以减少放射性损伤。在阴囊、胸腺、甲状腺、乳腺等部位进行治疗时,一定要注意对腺体的保护。

第四节　皮肤外科治疗

皮肤外科可用于皮肤的良性和恶性肿瘤、处理皮肤的创伤和炎症、活体组织取材、改善和恢复某些皮肤功能异常及纠正某些美容上的缺陷。常用的皮肤外科手术如下。

1. *磨削术*(dermabrasion)　利用电动磨削器或砂纸磨削来消除皮肤凹凸性病变,用于痤疮、水痘或炎症性皮肤病遗留的点状凹陷性瘢痕、雀斑、皮肤皱纹、表浅的皮肤良性肿瘤等。有放射性皮炎、着色性干皮病、炎症性皮肤病及萎缩性瘢痕等不适宜做此手术。

2. *切割术*　以特制的五锋刀做局部切割,破坏局部增生的毛细血管及结缔组织。治疗酒渣鼻,尤其是毛细血管扩张明显和鼻赘期更佳。

3. 皮肤移植术(skin transplantation)　包括游离皮片移植术、皮瓣移植术和表皮移植。游离皮瓣有表层皮片(厚度约 0.2mm,含少许真皮乳头)、中厚皮片(约为皮肤厚度的 1/2,含表皮和部分真皮)和全层皮片(含真皮全层)。皮瓣移植术适用于烧伤后皮肤修复、浅表性皮肤溃疡、支肤瘢痕切除后修复等。皮瓣移植为相邻皮肤和支下脂肪同时转移至缺口部位,因为带有血液供应,因此,易于成活,主要用于创伤修复、较大皮肤肿瘤切除后修复等。自体表皮移植(autoepidermal transplantation)为用负压吸引法在供皮区和受皮区吸引形成水疱(表皮下疱),分别将疱壁剪下,将供皮区疱壁移至受皮区,加压包扎,1 周左右可恢复。主要用来治疗白癜风和无色素性痣。受皮区也可用磨削法去除表皮。

4. 毛发移植术(hair graft)　用于修复雄激素源性秃发等。常用的方法有钻孔、自体移植法、头皮缩减术、条状头皮片、带蒂皮瓣和组织扩张术与头皮缩减术的联合应用等。

5. 体表外科手术　用于皮肤、肌肉或淋巴结活检,皮肤肿瘤、囊肿的切除,脓肿切开引流、拔甲等。

6. 腋臭手术疗法　适用于较严重腋臭。有 3 种手术方法。

(1)全切术:切除全部腋毛区的皮肤,适用于腋毛范围较小者。

(2)部分切除加剥离术:切除大部分腋毛区皮肤,周围剩余腋毛区用刀沿真皮下分离,破坏顶泌汗腺导管和腺体,然后缝合皮肤。

(3)剥离术:沿腋窝的皮纹切开皮肤 3～4cm,用刀将腋毛区真皮与皮下组织分离,破坏所有的顶泌汗腺导管和腺体,然后缝合。此术后瘢痕小,对特殊工种患者较合适。

(张建中)

第6章

皮肤保健和皮肤病的预防

第一节　皮肤保健

一、健康皮肤的认识

虽然皮肤健康的标准在不同的国家、不同的民族，不同的地区、甚至不同的历史时期和不同文化的人们是不完全一致的。在我国，古人常用“肤若凝脂”“白皙胜雪”这些形容词来描述好的皮肤，而现代人也已经把“没有疾病就是健康”的观念被彻底颠覆了，但还是存在许多共识。在一般情况下，皮肤健康可以从弹性、滋润度、肤色、光泽性、细腻度、清洁度、反应性和抗老化性等方面来进行评判。

1. 弹性　皮肤弹性同真皮层弹力纤维和胶原纤维的含量，皮下脂肪的厚度、质地及皮肤含水量等密切相关。真皮层含有大量的弹力纤维和胶原纤维，丰富的皮下脂肪，质地柔韧且皮肤含水量较多，则富有弹性，表面光滑亮泽。随着年龄增长，皮肤逐渐老化，真皮层变薄，皮肤的弹力纤维和胶原纤维退化变性，皮下脂肪萎缩、含水量减少，弹力降低，皮肤松弛，失去弹性，出现皱纹。

2. 滋润度　皮肤湿润是皮肤滋润、光滑亮泽的前提。皮肤代谢及分泌排泄功能正常，可在皮肤表面形成适度的皮脂膜，对皮肤起到滋润作用。皮肤含有适量的水分，维系一定的营养，对防止皮肤干燥、出现皱纹均有重要作用。皮肤含水总量占整个人体含水量的15%～20%。若角质层含水量达20%，则皮肤外观不干燥，触之不油腻，质地保持湿润光滑；若含水量低于10%，则皮肤会出现干燥、脱屑和皱纹，呈老化样外观。真皮内有丰富的血管及淋巴管，是人体中仅次于肌肉的第二大“水库”。

3. 肤色　皮肤中存在着不同的载色体，即主要的光吸收分子和粒子。它们按不同的方式共同存在，构成肤色。表皮层内3种主要的载色体是优黑素、褐黑素和类胡萝卜素。优黑素呈深棕色，广泛吸收从可见光到紫外波段的光线。褐黑素呈黄到微红的棕色，也广泛吸收从可见光到紫外波段的光线。类胡萝卜素，很少会在表皮中大量存在，呈黄色。皮肤表面循环系统内也有3种载色体：氧合血红蛋白、还原血红蛋白和胆红素。氧合血红蛋白呈现为亮红色，还原血红蛋白呈现为带有点蓝暗红色，而胆红素呈现为黄色。其他的皮肤载色体有来源于组成核酸的嘌呤和嘧啶片段，氨基酸（如苯丙氨酸、酪氨酸、色氨酸和半胱氨酸），以及尿酸、卟啉、核黄素和类固醇等。肤色主要与皮肤中黑素的数量与分布、皮肤血流中血红蛋白的携氧量等个体差异有关，其中黑素是起决定性因素。黑素细胞合成并通过其树枝状突起将黑素运送到角质形成细胞，黑素状况不仅与黑素细胞数量、功能有关，而且还受到其他因素影响。皮肤血流携氧量可以反映人体的健康状况。皮肤血管内血流的携氧量高则皮肤红润，反之则皮肤表现为苍白。血流携氧量与皮肤血管密度、血管管径、血压、血液黏稠度以及血红蛋白含氧量等因素有关。健康皮肤应该是肤色均一、面色红润、没有色斑。

4. 光泽性　皮肤的光泽是具有生命活力的体现，人们关注的是面部及暴露部位的皮肤光泽。在自然光线下，富有光泽的皮肤给人一种容光焕发、精神饱满的感觉，向人们传递着身心健康的信息。而皮肤肤色灰黄，苍白无华，可能提示机体处于病态或亚健康状态，如营养不良、系统性疾病等。

5. 细腻度　细腻是从视觉或从触觉来感觉。由于真皮中纤维束的排列和牵拉形成皮肤表面许多浅细的皮肤沟纹，规则整齐、皮肤表面不粗糙，也无皱缩，给人以质地细腻的美感。若由于皮肤老化或其他因素导致真皮纤维发生变性、断裂，则可出现皮肤表面纹理加深、延长和聚集，排列不规则，影响美观。

6. 清洁度　皮肤应该没有污垢、尘埃、不油腻、经常保持清洁状态。

7. 反应性　正常的皮肤应该具有良好的屏障功能，对外界的各种理化因素的刺激反应合理，不过于敏感，更能有效地抵御各种有害因素的影响。屏障功能的破坏，也会导致各种微生物侵袭引起皮肤感染，从而影响皮肤健康。

8. 耐老性　皮肤的老化有明显的个体差异，与年龄、遗传、营养、嗜好、身心健康和环境等因素有关。正常皮肤的皮肤老化征象（如肤色灰黄、皱纹、色素斑、毛发变白和赘生物等）同其年龄相一致，不应过早出现。如常年累月在阳光下劳作的人皮肤较易苍老。

总之，健康皮肤应该具有屏障功能良好，没有皮肤疾病、富有弹性、红润光泽、柔软细腻、清洁不油腻、不易衰老等特征。

二、皮肤健康的影响因素

皮肤犹如一面镜子，不仅能真实地反映出身体各脏器的健康状况，还能反映机体内在环境、皮肤生理条件、年龄、环境、精神状态、营养饮食和生活因素等客观状态。这些因素都直接或间接地影响皮肤的健康和皮肤老化的进程。皮肤老化分为皮肤时辰老化和皮肤光老化。皮肤时辰老化是指随着年龄增长而发生的皮肤生理性的衰老，老化程度受遗传、内分泌、营养和免疫等因素的影响。皮肤光老化是指皮肤长期受到光照或紫外线而引起的老化，主要是由长波紫外线和中波紫外线照射引起皮肤松弛、皱纹增多、皮肤增厚，表面粗糙、色素沉着、毛细血管扩张，并易产生皮肤肿瘤。

1. 机体因素　皮肤是内脏的一面镜子，皮肤健康与机体的健康状态有着非常密切的关系。人体五脏六腑健康，皮肤也就润泽健美。机体的生理状况一旦发生紊乱，皮肤表现就会发生变化。例如，当肝脏功能发生异常时，皮肤上就会出现黄褐斑、蜘蛛痣、肝掌等。

2. 生理性因素　皮脂膜覆盖在皮肤表面，由皮脂、汗液和表皮细胞分泌物互相乳化而形成的半透明乳状薄膜，是皮肤屏障的重要组成。它对皮肤起到保温，防止皮肤水分丢失、阻止外界有害物质进入皮肤及抑制细菌在皮肤表面生长。一般青年男性皮脂膜较厚，老年人皮脂膜明显减少。冬季皮脂膜较夏季薄，因此，冬季皮肤较干燥，易发生皲裂和瘙痒。健康皮肤呈偏酸性，pH 5.5～7.0，由皮脂膜决定。皮脂分泌旺盛时皮肤的 pH 降低，反之则升高。一般男性较女性更偏酸性，新生儿偏碱性。外用碱性肥皂后皮肤表面可暂时变为碱性，1h 后便恢复原来的状态。但若过度使用碱性物质则会破坏皮肤的偏酸性环境，而导致自身的功能减弱。

3. 年龄因素　不同年龄的机体内在的新陈代谢、内分泌状况和免疫功能都会改变皮肤生理功能和状态。儿童期皮肤柔软嫩滑。青春期皮肤由于机体内性激素分泌发生变化，促使油脂分泌增加，使皮肤比较油腻，易出现痤疮。成年人的皮脂腺分泌的皮脂量逐渐减低，再加上外界环境因素的影响，皮肤愈来愈干燥，皮肤屏障功能降低，逐渐失去弹性，开始出现色素斑和皱纹。老年人的激素分泌量的改变，酸性脂膜的破损，皮肤自身的再生修复能力降低，皮肤容易干燥；皮肤弹力纤维变性加重，胶原蛋白逐渐减少，皮肤松弛，容易产生皱纹。

4. 环境因素　各种环境因素（如温度、湿度、尘埃、气候变化和阳光等）在影响皮肤健康中起着重要作用，干燥和低温环境会破坏皮肤屏障功能，皮肤经表皮失水增加，使皮肤变到干燥和紧绷；潮湿和高温环境则会使皮肤的汗腺和皮脂腺分泌旺盛，造成皮肤表面微生态变化，污染物附着增加。阳光可以促进维生素 D 的合成，让皮肤展现健美的光泽；大量或持续暴露在阳光下，紫外线足以使皮肤失去水分，变得干燥，逐渐加重皮肤老化，除了时辰老化以外，光老化在皮肤老化中占有相当大的比重。空气中的污染物会附着在皮肤表面，影响皮肤的正常代谢。

5. 精神因素　即怒、思、喜、忧、悲、惊、恐，这 7 种感情的改变会引起机体失去平衡，影响体内环境。皮肤健康状况发生变化，严重时引起皮肤疾病。

6. 营养因素　食物可以为机体提供各种营养素。要使皮肤健美，科学饮食至关重要。摄入适量的脂肪、蛋白质、糖类、维生素和微量元素等是很有必要的。尽可能做到营养均匀，酸碱平衡。

7. 生活因素　如睡眠、饮食、锻炼等，每天都在影响着皮肤的健康。充足睡眠是皮肤健康的必要条件，有利于皮肤产生新细胞，促进自我更新。水分可提供人体充分的体液，促进血液循环，加速细胞生长，帮助身体排出废物。良好的营养与皮肤的健康有直接的关系，均衡饮食是非常重要的。体育运动有助于促进循环，加快皮肤表面的血液循环和自我更新。体育运动还可帮助减轻心理压力。心理压力对皮肤健康会产生严重的影响，出现色素斑、痤疮、黑眼圈和皱纹等异常表现。

三、皮肤分型

在皮肤保健的临床实践中，正确认识皮肤类型非常重要，它直接或间接地影响所实施的各种治疗护理的效果。在临床上根据不同的目的，遗传背景、皮肤生物物理状况、皮肤疾病史、临床表现和对外界各种理化因素的反应性等特征将皮肤分成不同的类型。常用的有光皮肤类型分类法、皮肤生物物理状况分类法和皮肤反应性分类法。

1. 光皮肤类型　光皮肤类型是由 Fitzpatrick 首先提出根据个体对晒后皮肤容易出现红斑或色素沉着的具体情况来确定，也称为阳光反应皮肤类型。具体的评判方法有日晒法和问卷法两种。

(1)日晒法：受试者在北纬 20°～45°，春末夏初的中午日晒 45～60min，然后观察皮肤出现红斑和色素沉着的情况，为避免日常生活中紫外线对皮肤的影响，通常是春夏季节日晒，到冬天对非暴露部位(如臂部)皮肤进行评判。但具体操作还是比较困难。

(2)问卷法：是通过经典的问卷(表 6-1)，从遗传背景、日晒后皮肤反应和日晒习惯来评判皮肤日光类型。现已在临床上广泛运用。

表 6-1　经典的 Fitzpatrick 光皮肤类型评判问卷

	0	1	2	3	4
1. 你眼睛是什么颜色?	浅蓝色、灰色、绿色	蓝色、灰色、绿色	蓝色	深褐色	褐黑色
2. 你头发是什么颜色?	沙红色	金发色	栗色	深褐色	黑色
3. 你非暴露部位皮肤是什么颜色?	微红色	白肤色	白肤色带浅褐色	浅褐色	深褐色
4. 你非暴露部位有雀斑吗?	许多	有一些	少	偶尔有	没有
5. 在长期日光暴露后你的皮肤反应如何?	疼痛、起疱、红肿、脱屑	脱屑、灼痛	脱屑后有时灼痛	很少灼痛	无灼痛
6. 日晒后你的皮肤变褐色的程度如何?	很少晒黑	轻微晒黑	晒黑	很容易晒黑	晒后为深褐色
7. 在日晒后数小时你的皮肤会变褐色吗?	很少或不会	很少	有时	经常	总是
8. 你面部皮肤对阳光的反应如何?	非常敏感	敏感	正常	非常耐受	无任何反应
9. 你最近一次日晒的时间有多久?	3 个月之前	2～3 个月前	1～2 个月之前	不到 1 个月	不到 2 周前
10. 你是否想要处理日光暴露部位?	从不	很少	有时	经常	总是

根据上述 10 个问题得分的总和按表 6-2 来评判光皮肤类型。

表 6-2　Fitzpatrick 光皮肤类型评判表

皮肤类型	问卷总分	日晒红斑	日晒黑化
Ⅰ	0～7	极易发生	从不发生
Ⅱ	8～16	容易发生	轻微晒黑
Ⅲ	17～25	有时发生	有些晒黑
Ⅳ	26～30	很少发生	中度晒黑
Ⅴ	>30	罕见发生	呈深棕色
Ⅵ	>30	从不发生	呈黑色

2. 皮肤生物物理状态分型法　目前最常用的是依据在不同部位皮脂分布状况和表皮含水量这两个参数，一般以 T 型区(前额和下颌)及两颊为主要部位，以正常或中性、油性和干性来划分皮肤特征。

表皮的水分含量与皮肤表面的皮脂量是两个互为独立又有关联的皮肤生理参数，正常的角质化和表皮完整性是角质层含有适量水分的前提。主要的分类机理如图 6-1 所示，纵轴表示表皮含水量，由低水分含量的干性粗糙皮肤向高水分含量的湿润皮肤变化；横轴表示皮肤表面的皮脂量，由低

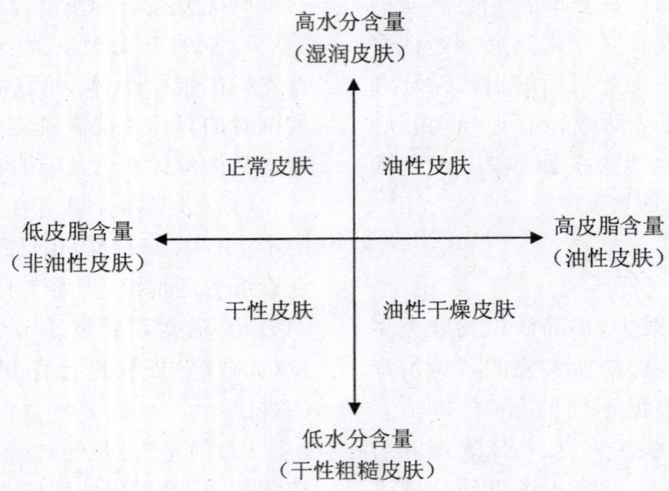

图 6-1 皮肤生物物理状态（皮脂/含水量）分型的基本原理

皮脂含量的非油性皮肤向高皮脂含量的油性皮肤发展。皮肤可分为低皮脂湿润皮肤（正常皮肤）、高皮脂湿润皮肤（油性皮肤）、低皮脂干燥皮肤和高皮脂干燥皮肤。

3. *皮肤反应性分型法* 根据皮肤对外界各种理化因素的反应程度，将皮肤分为敏感性皮肤和非敏感性皮肤（或正常皮肤）。敏感性皮肤对外界不同的理化因素特别敏感，如化妆品的使用。这种皮肤往往表现为皮肤白皙，纹理细腻，透明感强。而非敏感性皮肤则反之。在临床上可用乳酸刺痛试验来检测敏感性皮肤，通常用10％乳酸溶液直接涂抹在鼻唇沟处或蒸气桑拿后再用5％乳酸溶液涂抹在鼻唇沟处，在涂抹后即刻，第 2 和第 5 分钟时让被测者对刺痛感进行评价，将刺痛感由无到重分为 5 个等级，无感觉者为 0 分，重度刺痛感为 4 分，如 3 个时点的评分之和＞3 分者，可判为刺痛敏感者。刺痛敏感者中有 80％者为敏感性皮肤。

4. *皮肤颜色分型法* 皮肤颜色分型法是通过皮肤分光光度仪测量非暴露部位的 ITA°（individual typology angle），根据皮肤 ITA°的大小来划分皮肤类型，它在一定程度上反映了每个被测者对阳光或紫外线的耐受性。常用的皮肤分光光度仪通常是 Chrommeter CR 300 来测量皮肤的 $L^*a^*b^*$ 三刺激色的基础上，再计算每个被测者的 ITA°（公式 1），按其大小把皮肤分成非常白、白、中等、浅棕褐色和褐色 5 种类型（表 6-3）。

公式 1 ITA°＝{Are Tangent[(L^* －50)/b^*]}*180/3.141 59

注：L^*、b^* 为皮肤分光光度仪测量出的两个参数

表 6-3 皮肤颜色分型法

ITA°值	皮肤类型
ITA°＞55°	非常白
55°＞ITA°＞41°	白
41°＞ITA°＞28°	中等
28°＞ITA°＞10°	浅棕褐色
10°＞ITA°＞－30°	褐色

第二节 皮肤病的预防

一、保湿润肤剂与皮肤屏障修复

角质层与保持水分关系极其密切。角质层细胞内充满非水溶性的角蛋白纤维，对酸、碱均有一定抵抗力，可阻止体液外渗与化学物质内渗。角蛋白的吸水能力很强，它既能防止体内水分散发，还能从外界环境中获得一定的水分，角质层细胞一般脂肪含量为 7％，水分为 15％～25％，皮肤能保持柔润。如水分降至 10％以下，皮肤就会干燥起皱。透明层含有角质蛋白，磷脂类物质能够防止水分透过皮肤。颗粒层能防止水分渗透，影响储存水分能力。真皮水分含量下降，影响弹力纤维弹性，胶原

纤维易于断裂，使皮肤出现干燥，无光泽，弹性减弱，皱纹增多等现象。

1. 角质层代谢过程　角质层是由多层薄饼状细胞和细胞间的薄层脂肪堆积而成，形成“砖与水泥”样结构。它主要有4个代谢过程①角质层细胞形成过程；②角质层脂质形成过程；③天然保湿因子(natural moisturizing factor，NMF)形成过程；④脱屑过程。

(1)角质层细胞形成过程：角质层细胞是从基底层的基底细胞向上分化代谢而来，角质细胞间通过桥粒相互连接，角质细胞为角质屏障提供了构架，就好像“砖与水泥”结构中的“砖”一样，能抵御物理损伤，能成为防止水分流失和化学物质及微生物入侵的物理屏障。水合的角质细胞又为角质层提供了弹性，脂质层通过共价结合在角质细胞表面形成板状结构。

(2)角质层脂质代谢过程：角质层脂质双分子层是角质层的保湿屏障，脂质屏障可以防止许多化学物质的穿透。因为大多数的物质要穿透角质层就必须通过脂质屏障的亲水区和疏水区。特殊的脂质占据了角质层细胞间隙，脂质由角质形成细胞向角质层细胞转化过程中产生释放，包括游离脂肪酸、神经酰胺和胆固醇3种类型，并自发排列成双分子层的板状结构，称为角质层脂质屏障。

(3)NMF代谢过程：NMF由50∶50的氨基酸和盐构成。NMF是角质层保持水分的原本固有物质，聚角蛋白微丝蛋白向必需氨基酸的转化受到角质层水活性和角质层水分含量的控制。例如，当外部湿度较低时，角质层产生NMF的量就要比外部湿度较高时少。多种低分子量的保湿分子混合物存在于角质细胞中，使其能保持水分。

(4)角质细胞脱落代谢过程：衰老的角质细胞有序地从皮肤表面脱落使皮肤保持柔软有弹力。如果正常的细胞脱落被抑制了(如干性皮肤)角质细胞就在皮肤表面堆积，使皮肤看上去很干燥。脱落是由于酶降解了联结细胞的桥粒引起的，水解酶降解桥粒需要角质层的水分含量较高，如果角质层表面较为干燥就会引起功能失活——导致角质细胞在皮肤表面堆积，这就是通常认为的干性皮肤。

在临床上干性皮肤应有感觉、触觉和视觉3方面特征。①感觉特征：包括干燥不适、瘙痒、疼痛和刺痛感等；②触觉特征：包括粗糙、表面不平和泥沙样感；③视觉特征：包括皮肤潮红、表面无光泽、干燥和脱屑等。当4个进程都处于最佳状态时，角质层成为优质的水屏障，对于微生物和化学物来说也是良好的屏障。

2. 保湿润肤剂的机制　保湿润肤剂是一种特为护理皮肤和治疗部分皮肤疾病而设计的皮肤外用制剂，是一类具有能从潮湿空气中吸收水分或能够在皮肤表面形成连续的封闭膜并吸留住水，或二者兼有之的皮肤护理产品。其多数是乳剂(水包油型乳化剂)或者膏霜(油包水型乳化剂)。保湿润肤剂的活性成分主要可分为保湿剂、润肤剂和封闭剂。

保湿剂从环境中吸收水分，达到平衡吸湿量后，稀释度保持恒定，平衡吸湿量取决于保湿剂的性质和外周环境的相对湿度，保湿剂在其稀释度未达到平衡吸湿量以前，主要从环境中吸收水分，降低水的蒸发速度。常用的保湿剂可分为：多元醇类、酰胺类、乳酸和乳酸钠、吡哆烷酮羟酸钠、葡萄糖脂、胶原蛋白类、甲壳质衍生物和脘乙酰壳多糖等。封闭剂是通过在皮肤表面形成一层疏水性薄膜并进入角质层浅表面间来阻止或延迟蒸发和水分的流失。封闭剂和保湿剂共同作用提供和保证了角质层含有一定水分和正常的屏障功能。封闭剂通常比较油腻。它可以分为油状或蜡状，主要包括碳氢化合物、脂肪醇、蜡酯、脂肪酸、固醇(甾酮)、多羟基醇、植物蜡和磷脂8大类。常用的封闭剂有凡士林、羊毛脂、矿物油以及硅树脂衍生物聚二甲基硅氧烷和环状聚二甲基硅氧烷等。润肤剂通常是“油性”物质，包括酯和长链醇等化合物。它可以从真皮吸取水分并传输到外面的角质层中。通常气候条件中周围湿度增加到70%，又具有填充脱落的角质层鳞屑空隙的能力，能通过使皮肤表面纹理改变，让皮肤光滑柔软。它可以分为保护性润肤剂、去脂性润肤剂、收敛性润肤剂和干性润肤剂4大类。

当内源性和外源性引起屏障破坏和角质层含水量减少时，保湿润肤剂可以模拟表皮脂质功能、改善和恢复表皮屏障功能。其基本原理主要为非生理性脂质(如凡士林)在角质层的表面产生水汽-渗透性膜样作用，通过渗透入角质层和产生一个弥散的疏水性状态来恢复屏障功能。生理性脂质能增加或补充表皮固有脂质的生物合成。研究发现长期使用保湿润肤剂者，能在角质形成细胞分化和脱落过程中影响基因的mRNA水平。有研究提示使用润肤剂后套膜蛋白(Involucrin)，转糖苷酶1，血管舒缓素5和血管舒缓素7以及细胞周期素依赖激酶抑制药 1A 的基因表达增高。

3. 屏障功能的生理性修复 屏障功能异常对疾病发生和进展发挥着很重要的作用，许多皮肤疾病与屏障功能破坏的严重程度相平行。保湿润肤剂中应需要包含 3 种脂质成分（即神经酰胺、胆固醇和游离脂肪酸）的最佳浓度，否则屏障功能修复可能会受到影响。这是因为角质层细胞外膜主要由神经酰胺（40%）、胆固醇（25%）和游离脂肪酸（10%～15%）等组成。这些脂质是由表皮中板层颗粒合成的，脂质在板层颗粒中堆集并扁平进入脂小泡，再排泌到细胞之间，扁平的脂小包重新排列。角质屏障功能中脂质发挥着重要作用，它们首先是从板层小体分泌，接着通过一系列步骤，由前屏障脂质到最后富含神经酰胺的角质层，任何环节的紊乱都会影响屏障形成，导致失去水分、必需脂肪酸缺乏，酶抑制药的缺陷，酶失活，环境要素变化，外用制剂，角质层水分含量都会引起屏障形成过程紊乱。在临床上应根据不同疾病的发病机制，采取不同的屏障修复策略，选择相应的保湿润肤剂。如特应性皮炎是角质层脂质总量减少，伴随着神经酰胺的陡然减少，应使用以含神经酰胺为主的 3 种生理性脂质的保湿润肤剂来辅助治疗特应性皮炎。皮肤老化和光老化表现为表皮角质层脂质总量减少，胆固醇合成减少，应补充以胆固醇为主的生理性脂质的保湿润肤剂。紫外线辐照会损伤表皮板层小体，单独使用非生理性脂质或使用水汽-渗透封包，加或不加生理性脂质都是合理选择。

二、防晒剂及其使用

与皮肤健康相关的紫外线光谱为 UVB（290～320nm）和 UVA（320～400nm）。UVA 又分为 UVAⅡ（320～340nm）和 UVAⅠ（340～400nm）。急性 UVB 暴露在临床上产生经典的晒斑。幼年起过多的 UVB 损伤可能引发基底细胞癌和黑素瘤，日光性角化病和鳞状细胞癌可能与慢性 UVB 暴露关系更密切。DNA 是 UV 引起皮肤损害的主要靶点，皮肤红斑反应的活性光谱同 DNA 吸收光谱是基本一致的，嘧啶对于 UV 损害的敏感性要比嘌呤更明显，嘧啶二聚体是直接 UV 引起 DNA 损伤，在一系列的光化学修正过程中形成的。

UVA 相对于 UVB 而言是一个更隐蔽的威胁。由于臭氧层可阻挡大量的 UVB，因此，地球表面日光所含的 UVA 大约是 UVB 的 20 倍。UVA 能穿透玻璃，它不产生红斑，却可直接晒黑皮肤，使皮肤色素沉着异常，波长越长，越易穿透真皮的深层，引起光老化相关的组织学和临床学变化。有证据提示 UVA 能够引起活性氧反应直接和间接损害 DNA，产生致癌作用。

UV 暴露可以引起免疫系统一系列不良结果，包括抑制皮肤对皮肤肿瘤的免疫应答和免疫耐受。它的局部机制包括消耗郎汉斯细胞，$Thy1^+$ 和表皮树突状 T 细胞群。全身机制包括抑制 T 细胞产生和释放可溶性免疫抑制因子，如顺式尿酸，TNF-a，1L-1，前列腺素和 IL-10。

现在人们对紫外线的风险认识大大提高，明确了过多的紫外线暴露与皮肤老化（如皱纹、色素异常和皮肤松弛），皮肤肿瘤之间的因果关系。临床实践已经证明正确使用防晒剂能预防皮肤光老化，减少光化性角化病、非黑素瘤性皮肤癌及光免疫性疾病的发生和 UV 引起的皱纹。研究证明使用防晒剂对 UVA 有比较好的遮挡作用，能够预防皮肤下垂、松弛和皱纹。每天使用防晒剂可以降低光损害引起的弹力蛋白的损伤。研究还证明防晒剂可以减少和阻断嘧啶二聚体形成，预防 UV 引起的不良免疫后果，如表皮郎汉斯细胞消耗，降低接触致敏和增加转移肿瘤细胞的敏感性。

1. 防晒剂的基本概念 一般防晒剂分为物理性防晒剂和化学性防晒剂。物理性防晒剂称为“防晒剂”，而化学性防晒剂称为“化学遮光剂”。物理性防晒剂是指用不透明的局部抑制剂厚厚地涂于皮肤表面来预防晒斑，它不仅是散射或反射紫外线，为无机或不可溶性制剂，如二氧化钛和氧化锌，还可吸收紫外线释放热能的半导体。化学遮光剂亦称为有机或可溶性防晒剂，其活性成分吸收紫外线成为光子，光能被转化成对人体无害的长波射线，作为热能散发。这些“化学遮光剂活性成分”能够吸收，反射或散射在 290～400nm 波长区域中的紫外线。

防晒指数（sun protection factor，SPF）是唯一国际公认表示防晒剂滤过紫外线能力的指标。它的测量方法基于皮肤的最小红斑量（minimal erythema dose，MED），是一种以防护 UVB 为主的测定方法。SPF 是引起被防晒化妆品防护的皮肤产生 MED 与未被防护的皮肤产生 MED 之比，为该防晒化妆品的 SPF。在我国防晒剂 SPF 值标识规定如下：当防晒剂的 SPF 值＜2 时不得标识防晒效果，当 SPF 值在 2～30 之间（包括 2 和 30）标识值不得高于实测值，当 SPF 值高于 30 时最大只能标识 SPF30⁺。

UVA 防护还没有统一标准和方法。持续黑化量(persistent pigment darkening,PPD)是目前人体评价法的参数,黑素氧化而来的色素在体内于暴露 2～4h 后评判,长波紫外线防护指数(protection factor of UVA,PFA)是引起被防晒化妆品防护的皮肤产生轻微黑化所需的最小持续色素黑化量(minimal persistant pigment darkening dose,MPPD)与未被防护的皮肤产生轻微黑化所需的 MPPD 之比,为该防晒化妆品的 PFA。UVA 防护效果的标识是根据所测 PFA 值的大小换算成 UVA 防护等级,也就是 PA(protection of UVA)。PA 等级划分方法是 PFA 值<2 为无 UVA 防护效果,PFA 值 2～3 为 PA^{+},PFA 值 4～7 为 PA^{++},PFA 值 8 或 8 以上表示为 PA^{+++}。同样防晒化妆品 PFA 值标识也有规定:当产品的 PFA 实测值的整数部分<2 时,不得标识 UVA 防晒效果;当产品的 PFA 实测值的整数部分在 2～3 之间(包括 2 和 3),可标识 PA^{+} 或 PFA 实测值的整数部分;当产品的 PFA 实测值的整数部分在 4～7 之间(包括 4 和 7),可标识 PA^{++} 或 PFA 实测值的整数部分;当产品的 PFA 实测值的整数部分≥8,可标识 PA^{++} 或 PFA 实测值的整数部分。临界波长(λC)是指遮光剂可在体外吸收 290～400nm 之间小于该波长的 90%的紫外线,即 λC 为 340nm 的产品可滤过 UVB 和 UVAⅡ,但对 UVAⅠ无效。

在 2000 年 2 月召开的美国皮肤科学会年会上一致认为"宽谱"防晒剂必须满足:① UVB 防护——SPF 至少达到 15;②PPD 或 PFA 值至少 4,UVA 防护——λ 至少为 370nm;③ SPF 值升高的同时应相应增加 UVA 防护的能力。在我国防晒剂"广谱防晒"作用含义是 SPF 值≥2,经防晒剂抗 UVA 能力仪器测定 λC≥370nm;或 SPF 值≥2,PFA 值≥2。

2. 防晒剂的使用　防晒剂的使用剂量与效果有密切关系,评价其试验标准剂量是 $2mg/cm^2$。有研究表明实际用量只是 0.75～$1.00mg/cm^2$。防晒剂效果的主要问题是 SPF 值和皮肤用量之间呈非线性关系。当 SPF 值 30 的防晒剂使用量为 $0.5mg/cm^2$ 时,可效果仅为 SPF 8～15。

不同人群和不同年龄所选用的防晒剂的 SPF 也是不同的。有学者分别提出了成人和小儿使用防晒剂的指导性意见(表 6-4 和表 6-5)。在防护紫外线时,将成年人分为高度防护、中度防护和低度防护 3 组,需要高度防护者包括有光敏性疾病者、光加重性疾病者、皮肿肿瘤或皮肤癌前期疾病患者、Ⅰ型和Ⅱ型光皮肤类型以及希望避免紫外线照射预防护光老化者。中度防护者主要是指Ⅲ型和Ⅳ型皮肤。低度防护者是指Ⅴ型Ⅵ型皮肤和需要日光浴晒照皮肤的Ⅱ型、Ⅲ型、Ⅳ型光皮肤者。而小儿是根据其年龄和光皮肤类型来推荐使用的。

表 6-4　成人使用防晒剂建议

理想程度防护	防晒剂
高度防护	SPF30⁺
中度防护	SPF 16～30
低度防护	SPF 8～15

表 6-5　小儿使用防晒剂建议

年龄组	光皮肤类型	防晒剂
0～1 个月	Ⅰ～Ⅵ	不推荐
1～12 个月	Ⅰ～Ⅵ	≥SPF30
1～3 岁	Ⅰ～Ⅲ	≥SPF 30
	Ⅳ～Ⅵ	SPF15
3～18 岁	Ⅰ～Ⅲ	≥SPF 30
	Ⅳ～Ⅵ	SPF15

合理选用封闭剂、保湿剂和润肤剂以及防晒剂,科学平衡配比不同脂质,正确使用保湿润肤剂和防晒剂,通过保湿润肤剂修复屏障和防晒剂减少紫外线损伤,可在预防和治疗皮肤疾病中发挥积极作用。

(王学民)

参考文献

[1]　Zoe Diana Draelos. Cosmeceuticals. Elsevier,2005.

[2]　赵同刚. 化妆品卫生规格. 北京:军事医学科学出版社,2007.

第二篇 各 论

第7章

病毒性皮肤病

第一节 概 论

一、病毒性皮肤病分类

目前尚无统一的分类方法，一般根据病毒的种类进行分类，病毒根据其所含核酸不同，可以将之分为DNA病毒和RNA病毒两大类。

1. *DNA病毒* 这类病毒中只含有脱氧核糖核酸(DNA)，主要有以下几种。

细小病毒(parvovirus)：这是最小的病毒，含有单链DNA，分子量(MW)为(1.5～2.2)×10^6。乳多空(papova)病毒(papovavirus)：为乳头瘤(papilloma)，多瘤(polyoma)和致泡因子(vacuolating agent)的缩写。病毒中含有的DNA为环形双链，分子量(2.4～5)×10^6。腺病毒(adenovirus)：含有线形双联DNA，分子量(20～30)×10^6。疱疹病毒(herpesvirus)：线形双联DNA，分子量(54～92)×10^6。虹色病毒(iridovirus)：线形双联DNA，分子量130×10^6。痘病毒(poxvirus)：是最大的DNA病毒，含有线形双联DNA，分子量160×10^6。

2. *RNA病毒* 遗传信息在含有的核糖核酸(RNA)中，包括以下几种。

微小核糖核酸病毒(picornavirus)：是最小的RNA病毒，含有单链RNA，分子量(2.3～2.8)×10^6，包括肠道病毒和鼻病毒。呼肠病毒(Reovirus)：聚集双联RNA，分子量(12～15)×10^6，可从儿童呼吸道和肠道中分离。披膜病毒(togavirus)：非聚集之单链RNA，分子量4×10^6，如虫媒病毒，可引起血热等疾病。正黏液病毒(orthomyovirus)：聚集单链RNA，分子量4×10^6，如流感病毒。副黏液病毒(paramyxovirus)：非聚集单链RNA，分子量(6～8)×10^6，如副流感病毒，腮腺炎病毒等。棒状病毒(rhabdovirus)：非聚集形单链RNA，分子量(3～4)×10^6，如狂犬病病毒等。逆病毒(retrovirus)：含有两个拷贝的单链基因组RNA及tRNA，分子量(10～12)×10^6，如白血病病毒和慢病毒。沙粒病毒(arenavirus)，冠状病毒(coronavirus)及本雅病毒(bunyavirus)。

由于不同的病毒可以引起临床表现不相同的皮肤病，根据临床表现的不同，又可以将病毒分为不同的类型。各种病毒与皮肤病的关系，见表7-1。

二、病毒感染与免疫

病毒能否感染人体导致发病，一定程度上取决于病毒的毒力，病毒感染量和病毒侵入机体的途径，另一方面，机体的免疫功能也决定了病毒能否侵入人体以及人体的免疫反应可以清除病毒，防止疾病的发生。病毒侵入人体引起一系列非特异性免疫和特异性免疫应答，并导致机体对其形成免疫反应。

1. *非特异性免疫* 包括机体的正常生理屏障、正常体液杀菌物资、吞噬细胞、自然杀伤(NK)细胞和干扰素等。

表 7-1　各种病毒与皮肤病的关系

病毒	所致皮肤疾病
DNA 病毒	
疱疹病毒	
单纯疱疹病毒(HSV)	单纯疱疹,Kaposi 水痘样疹
水痘一带状疱疹病毒(HZV)	水痘,带状疱疹
巨细胞病毒(CMV)	巨细胞包涵体病
类疱疹病毒(EB 病毒)	传染性单核细胞增多症
猿疱疹病毒(B 病毒)	B 病毒病
痘病毒	
天花病毒	天花,种痘,牛型痘,牛痘样湿疹
副牛痘病毒	挤奶人结节,羊痘
传染性软疣病毒	传染性软疣
猴天花病毒	猴天花病毒病,Yaba 猴病毒病
乳多空病毒	寻常疣,扁平疣,跖疣,尖锐湿疣,疣状表皮发育不良
肝炎病毒	小儿丘疹性肢端皮炎,乙型肝炎抗原血症
RNA 病毒	
副黏病毒	
麻疹病毒	麻疹,非典型麻疹综合征
呼吸道融合病毒	呼吸道融合病毒感染症
小 RNA 病毒	
柯萨奇(Coxsackie)病毒	手足口病,口蹄疫,柯萨奇湿疹,柯萨奇病毒疹
埃可(Echo)病毒	埃可病毒疹
风疹病毒	风疹,风疹综合征
虫媒病毒	登革热病毒性出血热
腺病毒	腺病毒疹
可能系病毒感染的皮肤病	传染性红斑,幼儿急疹,急性发热性皮肤黏膜淋巴结综合征(川崎病),鲍温样丘疹病

皮肤和黏膜健康完整是防御病毒感染的天然屏障,是抵御病毒及其他微生物侵袭的第一道屏障。

皮肤汗液中的乳酸、皮脂中的脂肪酸、黏膜分泌液中的溶菌酶等对入侵病毒有一定的阻止和杀灭作用。

单核巨噬细胞可以吞噬、清除血液中的病毒,巨噬细胞和病毒相互作用的结果取决于巨噬细胞的分化状态,如为静止状态则成为病毒复制的靶细胞,如果处于免疫状态则成为清除病毒的免疫效应细胞。巨噬细胞作为抗原递呈细胞可以处理抗原、协助淋巴细胞激活和产生抗体,预防疾病的发生。

自然杀伤细胞能在激活后杀伤受病毒感染的细胞,干扰素能够增强其活性。

干扰素是机体受病毒或其他干扰素诱导机体细胞刺激产生的一组糖蛋白,具有广谱抗病毒作用,在控制病毒感染和阻止病毒在机体内扩散以及促进病毒性疾病痊愈方面发挥重要作用。

2. *特异性免疫*　是有免疫系统的淋巴细胞针对病毒抗体的免疫刺激诱导发展生成的,主要是产生 T 细胞介导的特异性细胞免疫和 B 细胞产生的抗体介导的特异性体液免疫。

体液免疫:血清中的中和抗体是有病毒刺激机体 B 淋巴细胞后产生的,具有与病毒结合后能够消除病毒的能力。病毒具有多种抗原和抗原决定簇,可激活 B 淋巴细胞产生对病毒的抗体,IgM 型抗体量大,是抗病毒免疫力的重要因素,它能与病毒结合后固定补体发挥杀伤作用,从而使病毒失去传染能力,IgM 产生早,也是急性期病毒感染的指标。IgG 型抗体在病毒感染反应中具有调理吞噬、ADCC 作用,IgG 也可以通过胎盘由母体进入胎儿体内,使新生儿在一定时间内具有抗病毒能力。在黏膜部位产生的 IgA 型抗体具有防御呼吸道及消化道病毒感染的作用,在局部免疫应答中发挥重要作用。

细胞免疫:病毒侵入机体后主要由细胞免疫发挥作用。病毒抗原刺激 T 淋巴细胞使其分化增殖成为致敏淋巴细胞,当其再次接触该病毒后细胞被激活,细胞毒性 T 淋巴细胞对病毒有直接杀伤作用，也释放多种免疫效应因子，如干扰素、巨噬细胞游走抑制因子、白细胞趋化因子以及淋巴毒素等，达到清除病毒、抵抗病毒感染的重要作用。缺乏细胞免疫功能就容易受到病毒的感染。

免疫抑制：病毒也可以通过不同的途径导致免疫抑制。病毒感染引起 T 淋巴细胞和 B 淋巴细胞并损伤其功能，从而抑制正常的免疫应答；病毒能够感染胸腺引起免疫耐受；编码抑制病毒免疫应答的分子，使病毒扩散并逃避免疫监视。

由于机体的免疫状态以及病毒毒性不同，机体在受到病毒感染后敏感性不同，产生不同的临床反应。

隐性感染：病毒进入机体后，虽然可以某种形式在相应的靶器官或细胞内存在，但是不出现或仅出现不明显的临床症状，称之为亚临床感染或无症状感染。对于这类隐性感染者通过免疫学检测可以发现其机体对入侵的病毒已经产生了特异性的体液免疫和细胞免疫。

显性感染：致病性病毒进入机体后机体未能将病毒杀灭或排出体外，侵入的病毒进入相应敏感的细胞内不断复制、释放、再感染，经过一定的潜伏期后直接或间接引起大量感染细胞的死亡，从而产生一系列病理变化，在临床上表现出这种病毒感染性疾病所特有的临床症状或综合征。这种感染通常与机体免疫力低下或感染病毒数量大、毒力强有关。

三、病毒感染与肿瘤

人类肿瘤可由多种因素引起，病毒是重要的生物致癌因素。认定一种病毒是否是一种肿瘤的因素，不仅需要在肿瘤细胞内发现病毒颗粒或病毒核酸，还必须存在以下证据：①感染此种病毒的机体比未感染病毒者的肿瘤发病率高，且病毒感染发生在肿瘤发生之前；②肿瘤细胞内有病毒颗粒或病毒抗原存在，或在患者血液内存在病毒抗体；③此种病毒可在体外使细胞转化，在体内使细胞癌变；④应用此种病毒制成疫苗进行预防接种，可以明显降低肿瘤发生率，甚至使肿瘤不发生。

由病毒引起的肿瘤称为病毒性肿瘤，但许多肿瘤由多种因素共同引起，如果病毒为参与肿瘤发生的一种重要发病因素，则称这种肿瘤为病毒相关性肿瘤。目前已经明确与肿瘤发生相关的病毒主要是 DNA 病毒。其中人乳头瘤病毒（HPV）可以引起多种良性或恶性皮肤与黏膜肿瘤，疱疹病毒中的 HSV-2 以及 EB 病毒可诱发动物产生肿瘤，与人类宫颈癌和鼻咽癌发生有关。

人类乳头瘤病毒（HPV）属于乳多空病毒，具有种属特异性，和其他动物不发生交叉感染。根据 HPV 与宫颈癌的关系，目前将 HPV 分为低危型和高危型两大类：低危型主要是指 HPV-6，11，高危型是指 HPV-16，18。在生殖器癌组织中经常可以检测出 HPV-6，11，16，18 型等，其中 HPV-16，18 属于高危型病毒。发生在生殖器部位的巨大尖锐湿疣也是由 HPV 感染引起的，本病属于生殖器癌前病变或癌性病变谱之一。鲍温样丘疹病部分皮损中可以检测到 HPV-16 型 DNA，目前认为本病也是一种癌前病变。此外，HPV-6，11 型与喉癌发病有关，HPV-5，8 型与皮肤鳞癌有关。

第二节　疱疹病毒性皮肤病

一、单纯疱疹

单纯疱疹（herpes simplex）是由单纯疱疹病毒（herpes simplex virus，HSV）感染所引起的一种传染性皮肤病。临床特征是局限性群集性小水疱，好发于皮肤黏膜交界处，以口周及生殖器部位为多见，有自限性，但有复发倾向，一般全身症状轻微。

【流行病学】

人是 HSV 唯一的自然宿主，幼年时对此病毒普遍易感，正常成人中有半数以上为 HSV 的携带者。急性期患者及慢性带毒者均为传染源，感染者的疱液、病损部位分泌物以及唾液中均存在病毒。HSV-1 主要通过皮肤黏膜的直接接触，如抚摸、接吻等和空气飞沫传播，HSV-2 则主要通过性接触和母婴垂直传播。HSV 具有嗜感觉神经节而形成潜伏感染状态的特性。本病多呈散发或原有潜伏病毒感染的反复发作。

【病因学】

HSV 为一种双链 DNA 病毒，属于人疱疹病毒科 α 亚科，单纯疱疹病毒属，根据抗原性的不同分为 2 个亚型：HSV-1 和 HSV-2，两型 HSV 的基因同源性高达 70％。HSV-1 型主要引起生殖器外皮肤、黏膜（口腔）和器官（脑）的感染，HSV-2 型主要引起生殖器部位皮肤黏膜及新生儿的感染。

单纯疱疹的发生主要是与感染者发生皮肤或黏膜直接接触，HSV经皮肤黏膜破损处侵入机体，发生原发性感染，多为隐性感染，约10%出现症状，经治疗或自然缓解后，病毒潜伏于局部感觉神经节，使宿主终身呈隐性感染。在一定条件下如发热、受凉、过度疲劳、精神紧张、月经等，HSV被激活并复制，引起受累神经发布区域的皮疹复发或无症状排病毒状态。在机体免疫功能低下时，可形成病毒血症，发生全身播散性感染。

【临床表现】

临床上可分为原发性和复发性单纯疱疹。原发感染的平均潜伏期为1周左右，可有发热、头痛、全身不适、肌痛、局部淋巴结肿大等全身症状，大多数的原发性感染呈亚临床感染，但有症状者往往较严重，病程2～3周，复发性的皮损大多于1周左右即可消退。

1. 口腔单纯疱疹　原发性感染最常见的一型是急性疱疹性口龈炎，常见于6个月至5岁幼儿，好发于口腔、舌、硬腭、软腭、咽、牙龈等部位。皮损表现为群集性小水疱或浅表溃疡，周围绕红晕，疼痛明显，影响进食。可伴有发热、头痛、颈淋巴结肿大。整个病程约2周。成人常发生急性疱疹性咽炎和扁桃体炎，有发热、乏力、头痛和咽痛等症状，扁桃体和咽后壁有浅溃疡和渗出物。

2. 皮肤疱疹　多见于复发性疱疹或成人初发性疱疹，可发生于任何部位，但以皮肤黏膜交界处好发，如口角、唇缘及鼻孔周围。初起局部皮肤发痒、灼热或刺痛，以后在红斑基础上出现群集性米粒大小的水疱，破裂后有糜烂、渗液、结痂；偶见疱疹呈带状分布，易误认为带状疱疹。可伴有发热、局部淋巴结肿大。病程1～2周，合并细菌感染则使病程延长。

3. 生殖器疱疹　主要由HSV-2引起，也可由HSV-1或两型混合感染所致，HSV-2型感染发生复发更为常见。皮疹好发于男性包皮、龟头、阴茎和冠状沟，偶可发生于尿道，在女性好发于大小阴唇、阴阜、阴蒂或宫颈。患处常先有烧灼、刺痛或隐痛感，而后出现红斑、集簇性小水疱，很快破溃形成糜烂或浅表溃疡。原发性者常合并全身症状，病程2～3周，复发性者症状较轻，病程较短，一般6～10d愈合。

4. 新生儿单纯疱疹　因母亲患生殖器疱疹而导致胎儿在宫内感染或经产道感染，70%由HSV-2引起。宫内感染的胎儿可早产、先天畸形或发育障碍。新生儿期感染的临床表现轻重不一，轻者仅有口腔、皮肤或眼部疱疹，重者发生内脏和中枢神经系统感染甚至全身播散性疱疹感染。新生儿全身性疱疹的症状重、病情凶险，可出现发热、昏睡、黄疸、发绀、肝脾肿大、呼吸困难、循环衰竭、意识障碍等，病死率高达50%以上，幸存儿常留有不同程度的后遗症。

【辅助检查】

1. 细胞学检查　取新鲜水疱底的疱液作涂片，用Giemsa染色或Wright染色，镜检可见感染细胞呈气球样变，并见多核巨细胞和核内嗜酸性包涵体。需排除水痘、带状疱疹才可诊断。

2. 抗原检测　用直接免疫荧光或免疫酶等方法检测临床标本中HSV抗原，敏感性70%～90%。

3. DNA检测　用聚合酶链反应扩增临床标本中的HSV特异性DNA片段，敏感性和特异性均高。

4. 病毒培养　分离和鉴定出HSV是确诊本病最可靠的方法。新鲜皮疹的培养阳性率达80%～90%，48h后的皮损易出现假阴性。

5. 血清学检查　用ELISA或免疫印迹方法进行HSV型特异性血清学诊断试验，可区分血清中的抗HSV-1和抗HSV-2抗体，主要用于诊断原发感染（急性期血清抗体阴性，恢复期抗体转阳或滴度升高4倍）、确认个体感染状况、孕妇产前监测和流行病学研究。

【诊断与鉴别诊断】

1. 诊断标准　临床诊断：根据群集性小水疱、好发皮肤黏膜交界处、病程较短、易复发等临床特点，可作出临床诊断。病原学诊断：从皮疹中分离出HSV，或检测到HSV抗原或DNA可以确诊。

2. 鉴别诊断

(1)带状疱疹：多数群集性水疱，基底炎症明显，多沿一侧皮神经分布排列呈带状；常伴有神经痛；病程2周，一般不复发。

(2)脓疱：皮损为散在性脓疱，周围有红晕，表面覆有脓痂，涂片或培养可查见细菌。

(3)固定性药疹：病前有服药史；皮损为水肿性紫红色斑，表面可出现大疱，复发多出现在固定部位，常见于口周、口唇和外阴部等皮肤-黏膜交界处，愈后留有色素沉着。

(4)梅毒：生殖器疱疹需要与一期梅毒的硬下疳相鉴别，硬下疳为单个质硬的溃疡，无疼痛感，无复发史，暗视野显微镜检查梅毒螺旋体阳性，梅毒血清学试验阳性。

(5)软下疳：为生殖器部位多个质软的溃疡，有疼痛，与原发性生殖器疱疹的溃疡相似，但溃疡较深，边缘不整齐，表面分泌物多，常伴有化脓性腹股沟淋巴结炎，直接显微镜检查和细菌培养可检出杜克雷嗜血杆菌。

【治疗】

1. *局部治疗*　以收敛、防治继发感染和抗病毒为主。可外用1%～2%甲紫溶液、0.5%新霉素软膏、5%无环鸟苷霜、1%喷昔洛韦软膏、3%膦甲酸钠软膏等，忌用糖皮质激素霜剂或软膏。

2. *系统性治疗*　抗病毒药物治疗，以减轻症状、缩短病程、预防传播、减少复发。

(1)口服治疗：对无并发症的口周和生殖器疱疹，可口服阿昔洛韦 200mg，每天 5 次；或伐昔洛韦 300mg，每天 2 次；或泛昔洛韦 250mg，每天 3 次。原发性感染疗程 7～10d，复发性感染疗程 5d。对复发频繁的生殖器疱疹可采用抗病毒抑制疗法，口服阿昔洛韦 400mg，每天 2 次；或伐昔洛韦 500mg，每天 1 次；疗程 6 个月。

(2)静脉给药：对有并发症的单纯疱疹感染，包括皮肤播散型、免疫功能低下者中的严重感染等，可静脉滴注阿昔洛韦 5～10mg/(kg·d)，疗程 7～10d。

(3)耐药株的治疗：对阿昔洛韦耐药菌株所致的感染可静脉应用膦甲酸钠[120mg/(kg·d)]，或外用西多福韦。

【预后】

本病有自限性，一般预后良好，感染后不产生永久性免疫，易复发。疱疹性角膜炎可致失明，疱疹性脑炎和新生儿感染者往往预后不良，可遗留较严重的神经系统后遗症。

二、Kaposi 水痘样疹

Kaposi 水痘样疹(Kaposi varicelliform eruption)系在原有某种皮肤病，如异位性皮炎的基础上发生单纯疱疹病毒感染所致的一种皮肤病。临床上以皮损区突然发生脐窝状水疱，并伴有全身症状为特征。

【流行病学】

本病于 1854 年由 Kaposi 首次描述，确切的发病率不清楚，美国在 80 年代后报道的发病数有增多，我国近年也常有个例报道。单纯疱疹患者及慢性带毒者均为传染源，主要通过与患者的直接接触传播；本病好发于儿童，也可发生于成人。

【病因学】

绝大多数的 Kaposi 水痘样疹是由单纯疱疹病毒(HSV-1 型和 HSV-2 型)感染所致，常发生在有异位性皮炎的患者中，但柯萨奇 A16 病毒、牛痘病毒感染亦见报道。与 Kaposi 水痘样疹相关的基础皮肤病包括异位性皮炎、湿疹、脂溢性皮炎、脓疱疮、疥疮、落叶性天疱疮、寻常性天疱疮、鱼鳞病样红皮病、Darier 病、毛发红糠疹、皮肤 T 细胞淋巴瘤等。其发病机制尚不清楚，机体的细胞免疫与体液免疫功能缺陷可能在发病中起一定作用。与单纯疱疹患者的直接接触是诱发本病的重要因素。

【临床表现】

潜伏期 5～9d。突然出现高热、全身不适、恶心、呕吐、嗜睡等中毒症状。次日开始发疹，发生多数较密集的水疱，迅速变为脓疱，疱顶中央有脐窝状凹陷，基底红肿。2～3d 后损害可相互融合成片，但附近仍有散在典型皮疹，有的皮疹可为出血性。皮疹常先发生在原有皮肤病皮损区，以面部、颈肩部、躯干好发，也可发生在正常皮肤上，甚至波及全身。近卫淋巴结常肿大。在 5～10d 内皮疹分批出现，以后皮疹渐干燥结痂愈合，留有色素沉着及浅表性瘢痕，全身症状也减轻消失。平均病程 16d。

并发症：皮疹累及眼部可导致结膜炎、角膜炎等；继发细菌感染可致败血症；病毒血症可引起脑炎、肝炎、肺炎等。

【辅助检查】

1. *细胞学检查*　见单纯疱疹。

2. *HSV 检测*　新鲜水疱取材做 HSV 组织培养或抗原检测或 DNA 检测，可分离出 HSV 或检测到 HSV 抗原或 DNA。

3. *组织病理检查*　可显示 HSV 感染的特征性变化，在表皮内或表皮下可见水疱或脓疱，有网状和气球变性，并可见多核细胞。

【诊断与鉴别诊断】

1. *诊断*　根据以下要点：好发儿童，有异位性皮炎、湿疹等皮肤病史，有单纯疱疹接触史，原有皮损上突发多数脐窝状水疱和脓疱，并伴有全身症状等，临床诊断可以成立。从皮疹中分离出 HSV 或检测到 HSV 抗原或 DNA 可证实诊断。

2. *鉴别诊断*

(1)水痘：无原发湿疹等皮肤病，发疹前全身症状轻微。

(2)脓疱疮:脓疱散在分布、有蜜黄色脓痂,不呈脐窝状,无全身症状。

【治疗】

患者应卧床休息,加强护理和支持疗法,早期应用抗病毒药物和抗生素,预防并发症和继发感染。

1. 系统性治疗

(1)抗病毒药物:阿昔洛韦 15mg/(kg·d),分3次静脉滴注,连用5d或至皮疹愈合;或口服阿昔洛韦200~400mg,每天5次,连用10~14d或至皮疹愈合。

(2)抗生素:针对细菌培养选用抗生素,合并葡萄球菌感染较常见。

(3)丙种球蛋白:有报道抗病毒药物合并应用丙种球蛋白可快速控制病情、缩短病程。病情严重者可用丙种球蛋白或胎盘球蛋白3~6ml/d,每日1次或隔日1次。

2. 局部治疗 以抗菌、消炎、收敛、防止继发感染为原则,可用0.5%~1%依沙吖啶溶液湿敷或外用1%新霉素软膏、金霉素软膏、莫匹罗星软膏等。

【预后】

病死率低于10%,主要发生在因菌血症而有多脏器受累的患儿。

三、水 痘

水痘(varicella)系由水痘-带状疱疹病毒(varicella zoster virus,VZV)引起的原发感染,是一种急性传染性皮肤病。好发于儿童,临床上以发热、全身分批出现散在的红色斑疹、丘疹、水疱为特征。

【流行病学】

患者为主要传染源,出疹前1~2d至出疹后1周均有传染性,主要通过飞沫和密切接触传染。儿童与带状疱疹患者接触亦可发生水痘。人群普遍易感,但以学龄前儿童发病最多。易感者接触后约90%发病,在幼儿园、小学等幼儿集体机构中易引起流行。好发冬春两季。接种水痘减毒活疫苗有预防作用。

【病因】

水痘-带状疱疹病毒为一种DNA病毒,存在于患者的呼吸道分泌物、疱液和血液中,经飞沫和直接接触而传染。VZV由呼吸道侵入,在区域淋巴结繁殖,4~6d后经原发性血症播散到肝、脾等网状内皮系统,再次增殖后侵入血液引起第二次病毒血症和全身病变,以皮肤损害为主,偶可累及内脏。愈后部分病毒可长期潜伏于脊髓后根神经节或颅神经的感觉神经节,形成慢性潜伏性感染,机体抵抗力下降时可再度激活,至成年后发生带状疱疹。

【临床表现】

潜伏期10~21d,平均14d。患者可有发热、头痛、全身不适、食欲缺乏、咳嗽或轻度腹泻等前驱症状,发热的同时或于发热1~2d后开始出疹。皮损一般先出现于躯干、头面部及四肢近端,呈向心性分布,四肢远端皮损稀疏散在,可累及口腔、外阴。皮损初起为红斑疹,很快变为丘疹和疱疹,水疱绿豆大小,周围绕以红晕,疱液初起清澈透明,常有瘙痒。继发感染时可有脓疱。疱疹在1~3d内枯干、结痂,约2周脱落不留瘢痕。因皮疹分批出现,故可见各期皮疹同时存在。在同一部位的皮肤上,有斑疹、丘疹、疱疹、结痂等各期皮疹是水痘的特点之一。

成人患水痘,其症状较儿童严重,表现为高热持续不退,全身症状严重,皮疹融合成片,易发生肝炎、肺炎等并发症。

机体抵抗力低下可导致特殊疹型的水痘和播散性水痘,前者包括大疱型、出血型和坏疽型水痘,播散性水痘指病毒扩展至脑、肝、肺、心脏等处并出现相应的临床表现。

【辅助检查】

临床上水痘的诊断不太困难,对不典型的病例,进行辅助检查有助于确诊。

细胞学检查 疱底刮取物作涂片,Giemsa染色或Wright染色后镜检可见多核巨细胞和核内包涵体。

【诊断与鉴别诊断】

1. 诊断 根据发热、头痛等前驱症状,皮肤分批出现斑疹、丘疹、水疱、结痂及向心性分布,黏膜亦可受累等特点,诊断可以成立。

2. 鉴别诊断

(1)丘疹性荨麻疹:皮疹为红色风团样丘疹,中心可有丘疱疹或水疱,瘙痒明显,好发于四肢、腰背、臀部,易反复。

(2)脓疱疮:皮损为散在性脓疱,周围有红晕,表面覆有脓痂,好发于面部、四肢等暴露部位,涂片或培养可查见细菌。

【治疗】

患儿应隔离至全部皮疹结痂为止,与水痘接触过的易感儿童应隔离观察3周。

1. 系统性治疗

(1)抗病毒药物：宜在发病初期及早应用，儿童可口服阿昔洛韦，每次20mg/kg，每日4次(每日总量不超过3200mg)，用5d。成人剂量为每次800mg，每日4次，用7d。对有脑炎、肺炎等并发症者，可静脉应用阿昔洛韦，每次10mg/kg，q8h给药。

(2)对症处理：高热者可给予退热药，但不宜用阿司匹林和其他水杨酸盐类解热镇痛药，以免增加患Reye综合征的风险。瘙痒明显者可口服抗组胺药。继发感染时可应用抗生素。

2. 局部治疗　以干燥、止痒、消炎为主。可用1%依沙吖啶炉甘石洗剂，水疱破者可用2%甲紫溶液，有脓疱时用1%新霉素、莫匹罗星等。亦可应用阿昔洛韦霜、喷昔洛韦霜等抗病毒药。

【预后】

水痘是一种自限性疾病，一般预后良好，愈后获得终身免疫。播散性水痘有肺炎、脑炎的患儿病死率可达5%～25%。

四、带状疱疹

带状疱疹(herpes zoster)是由水痘一带状疱疹病毒(varicella-zoster，VZV)引起的复发性感染，临床上以簇集性水疱排列呈带状，沿周围神经走向呈单侧分布，伴明显神经痛为特征。

【流行病学】

发病随年龄而增加。在美国，平均发病率为每年215/10万，老年人的发病率明显增加，80%的患者为20岁以上的成人，而14岁以下的儿童和少年低于5%。本病好发春秋季节，成人多见。

【病因学】

本病由水痘-带状疱疹病毒引起，病毒通过呼吸道黏膜进入人体，经过血行传播在皮肤上出现水痘或呈隐性感染，此后病毒侵入感觉神经末梢，再移动并长期潜伏于脊髓后根神经节或颅神经的感觉神经节的神经元细胞中。当发生感冒发热、劳累、感染、肿瘤、免疫性疾病、接受放射或化学药物治疗，使机体免疫功能下降，病毒则再度激活，沿着周围神经纤维移动到皮肤，诱发带状疱疹。

【临床表现】

约1/5的患者发疹前有轻度发热、全身不适、食欲缺乏等前驱症状，在即将出现皮损的部位往往先有皮肤感觉过敏、灼热、神经痛，易误诊为肋间神经痛、胸膜炎或急腹症。1～4d后局部皮肤初起不规则的红斑，继之出现数片群集性粟粒至绿豆大小的丘疹、丘疱疹，迅速变为水疱，疱液清亮，疱壁紧张、发亮，周围有红晕。皮疹多沿某一周围神经分布，排列成带状，单侧性，一般不超过躯干中线。好发于肋间神经、颈神经、三叉神经或腰骶部神经支配区。可并发局部淋巴结肿痛。病程2～3周。

由于机体免疫状态不同，临床可表现为无疹型、顿挫型(不全型)、大疱型、出血型、坏疽型、播散型。当三叉神经第一支受累时可发生眼部带状疱疹，表现为结膜炎、角膜炎、虹膜睫状体炎，角膜溃疡可致失明。当病毒侵犯面神经和听神经而累及膝状神经节时，可影响面神经的运动与感觉纤维，引起面瘫、耳痛及外耳道疱疹三联征，称Ramsey-Hunt综合征。

神经痛是本病的特征之一，儿童或青壮年可没有疼痛或疼痛轻微，而年老体弱者常疼痛剧烈、难以忍受，可整夜不能入睡。某些患者在皮损完全消失后，神经痛仍持续存在，时间达1个月以上者，称为带状疱疹后遗神经痛(postherpetic neuralgia，PHN)，60岁以上的老年人约50%发生PHN。

【辅助检查】

1. 细胞学检查　疱底刮取物作涂片镜检可见多核巨细胞和核内包涵体。

2. 抗原检测　用直接免疫荧光法检查疱底刮片，疱疹病毒抗原阳性。

【诊断与鉴别诊断】

1. 诊断　主要依据临床诊断，根据簇集性水疱，排列呈带状，沿周围神经分布，单侧性，伴神经痛等特点，可以作出诊断。

2. 鉴别诊断

(1)单纯疱疹：好发皮肤黏膜交界处，皮疹较局限，不沿神经分布，常反复发作。

(2) Kaposi水痘样疹：先有原发皮肤病，然后发生水疱、脓疱，无一定好发部位，自觉瘙痒。

(3)脓疱疮：皮损为散在性脓疱，周围有红晕，表面覆有脓痂，可自身接种传播；多见于儿童；涂片或培养可查见细菌。

在疱疹尚未出现之前或顿挫型带状疱疹，其神经痛需与其他有疼痛表现的疾病鉴别，如阑尾炎、胆囊炎、肋软骨炎等。

【治疗】

治疗原则为抗病毒、止痛、消炎、预防继发感染、缩短病程。

1. 系统性治疗

(1)抗病毒药物：尽早使用核苷类抗病毒药物，可抑制病毒复制、促进皮损愈合、减轻疼痛。尤其是年龄 50 岁以上、有中重度疼痛、皮疹较严重及在非躯干部位的患者。可口服阿昔洛韦 800mg，每天 5 次；或伐昔洛韦 1 000mg，每天 3 次；或泛昔洛韦 500mg，每天 3 次；疗程均为 7～10d。病情严重或细胞免疫功能低下者可静脉给药，阿昔洛韦每次 10mg/kg，q8h。

(2)止痛药物：可选用各种止痛药，如乙酰氨基酚、布洛芬、吲哚美辛等。

(3)糖皮质激素：发病早期糖皮质激素与抗病毒药物联合应用可抑制炎症、促进皮损愈合、缓解疼痛或减少神经后遗痛的发生率。可选用泼尼松 40～60mg/d，疗程 7～10d。年老体弱或免疫功能低下者不主张使用。

(4)营养神经药物：维生素 B_1 10mg，口服，每天 3 次；维生素 B_{12} 0.15mg，肌内注射，每日 1 次。

2. 局部治疗　干燥、消炎外用药可参见水痘，局部止痛可选用 0.025％辣椒素霜。局部物理疗法可选用氦氖激光、深红外线、频谱治疗仪照射等，有助于缓解疼痛。

【预后】

本病常可自愈，预后一般良好，愈后可获得终身免疫，偶有复发，美国 3/4 的复发性带状疱疹为 HIV 感染者。

五、幼儿急疹

幼儿急疹(exanthema subitum)又称婴儿玫瑰疹，是由病毒引起的一种小儿急性发疹性传染病。临床特点是突发高热，持续 3～5d，热退后出现玫瑰红色的斑丘疹。

【流行病学】

无症状的成人感染者是本病的传染源，病毒可经唾液、气管分泌物和尿液排出，婴儿通过与父母密切接触获感染。人群普遍易感，一般在 2 岁前发病，多见于 6～18 个月幼儿，好发春秋两季，男女性别无差异。

【病因学】

该病的病原体为人类疱疹病毒 6 型(human herpesvirus 6，HHV6)，为一种双链 DNA 病毒。HHV6 于 1986 年由淋病细胞增生性疾病患者中分离出，有 A、B 两种亚型，主要感染 T 淋巴细胞。HHV6 A 型主要从免疫功能低下者中分离出，其所致疾病尚未明确；HHV6 B 型引起幼儿急疹；A、B 两型均在移植物接受者和艾滋病患者中起一定致病作用。婴幼儿时发生原发性感染，常无症状，而后病毒潜伏在淋巴细胞和单核细胞以及一些组织细胞中，如唾液腺和支气管上皮细胞等。此外，HHV7 也可能引起幼儿急疹。

【临床表现】

潜伏期为 1～2 周。起病急，突发高热，体温 39～40℃，持续 3～5d 后骤降，热退时出现大小不一的淡红色斑疹或斑丘疹，直径 1～5mm，压之褪色。皮疹常先发生于躯干，很快蔓延到颈部、面部及四肢，皮疹在 1～2d 消退，不留痕迹，无色素沉着或脱屑。患儿通常一般状况良好，可伴咽部充血，枕后和颈淋巴结常肿大。重症者高热时可伴惊厥、恶心、呕吐、嗜睡等全身症状。

【辅助检查】

1. 血常规检查　可见白细胞总数、嗜中性粒细胞和淋巴细胞下降。

2. 血清抗体检查　恢复期血清 IgG 抗体滴度较急性期升高≥4 倍有诊断意义。

3. 病原学检查　可用 PCR 检测血液、唾液中的 HHV6 DNA 的存在。

【诊断与鉴别诊断】

1. 诊断　主要根据临床特点和发病年龄，2 岁内幼儿突发高热，持续 3～5d，热退时出现红色斑丘疹，一般状况良好，应考虑本病。血清中检测出 HHV6 特异性 IgG 抗体或 PCR 检测外周血淋巴细胞 HHV6 DNA 阳性即可确诊。

2. 鉴别诊断

(1)麻疹：上呼吸道卡他症状重，病初口腔黏膜有 Koplik 斑，发疹和发热可同时存在。

(2)风疹：出疹前已发热 6～24h，高热同时发疹，颈后、枕后淋巴结肿大。

【治疗】

无特效抗 HHV6 的抗病毒药物，体外试验表明更昔洛韦和膦甲酸钠对 HHV6 有较明显的抗病毒作用，但临床疗效尚未确定。主要是对症治疗。

1. 一般治疗　患儿应卧床休息，多饮水，给予易消化食物，适当补充维生素 B、维生素 C 等。

2. 对症治疗　高热时物理降温及退热药，如有惊厥可给予苯巴比妥钠或水合氯醛，可适当补液。

【预后】

本病为一种自限性疾病，免疫功能正常的幼儿很少发生并发症，一般预后良好。

六、EB病毒引起的皮肤病——传染性单核细胞增多症

传染性单核细胞增多症(infectious mononucleosis)是由EB病毒所引起的一种急性网状内皮系统增生性疾病，临床特点包括不规则发热、淋巴结大、脾大、血淋巴细胞增多及异常、有嗜异性抗体。

【流行病学】

本病在19世纪末首次以腺性热报道，1920年被命名。病毒携带者和患者是本病的传染源，通过口-鼻密切接触(如接吻)和飞沫传播。人群普遍易感，好发于儿童及青壮年。通常呈散发性，四季均可发病。

【病因学】

本病主要由EB病毒(Epstein-Barr virus，EBV)所致，占90%以上。EBV即人疱疹病毒4型(HHV4)，属疱疹病毒嗜淋巴细胞属的成员，为一种DNA病毒，人是其唯一宿主，存在唾液腺和口咽部淋巴组织中，经唾液传播。病毒在鼻咽部上皮细胞中复制，经病毒血症播散到淋巴网状内皮系统，原发性感染大多无症状，而后形成潜伏感染。EBV也是一种人类肿瘤病毒，与鼻咽癌和儿童淋巴瘤的发生密切相关。此外，巨细胞病毒及其他病毒如腺病毒等也可引起传染性单核细胞增生症。

【临床表现】

潜伏期30～50d，儿童较短，平均10d左右。起病缓急不一，常有头痛、乏力、鼻塞、恶心、食欲减退等前驱症状。

典型临床表现包括：

1. *发热*　一般均有发热，体温38.5～40℃，热型不定，常持续10～14d。部分患者伴有寒战，肌肉酸痛或多汗。

2. *咽峡炎*　表现为弥漫性膜性扁桃体炎，咽部、扁桃体、悬雍垂充血肿胀，软、硬腭联合部可有出血点。咽部肿胀严重者，可出现呼吸困难及吞咽困难。

3. *淋巴结大*　见于70%的患者，发病早期即可出现，浅表淋巴结普遍受累，以颈部和下颌下最为常见，腋下、腹股沟次之。肿大的淋巴结常呈对称性、中等硬度、不粘连、无压痛，直径很少超过3cm，多在热退后数周才消退。

4. *肝脾大*　约30%患者有肝大，罕见有黄疸，肝区常有叩击痛。约50%患者有中度脾大，偶有外伤性或自发性脾破裂。

5. *皮疹*　10%～15%的患者在发病后1周左右出现皮疹，以红色斑丘疹多见，亦可有麻疹样、猩红热样、荨麻疹样皮疹，多见于躯干部，1周内消退。部分患儿可有眼睑水肿。

并发症：包括肝炎、血小板减少、肺炎、脑膜脑炎、心肌炎、肾炎、自身溶血性贫血等。

【辅助检查】

1. *血常规检查*　40%～70%的患者白细胞总数增多，90%患者淋巴细胞和单核细胞增多，可见异型淋巴细胞，常在10%以上。

2. *嗜异性凝集试验*　患者血清中常含有属于IgM的嗜异性抗体可与绵羊红细胞凝集。发病1周时血清嗜异性抗体阳性率50%，2周和3周时阳性率可达60%和90%以上。

3. *抗EB病毒抗体试验*　以酶联免疫试验、免疫荧光抗体试验或免疫杂交试验检测血清中的EB病毒抗体。抗衣壳抗原(VCA)IgM抗体在症状出现时即阳性，2～3周达高峰，然后下降，持续3～4个月。VCA-IgG抗体在发病后不久阳性，在2～3个月时达高峰。

【诊断与鉴别诊断】

1. *诊断依据*

(1)临床上有发热，咽峡炎，全身淋巴结肿大，肝脾肿大及皮疹。咽腭部出现瘀点很有诊断意义。

(2)血象中淋巴细胞增多，异型淋巴细胞占10%以上。

(3)血清嗜异性抗体阳性。

(4)血清抗EB病毒抗体阳性。

2. *鉴别诊断*　本病需与咽峡炎、扁桃腺炎、结核性淋巴结病、肝炎和淋巴细胞性白血病等相鉴别。

【治疗】

本病无特效疗法，以预防感染和对症、支持治疗为主。

1. *对症治疗*　发热时给予退热药，扁桃体炎继发细菌感染时应用抗生素。

2. *糖皮质类固醇激素*　对重症患者，如咽部、喉头有严重水肿以及出现神经系统并发症、血小板减少性紫癜、心肌炎、心包炎等，可使用皮质类固醇激素。

3. *抗病毒药物*　安慰药对照临床试验中阿昔洛韦对无并发症患者的临床病程无影响。

4. *其他方法*　有报道静脉应用免疫球蛋白成

功治疗传染性单核细胞增多症相关的血小板减少症。一般成人用量为400mg/(kg·d)，用2～5d。其他新方法有应用α-干扰素及输入供体T细胞或EB病毒特异性细胞毒T细胞。

【预后】

本病为一种自限性临床综合征，大多数预后良好，愈后可获持久免疫力，再次患病者极少见。

七、巨细胞包涵体病

巨细胞包涵体病(cytomegalic inclusion disease)是由感染巨细胞病毒(cytomegalovirus，CMV)引起的一种全身性感染综合征，好发婴儿，临床表现为肝脾大、黄疸及皮内出血等。因被感染细胞变大，核内和胞质内有包涵体，故称作为巨细胞包涵体病。多为宫内感染，也可后天获得。

【流行病学】

病毒携带者和患者是本病的传染源，病毒可从唾液、泪液、宫颈分泌物、尿液、精液、粪便、血液或乳汁中排出。传播途径包括垂直传播(宫内感染)、性传播、间接接触传播、血液传播以及器官移植等。人群普遍易感，年龄越小易感性越强，常在儿童期感染。血清流行病学调查，不同人群中的感染率为40%～100%。

【病因学】

巨细胞病毒为一种双链DNA病毒，为8种人类疱疹病毒中最大的一种病毒，又称为HHV5，属β亚类，该类病毒常感染单核细胞和淋巴细胞。人类CMV仅能在人胚纤维母细胞组织培养中生长，1956年首次体外培养成功。受感染细胞变圆、增大，胞质和细胞核内出现嗜酸性包涵体为其主要特征。原发感染后，CMV在多种组织器官中形成潜伏感染，当机体免疫力下降时，潜伏的病毒可激活并引起多种综合征。免疫功能正常的儿童和成人感染后多无症状，而免疫功能低下者可出现严重症状包括发热、肝炎、肺炎、视网膜炎、脑炎，及单核细胞增多症样疾病等。

【临床表现】

本病临床表现轻重不一，随发病年龄和机体的免疫状况不同而异。

1. *先天感染*　病毒通过胎盘而导致宫内感染，尤其是母亲在妊娠期发生原发性感染。约10%患儿在出生时可发生明显全身症状，表现为黄疸、肝脾大、间质性肺炎、脉络膜视网膜炎、血小板减少及各种皮疹(包括皮肤瘀点、紫癜、斑丘疹等)。最重要的表现是中枢神经系统受累，可出现脑钙化、脑萎缩、小头畸形、巨脑室、智力低下和运动障碍等。多数患儿在数日或数周内死亡或遗留严重的神经障碍。脑钙化预示着患儿以后很可能发生认知和听力障碍。

如果母亲在妊娠期复发性感染，多数先天性感染患儿在出生时无症状，但与无感染的婴儿相比，生长会较迟缓，仍有发生神经系统后遗症及听力损害的危险。

2. *后天感染*　围生期经哺乳等密切接触感染的婴儿多无症状，但有症状的发生率仍较成人为高，表现为肝、脾和淋巴结肿大、皮疹、肝炎、支气管炎或肺炎等，但神经系统极少被侵犯。儿童期感染常通过呼吸道获得，一般无症状，偶可出现迁延性肝炎或间质性肺炎。

3. *巨细胞病毒性单核细胞增生症*　常发生于年轻成人，通常由人与人密切接触传播，也可经输血或器官移植传播。临床上有发热、严重乏力、异型淋巴细胞增多、肝酶升高等，但较少发生咽峡炎和脾肿大，嗜异性凝集试验阴性。

【辅助检查】

1. *血常规检查*　淋巴细胞增多(>0.50)，异型淋巴细胞占10%。可有贫血和血小板减少。

2. *肝功能检查*　黄疸患儿血清胆红素增高，伴血清转氨酶升高。

3. *病原学检查*

(1)CMV分离培养：人体组织液和分泌物等可接种到人胚肺纤维母细胞，进行CMV分离培养，但CMV生长缓慢，需4～6周才出结果，故临床难以推广应用。

(2)CMV核酸检测：应用PCR检测血液、体液和组织中的CMV，阳性有助于诊断。

4. *血清抗体检测*　常用方法有补体结合试验、间接免疫荧光试验(IIF)、免疫酶试验(EIA)、间接血凝试验(IHA)和放射免疫试验(RIA)等，可检测CMV-IgG和IgM抗体。血清中CMV-IgM抗体阳性有助于早期诊断。恢复期血清中IgG抗体的效价较急性期升高≥4倍有诊断意义。

【诊断与鉴别诊断】

1. *诊断*　依据母亲妊娠期可疑感染史，各种类型感染的临床表现，结合病毒学和血清学检查可以确立诊断。

2. *鉴别诊断*　婴儿的先天性感染需与弓形虫病、新生儿败血症、乳儿肝炎、全身性单纯疱疹、风疹、淋巴细胞性脉络丛脑膜炎病毒感染、梅毒等鉴别。成人需与 EB 病毒感染所致的传染性单核细胞增多症鉴别。

【治疗】

目前尚无有效的 CMV 疫苗，无特效治疗方法，可选用抗病毒药物及对症治疗。

1. *抗病毒药物* 目前首选的抗病毒药物是更昔洛韦，比阿昔洛韦有更强的抗 CMV 作用，可抑制 CMV DNA 聚合酶的活性。常静脉给药，5 mg/kg，每天 2 次，疗程 14～21d，然后每天 1 次维持治疗。主要用以治疗 CMV 视网膜炎、间质性肺炎和胃肠炎以及预防免疫功能低下者的感染。更昔洛韦的左旋氨酰酯，即缬更昔洛韦，在美国已被批准用于治疗 HIV 感染者的 CMV 视网膜炎，口服剂量为 900mg，每日 2 次，疗程 14～21d。更昔洛韦疗效不佳或不能耐受时可用膦甲酸钠和西多福韦。

2. *免疫球蛋白* 免疫调节作用，预防有症状 CMV 感染，尤其是免疫功能低下及孕妇。有原发感染的孕妇应用 CMV 免疫球蛋白可预防传播及改善新生儿的不良后果。静脉给药，500mg/kg，隔天 1 次，用 10 次；然后每周 2 次，再用 8 次。同时联合应用更昔洛韦。

3. *对症治疗* 加强支持疗法，补充维生素和能量，保护肝细胞，利胆，促进黄疸的消退等。

【预后】

先天性感染的患儿病死率高，预后不良，幸存者常遗留永久性的神经系统后遗症，如小头畸形、智力低下、发育及运动障碍、耳聋等。后天性感染者一般预后较好，但免疫功能低下者如器官移植、艾滋病患者预后不良。

第三节 痘病毒性皮肤病

一、牛 痘

牛痘(cowpox)是一种是由牛痘病毒(cowpox virus)所致的传染病，可在人、猫及牛间传播。

【流行病学】

本病见于欧洲少量报道，夏末及秋季发病率增加。

【病因学】

本病由牛痘病毒感染所致。

【临床表现】

潜伏期 5～7d，皮疹初起为丘疹，很快转变成水疱和脓疱，中有脐凹，周围绕有红晕及水肿；皮疹可出血、破溃并形成 1～3cm 的焦痂。皮损多发生于面部、前臂及手指等处，常为多发性。病程一般为 3～4 周。有发热，局部淋巴结炎及淋巴管炎。

【病理学检查】

与种痘相似，但表皮坏死较慢，出血及炎症较为明显；在表皮细胞中下部细胞可见胞质内比天花及种痘的包涵体更大包涵体。

【诊断与鉴别诊断】

根据有接触病牛、猫等的病史以及容易在暴露部位出现快速发生水疱和脓疱的临床表现，可以诊断。可通过电镜检查和病毒的培养确诊。临床上需与挤奶人结节、羊传染性口疮、原发性皮肤结核、异物肉芽肿及孢子丝菌病相鉴别。

【治疗】

主要是对症治疗及防治继发感染。

二、种痘并发症

种痘用减毒的牛痘病毒疫苗接种于人体，使人生牛痘，而产生对天花的自动免疫。种痘后反应一般分为正常反应和异常反应两种，异常反应就是种痘并发症(vaccination complication)。在大规模进行牛痘病毒疫苗接种时，由于痘苗本身的稳定性和个体的差异性，可能会出现一些异常反应。按其重要性及损害部位，一般可分为 3 类：即中枢神经系统并发症(种痘后脑炎)、皮肤并发症及其他，其中以皮肤并发症常见。现就皮肤反应分述如下。

1. *子痘或匐行痘* 可能由于接种局部受机械刺激或痘苗毒力强使痘苗病毒沿淋巴管散布所致。种痘后 6～9d 在原发痘周围附近 3～5cm 处或原发痘向四周扩大一圈处，出现 1～10 个 2mm 大小的痘疱，其经过亦由水疱、脓疱经干燥而结痂，多数在 2 周内消退。对此一般对症处理即可。

2. *移植痘* 因自家接种或与新近种过痘的人接触或因意外感染所引起。一般多发生于暴露部位以及皮肤黏膜交界处。除眼部外，发生于其他部位者，呈一典型痘疱，其过程与原发反应相同。若移种于眼睑缘，则眼睑可发生明显红肿，结膜充血，睑缘可见大小不等痘疮，耳前或颌下淋巴结肿大。若侵及角膜，则发生角膜炎，将会影响视力，甚至造成失明。若疫苗溅入眼内，切不可用手揉搓，应立即应用硼酸水或生理盐水冲洗，随后用丙种球蛋白

10 倍稀释液滴眼,连续 1 周。对眼部移植痘可肌内注射丙种球蛋白,局部用疱疹净眼药水或氯霉素眼药水滴眼,对症处理。

3. 湿疹痘　又称种痘性湿疹(eczema vaccination),系原有湿疹等皮肤病的患者,种痘或接触种痘者后,将痘苗病毒直接接种在原有皮肤病的病损上所致,亦有可能是痘苗病毒通过血流而播散到皮损上。通常发生在初种痘的婴儿,感染痘苗病毒后,经 1～2 周,突然出现高热、头痛、倦怠、食欲缺乏、恶心、呕吐等全身症状,在原有皮肤病的基础上发生水疱、脓疱等,邻近正常皮肤甚至全身亦可出现少数散在性皮损。皮损可成批发生,有时可融合成片。皮损经 1～2 周逐渐干燥结痂,痂脱后,留有浅表性瘢痕及色素沉着。附近淋巴结大。可并发脑炎或其他神经障碍,导致死亡。

预防及治疗:①凡患湿疹等皮肤病患者,应暂缓种痘,也不要与种痘者接触。②卧床休息,给予支持疗法和积极的对症治疗。对原有的皮肤病亦要给予相应的治疗。

4. 坏疽性牛痘　又名坏死性牛痘、进行性牛痘或迁延性泛发性牛痘。患者大多有明显的免疫缺陷。多见于 1 岁以内的初种婴儿,复种者亦可发生。一般在种痘后 2 周,种痘部位发生坏死,形成溃疡,溃疡边缘堤状隆起,中央明显坏死形成褐黑色厚痂,溃疡进行性变大变深,而且身体其他部位出现迁延损害,也为进行性坏疽。伴有高热,常因并发败血症而死亡。

预防及治疗:①种痘前要详细了解病史,对有各种免疫功能缺陷者,应避免种痘。②大量输入含有高价痘苗抗体的冻干人血浆或近期种痘成功者的血浆或全血。肌内注射含高价痘苗抗体的丙种球蛋白以及其他的全身支持疗法。局部可用疱疹净软膏,亦可用紫外线局部照射或甲醛灭活的痘苗局部注射,以提高局部细胞的敏感性。

5. 泛发性牛痘(全身性痘)　此发生于原先皮肤完全正常者,但由于患者免疫功能较差,以致接种的病毒经血行播散而发病。常在第 9～14d 内全身成批出现散在性丘疹,逐渐演变为水疱和脓疱,严重者脓疱可融合成片。口腔黏膜亦可累及,可伴有发热。以后随着机体特异性抗体的产生,病变即停止,脓疱干燥结痂,痂脱而愈,一般不留瘢痕,病程 3 周左右。

一般对症治疗及防止继发感染。

6. 胎儿牛痘　较少见,大多发生于孕期第 3～24 周的孕妇且初次种痘者,胎儿绝大多数为死胎或产后短时间死亡。其病毒可能随母血经胎盘而输给胎儿。因此,当无感染天花的危险时,应避免对孕妇进行种痘。

7. 种痘后多形疹　常发生于种痘后 2～29d,表现为红斑、丘疹、斑丘疹、水疱、紫癜等。最常见为多形红斑、猩红热样、麻疹样、荨麻疹或过敏性紫癜样发疹,偶可为血小板减少性紫癜、结节性红斑及表皮坏死松解型等发疹。尚有一种种痘性蔷薇疹,即在初次种痘后第 2 周,在躯干、面部发生对称性淡红色斑疹,可伴有发热。此种皮疹多数在 2～3d 内消退,一般可采用抗组胺药物、维生素 C、钙剂等,对于多形红斑或表皮坏死松解型等严重患者,需注意水、电解质平衡及其他支持疗法,亦可用皮质类固醇。

8. 种痘部位的细菌感染　因消毒不严或痘疮被抓破而引起细菌继发感染。可发生脓疱病、疖、蜂窝织炎、淋巴管炎、外伤性猩红热、丹毒或寻常狼疮等,种痘后破伤风亦有所见。种痘时应无菌操作,接种处需保持清洁。勿搔抓,对已发生感染的病例,采用抗生素治疗。

9. 种痘后激发或加剧其他皮肤病　指在接种后发生异位性皮炎、银屑病或扁平苔藓等皮肤病或种痘后引起湿疹、银屑病或天疱疮等原有皮肤病加剧。

三、羊　痘

羊痘(orf)是由羊痘病毒所致的感染性皮肤病,又称为传染性脓疱性皮病、传染性深脓疱疹、感染性唇部皮炎。

【流行病学】

此病毒主要侵犯羊,人是由于直接接触病羊污染的物质而被感染,故多见于牧羊人、兽医及屠宰人员等。尚未见人与人之间相互传染的报道。传染后有终身免疫力。目前尚无全球各地区发病率的数据,我国仅有少量散在报告。

【病因学】

本病由羊痘病毒(orf virus)所致,其为副痘病毒属,是一种 DNA 病毒。在电镜下该病毒呈圆柱形,末端凸出,具有特征性的针织物状外形。可在人羊膜细胞和原始恒河猴肾细胞培养上生长。

【临床表现】

潜伏期 5～6d,初起为单个或数个的红色或紫红色的小丘疹,质地坚硬,后扩大成为 3～5cm 大小的扁平出血性脓疱或水疱，中心可有脐凹和结痂，痂周可见特征性的灰白色或紫色晕，其外再绕以红晕；部分患者皮损可呈化脓性肉芽肿或真菌感染样改变，也有些患者在发病后10～14d时，于四肢伸侧可出现多形红斑型皮疹；损害多发生于手指、前臂，有时可见于面部。可见淋巴管炎和局部淋巴结肿大，无全身症状或仅有微热。本病可自愈，病程3～6周。

临床分为6期，每期持续6d。

第一期：淡红至红色斑疹或丘疹。

第二期：靶形皮损，结节中央呈红色，外周绕以红晕，二者之间有一白色环。

第三期：急性渗出性结节。

第四期：干燥再生性结节，表面覆黑点的薄痂。

第五期：乳头瘤样损害。

第六期：干燥结痂而消退。

【病理学检查】

表皮内有明显的细胞内及细胞间水肿，空泡形成以及气球状变性。真皮内有致密细胞浸润，其中央主要由组织细胞和巨噬细胞构成，外周为淋巴细胞及浆细胞等炎症细胞，很少见到中性粒细胞，小血管数增加，其内皮细胞肿胀及增生。超微结构研究发现，病毒颗粒仅见于变性的表皮细胞胞质中。

【诊断与鉴别诊断】

1. 诊断　根据接触病羊的病史，结合出现特征性皮损，易作出诊断。确诊时可用电镜对痂及病损组织作病毒检查。

2. 鉴别诊断　本病需与牛痘、挤奶人结节、多形红斑、化脓性肉芽肿、皮肤真菌感染及鳞癌相鉴别。

【治疗】

对症治疗，积极预防和治疗继发感染；较大的外生性皮损可通过外科手术的切除，切除深度需达真皮以下。

四、传染性软疣

传染性软疣（molluscum contagiosum）是一种由传染性软疣病毒（molluscum contagiosum virus，MCV）所引起的表皮传染性疾病，其特点为在皮肤上发生蜡样光泽的小丘疹，顶端有脐凹，能挤出乳酪状软疣小体。

【流行病学】

本病主要是通过直接接触而传染，可自体接种。有报道，在结节病、白血病、艾滋病、使用皮质类固醇及免疫抑制药等免疫力低下的患者中可发生广泛性皮损，由此可见细胞免疫在控制和清除本病中起着重要的作用。多见于儿童及青年人。本病较常见，疾病的发生遍及全球，但未见其确切的发病率的报告；我国目前亦尚无对该病比较完整的流行病学调查的报道。

【病因学】

本病由传染性软疣病毒所致，属痘病毒科，核酸为双股DNA，呈“砖形”，大小约为300nm×220nm×100nm，在普通显微镜下有时亦可见到。在鸡卵和组织培养中皆不生长。MCV基因型可分为MCV1和MCV2两型，76%～97%患者由MCV1所致。

【临床表现】

潜伏期为14～60d。典型皮损为5～10mm大小的半球形、表面有蜡样光泽、珍珠色的丘疹，丘疹顶端有脐凹，挑破顶端后，可挤出白色乳酪样物质，称为软疣小体，损害数目不等，或少数散在，或数个簇集，互不融合。同患慢性湿疹、特应性皮炎或合并HIV感染时，可发生数百个软疣。皮损的分布主要受感染途径影响，儿童皮损好发于面部、躯干及四肢，成人皮损好发于下腹部、耻骨部、生殖器及腹内侧，但皮损可发生于身体任何部位，有时可发生于头皮、唇、舌及颊黏膜，男性同性恋者皮损可发生于肛周。常有瘙痒，皮损因搔抓及自家接种而呈条状分布。极少数病人皮损有时亦可长大至10～15mm，多为单发，常继发细菌感染而发生炎症反应。大多数患者皮损6～9个月后可自愈，但亦有持续3～4年者，个别患者皮损可持续5年以上，病程与数目无关，愈后不留瘢痕。

【病理学检查】

具有特征性。表现为表皮高度增生而伸入真皮，使真皮结缔组织受压而形成假包膜，并被分成数个梨状小叶；受感染的细胞开始有卵圆形小体形成，随着细胞体积增大，胞核固缩，最后形成几乎占据整个胞质的嗜酸性包涵体（软疣小体）。软疣小体最先见于棘层下部，为单个小圆形嗜酸性物质，随病变细胞向上移动而逐渐增大，至表皮中部时，软疣小体将胞核挤压到细胞边缘呈半月形甚至完全消失，至颗粒层软疣小体由嗜酸性变为嗜碱性，至角质层大量嗜碱性小体嵌于角质层网眼中，病变中心破裂释放软疣小体形成火山口样空腔。

【诊断与鉴别诊断】

1. 诊断　根据其病损具有半球形顶端有脐凹

的丘疹的特征性以及发病部位、年龄等特点，易于诊断。

2. 鉴别诊断　对于单个较大的皮损，需与基底细胞瘤、角化棘皮瘤和上皮瘤等进行鉴别，对于合并 HIV 感染的患者，皮损需与皮肤隐球菌病相鉴别；必要时可作组织病理和电镜检查或通过 DNA 分析进行鉴定。

【治疗】

为防止疾病的传播，患者需避免在游泳池游泳、公共浴室洗澡和共用毛巾等。

可将损害中的软疣小体完全挤出或挑除，或用小镊子夹住疣体，将之拔除，然后涂以 2%碘酊、石炭酸或三氯醋酸，并压迫止血；或用锐匙刮除后作电灼干燥。对于儿童患者，可在刮除疣体之前，用麻醉剂软膏涂抹患处，然后用塑料薄膜封包 1h，以达到去疣时止痛的目的。体积较大者可选择冷冻；疣体较小且泛发者可用 10%碘酊或 3%酞丁胺液外用，每日 1～2 次。

第四节　肝炎病毒所致的皮肤病

肝炎病毒可分为甲型、乙型、丙型、丁型、戊型及庚型等多种，甲型肝炎病毒为 25～28nm 立体对称 RNA 病毒，无包膜，可归于肠道病毒类。乙型肝炎病毒为 DNA 病毒，直径 42nm，分外壳及核心两部分，乙型肝炎抗原可分 3 种，外壳部分称为乙型肝炎表面抗原（HBsAg），核心部分称为乙型肝炎核心抗原（HBcAg），此外，尚发现 e 抗原（HBeAg），为可溶性，存在于病毒核心内。丙型肝炎病毒是一种单链 RNA 病毒，由肠道外的途径进入体内，是输血相关性肝炎主要原因之一。

一、小儿丘疹性肢端皮炎

小儿丘疹性肢端皮炎（infantile popular acrodermatitis），又称为小儿无痒性肢端皮炎或 Gianotti-Crosti 综合征，是以肢端红斑性丘疹、浅表淋巴结大和肝脾大为特征的病毒性皮肤病。本病首自意大利 Gianotti 提出，他在 1955 年报道了 3 例小儿病例，认为与乙型肝炎病毒感染有关。现在认为该病的发生除与乙型肝炎病毒相关外，亦可能与其他病毒感染有关。

【流行病学】

本病较少见，但全球许多国家都有零星的病例报道，春、夏季好发。发病与种族和性别无关。发病年龄范围为 0.5～15 岁，平均发病年龄为 2 岁，1～6 岁是疾病的高发年龄段。法国的一项流行病学调查显示该病的年发病率为 0.13%。我国目前尚无对该病比较完整的流行病学调查的报道。

【病因学】

本病首先被认为与乙型肝炎病毒感染有关，后来发现其他病毒，如柯萨奇病毒 A 组、呼吸道合胞病毒、Epstein-Barr 病毒、轮状病毒、牛痘病毒、脊髓灰质炎病毒、腺病毒等感染与本病发生也有关系。目前对该病的发病机制尚不十分清楚。

【临床表现】

可无明显前驱表现，也可出现腹泻和上呼吸道感染等表现。皮损为自针头大至绿豆大小扁平充实性丘疹，暗红、紫红或淡褐色，开始多发生于四肢末端、手背和足背等部位，在 3～4d 内依次向上扩展至股部、臀部及上肢伸侧，最后延伸至面部，躯干多不受累；皮损多对称分布，呈播散性，互不融合，但肘部、膝部、手背及足背有时有，称 Koebner 现象；黏膜不受累。可合并全身浅表淋巴结肿大，以腹股沟和腋下淋巴结为主，不痛，持续 2～3 个月消退，可同时有可逆性肝脾大；血清转氨酶（ALT，AST）可轻度至中度升高，乙肝表面抗原（HBsAg）可阳性，但胆红素正常。经 2～8 周后自然消退，留有暂时性褐色色素沉着斑和糠秕状脱屑。

【辅助检查】

外周血细胞计数可显示淋巴细胞增高或减少、单核细胞增多，如果本病可能合并急性乙肝病毒、巨细胞病毒和 Epstein-Barr 病毒感染，需对患者进行肝功能、病毒抗原和抗体的检测。

【病理学检查】

皮肤组织活检无特异性，表皮仅见轻度表皮棘层细胞增厚和海绵水肿伴局灶性角化不全形成；真皮可见真皮乳头水肿以及浅表淋巴、组织细胞围绕血管浸润或呈苔藓样浸润。

【诊断与鉴别诊断】

1. 诊断标准　根据面部、四肢无瘙痒性红斑丘疹、浅表淋巴结肿大和无黄疸型肝炎，结合发疹后 HBsAg 阳性，可作出诊断。

2. 鉴别诊断　本病应与以下疾病进行鉴别。

（1）药疹：一般病前有服药史；皮损全身性，为充血性红斑，对称分布，发展较快，数量较多，常伴不同程度全身表现。

(2)传染性单核细胞增多症：发病以15～30岁为主；皮损多形性，好发于躯干及上肢；常伴有颈部、腋下淋巴结肿大、高热、咽喉炎等，血淋巴细胞和单核细胞增多，并有异型淋巴细胞，嗜异性凝集试验阳性。

【治疗】

本病有自限性，预后好，一般不复发，故采取对症治疗，若有瘙痒，可采取外用安抚或止痒软膏和口服抗组胺药物治疗，避免外用和口服糖皮质激素；如为乙型肝炎等病毒感染，应积极采取抗病毒治疗并注意长期随访。

二、乙型肝炎抗原血症

乙型肝炎抗原血症（hepatitis B antigenemia）患者可有多种皮肤表现，急性期的皮肤表现可能与HBsAg及其抗体所形成的免疫复合物有关。

【临床表现】

20%～30%的急性乙型肝炎患者可在发病前1～6周发生前驱症状。荨麻疹和血管水肿是前驱症状期和急性乙型肝炎发病期较常见的皮疹，患者也可发生红斑、斑丘疹、多形红斑、猩红热样红斑、红皮症、白细胞碎裂性血管炎及紫癜等皮损，同时可伴有头痛、关节痛及关节炎等改变；另外，结节性多动脉炎、特发性混合型冷球蛋白血症、结节性红斑等也见于乙型肝炎患者或其携带者。慢性活动性肝炎可在躯干、四肢出现特征性痘样瘢痕，皮疹起初为炎症性丘疹，后中心化脓、结痂、萎缩，形成瘢痕，此皮疹可持续多年，且随着肝炎病性的变动而波动，其病理组织改变呈过敏性毛细血管炎。此外，肝病还可见痤疮、红斑狼疮样改变、局限性硬皮病、膨胀纹、紫癜、指甲下与甲根部出血等皮肤表现。

【治疗】

积极治疗乙型肝炎，对症治疗。

第五节　腺病毒性皮肤病

腺病毒性皮肤病是由一组腺病毒所致感染性疾病。

【病因学】

腺病毒（adenovirus）是DNA病毒，直径约70nm，目前已知人类腺病毒有31个型，其中10个型与人类疾病有关。

【临床表现】

腺病毒通过呼吸道和眼结膜而侵入人体，除能引起咽炎、肺炎、眼结膜炎、角膜炎、肠系膜淋巴结炎、肌炎、胃肠及肿瘤外，偶亦可伴发各种皮损，如麻疹、风疹、蔷薇疹、猩红热样或多形红斑样发疹、水疱或大疱，甚至坏死性血管炎等。皮疹多在发热时或退热时出现，多见于面、颈、躯干，有时可发生于四肢。

【诊断】

对腺病毒感染所伴发的皮肤损害的诊断，主要依靠临床表现和病毒的检查，咽及眼结膜的拭子或大便接种于人类的上皮细胞上，可培养、分离出病毒。

【治疗】

病人应卧床休息，可给予患者对症治疗，防止继发感染。预防可用腺病毒疫苗及对病人加强隔离。

第六节　副黏病毒性皮肤病

副黏病毒（paramyxoviruses）是RNA病毒，其大小为100～300nm，包括腮腺炎病毒、副流感病毒、麻疹病毒、风疹病毒及呼吸道合胞病毒，能引起皮肤变化者主要为后3种病毒。

一、麻　　疹

麻疹（measles）是麻疹病毒引起的通过呼吸道传播的传染病，以发热、上呼吸道感染、卡他症状、眼结膜充血及全身皮肤黏膜出疹等为特点。

【流行病学】

主要经飞沫通过呼吸道及眼结膜而传染。5岁以下儿童发病数最高，而6个月以内的婴儿由于从母体获得的免疫力尚未消失，故不易感染。病后2周，体内即产生循环抗体且有持久免疫力，再次发病者较少。本病全年均可发生，但以冬春为多。麻疹疫苗预防注射已使全球麻疹的发病率和病死率显著下降。我国施行计划免疫以来，麻疹发病率与死亡率降低了95%以上。

【病因学】

病原体为麻疹病毒，属 RNA 病毒，大小约 140nm。此病毒抵抗力不强，对干燥、日光、高温均敏感，对一般消毒剂也敏感。病毒在患者鼻咽部和上呼吸道大量复制后播散全身，导致发病。

【临床表现】

潜伏期约 10d。前驱期一般为 4d，表现为急性发热、乏力、上呼吸道感染的卡他症状及眼结膜充血，畏光、分泌物增多。起病 2～3d 后，在第 2 臼齿对面的颊黏膜上，出现 Koplik 斑，此种黏膜斑为蓝白色或紫色小点，周围有红晕，此斑初起 2～3 个，后逐渐增多，到发疹期，可蔓延到整个颊黏膜及唇内侧，在发疹后的第 2 天开始消退，Koplik 斑可作为麻疹早期的特征。

发疹期一般在起病后第 4 天。皮疹最先出现于前额、耳后，后再迅速蔓延到颜面其他部位、颈部、上肢、躯干及下肢，为一种玫瑰色的斑丘疹，压之褪色，皮疹可互相融合，疹间皮肤可正常。皮疹在 2～5d 内出全。同时，发热、咳嗽、上呼吸道感染的卡他症状进行性加重，体温可高达 41℃左右，颈淋巴结和肝、脾都可肿大。有报道提出，在本症过程中，血清中乳酸脱氢酶增高，且其同工酶-2 浓度也增高，认为具有特征性的变化。

恢复期一般在出疹 5～7d，患者全身中毒症状减轻，皮疹逐渐消退，消退后留有附着细小的脱屑的棕褐色色素沉着斑，病程约 14d。

并发症：目前，最多见的并发症为发生在年幼儿童的慢性营养不良性疾病；随着有效抗生素的应用，支气管肺炎及中耳炎的发病率有所下降；其他可发生脑炎、心血管功能不全以及结核病变播散等，其中脑炎是最严重的并发症。

【病理变化】

在皮疹及 Koplik 斑处，有局灶性角化不全、角化不良及海绵形成，真皮内有少量淋巴细胞浸润。在电子显微镜下可见表皮细胞内融合多核的巨细胞，其中含有黏病毒所特有的微管聚集物。

【诊断与鉴别诊断】

1. 诊断　根据有麻疹患者的接触史、年幼的儿童、出现上呼吸道卡他症状、出现口腔黏膜 Koplik 斑、特征性皮疹和发疹顺序可确诊。具有早期诊断意义的诊断方法包括：①鼻咽拭子涂片用 Wright 染色，可见有多核巨细胞。②尿沉淀中可见巨细胞及胞质内包涵体的单核细胞。③用直接荧光检查，可在鼻咽拭子涂片细胞中发现麻疹病毒抗原。另外，也可对麻疹抗体效价进行测定，此种特殊的抗体，在发疹后 3～4d 出现，在 2～4 周后达高峰，如果恢复期血清与急性期血清相比滴度有 4 倍以上升高则认为有临床意义；也可通过病毒培养的方法分离出病毒，但因为实验过程繁杂、阳性率低，不常用。

2. 鉴别诊断

(1)风疹：好发于幼儿，病程较短，一般 2～3d，发疹前或有轻度发热，发疹部位顺序是从面部、躯干到四肢，皮疹为淡红色斑疹或丘疹。

(2)幼儿急疹：好发于 8 个月至 2 岁幼儿，持续高热 3～5d 后骤降时出疹，玫瑰红色斑丘疹先发生于颈部，然后扩展到躯干四肢，最后发展到面部。

(3)艾柯病毒疹：好发于儿童，发疹前可有 2～5d 的持续性高热、腹痛、倦怠、呕吐和咽喉痛等前驱症状，紫红色斑丘疹好发于面、颈部及肩部。

(4)麻疹型药疹：一般有服药史，通常无高热、上呼吸道感染卡他症状和眼结膜充血等前驱症状，也无口腔黏膜 Koplik 斑。

【治疗】

患者应卧床休息，给予易消化、营养丰富的饮食。保持眼、鼻、口腔及皮肤清洁，可用 3%硼酸水或生理盐水洗眼鼻和口腔。对咳嗽、高热、惊厥等症状，给予对症治疗。为了防止继发细菌感染可给予抗生素。

【预防】

易感儿童可皮下注射麻疹灭活疫苗，对接触者可肌内注射正常人免疫球蛋白。隔离患者至麻疹皮疹消退。

二、风　疹

风疹(rubella)又称德国麻疹(german measles)，是一种由风疹病毒所致的儿童和成人的症状相对较轻微的病毒感染性疾病，临床以皮疹、淋巴结大为特征，虽然对孕妇而言是一良性疾病，但可以引起严重先天性风疹综合征(congenital rubella syndrome)。

【流行病学】

发达国家在广泛的免疫接种前，本病多见于 15 岁以下的儿童，而广泛的免疫接种后，本病好发于青少年，发病率也大幅降低；冬季和早春是本病的流行季节；本病主要经飞沫传染；患者从潜伏期结束到皮疹消退期均有传染性。

我国自从施行计划免疫以来，该病的发病率也明显下降，据2008年统计报道，中国风疹报道发病率仍有9.11/10万，而且<15岁儿童发病数占总病例数的81.85%。

【病因学】

本病病因是由风疹病毒所致的传染病，此病毒于1962年在羊膜细胞中培养成功，系RNA副黏液病毒，病毒四周有囊膜。病毒经飞沫传染进入人体后，开始在上呼吸道及颈淋巴结处生长繁殖，以后通过血液而播散到身体其他部位。

【临床表现】

潜伏期14～21d。前驱期幼儿的前驱症状较少见，在成人或青年人可有低热、倦怠、食欲缺乏、咽痛等症状。

发疹期一般在前驱期后的1～2d出现皮疹，在软腭、颊、悬雍垂等处出现暗红色斑疹或瘀点（Forchheimer征）。皮疹初起于面部，在24h内迅速蔓延到颈部、躯干、四肢，可有轻度痒感粉红色斑或斑丘疹，躯干部皮疹可融合。皮疹1～2d内消退，消退后不留痕迹，亦无脱屑。在发疹前1天可出现枕骨下及后颈部淋巴结肿大，微有压痛，可持续1周以上。患者可有脾大，在较大的儿童及成人患者中常可并发关节炎和关节痛。

其他并发症在儿童很少见，但妊娠妇女在怀孕前3个月期间，若感染上风疹病毒，可经胎盘传染给胎儿，期间感染上病毒的胎儿，出生时约有半数婴儿出现各种临床症状，其中最为严重的是先天风疹综合征，其表现为：先天性心脏缺陷、白内障、小眼畸形、小头畸形、脑积水及耳聋。

【辅助检查】

在前驱期及出疹初期，白细胞数降低，淋巴细胞和中性粒细胞均减少，约于出疹后5d，淋巴细胞增多。多数病人在发病后第1周内可有浆细胞增加。

急性期和恢复期患者的血清学检查显示风疹病毒抗体升高4倍或4倍以上。

通过培养，可从患者咽部拭子中分离出病毒。

【病理学检查】

皮肤及淋巴结表现为非特异性的慢性炎症变化。

【诊断与鉴别诊断】

1. 诊断标准　主要依据临床表现和血清学检查作出诊断。

2. 鉴别诊断　需与麻疹及猩红热鉴别。

(1)麻疹：一般具有高热、上呼吸道感染卡他症状和眼结膜充血等前驱症状以及口腔黏膜Koplik斑，皮疹为全身性紫红到棕红色斑丘疹，皮疹消退后有色素沉着斑和糠秕状鳞屑。

(2)猩红热：一般具有高热、咽痛等前驱症状，可见环口苍白区和"杨梅样"舌，皮疹为全身性猩红色斑疹，在红色皮肤上出现点状损害，皮肤皱褶处，皮疹密集，形成深红色线条，皮疹消退后有大量糠秕状鳞屑，尤其是手足部位。

【治疗】

隔离病人，因本症传染期短，皮疹出现后隔离5d即可。

卧床休息，可多饮水，给予易消化的食物，其他可进行对症治疗。

【预防】

推荐对1岁到青春期儿童预防接种风疹疫苗。

隔离病人，因本症传染期短，皮疹出现后隔离5d即可。

三、呼吸道合胞病毒感染

呼吸道合胞病毒感染(respiratory syncytial virus infection)以细支气管炎和肺炎为主要临床表现，是下呼吸道感染的主要致病因素。

【流行病学】

本病在全球广泛流行，主要发生在4～8个月婴儿，多在冬季发病，发病与种族无关，男女发病率比例约为2:1。本病通过患者飞沫经呼吸道传播。

【病因学】

呼吸道合胞病毒为RNA病毒，螺旋对称，有囊膜。用人类细胞、双倍体细胞原代猴肾细胞等培养时可以生长，且可产生特殊的融合细胞，故名呼吸道合胞病毒。

【临床表现】

潜伏期4～5d。主要表现有发热、咽炎、细支气管炎及支气管肺炎等下呼吸道感染等。在较大的儿童及成人则表现为普通的上呼吸道感染症状。少数儿童可在面部及躯干发生淡红斑片，偶尔斑片会扩展到肩部、前臂及臀部等处。

【诊断】

根据临床表现，鼻咽部的分泌物作细胞培养分离出病毒以及用血清抗体中和试验和补体结合试验等进行诊断。

【治疗】

患者应卧床休息及对症治疗，予以患者吸氧。

第七节　小核糖核酸病毒所致的皮肤病

小核糖核酸病毒是核糖核酸(RNA)病毒中最小的一类病毒，直径15～30nm，呈立体对称20面体。根据它们在人体内主要寄生部位及耐酸特性，又分为2组，即鼻病毒(rhinouirus)及肠道病毒(entrovirus)。肠道病毒能耐酸，在pH 3.0时仍能在细胞中生长，而鼻病毒组在pH 3.0中完全或几乎完全灭活。鼻病毒是引起普通感冒的主要病原体，无发疹。肠道病毒包括脊髓灰质炎病毒(poliovirus)1型、3型，柯萨奇病毒(Coxsackie virus)及艾柯病毒(Echo virus)，这些病毒在世界各地散发或流行，日益为人们所重视。

一、手足口病

手足口病(hand foot and mouth disease)主要是由柯萨奇病毒A16所致。该病是以手掌、足跖及口腔内以发生小水疱为特征的一种病毒性传染病。

【流行病学】

本病多发生于学龄前儿童，尤以1～2岁婴幼儿最多，但成人亦可发生。多在夏秋季流行。近年来，国内外均见到散发性或流行的报道。人与人间经口口或粪口接触传播。

【病因学】

主要是柯萨奇A16病毒，有时为柯萨奇A5、A10及肠道病毒71，散发性者可见由于柯萨奇A7、A9、B1、B2、B3或B5等引起。在水疱疱液、咽部分泌物或粪便中皆可分离出此种病毒。

【临床表现】

潜伏期4～7d。全身症状轻微，发疹前可有低热、头痛、食欲缺乏等症状。皮肤皮疹初为2～8mm大小的斑丘疹，然后迅速变成水疱，主要发生于手足指(趾)的背面或侧缘，臀部亦好发，皮损数目一般不多，但亦有多达50个以上，甚至广泛性全身的丘疹或水疱。黏膜主要表现在口腔的硬腭、颊部、齿龈及舌部等出现疼痛性小水疱，水疱呈半球状或椭圆形，疱壁薄，内容澄清，很快破溃形成5～10mm大小的痛性溃疡。若无并发症，一般可在1周内痊愈。

【病理变化】

早期表皮水肿，渐由网状变性及气球状变性转变为表皮内水疱，水疱中可见中性粒细胞等炎症细胞，无包涵体及多核巨细胞。真皮上部血管周围有淋巴细胞及组织细胞等炎性浸润。

【诊断与鉴别诊断】

根据口腔、掌跖、指(趾)发生散在性水疱等临床症状即可诊断，必要时进行病毒分离。本病需与一些口腔有水疱的病毒性疾病，如单纯疱疹、阿弗他口腔炎、疱疹性咽峡炎、多形红斑、药疹等进行鉴别。

【治疗】

对症治疗，可应用抗病毒药物如利巴韦林等。目前尚无预防该病的有效疫苗，应做到早发现、早隔离患者，以防止疾病播散。

【并发症】

并发症较少见，主要包括心肌炎、脑炎、脑膜炎、急性松弛性瘫痪、肺水肿及肺出血等，这些严重的并发症可导致患者死亡。

二、口蹄病

口蹄病(foot and mouth disease)是一种侵犯一些有蹄类家畜和野生动物的病毒性烈性传染病，对家畜危害很大，偶可传染于人。

【流行病学】

目前全球都有该病在动物间流行的报道，我国近年来也有家畜该病暴发流行的报道；然而，人类很少感染上口蹄病，仅在欧洲、非洲和南美洲有少量报道，患者大多是接触病畜所致。

【病因学】

本病由口蹄病病毒感染所致，此病毒为微小核糖核酸病毒，其具有高度的传染性和可变异性；目前其血清型分为7型，分别是O、A、C、SAT-1、SAT-2、SAT-3和Asia-1型，其中，O型最常见。

【临床表现】

潜伏期2～18d。前驱期有倦怠、头痛、发热等症状。经2～3d后，在口腔黏膜、舌唇和(或)掌跖、指(趾)间等处可发生水疱，水疱内容澄清或稍浑浊，后破溃形成疼痛的表浅性溃疡。局部淋巴结肿大。一般经1周而愈，愈后局部不留瘢痕。但亦有致死的报道。

【病理变化】

表皮深层有限局性水疱，其邻近细胞中可见到核内包涵体。

【诊断与鉴别诊断】

1. 诊断 根据有接触病畜,手、足、口腔发生水疱、溃疡以及中等度发热等症状可作出临床诊断,由水疱中培养出病毒或血清中检查出特殊的补体结合及中和抗体即可确诊。

2. 鉴别诊断 需与手足口病相鉴别,后者无病畜接触史。

【治疗】

对症治疗。

三、艾柯病毒疹

艾柯病毒疹(Echo virus eruption)是由 Echo 病毒引起的发疹性疾病。

【流行病学】

本病夏秋季发病较多,以儿童为主,一家可多人发病。

【病因学】

本病由 Echo 病毒又称人肠细胞病变孤儿病毒引起。该病毒直径 20～30nm,已有 38 个血清型,常寄生于人体肠道中,通过粪便及口腔分泌物传播。

【临床表现】

潜伏期 4d。起病时多有中等度发热、咽痛、流涕、咳嗽等上呼吸道症状及厌食、恶心、呕吐、腹泻等胃肠道症状。皮疹多数在发热时出现,可在起病开始即出现或在发病 1～2d 后出现,也可在热退后出疹,与幼儿急疹相似。皮疹呈多形性,数量分布不定,多见风疹样或麻疹样红色斑丘疹以及水疱和瘀点,无痒感,消退后无色沉斑。皮疹形态与 Echo 病毒血清型有一定的相关性,如 Echo-9 型呈风疹样或麻疹样皮疹,Echo-11 型呈水疱样发疹。皮疹常出现在面颈部、四肢、躯干及口腔咽峡部黏膜,偶波及掌跖。Echo 病毒感染还可导致脑膜炎、脑炎和瘫痪性疾病、心肌炎、心包炎、出疹性发热、胃肠炎等。

【诊断】

可根据患者的临床症状以及经过病毒的分离和血清学检测来进行诊断。

【治疗】

对症治疗。

四、疱疹性咽峡炎

疱疹性咽峡炎(herpangina)系柯萨奇病毒等肠道病毒所致的发热性疾病。其特点为在咽部出现细小的丘疹性水疱及溃疡。

【流行病学】

本病全球流行。主要发生于 1～7 岁的儿童,成人少见。多在夏季及早秋发病。

【病因学】

本病致病病毒中最常见的为 9 型柯萨奇 A 组病毒(1,2,3,4,5,6,8,10 及 22),其他柯萨奇 A 组病毒、某些型柯萨奇 B 组病毒以及一些艾柯病毒也偶可致病。

【临床表现】

潜伏期 2～14d。突然发热(38.5～40℃)是最常见的首发症状,同时或随后出现头痛、咽痛、吞咽困难、厌食等,持续 4～5d 后可在口腔前腭、软腭、扁桃体、咽、颊等部出现 15～20 个 1～2mm 大小的水疱,四周绕有红晕,水疱扩大破裂,可成淡灰黄色浅表性溃疡,但有些损害可以不形成溃疡。一般经 5～10d 痊愈。

【诊断与鉴别诊断】

1. 诊断 根据急性发热起病,口腔有丘疹水疱性损害等临床表现以及急性期及恢复期血清特异性抗体的检测和培养出柯萨奇或艾柯病毒,即可诊断。

2. 鉴别诊断 需与一些口腔有水疱的病毒性疾病,如单纯疱疹、阿弗他口腔炎、手足口病等进行鉴别,与其他一些口腔有水疱的病毒性疾病相比,本病水疱好发于软腭、扁桃体和咽部等位置较深的口腔黏膜处。

【治疗】

主要是对症治疗。

五、柯萨奇病毒疹

(一)柯萨奇 A 组病毒疹

1. 柯萨奇 A9 感染皮疹无特异性,可为红斑、斑丘疹,初起于面颈部,后逐渐蔓延到躯干及上肢及掌跖,散在分布,一般持续 1～7d,可有短期发热,在出疹时则热退,并可发生水痘综合征,即高热 3～4d,然后在红斑基础上发生 1～2mm 大小的水疱,呈向心性分布,皮疹不结痂。亦可伴发疱疹性咽峡炎,局部淋巴结肿大。常在夏季流行,常伴发脑膜炎及肺部损害。

2. 柯萨奇 A4 可发生鼻塞、咽炎、流涎等前驱症状,且常有疱疹性咽炎性,在发热时或热退后出疹,为 2～5mm 大小的斑疹或丘疹,主要分布于面部及躯干。此皮疹 1～4d 消退,但亦可演变为 5～

10mm 大小淡黄色不透明的水疱，成批出现于躯干，后向四肢蔓延，但不侵犯掌跖，不痒，需 1～2 周才消退，留有棕褐色色素沉着。

(二)柯萨奇 B 组病病毒疹

1. 柯萨奇 B1　有发热、头痛、无菌性脑膜炎等的前驱症状。可发生风疹样、幼儿急疹样斑疹、斑丘疹，偶可出现手足口病样症状及疱疹性咽峡炎，多见于儿童。

2. 柯萨奇 B2　在发热时可发生斑丘疹、水疱或瘀斑性皮疹，常仅见于腹部。口腔内可发生溃疡。常并发肌肉痛、呼吸道或胃肠道症状。

3. 柯萨奇 B3　有发热、头痛、腹泻等前驱症状，亦可有肝脾大，约 25％儿童患者可有发疹，主要表现为斑丘疹及瘀点，亦可出现手足口病样皮疹。

4. 柯萨奇 B5　是一种常见的致病病原体，常引起脑炎、心肌炎、心包炎、腹膜炎、睾丸炎、疱疹性咽峡炎、肝炎等，颈部及枕部淋巴结肿大，在热退后可有发疹，主要为细小的斑疹及丘疹，初发于面颈部，在 4～24h 后逐渐扩张到躯干及四肢，但掌跖不受侵犯。

六、传染性水疱病

传染性水疱病(infectious vesicular disease)是主要发生于猪的一种病毒性水疱性传染病。人与病猪直接或间接接触，亦可发生相似的疾病。

【病因学】

传染性水疱病的病原体系一种肠道病毒，为柯萨奇病毒 B5 的一种亚型。

【临床表现】

患者初起有发热，全身乏力，四肢酸痛，食欲减退，个别患者有腹泻或便秘等胃肠道症状。热程为 1～7d，有起病 1～2d 后，于口腔、手足等部位发生 5～20mm 大小不等的水疱，疱液初清，后渐浑浊，四周绕以红晕。一部分患者在眼、鼻、外阴、肛门及其他部位的皮肤黏膜处亦可出现水疱，口腔黏膜等部位的水疱易于破溃，形成灼痛的浅表性溃疡。病程一般为 2 周左右。

【诊断与鉴别诊断】

根据有接触病猪，手、足、口腔发生大小不一的水疱、溃疡以及中等度发热等症状可作出临床诊断。需要与手足口病、口蹄病等相鉴别。

【治疗】

主要是对症治疗。

第八节　传染性红斑

传染性红斑(erythema infectioum)是由细小病毒(human parvirus B19)感染所致的发疹性皮肤病，临床特征为面颊部水肿性红斑。又称第五种病(fifth disease)。

【流行病学】

好发于 4～12 岁的儿童，也可见于青少年和成人，多见于冬末春初。男女发病比例相当，但女性患者易出现关节症状。经由呼吸道飞沫传播。

【病因学】

本病是由细小病毒感染所致，该病毒为一种小的无被膜的单链 DNA 病毒。

【临床表现】

潜伏期 5～14d，常有本病患者的接触史，儿童常在发疹前 2d 出现前驱症状，一般无全身症状或仅有微热，有时可有咽痛、呕吐、肌痛、腹泻、咳嗽、眼结膜及咽部轻充充血。皮疹首先于两侧面颊部发生水肿性融合成片的红斑，蝶形分布，境界清楚，鼻、眼及口周无红斑，外观呈特征性“拍红性面颊”(slapped cheek)，红斑上无鳞屑，局部温度增加，偶有微痒。1～2d 后，在躯干、臀部及四肢出现境界清楚的对称性花边状或网状斑丘疹，掌跖亦可受累。经 6～10d 后，皮疹渐消退，往往中心部分先消退呈一红色小环，有时邻近的环可以互相连接呈多环形或轮回状。皮疹消退次序和其出现先后次序相同，消退后不留痕迹。部分病例可有扁桃体肿大。若发生于成人，全身症状较重，表现为发热、淋巴结肿大、关节炎、关节痛等。尤其是妇女更易发生瘙痒及游走性关节炎。

【病理变化】

呈慢性炎症改变，无特异性。表皮细胞水肿，真皮乳头层血管扩张，内皮细胞肿胀，在血管、毛囊和汗腺周围有组织细胞浸润。

【诊断与鉴别诊断】

根据面颊部有蝶形水肿性片状红斑和躯干部的花边状或网状斑丘疹，儿童全身症状轻微，不难诊断。可通过电镜和 DNA 分子杂交的方法检测病毒,也可通过检测血清中特性的 IgM 抗体来诊断。需与风疹、麻疹、药疹和猩红热等相鉴别。

【治疗】

本病具有自限性,一般对症治疗,局部可给予炉甘石洗剂以安抚止痒,对于儿童患病期间,以隔离为宜,至皮疹完全消退为止。对于成年人若出现瘙痒性皮损和关节痛,可予以患者抗组胺药物和止痛药物治疗。

第九节 乳头多瘤空泡病毒性皮肤病

临床所见各种疣均系人乳头瘤病毒(HPV)感染所致。HPV 属于乳头瘤病毒科 A 属成员,具有嗜上皮性,人体皮肤及黏膜的复层鳞状上皮是 HPV 的唯一宿主,至今尚未能在体外培养成功。HPV 是一种小的 DNA 病毒,直径约 45nm,裸蛋白质壳,呈 12 体对称,病毒基因组 DNA 长度约 5kb,为环形双联结构。DNA 含有约 8 000 个碱基对,分子量 5×10^6。开放读码框架区(ORF)位于其中一条链上,病毒基因组结构分为 3 个区:早期区(E)约 4.5kb,参与病毒转录;晚期区(L)约 2.5kb,编码病毒衣壳蛋白质;调节区含有病毒复制始动子(origin),控制病毒的转录与复制。目前依据 DNA 杂交技术对 HPV 进行分类,若两种 HPV-DNA 的杂交相同处<50%即认为属于不同类。至今已有约 100 种亚型,每一型别都与体内特定的感染部位和病变有关。

HPV 感染主要通过直接接触传染和自我接种,皮肤损伤为 HPV 感染的主要原因,亦有可能通过污染器物损伤皮肤而间接传染。上皮细胞损伤后 HPV 从损伤缝隙进入细胞。发生病变的另一个基本条件是机体免疫力降低。人是 HPV 的唯一宿主,对其他动物无交叉致病性。

HPV 引起的疾病的流行病特点:好发于儿童。感染潜伏期尚不完全肯定,一般认为 1~6 个月。本病在正常人中有自限性,65%的寻常疣可以在 2 年之内自然消退。

一、寻 常 疣

【病因学】

寻常疣(verruca vulgaris,warts)多由 HPV-1,2,4,7 型引起。通过直接或间接接触传染。本病的发病与机体的免疫状态有关,免疫缺陷或低下者发病率高,皮损常常广泛严重,持续时间久。

【临床表现】

皮损初期为粟粒或米粒大小的斑丘疹,逐渐长大形成多角形,表面角化明显,粗糙不平,外观呈肤色或灰褐色,顶端刺状,质地坚硬。基底肤色正常无炎症。皮损可以单个,多数情况下因自身接种而逐渐增多、增大。皮肤损害好发于手指,手背、甲周等易受外伤部位。

皮损发生部位不同,其临床表现有所不同,这些特殊临床类型常见的有以下几种。

甲周疣(peri-ungual warts):发生于甲周的疣可以出现甲下角化增厚,然后在甲周出现角质状损害,严重者可损伤甲。

丝状疣(filiform warts)和指状疣(digitate warts):发生在眼睑、颈部等处的寻常疣多呈柔软丝状,称丝状疣。多个丝状疣体聚集一起,外观呈指状突起,称为指状疣,多发生在头皮。

跖疣(verruca plantaris):指发生在足跖部的寻常疣。多由 HPV-1,3,4 引起。局部受压,摩擦,外伤以及多汗等经常是发生本病的好发因素。皮损初发时为角化的小丘疹,表面粗糙,逐渐长大后由于受压与摩擦等因素,疣体周围形成比较明显的角质环,表面光滑,质地坚硬。中心的疣体表面粗糙易出血,可见出血点,系延伸的真皮乳头血管破裂所致。多数情况下可见凝固的出血点或黑点。皮损好发于跖骨,单个或多个存在,有时形成一大片。疣处受压产生疼痛,病程长,可以自行消退。

【病理学检查】

表皮角化过度,角化不全,棘层肥厚和乳头瘤样增生,增生上部可见角化不全,核深染。颗粒层内见空泡样细胞,并见嗜碱性包涵体。电镜下可见病毒颗粒。

【诊断与鉴别诊断】

1. 诊断标准 根据好发生在手背、手指、足等易受损部位的多角形丘疹和结节,表面粗糙,角化明显,触之坚硬等特点,不难作出诊断。

2. 鉴别诊断 寻常疣偶尔需要与疣状皮肤结核鉴别。跖疣需与鸡眼以及胼胝相鉴别。主要依据与病史、临床特点,必要时进行组织病理学检查。

【治疗】

1. 物理治疗 对少数散在的疣体可以刮除;较大的疣体可以做液冷冻治疗,液氮温度为-196℃,

使病变细胞内外形成冰晶，细胞膜类脂蛋白变性，局部血流障碍及溶化时再出现冰晶形成，从而引起病变细胞和组织死亡。一般每 1～2 周治疗 1 次，多数疣体经 1～2 次治疗后消退。

对液氮冷冻治疗抵抗者可以采取二氧化碳激光治疗。其他方法有皮损下注射 0.05%～0.1%博来霉素加 2%普鲁卡因溶液，每周 1 次。也可以采用电烧灼方法破坏疣体。必要时可以考虑手术切除。

2. *药物疗法*　可以外用腐蚀性化学药物治疗较为顽固的寻常疣，如复方柳酸火棉胶或鸦胆子外用，外包胶布，每 24 小时换药 1 次，至疣体消退。

跖疣的治疗较对寻常疣更为困难，主要因为局部角质层较厚，各种治疗的穿透不佳。此外局部经常受压使治疗后坏死的表面组织脱落不良而影响了进一步治疗。

3. *系统药物治疗*　对于部分大面积广泛发病的患者可以试用维 A 酸类药物口服治疗，包括异维 A 酸及维胺酯，其疗效尚待进一步评价。

【预后】

寻常疣病程缓慢，多由自限性，多数患者经 2～3 年后可以自行消退。消退前经常出现皮损基底发红、发痒等炎症反应，然后疣体干枯、缩小，最后消退。

二、扁　平　疣

【流行病学与病因学】

扁平疣(verruca plana)好发于青少年，故又称青年扁平疣(verruca plana juvenalis)。多由 HPV-3，5，8，9，10 和 11 型引起。扁平疣的发病与机体的细胞免疫功能状态失调有关。

【临床表现】

大多情况下骤然发病，直径多为 2～5mm 大小的表皮丘疹，稍隆起皮面，外观肤色呈淡褐色。表面光滑，多呈圆形或类圆形。数目较多。由于搔抓造成自身接种形成沿抓痕分布排列的皮疹，即 Koebner 现象。

皮疹好发于面颊部与手背，有时也可见于前臂等部位。皮损多无自觉症状，偶有轻度瘙痒。病程缓慢，可持续数年，多数患者皮损可在 2～3 年内自行消退，预后不留瘢痕。但亦可持续多年不愈。偶有复发。

【病理学检查】

可见角化过度与棘层肥厚，但无寻常疣的乳头瘤样增生，仅表皮突轻度延长，无角化不全。表皮细胞中空泡形成明显，核深染。颗粒层增厚，角质层中空泡形成明显，成为网篮状。

【诊断与鉴别诊断】

根据好发部位以及皮损的特点容易作出诊断。个别患者需要与汗管瘤和毛发上皮瘤相鉴别，后两者好发于眼睑附近，但皮损外观不同，组织病理特点不同。

【治疗】

1. *局部治疗*　外用治疗扁平疣的方法较多，但至今尚无疗效肯定的药物。一般推荐局部外用具有角质剥脱的药物或细胞毒性药物，这些药物均对正常皮肤具有一定的刺激性，故使用中应仅涂于疣体上。可以使用的药物和方法包括：3%～5%雷锁辛溶液，每日外用 1～2 次；0.5%～1%鬼臼毒素酊剂，每日外用 2 次；5% 5-FU 软膏：每日治疗，注意局部刺激作用。0.025%～0.05%维 A 酸制剂，每日外用 2 次；3%酞丁胺(膏剂或溶液)：每日外用 2～3 次。咪喹莫特软膏：隔日外用 1 次，2～4 周为 1 个疗程。

2. *系统用药*　这些药物在治疗本病中可能有效，但是缺乏可靠的疗效观察资料，可以试用的药物包括：干扰素 100 万 U，肌内注射，每周 3 次，连续 3 周；中药外用或内服。

3. *物理疗法*　包括液氮冷冻治疗适应于部分疣体孤立，数目较少，且病程较长者。治疗时需要特别注意这些治疗对颜面部皮肤的损伤及由此引起的色素改变等不良反应。

三、鲍温样丘疹病

【病因学】

鲍温样丘疹病(Bowenoid papulosis，BP)由 Kopf 和 Bart 于 1977 年首次报道，发病与 HPV-5，10，16，18，31 等感染有关，其中主要以 HPV-16 及 HPV-18。HPV16/18 为高危型乳头瘤病毒，与鳞癌、鲍温病及鲍温样丘疹病等的发病密切相关。由于患者细胞免疫存在某种异常，患者对人乳头瘤病毒易感性增加从而发病。

【临床表现】

多见于青壮年。皮损好发于外生殖器、肛周及腹股沟。表现为单个或多个丘疹及斑块，多为多发的扁平丘疹，2～10mm 直径大小，暗红色或褐色，表面呈天鹅绒样或轻度角化呈疣状，散在或群集，可融合成斑块。有时皮损表面附着有鳞屑与结痂。

病程慢性，部分患者皮损可自行消退，但可复发，一般无自觉症状。

【病理学检查】

呈原位癌样表现。表皮不同程度的不典型增生，细胞结构紊乱、核大深染和个别角化不良细胞，可见异常核丝分裂象、凹空细胞和多核瘤巨细胞。

【诊断与鉴别诊断】

根据好发年龄、好发部位、多部位发生的典型皮疹等形态学特点，结合组织病理检查发现可以作出诊断。

需要与本病鉴别的疾病主要是鲍温病和尖锐湿疣，此外还要与脂溢性角化、扁平苔藓以及色素痣等疾病鉴别。鉴别要点在于皮损及其分布的特点、组织病理检查发现有重要鉴别价值。

【治疗】

由于本病预后良好，部分患者的病灶可以自行消退，故以保守治疗为主。个别患者病程较长，在皮损处可能发生浸润性癌，因此，需要长期随访，如无条件随访可手术切除。

1. *物理治疗* 可以选择 CO_2 激光清除病灶即可，无需扩大范围治疗。也可以选用冷冻、电灼、微波等方法治疗。

2. *干扰素* 可以和物理治疗相配合应用。

3. *5-氨基酮戊酸（5-aminole vulinicacid，ALA）光动力治疗* 是近年来国际上兴起的一种新型肿瘤消融疗法，能够选择性杀灭肿瘤细胞或增生旺盛的细胞。用新鲜配制的 20%ALA 霜涂于皮损及周围 0.5cm 皮肤、黏膜上，封包 3h 后用波长 630nm 的 He-Ne 激光照射，使总能量达到 100mJ/cm^2，每周 1 次，治疗 4 次后判定疗效。

四、疣状表皮发育不良

【病因学】

疣状表皮发育不良（epidermodysplasia verruciformis，EV）是一种罕见的遗传性皮肤病，由于患者存在某种遗传易感性，受到某些特异性人乳头瘤病毒的持续感染而发生泛发型疣状支肤损害以及继发皮肤肿瘤。近来的研究发现部分患者表现为常染色体显性遗传特征，属于 EVER1 或 EVER2 基因突变所致。由于机体遗传性缺乏针对 HPV 的特异性细胞免疫功能，皮肤不能清除 HPV 而发病，HPV3、5、8 为主要型别，其中 HPV5 是最常见。

【临床表现】

通常幼年发病（4～8 岁），但亦可初发于任何年龄，部分患者有家族发病史。皮损好发于面、颈、手背及前臂，数目众多，广泛对称分布，严重者可泛发全身。根据皮损的外观特点常分为几种类型。

1. *扁平疣型* 最为常见。主要表现为米粒到黄豆大小的扁平疣状丘疹。外观暗红、紫红或褐色。晚期皮疹表面可呈脂溢性角化样改变，发生在躯干和四肢的皮疹较大，类似于寻常疣。

2. *花斑癣型* 早期表现为鲜红色或红棕色及脱色斑，轻度角化，呈花斑癣样或连圈样糠秕疹样，稍微高起皮面，覆有少量鳞屑。

3. *点状瘢痕型* 少见，皮疹轻度凹陷，好发生在面部、颈部、躯干与四肢。患者皮损多无自觉症状，少数人有轻度瘙痒。部分患者伴发掌跖角化、指甲改变、雀斑样痣及智力发育迟缓等异常。

本病病程长，皮损可持续终身不退，30%～70%患者 40 岁后在面部等曝光部位出现日光性角化或鲍温病等癌前及原位癌病变，最后发展为非黑色素瘤性皮肤癌（NMSC），包括基底细胞癌和鳞状细胞癌。

【病理学检查】

与扁平疣类似，表皮上部细胞空泡化现象更突出。

【诊断与鉴别诊断】

根据全身泛发扁平疣样皮损，结合组织病理可作出诊断。

主要鉴别诊断包括以下几种。

1. *疣状肢端角化症* 在手背、足背、膝、肘等处出现扁平疣状丘疹，手掌有弥漫性增厚以及小的角化，病理检查表皮上部细胞无空疱形成。

2. *扁平苔藓* 为紫红色斑丘疹，有瘙痒，常有明显的黏膜损害，病理有其特异性改变。

3. *花斑癣* 皮损发生在胸背部时类似花斑癣，但是后者无扁平疣样增生以及暴露部位扁平疣样皮损。

【治疗】

1. 目前尚无满意疗法。可采用与治疗扁平疣类似的疗法，如外用 5% 5-Fu 软膏、液氮冷冻等。可试用干扰素注射治疗。有报道口服异维 A 酸对本病有一定疗效。

2. 避免日晒等诱因预防癌变。一旦发生恶变，应早期手术切除。

（王宝玺）

第 8 章

细菌性皮肤病

第一节 脓 疱 疮

脓疱疮(impetigo)是一种常见的、可传染的、浅表的皮肤化脓性感染,主要由葡萄球菌、链球菌或两者混合感染所致。临床表现为大疱性脓疱疮(bullous impetigo)和非大疱性脓疱疮(nonbullous impetigo),后者又称为 Tilbur Fox 接触传染性脓疱疮(impetigo contagiosa of Tilbur Fox)。

【流行病学】

本病各年龄组均可发生,但学龄前儿童占80%～90%,以1～5岁为高发年龄。一年四季均可发病,以夏季为主,占全年发病总数的2/3以上。潮热和高温环境易发病。接触是本病传播的主要方式。儿童感染主要来源于宠物、指甲以及学校或托儿所儿童相互接触,尤其是在拥挤的居住环境下易于传播。成人感染主要通过剃须刀、游泳池、美容用具等。脓疱疮可继发于疥疮、单纯疱疹、水痘、昆虫叮咬、湿疹或其他渗出性瘙痒性皮肤病。大疱性脓疱疮以散发为主,而非大疱性脓疱疮可发生暴发流行。

【病因学】

病原菌主要有金黄色葡萄球菌(*staphylococcus aureus*)和链球菌(streptococci)。20世纪70年代以前,链球菌成为脓疱疮的主要病原菌,70年代末金黄色葡萄球菌逐渐成为优势致病菌。近年来研究表明,70%～90%患者由金黄色葡萄球菌所致,其余可以由链球菌或链球菌和葡萄球菌混合感染所致。有研究认为,非大疱性脓疱疮主要由链球菌所致,金黄色葡萄球菌多在病变的基础上继发感染。B族链球菌与新生儿脓疱疮有一定关联。相对于A族链球菌,D族链球菌很少引起脓疱疮。

【发病机制】

本病的发生有一定的诱因,主要是机体抵抗力下降或皮肤屏障发生破坏,给致病化脓性细菌入侵提供了条件。这些诱因可见于机体衰弱、瘙痒性皮肤病、职业相关各种皮肤刺激、皮肤外伤、小儿解剖生理上缺陷等。大疱性脓疱疮主要由噬菌体Ⅱ型葡萄球菌所致,也可以见于Ⅰ、Ⅲ和Ⅳ,且噬菌体型别与其产生表皮松解毒素的类型密切相关。研究表明,金黄色葡萄球菌产生的表皮松解毒素可作为丝氨酸蛋白的水解酶,选择性地降解桥粒芯糖蛋白Ⅰ,使细胞间黏附力缺损,产生角层下水疱,导致金黄色葡萄球菌在表皮内增殖扩散。近年动物研究发现,剥脱毒素可以上述相同机制分别引起 Ritter 病(新生儿剥脱性皮炎)、猩红热样发疹、大疱样脓疱样疹及金葡萄菌型中毒性表皮松解症(toxic epidermal necrolysis,TEN),这一类由毒素引起的疾病统称为葡萄球菌性烫伤样皮肤综合征(staphylococcal scalded skin syndrome,SSSS)。

【临床表现】

脓疱疮临床上有2种类型即大疱性脓疱疮和非大疱性脓疱疮。

1. 非大疱性脓疱疮(nonbullous impetigo) 是最常见的一型,也是儿童皮肤细菌感染最主要的类型。皮疹开始表现红斑基础上小的薄壁水疱或脓疱,疱壁很快破裂后暴露红色、潮湿基底。在较早期的皮损周围可见不对称分布的卫星状皮损。随着皮损进展,其渗液干燥后形成的结痂可紧密黏着,形成米黄色至棕白色厚痂,边缘有轻度的红晕。本病主要累及暴露部位,尤其是鼻、口周和四肢,但手掌和跖部一般不受累。

本病有自限性,脓疱经4～7d逐渐消退,但因搔抓及分泌物的流出不断使细菌扩散到其他部位，以至于有新的皮损不断发生，使病程迁延数周或数月。大多数皮损痊愈后不留瘢痕。重症患者可以伴局部淋巴结肿大和全身发热等中毒症状。

2. *大疱性脓疱疮*（bullous impetigo） 由金黄色葡萄球菌所致。病初皮损为散在小的水疱，1～2d后水疱增大并形成脓疱，周边有红晕。脓疱丰满紧张，直径可达1～2cm，2～3d后疱壁松弛。当疱内脓液减少后，脓液沉积于疱的下部，呈半月形的积脓形象，成为本型脓疱疮的特征之一。由于疱壁薄而松弛，大疱中央部分常破溃先结痂，而周边脓液可向四周渗出，在四周形成新的水疱或脓疱，排列成环状或链环状，称环状脓疱病（impetigo circinata）。本病好发于面部，但也可以发生其他部位。自觉瘙痒，一般无全身症状。

【辅助检查】

本病常不做检查可明确诊断。但对少数临床表现不典型或治疗和判断有无可能并发肾炎等预后，可以做下列检查。

1. *常规检查* 白细胞总数升高，可达到（1.0～1.5）$\times 10^9$/L，皮损泛发者或伴全身症状者更明显，约50%患者中性粒细胞比列增高（>70%以上）。少数患者血沉增快，尿常规检查尿蛋白轻度升高。

2. *细菌学检查* 脓液培养多为金黄色葡萄球菌，也可为链球菌或两者混合存在。噬菌体分型多为Ⅱ型，也可为Ⅰ、Ⅲ和Ⅳ型。细菌培养时应同时做药物敏感试验，以指导临床用药。脓液涂片检查，革兰染色显示阳性球菌，也有用免疫学方法对分离的细菌进行链球菌型别鉴定，链球菌型别2，49，55和60型与肾炎有关。

3. *血清学检查* 主要用于预测链球菌感染后的肾小球肾炎（poststreptococcal glomerulonephritis，PSGN）发生的危险性。由链球菌引起的脓疱疮，抗“O”可升高。血浆C反应蛋白可以升高。脱氧核糖核酸酶（DNase）抗体和透明质酸酶抗体检测阳性，此两种抗体可以作为早期预测是否继发PSGN的指标。

【病理学检查】

大疱性脓疱疮在颗粒层下形成表皮裂隙，胞内含有较多的中性粒细胞、上皮细胞碎片、纤维蛋白和球菌，真皮上部有炎症反应，表现为血管扩张、水肿、多形核白细胞和淋巴细胞浸润。非大疱性脓疱疮病理改变与大疱性相似，但水疱形成轻，持续时间短暂。

【诊断与鉴别诊断】

1. *诊断* 根据发病年龄、季节和部位，结合典型的皮损改变可以明确诊断，必要时借助细菌学检查以明确病原诊断。

2. *鉴别诊断*

（1）丘疹性荨麻疹：其特征为风团样红斑基础上出现丘疹或小水疱，反复发作，好发于四肢和躯干，伴奇痒。

（2）水痘：冬春季节好发，起病时可有发热，皮疹为向心性分布，同时可见到斑疹、丘疹、水疱和结痂等各期损害，头皮和口腔黏膜易受累。

（3）体癣：环状脓疱疮需与体癣鉴别。前者为表浅、十分潮湿的皮损，上覆黄亮色或橙黄色的原痂，痂的边缘较松软。体癣周边为鳞屑性红斑。必要时真菌检查可以帮助鉴别。

（4）脓疱性湿疹：本病发生与年龄、季节和部位无关，表现为界限不清的潮红，皮疹呈多形性。

【并发症】

大多数脓疱疮患儿呈自限性经过，但少数情况下可发生并发症，多与链球菌感染相关的脓疱疮有关。

1. PSGN A族β溶血性链球菌可以导致PSGN，常在感染后1～3周发病，发生率1%～5%，在致肾炎的链球菌感染的脓疱疮患儿中可高达10%。PSGN可发生各个年龄段，常见于儿童，特别是6～10岁年龄段，1.5岁以下婴儿很少继发肾炎。近年来，PSGN发生率呈明显的下降趋势。目前无证据表明，早期抗菌治疗可以阻止PSGN的发生。金黄色葡萄球菌无引起肾炎的证据。风湿热与链球菌相关的脓疱疮无关。

2. *感染扩散* 在机体抵抗力低下时，偶可局部扩散形成蜂窝织炎。

3. *毒素相关的并发症* 有报道，链球菌相关的脓疱疮可以引起猩红热、荨麻疹和多形红斑。

【治疗】

1. *治疗原则* 依据皮损范围，有无并发症，结合细菌学检查及药敏试验，选用局部或系统抗菌治疗。

2. *局部治疗* 应以杀菌、消炎、收敛、干燥为原则。对于抽取疱液后和糜烂、结痂性皮损，可用1%聚维酮碘（povidone iodine）溶液，或1∶5 000～1∶10 000高锰酸钾溶液湿敷，对于较厚的痂壳，先软化后加以清除，以方便抗菌药物充分接触创面。

外用药物包括：①2%莫匹罗星(mupirocin，百多邦)软膏；②2%夫西地酸(fusidic acid)软膏；③5%聚维酮碘溶液、凝胶或软膏。上述3种外用药物共同特点是抗菌作用强、抗菌谱广，局部刺激性小，且与其他抗生素无显著的交叉耐药。每日3～4次，疗程7～10d。无全身症状者，仅局部治疗即可，尤其是非大疱性患者。

3. 系统用药　近20年来，由于耐青霉素的金黄色葡萄球菌成为脓疱疮的最常见的原因，故主张开始治疗就选用抗β内酰胺酶的抗生素，如氯唑西林、头孢拉定、阿奇霉素、头孢羟氨苄等，如为耐甲氧西林的金黄色葡萄球菌(MRSA)，抗生素首选万古霉素。具体使用方法如下。

(1)氯唑西林：0.25～0.5g，每日4次口服，或2.0～6.0g/d，分4次肌内注射或静脉滴注。

(2)头孢拉定：0.5～1.0g，每日4次，口服，或2～4g/d，静脉注射。

(3)头孢克洛：375mg，每日2次。

(4)阿奇霉素：1.0g，每日1次，口服，或1.0g/d，静脉滴注。

(5)莫西沙星：400mg，每日1次，口服，或400mg，每日1次，静脉滴注。

(6)万古霉素：每日1～2g，分2次静脉滴注。

上述药物疗程7～10d或视病情变化而定。

【预防】

加强个人卫生，减少疾病传播，注意其他皮肤疾病的治疗是防止脓疱疮的关键。必要时可以对鼻前庭带菌状态进行监测，以防止本病的传播和流行。

第二节　葡萄球菌性烫伤样皮肤综合征

葡萄球菌性烫伤样皮肤综合征(staphylococcal scalded skin syndrome，SSSS)是一种泛发性、脱屑性、感染性疾病，病情进展迅速，可伴有发热等中毒症状，主要见于新生儿和婴幼儿，过去又称为Ritter病或新生儿剥脱性皮炎。

【流行病学】

本病主要发生在5岁以下的儿童，尤其是新生儿和婴幼儿。近年来，有报道>5岁的儿童明显增多，原因尚不清楚。成人罕见，多发生有肾功能不全或免疫抑制患者。本病无明显的季节性，多为散发病例。鼻咽部、结膜、皮肤感染甚至败血症均可以成为引发SSSS的感染灶。

【病因与发病机制】

主要致病菌是凝固酶阳性噬菌体Ⅱ组71型的葡萄球菌，也可以由51型所致。可以从患者的皮损或远处的感染灶如咽、鼻、耳或结膜分离到致病菌，此致病菌可产生表皮剥脱毒素(exfoliative toxin，ET)。ET可以特异性地破坏桥粒芯蛋白1，造成颗粒层出现裂隙，并继发出现大片表皮剥脱。由于葡萄球菌产生的ET可通过血行等途径作用于远处，损害可扩展到远离葡萄球菌原发感染的部位。本病易感人群发生SSSS重要基础是体内缺乏抗ET的中和抗体或感染后不能及时产生抗ET抗体。

【临床表现】

本病起病急，病情进展迅速。早期表现为突起发热、皮肤触痛和红斑为特征。红斑可起于口周、颈部、腹股沟，在24～48h内扩散至全身，呈水肿性。数小时或1～2d内产生泛发性表皮松解，Nikolsky征阳性，出现大片表皮剥脱。大片表皮剥脱后留下亮红色的裸露区，如烫伤样。口周和眼睑四周可以渗出并结痂，可有大片痂皮脱落，在口周形成放射状皲裂，并有人认为此现象有特殊诊断意义。受累皮肤有触痛，年幼儿哭闹并拒抱。通常掌跖和黏膜受累少见。

全身症状除发热外，可伴有嗜睡、腹胀、厌食、呕吐等，也可无明显全身症状。5～7d后皮损开始愈合，如病情重或处理不及时，可以致死。

【辅助检查】

1. 常规检查　白细胞总数升高，可达到$(1.0\sim2.0)\times10^9/L$，皮损泛发者或伴全身症状者更明显，甚至表现类白血病反应。约80%患者中性粒细胞比例增高(>80%)。少数患者血沉增快，尿常规检查尿蛋白轻度升高。

2. 细菌学检查　标本应该取鼻咽部、结膜等黏膜部位，皮损由于是ET造成的，这一点不像大疱性脓疱疮，后者病变是由皮损局部金黄色葡萄球菌感染所致，致病菌就存在损害的部位。分离的细菌应同时做药物敏感试验，有条件可进一步做分型和毒力鉴定。

【病理学检查】

表皮中上部颗粒层可见裂隙，正在剥脱或已经剥脱的表皮上部，细胞变性，可见嗜酸性坏死，表皮下部细胞呈嗜碱性。真皮炎症反应轻微，仅在血管周围有少许细胞浸润。组织病理改变与落叶型天疱疮有相似之处。

【诊断与鉴别诊断】

1. 诊断　新生儿或婴幼儿突发发热、红斑和皮肤触痛，要想到本病的可能；病情迅速发展，短时间内出现表皮剥脱并留下裸露皮损，如烫伤样可建立诊断；血白细胞升高伴中性粒细胞比例显著增加以及细菌分离阳性对确诊有一定的价值。

2. 鉴别诊断

(1)脱屑性红皮病：多发生在出生后 2～4 个月婴儿，皮损开始于头皮和躯干，表现类似脂溢性皮炎，进一步可发展成红皮病，病程较长。

(2)新生儿脓疱疮：起病缓慢，皮损局限且以脓疱为主，无表皮剥脱，Nikolsky 征阴性。

(3)中毒性表皮松解症(toxic epidermal necrolysis，TEN)：既往将 TEN 分为金黄色葡萄球菌型、药物型、特发型和其他型，现多认为 TEN 和 SSSS 为两种独立的疾病。两者的区别见表 8-1。

表 8-1　SSSS 与 TEN 的比较

	SSSS	TEN
病因	噬菌体Ⅱ组 71 或 51 型金葡菌	药物
发病机制	ET 作用表皮至颗粒层裂隙	变态反应，以 T 细胞介导为主
发病年龄	5 岁以下儿童	任何年龄，主要是成人
皮损特征	皮损单一、浅表，容易愈合	皮损多形，较深，愈合慢
黏膜受累	常无	常有
病理改变	表皮颗粒层坏死，表皮内水疱	表皮全层坏死
细菌学检查	可在感染灶分离金葡菌	阴性
抗生素治疗	有效且关键	无效
预后	预后好，病死率低	预后差，病死率高

【治疗】

1. 基础治疗　加强护理，如注意保暖，注意口腔、眼睛和皮肤的护理，减少对患儿皮肤的刺激。进流质饮食，病情重的患儿要注意水电解质和酸碱平衡。重症患者，可考虑静脉输注血浆，以及时提供抗 ET 抗体，阻断病情的发展。

2. 抗菌疗法　是治疗 SSSS 的关键，早期及时选择敏感的抗生素可抑制或杀灭金葡菌，以减少毒素的产生，阻断病情进一步发展。抗生素经验性地选用耐青霉素酶的抗生素，如新型青霉素或半合成的青霉素。可选用氯唑西林，成人 0.5～1.0g，每 6～8h 1 次，肌内注射；儿童按每日 30～60mg/kg，分 4 次肌内注射。其他可选择的抗生素有双氯西林、氨苄西林等。青霉素过敏患者，可选择红霉素、克拉霉素、阿奇霉素等。必要时依据药敏试验结果选择抗生素，特别是伴有 MRSA 感染。

3. 糖皮质激素　使用有一定的争议。原则上不常规使用，禁止单独应用，以免加重病情。如果全身中毒症状重，伴有重要脏器功能障碍，可以在有效抗生素治疗的同时，短期使用。可选择氢化可的松，成人每日 200～300mg，分 2～3 次静脉滴注，儿童每日 5～10mg/kg，分 2 次静脉滴注，疗程 3～5d。

4. 局部治疗　原则上使用无刺激性并兼有收敛、消炎和杀菌作用的外用药物，如 1% 新霉素乳剂。

【预防】

本病的预防同脓疱疮。

【预后】

近年来，随着敏感抗生素的应用，SSSS 的病死率显著降低。但病情发展凶险，全身中毒症状重，伴随严重的基础疾病或免疫功能低下，其预后较差。通常病死率在 5% 以下，成人患者病死率显著高于婴幼儿。

第三节 中毒性休克综合征

中毒性休克综合征(toxic shock syndrome，TSS)是主要由细菌超抗原性外毒素等多种原因引起的急性严重综合征，表现为发热、皮疹、低血压及多脏器功能障碍。TSS这一名词最初专指葡萄球菌所引起的综合征，后来发现其他多种因子包括化脓性链球菌、某些芽胞杆菌、腺病毒甚至人体内源性超抗原均可以引起类似的表现。本文主要介绍与葡萄球菌相关的TSS。

【流行病学】

1978年Todd等首次报道金黄色葡萄球菌感染相关的TSS，后来国内外有大量的报道。本病的易感人群包括幼年烧伤患者、有过敏性疾病家族史患者、存在严重的基础免疫障碍疾病，如肿瘤、糖尿病等以及缺乏中毒性休克综合征毒素1(toxic shock syndrome toxin1，TSST-1)抗体的人群。

流行病学有以下特征：①多继发于金黄色葡萄球菌相关的皮肤及软组织感染；②阴道定植的产外毒素金黄色葡萄球菌妇女；③继发于流行性感冒等病毒感染；④定植的金黄色葡萄球菌无产生TSST-1能力的人群；⑤女性发生率高于男性；⑥可以与医源性因素有关，包括使用抗生素、院内获得性感染以及输注液体反应等。

本病呈世界分布，西方国家多见，但我国也散发病例报道。

【病因与发病机制】

本病主要为血浆凝固酶阳性的金黄色葡萄球菌所致，但也有报道凝固酶阴性的金黄色葡萄球菌也可引起。20世纪主要以耐酶的金黄色葡萄球菌为主，近年来发现MRSA也可以成为TSS的致病菌。引起TSS的金黄色葡萄球菌外毒素主要有TSST-1、肠毒素和表皮剥脱毒素，其中以TSST-1最重要。

TSS发病机制较为复杂，主要涉及以下4个环节：①患者局部产生大量外毒素并成功吸收入血是发病的始动环节；②金黄色葡萄球菌外毒素作为超抗原是激发强烈炎症过程的重要基础；③多种炎症介质和因子释放引起全身性炎症反应综合征(systemic inflammatory response syndrome，SIRS)是病理损害的主要中介；④机体免疫状况尤其是抗TSST-1水平是影响TSS发生和发展的重要因素。

【临床表现】

本病潜伏期为12h至8周，多为2d内发病。主要表现以下几个方面。

1. *发热等中毒症状* 患者起病高热，体温高达38.9℃，可伴有寒战、头痛、咽痛、肌肉酸痛、全身不适、恶心、呕吐、水样腹泻等。

2. *皮肤、黏膜损害* 起病24h后可出现皮肤红斑，多先出现在手足和颈部，并很快扩展全身，融合成片。典型表现为日灼伤样弥漫性红斑或猩红热样皮损，可伴有粟粒样丘疹，压之褪色。重症病人皮疹可泛发全身，可伴脓疱形成和点状出血。皮疹可有轻度的瘙痒或烧灼感。眼结合膜和口咽部黏膜充血，可见杨梅舌。恢复期肢端可以有手套状脱屑，躯干呈糠秕样脱屑。

3. *低血压和休克* 起病后72h内发生明显的低血压，可表现为直立性晕厥。随着病情加重，可以发生低血容量性休克。

4. *多系统脏器损害* 早期即可出现，器官衰竭的出现可早可晚。肾、肝、肺、心、血液系统、中枢神经系统、胃肠道、肌肉等均可以受累并出现相应的症状、体征和实验室检查，常常是可逆性的。

【辅助检查】

1. *血液学检查* 外周血白细胞总数显著增多，中性粒细胞比例增高，并可有核左移和中毒颗粒。血小板减少，可伴贫血。血肌磷酸激酶(CK)、尿素氮、肌酐、AST等升高。

2. *病原学检查* 体内感染灶或阴道可成功分离出金黄色葡萄球菌。

【病理学检查】

皮肤病理改变对诊断无特异性价值。主要表现为真皮浅层血管周围有单个核细胞浸润，伴乳头水肿。少数伴有水疱形成的皮损，病理检查可看到表皮下裂隙。

【诊断与鉴别诊断】

1. *诊断标准* 目前公认的TSS诊断标准(表8-2)。

2. *鉴别诊断*

(1)川崎病：又称皮肤黏膜淋巴结综合征或Kawasaki综合征。本病好发于婴幼儿和儿童，进展相对缓慢，皮损范围广泛，黏膜受累显著，无明显的低血压和休克，脏器损害无特征性且较轻，但恢复后可伴发心血管并发症。

表 8-2 TSS 诊断标准

1. 发热：多≥38.9℃，或 102°F。
2. 皮疹：弥漫性红斑，呈日灼样或猩红热样。
3. 皮肤脱屑：于发病后 1～2 周出现，尤多见于手掌和足底。
4. 低血压：收缩压＜12kPa(90mmHg)，或直立性昏厥。
5. ≥3 个以上器官系统损害。
胃肠道：恶心、呕吐；
骨骼肌：肌痛、CPK 在正常参考值 5 倍以上；
黏膜：结膜水肿、充血，阴道、口咽充血；
肾脏：尿素氮或氨基转移酶＞正常高限 2 倍；
血液学改变：血小板计数＜$100×10^9$/L；
中枢神经系统：意识障碍但无局灶性神经体征；
肺脏：急性呼吸窘迫综合征(ARDS)。
6. 存在皮肤黏膜金黄色葡萄球菌感染或定植。
7. 在血清学上除外落基山斑点热、麻疹、钩端螺旋体病等

注：第 1～5 项是主要临床诊断标准。第 6 项是应当积极获取的病原学指标(有利于与 Step TSS 鉴别)，第 7 项是重要的排除标准。符合所有标准，则 Step TSS 可确诊。如果缺乏第 6 项病原学标准，则下列 2 种情况应高度疑诊本病：①有第 3 项皮肤脱屑(剥脱)，同时符合其他 3 或 3 条以上诊断标准；或②虽无皮肤剥脱但符合所有其他 5 条标准

(2)SSSS：发病多见于婴幼儿或新生儿，弥漫性红斑后表皮剥脱较浅表，愈合快，愈合后无显著的大片脱屑。通常无低血压倾向或休克，脏器伤害也不突出。

(3)其他：包括其他原因导致的发热、皮疹、低血压、休克和多脏器损害等疾病。

【治疗与预防】

1. *抗菌治疗* 应静脉给予抗生素治疗。首选耐青霉素酶的半合成青霉素，如苯唑西林，2g，静脉注射，每 4 小时 1 次，连用 10～14d，可同时加用克林霉素，900mg，静脉注射，每 8 小时 1 次。次选可用头孢唑林，1～2g，静脉注射，连用 10～14d，同时加用克林霉素，900mg，静脉注射，每 8 小时 1 次。青霉素过敏患者，可选用万古霉素，按每 15mg/kg，静脉注射，每 12 小时 1 次。加用克林霉素，900mg，静脉注射，每 8 小时 1 次。

2. *针对 TSST-1 等毒素的治疗* 危重病例，可采用静脉注射免疫球蛋白(IVIG)，400mg/kg，一次静脉滴注。

3. *感染病灶的处理* 对体内可疑的感染病灶，可进行清洗、消毒和引流等。

4. *对症治疗* 主要目的是提升血压、抢救休克和控制多脏器损害的发展。

5. *预防* 进行卫生教育，减少皮肤、软组织、呼吸道等部位的感染机会，及时发现感染灶并尽快治疗等。

【预后】

大多数 TSS 能完全康复，病死率 3%～6%。早期诊断、及时处理是改善预后的关键。死亡的原因多为 ARDS、心力衰竭和顽固性休克等。

第四节 毛囊炎、疖、疖病

毛囊炎(folliculitis)是指原发于毛囊部的急性、亚急性或慢性炎症。疖(furuncle)是指金黄色葡萄球菌侵入毛囊引起的一种急性化脓性深毛囊炎和毛囊周围炎。疖病(furunculosis)是指多发性、复发性疖。

【毛囊炎分类】

毛囊炎可以是化脓性炎症，如单纯性毛囊炎，也可以是非化脓性炎症，如项部瘢痕疙瘩性毛囊炎。通常将毛囊炎按累及毛囊炎的程度不同，分为表浅型和深在型。

1. *表浅型* 此型主要累及毛囊口及周围，主要表现为毛囊口小脓疱，周边有狭窄的红晕。自觉症状有瘙痒或疼痛，可呈急性如 Bockhart 脓疱疮，也可呈慢性经过如痘疮样痤疮、粟粒性坏死性痤疮等。

2. *深在型* 又称深毛囊炎，主要累及毛囊深部结构。急性开始为小脓疱，表现为单纯性毛囊炎，可发展成较深较大的脓肿，即疖。也可呈慢性经过如须部毛囊炎、脱发性毛囊炎、项部瘢痕疙瘩性毛囊炎。

【流行病学】

皮肤病患者如湿疹、痱子、瘙痒症、虱病等瘙痒性皮肤病是常见的患病人群。营养不良、恶病质、贫血、糖尿病、长期使用免疫抑制药也是发病的重要诱因。皮脂腺分泌旺盛也是致病因素之一，故发病年龄多为 18～40 岁患者，男性多于女性。

【病因与发病机制】

疖和疖病主要由葡萄球菌，尤其是金黄色葡萄球菌引起的化脓性炎症，机体抵抗力低下或皮肤屏障破坏，可以成为发病的基础，病原菌感染的来源

主要来自患者的鼻腔或肛周，故属自身源性感染。

毛囊炎的病因及发病机制极为复杂，可以是感染性，亦可以是非感染性。感染性病因主要有细菌、真菌，特别是金黄色葡萄球菌和糠秕马拉色菌，其他如螺旋体、寄生虫也偶可引起本病。非感染性包括各种化学物质（如煤焦油、石蜡、石油等）刺激以及物理因素（如搔抓、摩擦、拔毛、剃毛等）。

【临床表现】

1. 毛囊炎　常见毛囊炎有以下几种。

(1)细菌性毛囊炎（bacterial folliculitis）：本病为毛囊浅部或深部细菌（主要是金黄色葡萄球菌）感染。浅部细菌性毛囊炎是发生在毛囊口浅表性炎症，表现为毛囊口炎症性丘疹或脓疱，绿豆至黄豆大小不等，四周绕以红晕，中间有毛发穿过。脓疱干涸或破溃后结成黄痂，痂皮脱落后痊愈。如炎症向深部发展，可以形成瘢痕或永久性脱毛。好发于头皮、颈部、胸部及臀部。局部淋巴结可大。

深毛囊炎通常发生在光滑皮肤上的脱发性毛囊炎。表现为深在性脓疱性毛囊损害，通常在下肢对称出现，痊愈后留下永久性脱毛。脱毛后毛囊炎不再发生。

(2)急性毛囊炎（acute folliculitis）：本病又称Bockhart脓疱病。本病由金黄色葡萄球菌所致，主要累及毛皮脂腺开口处。皮损表现为围绕毛囊口的表浅脓疱，绿豆大小，圆顶，壁脆薄，多有一毛发穿出，皮疹分批出现，数日内可自愈。

(3)须疮（sycosis）：本病为局限于胡须的细菌性毛囊炎和毛囊周围炎。病原菌是金黄色葡萄球菌。本病好发于30～40岁的男性。初起皮疹为水肿性红斑、丘疹或脓疱，中间有毛发穿过。相互邻近的毛囊受累可以融合，形成斑块。自觉灼痒或疼痛。可以呈亚急性或慢性经过。如果毛囊被破坏，并形成瘢痕，则称为狼疮样须疮（lupoid sycosis），其皮损中间为粉红色的萎缩性瘢痕，周边有脓疱或丘疹组成的活动性边缘和肉芽肿性炎症，形成堤状。好发于耳前颊部及颞部，有时可误诊为寻常狼疮或红斑狼疮。

(4)穿通性鼻毛囊炎（perfouating folliculitis of the nose）：本病是一种少见的鼻毛处深毛囊炎，病原为葡萄球菌。表现为鼻翼接近鼻前庭开口处的小脓疱，伴痒痛感。炎症可向深部组织侵袭，最终在鼻翼外部皮肤表面出现丘疹或脓疱，形成鼻翼内外有一感染性通道。将受累的鼻毛拔除，外用抗生素软膏即可痊愈。

(5)脓肿性穿凿性头部毛囊周围炎（perifolliculitis capitis abscedens et suffodiens）：本病可能为细菌感染后一种特异性自身免疫反应，造成毛囊及周围组织破坏。常见于男性，初期皮损为头部数个毛囊炎或毛囊周围炎，后渐增大变深，形成相互贯通的深在性脓腔，表面呈细小或半球形结节，破溃后形成多发性瘘孔，压迫有脓液流出。病损处毛发脱落，愈后遗留萎缩性瘢痕和不规则的秃发斑。病程经过慢性，易复发。

(6)项部瘢痕疙瘩性毛囊炎（folliculitis keloidalis nuchae）：又称枕骨下硬结性毛囊炎（folliculitis nuchae sclerotisana），为一种慢性毛囊炎，发生在颈后发缘处或头后部。初期为散在性针尖大小毛囊性丘疹和脓疱，互相融合，渐形成不规则的瘢痕硬结或硬块，可有束状头发穿出，无明显脓液。自觉轻度痒感。病程极为缓慢。

(7)秃发性毛囊炎（folliculitis decalvans）：属一种破坏性、留有永久性秃发的毛囊炎。初起为毛囊性的红斑、丘疹，迅速形成小脓，脓疱干涸后留有圆形或椭圆形瘢痕。可有瘙痒或无自觉症状。本病多见于青壮年，病程迁延。

2. 疖和疖病　初起为毛囊性炎症丘疹，渐增大形成炎症性硬结，局部有红肿、热痛。经2～4d后硬结中心有波动感，皮肤表面呈现小黄点，破溃后排出脓栓及坏死组织及脓液。1～2周后炎症消退而痊愈。皮损好发于头、面、颈和臀部，有时四肢和躯干也可受累。可伴有发热、全身不适和局部淋巴结肿大。

疖可以成批发生，每批发生时可以有间歇期或无间歇期。有些发病可以持续数月或数年，称为慢性疖病。

【病理学检查】

急性期毛囊炎可表现为毛囊及毛囊周围化脓性炎症，被侵犯的毛囊壁有中性粒细胞浸润。慢性期毛囊炎可形成肉芽肿性改变，有淋巴细胞、浆细胞、组织细胞和异物巨细胞浸润。部分毛囊炎愈合后可表现胶原组织增生，弹力纤维断裂，愈合区有广泛的纤维化。

疖和疖病病理改变与毛囊炎相似，但毛发、毛囊和皮脂腺破坏严重，炎症范围更加广泛。

【辅助检查】

1. 细菌学检查　本病急性期可在皮损部位分离培养金黄色葡萄球菌、表皮葡萄球菌或白色葡萄球菌，可合并其他病菌感染，慢性期则细菌分离阳性率明显降低，分离的细菌宜做药敏试验。

2. 血常规检查　大多数情况下血白细胞总数和中性粒细胞比例正常，少数情况下尤其是急性期伴病变范围广泛时可见血白细胞总数升高，中性粒细胞比例＞80％。疖和疖病常有白细胞升高，中性粒细胞比例＞80％。

3. 其他检查　反复发作性毛囊炎、疖或疖病要检查血糖。

【诊断】

诊断的标准：本病诊断主要是临床皮损的特征改变，必要时结合细菌学检查和组织病理。如反复发作应寻找皮损局部和全身因素，如糖尿病、中性粒细胞减少症、肿瘤等因素。

【治疗】

1. 治疗原则　注意皮肤卫生，积极治疗瘙痒性皮肤病、全身慢性消耗性疾病，增强机体免疫力，以减少复发。发病时以抗生素治疗为主。

2. 局部治疗

(1)外用药物治疗：以选择消炎、杀菌和干燥为主的外用药物为主。外用抗菌药物中以选择2％莫匹罗星软膏和夫西地酸软膏为主，尽量减少选择其他类型抗生素外用制剂，以免诱导耐药。渗液明显时可以用呋喃西林溶液湿敷，或1∶5 000高锰酸钾溶液清洗。也可选用硫黄洗剂、硫黄炉甘石洗剂、5％聚维酮碘等。

(2)物理治疗：包括①紫外线照射；②超短波治疗；③多源红外治疗仪照射；④氦氖激光；⑤CO_2激光等。须疮、项部瘢痕疙瘩性毛囊炎可酌情使用浅层X线。

(3)皮损内注射：对脓肿穿凿性毛囊周围炎、项部瘢痕疙瘩性毛囊炎可局部注射醋酸曲安奈德或倍他米松。

3. 系统治疗　根据皮损数量、大小、病变深度酌情选用抗生素，如青霉素或头孢类抗生素，必要时可根据细菌的药敏试验选择抗生素，对外耳道及危险三角区疖病宜加强系统抗生素使用。

4. 手术治疗　对疖已局限性和有波动感时，可行脓肿切开。

第五节　化脓性汗腺炎

化脓性汗腺炎(suppurative hidradenitis)是好发于腋部及会阴部的顶泌汗腺慢性化脓性炎症。鉴于本病发病基础是毛囊上皮异常，但发病部位等特点与寻常痤疮有差别，有提出使用反常性痤疮(acne inverse)这一病名，但目前尚未广泛认可，故本文仍沿用化脓性汗腺炎这一病名。

【流行病学】

本病多见于青年的中年妇女，男女比例为1∶2～5。无明显种族发病差异。

【发病机制】

本病遗传因素可能占一定的作用，多数研究提示本病遗传模式为常染色体显性遗传，且单基因遗传的可能性较大。但到目前为止，致病基因的定位及突变尚未明确。由于本病常与坏疽性脓皮病、Crohn病等并存，伴血沉增快等免疫学异常，提示本病免疫因素起重要作用，而细菌(如金黄色葡萄球菌、链球菌、铜绿假单胞菌等)感染多认为系继发性，因病变部位不能稳定地检出同一种细菌。其他如性激素水平的变化、吸烟、化学刺激和机械刺激均可以诱发或加重病情。

在疾病的早期可见毛囊上皮鳞状增生，进一步发展可致破裂，病变波及顶浆分泌腺，继发细菌感染，扩大炎症反应。随着炎症发展，局部结构破坏形成瘘管，更易发生炎症，形成恶性循环。

【临床表现】

1. 腋部汗腺炎　最常见，且女性多于男性。表现为初起1个或数个豌豆大小的炎性硬结，逐渐增大、增多，形成条索状或融合成片状斑块。结节表面可有小脓疱，但大多数情况下无明显的化脓征象。经过数周或数月后，结节深部化脓，向表面穿破后形成窦道或瘘管，相互融合可呈潜行性不规则的溃疡。如无有效治疗，病情时轻时重，呈慢性迁延经过。多为单侧受累，两侧同时受累达20％～50％。

2. 会阴部汗腺炎　可与腋部汗腺炎同时或随后发生，但也可原发。男性多于女性，且常伴有聚合性痤疮。病初为一豌豆大小的硬性结节，经数周后破溃，形成潜行性溃疡，可形成瘘道，与肛门壁相通后则形成肛瘘。可发生在腹股沟、阴囊、股部和臀部，也可发生在女性乳腺。发生乳腺时，如伴有腋部或会阴部黑头粉刺样损害，对诊断有很大帮助。病程更为迁延，可伴发鳞癌。

本病无全身症状，但可与其他毛囊口阻塞的病并发，如腋窝阴阜顶泌腺慢性皮炎(Fox-Fordyce

disease)、多发生皮脂腺囊肿、屈侧网状色素沉着病(Dowling-Degos disease)等。

【辅助检查】

不同部位、不同时期可检出多种细菌,包括金黄色葡萄球菌、链球菌和铜绿假单胞菌,也可以分离出大肠埃希菌、厌氧菌,尤其在肛周部位。分离的致病菌应具体分析其在病变形成中的作用,并同时做药物敏感试验。

【病理学检查】

早期为顶泌汗腺及其周围的炎性改变,有白细胞浸润。腺体及真皮内可发现大量细菌。当发展至有顶浆分泌腺受累时,在血管周围有大量淋巴细胞和浆细胞浸润,并最终可形成异物肉芽肿。愈合部位可有广泛纤维化,并可见皮肤附属器被破坏。

【诊断与鉴别诊断】

1. *诊断*　根据典型皮损(硬性结节、潜行性溃疡、交通性瘘道)、好发部位(腋窝、会阴部),结合发病年龄(青年和中年)、遗传因素(可能有常染色体显性遗传)和合并其他毛囊口阻塞的疾病,可以作出诊断。细菌学检查仅供诊断时参考。

2. *分期*　Ⅰ期:单发或多发脓肿,无窦道和瘢痕;Ⅱ期:多发性脓肿,有窦道和瘢痕;Ⅲ期:局部损害弥漫,有很多窦道和瘢痕。

3. *鉴别诊断*　本病需与疖、痈、增殖性脓皮病、溃疡性皮肤结核、放线菌病、腹股沟肉芽肿、性病性肉芽肿等鉴别。

【治疗】

1. *手术治疗*　方法包括切开引流法、外置伤口换药术、病灶局限性切除术和广泛根治切除术。以根治性手术切除术可以彻底治疗本病,且复发率低,故可以作为本病首选治疗方法。手术前可口服抗生素和异维A酸,以控制炎症,方便手术实施。

2. *药物治疗*

(1)抗生素:治疗反应差异较大,且停药后易病情反应,故需长期用药。通常选用克林霉素口服,每次450mg,每日3～4次。也可选用四环素和米诺环素。

(2)维A酸类:可选用异维A酸、阿维A酯和阿维A酸,通常异维A酸疗效要次于阿维A,且异维A酸无效的患者,使用阿维A同样有效。用法:异维A酸0.5～1mg/(kg・d),分2～3次口服;阿维A成人20～40mg/d,分2～3次口服。

(3)性激素:女性可口服避孕药,男性可口服非那雄胺(5mg/d)可显著改善症状。鉴于性激素有较多的不良反应,其选择时要慎重,宜用于抗生素和维A酸治疗无效的患者。

(4)皮质类固醇激素:炎症明显且进展较快,可酌情口服泼尼松30～40mg/d,1～2周后停用。也可皮损内注射皮质类固醇激素。

(5)其他药物:少数病例可试用氨苯砜,可获得成功。生物制剂如TNF单抗(infliximab)或TNF受体拮抗药(etanercept)也有成功地用于本病治疗的报道,但其疗效和安全性需进一步验证。

3. *物理治疗*　二氧化碳激光治疗是一种可供选择的方法,不主张行局部浅层X线治疗,因易形成窦道和瘢痕。

第六节　丹　毒

丹毒(erysipelas)是由Ⅱ型溶血性链球菌感染所致的皮肤和皮下组织内淋巴管周围软组织的急性炎症。

【流行病学】

本病发病有一定的诱因,包括:①皮肤屏障破坏,如皮肤擦伤或细微的操作,特别是足癣和鼻炎是小腿丹毒及面部丹毒的主要诱因;②身体抵抗力低下,如糖尿病、肾病、营养不良、低丙种球蛋白血症等;③创伤性诊断或治疗应用。

【病因与发病机制】

乙型溶血性链球菌为主,亦偶可由C型或G型链球菌所致。本病链球菌感染来源:①皮肤直接侵入感染;②血行播散;③医疗器械、敷料或用具消毒不严污染而感染,以皮肤直接侵入感染为主。

【临床表现】

1. *一般表现*　起病急剧,可伴有不同程度全身中毒症状,如恶寒、发热、头痛、恶心、关节酸痛,常常先于皮损发生前数小时出现。

皮疹开始为水肿性红斑,界限清楚,表面紧张、灼热,有压痛。短时间可迅速向四周扩大。向外蔓延时皮损中间的红色可渐消退,留有轻微脱屑。附近淋巴结肿大。可发生任何部位,常见于小腿、面部、头皮和婴儿的腹部。

2. *特殊类型*　由于皮损表现差别,可有不同类型。

(1)水疱或大疱性丹毒(erysipelas vesiculosum or erysipelas bullosum):指大片红肿斑片上发生含有浆液或脓性分泌物的水疱或大疱。

(2)坏疽性丹毒(erysipelas gangrenosum):指炎症深达皮下组织,迅速发生皮肤坏疽,常伴有严重的全身中毒症状,病情凶险。

(3)游走性丹毒(erysipelas migrans):指皮疹一面消退一面发展,先出现于某处,不久消退,又在另一处出现,如此连续不断,病程可迁延达数周之久。

(4)复发性丹毒(erysipelas recidivans):指在同一部位反复发作,每次发作时病情较轻,只是局部轻微水肿,无全身症状。由于反复发作可造成局部皮肤淋巴管阻塞,受累组织肥厚,日久形成象皮肿。发生于颜面或外生殖器者侧形成慢性淋巴水肿。

【辅助检查】

1. 血白细胞检查　当伴有全身中毒症状时,血白细胞总数增高,通常 1.5×10^9/L 或更高,中性粒细胞 0.80～0.95。

2. 细菌学检查　可取皮损处分泌物或活检组织做培养,可明确链球菌存在。

【病理学检查】

真皮高度水肿,毛细血管和淋巴管扩张,可见血管和附属器周围有中性粒细胞、淋巴细胞和嗜酸性粒细胞浸润,以中性粒细胞为主。

【诊断与鉴别诊断】

1. 诊断　根据起病急骤,境界清楚的水肿性红斑,伴全身中毒症状和可能的发病诱因,可以作出诊断。必要时结合细菌学检查和病理检查。

2. 鉴别诊断

(1)接触性皮炎:有明确的接触史,皮损形状与接触部位一致,边界清楚,瘙痒,无全身症状。

(2)蜂窝织炎:细菌侵入皮下组织后引起的急性炎症,界限欠清,浸润较深,中央红肿显著,溃破后可排出脓液。

(3)血管性水肿:发病及消退迅速,局部出现暂时性无症状性肿胀,愈后不留痕迹。

(4)类丹毒:有接触鱼类、屠宰等工作历史,损害多发生于手部,为紫红色斑,不化脓,不起水疱,无自觉症状。

【治疗】

1. 一般治疗　注意休息,发生下肢要抬高下肢。积极祛除诱因,包括:①防治足癣;②避免或纠正挖鼻孔的习惯。

2. 全身治疗　首选青霉素,每日 320 万 U 肌内注射,中毒症状重者可静脉注射,疗程 10～14d。青霉素过敏者可选用大环内酯类抗生素。

3. 局部治疗　急性期可用 0.1%依沙吖啶溶液或 0.2‰呋喃西林溶液湿敷。慢性期可选用紫外线、氦-氖激光等照射。

第七节　类　丹　毒

类丹毒(erysipeloid)是由猪丹毒杆菌(erysipelothrix insidiosa)引起的感染性皮肤病。其皮肤损害形成似丹毒,故称类丹毒。

【流行病学】

猪丹毒杆菌广泛存在于自然界,某些动物如猪、牛、羊、鸡、鸭等可作为该菌的宿主,以猪更易感。人主要是接触被污染的肉类或鱼类后,经轻微外伤而感染本菌,故发病人群以从事皮毛、肉类、鱼类等加工的工人以及兽医、炊事员或家庭妇女等发病机会较多。本病多见于青壮年。

【发病机制】

猪丹毒杆菌经轻微皮肤外伤进入人体,大多数局限于被侵入的局部,极少数情况下可经淋巴管或血管播散全身,形成全身型或败血症型。

【临床表现】

本病潜伏期 1～5d,平均 2d。发病以手指多见。一般可以分为局限型、全身型和败血症型。

1. 局限型　此型最常见。初发于手指、手背、足背等暴露部位,以手指最常见。开始为绿豆大小的红斑,很快局部肿胀并向四周扩大,中心有自愈倾向。经过 1～3d 后,皮损迅速发展成边界清楚的紫红色斑块,局部肿胀、光亮,触之有浸润感。周边色泽较深,中央较平且色泽较淡,对诊断有帮助。皮损不形成水疱或血疱,但可以累及指骨的骨膜,引起骨膜炎或关节炎,使受累的手指关节肿胀、疼痛,伴活动障碍;患处有阵发性胀痛、灼痛或跳痛。本病有自限性,不做治疗可于 2～4 周内自愈。

2. 全身型　本型少见。皮疹与局限型相同,但炎症更明显,分布更广泛,呈弥漫性或全身性,可以与距受伤部位较远处发生皮疹,皮疹可伴有隆起的伪足,形成环状、卵圆形或畸形的皮疹,皮疹时隐时现,持续数日。有发热及关节疼痛。血培养阴性。

3. 败血症型 本型罕见，但最凶险。皮疹泛发全身，可融合成片，形成紫癜样皮损或大片盘形红斑。有显著全身中毒症状，如畏寒、发热、肌肉疼痛和关节肿胀。可以伴发细菌性心内膜炎，如不及时治疗可于3个月左右死亡。血中可培养出致病菌。

【辅助检查】

1. 细菌培养 可取活检组织、血液，置于0.1%葡萄糖肉汤培养基中培养，经24～48h，可有菌落生长。

2. 其他 如伴有全身中毒症状时，血白细胞可升高，中性粒细胞比例超过80%以上。

【病理学检查】

真皮高度水肿，毛细血管和淋巴管扩张，可见血管和附属器周围有中性粒细胞、淋巴细胞和嗜酸性粒细胞浸润，以中性粒细胞为主。

【诊断与鉴别诊断】

1. 诊断 局限型根据特殊职业，结合有刺伤史，发生右手指等暴露部位的边界清楚、中央褪色的紫红色斑片、局部肿胀、活动受限等可以作出诊断。全身型则有上述典型皮损，伴皮损分布更加广泛，可伴有全身中毒症状和关节肿胀、疼痛，结合特殊职业诊断也不困难。败血症型则根据职业、全身广泛性紫癜性红斑、关节肿胀疼痛，血培养阳性作出诊断。

2. 鉴别诊断 本病需与丹毒、蜂窝织炎鉴别，后两者皮损发展迅速，颜色鲜红，有畏寒、发热等全身症状，血中性粒细胞常升高。

【治疗】

1. 全身抗菌治疗 首选青霉素，轻者每日肌内注射80万～160万U，分2次注射。重者可使用400万～800万U，静脉滴注。疗程1周左右，发生心内膜炎时则疗程延长至4～6周。如为耐药时，可选用氯唑西林或双氯西林。青霉素过敏者，可选用以下抗生素一种：①米诺环素，每日200mg；②罗红霉素，每日300mg；③克拉霉素，每日500～1 000mg；④阿奇霉素，每日500mg；⑤氧氟沙星，每日400～600mg，分2次口服。

2. 局部治疗 可用10%～20%鱼石脂软膏或1%～2%洗必泰软膏、莫匹沙星软膏局部外敷。也可用氦氖激光照射，每天1次，每次10min。

第八节 皮肤炭疽

炭疽(anthrax)是由炭疽杆菌引起的一种人畜共患性急性传染病，可分为皮肤炭疽、肺炭疽和肠炭疽，以皮肤炭疽更常见。

【流行病学】

传染源主要是食草动物。人因直接或间接接触而感染。炭疽杆菌通过破损的皮肤和黏膜发生皮肤炭疽。带有炭疽芽胞杆菌的尘埃、飞沫经呼吸道吸入引起肺炭疽。进食未经煮熟的病畜肉或污染的水、乳而引起肠炭疽。

本病各年龄组均可发病。感染后是否发病取决于病原体的数量、毒力和宿主的抵抗力。本病的发病具有明显的职业性，多见于牧民、屠宰工人、农民、兽医、厨师、皮毛手工业者。本病全世界各大洲均有过流行，发病有一定的季节性。在我国发病从5月份开始上升，7～9月份达高峰，10月份开始下降。

【病因与发病机制】

炭疽杆菌是革兰阳性的需氧菌，两端平截，大杆菌，长4～8μm，宽1～1.5μm，排列成长链、竹节状，无鞭毛，但在体内可形成荚膜。在体外有氧环境下易形成芽胞，此时对外界抵抗力明显增强，对一般消毒剂均不敏感。本菌的致病性在于荚膜和毒素。当细菌侵入破损皮肤后，可在皮肤和黏膜局部大量繁殖，释放炭疽毒素，使组织水肿、坏死和出血，形成原发性皮肤炭疽。当抵抗力降低后，病原菌可经淋巴管或血管扩散，可发生局部淋巴结炎、败血症或其他脏器损害。

【临床表现】

本病潜伏期1～12d，通常1～5d，平均3d。皮肤炭疽潜伏期相对较长。根据炭疽杆菌侵入不同部位，可以分为5型。

1. 皮肤炭疽 本型最为常见，占炭疽病例的95%～98%。皮损好发于面、颈、肩及手足等暴露部位。初期呈炎性丘疹或皮下硬结或斑疹，很快形成水疱，周围组织水肿发硬，1～4d内疱疹破溃，中心坏死、出血，四周有成群小水疱，水肿可扩大，呈凹陷性水肿。5～7d后，坏死可自行破溃形成溃疡，血性分泌物结成炭末样黑色干痂，故名炭疽。局部淋巴结常肿大，自豌豆至蚕豆大小或更大，可有红肿及压痛。如无其他细菌混合感染，则局部疼痛轻微，此表现具有特征性。溃疡经1～2周黑痂皮脱落，形成瘢痕痊愈，约50%患者可有不同程度全身中毒症状，如畏寒、发热、头痛、乏力和食欲缺乏等，严重可发生败血症。如不及时抢救，可在数天内死亡。

2. *肺炭疽* 极少见，多为原发性，又称"吸入性炭疽"，也可继发于皮肤炭疽。起病急，可呈上呼吸道感染、支气管炎和肺炎的表现。

3. *肠炭疽* 较少见。临床表现形式多样，可以呈急性胃肠炎症状或腹膜炎表现。常并发败血症休克死亡。

4. *炭疽性脑膜炎* 可由皮肤炭疽、肺炭疽和肠炭疽经血行播散脑部，表现为脑膜炎症状。本型病情风险，发展迅速，常因治疗不及时死亡。

5. *败血症型炭疽* 多继发于肺或肠炭疽，少数由皮肤炭疽所致。可表现为全身毒血症症状，如高热、头痛、呕吐、感染性休克、出血和DIC等。

【辅助检查】

1. *细菌学检查* 是确诊的依据。可取皮损的渗液、痰、吐泻物、血液、脑脊液、腹水等直接涂片，可发现典型的呈竹节状革兰染色阳性大杆菌。上述标本也可以培养或动物接种，以进一步分离炭疽杆菌。

2. *血常规* 白细胞总数升高，大多数在$(10\sim20)\times10^9/L$，分类以中性粒细胞为主，有明显核左移。

3. *血清学检查* 用ELISA法或免疫印迹试验或免疫荧光方法，检测炭疽杆菌抗原或特异性抗体，可达到快速诊断的目的。传统的Ascoli热原淀反应因敏感性和特异性不高，目前已较少采用。

【病理学检查】

基本损害为水肿、出血、坏死和炎症细胞浸润。皮肤溃疡组织中可查见有荚膜的炭疽杆菌。

【诊断与鉴别诊断】

1. *诊断标准* 符合以下3条标准可明确诊断：①有特殊的职业(牧场、畜产品加工厂及屠宰场工作者)、工作和生活环境(如接触暴死家畜、食死畜肉、用新皮毛等)等；②有典型皮肤损害；③病原学检查阳性或血清学检测阳性。

2. *鉴别诊断* 皮肤炭疽主要与皮肤化脓性感染，如疖、痈、丹毒、蜂窝织炎等鉴别，皮肤化脓性感染局部充血和疼痛明显，缺乏炭疽接触史，细菌学检查可进一步帮助鉴别。

【治疗】

1. *早期隔离* 一旦确诊应尽早隔离，直至溃疡痊愈脱痂，细菌培养连续3次阴性后，方可出院。

2. *抗菌治疗* 病原治疗首选青霉素。对皮肤炭疽患者，青霉素每日240万～320万U，分3～4次肌内注射，疗程7～10d。对内脏型炭疽，应将青霉素加大剂量至1 800万～2 400万U，静脉滴注。可与四环素、链霉素、氯霉素联合使用。

3. *对症处理* 根据全身中毒症状重或皮肤水肿坏死发展迅速者，可短期大剂量使用糖皮质激素。

4. *支持疗法* 可补液、输血和输新鲜血浆等治疗。

5. *局部处理* 病变部位严禁挤压和任何手术治疗，以防扩散。局部可用1:1 000高锰酸钾溶液冲洗，外用新霉素、红霉素等软膏。

第九节 皮肤结核病

皮肤结核病(tuberculosis cutis)是由结核杆菌(*mycobacterrum* tuberculosis)引起的慢性皮肤病。本病表现形式受机体免疫力、结核杆菌的数量和毒力以及接种或侵入途径等因素影响。近年来，因诸多因素，皮肤结核病不仅发生率呈上升趋势，而且表现形式有较大的变化，应引起重视。

【分类】

至今为止，尚无十分理想的分类模式。根据发病机制，结合机体免疫状况和临床表现，一般主张将皮肤结核病分为4种类型：①外源性接种，包括原发性接种性结核病、疣状皮肤结核；②内源性皮肤接触传播或自体接种，包括瘰疬性皮肤结核、腔口皮肤结核；③血源性播散至皮肤，包括寻常狼疮、急性粟粒性皮肤结核病、结核性溃疡、树胶肿或脓肿、结核蜂窝织炎等；④结核疹，包括硬红斑(Bazin病)、丘疹坏死性结核疹、瘰疬性苔藓等。另外，有人提出依据病变部位结核杆菌数量的多少，将皮肤结核病分为多菌型(multibacillary forms)和少菌型(paucibacillary forms)，前者包括原发性接种性结核病、皮肤瘰疬、腔口皮肤结核、急性粟粒性皮肤结核病、结核性溃疡、树胶肿或脓肿等，后者主要指寻常狼疮和疣状皮肤结核。临床最常见是寻常狼疮和瘰疬性皮肤结核。

【流行病学】

本病呈世界流行，发展中国家发病率相对较高，不同的国家和地区皮肤结核病的发病率报道不一。1999年印度和秘鲁分别报道新发病例1 847 000例和5 800例，而有些国家如西班牙14年中仅11例，南非12年92例，巴基斯坦4年153例。日本调查了1906—2002年日本皮肤结核病发病率，发现1906—1925年皮肤结核病发病率升高，1926—1945年进入平台，1946年以后逐渐下降。结核疹1986—1995年降低，1996—2000年呈显著上升过程。从年龄来看，1980年前以10～40岁为主，但1981年以后40岁以上的患者占大部分。总体来讲，皮肤结核病的发生率要显著低于各其他脏器结核。据报道，皮肤结核病占全部结核病的1%～2%，也有报道<1%。尽管如此，由于结核病发病人数巨大，相应地皮肤结核病发病的绝对人数也不可忽视。

皮肤结核病发生的诱因很多。与肺结核等系统性结核一样，机体抵抗力低下是发病的重要因素。结核病是AIDS常见的合并感染，AIDS病高发区，其结核病也十分常见。发展中国家人口数量多、居住环境拥挤、受外伤的概率高以及经济状况差，均成为结核病发生的重要诱因。发达国家结核病发生率同样有上升趋势，主要与AIDS流行、无家可归者与罪犯安置人数增加、移民有关。除社会和经济因素外，有报道寒冷潮湿、日照时间短的地区，其发病率相对较高，但也有不同的看法。随着结核病在发展中国家和发达国家呈全球性增加趋势，皮肤结核病的发病率也会相应地增长，对此应引起足够的重视。皮肤结核杆菌除通过血液或直接扩散侵及皮肤外，外伤后直接接种也是重要的传播途径之一。因此，外伤是皮肤结核病发生的重要诱因，这一点有别于其他结核病。近年来有报道，随着生物免疫抑制药应用于临床，可以诱导肺结核甚至皮肤结核病。如报道使用英夫利昔单抗（infliximab）后，诱发粟粒性皮肤结核。

【病因与发病机制】

病原菌是结核杆菌，属一种抗酸杆菌，有人型、牛型、马型、鼠型等，引起人皮肤结核病的主要病原体为人型，其次为牛型。感染途径可分为外源性或内源性，以内源性为主。外源感染主要是结核杆菌及其污染物，经轻微皮肤创伤直接侵入皮肤而发病，如疣状皮肤结核。

皮肤结核病与其他结核病发病机制相同，即由结核杆菌及其成分介导的T淋巴细胞免疫和迟发性变态反应，引起单核细胞增多，上皮样细胞和淋巴细胞浸润，组成结核结节。除结核性初疮、皮肤粟粒性结核和溃疡性皮肤结核外，其他类型皮肤结核皮损中细菌数量较少，也反映了皮肤结核病的发生与结核杆菌介导的变态反应有关。

【临床表现】

1. 皮肤损害

（1）皮损特点：①寻常狼疮，典型的寻常狼疮为单个斑块，由棕红色或褐红色的丘疹融合在一起，质软，玻片压诊呈棕黄色或苹果酱色，用探针轻压很易刺入。②瘰疬性皮肤结核，皮损呈带状分布，不规则形，同时可见结节、脓肿、溃疡、瘘管、瘢痕等多种损害。③疣状皮肤结核，损害中心开始为疣状增生，以后中心部分的疣状增生逐渐变平，结痂脱落后留有萎缩性网状瘢痕。四周由结痂成鳞屑覆盖之结节向外扩展成环状或弧形，境界明显。结节的外围呈暗红色晕，形成由中央网状瘢痕、边缘疣状改变和四周暗红色晕构成的"三廓征"。④硬红斑，表现为较大的暗红色或紫蓝色的皮下结节或斑块，界限不清，固定而硬。数目不多，可自行破溃。局部有触痛、胀痛及烧灼感。⑤丘疹坏死性结核疹，为散在分布的偶有群集倾向的坚实结节，大小2～8mm，可演变成脓疱性或坏死性，呈青红色或紫色，坏死结痂后可留有萎缩性瘢痕，可类似天花样瘢痕。⑥溃疡性皮肤结核，初起小丘疹，以后发展成一群小溃疡，很快融合成一大溃疡，呈卵圆形或不规则形，边缘潜行性，基底为高低不平的苍白色肉芽组织，并可见黄色小颗粒即结核结节。

（2）好发部位：①面部为寻常狼疮；②躯干为瘰疬性苔藓、粟粒性皮肤结核；③颈部为瘰疬性皮肤结核；④四肢为丘疹坏死性结核疹、疣状皮肤结核、硬红斑等；⑤皮肤黏膜交界处为寻常狼疮、腔口溃疡性结核；⑥外生殖器为阴茎结核疹、瘰疬性皮肤结核等。

2. 全身症状　结核性初疮、粟粒性皮肤结核、溃疡性结核、丘疹坏死性结核疹、硬红斑等可伴全身结核中毒症状，如发热、倦怠、关节痛、消瘦等。

3. 病程　皮肤结核多呈慢性经过。常迁延数年甚至数十年。寻常狼疮往往由儿童或少年时期开始发病，半数以上患者在10岁以内发病，20岁前发病占80%。

【辅助检查】

1. 结核菌素试验　目前多用结核菌纯蛋白衍生物（purified protein derivative，PPD）做试验。局部皮内注射0.000 02mg PPD后，于48～72h观察结果。局部无红晕硬肿为(－)；红晕或硬肿直径＜0.5cm为(±)；红晕及硬肿直径0.5～0.9cm为(＋)；红晕及硬肿直径1～1.9cm为(卄)；红晕及硬肿直径≥2cm为(卅)；除红晕及硬肿外，还有水疱或坏死则为(卌)。结核菌素试验是反映机体对结核菌感染后的反应，其强阳性既可以表明机体有活动性结核存在，又提示机体结核杆菌感染抵抗力增强，故有些皮肤结核如硬红斑、疣状皮肤结核，可呈强阳性反应。但也有些皮肤结核如溃疡性皮肤结核可呈阴性或弱阳性，故要综合分析试验结果。

2. *细菌学检查*　由于众多感染，特别是非典型分枝杆菌感染无论从临床和病理均与皮肤结核病有很大的重叠，甚至借助于诊断性抗结核治疗也不能排除非典型分枝杆菌感染，因此，细菌学检查就显得尤为重要。可以直接分泌物涂片或组织切片找结核杆菌，有条件做细菌培养及鉴定，必要时可做动物接种以提高检出率。因直接镜检或细菌培养阳性率低或感染组织中结核杆菌数量少或缺乏活的细菌，限制其临床应用价值。此时，可借助PCR检查结核杆菌DNA，可提高检出的灵敏性，但要注意排除假阳性。

【病理学检查】

主要表现特征：①上皮样细胞组成的结节，周围绕以致密的淋巴细胞；②在上皮样细胞结节中，可见郎汉斯巨细胞；③结节中央可见程度不等的干酪样坏死；④抗酸染色可见结核杆菌。不同的临床类型由于机体免疫状态及感染的细菌性质和数量不同，其上述病理改变不完全一致。

【诊断】

皮肤结核病临床分型较多，皮损表现形式差别较大，尤其是不能常规开展病原学检测或检测的阳性率低，给临床诊断带来一定的困难。诊断应从以下几方面着手。①不同类型的皮肤结核病其皮损有一定的特征性。②皮肤受累部位有一定规律性。③慢性经过，少数皮肤结核病如结核性初疮、疣状皮肤结核可有自愈倾向。④合并系统症状和其他脏器结核，但有无合并其他脏器结核，对诊断皮肤结核并非关键。⑤重视皮肤组织病理检查。皮肤组织病理检查是诊断皮肤结核病重要的依据，也是帮助分型和判断预后的参考。结核性肉芽肿反应是诊断皮肤结核病重要线索。⑥细菌学检查是诊断皮肤结核病的金标准。⑦准确评价结核菌素试验及抗体检测在诊断皮肤结核病中的价值。⑧试验性治疗可以作为某些皮肤结核病的补充手段。有时尽管临床上高度怀疑皮肤结核病，但缺乏足够证据支持诊断，必要时要采取试验性治疗。

【诊断与鉴别诊断】

皮肤结核病其临床表现可以模拟众多的皮肤病，因此，给诊断带来一定的挑战。不同类型的皮肤结核病其临床需鉴别的疾病有差别，见表8-3。

【治疗】

1. *治疗原则*　皮肤结核通常是全身性结核感染一部分，其系统抗结核治疗与其他结核病相同，早期、规范和联合抗结核治疗是本病治疗的基本原则。

2. *全身抗结核治疗*　一线治疗药物有异烟肼(成人每天0.3g)、对氨水杨酸钠(成人每次3g，每日3次)、链霉素(成人每次0.5g，每日2次)、利福平(成人每日0.45g)、利福定(成人每日0.15～0.2g)、乙胺丁醇(成人每日0.75g)和吡嗪酰胺(成人每次0.5g，每日3次)，其中异烟肼、利福平、利福定、链霉素和吡嗪酰胺为杀菌药，其余为抑菌药。对寻常狼疮和瘰疬性皮肤结核选用2种杀菌药和1种抑菌药，称“三联”疗法，对疣状皮肤结核、结核疹可选用1种杀菌和1种抑菌剂，称“二联”疗法，疗程2～6个月。对一线药物耐药或不良反应不能耐受可选用二线药物，如卡那霉素、卷曲霉素或新的抗结核药物，如阿米卡星、氟喹诺酮类等，但此类药物价格昂贵或仍然有明显不良反应，应慎重使用。

表8-3　常见皮肤结核病的鉴别诊断

皮肤结核类型	需鉴别的疾病
寻常狼疮	胶样粟丘疹、寻常狼疮、结节病、玫瑰痤疮、三期梅毒、DLE、麻风、深部真菌病等
疣状皮肤结核	芽生菌病、Majocchi肉芽肿、着色芽生菌、疣状表皮痣、肥厚性扁平苔藓、寻常疣等
瘰疬性皮肤结核	非典型分枝杆菌感染、孢子丝菌病、放线菌病、球孢子菌病、性病性淋巴肉芽肿等
丘疹坏死性结核疹	急性痘疮样苔藓样糠疹、二期梅毒丘脓疱疹、Churg-Stvauss肉芽肿、淋巴瘤样丘疹病、穿通性环状肉芽肿、坏死性血管炎等
硬红斑	结节性红斑、结节性血管炎、结节性多动脉炎、三期梅毒、其他炎性脂膜炎等

3. *局部治疗* 可使用抗结核药物软膏如 5% 异烟肼软膏、病灶局部封闭、外科手术切除和物理治疗等，但通常以全身抗结核治疗为主。

第十节 麻 风

麻风(leprosy)是由麻风分枝杆菌(*Mycobacterium leprae*)引起的一种慢性传染性疾病，主要侵犯皮肤、黏膜和周围神经，少数情况下可侵犯深部组织和内脏器官。

【流行病学】

本病在世界范围内流行，以非洲、东南亚、拉丁美洲和西太平洋地区为主。中国过去麻风病流行也较为严重，病人主要分布于沿海地区和长江流域，在西北、华北、东北等地有散在病例。经过 40 多年的不懈努力，麻风病流行范围在逐渐缩小，发病率也明显下降。

麻风病可以发生在各年龄组，以青壮年为多。男女之比 3∶1。本病可呈家庭聚集发生。社会因素如贫穷、居住拥挤、人口流动、甚至伴随 HIV 感染等均可以成为麻风流行的因素。

构成麻风流行的 3 个要素包括传染源、传播途径、易感人群。一般认为人是麻风病的惟一传染源，未经治疗的多菌型麻风病人是麻风的主要传染源。本病的传播途径尚不十分明确，传统认为健康人与麻风病长期接触是主要传播方式。近年来研究提示，空气传播可能起到更重要的作用。由于鼻黏膜是麻风杆菌一个主要排出途径，且麻风杆菌在适当的温度和湿度条件下存活数天，故推测完全与肺结核传播方式一样经尘埃或飞沫方式传播。

麻风杆菌侵入人体后，其发病与否以及发病后的病型取决于人体的免疫反应。一般来说，成人大多数有很强的免疫力，一般感染后不发病。

【病因与发病机制】

麻风病的病原菌是麻风分枝杆菌，简称麻风杆菌，属革兰染色阳性菌，也是一种抗酸杆菌。本病形态上有多样性，有呈均匀直的杆状菌，也可呈断裂状、鼓槌状、哑铃状、串珠状或颗粒状，这往往与病人的治疗情况密切相关。至今为止，麻风杆菌的体外培养均未获得成功。

麻风杆菌侵入人体后，主要分布于皮肤、黏膜、周围神经以及单核吞噬细胞系统。在皮肤主要分布于真皮层，特别是末梢神经、巨噬细胞、立毛肌、毛囊、皮脂腺等处；在黏膜主要分布于鼻黏膜，其次为颊黏膜与咽部黏膜，在神经主要分布于周围神经，不侵入中枢神经。麻风杆菌可以通过皮肤和黏膜排出体外，尤其是破损的皮疹和鼻黏膜可向外排出大量的麻风杆菌。

【临床表现】

感染麻风杆菌后，平均潜伏期 2～5 年。由于人体免疫力不同，其临床表现差异较大，几乎涉及临床各个学科。

1. *皮肤损害* 皮肤形态多种多样，有斑疹、丘疹、结节、斑块、浸润、水疱和溃疡等，因皮肤附属器常受侵犯，故表现毛发、眉毛脱落，闭汗和皮肤干燥等。此外与其他皮肤病损害不同之处：①局部感觉障碍；②出汗障碍；③可找到麻风杆菌。

2. *周围神经症状* 几乎所有患者都有不同的周围神经受累表现，常被侵犯的神经有尺神经、耳大神经、正中神经、腓总神经、眶上神经、面神经、桡神经、胫神经等，表现为神经粗大。神经受累后，可出现一系列功能障碍：①浅感觉障碍，是麻风最早最常见的表现之一，通常温觉障碍最早，痛觉次之，触觉最后消失；②运动障碍，因肌肉萎缩或瘫痪所致，常见于手、足和面部，可表现为“爪形手”、足下垂、面部肌肉瘫痪等；③营养性障碍，表现为皮肤干燥、萎缩、脱毛，易形成水疱或溃疡；④循环障碍，手足发绀、温度降低、肿胀等；⑤出汗障碍。

3. *眼部症状* 可因麻风反应、麻风本身或三叉神经和神经受累所致，表现为慢性结膜炎、角膜炎、巩膜炎、泪囊炎、虹膜睫状体炎等。

4. *鼻部症状* 鼻黏膜充血、肿胀、糜烂、结痂、结节、浸润和肥厚。

5. *其他* 可有咽喉症状、淋巴结肿大、骨骼和内脏受累。

6. *麻风反应*

(1)Ⅰ型麻风反应：根据细胞免疫反应的增强或减弱，可分为升级反应和降级反应，免疫力增强时，可表现升级反应或逆向反应，多发生于抗麻风药物正规治疗下的患者，特别是界限类麻风发生此反应后，可向结核型方向转化。但由于神经反应，可诱发或加重畸形。当免疫力降低时，可发生降级反应，病情加重，向瘤型方向转化。

(2)Ⅱ型麻风反应：与体液免疫有关，又称血管炎型变态反应或免疫复合物型变态反应。主要表现为全身中毒症状，如发热、畏寒、头痛、乏力、食欲缺乏等；皮肤出现结节性红斑、多形红斑或坏死性红斑；有神经肿大，伴压痛；可出现急性虹膜睫状体炎、睾丸炎、淋巴结大；白细胞总数升高，血沉增快，尿中出现蛋白等。

【辅助检查】

1. 细菌学检查　对麻风病的诊断、分型、观察疗效、判断治愈及监测复发均有十分重要的意义。常规皮肤查菌部位为4～6处，即眶上、耳垂、下颌及活动性皮损部位。浸润性皮损宜从皮损的边缘和中央取材，结节或丘疹可直接取材，疑为瘤型可从鼻黏膜部位取材。多采用切刮法取材。标本用萋-尼染色法作抗酸染色。镜检按以下细菌密度计数。

(－)：在200个视野中未查到抗酸杆菌；

(1＋)：100个视野中有1～10个菌；

(2＋)：每10个视野中有1～10个菌；

(3＋)：平均每个视野中有1～10个菌；

(4＋)：平均每个视野中有10～100个菌；

(5＋)：平均每个视野中有100～1 000个菌；

(6＋)：每个视野中超过1 000个菌或大量菌团。

镜检时还要注意观察细菌的形态。

2. 麻风菌素试验　是用来观察机体对麻风杆菌的抵抗力。皮内注射麻风菌素，于48h和3周分别观察局部反应。

早期反应：根据红斑的有无和浸润的大小判定。

阴性(－)：无反应或红斑浸润直径在5mm以下；

可疑(±)：红斑浸润直径为5～10mm；

弱阳性(＋)：红斑浸润直径为10～15mm；

中等阳性(卄)：红斑浸润直径为15～20mm；

强阳性(卅)：红斑浸润直径为大于20mm。

晚期反应：阳性反应是注射局部产生一个浸润性小结节。根据结节大小判断如下。

阴性(－)：局部无反应；

可疑(±)：轻度结节浸润，直径在3mm以下；

弱阳性(＋)：结节浸润明显，直径为3～5mm；

中等阳性(卄)：结节浸润直径大于5mm；

强阳性(卅)：结节浸润有溃破。

3. 血清学及分子生物学检查　有荧光麻风抗体吸收试验(fluorescent leprosy antibody absorption test，FLA-ABS)、酶联免疫吸附试验(ELISA)和放射免疫测定(RIA)检测血清中相应的抗体，也可用聚合酶链反应(PCR)检测麻风杆菌相应的DNA片段。这些试验未列入临床常规检测，只有在有条件的实验室开展或用于流行病学调查。

【病理学检查】

取材应选择活动性明显的皮损，如红斑、结节、浸润性皮疹。

1. 未定类麻风　表皮无改变，真皮有散在的非特异性炎症浸润。抗酸染色可见皮神经内有时有散在的抗酸杆菌。

2. 结核样型麻风　表皮常有炎症细胞侵入。真皮上部无“无浸润带”，神经、血管和皮肤附件可见上皮样细胞肉芽肿，细菌阴性或极少。静止期病损郎汉斯巨细胞较多。一般结核型麻风上皮样肉芽肿很少坏死，但病情活动或反应剧烈时神经组织内上皮样肉芽肿有时可发生坏死。

3. 瘤型麻风　表皮萎缩，无炎症细胞侵入，基底细胞层完整。真皮上部见“无浸润带”，很少有淋巴样细胞或炎症细胞。主要变化是真皮内甚至皮下脂肪层有大量泡沫细胞浸润，皮神经组织破坏比结核样型麻风轻且发生晚。皮肤附件破坏明显。抗酸染色可见大量抗酸杆菌。

4. 界限类偏结核样型麻风　表皮内无炎症细胞侵入。真皮上部“无浸润带”比较窄，真皮内上皮样细胞肉芽肿周围淋巴细胞比较少。抗酸染色可见抗酸杆菌，但量较少。

5. 中间界限类麻风　表皮内无炎症细胞侵入，真皮上部可见明显的“无浸润带”。真皮内可见两极型麻风的变化，不同部位不同标本内可见两极型麻风的变化，抗酸染色阳性。

6. 界限类偏瘤型麻风　主要组织变化近似瘤型，但泡沫细胞浸润中可见成团的淋巴样细胞或向上皮样细胞发展趋势的组织细胞。抗酸染色可见大量抗酸杆菌。

7. 麻风反应的组织病理变化

(1)Ⅰ型麻风反应的组织病理变化为表皮水肿，有时有角化过度或点状角化不全。棘细胞层常有炎症细胞侵入。真皮内上皮样细胞肉芽肿明显水肿，严重者有纤维蛋白样变性。血管扩大充血，但无中性粒细胞浸润或血栓形成。逆向反应者，上皮样细胞肉芽肿周围淋巴细胞增多，抗酸杆菌减少或阴转；降级反应者则相反，组织象向瘤型端变化，抗酸杆菌增多。

（2）Ⅱ型麻风反应组织病理变化为血管炎和脂膜炎。真皮内特别是皮下脂肪层内血管内皮细胞水肿，血管壁有炎症细胞浸润，纤维蛋白样变性，血管腔狭窄或栓塞。严重者组织坏死。上述变化类似阿瑟（Arthus）现象。

【诊断与鉴别诊断】

1. 诊断标准　麻风的诊断要特别慎重，要强调诊断准确和早期诊断，细菌检查是有重要的诊断意义。确立麻风诊断的主要依据：①有皮损，并伴有浅感觉障碍及闭汗，或有一片麻木区；②周围神经干或皮支神经粗大；③皮损或组织切片查到麻风杆菌；④病理组织中见到特异性病变。符合上述4条中的2条或2条以上，或符合第3条可确立诊断。

2. 分型　在临床工作中较为通用的分类法为5级分类法。免疫力较强的结核样型麻风（tuberculoid leprosy，TT）为一端，免疫力较弱的瘤型麻风（lepromatous leprosy，LL）为另一端，在两端之间为免疫力不稳定的界限类偏结核样型麻风（borderline tuberculoid leprosy，BT）、中间界限类麻风（mid-borderline leprosy，BB）和界限类偏瘤型麻风（borderline lepromatous leprosy，BL）。总的趋势是：麻风杆菌数量 LL＞BL＞BB＞BT＞TT，而细胞免疫反应强度 TT＞BT＞BB＞BL＞LL。麻风早期为未定类麻风（interminate leprosy，IL），可演变成免疫光谱中的任何一个类型，也可自愈。细胞免疫增强时，BL 可向结核样型端转化即 BL→BB→BT，反之 BT 也可向瘤型端转化，即 BT→BB→BL。为了便于联合化疗的开展，根据皮肤涂片查菌结果可将上述分类简化为多菌型（multibacillary，MB）麻风和少菌型（paucibacillary，PB）麻风两大类。

3. 鉴别诊断

（1）与其他皮肤病鉴别：与麻风皮疹相似的皮肤病甚多，主要区别在于：①多数皮肤病有痒感，无麻木和出汗；②浅神经不粗大；③麻风杆菌检查阴性，主要鉴别的皮肤病有结节病、环状肉芽肿、寻常狼疮、结节性红斑等。

（2）与神经系统疾病的鉴别：麻风病与一般神经系统疾病的主要不同是：麻风病常有皮损合并存在，且以浅神经粗大为主。需要鉴别的疾病有股外侧皮神经炎、非麻风性周围神经炎、进行性增殖性间质性神经炎等。

【治疗】

1. 治疗原则　麻风的治疗原则包括：①抗菌治疗，控制病情发展，减少疾病传播；②积极防治麻风反应；③调节免疫功能，促进疾病恢复；④指导患者进行自我护理，保护麻木肢体；⑤及时处理各种并发症；⑥积极帮助患者进行心理康复，以回归社会。

2. 抗麻风药物　目前对麻风的治疗主要是应用杀菌型或抑菌型药物进行化学治疗，常用的药物有氨苯砜、利福平、氯法齐明、喹诺酮类药物、二甲胺四环素等。氨苯砜曾作为抗麻风药物中的首选药物，主要是抑制麻风杆菌繁殖，但大剂量也起到杀菌作用，由于疗程长、耐药性增加以及复发患者多，目前不作为单独使用，常见不良反应有贫血、药疹、粒细胞减少症等。利福平对麻风杆菌有很强的杀菌作用，且疗效迅速，是当前最主要的抗麻风药物。但也不宜单独长期使用，以免诱导耐药菌的产生。利福平不良反应较少，可有一过性肝功能损害。氯法齐明对麻风杆菌的抑制作用，其疗效接近于氨苯砜，同时对麻风反应也有一定的控制作用。常见的不良反应是皮肤红染和色素沉着，还可出现皮肤干燥和鱼鳞病样改变。喹诺酮类药物、二甲胺四环素等均可以作为新的抗麻风药物，已在临床应用，可组成新的联合化疗方案，以提高疗效，缩短疗程。

3. 联合化疗　优点是疗程短、疗效快、不易产生耐药性，复发率和不良反应发生率低，病人依从性强，也便于定期监测患者治疗反应。麻风病联合化疗方案，见表8-4。

表8-4　麻风病联合化疗方案

	少菌型	多菌型
皮肤查菌	阴性	阳性
治疗方案	利福平600mg每月1次，监服；氨苯砜2次，100mg，每日1次，自服	利福平600mg，每月1次，监服；氯法齐明300mg，每月1次，监服；氨苯砜，100mg每日1次，自服；氯法齐明，50mg每日1次，自服
疗程	6个月	24个月

4. 治愈标准 正规完成疗程，临床症状和体征消失（不包括致残），皮肤查菌阴转，无麻风反应，组织病理检查无麻风病理改变特征。

5. 麻风反应的治疗 麻风病人出现麻风反应时应及时处理，以尽快减轻患者的痛苦。特别是Ⅰ型麻风反应极易致畸致残。治疗可供选择的药物有皮质类固醇激素、沙利度胺、雷公藤、氯法齐明等。

6. 麻风畸残的治疗 预防和阻止麻风畸残对于提高患者生活质量十分重要。要对患者进行健康教育，传授眼、手、足的自我保护方法。对无痛性神经炎患者予以皮质类固醇激素治疗，可以阻止畸残的发生。对已形成的畸残可根据病情采用理疗、针灸、牵引、体疗等疗法。足底溃疡是麻风病较常见的并发症，可结合理疗、抗生素治疗和手术治疗。

【预后】

麻风病的预后与其类型有关。病情发展可快可慢，治疗不及时或不合理，可发生肢体畸形及残废。

第十一节 非结核分枝杆菌感染

非结核分枝杆菌（mycobacteria other than tuberculosis，MOTT）是指除人型、牛型结核杆菌和麻风杆菌以外的分枝杆菌。临床表现形式多样，常常发生于免疫功能障碍的患者。

【流行病学】

MOTT 广泛分布于自然界。流行病学调查发现，在很多地区结核菌素试验阳性，特别是弱阳性，但无结核杆菌感染的证据，反映这些地区人群存在 MOTT 隐性感染的现象。

MOTT 主要侵犯肺和皮肤，多发生在机体抵抗力下降的人群，如糖尿病、艾滋病和恶性肿瘤等。某些特殊职业，如从事海产品劳动的体力人员，易患海分枝杆菌感染。男性发生率高于女性。近年来，国内越来越重视本病的研究和临床认识，病例报道数不断攀升，应引起重视。

【病原学】

MOTT 广泛分布于自然界，人体口腔、痰液也可分离出。本类细菌有以下共同生物学特征：①多数细菌可在 25℃条件下生长；②多数菌株耐热触酶试验阳性；③致病性弱，人与人之间传播机会小；④抵抗力弱，对普通消毒剂敏感，因此，标本培养阳性率低于结核杆菌；⑤抗原性弱，与结核杆菌有一定的交叉反应。

根据 MOTT 的色素形成和生长特性，按鲁尼恩分类法（Runyon classification grouping）分为 4 群：①第Ⅰ群为光产色群，包括海分枝杆菌（M. marinum）和堪萨斯分枝杆菌（M. Kansasii），是 MOTT 中致病性最强的一群；②第Ⅱ群为暗产色群，如瘰疬分枝杆菌（M. scrofulanceum）等；③第Ⅲ群为不产色素群，溃疡分枝杆菌（M. ulcerans）、鸟胞内复合体分枝杆菌（M. avium-intracelluare complex）、嗜血分枝杆菌（M. haemohpilum）等；④第Ⅳ群为快速生长群，包括偶遇分枝杆菌（M. fortuitum）、龟分枝杆菌（M. chelonae）、草分枝杆菌（M. phlei）等。

【发病机制】

感染形成大多数从环境中获得。多数与局部外伤后伤口感染有关，除可以引起皮肤感染外，还可以引起肺、淋巴结、骨髓甚至播散性感染，特别是免疫缺陷患者发生播散感染的可能性更大。

【临床表现】

不同的分枝杆菌引起的感染临床表现差别较大。

1. 游泳池肉芽肿（swimming pool granuloma） 本病为海鱼分枝杆菌感染所致，常接触污染的游泳池、鱼缸、环礁湖、湖泊的水感染。从养鱼缸感染的病例占重要的组成，又称养鱼缸肉芽肿（aquarium granuloma）。皮疹多从手和手指开始，累及同侧的上臂，形成串珠样结节性损害，类似孢子丝菌病淋巴管型皮损。单个皮损可以糜烂、疣状的丘疹或斑块，溃疡或坏死少见。

2. 布鲁里溃疡（Buruli ulcer） 也称 Bairnsdale 溃疡和 Searl 溃疡，是由溃疡分枝杆菌所致。本病可发生在机体免疫功能正常的人群，有一定的地区性。好发于儿童，女性多见。病初为单个、质硬、无痛性皮下结节，继而溃烂，并形成潜行性溃疡。有时溃疡可发展成很大，以致露出肌腱或肌肉。好发于四肢。

3. 嗜血分枝杆菌感染 AIDS、器官移植、白血病及淋巴瘤等患者易感。多侵犯四肢，常在关节上方，引起多发性溃疡。

4. 快速生长分枝杆菌感染 好发于四肢、臀部及三角肌肌内注射部位或外伤后。可以引起寒性脓肿,无明显疼痛。有时类似脂膜炎表现。可伴有附近淋巴结大。少数可以引起播散或类似孢子丝菌病样的结节性淋巴管炎。部分患者有自愈倾向,尤其见于龟分枝杆菌感染。

5. *其他* 堪萨斯分枝杆菌偶尔可以引起孢子丝菌病样皮肤损害,也可出现局限性肉芽肿或蜂窝织炎样损害。瘰疬分枝杆菌可以产生瘰疬样皮肤损害。

【辅助检查】

1. *细菌学检查* 开展常规细菌培养,特别是一些生长特性缓慢和培养条件要求高的细菌,有一定的难度。可以取皮损部位的分泌物、坏死组织选择不同的培养基进行细菌培养。通常阳性率较低,培养阴性不能除外。组织中抗酸染色可阳性。

2. *其他检查* 血液常规检查无特殊性。开展T细胞亚群检查和免疫球蛋白测定,可以帮助寻找可能存在的免疫功能缺陷或其他基础疾病。

【病理学检查】

1. *游泳池肉芽肿* 病初表现为过度角化和棘层肥厚,真皮混合炎症反应;进一步发展,可以形成上皮样细胞结节和巨细胞,也可出现中央坏死和星形脓肿。

2. *Buruli溃疡* 表现为广泛性的凝固性坏死,伴很少的炎症细胞浸润,抗酸染色可见大量抗酸杆菌。

【诊断与鉴别诊断】

1. *诊断* 根据病史,特别是外伤史或从事的职业等特殊生活嗜好,临床表现为感染性结节或溃疡,但缺乏化脓性感染的征象,慢性经过,结合细菌学检查,可以明确诊断。

2. *鉴别诊断*

(1)孢子丝菌病:临床和组织病理学有很多相似之处。但孢子丝菌病有一定的地区性,病情发展较快,真菌检查阳性。抗真菌治疗效果明确。

(2)瘰疬性皮肤结核:可能有皮肤外结核病史,皮损部位有病程相对更缓慢,结核菌素试验阳性(海鱼分枝杆菌感染也可表现为结核菌素反应阳性),病理改变有典型的上皮样细胞结节和干酪样坏死。

(3)化脓性细菌感染:起病急,病情进展快,局部有显著的红、肿、热、痛,可伴有全身中毒症状。

(4)其他:还需要和各种非感染引起的溃疡或肉芽肿等鉴别。

【治疗】

1. *抗菌疗法* 不同的MOTT其对抗生素选择有差别。

(1)海鱼分枝杆菌:可选米诺环素100mg,每日2次;或多西环素100mg,每日2次;或复方新诺明2片,每日2次;或克拉霉素,500mg,每日2次,疗程1～2个月。无效的患者,可考虑左氧氟沙星100～200mg,每日2次;或利福平每日600mg,联合乙胺丁醇每日15mg/kg。

(2)溃疡分枝杆菌:利福平联合阿米卡星或乙胺丁醇和复方新诺明,连续使用4～6周。

(3)嗜血分枝杆菌:利福布汀或利福平、环丙沙星和阿米卡星联合。

(4)龟分枝杆菌:克拉霉素500mg,每日2次,连用4～9个月。

(5)偶发分枝杆菌:对抗结核治疗耐药。可以选择的药物包括多西环素、米诺环素、复方新诺明、环丙沙星和克拉霉素等。替代治疗包括阿米卡星加头孢西丁,必要时加用亚胺培南,疗程2周。

(6)堪萨斯分枝杆菌:利福平、乙胺丁醇,必要时联合克拉霉素或异烟肼,持续9个月。

2. *手术治疗* 对于病灶单一,范围局限的皮损,可以行外科切除。对临床抗菌治疗效果差,或无明确有效抗生素治疗的病变,更主张广泛的手术切除治疗。

第十二节 棒状杆菌癣样红斑

棒状杆菌癣样红斑是由微细棒状杆菌(*Corynebacterium minu tissimun*)引起的皮肤角质层轻微感染性疾病,多发生在皮肤间擦部位,既往俗称为红癣(erythrasma)。

【流行病学】

本病遍布全世界,国外发病率甚高,可高达被调查人数的25%。患者主要是温暖潮湿地区的成人男性。我国也有较多的病例报道。

【病因与发病机制】

本病的病因一直有争论,现多认为是一种纤细棒状杆菌，属革兰阳性菌，呈白喉杆菌样，有嗜脂性。本菌可以存在于正常人的皮肤表面，当皮肤潮湿、多汗或皮肤轻微损伤，可侵入皮肤角质层引起感染。

【临床表现】

损害为境界清楚、边缘不规则的斑。颜色依据损害存在时间长短而异，可呈粉红色、红色至棕红色。新的皮损表面光滑，较老的皮损可有细小糠秕样脱屑。皮疹不高起，无丘疹和水疱。常见于大腿与阴囊接触的腹股沟部、腋窝、臀缝、乳房下、第4、5趾间等皱褶部位。常无自觉症状或仅有烧灼感。泛发性感染也可发生，可累及乳房下、躯干和四肢近端，有大片边界清楚的红斑，病程长，有明显瘙痒和苔藓样变，多见于黑人中年妇女。

【辅助检查】

1. Wood 灯检查　老的皮损或皮损边缘在 Wood 灯下显示红珊瑚色的荧光，十分鲜艳，具有极高的诊断价值。

2. 直接镜检　刮取鳞屑加10% KOH 液在油镜下可见1～3μm 长的短棒状杆菌，革兰染色更加清晰。

3. 细菌培养　将鳞屑接种于含20%胎牛血清和2%琼脂的培养基上，2d 之内即细菌生长。培养一般不作为常规方法。

【诊断与鉴别诊断】

1. 诊断　根据损害特征、Wood 灯下有红珊瑚色的荧光即可诊断，必要时结合细菌学检查。

2. 鉴别诊断

(1)花斑糠疹：过去称花斑癣，好发于躯干上部，每一个皮损较小，不发生红斑。鳞屑真菌检查阳性。

(2)股癣：炎症反应较显著，可有水疱，境界清楚，边缘轻度隆起。鳞屑真菌检查阳性。

(3)其他：应与擦烂性红斑、脂溢性皮炎、神经性皮炎等鉴别。

【治疗】

1. 系统治疗　口服红霉素，每次0.25g，每日4次，连用7～14d。

2. 局部治疗　外用5%硫磺软膏或复方雷锁辛擦剂。

3. 预防复发　局部要保持清洁干燥，加强个人卫生。并发体癣、股癣、足癣要同时治疗。

第十三节　腋毛棒状杆菌病

腋毛棒状杆菌病是由纤细棒状杆菌(*Corynebacterium tenus*)引起的腋毛和阴毛浅表性感染，又称腋毛癣(tricomycosis axillaris)。

【流行病学】

腋毛棒状杆菌病呈全球分布，以炎热、潮湿的热带地区为主，在有腋臭和腋窝多汗的青年人更常见。

【病因与发病机制】

病原菌为纤细棒状杆菌，此菌只有在毛小皮的细胞内和细胞间生长，不侵犯毛根和皮肤。纤细棒状杆菌可在毛干上产生黄色的结节。

【临床表现】

患者无主观症状，常因汗液染色皮肤或衣着来就诊。受累的毛干上有结节，大多数为黄色，少数为黑色或红色。结节呈蜡样，质地坚硬或柔软，呈鞘状包裹毛干，粘连较紧，不易脱落。毛干可失去光泽，脆而易断。

【辅助检查】

取结节压碎加10% KOH 液油镜检查，可见较短、纤细的杆菌，直径为1μm 或更细，革兰染色阳性。也可取结节用乙醇消毒后压碎，按种于腹水琼脂、血琼脂和脑浸膏琼脂上，室温或37℃培养。

【诊断与鉴别诊断】

1. 诊断　根据毛干上典型的黄色结节，结合细菌学检查即可诊断。

2. 鉴别诊断

(1)白毛结节病：两者均有结节形成，但镜下腋毛棒状杆菌其结节内为杆菌或球菌，而白毛结节病结节内有真菌菌丝和孢子。

(2)其他：有时需与念珠状发、结节性脆发症等鉴别。

【治疗与预防】

1. 治疗　去除受累的腋毛和阴毛，局部外用5%硫磺霜。若多汗可外用1%甲醛。

2. 预防　注意局部卫生，保持清洁干燥，可以防止复发。

（郝　飞）

■参考文献

[1] Iwatsuki K, Yamasaki O, Morizane S, et al. Staphylococcal cutaneous infections. Invasion, evasion and aggression. J Dermatol Sci, 2006, 42 (2): 203-214.

[2] Payne AS, Hanakawa Y, Amagai M, et al. Desmosomes and disease: pemphigus and bullous impetigo. Curr Opin Cell Biol, 2004, 16(3): 536-543.

[3] Odom R, James W, Berger TG. Bacterial infection. In Andrews' diseases of the skin, 2000: 314-317.

[4] 杨蜀嵋，李树莱. 脓疱病. // 王侠生，廖康煌. 杨国亮皮肤病学. 上海：上海科学技术文献出版社，2005: 244-249.

[5] Shellheyer K, Krahl D. "Hidradenitis suppurativa" is acne inversa! An appeal to (finally) abandon a misnomer. Int J Dermatol, 2005, 44(7): 535-540.

[6] 郝飞. 皮肤及软组织感染诊断和治疗共识(中国医师协会皮肤科分会). 临床皮肤科杂志，2009, 38 (12): 810-812.

第9章

衣原体、立克次体和螺旋体感染性皮肤病

第一节　衣原体感染性皮肤病

衣原体(Chlamydia 或 Bedsonia)是一组专性的细胞内寄生的微生物，具有 DNA 或 RNA 两型核酸，呈球形或椭圆形，直径大小 200～500nm，革兰染色阴性，具有肽聚糖形成的细胞壁，有核糖体及各种代谢所需的酶，多种抗生素能抑制其生长。衣原体有独特的发育周期，有两种发育型：①感染型，即原体，适应于细胞外生存；②复制型，即始体，是细胞内的，无感染性，在宿主细胞外很不稳定。原体附着于易感细胞表面，通过细胞吞饮作用而进入细胞内。在感染早期，原体变为始体，后者按二分裂方式繁殖，在宿主胞质内形成包涵体。随后始体分化为原体，随易感细胞破裂释放而感染其他细胞。

目前已发现有 13 种衣原体，而引起人类感染的主要有沙眼衣原体和鹦鹉热衣原体。依感染的衣原体的种类和血清型别的不同，在人类可引起的疾病有沙眼、包涵体结膜炎、非淋菌性尿道炎、附睾炎、宫颈炎、子宫内膜炎、输卵管炎、直肠炎、新生儿肺炎、性病性淋巴肉芽肿及鹦鹉热。本节介绍皮肤病有关的鹦鹉热及可能由衣原体感染所致的 Reiter 病。

一、鹦鹉热及鸟疫(饲鸟病)

鹦鹉热及鸟疫(饲鸟病)(psittacosis and ornithosis)是由鹦鹉热衣原体引起的以呼吸道感染伴全身症状为特征的疾病，其病原体最先从鹦鹉体内分离出来，故名为鹦鹉热。但后来发现有多种鸟类都可传染此病，因此，又称为鸟疫或饲鸟病。该病易被漏诊。

【流行病学】

本病 1892 年由 Morange 首先报道，曾在 1930 年引起最大规模的流行。感染率无种族、性别差异，各年龄段都可见感染，尤以中年人更常见。一般多见于动物园、家禽农场工作者等人群，极个别可发生人传人的病例，这些病例往往比鸟类获得性感染病例更严重。

【病因学】

本病病原体是鹦鹉热衣原体，存在于鹦鹉、鸽子、鸭、海鸟等 130 多种鸟类胃肠道及呼吸道，经呼吸道吸入或接触鸟类排泄物或呼吸道分泌物引起感染。

【临床表现】

临床表现多样，轻者隐匿发病，重者发生重型肺炎。

1. 潜伏期 1～2 周，大多急剧发病，有寒战、发热、头痛、不适等全身症状。

2. 皮疹：严重患者由于广泛的血管受损，可出现伤寒样的玫瑰疹，某些病人可发生结节性红斑和(或)多形性红斑。

3. 呼吸道表现：出现咳嗽、咽痛、鼻出血、胸痛等非特异性上呼吸感染症状，多在病后 2 周痊愈。严重者可发生重型肺炎、肺栓塞和肺梗死。

4. 其他系统损害：当出现肺炎合并脾大的表现时往往提示该病还可引起相对性心动过缓、心肌损害、脑膜炎、弥散性血管内凝血、中毒性休克等。

【辅助检查】

白细胞显著减少，血沉可增高。大部分病例有胸片异常表现，多数表现为单侧肺下叶的密度增高影或双侧结节状、粟粒状阴影以及间质性肺炎，极少数病人有胸膜渗出。影像学异常平均 6 周内消

退。血清学检测是诊断的主要依据，可用微量免疫荧光法(MIF)或补体结合试验(CF)检测抗体，病程中血清抗体滴度较 2 周前增高 4 倍以上或 MIF 法测 IgM 滴度≥1∶16 可诊断。MIF 及巢氏 PCR 法可将鹦鹉热衣原体与其他衣原体鉴别开来。

【病理学检查】

肺部病理主要为气管炎和间质性肺炎的表现。可发现巨噬细胞内的胞质包涵体。

【诊断与鉴别诊断】

1. 诊断标准　诊断主要依靠病史、临床表现和实验室辅助检查。确诊则要由病人呼吸道及痰液分离出病原体以及在发病 10d 后血清内发现补体结合的抗体。

2. 鉴别诊断

(1)布鲁杆菌病：全身性布鲁杆菌病患者初起时有头痛、背痛及间歇性发热，部分病人也有玫瑰疹样皮疹，与鸟疫相似。但布鲁杆菌病患者有牛、羊、猪接触史，而非禽鸟接触史(但不排除同时接触了禽鸟)，可分离出布鲁杆菌，特殊血清凝集素反应阳性。

(2)伤寒：鸟疫患者急性起病，有发热、不适，严重患者出现伤寒样的玫瑰疹，故需与伤寒鉴别。伤寒的临床特征为持续发热、相对缓脉、全身中毒症状与消化道症状、玫瑰疹、肝脾大与白细胞减少。肥达反应阳性，血培养、骨髓培养可检出伤寒沙门菌，以此与鸟疫鉴别。

(3)其他病原菌引起的肺炎：包括细菌、真菌、病毒。可根据影像学检查、痰培养、血清学检查结果进行鉴别。

【治疗】

主要是抗生素治疗。四环素有特效，剂量每次 500mg，每天 4～6 次，共 10d。儿童及孕妇可选用红霉素。复发病例应延长治疗至 3～4 周。

【并发症的诊断、治疗和预防】

及时诊断和合理治疗是预防并发症的关键。严重病例可能会发生急性呼吸衰竭，出现呼吸困难、发绀、烦躁等，严重低氧血症、酸中毒可引起心肌损害，亦可引起周围循环衰竭。肝、肾功能受影响时出现转氨酶与血尿素氮升高，还可导致应激性溃疡引起上消化道出血。动脉血气分析诊断呼吸衰竭的标准是：在海平面、标准大气压、静息状态、呼吸空气条件下，$PaO_2 < 60$mmHg，伴或不伴 $PaCO_2 > 50$mmHg。胸部影像学检查可了解肺部病变情况。

治疗原则是病因治疗，保持呼吸道通畅，纠正缺氧及二氧化碳潴留和酸碱失衡所致的代谢功能紊乱。病因治疗主要是联合应用抗菌药物，四环素、红霉素、克林霉素、头孢曲松、利福平、莫西沙星等都可选择。其他按内科原则处理，必要时转 ICU 处理。

【预后】

经合理的抗菌药物治疗后死亡率可<1%。如出现低氧血症和肾衰竭通常提示预后不良。

二、Reiter 病

Reiter 病(Reiter's disease)又称 Reiter 综合征，尿道-眼-滑膜综合征(urethro-oculo-synovial syndrome)，黏膜-皮肤-眼综合征(muco-cutaneous-ocular syndrome)，感染性尿道关节炎(infective uroarthritis)，Feissinger-Leroy-Reiter 综合征，组织抗原病等。

【流行病学】

本病的三联征最早由 Hans Reiter 于 1916 年报道，而后 Bauer 和 Engelman 于 1942 年将之描述为一种综合征。总体发病率难以评估，与触发感染因素及遗传易感性有关，但好发于年轻男性，男女发病率之比约为 5∶1，且多为泌尿生殖道感染后发生的 Reiter 综合征。儿童患者多为痢疾后 Reiter 综合征。白种人较黑种人更易受累。

【病因学】

本病病因尚未明确，主要认为与以下几方面有关。

1. 感染　Reiter 最早提及由螺旋体所引起，后来又有人认为与淋病、痢疾、HIV 感染有关。近年来，主要怀疑与衣原体及支原体引起的下泌尿及生殖系统感染有关。但这些感染因素的致病作用尚不清楚。

2. 遗传易感性　本病主要发生于具有 HLA-B27 抗原的青年男性，且家庭兄弟(包括双胞胎)都患病。80%的 Reiter 综合征患者 HLA-B27 阳性，而伴有骶髂关节炎、眼葡萄膜炎或主动脉炎的患者其阳性率则上升到 90%～100%。

3. 免疫因素　细胞免疫介质、细胞因子或 T 细胞的产生与诱导异常可导致 Reiter 综合征。有报道称 HLA-B27 分子内的一个氨基酸序列可与微生物的肽链结合，并提呈给 $CD8^+$ T 细胞，引发免疫损伤。使用干扰素或其他免疫调节药如卡介苗、乙型肝炎疫苗也可诱发 Reiter 综合征。

【临床表现】

临床表现为特征性的三联征：尿道炎、结膜炎及关节炎，但只有很少的患者具备典型的三联征。可能伴有皮肤黏膜病变、胃肠道和心血管系统受累表现。急性发作阶段常伴发热、乏力、头痛等。

泌尿系统症状：主要为尿道炎，急性期有血尿、尿痛、尿道有脓性或血性分泌物，类似淋病或与淋病同时存在。亚急性期症状较轻，尿道分泌物清亮而有黏性。可伴有膀胱炎、前列腺炎、精囊炎。女性患者可发生阴道炎和宫颈炎，但一般症状轻。

眼部病变：约半数患者发生结膜炎，常为双侧性，短时间内可自行消失。睑结膜发生紫癜和呈绒毛样改变为其特征性表现。部分患者发生虹膜炎或虹膜睫状体炎，对复发性虹膜炎患者，要注意排除 Reiter 病的可能。角膜炎、角膜溃疡少见，偶有视神经炎。

关节病变：常见为关节炎，多发性、对称或不对称，急性起病，活动时疼痛剧烈，伴皮肤及软组织红肿发热。多累及膝、踝、趾间关节，单侧或双侧足跟疼痛是常见症状，较少见于上肢的肩、肘、腕关节。有时伴有骶髂关节炎、强直性脊柱炎、跟骨骨膜炎。慢性期类似类风湿关节炎表现，病程持久者可发生关节畸形及软组织萎缩，甚至致残。

皮肤黏膜症状：皮肤主要表现类似于蛎壳状银屑病和角化性皮肤病。皮损初起为黄色小水疱，常见于头部、掌跖、会阴，而后成为脓疱，水疱破裂融合成糜烂面或疱液吸收，局部皮肤角化过度、结痂和脱屑，痂皮和鳞屑堆积形成蛎壳样皮疹。类似于角化性皮肤病者其受累范围及程度不一，轻者仅累及局部皮肤，重者全身皮肤广泛性角化过度，疑似红皮病。趾周一般有很厚的干燥性角质痂，多发性皮损融合扩展到整个跖部。甲下起小脓疱，逐渐扩大，然后吸收，可反复发作，逐渐发生角化，致甲板增厚、变脆、失去正常光泽，类似银屑病甲。龟头黏膜特征性病变为干燥性环状龟头炎，初起为水疱，直径为 2～3mm，不久破溃形成无痛性浅表糜烂面，表面结痂，并融合成多环状，可累及包皮及冠状沟。女性阴道黏膜可见类似的损害。颊、腭和舌黏膜起红色小丘疹，四周绕以白色晕，破后形成糜烂面，并可能诱发严重的口炎。口腔还可见多形红斑样皮疹和阿弗他口腔炎表现。

以上 4 组病变可同时存在也可先后发生，一般先出现关节和尿道病变，后出现皮肤和黏膜病变。有的仅出现 2 或 3 组病变，有的症状轻微易被忽略。病程中可出现胸膜炎、心内膜炎、心包炎、心肌炎、主动脉瓣关闭不全、心脏传导阻滞、肾盂肾炎、周围神经病变、血栓性静脉炎等。

儿童患者多为痢疾后型 Reiter 综合征，最常见为结膜炎。累及承重部位的下肢大关节炎是最突出的症状。

【辅助检查】

无特征性改变。急性阶段白细胞增多，血沉加速，类风湿因子阳性。关节渗出液蛋白增加，培养常为无菌性。关节 X 线检查早期示骨质疏松、软组织肿胀，后期广泛新骨形成，关节腔变窄，边缘骨质破坏等改变。

【病理学检查】

早期皮损改变类似脓疱性银屑病，表皮角化过度、角化不全、表皮突延长，表皮内白细胞浸润形成海绵状脓疱，陈旧性皮疹海绵状脓疱消失。真皮内大量中性粒细胞浸润。口腔黏膜示角化过度，棘层肥厚，表皮突延长及表皮内微脓疡。滑膜组织早期为非特征性炎症，后期类似类风湿关节炎改变。

【诊断与鉴别诊断】

1. 诊断标准　典型病例根据非特异性尿道炎、眼结合膜炎、关节炎（尤其下肢承重关节）和皮肤黏膜病变可诊断。不典型病例需经一段时间随访才能确诊。

2. 鉴别诊断

(1)白塞病：具有口腔溃疡、眼部损害、生殖器溃疡及皮肤损害者，主要和白塞病鉴别，后者多以口腔溃疡为首发表现，皮损呈圆形或椭圆形疼痛性溃疡。眼部损害主要为虹膜睫状体炎，生殖器病变为硬而痛的溃疡，一般不发生尿道炎，皮肤损害常见结节性红斑样皮损、毛囊炎样皮损、针刺同形反应阳性。

(2)银屑病：Reiter 病的蛎壳样皮疹应与蛎壳状银屑病鉴别，后者一般无眼部症状，尿道炎少见，典型皮损具有薄膜现象和点状出血。银屑病关节炎多累及手、足小关节，关节病变常与皮损同时出现或先有皮损，后有关节症状。

(3)类风湿关节炎：多见于中青年女性，关节病变多对称性累及掌指小关节，呈梭形肿胀，有晨僵现象。多不伴有尿道炎。血清类风湿因子升高，X 线片可见关节间隙的狭窄。

【治疗】

衣原体阳性尿道炎者，予四环素或红霉素 0.5g，2/d，也可选用米诺环素或多西环素 0.1g，

bid，连续7～14d。如有淋球菌感染，可用头孢曲松0.25g，单次肌内注射。

皮肤黏膜损害通常于数月内自行消失，外用皮质类固醇有帮助。严重眼部病变影响视力者可予皮质类固醇。环孢素对严重复发病例有效。关节病变治疗见并发症的诊治。

【并发症的诊断、治疗和预防】

主要并发症为慢性关节病变。关节X线检查早期示骨质疏松、软组织肿胀，后期广泛新骨形成，关节腔变窄，边缘骨质破坏等改变。关节病变急性期应充分休息，并选用非甾体类抗炎药，可用吲哚美辛75～100mg/d，或布洛芬0.2～0.3g/d，或保泰松200～400mg/d，分3次给药。慢性期的关节疼痛和功能障碍可口服吲哚美辛，严重顽固的病变可用甲氨蝶呤口服或注射，或硫唑嘌呤，1～2mg/(kg·d)，分次服用，连续8～12周。多关节受累严重时可另服泼尼松40～60mg/d，好转后逐渐减量。也有报道用异维A酸，0.5～1mg/(kg·d)，或阿维A每日30～50mg也能减轻关节症状。雷公藤多苷片20mg，tid，对关节及眼症状均有显著疗效。除了药物治疗，物理治疗对恢复及维持关节功能很重要，急性期病变得到控制后应马上开始。慢性关节炎功能显著受损者可做滑膜切除术。

【预后】

部分患者发作一次后获得缓解，多数患者反复发作数年之后才缓解。预后大多良好，少数患者可死于消化道大出血和某些严重并发症或发生关节固定、视觉缺失的后遗症。如合并HIV感染者，预后很差。

第二节 立克次体感染性皮肤病

立克次体(Rickettsiae)是一类严格细胞内寄生的原核细胞型微生物，其大小介于细菌与病毒之间，被认为是真正细菌。形态以球杆状或杆状为主，直径约500nm，在普通显微镜下即可见到。革兰染色阴性，具有细胞壁，含DNA和RNA，以二分裂方式繁殖。节肢动物为立克次体寄生宿主、储存宿主和传播媒介，当叮人吸血时将之传于人。引起人类感染的立克次体主要有4类，即斑疹伤寒类、斑点热类、恙虫病及Q热，可引起许多症状，除Q热无发疹外，其他皆可引起皮疹。

立克次体对多种抗生素敏感。但由于立克次体缺乏细胞壁，青霉素和头孢霉素类抗菌药物无效。而磺胺可刺激其增殖，故不宜使用该类抗生素治疗立克次体引起的疾病。

一、流行性斑疹伤寒

流行性斑疹伤寒(epidemic typhus)又称为典型斑疹伤寒、虱传斑疹伤寒。

【流行病学】

在世界各地均可发生流行。婴幼儿发病率低，多见成年人感染。

【病因学】

病原体为普氏立克次体(R. Prowazeki)，传播媒介是人虱，病人是唯一传染源。虱叮咬人时，立克次体随粪便排泄于人的皮肤上，并经搔抓的伤口进入人体，亦可经呼吸道或眼结膜发生感染。立克次体进入血流后增殖引起菌血症，同时在小动脉、小静脉及毛细血管内皮细胞中增殖，导致内皮细胞肿胀及继发的多器官血管炎，该过程还可能导致血栓形成，白细胞、巨噬细胞及血小板沉积形成小瘤(small nodules)。血栓形成可导致肢端、鼻尖、耳垂及外生殖器官等末端部位的坏疽。同时还可引起胶质丢失，并继发低血容量、组织低灌注及可能的器官衰竭，还常见电解质紊乱。

【临床表现】

潜伏期7～14d，起病突然，有高热、剧烈头痛、肌痛、面部潮红、结膜充血等。多数病人起病7～8d后出现皮疹，为淡红色或鲜红色充血性斑疹，由腋窝、躯干两侧迅速蔓延到身体其他部位，但不累及面部、掌跖部。1周后斑疹转为紫癜样损害，重者可互相融合，指、趾、鼻及耳翼处可发生坏疽。多系统血管炎累及其他器官时出现相应症状，例如，中枢神经系统受累出现精神迟钝甚至是昏迷。

【辅助检查】

由于血清学检查结果要在起病后一段时间(至少起病1周后)才显示阳性，故当病史及临床表现提示该病时应立即开始治疗，以防出现并发症，而后再进行一系列的实验室检查。

病人血清对变形杆菌OX_{19}抗原的外斐反应呈阳性，外斐反应的滴度≥1∶160或病程中呈4倍以上增高者即可诊断为斑疹伤寒，但要结合临床症状排除假阳性。利用间接免疫荧光法(indirect immunofluorescence,IIF)可测出特异性 IgM,用于早期诊断,亦可检测特异性 IgG,两者同时检测可鉴别原发性流行性斑疹伤寒或复发型,后者仅有 IgG 抗体。立克次体凝集试验及特异性补体结合试验可明确致病的立克次体种类,后者还可用于流行病学调查。还可取血清或皮肤活检标本行 PCR 检测。病原体分离一般不用于临床诊断。

【病理学检查】

组织切片行 Giemsa 或 Gimenez 染色可显示立克次体。

【诊断与鉴别诊断】

1. 诊断标准　主要是根据病史及临床表现诊断,血清学检查可确诊。

2. 鉴别诊断

(1)地方性斑疹伤寒:呈地方性散发,无明显季节性,病情较轻,皮疹较少,出血性皮疹极少,多不累及神经系统,病人血清对莫氏立克次体有凝集反应。而流行性斑疹伤寒呈流行性分布,病情较重,皮疹多为出血性,且较常累及神经系统,病人血清对普氏立克次体有凝集反应。

(2)回归热:亦由虱传播,发热急起骤退,间断数日可再次发热,有全身痛及肝脾大等。血及骨髓涂片可检出螺旋体。但须注意同一患者可同时发生流行性斑疹伤寒与回归热。

(3)伤寒:临床特征为持续发热、相对缓脉、全身中毒症状与消化道症状、玫瑰疹、肝脾大与白细胞减少。玫瑰疹多见于病程 7～13d,直径 2～4mm,压之退色,多在 10 个以下,分批出现,多在 2～4d 消退。肥达反应阳性,血培养、骨髓培养可检出伤寒沙门菌。

(4)流行性出血热:早期亦有发热、头痛、出血性皮疹,但本病除了发热与出血外,肾损害也是主症,典型病人有发热期、低血压休克期、少尿期、多尿期及恢复期 5 期经过。血清学检测流行性出血热病毒 IgM 而确诊。

【治疗】

1. 病原体治疗　需隔离患者,并进行灭虱和消毒。四环素和氯霉素有特效。四环素:成人每日 2g,儿童 25mg/kg,分 3～4 次口服。一般用药后 1～2d 开始退热,体温正常后继续用药 3～5d。亦可用多西环素,口服或静脉注射,剂量:成人 200mg,bid,使用 3d,而后改为维持剂量 100mg bid,用至热退后 48～72h;儿童:<8 岁者不推荐使用,8 岁以上用法同成人。氯霉素疗效同四环素,但不良反应较大而不作为首选。

疑诊病例应尽早开始治疗,如抗生素治疗 48～72h 后病情仍无改善则考虑更改诊断。

2. 对症治疗　有严重毒血症症状伴低血容量者可考虑补充血浆、右旋糖酐等,并短期应用肾上腺皮质激素,必要时加用血管活性药物如肝素等。剧烈头痛及出现谵妄者给予止痛药和镇静药。出现心功能不全时采用强心药。

【并发症的诊断、治疗和预防】

最常见的并发症为支气管肺炎,出现气促、胸痛等。X 线片显示肺部浸润影。按上述病原体治疗即可,但要静脉途径给药。其他按一般对症处理。要注意排除继发细菌性肺炎,如发生则予相应的抗生素治疗。

【预后】

如治疗及时预后良好。出现并发症者预后取决于并发症的严重程度及病人一般情况。

二、散发性斑疹伤寒

散发性斑疹伤寒(sporadic typhus)又称为 Brill-Zinsser 病,是复发性流行性斑疹伤寒,可于原发性流行性斑疹伤寒痊愈数年后复发。临床表现与原发者相似,但症状较轻,皮疹较少或无。血清学检查可显示抗立克次体 IgG 的升高,而无 IgM 的升高。治疗同原发性流行性斑疹伤寒。

三、地方性斑疹伤寒

地方性斑疹伤寒(endemic typhus)亦称为鼠型斑疹伤寒(murine typhus)。

【流行病学】

在世界各地散发,主要发生在非洲和南美洲。近年来我国本病发病率亦明显降低,但在一些地区如河北及西安等地,仍有本病发生及流行。

【病因学】

病原体为斑疹伤寒立克次体(R. typhi)或称莫氏立克次体(R. mooseri),储存宿主是鼠,鼠间流行通过鼠蚤和鼠虱,再由鼠蚤传染给人,人与人之间则可通过人虱传播。斑疹伤寒立克次体随鼠蚤粪便排出并经搔抓伤口侵入人体内,或可经口、鼻和眼结膜等途径侵入而致病。

【临床表现】

潜伏期 8～12d,临床表现类似于流行性斑疹伤寒,但起病缓慢,症状较轻,皮疹较少,极少为出血性,且很少累及中枢神经系统和心肌。一般多在发病第 2 周恢复。

【辅助检查】

至少起病 1 周后，血清对变形杆菌 OX_{19} 抗原的外斐反应呈阳性，但滴度较流行性斑疹伤寒低。补体结合试验、莫氏立克次体凝集试验及间接免疫荧光法可检测特异性抗体，并可与流行性斑疹伤寒鉴别。

【诊断与鉴别诊断】

1. 诊断标准　早期诊断主要根据病史及临床表现，随后结合血清学检查进一步明确。

2. 鉴别诊断　参照流行性斑疹伤寒鉴别诊断。

【治疗】

需隔离患者，并进行灭蚤、灭虱、灭鼠。余同流行性斑疹伤寒。

【并发症的诊断、治疗和预防】

并发症较少见。

【预后】

治疗及时大多预后良好。

四、丛林斑疹伤寒

丛林斑疹伤寒（scrub typhus）又称恙虫病（tsutsugamushi disease）。

【流行病学】

本病流行于东南亚、西南太平洋岛屿、日本和我国的东南与西南地区，主要发生于夏秋两季。曾在第二次世界大战期间造成驻扎太平洋战区乡野或丛林营地的数以千计的士兵感染致死或致残。

【病因学】

病原体为 Tsutsugamushi 立克次体，Kelly DJ 等人利用基因分型发现流行区里的致病株主要是 Karp 标准株及与之密切关联的菌株。恙虫病是一种自然疫源性疾病，主要流行于啮齿动物之间，鼠为主要传染源，恙螨为寄生宿主、储存宿主和传播媒介。当恙螨叮咬人时，其唾液腺中的立克次体即进入人体引起感染。

【临床表现】

潜伏期 6～21d，平均 10d，突发高热、剧烈头痛、眼结膜充血，可出现耳聋。在恙螨叮咬处出现一红色硬性丘疹，不久形成水疱，水疱破裂后呈新鲜红色小溃疡，周围绕以红晕，1～2d 后中央坏死，形成黑色焦痂，呈圆形或椭圆形，直径 0.5～1cm，痂皮脱落后形成中心凹陷性溃疡。多数患者只有 1 个焦痂，少数 2～3 个，个别多达 10 个以上，常见于腋窝、腹股沟、外阴、肛周、腰带压迫等处。皮损不痛不痒，为本病的特征之一。叮咬部位的引流淋巴结肿大且有压痛。起病 4～8d 后全身出现暗红色斑疹或斑丘疹，可很快消退或持续 7～10d 而消退，无脱屑。其他还可出现心肌炎、间质性肺炎、耳痛、听觉缺失、肝脾大等，危重病例呈严重的多器官损害，出现心、肾衰竭、循环衰竭与出血现象。

【辅助检查】

在起病第 2 周，患者血清对变形杆菌 OX_K 抗原可发生凝集反应，外斐反应的滴度≥1∶160 有诊断意义。补体结合试验阳性率较高，特异性较强，且阳性持续时间较长。间接免疫荧光法可检测各血清型的特异性 IgM 及 IgG 抗体，斑点免疫测定也可区分各种血清型。PCR 可用于诊断及立克次体分型。目前正在发展的乳胶凝集试验可用于快速诊断。

【诊断与鉴别诊断】

1. 诊断标准　早期诊断主要根据病史及临床表现，随后结合血清学检查进一步明确。

2. 鉴别诊断　见表 9-1。

【治疗】

对症治疗同流行性斑疹伤寒。病原体治疗用四环素和氯霉素有特效。四环素：成人每日 2g，儿童 25～40mg/kg，静脉滴注或分 4 次口服。多于用药后 1～2d 开始退热，退热后剂量减半，继续用 7～10d。氯霉素剂量同四环素。也可用多西环素：成人 100mg，bid，口服 7～14d；儿童：＜8 岁者不推荐使用，＞8 岁者用法同成人。重症患者或者不能进食者予静脉给药。对儿童患者和妊娠患者，宜选用大环内酯类作病原治疗，如红霉素、阿奇霉素等。有报道阿奇霉素及利福平对多西环素耐药株有效，另有报道泰利霉素是治疗恙虫病的新型有效药物。

【并发症的诊断、治疗和预防】

常见的并发症为肺炎，较轻的病例进行病原体治疗和一般的对症治疗恢复良好。较重的病例可发生急性呼吸窘迫综合征（ARDS）。有台湾学者分析以下这些因素可作为发生 ARDS 的预兆：以呼吸困难和咳嗽为始发症状、血白细胞计数增高、血细胞比容下降、总胆红素增高、清蛋白水平下降、PT 延长及未及时进行合理的抗生素治疗。发生 ARDS 时按内科原则处理。

表 9-1　丛林斑疹伤寒与立克次体痘、水痘、地中海斑疹热、落基山斑点热的鉴别诊断

疾病	病原体	皮疹/焦痂	泛发性皮疹	临床特征	地理分布
丛林斑疹伤寒	Tsutsugamushi 立克次体	于恙螨叮咬部位出现红斑基础上的水疱或焦痂	水疱通常位于躯干或四肢	皮疹通常在数天内消退，常并发肺炎	亚洲地区太平洋沿岸
立克次体痘	Akari 立克次体	初起为红色丘疹，中央有水疱，水疱干涸后形成黑色焦痂，周围有硬结，焦痂数目可有多个	丘疹水疱性皮疹通常位于躯干、肢端、掌跖，口腔黏膜也常被累及	丘疹在发热及其他全身症状前出现，可有局部淋巴结病变	先见于美国，后亦见于中东、南非等地
水痘	水痘-带状疱疹病毒	红斑基础上的丘疹，丘疹随后转变为水疱，形似“玫瑰花瓣上的一滴露珠”；不出现焦痂	皮疹首先在躯干出现，而后蔓延至头面部和四肢，向心性分布，陆续分批发生，同时可见丘疹、水疱、结痂等不同时期皮损	常见于儿童	全世界可见
地中海斑疹热	Conorii 立克次体	在蜱咬部位出现单个焦痂，周围有红晕	皮疹泛发性，累及掌跖，多呈斑丘疹，偶为瘀点	起病突然，可有发热、头痛、肌痛，合并其他疾病者病情严重	北非、中东、南美、欧洲南部
落基山斑点热	Rickettsii 立克次体	较少出现焦痂；皮疹初起为粉红色斑疹，数天后变为斑丘疹，严重者变为出血性且可互相融合	腕、踝处出现皮疹，并向心性蔓延到四肢及躯干，掌跖也常被累及，阴囊及外阴受累可作为一个诊断线索	美国最常见的致死性蜱传疾病，治疗不及时或合并其他疾病者死亡率较高	美国最常见的立克次体感染性疾病；加拿大、墨西哥等也有流行

【预后】

自然病程 2～3 周，如经治疗，病人通常在治疗开始 36h 内恢复。死亡率 1%～60%不等，跟病区及致病立克次体株有关，可由原发感染或由并发症引起。大多数死亡发生在感染的第 2 周末。

五、落基山斑点热

【流行病学】

落基山斑点热（Rocky Mountain Spotted Fever）是美国最常见的致死性蜱传疾病，近年来的大部分病例见于大西洋南部一带的州，而仅少数病例见于美国落基山山区，多发病于 4～9 月。此外在加拿大、墨西哥、哥伦比亚和巴西也有流行。男性发病率及重症感染率都较女性高。在美国 5～9 岁儿童发病率最高，>70 岁者发病率最低，但病死率最高。

【病因学】

本病病原体为 Rickettsii 立克次体，通过犬、家鼠的蜱为媒介而传染于人。Rickettsii 立克次体黏附并侵犯血管内皮细胞，引起微循环血管炎，导致肺、心、脑、肾、胃肠道等多器官的损害。内皮细胞受损还可激活凝血级联反应，凝血酶原及血小板活化，同时抗凝血因子消耗最终导致血液高凝状态。大部分患者出现继发的血小板减少及肝功能异常。内皮细胞损伤血液外渗形成出血性皮疹。

【临床表现】

在蜱咬 1～2 周后，出现发热、头痛、肌痛等症状，胃肠道受累有恶心、呕吐、腹痛、腹泻等。3～4d 后在腕、踝处出现皮疹，并向心性蔓延到四肢及躯干，掌跖也常被累及，阴囊及外阴受累可作为一个诊断线索，而面部常不受累。皮疹初起为粉红色斑疹，数天后变为斑丘疹，严重者变为出血性且可互相融合，四肢末端可发生坏疽。老年患者及重症患者往往不出现皮疹或较晚出现，导致诊断不及时。

其他还有淋巴结大、肝脾大等表现。病程约3周，严重病例可并发肺炎、心肌炎、脑炎、中耳炎等。

【辅助检查】

大部分患者出现血小板减少及转氨酶增高，肾受累可出现血肌酐增高。病程2～3周时患者血清对变形杆菌 OX_2 及 OX_{19} 抗原的外斐反应呈阳性，但由于其敏感性及特异性均较低已不再用于此病。目前最常用的是间接荧光抗体（IFA）检测，感染7～14d后呈阳性，连续2次抗体滴度≥1∶64或后一次滴度较前一次升高≥4倍可诊断。常规IFA检测不能区分R Rickettsii及其他斑点热立克次体（如R Akari及R Conorii），特异性免疫荧光检测可确定R Rickettsii，但较少使用。皮肤活检标本行直接免疫荧光检测或免疫染色可用于急性期诊断。PCR检测可提供更及时的诊断，但早期敏感性较低。

【病理学检查】

皮肤病理变化呈血管炎改变，可发展为白细胞破裂性血管炎伴基底细胞空泡变性。有时可见局部小血管纤维蛋白血栓形成。皮损组织切片行免疫组化染色或Giemsa、Gimenez染色可找到立克次体。

【诊断与鉴别诊断】

1. 诊断标准　早期诊断主要是根据病史、临床表现，随后结合血清学检查进一步明确。皮损活检行免疫组化染色或Giemsa、Gimenez染色找到立克次体也可确诊。

2. 鉴别诊断

(1)埃利希体病（ehrlichiosis）：由一种与立克次体密切相关的埃利希体属Ehrlichia chaffeensis所引起，也由蜱传播，最常见于30～60岁男性，主要流行于美国中南部、东南部以及中部靠大西洋的一些州。仅部分成人出现皮疹，有多种类型，全身性斑疹或红斑，丘疹、荨麻疹或瘀点形态皮损皆可见。四环素治疗有效。

(2)登革出血热：本病多见于东南亚，开始的2～5d具有典型的登革热症状，突发高热、头痛、肌痛、关节痛、淋巴结大，面部潮红。在热退前或后的24h左右病情突然加重，皮肤变冷、脉速、出汗、烦躁，四肢、躯干等部位出现瘀斑，束臂试验阳性，血小板数可降到 10×10^9/L以下。白细胞大多显著减少。而落基山斑点热多先在腕、踝处出现皮疹，初起为粉红色斑疹，严重者变为出血性。另外血清学检查也可帮助鉴别。

【治疗】

1. 病原体治疗　一旦怀疑本病即应立即开始治疗。多西霉素、氯霉素有特效。多西环素剂量成人：100mg，bid，口服或静脉注射；儿童：2～5mg/(kg·d)，每天总量不超过200mg，分2次给药，口服或静脉注射。氯霉素剂量孕妇：50～75mg/(kg·d)，分4次给药，静脉注射；其他成人：500mg，分4次给药，静脉注射；儿童：50～100mg/(kg·d)，分4次给药，静脉注射。抗生素连续使用7d或热退后2～3d。喹诺酮类抗菌药物也有特效。

2. 对症治疗　重型患者应给予积极的支持疗法，提供足够营养和热量，维持水、电解质和酸碱平衡，保护重要脏器功能。中毒症状明显或头痛剧烈时可适量使用糖皮质激素。

【并发症的诊断、治疗和预防】

诊治不及时可发生脑炎，而及早发现神经系统异常对预防死亡也很关键。轻度受累的表现最常见为头痛，还有嗜睡、意识模糊等，较严重的有共济失调、失语、瘫痪、惊厥、昏迷等。头颅CT表现可正常或有脑梗死灶。MR可显示Virchow-Robin间隙（血管周隙）的扩张以及 T_2 加权像信号异常，提示血管周围炎。病原体治疗同上，采用静脉给药，其他包括加强全身支持治疗，控制抽搐、纠正缺氧，积极防治呼吸衰竭，中毒症状明显或头痛剧烈时可适量使用糖皮质激素。

【预后】

预后和治疗密切相关，未经治疗或治疗不及时死亡率可高达30%，及时合理的治疗可使死亡率降低到3%～5%。患者年龄>40岁、患有其他疾病（如非裔美国男性中常见的葡萄糖-6-磷酸脱氢酶缺乏症）、缺乏皮疹或其他典型症状导致诊断延迟等，都是落基山斑点热死亡的高危因素。

六、地中海斑疹热

地中海斑疹热（Mediterranean Spotted Fever）又称蜱斑疹伤寒（Tick Typhus）或Boutonneuse热（Boutonneuse fever）。

【流行病学】

见于地中海沿岸、非洲、南美等地，多发于儿童。

【病因学】

本病病原体为Conorii立克次体，通过犬、啮齿动物的蜱叮咬进入人体，侵入并破坏小血管网状内皮细胞，并引起继发的凝血系统紊乱。同时还导致

患者 $CD4^+$ 细胞减少。

【临床表现】

在蜱咬 5～7d 后，突发寒战、高热、疲乏、头痛、关节痛及胃痛。在蜱咬处出现一硬性丘疹，随后中心发生坏死性溃疡，形成焦痂，四周有红晕，伴局部淋巴结大及压痛。发病 3～4d 后在前臂出现皮疹，并很快蔓延到全身，初为淡红色斑丘疹，严重者变为出血性，热退后，皮疹亦逐渐消退而痊愈。

【辅助检查】

可有贫血、白细胞、淋巴细胞及血小板减少。起病 40d 后血清对变形杆菌 OX_2、OX_{19} 及 OX_K 抗原的外斐反应呈阳性，但其敏感性及特异性均较低。间接免疫荧光法（indirect immunofluorescence，IIF）在感染 2 周后即可检出血清 IgM 及 IgG，抗体滴度≥1∶64 即可确诊。利用 IIF 还可检测血循环中的内皮细胞（免疫磁珠法分离）中的 Conorii 立克次体。ELISA 技术可检测针对 Conorii 立克次体脂多糖的抗体，且所需条件比 IIF 简单。PCR 检测较少使用，Ergas 等人报道用巢氏 PCR 可进行早期诊断。

【病理学检查】

皮肤活检组织直接免疫荧光检测在疾病早期具有诊断性，但较少使用。病理变化显示内皮细胞增生、血栓形成及管周淋巴细胞浸润。

【诊断与鉴别诊断】

1. 诊断标准　早期诊断主要根据病史及临床表现，随后结合血清学检查进一步明确。

当具有以下实验室检查及临床表现各 2 项时即可诊断为恶性型地中海斑疹热：

(1)实验室检查

①血小板低于 100G/L。

②肾衰竭（血肌酐＞150mmol/L）。

③低钠血症（＜130mmol/L）。

④低钙血症（＜2.1mmol/L）。

⑤低氧血症（动脉氧分压＜10.5kPa）。

(2)临床表现

①紫癜（purpuric rash）。

②麻痹（stupor）。

③肺炎（pneumonia）。

④心动过缓（bradycardia）。

⑤昏迷（coma）。

⑥黄疸（jaundice）。

⑦消化道出血（gastrointestinal bleeding）。

⑧关节炎出现关节痛或肌痛（arthralgia and myalgia arthritis）。

⑨肝脾大（hepatomegaly and splenomegaly）。

⑩睾丸炎（orchitis）。

⑪结膜充血（conjunctival hyperemia）。

⑫假性脑膜炎（meningism）。

⑬脑膜炎（meningitis）。

⑭局部淋巴结病（local lymphadenopathy）。

2. 鉴别诊断　见落基山斑点热一节。

【治疗】

除了一般对症处理，病原体治疗选用多西环素、氯霉素及喹诺酮类，儿童及孕妇还可选用克拉霉素或阿奇霉素。交沙霉素（josamycin）对恶性型病例疗效好，可选作妊娠期恶性型病例的治疗用药。

多西环素：成人第 1 天 200mg，口服或静脉注射，临睡前再口服 100mg，接下来 3d 100mg，bid；或者 100～200mg，口服，bid，连续 14d；儿童：＜8 岁者不推荐使用，＞8 岁者：2～5mg/(kg·d)，每日总量不超过 200mg，口服或静脉注射，1 次给药或分 2 次给药。抗生素使用时间：良性型病例一般治疗 7d，恶性型病例一般治疗 14d。

【并发症的诊断、治疗和预防】

肾血管炎可导致急性肾衰竭，出现少尿或无尿、氮质血症、高钾血症及代谢性酸中毒。除了加强病原体治疗，主要是做好对症处理，按内科原则纠正肾衰竭。

【预后】

儿童均为轻症感染，预后良好。年老患者、免疫缺陷或有潜在性疾病者更易出现并发症，即恶性型地中海斑疹热，预后较差。

七、立克次体痘

【流行病学】

立克次体痘（Rickettsial Pox）首先见于美国，后亦见于中东、前苏联及南非等地。所报道的发病率较低，但有研究认为实际发病率要高些，因为其临床表现不明显或无特异性易导致漏诊。

【病因学】

病原体为 Akari 立克次体，通过家鼠的螨叮咬而传染于人。

【临床表现】

螨叮咬处无疼痛，不易引起患者注意。潜伏期 7～14d 后，初在螨咬处出现一小的丘疹，扩大而形成水疱，后干燥结痂，伴局部淋巴结大。数日后出现一些流感样症状，持续4～5d。在出现全身症状同时发生全身性丘疹，周围绕以小水疱，水疱破裂后形成黑痂，周围可触及硬结。有时可出现口腔、咽黏膜的损害。一般病情较轻，多在2周内痊愈。

【辅助检查】

常见有白细胞减少及淋巴细胞相对增多，血小板减少，轻度蛋白尿。血清外斐反应阴性，可作补体结合试验或检测血清中针对斑疹热组立克次体的抗体，如急性期抗体呈阴性，可在6～8周后取恢复期血清重做1次。必要时取皮损活检，并行直接荧光抗体(direct fluorescent antibody，DFA)检测、病原体培养及PCR检测，Giemsa染色可显示胞内病原体。焦痂皮损的DFA敏感性要高于丘疹水疱性皮损。

【病理学检查】

皮肤病理显示表皮内单核细胞浸润、基底细胞空泡变性及真皮、表皮坏死。可见管周栓子及红细胞外渗。皮损活检行Giemsa染色可显示胞内病原体。

【诊断与鉴别诊断】

1. 诊断标准　早期诊断主要根据病史及临床表现，随后结合血清学检查进一步明确。

2. 鉴别诊断　见丛林斑疹伤寒一节。

【治疗】

本病为自限性疾病，但抗生素治疗有助于加快退热及缓解其他一般症状。选用多西环素，成人100mg，口服，q12h；＞8岁儿童2～5mg/(kg·d)，每日总量不超过200mg，1次给药或分2次给药。对多西环素过敏者亦可用氯霉素或喹诺酮类药物。抗生素通常用至临床症状消失后2d，通常5～7d即足够。如果抗生素开始使用48h后仍不显效，则要考虑改变诊断。其他根据具体情况予对症处理即可。

【并发症的诊断、治疗和预防】

一般无并发症。

【预后】

本病通常为自限性疾病，预后极好，暂时无致死性病例报道。

八、战　壕　热

战壕热(trench fever)又称五日热(quintana fever)、胫骨热、Wolhynia热、His-Werner病。

【流行病学】

本病最早报道于第一次世界大战期间，当时曾引起将近100万士兵感染，后来在“二战”期间欧洲东部前线也曾造成短暂流行。此后在全世界范围都有散发病例报道，主要是跟卫生条件差、酗酒、营养不良有关。目前的城市战壕热病例主要是无家可归者和酗酒者，多为中年人。亦有数例引起儿童心内膜炎及神经系统感染的报道。

【病因学】

本病病原体为五日热巴通体(B. quintana)，通过体虱而传染给人，进入人体后侵犯血管内皮细胞及红细胞，在其中增殖并引起菌血症，同时激活致炎细胞因子抑制正常凋亡，刺激血管生成素-2的产生，引起血管增生。

与五日热巴通体感染相关的疾病谱包括无症状性感染、城市战壕热、血管增生性疾病、慢性淋巴结病、菌血症及心内膜炎。

【临床表现】

起病突然，有发热、头痛、畏光、疲乏等症状。多数病人呈回归热型，大约每隔5d发作，故称五日热。大多数病人在发热时出现躯干部玫瑰疹样皮疹，然后蔓延到颈部及近端肢体，持续1～2d消退，在再次发热时皮疹再现。可有胫骨痛、腰背痛，活动时加剧，故患者活动受限。可出现慢性淋巴结病及心内膜炎。

免疫正常患者的杆菌性血管瘤典型皮损为一个或多个丘疹，逐渐变为小结节，呈红色、紫色或无色，位于皮肤浅层或皮下，可移动或固定于下方组织。患者通常无发热。免疫缺陷患者皮损通常分布更广泛，且更易累及内脏器官，如肝、脾及胃肠道。

【辅助检查】

患者血清外斐反应阴性，可作特殊的血清诊断试验进行确诊。常用的有免疫荧光分析法(IFAs)测相应的IgM、IgG，还可用酶免疫分析法(EIA)及酶联免疫吸附试验(ELISA)。PCR可直接测出血中或组织中的五日热巴通体DNA，其中检测出瓣膜赘生物中的病原体DNA是诊断五日热巴通体性心内膜炎的必要条件。病原体培养阳性率较低，且技术要求较高。

【病理学检查】

皮损活检显示血管周围的淋巴细胞及其他炎症细胞浸润。

【诊断与鉴别诊断】

1. 诊断标准　早期诊断主要根据病史及临床表现，随后结合血清学检查、PCR检测等进一步明确。

2. 鉴别诊断

(1)伤寒：临床特征为持续发热、相对缓脉、全身中毒症状与消化道症状、玫瑰疹、肝脾大与白细胞减少。玫瑰疹多见于病程7～13d，直径2～4mm，压之退色，多在10个以下，分批出现，多在2～4d内消退。肥达反应阳性，血培养、骨髓培养可检出伤寒沙门菌。而战壕热皮疹一般与发热同时出现，可反复出现，肥达反应及伤寒沙门菌培养阴性。

(2)流行性斑疹伤寒：也是立克次体感染性疾病，多数病人起病7～8d后出现皮疹，为淡红色斑疹，由腋窝、躯干两侧迅速蔓延到身体其他部位，不累及掌跖部，1周后斑疹转为紫癜样损害，皮疹不会随发热反复出现。特异性补体结合试验可明确致病的立克次体为普氏立克次体。

(3)布鲁杆菌病：全身性布鲁杆菌病患者初起时有头痛、背痛及间歇性发热，部分病人也有玫瑰疹样皮疹。但布鲁杆菌病患者有牛、羊、猪接触史，可分离出布鲁杆菌，特殊血清凝集素反应阳性。

【治疗】

除了对症处理，病原体治疗选用抗生素，疗程7～14d。

多西环素：成人100mg，口服或静脉注射，bid；儿童：<8岁者不推荐使用，>8岁者：2～5mg/(kg·d)，每日总量不超过200mg，口服或静脉注射，1次给药或分2次给药。

头孢曲松：成人2g，静脉注射，每天1次；儿童50～75mg/(kg·d)，每日总量不超过4g，静脉注射，1次给药或分2次给药。

【并发症的诊断、治疗和预防】

战壕热患者出现心内膜炎时有发热、心脏杂音等表现。多累及左侧心，导致二尖瓣关闭不全的收缩期杂音和(或)主动脉瓣关闭不全的舒张期杂音。超声心动图可显示瓣膜赘生物。通过PCR检测出瓣膜赘生物中的五日热巴通体DNA是诊断免疫正常患者五日热巴通体性心内膜炎的必要条件。推荐治疗方案如下：多西环素，100 mg，bid，口服6周，同时联合应用庆大霉素，3 mg/(kg·d)，静脉给药，每天1次，连续14d。

【预后】

免疫正常患者通常为自限性感染，如不发生心内膜炎则预后良好。免疫缺陷患者感染较严重且可致死。虽无明显的病死率，但可造成持久的虚弱和劳动能力丧失。

九、猫抓病

猫抓病(cat scratch disease)：又称猫抓热(cat scratch fever)、良性淋巴网状细胞增多症(benign lymphoreticulosis)，是一种亚急性局部肉芽肿性淋巴结炎。

【流行病学】

本病多累及儿童或年轻人，是导致儿童和年轻人慢性淋巴结肿大的最常见病因，好发于秋冬季。

【病因学】

绝大多数猫抓病是由汉塞巴通体(B. henselae)引起，汉塞巴通体属立克次体。也有学者认为该病原体是罗卡利马体属杆菌(Rochalimaea henselae)。比较这两种病原体的16S RNA后发现它们其实是同一个属，故R. henselae又被重新命名为B. henselae。健康者通过猫、狗抓伤或咬伤感染，或者通过结膜、破损皮肤黏膜发生接种感染。

汉塞巴通体与五日热巴通体一样可引起血管增生，导致杆菌性血管瘤病，且汉塞巴通体是唯一的可引起实质器官(肝、脾)紫癜的巴通体属。

【临床表现】

潜伏期平均10d左右，猫抓部位出现丘疹或结节、脓疱，不会扩散形成淋巴管炎，数周内可自行消退。通过结膜、破损皮肤黏膜发生接种感染者无猫抓伤口。原发接种后3～12周出现局部淋巴结肿大，多见于腋窝、肱骨内上髁及颈部淋巴结，自觉疼痛和触痛，可化脓，可伴有低热、不适、食欲缺乏等全身症状，大多在2个月内自然消退，罕见的有持续1年以上。如果原发损害位于结膜，就会出现慢性肉芽肿性结膜炎伴耳前淋巴结肿大，即Parinaud眼淋巴腺综合征，为猫抓病的重要特征之一。有时全身淋巴结大，脾大。其他少见的皮肤表现有结节性红斑、多形红斑或紫癜等。偶尔发生急性脑病、心内膜炎、关节炎、骨髓炎、肺炎、视网膜炎等。

汉塞巴通体尚可引起免疫功能低下患者的杆菌性血管瘤-杆菌性紫癜(bacillary angiomatosis-bacillary peliosis，BAP)，主要表现为皮肤损害和内脏小血管壁增生。杆菌性血管瘤可发生在任何内脏组织，而杆菌性紫癜多发生在肝和脾。

【辅助检查】

可有血沉增快，PPD测试阴性。多数病人对猫抓病抗原皮试(Hanger-Rose试验)呈阳性，但病史和临床表现有特征者极少需要进行该测试。目前多采用血清学检查，包括间接免疫荧光法、酶联免疫吸附试验、凝集试验等测试相应抗体。利用血清或淋巴结涂片行免疫荧光试验的敏感性及特异性都较高。必要时对皮肤或淋巴结行病理活检，Warthin-Starry 染色可发现病原体，呈多形性。病原体分离培养阳性率较低。影像学检查可帮助诊断肝、脾、骨或其他并发的器官病变。

【病理学检查】

受累淋巴结和皮损表现为中央坏死的肉芽肿性炎症。真皮中有一处或数处由中性粒细胞构成的脓肿，呈圆形、三角形或星状，四周绕以数层上皮样细胞，间有少数巨细胞，最内层上皮样细胞呈栅栏状排列。最后脓肿被无细胞的坏死区所代替。淋巴结表现与皮肤类似。这些病理表现与性病性淋巴肉芽肿相似，需结合临床进行鉴别。

【诊断与鉴别诊断】

1. 诊断标准

(1)流行病学史：有与猫、狗、猴及野兔等动物密切接触史，并存在被抓、舔或被咬破皮肤史。

(2)猫抓病抗原皮肤试验阳性。

(3)排除其他原因引起的淋巴结大。

(4)淋巴结组织活检符合典型的猫抓病组织病理特点，即坏死性肉芽肿及小脓肿。用 Warthin-Starry 银染色，发现有汉塞巴通体。

凡具备上述中 3 项指标时，便可临床诊断为猫抓病，再应用血清学试验(IFA 和 ELISA-IgM 方法)加以确诊。

2. 鉴别诊断

(1)孢子丝菌病：孢子由外伤处植入，引起丘疹、疣状结节、脓疱等皮损，早期组织病理也呈肉芽肿表现。但孢子丝菌病淋巴结炎者甚少，常见为皮肤淋巴管型，沿淋巴管向心性出现排列成串的结节，结节中心坏死形成溃疡，而猫抓病不会扩散形成淋巴管炎。病灶组织液、脓液或坏死组织 PAS 染色可见圆形、雪茄形孢子和星状体。

(2)野兔热：由野兔热杆菌引起，引起的淋巴结病变需与猫抓病鉴别。病菌由眼结膜侵入引起眼腺型野兔热，发生结膜炎、耳后及颌下淋巴结肿大，与猫抓病的 Parinaud 综合征相似。溃疡腺型野兔热在病菌侵入处发生丘疹或结节，破溃后形成瘢痕，可发生淋巴管炎，淋巴结肿痛易于破溃。腺型野兔热表现为局部或全身淋巴结大，感染部位不发生损害。行渗出液涂片荧光染色发现特殊抗体，或作血清凝集素试验、病原菌培养可确诊。

(3)霍奇金病：通常表现为周围淋巴结无痛性肿大、间歇性发热及皮肤剧痒，还有盗汗、体重减轻。受累淋巴结依次为颈部及锁骨上淋巴结、腋下淋巴结、腹股沟淋巴结、脾。淋巴结活检发现典型 R-S 细胞有助于确诊。

(4)对免疫缺陷患者而言，猫抓病表现有不同特征，其鉴别诊断主要包括肿瘤性疾病，如 Kaposi 肉瘤、血管肉瘤；良性疾病，如化脓性肉芽肿、嗜酸细胞增多性血管淋巴样增生等。行组织病理检查有助于鉴别。

【治疗】

本病有自愈倾向。合并有严重内脏疾病患者可使用抗生素治疗。对已化脓的淋巴结，可行脓液抽吸术，不可切开和引流。

Margileth 等人的一项研究指出利福平、环丙沙星、庆大霉素、复方磺胺甲噁唑片 4 种抗生素有效率最高。Koehler 等报道红霉素、异烟肼、多西环素、乙胺丁醇亦有效。

免疫缺陷患者如有复发可适当延长治疗时间(有文献提议延长 4～6 个月)。

【并发症的诊断、治疗和预防】

杆菌性血管瘤——本病的皮损有多种类型，最常见的类型为类似于化脓性肉芽肿的损害，偶尔有皮下肿块、斑块和溃疡。患者身上可见多种形态皮损，数目可从单个到数千个。杆菌性血管瘤病损害活检的低倍镜下表现与化脓性肉芽肿一样，表现为内皮细胞增生和正常小血管形成，但杆菌性血管瘤病见中性粒细胞存在于整个皮损，而化脓性肉芽肿仅在皮损表面见到中性粒细胞。有时能用 Warthin-Starry 染色证实病原体存在。

本病诊断实际上是通过找到感染组织内的病原体确定的。

杆菌性血管瘤病对治疗效果极好。可选择红霉素 500mg，每日 4 次，或多西环素 100mg，每日 2 次。甲氧苄啶-磺胺甲噁唑、环丙沙星、青霉素和头孢类抗生素治疗无效。大环内酯类抗生素或利福平能预防本病的发生。治疗期限取决于内脏受累的程度，对仅有皮损或菌血症的患者，至少需要治疗 8 周；有肝脾受累者，建议治疗 3～6 个月；对骨病患者，应至少治疗 6 个月。如果经过足够疗程治疗后患者仍复发，则应考虑进行长期抑制性抗生素治疗。首剂抗生素治疗后，可出现赫克斯海默反应(Herxheimer reaction)。

【预后】

猫抓病通常为自限性疾病，亚急性局部淋巴结炎通常持续 3 周或以上。个别病例可因合并神经系统感染或多系统感染而死亡。

第三节　螺旋体感染性皮肤病

螺旋体是一类介于细菌与原虫之间的原核细胞型微生物，有细胞壁及原始核质，以二分裂方式繁殖，对抗生素敏感。螺旋体种类繁多，使人致病的螺旋体主要分布在 3 个属：密螺旋体属、疏螺旋体属和钩端螺旋体属。下面介绍 4 种主要的非性病螺旋体感染性疾病，即雅司、品他、莱姆病及鼠咬热。

一、雅　　司

雅司（Yaws）又称热带莓疮（Framboesia tropica），属非性病性密螺旋体病的一种。

【流行病学】

主要流行于一些人口拥挤、卫生条件差的热带农村地区，多发生于儿童及青少年，他们是雅司的主要储存宿主。此病在我国已经消失。

【病因学】

病原体是细弱密螺旋体（treponema pertenue），又称雅司螺旋体，属密螺旋体科。传染源主要是雅思病人，健康人通过破损皮肤或黏膜接触到含有雅司螺旋体的渗出液而被感染，也有报道蝇类可传播该病。未见有垂直传播。

【临床表现】

螺旋体进入血液循环后引起远处皮肤、骨骼及淋巴结损害，皮肤受累为主要特征。潜伏期 3～4 周，可有头痛等一些轻度的全身症状。临床表现分为 3 期，其中一期、二期为早期，三期为晚期，各期之间隔以无症状的潜伏期。

1. 一期　又称母雅司期或原发损害期。潜伏期后接种部位发生单个丘疹，扁平或半球状隆起，逐渐增大，直径达 1～5cm，表面结黄褐色痂皮，除掉痂皮可见淡红色肉芽组织，状似杨梅，质地不硬，其中含有大量的细弱密螺旋体，自觉瘙痒，此即为雅司原发疹，称为母雅司，好发于四肢及面部等暴露部位，母亲的乳房和躯干可被雅司病婴儿感染。母雅司渗出液附着于周围引起一些较小的卫星状皮疹，性质相同，可互相融合。可伴发热、关节痛，局部淋巴结大，无压痛。数月后母雅司自行消退，遗留轻度萎缩和色素脱失。

2. 二期　又称雅司疹期。一期损害出现数周或数月后可发生二期雅司疹，类似于母雅司，但较少，分布于原发损害周围或全身泛发，含有大量细弱密螺旋体。皮疹最初表面光滑，以后分泌物增加形成黄褐色痂皮，痂皮增厚可呈蛎壳状。皮疹可群集性分布，中央皮疹消退，周围皮疹发展融合呈环形，称为癣样雅司。腋窝、肛周、腹股沟处皮疹痂皮脱落后形成扁平湿疣样损害。足背可形成肥厚角化斑块，发生皲裂，患者因疼痛而呈蟹样步态。掌跖部可出现类似于梅毒的斑点状角化过度性皮损。粟粒状皮疹好发于肩部，类似腺性苔藓，称为莓疮样苔藓。此期可发生骨膜炎。二期雅司疹在数周或数月后可自行消退，不留痕迹或有色素沉着斑，也可反复发生，长达 5 年，复发性皮损多位于口周、肛周、腋窝处。

3. 三期　又称溃疡结节性雅司期。多数病人病程终止于二期，但部分患者在感染 5～10 年后发展为晚期，出现类似梅毒的树胶肿性损害，表现为无痛性溃疡，边缘陡峭或缘下穿凿，匍行性发展，并有互相融合的倾向，分泌物中查不到螺旋体，愈合后形成萎缩性瘢痕。掌跖部发生角化过度，呈典型的斑驳状。常在胫骨和其他长骨骨膜发生树胶肿样损害。慢性骨膜炎侵犯胫骨形成佩刀胫。还可引起鼻骨增殖性骨膜炎，缓慢进展最终导致硬腭和鼻骨穿孔、毁容，即毁形性鼻咽炎。此外还可发生近关节结节、关节畸形等。此期是否发生神经系统或眼部损害尚有争议，有报道可引起视神经萎缩、脊髓神经病。

有报道提出一种特殊类型的雅司，即减毒型雅思（attenuated yaws），其破坏性、传染性都较小，特征性表现为局限于皮肤褶皱部的少数、扁平、干燥性灰色斑片，主要见于流行率较低的地区。

【辅助检查】

皮损渗液暗视野显微镜检查可发现细弱密螺旋体。母雅司出现 2 周左右后，非特异性梅毒血清反应呈阳性。

【病理学检查】

一期、二期雅司都是炎症性肉芽肿病变，显示表皮水肿、棘层肥厚、乳头瘤样增生、表皮内中性粒细胞微脓疡形成，真皮内有淋巴细胞及浆细胞浸润。三期雅司疹在真皮内有上皮样细胞、单核细胞、巨细胞及成纤维细胞浸润，并可见坏死，相比于早期雅司，浆细胞及组织细胞浸润较少。银染法可在一期、二期皮损中检测出螺旋体，几乎都位于表皮，这点与梅毒螺旋体不同，后者在表皮及真皮中都可见到。

【诊断与鉴别诊断】

1. 诊断标准　根据本病的流行区、感染史、典型皮疹（尤其出现掌跖部角化过度者应高度怀疑本病）以及渗出液暗视野显微镜下查到细弱密螺旋体即可诊断。

2. 鉴别诊断

(1)梅毒：主要通过性接触传播，初发皮损为硬下疳，好发于生殖器。雅司非性接触传播，初发皮损好发于四肢与面部等暴露部位。二期梅毒引起皮肤黏膜及系统性损害，而二期雅司不侵犯黏膜，无脱发及眼部损害。三期雅司较三期梅毒全身症状较轻，一般无神经系统及内脏损害。

(2)孢子丝菌病：孢子由外伤处植入引起初发皮损，呈多形性，可见丘疹、疣状结节、脓疱、溃疡、肉芽肿样等皮损，也可发生自身接种，早期组织病理也呈肉芽肿表现。也可由血行播散侵犯骨骼、眼等器官。但孢子丝菌病患者有植物或土壤接触史，常见为皮肤淋巴管型，皮损沿淋巴管向心性出现，排列成串。病灶组织液、脓液或坏死组织 PAS 染色可见圆形、雪茄形孢子和星状体，真菌培养阳性。

(3)掌跖角皮症：二期、三期雅司于掌跖部发生角化过度性皮损，呈典型的斑驳状外观，需与掌跖角皮症鉴别。掌跖角皮症大多为先天性，常有家族史，分为显性、性联和隐性遗传，不同综合征发病年龄也不同，大多在青少年期之前发病，可伴发其他器官的缺陷。无雅司疹，梅毒血清学检查阴性。

(4)发生鼻咽损害的还需与鼻孢子虫病、鼻硬结病、南美芽生菌病、黏膜皮肤利什曼病等鉴别。病变组织涂片、病理活检或培养可检出相应的致病菌。

【治疗】

首选青霉素。成人肌内注射苄星青霉素 120 万 U，可使早期损害消失。晚期患者需每日注射 1 次，7～10d 为 1 个疗程，可用 3～5 个疗程，青霉素总量 600 万～1 200万 U。青霉素过敏者可用红霉素或四环素，每日口服 4 次，每次 0.5g，疗程 2 周。

【并发症的诊断、治疗和预防】

未经治疗病例慢性化，出现皮肤、骨和关节的损毁。三期雅司的溃疡需局部应用防腐敷料。已致畸者需进行外科整形手术。

【预后】

早期病例治疗后预后良好。未经治疗病例可反复发作达 5 年，大约 10% 的病人在感染 5～10 年后进入三期雅司，出现皮肤、骨和关节的损毁。

二、品　他

【流行病学】

品他(Pinta)是一种非性病性密螺旋体病，最早报道于 16 世纪时的墨西哥及美国印第安人，现仅散发于中美洲及南美北部，可侵犯所有年龄的人群，以 15～30 岁多见。

【病因学】

本病病原体为品他病密螺旋体(T. carateum)，主要由皮肤密切接触传染，有报道某些蝇类也可传播此病。未见有垂直传播。

【临床表现】

品他病只产生皮肤损害，主要是色素改变及过度角化。品他螺旋体侵入皮肤后首先引起局部原发性皮疹，随后进入血液循环产生泛发性二期及三期皮疹。

1. 一期(初疹)　经 1～3 周后于接种部位出现小的红色丘疹，即初疹，在以后的 2～3 个月逐渐增大、形成红斑鳞屑性斑块，周围出现卫星灶斑疹或丘疹，并融合扩大，伴轻微痒感。初疹好发于暴露部位，暗视野检查可为阳性。本病不发生梅毒下疳样糜烂或溃疡。本期患者梅毒血清反应呈阴性。

2. 二期(泛发性皮疹)　此期皮疹称为品他疹，发生于感染后 5 个月至 1 年或更久，开始为小的红斑鳞屑性丘疹，逐渐增大融合，多呈环状，类似银屑病、体癣、湿疹或梅毒，对称性分布于四肢及面部。经过一段时间后发生炎症后色素沉着。此期多数患者梅毒血清反应阳性。

3. 三期(晚期)　感染后 2～5 年发展为三期，其显著特点是发生色素变化。色素沉着表现为不规则排列、多种色泽的斑疹，呈点状杂色斑。色素减退类似白癜风表现，色素减退斑多见于面部及身体的骨突部位，有时可见到播散性皮损。还可见角化过度性皮损，好发于腿部、前臂、肘、膝、踝部，亦可见于掌跖部。晚期出现皮肤萎缩，常见于大关节附近，偶可发生近关节结节。本病会出现一种少见的变异型，即半品他病，其色素异常仅分布于身体的半侧。品他病晚期无全身症状，不侵犯心血管及中枢神经系统。此期几乎所有患者梅毒血清学反应呈阳性。

【辅助检查】

皮损渗液暗视野显微镜检查可发现密螺旋体。除了初期品他，非特异性梅毒血清反应大多呈阳性。

【病理学检查】

一期、二期皮疹显示轻至中度的棘层肥厚，基底层液化，色素失禁，真皮上层有大量噬黑素细胞，真皮上层血管周围有淋巴细胞及浆细胞浸润。三期色素沉着的皮损显示表皮萎缩，基底层缺乏噬黑素细胞，而真皮上层有大量噬黑素细胞，并有中等度淋巴细胞浸润。镀银染色法可在一期、二期皮损以及三期的色素沉着性皮损查见螺旋体。三期的色素减退性皮损显示表皮萎缩，表皮及真皮都缺乏噬黑素细胞，无炎症细胞浸润，很难查到螺旋体。

【诊断与鉴别诊断】

1. 诊断标准　根据本病的流行区、色素减退和色素沉着相杂的斑点以及暗视野显微镜查找到螺旋体可以诊断。

2. 鉴别诊断

(1)其他螺旋体感染：主要是梅毒、雅司。品他非性接触传播，不发生梅毒下疳样糜烂或溃疡，无全身症状，不发生骨骼、神经系统等损害，仅发生皮肤损害，主要是色素改变及角化过度，根据这些不难跟梅毒、雅司鉴别。

(2)二期品他疹类似体癣、银屑病、湿疹，需注意鉴别。体癣有明显瘙痒，真菌学检查阳性。银屑病皮损有蜡滴现象、薄膜现象与点状出血，病理表现为角化过度伴角化不全，可见 Munro 微脓肿。湿疹皮损呈多形性、对称性，有渗出倾向、剧烈瘙痒，易反复发作，慢性期皮肤浸润肥厚。梅毒血清学检查均为阴性。

(3)色素减退性皮损需与白癜风、白色糠疹、麻风鉴别。白癜风典型皮损为色素完全脱失斑，中央有散在色素岛，进展期可发生同形反应，病程慢性迁延；白色糠疹好发于儿童面部，皮损圆形或椭圆形，上覆细小鳞屑；麻风浅色斑有感觉改变，有神经粗大、出汗障碍、眉毛脱失等其他麻风症状。梅毒血清学检查均为阴性。

【治疗】

首选青霉素。可用苄星青霉素 240 万 U，肌内注射。青霉素过敏者可用四环素或红霉素，每日口服 4 次，每次 0.5g，疗程 2 周。

【并发症的诊断、治疗和预防】

无系统性损害。

【预后】

本病呈慢性经过，皮疹发展广泛，而患者全身状况良好。一期、二期甚至早三期皮损可消退，但晚三期皮损可持续存在。

三、莱　姆　病

【流行病学】

莱姆病(Lyme disease)是一种自然疫源性疾病，在世界的分布甚广，多流行于林区、山区、草原等丛林环境。在我国主要分布于东北林区，成为该地的一种地方性传染病。

【病因学】

采用 DNA 同源性分析发现引起莱姆病的疏螺旋体至少有 3 个种：①伯氏疏螺旋体(B. burgdorferi)，主要分布于美国和欧洲；②伽氏疏螺旋体(B. garinii)，主要分布于欧洲和日本；③埃氏疏螺旋体(B. afelii)，其中主要为伯氏疏螺旋体。硬蜱是莱姆病的主要传播媒介，蜱叮咬时，病原体通过蜱肠内容物反流、唾液或粪便侵入人体。狗可将蜱带入家中成为重要的传染源。本病发病机制与螺旋体直接感染有关，但感染因子所激发的异常免疫反应也是重要因素。

【临床表现】

临床上一般分为三期。

第 1 期：经 3～30d 的潜伏期，于叮咬部位出现一个或数个慢性移行性红斑，为本期的典型标志。开始时为红色斑疹或丘疹，直径数毫米，逐渐缓慢地呈离心性扩展，中央消退，呈环形或靶形，直径可达 15cm 以上。皮损好发于躯干和四肢近端，以大腿内侧、腋下较常见，伴有轻度烧灼感、疼痛或瘙痒。皮损初发时可伴有乏力、头痛、发热、肌痛等全身症状。一般经 2～3 周，皮损自行消退，偶留有瘢痕和色素沉着。

第 2 期：发生于起病后 1～4 个月，多伴有神经系统、心脏和眼部症状。神经系统表现有脑膜炎、脑炎和颅神经损害，出现脑膜刺激征、嗜睡、昏迷、面瘫、三叉神经痛等。少数患者可发生多发性神经根炎、脊髓炎。心脏受累表现为不同程度的房室传导阻滞和心包炎、心肌炎。眼部损害多表现为结膜炎和虹膜睫状体炎。

第 3 期：多开始于起病后 3～5 个月或更长时

间，慢者超过 2 年。主要表现为慢性关节炎、慢性神经系统或皮肤异常。关节炎症状与类风湿关节炎相似，但多发生于膝关节或其他大关节。轻者为亚临床感染或仅累及一个系统，重者有多系统损害，且任何一个系统的受累均可呈暂时性、再发和慢性化。还有地区性特征，可能与流行的伯氏疏螺旋体株不同有关，在美国以关节炎多见，在欧洲则以神经系统病变更为常见。Borrelial 淋巴细胞瘤的部位与年龄相关，儿童的皮损多位于耳垂，而大多数成年人皮损位于乳房，偶可出现在阴囊和鼻部。慢性萎缩性肢端皮炎更常多见于老年女性。

【辅助检查】

可有血沉增快、中性粒细胞数增高、一过性血尿、蛋白尿等非特异性表现。目前血清抗伯氏疏螺旋体抗体 IgM 及 IgG 的测定是诊断本病最灵敏和特异的检查方法，常用测定方法有酶联免疫吸附试验和间接免疫荧光法。但感染早期可出现假阴性，而其他螺旋体感染、传染性单核细胞增多症和自身免疫性疾病都可产生假阳性。C6-肽及 Vsle 检测是较新的血清学试验方法，尚未常规使用。应用改良的 Kelly 培养基可从患者的血液、皮肤及脑脊液培养出该病原体。PCR 检测较少采用。

【病理学检查】

病理改变为慢性游走性红斑的病理变化主要是真皮浅层和深层血管周围以及间质内的混合细胞浸润，根据细胞成分可分为 3 型：①淋巴细胞为主的炎症及浆细胞浸润。②淋巴细胞及嗜酸性粒细胞浸润，缺乏浆细胞。③仅为淋巴细胞，缺乏浆细胞和嗜酸性粒细胞。部分切片用银染法可在真皮上部和表皮交界处找到少量螺旋体。

Borrelial 淋巴细胞瘤活检标本表现为密集的淋巴细胞浸润，伴淋巴滤泡及假生发中心形成。偶可见巨噬细胞、浆细胞及嗜酸性粒细胞。

慢性萎缩性肢端皮炎早期皮损表现为真皮层淋巴细胞浸润，有时位于血管周围，可见毛细血管扩张及淋巴水肿，还可见浆细胞浸润。晚期皮损显示表皮变薄，皮肤附属器缺失，浆细胞浸润可能是此期皮损不同于局限性硬皮病的唯一特征。还可见真皮深层的纤维化变性、胶原束的透明变性。

【诊断与鉴别诊断】

1. 诊断标准　主要根据蜱叮咬史及临床表现。慢性游走性红斑是早期感染的最敏感证据，具有诊断意义，但少数患者不出现此皮疹。血清抗伯氏疏螺旋体抗体 IgM 及 IgG 的测定是诊断本病最灵敏和特异的检查方法。必要时结合病理活检作诊断。

2. 鉴别诊断　慢性游走性红斑应与二期梅毒疹、多形红斑、离心性环状红斑、环状肉芽肿等相鉴别。

（1）二期梅毒：先前发生硬下疳，少数可与硬下疳同时出现。皮损暗视野显微镜检查可找到梅毒螺旋体，梅毒血清学检查阳性。

（2）多形红斑：病因复杂，有药物、食物、日光、某些疾病等诱发因素，常伴发黏膜损害，易复发。可行组织病理及伯氏疏螺旋体血清学检查进行鉴别。

（3）离心性环状红斑：病因不明，可由虫咬、感染、药物、恶性肿瘤等引起。红斑于数日内离心性扩大成环状，以每天 2～5mm 的速度扩展，常反复发作，预后良好。可行组织病理及伯氏疏螺旋体血清学检查进行鉴别。

（4）环状肉芽肿：本病以儿童和青年占多数，病因不明。皮损好发于四肢远端的伸侧，复发率较高，复发皮疹消退较快。组织病理学特征为局灶性胶原纤维变性、炎症反应和纤维化。

（5）其他：还需与鼠咬热、恙虫病等鉴别。鼠咬热由鼠咬传播引起，病灶组织可分离出小螺菌或念珠状链杆菌。恙虫病由恙螨叮咬引起，可有焦痂，变形杆菌 OX_K 抗原凝集反应阳性。

【治疗】

出现游走性红斑时要及时治疗，以预防并发症的发生。治疗主要是应用抗生素，如盐酸四环素 500mg，每日 4 次；或多西环素 100mg，每日 2 次；或红霉素 500mg，每日 4 次；或普鲁卡因青霉素 80 万 U，肌内注射，每日 1 次；以上均以 10d 为 1 个疗程。9 岁以下儿童应用阿莫西林治疗，剂量为 20mg/(kg・d)，分次给药，连用 14～21d；青霉素过敏儿童可予红霉素 30 mg/(kg・d)，分次给药，连用 10～30d。早期局限性莱姆病的孕妇应用阿莫西林治疗，但若存在播散性感染，则应用青霉素2 000万 U/d，连用 10～30d。对心脏、神经和关节受累的患者，常需静脉使用青霉素，500 万 U/d，q6h，或头孢曲松 2g，每日 1 次，静脉注射或肌内注射，连续 30d。发生慢性萎缩性肢端皮炎患者，应用青霉素 150 万 U，每日 3 次，或多西环素 100mg，每日 2 次，连续 30d。

【并发症的诊断、治疗和预防】

早期莱姆病治疗后多不发生并发症，故及时治疗并做好随访,保证抗生素治疗的有效性对防止出现皮肤外系统症状具有重要意义。对出现晚期皮损的患者,医生要认真体检察看有无其他异常,尤其是神经体征。神经系统并发症主要是神经系统实质性损害,以脑炎、脑神经炎、运动和感觉神经炎、脑脊髓膜炎最常见,治疗不及时还可导致痴呆。CSF可正常或仅有轻度炎症,可检出特异性的伯氏疏螺旋体的抗体。MRI可见有脱髓鞘改变所致的密度增高区。治疗常需静脉使用青霉素,500万U/d,q6h,或头孢曲松2g,每日1次,静脉注射或肌内注射,连续30d。

【预后】

对出现游走性红斑患者的疗效极好。莱姆病只有在极个别的情况下才会引起死亡,通常是合并感染了其他蜱传病原体,例如埃利希氏体属或发生蜱传脑炎。

四、鼠咬热

鼠咬热(rat-bite fever)是由2种病原体引起,即小螺菌和念珠状链杆菌,临床上根据病原体不同分为念珠状链杆菌型和小螺菌型两种,其临床表现相似,都产生发热、皮疹和全身中毒症状等表现,但也有不同的地方。

(一)念珠状链杆菌所致的鼠咬热

本病又称哈佛希尔热(Haverhill fever)或流行性关节红斑症(erythema arthriticum epidemicum)。

【流行病学】

分布于世界各地。

【病因学】

病原体为念珠状链杆菌(streptobacillus moniliformis),经由鼠咬伤或摄入被病原体污染的食物引起感染。

【临床表现】

本型鼠咬热潜伏期较短,仅1～2d.但个别病例潜伏期可长达3周。人体被病鼠咬伤后如无继发感染伤口可很快愈合,经污染食物感染者则缺少局部伤口。潜伏期后患者突发寒战、发热、乏力、头痛、肌痛、呕吐等,发热为间歇性或不规则型,持续2～5d缓解,但可再度上升。四肢尤其是掌跖部出现散在斑点状皮疹,压之退色,有时呈全身性分布。严重者可出现紫癜或脓疱。可出现多处关节红肿、疼痛、关节腔内渗液,多累及大关节。少数患者可出现心内膜炎、肺炎、脑脓肿。

【辅助检查】

白细胞数可中度增高,中性粒细胞增多,且有核左移。发病2～3周后血清中可测出特异的凝集素。梅毒血清试验极少出现假阳性。发热期间取血或关节腔渗液培养可分离出病原体。PCR检测法可用于诊断和分型。

【诊断与鉴别诊断】

1. 诊断标准　根据鼠咬伤史或污染食物摄入史、临床症状,结合实验室检查可以诊断。

2. 鉴别诊断　见小螺菌所致的鼠咬热。

【治疗】

首选青霉素,成人每日120万U,分2次肌内注射,连用7～15d。对青霉素过敏者可用红霉素,每日1.5～1.8g,口服,连用7d。此外需对咬伤部位进行清创、预防破伤风等对症处理。如伤口未愈合,应用0.02%呋喃西林、0.2%依沙吖啶或0.1%～0.2%新霉素溶液局部湿敷。

【并发症的诊断、治疗和预防】

心内膜炎是最常见也是病死率最高的并发症。患者除了有鼠咬热症状外,出现心脏杂音、心律失常、皮肤瘀点、Osler结节、肝脾大、贫血等表现,心脏彩超可显示瓣膜赘生物,血培养念珠状链杆菌阳性。

治疗需给予高剂量青霉素,联合应用链霉素或庆大霉素。青霉素的剂量为成人:药敏测试MIC值在0.1μg/ml及以下,则予普鲁卡因青霉素480万U/d(4.8g),肌内注射;如药敏测试MIC值在0.1μg/ml以上,则予青霉素2 000万U/d(12g)。儿童剂量为160 000～240 000U/(kg·d)[96～144mg/(kg·d)],最大量为2 000万U/d(12g)。联合应用链霉素或庆大霉素可增强疗效。成人治疗4周,儿童治疗6周。也有报道应用头孢曲松2g,每天1次,联合口服多西环素100mg,每天2次,总共4周可治愈。

【预后】

多数患者经数周可自愈,少数可长达数月。有时尽管使用体外药敏试验为敏感的抗生素治疗后,仍有持续性损害发生。

(二)小螺菌所致的鼠咬热

【流行病学】

分布于世界各地,而以亚洲为多。

【病因学】

病原体为小螺菌(spirillum minus),又称鼠咬热螺旋体(spirochaeta mosus muris),经由啮齿动

物所咬伤口侵入淋巴系统，在淋巴结内繁殖，引起局部淋巴结炎，以后进入血液循环形成菌血症，导致一系列急性发作的临床症状。原发病灶周期性复燃并释放病原体进入血液循环时，则引起临床症状间歇性的反复发作。

【临床表现】

人体被病鼠咬伤后如无继发感染伤口可很快愈合。经1～4周的潜伏期后患者突发寒战、发热、乏力、头痛、肌痛、呕吐等，在原咬伤部位又出现肿痛，可形成下疳样溃疡，其上覆有黑色痂皮，发生引流区域淋巴管炎，局部淋巴结大、有压痛。在四肢、躯干或面部出现暗红色斑丘疹，类似于玫瑰疹，皮损增大，变为紫红色，形成广泛的硬结样斑块。发热一般持续3～6d后迅速下降，此时患者全身症状消失，皮疹也随之消退。经过3～7d的间歇期，体温再度上升，上述症状与体征重复出现，如此反复，呈回归热型间歇发作。多关节炎较念珠状链杆菌型鼠咬热少见。可有腹泻、呕吐、关节痛、神经痛或中枢神经系统症状。

【辅助检查】

白细胞数可中度增高，嗜酸性粒细胞增多。梅毒血清试验可呈假阳性。发热期间取血、淋巴结抽吸液或伤口边缘浆液作暗视野显微镜检可发现小螺菌。血液标本接种于豚鼠或小白鼠可分离出病原体。

【病理学检查】

皮损病理变化可见表皮坏死，真皮及皮下脂肪层可见明显的单核细胞浸润及水肿。

【诊断与鉴别诊断】

1. 诊断标准　根据鼠咬伤史、原发病灶、间歇性发热等症状，结合实验室查到血液中或原发病灶中的小螺菌可以诊断。

2. 鉴别诊断

(1)与念珠状链杆菌所致的鼠咬热鉴别，见表9-2，两型鼠咬热的比较。

(2)回归热：由虱或蜱叮咬引起，发热急起骤退，间断数日可再次发热，有全身疼痛及肝脾大等。血及骨髓涂片可检出回归热包涵体。

(3)疟疾：典型疟疾临床表现是间歇性寒战、高热、大量出汗。由蚊虫叮咬引起，无鼠咬伤史，血液或骨髓涂片可检出疟原虫。

(4)落基山斑点热：在流行区尤其要排除该病。该病由蜱咬传播，立克次体血清学检查阳性。

表9-2　两型鼠咬热的比较

病原体	念珠状链杆菌(S. moniliformis)	小螺菌(S. minus)
病原体形状	革兰染色阴性，棒状，带有球形膨胀	革兰染色阴性，螺旋状
地理分布	全世界分布	主要在亚洲
传播途径	鼠咬伤、动物抓伤或黏膜接触；或摄入被污染的食物	鼠咬伤
伤口情况	很快愈合	很快愈合，但症状初期可出现下疳样损害
起病情况	发热、寒战、呕吐、头痛	发热、寒战、呕吐
局部体征	轻度淋巴结炎	引流区淋巴管炎和淋巴结病变
发热特征	平均1～2d后出现，呈不规则型间歇发作	平均1～4周后出现，呈回归热型复发
关节炎	常见	罕见
皮疹特征	麻疹样到紫癜样	斑疹样，常常融合
未治疗的死亡率	7%～13%	6.5%
诊断	病原体培养；分子技术	显微镜检；动物接种
首选抗生素	青霉素	青霉素
并发症	心内膜炎、心肌炎、心包炎、肺炎、贫血、前列腺炎、胰腺炎、腹泻、羊膜炎及不同器官的脓肿形成	心内膜炎(罕见)、心肌炎、脑膜炎、肝炎、肾炎、脾大

【治疗】

积极灭鼠，避免鼠咬伤是主要预防措施。立即用硝酸银烧灼鼠咬伤处可阻止本病发生。治疗方面，首选青霉素，成人每日120万U，分2次肌内注射，连用7～10d。对青霉素过敏者可用四环素，每日2g，分4次口服，连用7～10d。此外需对咬伤部位进行清创、预防破伤风等对症处理。

【并发症的诊断、治疗和预防】

参照念珠状链杆菌所致的鼠咬热。

【预后】

多数患者经4～8周后可自愈，少数病程可达1年以上。

（赖　维）

参考文献

[1] 张振楷. 衣原体所致的皮肤病//赵辨. 临床皮肤病学，3版. 南京：江苏科学技术出版社，2008，410-412.

[2] 程培华. Reiter综合征. 朱学骏，顾有守，沈丽玉. 实用皮肤病性病治疗学. 3版. 北京：北京大学医学出版社，2007，44-46.

[3] Fruzsina Petrovay，Eszter Balla. Two fatal cases of psittacosis caused by Chlamydophila psittaci. Journal of Medical Microbiology，2008，57：1296-1298.

[4] Beeckman D S A，Vanrompay D C G. Zoonotic Chlamydophila psittaci infections from a clinical perspective. Clinical Microbiology and Infection，2009，15：11-17.

[5] Wu IB，Schwartz RA. Reiter's syndrome：the classic triad and more. J Am Acad Dermatol，2008，59(1)：113-121.

[6] Alebiosu C O，Raimi T H，Badru A I. Reiters syndrome—a case report and review of literature. African Health Sciences，2004，4(2)：136-138.

[7] 徐佳，王萍. Reiter综合征一例. 中华皮肤科杂志，2006，39(12)：709.

[8] 张振楷. 立克次体所致的皮肤病//赵辨. 临床皮肤病学. 3版. 南京：江苏科学技术出版社，2001，413-414.

[9] 安德鲁斯临床皮肤病学. 第9版，中文翻译版(徐世正主译)，335-339，341-344.

[10] 潘兴瑜. 立克次体，周正任. 医学微生物学. 6版，北京：人民卫生出版社，2006，239-246.

[11] 杨绍基. 立克次体病，王季午. 传染病学. 3版，上海：上海科学技术出版社，265-290.

[12] Yassina Bechah. Epidemic typhus. Lancet Infect Dis，2008，8：417-426.

[13] Koh GC，Maude RJ，Paris DH，Newton PN，Blacksell SD. Diagnosis of scrub typhus. Am J Trop Med Hyg，2010，82(3)：368-370.

[14] Furuya N. Epidemic louse-borne typhus. Nippon Rinsho，2007，28，65 Suppl 3：217-22.

[15] Minniear TD，Buckingham SC. Managing Rocky Mountain spotted fever. Expert Rev Anti Infect Ther，2009，7(9)：1131-1137.

[16] Dantas-Torres F. Rocky Mountain spotted fever. Lancet Infect Dis. 2007，7(11)：724-732.

[17] Rovery C，Raoult D. Mediterranean spotted fever. Infect Dis Clin North Am，2008，22(3)：515-530.

[18] Chen LF，Sexton DJ. What's new in Rocky Mountain spotted fever? Infect Dis Clin North Am，2008，22(3)：415-432.

[19] Chin-Chou Wang，et al. Acute respiratory distress syndrome in scrub typhus. Am. J. Trop. Med. Hyg，2007，76(6)：1148-1152.

[20] Foucault C，Brouqui P，et al. Bartonella quintana characteristics and clinical management. Emerg Infect Dis，2006，12(2)：217-723.

[21] Rolain JM，Broqui P，et al. Recommendations for treatment of human infections caused by Bartonella species. *Antimicrob Agents Chemo*. June，2004，48(6)：1921-1933.

[22] 叶干运，螺旋体感染性皮肤病，赵辨. 临床皮肤病学. 3版，南京：江苏科学技术出版社，2001，452-457.

[23] 安德鲁斯临床皮肤病学. 第9版. 中文翻译版(徐世正主译)，339；344-347；455-459.

[24] 严杰，疏螺旋体，医学微生物学(周正任主编)，6版，北京：人民卫生出版社，228-231.

[25] 林上奇. 骨雅司病的临床及X线诊断. 中华放射学杂志，2006，40：414-416.

[26] Georg Michael Antal，et al. The endemic treponematoses. Microbes and Infection，2002，4：83-94.

[27] J. Lawton Smith et al. Neuro-ophthalmological study of late yaws and pinta II. The Caracas Project. British journal of Venereal diseases，1971，47：226-251.

[28] Nau R，Christen HJ，Eiffert H. Lyme disease－current state of knowledge. Dtsch Arztebl Int，2009，106(5)：72-81.

[29] Wim Gaastra. Rat bite fever. Veterinary Microbiology，2009，133：211-228.

[30] Po-LinChen. Prosthetic Valve Endocarditis Caused by Streptobacillus moniliformis：a Case of Rat Bite Fever. Journal of clinical microbiology，2007(9)：3125-3126.

[31] Sean P. Elliott，et al. Rat Bite Fever and Streptobacillus moniliformis. Clinical microbiology reviews，2007(1)：13-22.

第 10 章

真菌性皮肤病

第一节　概　　论

真菌性皮肤病亦可称皮肤真菌病(dermatomycosis),是指由病原真菌所引起的人类皮肤(包括表皮、真皮和皮下组织)、黏膜及其皮肤附属器的一大类真菌感染性疾病,是皮肤科的常见病、多发病。

真菌(fungi)被定义为具有真正细胞核,产生孢子、不含叶绿素,以寄生或腐生等方式吸收养料,仅少数类群为单细胞,多有分支或不分支的丝状体,能进行有性生殖和(或)无性生殖、具有甲壳质的微纤维或纤维素(或其他葡聚糖)或两者兼有的细胞壁的有机体,是微生物中的一大类(一些大型真菌除外)。据估计自然界所有真菌种类可达 150 万种之多。仅有极少数真菌具有相当毒力,能对人体产生侵袭性感染,而多数真菌平时无害,只有当宿主免疫受损时它们才转具侵袭性,甚至威胁患者生命。已报道的能引起人类感染的病原真菌种类近 400 种,其中大多数罕见报道,只有不足 100 种可称为常见医学真菌,主要引起皮肤真菌病。

医学真菌(medical fungi)按其形态可分为两大类,即酵母菌(yeasts)和丝状真菌(moulds),后者在皮肤科还可进一步分为皮肤癣菌(dermatophytes)和非皮肤癣菌的真菌。真菌病按感染部位来分,则可分为浅部真菌病、皮下组织真菌病和系统性真菌病 3 大类,前二类主要见于皮肤科,后一类则散见于临床各科。浅部真菌病是指限于表皮、皮肤附属器和黏膜的真菌感染,主要致病微生物为皮肤癣菌、马拉色菌和念珠菌,大多表现轻微,容易诊断,疗效良好;深部真菌病则指那些累及真皮及以下、内脏、血液和系统性真菌感染,主要致病真菌为念珠菌、曲霉、隐球菌及毛霉等,大多为机会性感染,患者多有较严重的基础疾患或免疫抑制,如不能早期诊断和及时有效治疗可危及生命。本章主要介绍常见于皮肤科的各种浅部真菌病和皮下组织真菌感染的真菌学特征、致病机制、流行病学、临床表现、诊断和防治要点及预后。作者在此对所述内容作了全新的排列,完全按真菌学分类归纳分节,试图"以菌带病",使读者能增强真菌学意识,更好地认识真菌病的发病机制,进而更科学地诊治和预防各种真菌感染。

第二节　浅部真菌病

一、皮肤癣菌病

皮肤癣菌病(dermatophytosis)是由一组被称之为皮肤癣菌(*dermatophytes*)的丝状真菌引起的皮肤及其皮下角蛋白组织的感染。这是人群中发病率最高的感染性皮肤病,也是皮肤科临床最常见到的疾病之一。

皮肤癣菌在真菌分类中属半知菌亚门一丝孢纲一丛梗孢科,是一群在形态、生理、抗原上关系密切的丝状真菌,共同特点是亲角质蛋白,可侵犯人或动物的皮肤角质层、毛发、甲板或羽毛,引起皮肤癣菌病,简称癣(tinea),包括头癣、体癣、股癣、手癣、足癣、甲癣、叠瓦癣等,偶可引起皮下等深部组织感染。

皮肤癣菌有 40 余种,其中可引起人或动物致病的有 20 余种。根据菌落特点及大分生孢子的形态可将皮肤癣菌分为3个属:①小孢子菌属(*Microsporum*);②毛癣菌属(*Trichophyton*);③表皮癣菌属(*Epidermophyton*)。根据其自然栖息地和侵犯的宿主又可分为3类①亲土性:在土壤中寄居,偶尔也可感染人和动物;②亲动物性:宿主为动物,也可感染人;③亲人性:典型的人类病原真菌。

(一)头癣

头癣(tinea capitis)是一种累及头皮毛囊的皮肤癣菌病,通常可导致炎症性或非炎症性脱发,主要发生在青春期前儿童。头癣的临床表现可分为黄癣、黑癣、白癣和脓癣4种类型。

【流行病学】

头癣在世界范围内分布,曾在我国广泛流行,经多年努力防治除少数地区外已罕见群发,近些年,绝大多数头癣均为散发,且由于"宠物热"的兴起,城镇儿童的头癣发病率在上升。另外,脓癣的发病率在相对增高,病原菌不仅限于亲动物或亲土性皮肤癣菌,亲人性的红色毛癣菌感染也非罕见。

【致病真菌】

头癣由皮肤癣菌的毛癣菌属(*Trichophyton*)和小孢子菌属(*Microsporum*)引起。黄癣的病原菌为许兰黄癣菌(*T. schoenleinii*);黑癣主要为断发毛癣菌(*T. tonsurans*)和紫色毛癣菌(*T. violaceum*)所致;白癣的致病菌多为犬小孢子菌(*M. canis*)。

头癣在显微镜下有3种主要类型,即发外型(ectothrix)、发内型(endothrix)和黄癣(favus),这些反映了真菌侵入毛干的模式。但不论哪一种侵入模式,其临床均基本表现为脱发和鳞屑并常伴炎症反应。

【临床表现】

1. *黄癣* 或称黄癣菌病,主要发生在儿童,现已十分罕见。其典型皮损为黄癣痂(scutula)和黄癣发,前者是黄癣菌孢子在侵入头皮部位的脓疱内大量繁殖,形成圆形碟状的黄痂所致,其中央微凹,界限明显,2~5mm直径或更大,中央有一根头发穿过,可融合成片,甚至可覆盖整个头皮,可嗅及一种难闻的鼠臭味。黄癣菌的溶组织作用可破坏毛囊,故黄癣愈后常遗留萎缩性瘢痕,导致永久性脱发。

黄癣发在不同感染阶段呈不同表现,早期外观可正常,但松动易拔除;进展期病发数量增多且光泽消失,干燥易断;后期随着发内菌丝的增多,病发折断增多。

2. *黑癣* 可见于儿童及成人。皮损初起以丘疹为主,渐向周围蔓延,形成钱币大小的环状皮损,中央有愈合倾向,可见少许鳞屑,鳞屑镜检阳性但头发尚正常,为最佳治疗时机;随着病程进展,毛发渐失去光泽、弯曲以至折断,在毛囊口形成以断发为标志的所谓"黑点",但也有病发高位折断的情形,即在出头皮2~4mm或更长处折断,病发弯曲,片状分布类似白癣,但无菌鞘;未获及时治疗的黑癣可蔓延至发际或面部,形成体癣。在过去,"黑点"一直被过分强调,实际上在许多患者此表现并不明显甚至难以见到。

3. *白癣* 早期表现为环状体癣样皮损,边缘隆起,为病菌侵入部位形成的丘疹或水疱(脓疱)向周围等距离扩散所致,以后演变为以鳞屑为主的斑片,无明显边缘隆起;斑内头发大部或全部距头皮2~4mm处折断,外围绕以灰白色菌鞘;有时可见原发斑疹的周边有小的"子斑",系菌鞘脱落播散传染所致。

4. *脓癣*(kerion) 主要由一些亲动物性或亲土性皮肤癣菌引起,近年也有亲人性的红色毛癣菌致病的报道。机制为患者对真菌抗原产生迟发性变态反应。临床表现为明显炎症性反应,近年有增多的趋势;初发为密集的炎性毛囊丘疹和小脓疱,迅速进展为核桃大或更大的隆起性肿块、脓肿,常单发,界限清楚,质地柔软,触之有波动感,甚至可见挤压排脓现象,局部毛发松动易拔除;可有耳后和枕后的淋巴结大和触痛;愈后可形成瘢痕。

【真菌学检查】

1. *镜检* 黄癣应取黄癣痂或病发做检查。痂内可见充满视野的大小不等的孢子和鹿角菌丝。病发显示发内型,其内的菌丝和气泡的数量与病期进展相关;早期可见少数与头发长轴平行的菌丝或关节菌丝;进展期病发内菌丝增多,毛发全长均可见到菌丝,同时出现气泡;后期可见更多的发内菌丝和大小不等的气泡。黑癣选择点状断发或失去光泽的病发,可见发内型关节菌丝充满整个病发;白癣则采集带菌鞘的断发,可见发外密集小孢子镶嵌于发周,发内也可见菌丝,故白癣实为发内外型。

2. *培养* 采取病发、皮屑或脓液常规接种、培养即可。

【诊断与鉴别诊断】

断发的有无是头癣的诊断重要指征,而真菌学检查是关键依据。

应与头皮脂溢性皮炎、头皮屑、异位性皮炎、湿疹、石棉样糠疹、银屑病、斑秃、脓皮病和拔毛发癖等病相鉴别。

【治疗】

头癣单依靠外用治疗无效，因为药物难以到达毛囊，故需口服抗真菌药。

现行治疗的金标准仍为口服灰黄霉素。普通微粒化灰黄霉素按15～25mg/(kg·d)计算，每日3次饭中服用，因为脂餐可以加强吸收；如果服用的是超细微粒化制剂，则应按10～15mg/(kg·d)计量。也可选择新的抗真菌药物，如特比萘芬、伊曲康唑。特比萘芬按体重＜20kg，62.5mg/d；20～40kg，125mg/d；＞40kg，250mg/d；伊曲康唑则按3～5mg/(kg·d)计算。若考虑治疗疗程与病原菌的关系，黑癣可适当缩短疗程为2～4周，而白癣则需疗程略长为4～6周；疗程应持续至患者临床和真菌学均正常为止，故强调个体化治疗。

如遇到皮损面积较大或病灶数目较多，且为白癣型的患者，可考虑剃除头发，其余情况则以服用抗真菌药物辅以外用药物香波(酮康唑香波或硫化硒洗剂，至少每周2次)即可。

脓癣由于炎症反应剧烈，可酌情服用小量皮质类固醇激素，合并细菌感染者选用敏感抗生素。

(二)体股癣

体癣(Tinea corporis)和股癣(T. cruris)是指光滑皮肤表皮的皮肤癣菌感染，股癣系专指发生于腹股沟、会阴、肛周和臀部的体癣。因二者本质上为皮肤癣菌病在不同部位的同一表现，且临床诊治视为等同，故已习惯统称为体股癣。

【流行病学】

体股癣在全世界广泛分布，在温暖、潮湿的地区发病率尤其高。因股部环境适宜真菌生长，故其发病率高于体癣。在我国，该病南方多于北方；就性别而言，男性多于女性；从年龄来看，儿童更易感体癣，因有更多机会接触宠物；从职业的角度，股癣更多见于司机；另外，肥胖、易出汗、糖尿病等也是体股癣，特别是皱褶部位癣病的易感因素。患者自身的其他癣病，如甲癣、足癣等常是体股癣的原发灶。

【致病真菌】

主要由红色毛癣菌、须癣毛癣菌和絮状表皮癣菌感染所致，其中红色毛癣菌最常见。此外，犬小孢子菌、石膏样小孢子菌、断发毛癣菌、紫色毛癣菌、疣状毛癣菌也可致病。

【临床表现】

体股癣的临床表现依病原菌、病程、感染部位和是否误用激素等不同情况而有多种类型。初起为红丘疹或小水疱，继之形成鳞屑，然后再向周围逐渐扩展为边缘隆起、界限清楚的环形损害，在边缘不断外展的同时皮损中央趋于消退，形如古钱币，故有人称之钱癣。股癣的下缘往往显著，上缘并不清晰，阴囊受累少见。环形损害有时单发，有时则可见多环形皮损，可重叠，也可散在。伴有不同程度的瘙痒。

此外，还有丘疹型、湿疹样型、疱疹样型、斑片型、结节型、肉芽肿型等多种表现。尤其是当患者使用了外用激素或不规范治疗，可使皮损很不典型，称“难辨认癣”，不做真菌学检查容易误诊。

【真菌学检查】

主要借助镜检和培养。只要用显微镜在取下的标本中找到菌丝和(或)孢子，诊断即成立。取材十分关键，关系到准确性和可靠性的高低，应借助工具深入到活动性的感染部位取材。值得指出的是，镜检的敏感性和特异性都不会很高，所以阴性结果不能完全排除诊断，但阳性结果也不一定完全支持诊断，要注意“假阳性”和“假阴性”的问题。

再者，镜下有时无法区分皮肤癣菌和真菌及酵母菌，更无法区别种属，所以即便镜检阳性也应做真菌培养进行鉴别，因为这关系到选择敏感抗真菌药物的问题。

【诊断与鉴别诊断】

临床症状结合真菌实验室检查，体股癣诊断不难。

需鉴别诊断时主要考虑和湿疹皮炎类和红斑鳞屑类皮肤病相区分，如慢性湿疹、神经性皮炎、玫瑰糠疹、单纯糠疹、银屑病等。

【治疗】

体股癣的治疗以外用药为主。各类抗真菌药物，包括唑类、丙烯胺类、环比酮胺类、阿莫罗芬类等均可运用，剂型包括水剂、霜剂、凝胶和软膏，应根据临床表现和感染部位选用。

对泛发性皮损可口服用药，处方特比萘芬，250mg/d，7～14d，或伊曲康唑，200mg/d，1～2周，亦有人用氟康唑，效果尚可。

(三)手足癣

手癣(Tinea mannus)和足癣(T. pedis)是指发生在手足皮肤且除其背面以外部位的皮肤癣菌感染。

【流行病学】

手足癣尤其是足癣是一十分常见的皮肤真菌病，人群患病率高达30%～70%，在世界范围内流行。与体股癣类似，其发病率的高低与环境因素和个体特征关系密切，气候湿热和足部多汗少脂以及局部欠透气（穿鞋，尤其是胶鞋、皮鞋和塑料鞋）是足癣的重要易感因素，那些整体免疫功能低下，如糖尿病、HIV 感染等是足癣的高危患者。足癣还是其他皮肤癣病的蓄菌“池”。

【致病真菌】

病原菌主要为红色毛癣菌，其次为须癣毛癣菌和絮状表皮癣菌。

【临床表现】

足癣在临床上可明确分为 3 型，即浸渍糜烂型、水疱型和角化增生型，如此分类与所感染的病原菌密切相关。

1. *浸渍糜烂型* 也称间擦型，主要由红色毛癣菌以及须癣毛癣菌和絮状表皮癣菌引起。慢性进程。临床特征主要为多汗、瘙痒、异臭味，第 4、5 趾间的浸渍、糜烂，有时可继发细菌感染，严重者可导致淋巴管炎、蜂窝织炎或丹毒。

2. *水疱型* 多由须癣毛癣菌累及，病程是在一慢性轻症的基础上的亚急性过程。临床表现为瘙痒、继发感染、水疱、脓疱，有时见裂隙，损害可由趾间区向周围扩展。疱液初起清亮，后可因伴发淋巴结炎、淋巴管炎或蜂窝织炎而浑浊，此型易激发癣菌疹。

3. *角化增生型* 病原菌大多为红色毛癣菌，少数为絮状表皮癣菌。临床表现以糠状鳞屑、角化过度为主要特点，常与甲癣伴发。病程缓慢。常见弥漫于整个足底及侧缘的在增厚红斑基底上的片状银白色鳞屑，冬季常有皲裂。

手癣临床上主要为水疱型和角化过度型。足癣多累及双脚，手癣则常见单侧发病，如患者手足均被侵及，则可见到所谓“两足一手”现象，有提示癣病诊断的意义，且此多由红色毛癣菌所致，有较强的家族聚集和遗传易感倾向。

【真菌学检查】

同体股癣。

【诊断与鉴别诊断】

手足癣的诊断应将临床症状与真菌实验室检查结合。

鉴别诊断包括那些能在手足部位引起脱屑、水疱、脓疱等症状的皮肤疾患，如接触性皮炎、念珠菌病、红癣和汗疱疹。其他也应考虑在内的有脓疱性银屑病、肢端皮炎、掌跖脓疱病、脓皮病以及二期梅毒等。

【治疗】

原则是应依据手足癣的临床类型和病情严重程度选择药物和疗法。选择药物和剂型除了必须考虑其疗效外，患者的依从性对治疗成功与否关系也很大。

对渗液明显者先进行湿敷收干，若渗液减轻以及有糜烂浸渍者可用雷佛奴尔或甲紫糊剂，无明显糜烂只表现红斑鳞屑或丘疹的可选用如前所提的各种丙烯胺类、唑类、吗啉类和吡啶酮类霜剂或凝胶，角化增生型可加用魏氏膏、维 A 酸类等角质剥脱剂或上述霜剂加以封包。有细菌感染发生或倾向者应及时应用抗生素治疗，包括局部处理和系统用药。对泛发型或慢性迁延型应给予口服抗真菌药物，如特比萘芬 250mg/d、伊曲康唑 200mg/d 或氟康唑 50mg/d，疗程 2～4 周。

（四）甲真菌病

由皮肤癣菌、酵母菌及真菌引起的甲板和甲下组织的真菌感染称甲真菌病（Onychomycosis）。以前此类感染统称甲癣（Tinea unguium），现在则专指皮肤癣菌导致的甲真菌病。

【流行病学】

该病是一种常见病，多发病，世界各地均有分布。年龄愈大，对本病愈易感，这与年长者甲生长力缓慢、甲营养差和免疫力低下不无关系。那些易患足癣的特定人群，如煤矿工人、士兵、运动员、在校学生、经常游泳者等感染甲真菌病的概率要高于一般人群。在甲真菌病的易感因素中，除了上述原因，肥胖和糖尿病也十分重要。另外，HIV 感染、滥用抗生素和皮质类固醇激素以及肾功能受损的患者亦容易发生此病。

【致病真菌】

国内各地报道的致病菌的分离频率差异不小，但总的趋势是皮肤癣菌最为多见，其中以红色毛癣菌分离频率最高，其次是酵母菌，其中以白念珠菌更常见；真菌引起的甲的原发感染则较少见。有报道马拉色菌也可感染甲板。

皮肤癣菌最为多见是因为皮肤癣菌有角蛋白酶，对含丰富角质蛋白的甲板更具侵袭力；酵母和真菌也可单独导致甲的感染，但多继发于甲的水化或外伤，或者与皮肤癣菌共同造成混合感染。甲板由于缺少血循环，无法产生针对侵入真菌的免疫反应，故甲真菌病一旦形成很难自愈。

【临床表现】

甲真菌病临床可分为 5 型，即远端侧缘甲下型、近端甲下型、白色浅表型、甲板内型和全甲毁损型。

1. 远端侧缘甲下型(DLSO)　临床最多见，多由皮肤癣菌，尤其是红色毛癣菌引起，尚可分离出须癣毛癣菌、絮状表皮癣菌、念珠菌及真菌等。足趾甲更易感，感染始于甲的前缘和(或)侧缘，常伴有邻近皮肤的感染(足癣)。甲板的破坏以角化增生为主，表现为甲的色泽改变、质地松软和厚度增加，有时见甲板与甲床的分离。常是单甲先受累，随后由于忽视不治可累及其他健甲。

2. 近端甲下型(PSO)　感染从甲板近端开始，多发于手指，可合并甲沟炎，此时多由念珠菌，尤其是白念珠菌感染所致，亦可检出皮肤癣菌。甲板无明显角化过度，可表现为白斑和表面不平，呈营养不良样甲外观。

3. 白色浅表型(WSO)　主要由须癣毛癣菌和枝孢霉等引起，病甲表现为白色斑，边界清，表面较平滑，日久色泽变黄，质地松脆易破裂。此型由于真菌只侵及甲板上层，故外用药治疗可望能收到良效。

4. 甲板内型(EO)　真菌侵犯甲板全层，但不再向下发展，病甲表面呈浅黄或灰白色，高低不平但很少缺失。此型很罕见，主要由苏丹毛癣菌引起。

5. 全甲毁损型(TDO)　又称全甲营养不良型，实为上述几种类型发展而来。依病原菌的不同可表现为不同的病甲外观，或全甲增厚粗糙变色，或全甲残缺不全。此型多见于年长者或具易感因素者，治疗较困难。有时可见同一患者兼有不同的甲真菌病类型的情况。

【真菌学检查】

目前甲真菌病的实验室诊断仍主要借助镜检和培养，只要在取下的病甲碎屑中找到菌丝和(或)孢子，诊断即成立。取材十分关键，关系到准确性和可靠性的高低，应借助工具深入到感染部位取材。取下的甲屑要用20% KOH充分消化，然后再制片观察。培养应使用2种培养基，即一种只含氯霉素，另一种既含氯霉素也含放线菌酮，这样既可分离出皮肤癣菌，也可查出非皮肤癣菌真菌。有条件者可开展甲病理检查或荧光显微镜检查，可提高阳性率。在不具备真菌检验的医院，主要靠典型的临床表现和皮肤科医生的经验来诊断。

【诊断与鉴别诊断】

本病需要鉴别的其他甲病有：各种原因导致的甲营养不良、银屑病、湿疹、扁平苔藓、毛发红糠疹等皮肤疾患的甲受累、甲下黑素瘤、白甲病、甲分离症等。这类非真菌感染性甲病的共同特征就是常多甲受累，对称发病，表现相似，借助真菌实验检查，鉴别不难。

【治疗】

新近提倡的治疗甲真菌病的新观念一是个体化治疗，二是联合治疗。个体化治疗的主要依据就是病情严重度和甲生长力的快慢。病情严重度的两个指标一是受累甲面积，另一个是角化过度的程度。有报道一套评估甲真菌病病情严重度的体系(SCIO)，包含病甲的临床分型、病甲的受累深度、病甲的厚度、病甲的部位、患者的年龄等，可据此积分的多少选择临床用药方案。如SCIO积分较低，即意味着病情较轻，可单用甲涂药(如罗美乐和巴特芬)，外用3～6个月；如SCIO积分居中，可口服抗真菌药物(如特比萘芬、伊曲康唑或氟康唑)；如SCIO积分较高，则可考虑口服抗真菌药物合并外用甲涂药；如病情十分严重，受累甲角化过度明显，厚度超过3mm，则要考虑外科拔甲，然后再口服药物短程治疗。

治疗单纯手部的甲真菌病或足部轻中度的甲真菌病，使用特比萘芬250mg/d，连续服用4～9周，或伊曲康唑400mg/d，每月连用7d，共2个冲击的短疗程方案；对足部中重度患者采用特比萘芬9～12周，或伊曲康唑3～4个冲击的长疗程方案。这2个药物均有很好的后效应，停药后3～9个月(服用越多后效应期越长)仍有高于MIC的有效浓度的药物停留在靶位。氟康唑治疗甲真菌病的方法是150mg，每周1次口服，连用12～18周。

联合治疗的重要性近几年被强调，主要是因为即使是新的抗真菌药物，治疗也有20%以上的失败率。如果能从药物不同作用靶点、药物不同渗入途径来联合治疗，可以产生满意的协同或相加作用。如国外有人用伊曲康唑和特比萘芬联合治疗重度甲真菌病，方法是先用伊曲康唑冲击治疗1～2个疗程，再用特比萘芬连续治疗4～8周，结果显示有不错的疗效。还有的国外学者采用口服抗真菌药物伊曲康唑或特比萘芬联合外用阿莫罗芬或环比酮胺，已显示有超过单用口服药物的满意疗效。在我国，更符合国情的联合方案应该是减半系统用药的剂量加用甲涂药，以期在不增加患者经济负担的前提下增进疗效并减少不良反应。

在我国，由于国情所限，传统治疗甲真菌病的药物和方法尚在广泛使用，如外科拔甲、高浓度尿素剥甲、外涂冰醋酸或碘酊、魏氏膏封包等。这些药物和疗法并非绝对无效，但需长疗程并且对未累及甲根或甲床的白色浅表性、甲板内型以及轻症远端侧缘甲下型有一定疗效。

(五)叠瓦癣

叠瓦癣系由一名为同心毛癣菌(*T. concentricum*)或叠瓦癣菌引起的临床表现特殊的皮肤癣菌的感染。

【流行病学】

在20世纪50年代此病在我国尚能见到，如今已十分罕见，偶有报道。

【致病真菌】

临床表现特殊，主要呈竖起的灰白色鳞屑构成的涡纹状同心圆损害，好发于光滑皮肤，呈对称性分布。

【真菌学检查】

1. 镜检　可见细长菌丝，分隔。

2. 真菌培养　方法同其他皮肤癣菌，小培养镜检可见破梳状菌丝和厚壁孢子。

【诊断与鉴别诊断】

根据特征性皮损和真菌学检查，诊断不难。

【治疗】

由于该病的病原菌可侵入表皮棘层，较其他皮肤癣菌病部位深，故外用药物难以取得良效。口服灰黄霉素有效，剂量和方法同其他皮肤癣菌病。也可用特比萘芬和伊曲康唑以及酮康唑或氟康唑，剂量基本等同于手足癣。外用魏氏膏、维A酸类等有辅助治疗作用。

二、皮肤马拉色菌病

皮肤马拉色菌病(Malassezia skin infections)是由嗜脂性酵母马拉色菌(Malassezia)所致的皮肤及附属器的感染，皮肤科临床较为常见。该菌属作为条件致病菌，可引起汗斑(花斑癣)和马拉色菌毛囊炎，且与脂溢性皮炎、头皮屑、特应性皮炎及某些银屑病等的发病有关，近年还有引起甲感染和系统感染甚至引起死亡的报道。

马拉色菌(Malassezia)在真菌分类中属担子菌门、担子菌纲、丝孢菌目、丛梗孢科，是人类和温血动物皮肤上的正常菌群的一部分，几乎在所有成人皮肤上均可培养出来。1995年Guillot和Gueho定义和命名了7种马拉色菌并得到一致公认：除了保留有原先的糠秕马拉色菌(*Malassezia furfur*)外，还包括厚皮马拉色菌(*M. pachydermahhdis*)、合轴马拉色菌(*M. sympodialis*)、限制马拉色菌(*M. restricta*)、球形马拉色菌(*M. globosa*)、斯洛菲马拉色菌(*M. slooffiae*)和钝形马拉色菌(*M. obtusa*)。

(一)汗斑(花斑癣)

汗斑(pityriasis versicolor)，亦称花斑癣，是由马拉色菌引起的常见的轻微的常反复发作的角质层感染，表现为细碎脱屑的斑片，伴色素沉着和(或)色素脱失。

【流行病学】

本病为全球分布，但较多流行于热带和亚热带地区，发病率在不同地区差异很大，在温带为1%左右，而在某些热带地区可高达50%人群感染本病。本病好发于15～35岁的青中年人，但儿童甚至婴儿也常有发病。

【致病真菌】

优势菌种各地甚至各研究之间差异较大，但公认球形马拉色菌分离率较高。

【临床表现】

特征性皮损主要在躯干上部、颈、上臂和腹部的细碎棕色鳞屑斑；泛发感染的皮损和不常见部位，如阴茎、腹股沟、肛周以及掌跖的局部损害也可见到；皮肤白皙患者皮损比正常色暗，皮损初起为淡红色，渐转色深，后变为淡棕色，在黑色皮肤或棕黄色皮肤的患者，皮损色淡，可变为色素脱失；同一患者皮损色调不一，颜色变化取决于鳞屑厚薄、感染严重程度及真皮的炎症反应，特别取决于日光的暴晒量，可导致皮损色泽的不同变化；部分色沉型患者可有轻度瘙痒。

【真菌学检查】

1. 镜检　汗斑取皮损处鳞屑直接镜检可作出诊断，可见成簇的圆形和卵圆形芽生孢子及短菌丝，罕见分枝菌丝。

2. 培养　因为此菌属正常皮肤菌群成员，故不能以培养结果作为诊断依据。分离培养时可取鳞屑接种于含油的葡萄糖蛋白胨琼脂表面，32～34℃培养1周后可见小的奶酪样菌落，也可应用其他特殊培养基。

【诊断与鉴别诊断】

临床症状结合真菌实验室检查，汗斑诊断不难。

鉴别诊断：色素沉着的皮损需和很多疾病鉴别，如红癣、痣、脂溢性皮炎、玫瑰糠疹、体癣、二期梅毒等；色素减退的汗斑需与白色糠疹及白癜风等区别。

【治疗】

治疗方案主要有 3 种：洗浴、外涂和内服。可以单用，亦可联合应用。

1. 洗浴　酮康唑香波每日 1 次，持续 7～10d。2%硫化硒香波用于晚间，应于次晨洗掉，治疗需持续 2～6 周以上。

2. 外涂　咪唑类药物（如酮康唑、联苯苄唑等）、丙烯胺类、环比酮胺和阿莫罗芬等外用制剂，外用2～4 周。

3. 口服　口服灰黄霉素和兰美抒效差。口服酮康唑每日 400mg，连续 2d，然后每 2 周重复 1 次，共 3 个月；斯皮仁诺每日 200mg，5d 或 100mg/d，共 10d；氟康唑 150mg，每周 1 次，连续 4 周，均有良效。

(二)马拉色菌毛囊炎

马拉色菌毛囊炎（Malassezia folliculitis），是由马拉色菌感染引起的毛囊皮脂腺炎症性皮肤病。

【流行病学】

该病世界范围均见报道，但热带地区更为常见。发病无性别差异，年龄分布以青少年为主，16～40 岁为高发年龄。人体上半部毛囊皮脂腺丰富，因而为本病的好发部位。

【致病真菌】

优势菌种多为球形马拉色菌。

【临床表现】

成批出现的毛囊性半球状红色丘疹，直径 2～6mm，有光泽，周围可见红晕，间或有脓疱。主要分布在胸背部，但颈、面、肩、上臂等处也可见到。部分患者有瘙痒感。皮疹数目多少不等且不融合，但大小和炎症程度趋于一致。因此，临床上凡遇到典型的成批出现的毛囊性丘疹且分布在好发部位，其病史有日晒或口服大量抗生素或皮质激素者均应怀疑本病。

【真菌学检查】

1. 镜检　在皮疹毛囊角栓中直接镜检发现成簇的圆形或卵圆形厚壁宽颈的酵母样孢子时，则可建立马拉色菌毛囊炎的诊断。

2. 培养　同汗斑。

【诊断与鉴别诊断】

根据临床症状和真菌实验室检查结果，可作出马拉色菌毛囊炎的诊断。

鉴别诊断：主要疾病是寻常痤疮，但后者皮损呈多样性，不仅有毛囊性丘疹，而且还间杂有黑头白头粉刺，脓疱，甚至结节、瘢痕等，且皮疹的大小、出现时间和炎症程度彼此也有差别，加之询问病史没有明显的上诉诱因，据此不难鉴别。必要时可做真菌学检查，但有时可从痤疮皮疹中检出有马拉色菌，此时应综合判断。另外，还应鉴别的疾病有多发性细菌性毛囊炎、激素痤疮、痤疮样药疹等。

【治疗】

首先应纠正诱发因素，然后选用唑类或丙烯胺类或吗啉类药物外用，剂型以霜剂、凝胶或溶液为宜，如能配合抗真菌香波局部洗浴效果更好。推荐使用环比酮胺外用制剂，因为该药有较强的穿透性。由于马拉色菌深藏在毛囊内，治疗时间宜长，至少 4 周以上。

对炎症反应较重或皮疹数目较多的患者应予以口服用药，如酮康唑或伊曲康唑，每日 200mg，连服 14～21d，同时配合外用治疗。亦可尝试用氟康唑。

(三)皮肤黏膜念珠菌病

念珠菌病（Candidosis）是指由念珠菌属（*Candida*）所引起的感染。这些条件致病微生物能够导致体质衰弱或免疫受损者急性或慢性的深部感染，但更为常见的是引起黏膜、皮肤和甲的感染。

【流行病学】

流行病学调查结果表明，相当大比例（30%～50%）的正常人的口腔和消化道中可以分离出念珠菌，正常妇女生殖道念珠菌带菌率也高达 20%，说明念珠菌是人体正常菌群之一。念珠菌病在全球广泛分布。皮肤黏膜念珠菌感染多与环境因素或局部微环境的改变有关。

【真菌学】

念珠菌属（*Candida*）属于子囊菌亚门—子囊菌纲—酵母菌目—酵母菌科，共同特征为细胞呈球形、椭圆形、圆筒形、长条形，有时为不规则形。多极芽殖，除光滑念珠菌外，所有菌种及变种的全部或多数可形成假菌丝，少数可形成厚膜孢子及真菌丝，无关节孢子、子囊孢子、冬孢子或掷孢子。

Lodder 于 1970 年把念珠菌分成 81 种及 7 个变种，此后又陆续发现许多新种，目前至少已达 270 种以上。临床上最常见的致病念珠菌为白念珠菌（*Candida albicans*），其次为热带念珠菌（*C. tropicalis*）、近平滑念珠菌（*C. parapsilosis*）、光滑念珠菌（*C. glabrata*）、季也蒙念珠菌（*C. guioliermondii*）、克柔念珠菌（*C. krusei*）、伪热带念珠菌（*C. pseudotropicalis*）（近年多称乳酒念珠菌,*C. kefyr*)。新近报道的致病菌种有葡萄牙念珠菌(*C. lusitaniae*)、涎沫念珠菌(*C. zeylanoides*)、法氏念珠菌(*C. famata*)、赫母尤念珠菌(*C. haemulonii*)、挪威念珠菌(*C. norvegensis*)、维斯念珠菌(*C. viswanathii*)及都柏林念珠菌(*C. dubliniensis*)等。

【临床表现】

1. 皮肤念珠菌病　好发于皮肤皱褶部位如指间、腹股沟和臀沟以及乳房下等。

浅表皮肤念珠菌病(间擦疹)通常开始表现为腹股沟或其他皮肤皱褶部位的水疱或脓疱,摩擦导致脓疱壁破裂形成红色损害,具有不规则的边缘。主要损害周围常有许多小的丘疹脓疱疹,称卫星状损害。

指间念珠菌病表现为指间皮肤白色裂隙,外围有红斑。患者自觉不适并可能有疼痛,多见于因职业原因需要将双手经常浸泡于水中或指间皮肤易于受损者如水产工人、家庭妇女等,常伴有甲床炎和甲沟炎。

2. 甲念珠菌病　甲念珠菌感染占甲真菌病的5%～10%,女性比男性多见,指甲比趾甲多见,拇指和中指比环指和小指更易受累。患者多有职业好发因素,而且以惯用手多见。病原菌多为白念珠菌和近平滑念珠菌。

临床可分为3种类型:念珠菌性甲沟炎、甲板远端念珠菌感染和慢性黏膜皮肤念珠菌病的甲板累及。念珠菌性甲沟炎常从甲沟近端皱襞开始,表现为甲皱襞肿胀、红斑伴疼痛,肿胀常使甲小皮与甲板分离,以后真菌由近端侵犯甲板,在甲板近端和侧面出现白色、绿色或黑色斑点,以后侵犯甲板远端,甲板渐变浑浊,出现横沟或纵嵴或点状凹陷,甲板变脆并与甲床分离,压迫甲板或移动甲板可有疼痛,有时可伴细菌的双重感染。甲板远端念珠菌感染表现为甲分离和甲下角质增生,常很难与皮肤癣菌引起的感染鉴别,但前者一般比后者的甲板损害要轻,且累及的几乎总是指甲,而80%的皮肤癣菌感染为趾甲。许多甲板远端念珠菌感染患者具有雷诺现象。

3. 念珠菌性肉芽肿　系念珠菌感染皮肤所致组织增生、结节、溃疡或肉芽肿形成。多发于婴儿或儿童期,以面、头皮、指甲、甲沟部位为多见。皮疹特点为富含血管的丘疹,其上有厚而黏着的黄棕色痂,除掉厚痂可见肉芽增生面。病理呈角化过度,组织中可见菌丝。头皮、口、舌和甲板也可受累。病程迁延可达10～30年。

4. 慢性皮肤黏膜念珠菌病　罕见,患者往往存在先天性免疫学或内分泌学的异常,多在3岁内发病。一般口腔最先累及,称为"鹅口疮",随后扩展至头皮、躯干和手足;有时甲板甚至整个指尖可被累及;虽广泛累及皮肤和黏膜,但很少出现深部感染。

儿童期慢性黏膜皮肤念珠菌病有4种临床类型:其中2种是遗传性的(其中一种为常染色体显性遗传,另一种为常染色体隐性遗传);第3种伴有一系列内分泌疾病,最常见的是甲状旁腺功能减退、肾上腺功能减退和甲状腺功能减退;第4种为原因不明性,没有可以辨认的遗传因素和内分泌疾病。成人类型的慢性黏膜皮肤念珠菌病或伴有胸腺瘤或伴有SLE,和儿童型一样,也表现为皮肤、黏膜和甲板难治愈的念珠菌感染。

5. 口腔念珠菌感染　鹅口疮系由念珠菌特别是白念珠菌感染口腔所致,其菌丝及孢子组成的乳白色薄膜附着于部分或全部口腔黏膜上,重者可向咽喉下直至食管或气管,常伴有口角炎。白膜界限清晰,易被擦去而留下鲜红色湿润基底。此膜镜检可见假菌丝和孢子。好发于儿童,成人中如发生此病多伴有免疫受损,并常同时有消化道念珠菌病或播散型念珠菌感染。其他累及口腔及口周的黏膜念珠菌感染还有慢性念珠菌性舌炎、念珠菌性唇炎、念珠菌性口角炎等。

6. 阴道念珠菌病　该病常起病突然,非妊娠期妇女多在行经的前1周发病。多数患者主诉阴道和外阴剧烈瘙痒或有烧灼感,伴有或不伴有阴道分泌物增多。有些妇女自觉每次经前复发或症状加重。沐浴或上床就寝时遇热可使瘙痒更为剧烈。患者常有尿痛和性交痛。外阴检查常发现红斑,多位于阴道口皮肤和黏膜交界处,可累及大阴唇。会阴红斑擦烂,可伴水疱或脓疱。典型阴道念珠菌病还表现为外阴、阴道和宫颈表面覆盖有厚的白色黏着性斑块。白带通常白而黏稠,含有豆腐渣样颗粒。

7. 阴茎念珠菌病　男性的生殖器念珠菌病多表现为龟头炎或龟头包皮炎。患者常有龟头黏膜破溃或刺激感,有时可见包皮下有渗出。龟头常见大片红斑伴有斑丘疹,偶见包皮有水肿和裂隙。有时阴茎和腹股沟可见瘙痒性脱屑性损害。阴茎念珠菌病的诊断不应仅根据临床症状,因为有许多其他原因也可引起龟头炎或龟头包皮炎。应从冠状沟或包皮下囊处采取标本作真菌检查。同时应检查患者有无糖尿病。

【真菌学检查】

间擦部位念珠菌病皮损不典型，诊断常很困难；用拭子和刮屑分离培养出白念珠菌有时并无临床意义，若在刮取的鳞屑中找到酵母细胞且具有假菌丝则极有诊断意义。

甲念珠菌病的诊断依赖患病甲及甲沟的特殊临床表现，但更要依赖直接镜检和培养的证实，标本可使用一次性微生物环或浸湿拭子从肿胀的甲沟壁或甲沟下采取，有时轻压甲沟可获取脓液，近端甲板损害的直接镜检或培养有时十分困难，但取自于甲板远端、侧缘损害和甲下碎屑标本则常可确诊。必要时可行真菌病理检查。

【诊断与鉴别诊断】

念珠菌病的诊断必须结合典型症状、体征和镜检或培养。

皮肤和甲板的念珠菌感染也要注意和相应部位的非念珠菌真菌感染以及皮炎湿疹类、变态反应类和营养不良性疾患等进行鉴别。阴道念珠菌病仅为引起白带增多的许多原因之一，所以应与一些疾病如细菌性阴道炎、滴虫病、衣原体、淋球菌感染等作鉴别，也应包括排除其他原因，如疱疹、接触性皮炎、银屑病和过敏(包括局部使用抗真菌药物)等所引起的黏膜瘙痒。真菌培养是鉴别的最重要依据。

【治疗】

1. 皮肤念珠菌病　多数患者局部外用制霉菌素、咪唑类或丙烯胺类药物治疗有效；合并疾病如糖尿病等必须控制血糖；抗真菌药物联合糖皮质激素、抗生素局部外用常能取得更好的疗效，如复方克霉唑、复方益康唑等，尿布皮炎伴念珠菌感染的婴儿也应使用复方制剂，制剂中的糖皮质激素应为中弱效如氢化可的松以避免不良反应；还应指导患儿的母亲祛除诱发疾病的刺激因素。先天性皮肤念珠菌病的预后良好，数周后常能自愈，局部外用抗真菌药物如制霉菌素或咪唑类能加速痊愈。对念珠菌性肉芽肿可口服伊曲康唑或氟康唑，前者每日0.2g，连服14～28d，后者每周150mg，连服4～8周，同时局部用药。如遇不敏感株可换用特比萘芬或伏立康唑。

2. 甲念珠菌感染　念珠菌性甲沟炎若仅局限甲皱襞，外用咪唑类或丙烯胺类常能治愈，患者务必采取措施避免甲沟的浸渍。局限性的甲板远端感染(受累面积小于全甲面积的2/3)可用5%阿莫罗芬、28%噻康唑溶液或8%环比酮胺局部外用治疗，疗程6个月以上。严重的甲板感染口服伊曲康唑或氟康唑是适合的选择，前者短程冲击疗法：400mg/d口服1周，停3周，连续2～3次；后者每周150mg，连续12～16周。特比萘芬(250mg/d)亦可选用，常需连续治疗9～12周。

3. 慢性黏膜皮肤念珠菌病　多数患者经短程抗真菌治疗后，其口腔和皮肤损害会消退，但甲板感染所需的疗程要长得多；除非患者的免疫缺陷得到纠正，否则感染极易复发。伊曲康唑和氟康唑目前已替代了酮康唑治疗本病，这2种药物虽不一定比以前的咪唑类药物更为有效，但长期使用却更为安全。

4. 阴道念珠菌病　多数初发阴道念珠菌病患者局部使用制霉菌素或咪唑类药物，如克霉唑泡腾片或咪康唑栓剂可治愈。使用的时间为1～6个晚上。最短的疗程得到患者最好的依从性，但对首次发病患者>6个晚上。

伊曲康唑和氟康唑可用来短程口服治疗阴道念珠菌病。对初发患者，氟康唑为单剂150mg口服，而伊曲康唑为200mg服用2次，中间间隔8h，与食物同服。对再次发作者可酌情增加剂量，如氟康唑150mg/d，隔日1次，连续3次；或伊曲康唑200mg/d，连用4d。

复发性阴道念珠菌病(1年中发作4次以上)治疗困难。许多复发性阴道念珠菌病的患者可使用单次或多次局部外用或口服抗真菌药物进行间歇性的预防治疗以防止症状的重新出现。每隔2～4周局部使用唑类制剂，虽不能取得真菌学痊愈却能控制症状的出现。间歇性单次口服氟康唑(150mg)也有效。症状控制3～6个月后可停止治疗，以观后效。很多患者会停止复发。

第三节　深部真菌病

一、深部念珠菌病

深部念珠菌病(deep candidiasi)是指念珠菌属所引起的内脏器官的感染。

【流行病学】

深部念珠菌病多有易感因素，主要是各种原因导致患者免疫功能受损，使得机会性念珠菌感染的发病率在急剧上升。多数患者为内源性感染，致病微生物为自身口腔、消化道、阴道中原已存在的念珠菌。但有时也可从其他人身上获得，如患有口腔念珠菌病的新生儿，感染可能源自于分娩时摄入其母阴道中的分泌物或出生后接触新生儿母亲和护理人员的双手。亦有 ICU 病房出现念珠菌病暴发流行的报道，用分子指纹技术发现所有受累患者的致病微生物缘自同一株细胞克隆。

【真菌学】

白念珠菌在临床上最为常见，致病力也最强，是引起深、浅部念珠菌病的主要菌种，但其他菌种引起深部感染的比例在上升。热带念珠菌常是中性粒细胞缺乏患者的重要致病菌，为引起念珠菌血症的第 2 常见菌。而近平滑念珠菌感染更多见于接受肠道外营养疗法的患者。

【临床表现】

1. 支气管、肺念珠菌病　感染系从口腔直接蔓延或经血行播散，主要症状为低热、咳黏性痰或胶质块状痰，有时痰中见血丝。呈支气管炎、肺炎或结核样症状。肺部有湿啰音，可发生胸膜炎甚或胸腔积液，X 线检查可见大小不等的均匀阴影，边界模糊，很少波及肺尖。

2. 消化道念珠菌病　以食管炎、肠炎为多见。食管受累表现为吞咽困难，疼痛，甚至发生上消化道出血。尤其有胸后灼痛感。食管钡剂检查可见食管上、下端运动不协调。念珠菌性肠炎儿童较多见，大便为水样便或豆腐渣样便，多有泡沫而呈黄绿色，可伴腹胀，但很少腹痛。

3. 泌尿系统念珠菌病　多由尿道插管所致。常引起肾盂肾炎、膀胱炎。肾脏感染多系血行播散所致，肾皮质、髓质均可发生感染，呈脓肿表现，重则影响肾功能。有尿急、尿频等症状，并有蛋白尿、血尿及白细胞管型等。

4. 念珠菌性败血症　系念珠菌经肠道、肺等病灶进入血液循环，或经皮肤的局限性病灶进入血液循环所致的血行播散。常发生一个或多个器官的播散性脓肿灶，其中以肾脏及心内膜的损害为突出。本病由于多器官受累致症状多样，主要为长期发热，其他有各器官的症状，如肾、心、胃肠及肺部受累的表现。小儿可频发惊厥、昏迷、呕吐、腹泻、黄疸及肝大等。

5. 念珠菌性心内膜炎　常见于有心瓣膜病变者，心脏手术或心导管检查及长期静脉留置导管患者，症状类似亚急性心内膜炎，有发热、贫血、心脏杂音、脾大以及充血性心力衰竭等，其瓣膜赘生物可引起脾、肾、髂动脉栓塞。

6. 念珠菌性脑膜脑炎　多见于新生儿、儿童及衰弱患者，1/3 有鹅口疮史，与念珠菌性心内膜炎并发者达 42%，感染可波及大脑皮质、小脑及脊髓。症状有头痛及脑膜刺激征，但视盘水肿及颅内压增高不明显。可并发脑脓肿、脑血栓及脑实质的结节软化坏死。脑脊液蛋白增高，糖降低或正常。

【真菌学检查】

念珠菌属的许多成员是口腔、胃肠道或阴道的正常居住菌，因此，从痰液或粪便标本中分离出念珠菌不能证实诊断。所有怀疑是深部念珠菌病的病例均应做血培养。从尿液中分离出念珠菌常表明有严重感染，不要再留置尿路导管。在非导管留置患者，首先应确定阴道或会阴的感染并未导致尿液标本的污染。从尿液中分离出热带念珠菌比白念珠菌更提示播散性念珠菌病；从脑脊液中分离出病原菌是念珠菌脑膜炎的可靠证据，但常需大量液体的重复培养；用气管镜获取的支气管分泌物的培养结果较痰培养结果更可靠。

【诊断与鉴别诊断】

深部念珠菌病的临床表现多无特异性，对具有易感因素的患者如怀疑真菌感染，主要依赖真菌学检查来确诊。

【治疗】

系统性念珠菌病常首先使用两性霉素 B，此时为静脉给药，并应合并氟胞嘧啶以提高疗效并减少耐药。两性霉素 B 脂质体可显著降低毒性。非严重或致命性的深部念珠菌病可以一线使用氟康唑或伊曲康唑，而新的唑类菌药物伏立康唑以及棘白菌素类药物对包括耐氟康唑的克柔念珠菌、光滑念珠菌在内的几乎所有念珠菌引起的深部感染都有效。氟康唑和伊曲康唑还可作为严重感染的二线用药及高危患者的预防用药，但前者有诱导耐药的报道。基础病为严重免疫受损的患者，还应联合应用免疫增强药或细胞因子，否则难以治愈。

二、隐球菌病

隐球菌病(Cryptococcosis)是由隐球菌属尤其是新生隐球菌引起的一组真菌感染性疾病的总称，多见于细胞免疫缺陷的患者，主要侵犯中枢神经系统和肺脏，亦可原发或继发于皮肤、黏膜、骨骼及肝脏等组织。

【流行病学】

隐球菌病在世界各地均有分布，但呈散发。近些年AIDS合并隐球菌感染的发生率呈上升趋势，非洲已高达30％以上。

【真菌学检查】

新生隐球菌系环境腐生菌，广泛生存于土壤和鸟粪中，也可在桉树叶上分离出。该菌可分为A、B、C、D和AD 5种血清型，在我国以A型最常见，约占70％左右，C型缺乏。分为新生变种和格特变种2个变种。该病一般认为主要是从呼吸道吸入环境中的酵母样细胞或担孢子，导致肺部的无症状或轻微感染，然后引起中枢神经系统病变。

【临床表现】

1. 中枢神经系统的隐球菌感染是隐球菌病临床最为常见的类型，常起病隐匿，根据症状、体征和头颅CT可分为脑膜炎型、脑膜脑炎型和肉芽肿型。约95％以上的患者有头痛，而且头痛常是最早或唯一的症状，初期为间歇性，以后持续并进行性加重，直至剧烈得难以忍受。约90％的患者有发热，体温一般在39℃以下；其他症状尚有恶心、呕吐、食欲缺乏、体重下降等，中、晚期约1/4患者可出现视物模糊、畏光、复视、视力下降甚至完全失明。

2. 肺部的隐球菌感染病情轻重不一，轻者可无明显的临床症状和体征，重者可发生急性呼吸衰竭。

3. 皮肤、黏膜的隐球菌病多为继发感染，好发部位多在头面部，最常见的皮损呈软疣样、痤疮样改变。

另外，临床上还可见到骨、关节隐球菌病、隐球菌性败血症及其他部位的感染。

【真菌学检查】

1. 直接镜检　脑脊液墨汁涂片是隐球菌性脑膜炎诊断最简便而又迅速的方法，墨汁以印度墨汁染色效果为佳。但有时仍需要进一步鉴定，如用PAS、GMS、黏蛋白卡红染色法等。

2. 分离培养　仍是确诊的金标准，但需时2～5d，5～10ml脑脊液离心后培养至少3次以上。但阳性率并不高，故培养阴性者不能除外诊断。

3. 免疫学检测　主要是检测隐球菌的荚膜多糖特异性抗原，方法有乳胶凝集试验、ELISA和单克隆抗体法，其中以乳胶凝集试验最为常用。

4. 分子生物学检测　PCR方法敏感性和特异性均很高，正在进行临床评价，相信有较好的应用前景。

【诊断与鉴别诊断】

以上这些隐球菌感染临床上并无很明确的可与其他感染性疾病相鉴别的特征，若要确诊离不开真菌学检查。

隐球菌性脑膜炎应与结核性脑膜炎、颅内肿瘤、脑脓肿等相鉴别；肺隐球菌应与原发或转移性肺癌、结节病、肺包虫病、肺结核、肺脓肿等影像学特点相似的疾患辨别；皮肤隐球菌病应与粉刺、传染性软疣、皮肤结核、孢子丝菌病或恶性肿瘤相鉴别。骨、关节隐球菌病需与骨结核、骨其他真菌感染性疾病相鉴别。

【治疗】

随着近些年抗真菌药物的不断研制和开发，治疗隐球菌病特别是隐球菌性脑膜炎的方案也有了许多变化，但专家们均主张采取联合治疗的方案，其中得到广泛认同的联合治疗方案是两性霉素B联合氟胞嘧啶(5-FC)。对于免疫功能正常的隐球菌性脑膜炎患者，国内外的学者倾向于两性霉素B的剂量为0.3～0.7mg/(kg・d)，5-FC为100～150mg/(kg・d)，后者分4次口服或静脉滴注，疗程为6周；而对两性霉素B而言，国内翁心华等的经验是使用剂量为0.5mg/(kg・d)，初始3d的剂量分别为1mg、2mg和5mg，加入10％葡萄糖500ml内静脉缓慢滴注。若无严重不良反应，第4天起每天可将剂量增加5mg，直至每天剂量达25～30mg，以后维持该剂量，疗程一般需3个月以上，总量达3～4g。众多的临床经验表明总剂量只有超过2g以上方能获得较好疗效，且随着剂量的增加，死亡率明显下降。但剂量过大，如超过5g，则发生不可逆肾损害的可能性也大大增加。对于有严重免疫功能受损的患者，如AIDS患者并发隐球菌性感染，两性霉素B仍为首选治疗药物，并仍应联合5-FC，感染被控制后再用氟康唑或伊曲康唑维持治疗。对于不能用两性霉素B者也可单用氟康唑或伊曲康唑，但剂量必须足够大，如氟康唑800mg/d。也有人用氟康唑400mg/d联合5-FC 150mg/(kg・d)。两性霉素B脂质体既保持了其前身强大的抗真菌活性，又显著降低了不良反应，与5-FC联合治疗无疑是目前最为理想的治疗方案。此外，尚有专家主张两性霉素B联合氟康唑，因为两者联用有累加或协同作用，但尚需积累资料。

近年来人们根据合并有免疫抑制或缺陷的隐球菌感染者的疗效差、复发率高的问题提出抗真菌药物联合免疫学治疗的思路。

对于复发问题(有资料表明 AIDS 患者并发隐球菌性脑膜炎初治的复发率为 50%～60%)的对策是在充分的疗程结束后口服氟康唑或伊曲康唑,且应首选氟康唑,100～200mg/d,长期服用。若患者不能耐受或出现耐药,可选用伊曲康唑替代,剂量同氟康唑。

隐球菌性脑膜炎的治疗应个体化,以疗效来决定疗程,除临床症状、体征完全消失外,应该脑脊液涂片、培养每周 1 次,只有连续 4 次阴性,脑脊液糖含量恢复正常以及脑脊液中抗原转阴方可考虑停药。

对症治疗包括降低颅内压、纠正电解质紊乱以及支持疗法等,其中以降低颅内压最为紧要,另外,由于两性霉素 B 可致钾盐排泄增加,加之患者摄钾不足,故在病程中应密切监测血钾,及时补充钾离子。

三、曲 霉 病

曲霉病(aspergillosis)是指由属于曲霉属的真菌引起的感染。该病在临床上有多种类型,如变应性支气管肺曲霉病(ABPA)、肺曲霉球(aspergilloma)、侵袭性曲霉病(invasive aspergillosis)、慢性坏死性肺曲霉病、窦炎、眼曲霉病、骨髓炎、心内膜炎和心肌炎等。临床上免疫抑制尤其是 AIDS 患者容易发生感染。治疗上除变应性支气管肺曲霉病(ABPA)外常常需要给予系统抗真菌药物治疗。

【流行病学】

曲霉菌广泛存在于环境中,如土壤、空气、植物及腐烂的有机物质上,在家居的尘土中及食品上也常常有这些真菌存在,故曲霉菌世界范围分布。医院的环境中也常见真菌污染,可导致院内曲霉感染的暴发流行。在免疫受损的患者可致肺内曲霉大量繁殖并常播散至其他器官,此种最严重型的感染若不治疗可危及生命。而且人类曲霉病也可由非感染因素引起,如部分个体吸入曲霉的孢子可引起过敏症状。

【真菌学】

大部分曲霉只存在无性世代,分类为半知菌亚门、丝孢菌纲、丝孢菌目、丛梗孢科、曲霉属,少数具有性世代。烟曲霉最常见的致病曲霉,其他还包括黄曲霉、黑曲霉、土曲霉、构巢曲霉、棒曲霉等。

【临床表现】

感染多发生于吸入了空气中的孢子之后,肺和鼻旁窦是最常见的最初受损部位,感染还可见于孢子的外伤性植入,如角膜感染,或无意间接种,如心内膜炎。

吸入孢子后依宿主的免疫状态可产生许多不同的临床类型,在免疫正常个体,曲霉可成为强力的过敏原或引起肺或鼻窦的限局性感染;在免疫受损患者,其肺部或鼻窦部有大量的真菌生长,常随后播散至其他器官,危及生命,甚至得到了诊断及治疗也无法挽救生命,而此病的早期诊断及治疗有助于提高治愈率。

1. 变应性支气管肺曲霉病(ABPA) 此型不多见,多发生于异位性体质者。表现为吸入曲霉孢子后出现支气管过敏反应(哮喘)。该型属于Ⅰ和Ⅲ型变态反应,也可能为Ⅳ型,即栖居在支气管树内的真菌释放抗原所发生的免疫性反应。最常见症状包括发热,顽固性哮喘,咳嗽咳痰,不适和体重减轻。咳出的棕褐色嗜酸性黏液栓中常可检出曲霉菌丝。放射线检查可见小的,一过性的、单侧或双侧境界清楚的浸润(常在肺上叶),肺门或支气管侧淋巴结可大。

2. 肺曲霉球(aspergilloma) 常发生于一些病变所遗留的肺空洞内,如肺结核、支气管扩张、尘肺等。咯血是唯一严重的并发症。真菌球常见上肺叶,少数发生在下肺叶的顶端部分。有报道 10%的真菌球可自行消退。患者常无症状,但可有慢性咳嗽,不适和体重减轻,咯血为最常见症状,发生率为 50%～80%。胸片显示特征性的圆形或椭圆形团块,带有一透光的晕或上方位的月牙形气影。此球影可随体位改变而移动。

3. 急性侵袭性肺曲霉病(invasive aspergillosis) 多见于免疫受损个体,高危人群包括粒细胞缺乏患者、器官移植、AIDS 及儿童慢性肉芽肿病等。

临床表现包括持续的发热(>38℃),而广谱抗生素治疗无效。胸膜炎、胸痛和咳嗽也常见,但咯血不多见。胸部 CT 扫描常能检出部分 X 线表现正常患者的肺部损害,粒细胞缺乏患者的局限性曲霉感染 CT 影像最具特征的是有空洞的小结节样损害并向外周扩大。而确立侵袭性肺曲霉病诊断的最有用的方法是对其肺泡灌洗液进行显微镜检查和培养。

4. 慢性坏死性肺曲霉病 此型多见于中老年患者。并伴有基础性的肺部病变,且常常伴有其他的疾患,如酗酒或糖尿病。其最常见的症状包括发热、咳痰、咳嗽、不适和体重减轻；诊断较难，其最常见到的放射学改变是慢性上肺叶的浸润并伴有胸膜肥厚，常有空洞或曲霉球。

5. 气管、支气管炎和阻塞性支气管曲霉病　最多见于AIDS和肺移植患者，最多发的症状为呼吸困难和喘鸣。也可有咳嗽及发热，且随病程而加重，最后患者可死于气管和支气管阻塞，部分患者可发展为播散性曲霉感染。CT扫描常常无法检出曲霉性气管支气管炎。支气管镜检查可发现溃疡损害或坏死性假膜而确立诊断。

6. 窦炎　曲霉感染为真菌性窦炎中最常见，可分为5型：①变应性窦炎；②急性侵袭性窦炎；③慢性坏死性窦炎；④鼻旁窦曲霉球；⑤鼻侧曲霉性肉芽肿。

7. 脑曲霉病　多由肺部感染血行播散导致此病，生前诊断极少。骨髓移植的患者脑部脓肿的常见原因为曲霉感染，但AIDS患者的脑部曲霉感染并不多见。若粒细胞缺乏患者出现脑部症状应怀疑本病。CT检查有助于病损定位。但脑脊液检查则极少有帮助。

8. 眼曲霉病　本病分3类：角膜感染、内眼炎和眼眶感染。前两者多由外伤后植入，眼眶感染多由鼻旁窦感染扩散而致。

9. 曲霉性骨髓炎　不多见，多由邻近部位的肺部损害侵袭而来，也可由于血行播散，肋骨、脊柱是最常见部位。椎骨的曲霉感染其临床和放射学特征类似于结核病。

10. 曲霉性心内膜炎和心肌炎　多见于接受开放性心脏手术的患者，感染的最好发部位是主动脉瓣和二尖瓣，常形成大而脆的赘生物和大的栓子。临床表现类似于细菌性心内膜炎。另外血行播散可导致伴有脓肿形成或心腔壁赘生物的心肌感染即曲霉性心肌炎。

11. 皮肤曲霉病　免疫受损患者的皮肤曲霉病可发生于使用污染的夹板的皮肤上或者发生于导管的插入部位。皮损为红色的结节、斑块，可进展为表面有黑色焦痂的坏死性溃疡。5%的侵袭性曲霉病患者可由于血行播散至皮肤引起损害，表现为斑丘疹，后变为脓疱、溃疡。

12. 其他　脏器如胃肠道、肝脏、脾脏及肾脏等均可发生曲霉的感染，但均难获得生前诊断。

【真菌学检查】

1. 直接镜检　①痰涂片直接镜检有助于变应性支气管肺曲霉病(ABPA)的诊断，可见到大量的分隔菌丝，并有特征性的二分叉结构。②痰涂片直接镜检对于急性侵袭性肺曲霉病的帮助极小，推荐采用支气管肺泡灌洗标本的检查。急性侵袭性肺曲霉病最可靠的诊断方法是组织切片染色，若发现特征性的无色有分隔菌丝并显示有重复分叉提示为曲霉感染。但免疫组化的方法可得到更精确的鉴定。③从皮损或窦道冲洗液取材的坏死物中可检出典型的菌丝，但需进一步培养鉴定。

2. 培养　①变应性支气管肺曲霉病患者的痰标本中可以分离出致病菌(但其他类型曲霉病很少成功)，另外由于空气中常有曲霉存在，故应慎重解释阳性结果，若在一个平板上分离出多个菌落或不止一次培养出同一种菌，则结果更可信。②支气管灌洗液中分离出曲霉常提示有感染，对有肺部浸润的免疫受损患者有意义。③血液、尿液或脑脊液中分离出曲霉的机会较少，除考虑感染可能外，更多见的是标本的污染。

【免疫学检查】

1. 皮肤试验　曲霉抗原皮试有助于变应性支气管肺曲霉病的诊断。

2. 血清学试验　①对发生于免疫正常个体的不同类型的曲霉病，曲霉沉淀素试验有助于诊断，如变应性支气管肺曲霉病的阳性率在70%以上；而肺曲霉球的阳性率超过90%。②对治疗无效的发热或肺部浸润的中性粒细胞缺乏患者，若检出曲霉沉淀素常提示要开始抗真菌治疗，但由于这类患者无法产生可计量的血清学应答反应。故沉淀素阴性并不能除外曲霉病的诊断。③在感染者血清和尿样中可检测出低浓度的半乳糖甘露聚糖，为侵袭性肺曲霉病的特征性标志，但该成分清除较快，故需连续取材，检测方法有乳胶颗粒凝聚反应(LPA)和ELISA，且均已商品化，ELISA较LPA更敏感。

【诊断与鉴别诊断】

主要根据临床症状、体征、X线表现及实验室检查来诊断。各型曲霉病的临床表现无特异，确诊不仅依靠临床表现，更重要的是从临床标本中多次分离鉴定为同一菌种，从而排除腐生曲霉。

【治疗】

1. 变应性支气管肺曲霉病(ABPA)　轻症患者不需治疗。首选泼尼松，常用剂量为1.0mg/(kg·d)，因它可减轻症状，改善X线像，使痰培养转阴，直至胸片正常，以后再用0.5mg/(kg·d)维持2周，随即改为同样剂量每隔48h服用，持续3～6个月，在3个月内逐渐减量直至停用。若病情反复则重复初始剂量。支气管扩张药物和体位引流有助于防止黏膜栓塞。抗真菌药物治疗对本病帮助不大。

2. 肺曲霉球　①出现大量或反复咯血是手术切除的指征，通常应切除肺叶以确保完全清除病损。②若有手术禁忌证，可采用两性霉素B支气管内滴注或经皮注射，最适剂量尚未确定。采用10～20mg两性霉素B加10～20ml蒸馏水每周滴注2～3次，共6周，效果较好。较大剂量(40～50mg)可用经皮插管注入肺内空洞。伊曲康唑胶囊口服治疗无效，可用溶液剂静脉给药。

3. 慢性坏死性肺曲霉病　抗真菌药物治疗，如伊曲康唑(200～400mg/d)，常能减轻症状，但常需手术切除肺部坏死病灶及周围浸润组织以彻底根治本病。

4. 急性侵袭性肺曲霉病　对免疫受损患者的急性侵袭性肺曲霉病的治疗成功取决于是否尽早使用抗真菌药物，治疗成功率因不同的宿主群而异，并与治疗时间长短有关，粒细胞缺乏患者如粒细胞数不能恢复正常则预后很差。

两性霉素B为该型患者的标准治疗药物，对粒细胞缺乏的患者初期应足量应用两性霉素B已达成共识。必须采用高剂量即>1.0mg/(kg·d)。

肺部侵袭性肺曲霉病口服伊曲康唑有效，对早期已用伊曲康唑治疗失败的粒细胞缺乏患者有时也有效，伊曲康唑推荐剂量是400mg/d，餐时服用，但也有人开始用600mg/d，最好做血药浓度监测。

最适疗程尚未确定，两性霉素B应至少用至中性粒细胞计数>0.5×10^9/L，因此治疗应持续至症状消失且相应的影像学异常消失，这需要数周或数月。

用伊曲康唑预防性治疗(400mg/d)似可降低粒细胞减少患者的侵袭性曲霉感染的发生率，该药的口服制剂可维持足够的血药浓度，而胶囊剂的胃肠道吸收可能有问题。氟康唑对此感染无防护作用。

5. 窦炎　变应性曲霉性窦炎可用泼尼松治疗，常用剂量为20～30mg/d，症状缓解时即减量。免疫受损伴发急性侵袭性窦炎可采用两性霉素B 1.0mg/(kg·d)治疗。

6. 脑曲霉病、曲霉内眼炎、曲霉心内膜炎、曲霉骨髓炎及皮肤曲霉病等　应首选两性霉素B 1.0mg/(kg·d)治疗，还可应用长疗程、较大剂量的伊曲康唑(400～800mg/d)。如必要，还应结合外科治疗以清除坏死组织。

四、双相真菌病

双相真菌病是由具有双相型真菌感染所引起的一组疾病。双相型真菌在体外自然界中呈菌丝相，在体内和37℃培养时呈酵母相。这一组真菌及引起的疾病包括：申克孢子丝菌及孢子丝菌病；马尼菲青霉及马尼菲青霉病；荚膜组织胞浆菌及组织胞浆菌病；粗球孢子菌及球孢子菌病；巴西副球孢子菌及副球孢子菌病；皮炎芽生菌及皮炎芽生菌病。

(一)孢子丝菌病

孢子丝菌病(Sporotrichosis)是由双相型真菌申克孢子丝菌所致的亚急性或慢性感染。此种真菌随外伤植入后引起皮肤或皮下感染，通常表现为淋巴管性传播，在易感个体偶可引起肺、关节、骨或其他部位的感染。

【流行病学】

申克孢子丝菌是一种双相型真菌，是土壤、木材及植物的腐生菌，分布于全世界。但最常见于温带及热带地区；无明显性别、年龄或种族性倾向，成人比儿童更为常见，尤其在经常接触土壤、植物或植物性物质的职业个体中更为普遍，如农民、工人、园艺工作者、花匠、矿工及木匠，半数以上患者在发病前有外伤史。实验室感染也偶有所见。大部分患者为散发，但有时可发生地方性流行。我国大多数患者为散发，但也有区域性流行的研究报道，如东北吉林省白城市在20世纪70年代出现的流行，患者多数是造纸厂的工人，研究发现与接触芦苇有直接的关系。

【真菌学】

申克孢子丝菌：无性期属于半知菌亚门-丝孢菌纲-丝孢菌目-丛梗孢科，是土壤、木材及植物的腐生菌。在自然界中以菌丝形态生长，而在组织中形成小的芽生孢子。本病的感染通常是由于申克孢子丝菌通过外伤接种于皮肤或皮下组织后发生，微小的创伤如擦伤、植物的棘刺或木片碎屑所致的损伤常足已导致此菌的侵入，吸入孢子亦偶可发生感染。本病是否发生以及发病后的临床走向和类型还取决于机体免疫状态，如果侵入的致病微生物数量少，机体免疫力强，则宿主可能处在无表现的亚感染状态；如侵入的致病微生物数量较多，机体的抵抗力虽正常，但不足以将侵入的致病微生物全部吞噬、消灭和清除，可出现经潜伏期后的典型的初疮(病理上表现为浸润细胞的"三区结构"),并发展为固定型或淋巴管型损害;当机体免疫力受损低下时,致病微生物可以通过血液循环播散全身而引发播散型或系统型孢子丝菌病。

【临床表现】

孢子丝菌病临床表现呈多样性,皮肤孢子丝菌病是孢子丝菌病最常见的临床类型。

1. 皮肤孢子丝菌病

(1)淋巴管型孢子丝菌病:为最常见的一型,原发损害多在手、前臂、四肢、小腿及踝部。多有外伤史,常为单侧,最初的皮损常发生在外伤后1～4周,为一小的、坚硬的、无痛性结节,开始时可以移动,以后与周围组织粘连,局部皮肤发红变紫,结节变软破溃形成一个持久性溃疡,排除浆液性或脓性液体,溃疡边缘不规则并可有水肿及结痂;在随后的数周和数月,沿着淋巴管的走行向心性成串排列,产生更多的结节,这些结节亦可进一步发展为溃疡。

(2)固定型孢子丝菌病:约25%患者的原发疹保持固定状态而不沿淋巴管传播,这类患者多见于儿童,面部皮损也常常表现为这种类型。

(3)皮肤播散型孢子丝菌病:本型少见,可见多数的丘疹或结节分布于患者的全身各处,且进一步发展为溃疡,这可能是由于原发于皮肤的感染病灶通过淋巴管性或血源性传播所致。

2. 皮肤外孢子丝菌病　最常见于伴有基础性疾病或易感素质的个体,如糖尿病患者、酗酒者及AIDS患者,最常累及的部位是肺、关节和骨,但偶有内眼炎和脑膜炎的病例报道。

(1)肺孢子丝菌病:是一种不常见的慢性感染,通常发生于吸入孢子后,有时伴淋巴结大,也可继发于来自其他接种部位的血源性感染;其表现包括咳痰、发热、体重减轻、食欲下降、气喘和咯血,可发生致命的大咯血;最常见的放射学表现是肺上叶空洞。

(2)关节孢子丝菌病:常由于邻近的皮下组织感染引起,或直接接种于关节,或来自于血源性播散,呈慢性、进行性感染,常侵犯膝和其他较大的负重关节,最常见的表现为关节僵硬、疼痛和肿胀。

(3)骨孢子丝菌病:来自于邻近皮下组织或关节损害感染的传播所致,也可由血源性播散引起,为一种慢性、无痛性的感染并倾向于侵犯长骨,局部疼痛、压痛和轻微肿胀,最常见的放射学表现是一种伴有骨膜反应的溶解性损害,多伴关节炎。

【真菌学检查】

1. 镜检　临床材料如脓液或组织的直接镜检常由于菌数不多而失败,但若作革兰染色在中性粒细胞或大单核细胞内查到孢子丝菌典型的革兰阳性卵圆形或雪茄形小分生孢子或星状体则可确诊;免疫荧光染色在显示单个真菌细胞方面有时很有帮助。

2. 培养　孢子丝菌病的确诊依靠分离到致病微生物。将临床材料接种到几种培养基上(包括葡萄糖蛋白胨琼脂)在25～30℃下孵育,3～5d内可见到丝状体菌落,随着时间的推移,菌落颜色通常由奶油色逐渐转变为亮棕色到暗棕色或黑色。菌种鉴定应依靠其菌丝型的形态学特征及其在37℃下在血琼脂上转化为酵母型。

【病理学检查】

可作为重要的辅助检查,典型的组织病理学变化为化脓性肉芽肿炎症、假性上皮瘤样增生和三区病变。结节之中心为慢性化脓层,脓性渗出以中性粒细胞为主,夹杂着少数淋巴细胞和巨细胞。其外围绕以结核样层,为多数上皮样细胞及多少不等的郎汉斯多核巨细胞。最外层为浆细胞及淋巴细胞之梅毒样层。如在组织中发现孢子丝菌特征性的星状体以及典型的"三区结构"可有力支持孢子丝菌病的诊断。

【诊断与鉴别诊断】

外伤后发生于四肢的皮肤损害应考虑孢子丝菌病,如患者居住在地方流行区,沿淋巴管发生的多发性溃疡更值得怀疑。应将临床表现、真菌学检查和病理诊断综合考虑后才能明确诊断。

皮肤型孢子丝菌病需与许多感染性疾病进行鉴别,如芽生菌病、着色芽生菌病、奴卡菌病、副球孢子菌病、利什曼病和皮肤结核病。

【治疗】

10%的碘化钾为皮肤及皮肤淋巴管型孢子丝菌病的首选药物。成人口服10～20ml,每日3次,以后可逐渐增加到60～90ml,每日3次。也可使用饱和碘化钾溶液(1g/ml),起始剂量为1ml,每日3次,并逐渐加量到每次4～6ml。治疗应至少持续到临床治愈后1个月,通常需要2～4个月,儿童用量为成人的1/3～1/2,尽可能在饭后服用。变态反应及胃肠道反应是其常见的不良反应。

皮肤型孢子丝菌亦可选用伊曲康唑100～200mg/d或特比萘芬250mg/d,连续3～6个月,治疗应持续到皮损消失后数月;氟康唑效果较差,应作为二线治疗药物，用于那些不能耐受或不能吸收伊曲康唑的患者，最小剂量应为400mg/d。

皮外型孢子丝菌病治疗较为困难。碘化钾对骨关节的孢子丝菌病无效；伊曲康唑(400mg/d)是治疗骨关节孢子丝菌病的首选药物，治疗应至少持续12个月，较短的疗程可导致复发；两性霉素B有效，但与外科清创术相结合时疗效更好；氟康唑(400～800mg/d)疗效差，仅在不能应用伊曲康唑治疗的患者中考虑应用。肺孢子丝菌病治疗较困难，且易复发，急性期患者应当使用两性霉素B 1mg/(kg · d)治疗，当病情改善后应用伊曲康唑400mg/d进行替代维持；对于那些病情不十分严重的患者，可从一开始就应用伊曲康唑治疗。系统播散性孢子丝菌病患者需要两性霉素B治疗1mg/(kg · d)，并持续到总用药量达到1～2g。患有AIDS的孢子丝菌病患者需要持续终身的伊曲康唑维持治疗以预防复发。

对于那些不能耐受药物治疗，如碘过敏或有肺结核的皮肤或皮肤淋巴管型孢子丝菌病患者，局部的温热疗法是一个有效的辅助治疗方法。

(二)马尼菲青霉病

马尼菲青霉病(Penicilliosis marneffei)是由马尼菲青霉(Penicillium marneffei)引起，主要累及单核-巨噬细胞系统，常引起全身广泛播散，死亡率较高。

【流行病学】

20世纪80年代末以前，马内菲青霉感染只有少数报道，仅见于生活在东南亚或访问过该地区的个体。随着AIDS在这些地区的传播，马内菲青霉感染亦越来越常见，特别是在泰国北部和中国南部广西及香港等地区较为多见，并已成为生活在泰国北部的AIDS患者的第3种最常见机会感染；而较多欧洲和北美洲感染马内菲青霉的AIDS患者也多因曾经访问过东南亚而感染。

至今尚未确定马内菲青霉的自然生活环境，但土壤是它的主要寄生地，是人类感染的重要来源。已经从东南亚的4种竹鼠中分离出该菌，但其与人类感染发病的关系仍不十分明了。本病主要为散发，尚未见家庭中相互传染的报道，个体易感性可能是发病的主要原因。

【真菌学】

该菌在自然界中以菌丝形式存在，在组织中则形成小的圆形或卵圆形细胞，通过分裂进行增殖。该菌主要寄生于细胞内，机体主要靠细胞免疫清除病原菌。马尼菲青霉有明显的嗜单核吞噬细胞系统的倾向，可能单核吞噬细胞具有相应的受体，而该菌似乎具有抗消化酶且存活于吞噬细胞的胞质内的能力。

【临床表现】

通常认为马尼菲青霉感染是通过吸入空气中的孢子而致病。肺通常是最早受累的器官，但大多数患者表现为广泛的播散性感染。一些患者的感染可由于免疫抑制而使陈旧性病灶重新活跃，另外一些患者的感染可在暴露于流行区几周内出现。

患者的临床表现一般为慢性渐进性过程，最常见的表现包括发热、贫血、咳嗽、明显的体重下降和体力衰弱。许多患者出现多发性丘疹样皮损，其中一些出现与传染性软疣相似的中央有坏死、脐凹的皮损，其他体征包括全身淋巴结炎、肝脾大、贫血和血小板减少，一些患者可出现溶骨性骨损害或皮下多发性脓肿。胸片显示为弥漫性网状结节损害或局限性肺泡浸润，胸腔积液和肺门淋巴结钙化不常见。也可累及心包、肾及脑膜等脏器。本病如不积极治疗，死亡率很高。

【真菌学检查】

1. 镜检　取骨髓涂片、皮肤渗液压片或淋巴结活体组织瑞氏染色后在显微镜下观察，如果发现典型的圆形或卵形有明显横膈的细胞(常在巨噬细胞内)可进行诊断。马尼菲青霉细胞易与荚膜组织胞浆菌细胞相混淆，但前者细胞常有间隔且从不出芽。

2. 培养　马尼菲青霉感染的确诊有赖于培养分离出真菌，可从皮肤、淋巴结活检组织、脓、骨髓、痰、支气管肺泡灌洗液和其他临床标本中分离到致病微生物。70%以上的AIDS患者血培养为阴性。在葡萄糖蛋白胨琼脂上25～30℃培养1周可获得有鉴定价值的菌落，但培养物应保存3周才能抛弃；马尼菲青霉菌落可产生一种特殊的红色色素，弥漫分布于琼脂中，但其他的非致病微生物青霉也可以产生相似的红色色素。

【病理学检查】

马尼菲青霉病在不同的个体及不同的组织中引起不同的反应，在单核-巨噬细胞系统之外的组织中常引起化脓性反应，在单核巨噬细胞系统组织中为肉芽肿性反应。在组织细胞内及周围可见到菌体常相互黏集呈桑葚状或葡萄状。最特殊而具有诊断意义的是长形、粗细均匀、两头钝，中央有横膈的腊肠状细胞。

【诊断与鉴别诊断】

来自流行区的 AIDS 患者或一般患者如出现发热、皮损、肺部病变、广泛的淋巴结炎或肝脾大，应考虑到马尼菲青霉感染而进一步进行真菌学和组织病理学检查。

组织胞浆菌病和隐球菌病与马尼菲青霉感染的流行区域相同，且在 AIDS 患者可引起相似的坏死性皮损。马尼菲青霉感染的影像学体征易与肺结核相混淆。

【治疗】

马尼菲青霉感染是可以治疗的，但若延迟治疗则常常会危及生命。两性霉素 B 可用于严重的马尼菲青霉感染的患者。常用剂量为 1.0mg/(kg·d)，疗程 2 周。治疗显效后可改用伊曲康唑(200～400mg/d)或酮康唑(400mg/d)继续使用 6 周。而中度感染的患者可开始就用伊曲康唑或酮康唑。氟康唑不如伊曲康唑效果好，但如果伊曲康唑吸收不好，可改用氟康唑。

由于停用抗真菌药易于复发，推荐 AIDS 患者合并有马尼菲青霉感染者，口服伊曲康唑(200mg/d)长期维持治疗。

(三)荚膜组织胞浆菌病

荚膜组织胞浆菌病(Histoplasmosis)是由荚膜组织胞浆菌荚膜变种(*H. capsulatum* var. capsulatum)引起的一种深部真菌病，传染性很强，孢子经呼吸道进入体内，首先引起肺部感染，然后侵及网状内皮系统，累及肝、脾、淋巴结以及其他器官。非洲型组织胞浆菌病又称为杜波组织胞浆菌病(Histoplasmosis Duboisii)，是组织胞浆菌病的另一临床类型。

【流行病学】

本病在美国呈现地方性流行，迄今为止已有 30 余个国家和地区有该病的报道。我国近年来在长江流域的湖南、湖北等地陆续有散发病人报道。人群对该菌普遍易感，可发生于任何年龄，无性别差异，但慢性进行型患者多见于男性。儿童患者易发展为急性暴发型。淋巴瘤、白血病、艾滋病或其他免疫缺陷以及长期应用皮质类固醇激素的患者感染后可发展为致命的急性进行型。

【真菌学】

组织胞浆菌无性期属于半知菌亚门-丝孢菌纲-丛梗孢目-丛梗孢科。病原菌包括 2 种：荚膜组织胞浆菌荚膜变种(*H. capsulatum* var. capsulatum darling; 1906)和荚膜组织胞浆菌杜波变种(*H. capsulatum* var. duboisii drouhet; 1957)；也发现其有性期。

该菌在自然界主要存在于被鸟类或蝙蝠粪便污染的土壤里。世界范围分布，但更多见于热带地区和某些温带地区的江河流域内。人和动物都可被感染，传染性极大。

【临床表现】

本病的临床表现多种多样，大致可分为 3 种类型。

1. 原发性组织胞浆菌病　包括无症状的亚临床感染和急性原发感染。亚临床感染：在流行区内约有 95% 的原发感染者无临床症状，但肺部可见多处钙化灶，组织胞浆菌素皮试阳性表明曾发生过本菌感染。

急性原发性感染：轻度感染者出现流感样症状，包括干咳、胸痛、呼吸急促、声音嘶哑，数周后症状消失，肺部留有钙化灶。儿童患者可表现为“夏季热”样症状。

中度感染者症状加重，出现发热、夜间盗汗、体重减轻、发绀、偶有咯血，此时痰和骨髓中可发现病原菌。少数病例发展成播散性。

重度感染者表现为高热、乏力、寒战、肌痛、呼吸困难、胸痛和肺炎，肺部 X 线显示大片状阴影，肺门或纵隔受累。皮肤出现结节性红斑、多形红斑等皮疹。肺部损害持续 2～3 个月痊愈，留有钙化灶，皮疹亦随之消失。

皮肤原发性损害罕见，偶有报道因外伤时孢子植入引起。皮损在原发部位出现溃疡，边界清楚，边缘高起。一般数日后自行消退，仅在少数免疫力低下者损害逐渐加重。

2. 慢性肺组织胞浆菌病　在流行区多发生于 30～40 岁男性，早期常为间质性肺炎和肺泡性肺气肿，可持续数周后消退。仅有少数发展为慢性空洞型损害，表现为低热、咳嗽、咳痰、乏力、疲劳和体重减轻等症状，偶有持续性胸痛。X 线检查可见肺部空洞形成。

3. 播散性组织胞浆菌病　多见于 HIV 等免疫缺陷患者，临床上分为 3 型。

(1)儿童暴发型：多为 1 岁以内的婴幼儿，起病急并成为致命的播散性损害。出现高热、乏力、厌食、体重下降、肝脾大、间质性肺炎、贫血、白细胞及血小板减少，一般于 2～10 周内死亡。痰、血、骨髓中有大量菌孢子。

(2)成人暴发型：本型主要发生于患有恶性肿

瘤、血液病、红斑狼疮、器官移植等接受放疗或免疫抑制药治疗者。发病无典型症状，突出的特点是高热，在骨髓和周围血中有大量菌孢子。绝大多数患者死亡，尸检可见各系统器官均有大量病原菌。

(3)成人慢性型：是最常见的一型，其明显的特点是病程缓慢，可长达 10～20 年，呈间歇性低热，体重下降，倦怠。慢性感染常集中于某一器官如脑膜炎，脑炎，肾上腺破坏，小肠溃疡，皮肤黏膜溃疡等。在巨噬细胞内和细胞外可见大量菌孢子。

【真菌学检查】

1. 直接镜检　KOH 检查难发现菌体，多采用 Wright 和 Giemsa 对痰液或组织液涂片进行染色，在巨噬细胞内和外可见出芽的酵母孢子。

2. 培养　双相真菌，SDA 培养基室温培养时呈菌丝相，镜下可见特征性的齿轮状大分生孢子；在 HBI 培养基或血培养基上 37℃ 培养呈酵母样菌落。

【病理学检查】

病理表现为组织细胞型反应，很少见化脓，PAS 染色在组织细胞内见卵圆形孢子。

【免疫学检查】

1. 组织胞浆菌素皮试　凡接触过此菌者均可在长时期内出现阳性反应，流行区的居民阴性表示对本菌无反应或处于早期的感染阶段。因此，除播散型病例外，皮试对诊断和判断预后无多大价值。

2. 补体结合试验　绝大多数在感染 4 周后出现阳性，随病情好转滴度下降并在愈后 9 个月转阴，高滴度时(1∶32 以上)表示病情活动或进展。

【诊断与鉴别诊断】

本病的诊断主要是根据临床症状、真菌学检查和组织病理中发现细胞内的酵母孢子。组织胞浆菌素皮试有助于诊断，但在流行区皮试阳性者应结合其他指标才能确定诊断。血清试验对诊断和判断预后均有价值。

本病的各期均需要与结核相鉴别，主要依靠真菌学和血清学。原发性组织胞浆菌病应与病毒、细菌或其他真菌引起的肺部感染、类脂质性肺炎及弥漫性间质性肺纤维化相鉴别。急性播散性组织胞浆菌病伴有肝、脾及淋巴结大、贫血、白细胞减少时，与内脏利什曼病急性期和淋巴瘤相似，应注意鉴别，此外还应与马尼菲青霉病、布氏杆菌病、传染性单核细胞增多症等相鉴别。当出现皮肤黏膜损害时，应与孢子丝菌病、梅毒、弓形虫病、细菌性蜂窝织炎、皮肤新生物或其他深部真菌病相鉴别。

【治疗】

对急性原发性组织胞浆菌病主要给予支持疗法，加强营养和卧床休息，可逐渐痊愈。对慢性空洞型肺组织胞浆菌病和播散性组织胞浆菌病首选两性霉素 B。近年来，伊曲康唑已用于治疗本病，其不良反应小，可长期应用。对肺部大的空洞和肉芽肿性损害，在药物控制病情后可考虑手术切除病灶。

(四)芽生菌病

芽生菌病(Blastomycosis)又称北美芽生菌病，是一种慢性肉芽肿性疾病。由呼吸道引起感染，然后经血行播散至全身各部，主要侵犯肺、皮肤、骨骼、泌尿系统和中枢神经系统，但胃肠道不受累。

【流行病学】

美国的密西西比河流域是主要流行区，美洲和非洲也有散发，我国已见到 2 例。

【真菌学】

本菌无性期属丝孢纲，双相爪甲团囊菌目，芽生菌属(Hyphomycetes，dimorphic Onygenales，Blastomyces)；其有性期称皮炎阿耶洛霉(*Ajellomyces dermatitidis*)归为子囊菌门，真子囊菌纲，爪甲团囊菌目，爪甲团囊菌科(Ascomycota，Euascomycetes，Onygenales，Onygenaceae)。该菌是生长在土壤中的病原菌，在河流、湖泊中也曾分离出；另外狗也常携带此菌。

【临床表现】

主要表现为化脓性肉芽肿，根据其传播途径、发病部位，可分为以下 3 种。

1. 肺芽生菌病　最常受累的器官，由呼吸道吸入真菌孢子引起。50％以上的患者无症状，其余患者可表现为急性或慢性进行性肺部感染。

急性肺芽生菌病的临床表现类似流感，可有干咳、胸痛、低热、呼吸障碍等症状，胸片检查无特异性。慢性肺芽生菌病表现与肺结核相似，胸片体征比急性期明显，包括实变、纤维结节性浸润、团块状损害、弥漫性浸润、胸膜增厚及胸膜腔积液，约 95％的患者有肺门淋巴结大。

2. 皮肤型芽生菌病　分为原发性和继发性。原发性由外伤接种引起，呈下疳样的顽固性溃疡。70％皮肤芽生菌病是继发性，由血行播散性引起，原发灶多位肺感染，皮损好发面、颈、头皮和上肢，呈无痛性、边界不规则隆起的疣状损害或溃疡。

3. 播散型芽生菌病　可累及各系统，包括骨关节、泌尿生殖系统、中枢神经系统芽生菌病。

【真菌学检查】

1. 直接镜检　临床标本中可见特征性的"宽基底芽生"的圆形、单芽、宽芽颈的厚壁孢子。

2. 真菌培养　双相真菌。

【病理学检查】

化脓性肉芽肿样表现，可见圆形、厚壁、芽颈较粗的芽生孢子。

【诊断与鉴别诊断】

根据临床症状、真菌检查、病理检查等进行综合判断。

【治疗】

在芽生菌病流行区，对有症状者，在确诊时病情已改善无呼吸困难时，可用抗真菌药物治疗。当感染严重，如伴有呼吸困难、脑膜炎时，宜选用两性霉素 B，同时定期检查肺 X 线片、痰培养或视感染部位调整治疗，疗程 2 个月以上。

也有伊曲康唑有效治疗非致命、非脑膜炎型芽生菌病的报道，剂量为 200～400mg/d。

五、暗色真菌病

暗色真菌病(Chromomycosis)是指由暗色真菌引起的浅表、皮肤、皮下乃至深部脏器的感染。根据病原体在组织内寄生形态的不同，临床上分为着色芽生菌病、暗色丝孢霉病和足菌肿等几类。暗色真菌是一类菌丝和(或)孢子的壁具有黑色素样颜色的真菌。细胞多呈淡褐至黑褐色，菌落色调呈黑色或褐色，绒毛样或酵母样。绝大多数为土壤的腐生菌。

(一)着色芽生菌病

着色芽生菌病(Chromoblastomycosis)是指由一组暗色真菌引起的皮肤及皮下组织的慢性、局限性、肉芽肿性、感染性疾病。该病的特征是在组织内形成暗色、厚壁、球形、分隔的硬壳小体(muriform bodies)。

【流行病学】

着色芽生菌病最常见于热带和亚热带地区，多数患者发现于美洲中南部，但在南非、亚洲和澳大利亚亦有报道。我国迄今已报道 500 余例，大多为 20 世纪 70 年代后所见，以山东、河南和广东等省报道为多，其中山东章丘的流行病学调查显示其发病率高达 0.23‰，世界罕见。

【真菌学】

着色芽生菌病的常见致病真菌依次为疣状瓶霉(*Phialophora verrucosa*)、裴氏着色霉(*Fonsecaea pedrosoi*)、紧密着色霉(*Fonsecaea compacta*)和卡氏枝孢霉(*Cladosporium carrionii*)，在我国北方地区最多见的是卡氏枝孢霉，而南方地区和散发患者则以裴式着色霉为主，少数着色生芽生菌病患者也可由其他暗色真菌引起。这些真菌在组织中的共同特点是可形成硬壳小体。

着色芽生菌病的致病菌广泛存在于环境中，可见于土壤、树木和其他植物中，因外伤使致病微生物接种于皮肤而发生感染，细微损伤，棘刺、木屑的扎伤或创伤常足以造成病原体的侵入，故该病常见于户外活动的人群及赤足者。在包括我国在内的多数国家中，着色芽生菌病在成年男性中的发病率高于女性和儿童。到目前为止，尚未见人与人之间传染的报道。

【临床表现】

感染继发于创伤时病原体侵入皮肤和皮下组织。最常见的感染部位为小腿和足部，其他还有手、上肢、面颈部、肩部和臀部等，多数患者的病灶为单侧性。初发病灶为在致病微生物植入部位出现的单个粉红色无痛性丘疹，然而多数患者在此阶段不会就诊，初发病灶增大后形成一个大的角化斑块，其表面粗糙，边缘高起，若沿淋巴管播散(和自体接种)，常在原发病灶周围形成一些卫星状病灶；无痛，但常有痒感；典型损害呈疣状或菜花状境界清楚的斑块或结节。即使病灶广泛、累及整个肢体，患者的全身健康状况也不至于受影响；疾病后期一些病灶呈有蒂状损害，表面可继发细菌双重性感染，形成溃疡并有恶臭物排出，双重感染也被认为是病期较长患者的淋巴回流淤滞、形成橡皮肿的原因；罕有患者出现淋巴结、肝、脑或血行播散，仅见于裴氏着色霉所致，考虑与该菌亦可引起暗色丝孢霉病不无关系；和其他表面增殖性病变一样，该病亦能致癌。

【真菌学检查】

1. 镜检　对组织切片或损害处脓液、刮屑或活检物做显微镜检查，若发现成簇的特征性小而圆、厚壁、棕色硬壳细胞，则着色芽生菌病的诊断可以成立，这些细胞常沿长轴和横向分隔。

2. 培养　着色芽生菌病的确诊依靠致病微生物的分离培养，25～30℃培养 1～2 周后，可见卵圆形灰黑色或墨黑色丝状菌落，但培养物必须保留 4 周方可丢弃；鉴定菌种颇为困难，需依据小培养中分生孢子形态。

【病理学检查】

宿主排斥异物反应(将真菌跨越表皮排出)过程,包括3种主要形态变化,使真菌经表皮排出而发生的假上皮瘤样增生;为消灭真菌而形成的含中性粒细胞的混合肉芽肿和为促进病灶愈合的机化过程。

【诊断及鉴别诊断】

根据外伤病史、典型临床表现及典型组织病理改变即可初步诊断,而真菌学阳性结果是诊断的金标准。

着色芽生菌病应与其他真菌感染性疾病,包括芽生菌病、罗伯菌病、副球孢子菌病、暗色丝孢霉病、鼻孢子菌病和孢子丝菌病等进行鉴别,也需要与原藻病、利什曼病、皮肤结核及某些麻风损害、梅毒、银屑病和亚急性或盘状红斑狼疮等进行鉴别。

【治疗】

1. *外科治疗* 小病灶应予手术切除,但此举有较大危险性,易导致局部播散,只有在联合应用抗真菌药物时方可尝试,术前应口服伊曲康唑1周。

2. *药物治疗* 至今尚无治疗着色芽生菌病的理想药物。据报道长疗程口服伊曲康唑(200～600mg/d,12～36个月)对部分南美患者有显著疗效;伊曲康唑问世前,氟胞嘧啶是治疗着色芽生菌病的首选药物,但常出现耐药性,与两性霉素B 0.5～1.0mg/(kg·d)或噻苯达唑25mg/(kg·d)联合口服可获更好疗效,在达到临床治愈后仍应持续治疗至少1个月。国内试用特比萘芬治疗也有良效,但仍需积累经验,可配合服用10%的碘化钾。

3. *物理疗法* 病损局部应用温热疗法有时有效,因本病的致病真菌均不耐受45℃以上的高温。常用蜡疗、电疗、红外线或用热水直接浸泡,温度以50～60℃为宜。每日1次,每次30min。

(二)暗色丝孢霉病

暗色丝孢霉病(Phaeohyphomycosis)是指由一大组暗色真菌的菌丝和(或)孢子引起的浅表、皮肤、皮下和系统的感染性疾病。该病的特点是在寄生组织内形成暗色孢子、假菌丝或菌丝体。该病临床表现轻重不一,严重时可危及生命。

【流行病学】

暗色丝孢霉病广泛分布于世界各地;发病与地区环境、种族、性别等无明显关系,但皮下感染最常见于中、南美洲热带地区的农村人群,而多数脑部、副鼻窦感染的报道则见于北美。我国近几年已报道10余例。

【真菌学】

目前已有60多个属中的100多种真菌与该病有关,较重要的致病菌包括外瓶霉属(*Exophiala*)、瓶霉属(*Phialophora*)、枝孢霉属(*Cladophialophora*)、链格孢属(*Alternaria*)、离蠕孢属(*Bipolaris*)、弯孢霉属(*Curvularia*)和明脐霉属(*Exserohilum*)等。这些真菌的特征性表现为在组织中形成有隔菌丝相或孢子,其共同特点是培养物中或多数患者的组织中生长的真菌细胞壁中有色素形成。

多数可由土壤或腐烂植物中分离出来,并可经吸入或皮肤创口植入人体导致感染。并发结核病、糖尿病及其他慢性消耗性疾病或长期服用糖皮质激素也可诱发本病。

【临床表现】

可分为不同临床类型,包括浅表皮肤、皮肤及皮下组织、鼻窦和脑部感染等。

1. *浅表皮肤* 由暗色真菌侵犯掌跖角质层和毛发引起的临床症状。包括掌黑癣和黑色毛结节病。掌黑癣主要由威尼克外瓶霉引起,好发于掌跖部位,形成表面光滑境界清楚的棕黑色或黑色斑疹,无明显自觉症状,进展缓慢。黑色毛结节菌病由何德毛结节菌引起,在长毛毛干形成坚硬棕黑色结节,大小不一,可破坏毛干。

2. *皮肤及皮下组织* 是暗色丝孢霉病最为常见的类型。临床主要表现为孤立的皮下囊肿或脓肿,该类感染多继发于外伤,因此,以四肢暴露部位居多。其他常见部位包括臀部、颈面部等。初发皮损为一坚实有时柔软的无痛性皮下结节,若不进行治疗,则缓慢增大,颜色加深,形成一囊性脓肿,表面黏着褐黑色的蛎壳样厚痂,干燥,不易剥离;多数患者的病灶范围局限,表面皮肤常不受累,成熟的囊中可以引流出脓性液体,在免疫受损的皮下组织暗色丝孢霉病患者,有时可形成窦道。如果皮损主要位于表皮和真皮层时,可形成肉芽肿性、隆起性斑块。

3. *鼻窦* 近年有增多趋势,可见于免疫力正常或免疫抑制的患者。主要致病菌有链格孢属、长穗离蠕孢(*Bipolaris spicifera*)、夏威夷离蠕孢(*Bipolaris hawaiiensis*)、新月弯孢霉(*Cladophialophora lunata*)和喙状明脐霉(*Exserohilum rostratum*)等,是一种进展缓慢的破坏性疾病,可限于鼻窦或播散至眼眶与脑部。其临床表现与曲霉性鼻窦炎相似,通常患者的主诉为长期有过敏性鼻炎的表现、鼻息肉或间歇性鼻窦疼痛;患者就诊时有鼻阻塞和面部疼痛，伴或不伴有突眼症，鼻窦中充满稠厚、黑色黏液，CT 检查可确定感染的范围。据报道有些暗色真菌可引起白血病或 AIDS 患者鼻黏膜的黑色坏死性损害。

4. 脑部　少见但常可致命，可继发于肺部感染的血行播散，亦可由鼻窦感染灶直接波及。多数患者由班替枝孢霉引起，也可见离蠕孢属和皮炎外瓶霉。脑脓肿可发生于免疫力正常的人群而无明显易感性，男性患者常多于女性。该病起病隐匿，脑的前叶是最常见的发病部位。最常见表现为持续性头痛，还可有局灶性神经系统体征、偏侧麻痹和癫痫发作；发热少见或缺如；胸部放射学检查常正常，CT 扫描有助于对病灶定位，常显示出一边界清晰、反差显著的损害；脑脊液（CSF）检查变化有压力增高、蛋白浓度可增加、葡萄糖浓度可减少，并出现淋巴细胞增多，很少能发现真菌；在病灶被切除之前罕有能确诊的患者。

【真菌学检查】

1. 镜检　取临床标本如病灶处脓液、皮屑或活检组织制成染色切片或湿片作显微镜检查，若找到偶有分枝的棕色有隔菌丝可作出诊断。

2. 培养　致病微生物的鉴定对于正确治疗至关重要，这依赖于分离培养的成功。30℃培养 1～3 周后，可形成能鉴定的丝状菌落。

【病理学检查】

除可见脓肿或囊肿的细胞相外，组织内可发现肿胀、扭曲的棕色菌丝、酵母样芽生孢子或假菌丝，但无厚壁孢子（硬壳细胞），此为与皮肤着色真菌病组织病理的主要区别点。

【诊断与鉴别诊断】

根据临床特殊表现，尤其对长期不愈的皮下组织损害，以脓肿、囊肿为特征的患者要高度怀疑本病。取材进行真菌镜检、培养和组织病理检查可确诊。

皮下组织型暗色丝孢霉病的病灶可与着色芽生菌病、孢子丝菌病、芽生菌病、球孢子菌病和副球孢子菌病以及皮肤利什曼病的小的初发病灶混淆，但孢子丝菌病可出现淋巴系统播散，其他几种疾病均可出现疣状皮损，因此，鉴别不难。

对于免疫力正常的患者，暗色丝孢霉性鼻窦炎的临床表现与曲霉感染难以鉴别。在免疫抑制患者，曲霉性鼻窦炎是一种暴发性且常为致死性的疾病，这一点与暗色丝孢霉病不同；而在白血病或 AIDS 患者的鼻中隔部位，两种致病微生物均引起黑色坏死性损害。脑部暗色丝孢霉病的表现与未经治疗的细菌性脑脓肿类似，但前者起病更为隐匿。部分患者需排除隐球菌病、球孢子菌病或孢子丝菌病。

【治疗】

皮下组织暗色丝孢霉病需要手术切除，因为皮下组织的切开引流疗效很差；两性霉素 B 可治愈或改善不宜切除的患者，但以后常有复发；对皮肤暗色丝孢霉病可用外科手术清创皮肤损害，同时合并使用两性霉素 B，此为最有效的治疗方法，局部抗真菌药物无效。

鼻窦感染应进行手术完全切除病灶，而合并使用两性霉素 B 是阻止暗色丝孢霉性鼻窦炎进展的重要措施，但即使如此，复发者仍不少见，此时应进一步实施手术治疗。口服伊曲康唑 100～400mg/d 有效，但最适剂量与疗程仍需摸索，坏死性鼻中隔病灶可尝试外科切除的方法治愈。脑暗色丝孢霉病需手术和药物联合治疗，因两性霉素 B 单用无效，外科切除孤立性病灶可获长期治愈，然而未能完全切除的病灶常为致命性的，多发性病灶的患者预后不良。

六、透明丝孢霉病

透明丝孢霉病（hyalohyphomycosis）是指由曲霉以外的无色（透明）真菌引起的皮肤、皮下和深部组织感染，特征性表现是在组织中形成有隔菌丝相，但细胞壁中基本无色素（透明）。Ajello 分别于 1974 年和 1982 年提出暗色丝孢霉病和透明丝孢霉病 2 个概念，其目的一方面是避免新的致病菌不断出现时随之不断增加的新疾病名称引起的混乱，另一方面也能够对新增加的内容进行及时更新。

【流行病学】

透明丝状真菌广泛分布于土壤、植物和空气中，其中镰刀菌、多育赛多孢子菌、拟青霉和木霉均可引起气源性污染。而医院的水源可被镰刀菌污染，并可形成空气传播，从而使患者尤其在淋浴后暴露于污染环境而致病。拟青霉常可耐受多种消毒制剂，其引发的医源性感染更为常见。

在过去 20 年里，透明丝状真菌引起的侵袭性真菌感染的比例显著上升，其发病率的增高与免疫缺陷高危人群的比例增加密切相关。

【真菌学】

透明丝孢霉病的致病菌包括 27 个属中的近 70 个菌种，常见菌属包括镰刀菌属（*Fusarium* spp.）、赛多孢子菌属（*Scedosporium* spp.）、拟青霉属（*Paecilomyces* spp.）、木霉属（*Trichoderma* spp.）、枝顶孢霉属（*Acremonium* spp.）、帚霉属（*Scopulariopsis* spp.）、青霉属（*Penicillium* spp.）等。其他少见菌属包括隐囊菌属（*Aphanoascus* spp.）、白僵菌属（*Beauveria* spp.）、鬼伞属（*Coprinus* spp.）、柱孢属（*Cylindrocarpon* spp.）、地丝菌属（*Geotrichum* spp.）、油瓶霉属（*Lecythophora* spp.）、多齿菌属（*Myriodontium* spp.）、单孢瓶霉属（*Phialemonium* spp.）、裂褶菌属（*Schizophyllum* spp.）、柱霉属（*Scytalidium* spp.）、轮枝孢属（*Verticillium* spp.）和周刺座霉属（*Volutella* spp.）等。此类透明真菌在自然界中广泛存在，在不含放线菌酮的多种培养基中生长旺盛，可产生大、小分生孢子。其孢子形态及产孢方式是进行菌种鉴定的主要依据。

在免疫正常的个体中，该病通常由局部外伤孢子种植侵入、人工装置，如心脏瓣膜、人工晶体植入或应用腹膜透析、中心静脉导管引起。而免疫缺陷宿主中其入侵途径则与曲霉相似，孢子的吸入可引起鼻和肺部的感染，最终引起包括皮肤、脑、心等多个器官受累的播散性感染。皮肤完整性的破坏也是播散性感染相对常见的侵入途径，如皮肤局部外伤、血管内导管置入、透明霉菌所致的甲真菌病合并蜂窝织炎等。

在镰刀菌、拟青霉、枝顶孢霉的感染中，组织内常可见到小的卵圆形单细胞结构，这种单细胞体的产生使感染易于出现血行播散，引起真菌血症。镰刀菌和枝顶孢霉与曲霉一样，易侵入血管引起血栓形成，造成组织梗死和坏死。

一项研究发现宿主对波氏假性阿利什菌孢子的防御主要依赖于单核细胞和巨噬细胞，而对菌丝的防御则主要依赖于中性粒细胞，尖端赛多孢子菌不同菌株对髓过氧化物酶产物敏感性不同可能导致其菌株致病性的差异。

【临床表现】

主要包括皮肤黏膜感染、异物相关性感染和播散性感染。

1. 皮肤黏膜感染　常累及角膜、皮肤和甲。眼外伤引起植物或土壤内孢子的种植是透明真菌性角膜炎最主要的诱因，如不及时治疗，常在发病2～22周后发展为内眼炎。镰刀菌、帚霉可能通过土壤污染或外伤侵袭趾甲引发真菌性甲真菌病，最常见的临床表现包括伴或不伴有甲沟炎的近端甲下型甲真菌病和白色浅表型甲真菌病，常成为免疫缺陷宿主播散性感染的侵袭入口。皮肤损害表现多样，包括肉芽肿、溃疡、结节、坏死、脂膜炎和擦烂等。赛多孢子菌病是深部外伤所致足菌肿的最常见致病菌，可引起肌肉、肌腱和骨的破坏，形成引流窦道排出特征性的由病原体的微菌落和炎性产物混合而成的白色颗粒。

2. 异物相关性感染　包括佩戴角膜镜所致角膜炎、继发于连续性腹膜透析的腹膜炎以及导管相关性菌血症等。镰刀菌、拟青霉和枝顶孢霉可污染角膜镜及相关物品，侵入软性角膜镜基质中生长繁殖，最终致病。人工晶体植入引起的真菌性内眼炎和人工瓣膜置入引起的真菌性心内膜炎常由拟青霉属污染人工装置所致，预后很差，常为致死性感染。继发于连续性腹膜透析的真菌性腹膜炎临床表现缺少特异性，可伴有发热、腹痛和腹膜导管的引流减少。极少数时镰刀菌和拟青霉可阻塞或入侵中心静脉导管引发真菌血症。

3. 播散性感染　最常见于器官血液移植、恶性血液病等粒细胞减少和免疫抑制治疗的病人，偶可见于重度烧伤患者。通常表现为对抗生素和抗真菌药治疗无效的持续性发热，其他表现包括鼻窦炎和（或）鼻脑部感染、皮肤损伤部位的蜂窝织炎、内眼炎、多形态的皮肤损害、肺炎、肌炎和中枢神经系统症状等。病情进展迅速，平均5d即可发展为真菌血症。肺部受累的病人可出现胸膜炎性胸痛、发热、咳嗽、咯血和呼吸困难等症状，与肺部曲霉病不易区分。赛多孢子菌和木霉引起的感染易累及中枢神经系统引起局灶性的神经功能损伤，表现为局部麻痹或癫痫发作。

【诊断与鉴别诊断】

透明丝孢霉病的诊断有赖于临床可疑的症状体征、血及受累组织中病原体的分离培养、组织病理活检、肺及鼻窦的放射线检查以及其他探索中的免疫组化和分子生物学技术。当患者本已存在严重的免疫抑制，突然出现广谱抗生素和抗真菌药治疗无效的持续性发热，或伴有真菌性菌血症、趾（指）蜂窝织炎及多发性皮肤或皮下损害时应高度怀疑播散性透明丝孢霉病的可能。肺部受累时，放射线检查可见非特异性肺部浸润，单发和多发结节性及空洞性损害或者胸腔积液。播散性感染临床缺少特征性，组织病理易被误认为曲霉病。临床标本中分离培养出病原体是该病的确诊依据，但有菌部位标本的结果解释需慎重。由于引起透明丝孢霉病的致病菌对抗真菌药物的敏感性差别较大，因此，将致病菌鉴定至种对于指导治疗具有重要意义，但通常需在真菌标准实验室完成。

【治疗】

透明丝孢霉病的治疗包括局限性感染的手术切除、系统抗真菌药物及免疫缺陷宿主的免疫功能重建的联合应用。

局限性透明丝孢霉病的早期治疗对于阻止感染的进展和播散至关重要，治疗方法包括手术清除及可能需要的系统抗真菌治疗。异物相关性感染的治疗包括早期去除角膜镜、导管等污染物和系统抗真菌治疗。

透明丝孢霉病不同致病菌对于抗真菌药物的敏感性不尽相同，因此，治疗方案选择也存在较大差异。镰刀菌是最常见的对于多种抗真菌药物耐药的真菌之一，目前最佳治疗方案尚不明确，推荐选择两性霉素 B 脂质体或者伏立康唑作为最初的治疗。赛多孢子菌属不同菌种对药物的反应差别较大。大剂量两性霉素 B 和伏立康唑等二代三唑类药物对尖端赛多孢子菌可能有效，多育赛多孢子菌对目前已知的所有抗真菌药物耐药，手术切除是仅有的疗效确切的方法。拟青霉属中，宛氏拟青霉对两性霉素 B 敏感，而淡紫拟青霉对两性霉素 B 和氟胞嘧啶通常耐药，伏立康唑对该菌有杀真菌活性，伊曲康唑为抑真菌活性。木霉属通常对氟康唑和氟胞嘧啶耐药，两性霉素 B 及其脂质体可用于木霉属感染的治疗。枝顶孢霉属对两性霉素 B 的安全剂量、伊曲康唑和棘白菌素类耐药，对伏立康唑和普萨康唑中等敏感。大剂量两性霉素 B、二代三唑类药物及感染组织的手术切除可能是治疗枝顶孢霉感染的有效方法。

播散性透明丝孢霉菌病是一种严重的威胁生命的疾病，其预后很大程度上取决于宿主的免疫状态。对于严重的粒细胞减少的病人，机体免疫功能的重建对提高生存率十分必要。故在系统抗真菌治疗同时，应考虑应用粒/粒巨细胞集落刺激因子(G-/GM-CSF)作为辅助治疗。

七、放线菌病和奴卡菌病

放线菌病是指由厌氧致病性放线菌所引起的慢性、进行性、化脓性肉芽肿性损害。该病好发于面颈部、胸部和腹部，可向邻近组织蔓延，损害常常破溃形成多发性窦道，萎缩性瘢痕，脓性分泌物中可排出由放线菌组成的硫黄颗粒。

奴卡菌病是由奴卡菌所致的一种急性或慢性化脓性或肉芽肿性改变。病原菌多因外伤侵入皮肤或经呼吸道吸入感染。

【流行病学】

放线菌广泛生存在各种生态环境中，也存在人体口腔黏膜，作为正常菌群，因此，主要发生内源性感染。放线菌病于全世界散发。本病可见于任何年龄，但以 15～35 岁最多，10 岁以下少见，受者常为易感者。发病与人种关系不大，但性别差异明显，文献报道男女比例为 3∶1，推测原因是女性的口腔卫生条件较好，同时较高雌激素水平影响纤维组织的形成，故不易形成较封闭的无氧小环境。患者多有扁桃体炎、耳疾、口腔卫生条件差、乙醇中毒、免疫力低下、局部创伤、原有细菌感染灶或器官移植等易感因素。女性放置宫内节育器者发生内生殖器放线菌病的机会增多。迄今人与人及动物之间未见接触传染的报道。该病在荷兰的死亡率为 1/10 000，德国为 1/40 000。

奴卡菌广泛存在于自然界的土壤中。系统性奴卡菌病 95%以上是由吸入空气中带菌尘土而感染。感染者多有明显的易感因素，如系统免疫缺陷或外伤等。由呼吸道感染的肺部奴卡菌病约 50% 侵犯中枢神经系统。病原菌从呼吸道进入肺部，再经血行播散至其他部位。皮肤感染系病原菌从皮肤破损处侵入引起。未见人与人及动物之间相互传染的报道。

【病原学】

放线菌(*Actinomyces*)是一类生物的总称，属于原核超界，细菌界，厚壁细菌门，真细菌纲，放线菌亚纲、放线菌目。放线菌种类繁多，一般为革兰染色阳性、非抗酸、无孢子的丝状杆菌，菌丝无隔呈单细胞结构，它们貌似真菌，实为与细菌同类的原核微生物。由于本菌可产生菌丝和孢子。且引起疾病的临床表现与真菌感染相似，加上传统习惯和临床需要，故长期放在真菌病学中描述。

放线菌有需氧性和厌氧性 2 大类。厌氧性放线菌中最常见的是人型，即以色列放线菌(*Actinomyces israrlii*)、牛型放线菌(*Act. bovis*)，还有龋齿放线菌(*Act. odontolyticus*)、包氏放线菌(*Act. baudetii*)、盘叶放线菌(*Act. discofoliatus*)和化脓性放线菌等，但不常见。放线菌病主要由以色列放线菌所引起。

需氧性放线菌主要为奴卡菌(*Nocardia*)和马杜拉放线菌。奴卡菌按照基因排列，分成 2 组：一组是星形奴卡菌（*N. asteroides*）、南非奴卡菌（*N. transvalensis*）、巴西奴卡菌（*N. brasiliensis*）、鼻疽奴卡菌（*N. Farcinica*）等；另一组是假巴西奴卡菌（N. pseudobrasiliensis）、新奴卡菌（*N. nova*）、豚鼠奴卡菌（*N. caviae*）等。大多数病例由星形奴卡菌引起，少数由巴西奴卡菌和豚鼠奴卡菌、鼻疽奴卡菌引起。

放线菌的鉴定主要依赖于培养菌落形态、镜下特征和生化试验。

放线菌在正常人体内寄生，主要存在于口腔、胃肠道、女性生殖道、牙垢、扁桃体隐窝及龋齿、牙周脓肿等病灶处，一般不引起发病。只有当机体抵抗力下降或合并细菌感染，局部缺氧环境有利于放线菌大量生长繁殖，致病性增强，才引起放线菌病。此外，皮肤或内脏黏膜的破损，是使放线菌能深入组织内致病的重要条件。损害中如合并细菌感染，则造成厌氧环境更有利于放线菌生长致病。极少数免疫缺陷者感染致病性较强的菌株时可引起血行播散，甚至出现中枢神经系统放线菌病。病原菌通常是由局部通过窦道向周围蔓延，而并非经淋巴管播散。

奴卡菌病多为外源性。皮肤感染常与外伤有关，肺部及播散性感染多与宿主免疫缺陷有关。致病菌的毒力及宿主免疫状态决定病情走向和临床类型。巴西奴卡菌致病力较强，可引起健康人和动物的暴发流行。鼻疽奴卡菌毒力最高，可侵犯脑、肺部、皮肤，且常对三代头孢和磺按耐药。豚鼠奴卡菌毒力最弱，主要引起局部疾患，如足菌肿。有学者认为巴西奴卡菌、鼻疽奴卡菌可能为原发致病菌，星形奴卡菌、豚鼠奴卡菌可能为条件致病菌。

【临床表现】

1. *放线菌病*　可发生于人体任何部位，但最常侵犯颌颈部、胸、腹部。亦可引起脑部感染或单独侵犯皮肤、皮下组织。临床分为面颈型放线菌病、胸部型放线菌病、腹部型放线菌病、脑型放线菌病、其他组织的放线菌病等。

(1)面颈部放线菌病：最常见。好发于面颈交界部、下颌角及颜面。开始为局部肿胀或硬结，疼痛或无疼痛，损害逐渐增大形成木板样硬度的斑块，与皮肤粘连，表面暗红，进而硬块软化，形成脓肿和瘘管，排出浆液性有臭味脓液或血性胶样液体，其中可见直径 1～2mm 大小，坚硬，分叶状的硫黄色颗粒。脓肿周围可形成肉芽肿，陈旧损害可结疤，并继续形成新的脓肿、破溃及窦道，累及较大面积并继发其他细菌感染。

(2)原发性皮肤放线菌感染：多因皮肤外伤或原有皮肤炎症病灶，病菌进入而引起。开始为局限性皮下结节，以后与皮肤粘连，软化破溃，形成瘘管，从瘘管流出的脓液中可见硫黄颗粒。损害缓慢向周围和深部组织扩展，形成肉芽肿、结节和多个瘘管，老的损害纤维化、瘢痕形成，呈硬板状。除继发细菌感染外，一般无全身症状。

2. *奴卡菌病*　包括肺奴卡菌病、皮肤原发性奴卡菌病、脑奴卡菌病、播散性奴卡菌病等。

(1) 原发性皮肤感染：较少见，病人多有外伤史和接触土壤史。损害可类似于蜂窝织炎、脓疱疮和脓皮病，并可形成皮肤淋巴管型，类似孢子丝菌病。一般健康人可自愈，少数病人可发生多发性皮下脓肿，并可引起血行播散。少数原发皮肤感染可进一步发展至皮下组织，引起足菌肿。

(2)奴卡菌足菌肿：表现为无明显自觉症状的慢性局限性皮肤肿胀，累及皮下组织、筋膜、骨骼，有窦道形成，窦道脓液中常见白色或黄色的颗粒，可造成组织破坏、畸形。可发生于身体任何部位，但以暴露和易受外伤的手、足部多见。损害主要自局部向周围缓慢扩展，少数可经血行扩散引起内脏感染。多见于农村耕种方式落后、污染机会较多的人群。

【病原学检查】

1. *放线菌病*　可从瘘管引流液或刮取的坏死组织中查找到黄白色颗粒。颗粒用 KOH 或生理盐水制片，低倍镜下呈圆形或弯盘形，周边放射状排列透明的棒状体。Gram 染色油镜下可见 G^+ 纤细缠绕的菌丝体和圆形、杆状菌体。抗酸染色阴性。

2. *奴卡菌病*　由于奴卡菌在自然界广泛存在，单分离出本菌并不能完全证明有临床意义，要注意排除实验室污染或呼吸道的寄生。与放线菌病的区别是，该菌引起的内脏损害很少生成硫黄颗粒。

【病理学检查】

1. 放线菌病组织病理特征：广泛炎性浸润；炎性坏死及脓肿；炎性肉芽组织增生；紫红色云雾状放线菌菌落团；革兰染色有放线菌。

2. 奴卡菌病组织切片检查，HE 染色奴卡菌不易着色，Gram 染色可见纤细分支的丝状和连杆样菌体。改良的抗酸染色虽可使菌着色，但应与结核杆菌区别。乌洛托品银染色阳性，PAS 染色菌则不着色。

【诊断与鉴别诊断】

1. 放线菌病　临床上表现为面颈部硬性肿块不能确定为肿瘤者、持续肺部慢性感染或肺脓疡、胸腔积液疗效不佳者，腹部硬性包块或术后切口形成瘘管者，均应考虑放线菌病。应仔细反复地从引流物中查找硫黄颗粒，并通过组织病理确诊。

该病应注意与结核病、奴卡菌病、深部真菌病、细菌性或阿米巴肝脓疡、恶性肿瘤、阑尾炎、细菌性骨髓炎等鉴别。

2. 奴卡菌病　当有肺、脑或其他内脏及皮肤炎症性损害而原因不明时，应考虑本病，确诊主要靠实验室检查，找到病原体。

皮肤奴卡菌病应与皮肤结核、孢子丝菌病、放线菌足菌肿等鉴别。奴卡菌足菌肿应注意与着色芽生菌病、暗色丝孢霉病、皮肤结核以及其他疾病进行鉴别。

【治疗】

1. 放线菌病　强调早期治疗、合理用药、疗程足。

(1)药物治疗：首选青霉素。200 万～2 400 万 U/d 静脉滴注，连用 2～6 周或更长，后改为青霉素或阿莫西林口服半年至 1 年，近年主张个性化治疗。磺胺类可加强青霉素疗效，常用复方新诺明口服 1～2g/d。青霉素过敏者可选用红霉素、四环素、利福平、克林霉素或头孢类抗生素，但剂量宜大，疗程稍长。

(2)手术切除：病灶局限者可手术切除，尽量清除病灶并配合药物治疗，不能切除者应切开引流，使其充分透气，改变厌氧环境，不利放线菌生长。

(3)其他：对颈面部浅在的病灶，在药物治疗的同时可配合 X 线局部照射，亦可充分开放伤口，用过氧化氢溶液冲洗，以 2%普鲁卡因稀释青霉素于病灶周围浸润及窦道内灌注。

2. 奴卡菌病　早期合理治疗可免予播散的发生。首选磺胺类，磺胺达嗪对本病有特效，6～10g/d，亦可选择磺胺嘧啶钠 4～6g/d、复方新诺明 2g/d，首剂加倍。用药应持续到皮损消退，常需数月至半年以上。对磺胺药过敏者可改用四环素、红霉素、米诺环素、多西环素(强力霉素)、阿米卡星、亚胺培南/西司他丁。通常奴卡菌对氨苄西林、头孢噻肟、妥布霉素耐药。

免疫力低下者应配合支持疗法和免疫增强药。有脓肿形成者应及时切开引流或局部清创处理。

八、足　菌　肿

足菌肿(mycetoma)又称“马杜拉足”(Madura foot)，是一种由真菌(霉菌和皮肤癣菌)、放线菌及细菌引起的皮肤、皮下组织和骨骼的一种慢性限局性的感染。通常累及手足，其特征性表现是在被感染组织中产生颗粒并通过窦道排出。

【流行病学】

足菌肿最常见于非洲、中美洲和南美洲的一些干旱的热带、亚热带地区。我国也有本病的发生，迄今已报道 10 余例。足菌肿可累及各个年龄组，而最常见的是 20～50 岁。大多数患者从事户外工作，接触土壤，并有轻微的穿刺损伤史。未见人与人、动物与人之间的互相传染。

致病菌通过伤口植入皮肤或皮下组织造成感染。在某些病例中，病原菌是通过棘刺或木质裂片进入；而在其他病例中，伤口被含有致病菌的土壤污染而引起感染。致病菌侵入皮肤后，引起中性粒细胞趋化，形成微脓疡，同时引起机体的免疫反应，产生特异性抗体，后者可用于对疾病的诊断。

【病原学】

致病真菌中，最常见为足菌肿马杜拉菌(*Madurella mycetomatis*)，其次还包括尖端赛多孢子菌(*Scedosporium apiospermium*)为波氏假霉样真菌(*Pseudallescheria boydii*)的无性期，塞内加尔钓端球菌(*Leptosphaeria senegalensis*)，灰马杜拉菌(*Madurella grisea*)等。致病细菌包括奴卡菌属、放线菌属、链丝菌属等。奴卡菌中常见包括星形奴卡菌、巴西奴卡菌、豚鼠奴卡菌、鼻疽奴卡菌等。

【临床表现】

足菌肿最常见于足部(占病例的 70%以上)，特别是习惯赤足行走的人，其次是手部(大约占 10%)以及在工作和坐卧时与土壤或腐生物相接触的身体其他部位。另外一些易受感染的部位包括背部、颈部和枕后。

最初的皮损出现在外伤的几个月之后，表现为一个小的坚实的无痛性皮下结节，其在皮下可以活动，也可与皮肤相粘连。真菌性足菌肿一般较放线菌性足菌肿进展慢、破坏性小，而且病变趋于局限性，随着病情发展到晚期，病变肿胀而且对相邻的解剖结构造成不太明显的破坏。在放线菌性足菌肿，其皮损边界不清，并有与周围组织相融合的趋势。进展常较迅速，累及骨骼早且较广泛。足菌肿的皮损表现为色素减退或色素沉着性的皮肤肿胀，进而病变发展形成单个或多个窦道，向皮肤表面排出含有特异性颗粒的脓液。随着旧的窦道的愈合，新的窦道又出现。到了一定时期，感染向邻近组织扩散，并累及骨骼。

【病原学检查】

1. 颗粒的采集和分析　用注射器对柔软而尚未溃烂的结节进行穿刺来获得颗粒。如果失败，也可以用解剖针或通过吸取窦道中流出的分泌物来得到颗粒。若病变不流脓，收集 20～30 个颗粒，用 70%的乙醇洗涤，然后用生理盐水冲洗，进行培养。肉眼观察这些颗粒可提供病原学方面的线索。黑色颗粒提示真菌感染；小的白色颗粒常表明奴卡菌感染；针头大小的白色颗粒既可以来自真菌，也可以来自放线菌。小的红色颗粒对白乐杰放线马杜拉菌具有特征性，而黄白色的颗粒可源于放线菌或真菌。

2. 镜检　显微镜直接检查可以对足菌肿进行确诊，同时还可以区分病原菌是真菌还是放线菌。放线菌的颗粒有非常细的菌丝（直径$<1\mu m$），而真菌的颗粒含有短菌丝（直径在 $2\sim4\mu m$），有时具有色素。直接镜检观察经氢氧化钾处理过的压碎颗粒可以见到这些菌丝，而在染色后的组织切片中更容易观察到。

3. 培养　将若干颗粒（用分泌物或组织块）接种到琼脂平板上，在 25～30℃和 37℃进行孵育。最常用的培养基是葡萄糖蛋白胨琼脂，不加氯霉素而加放线菌酮（cycloheximide）以分离放线菌，加氯霉素而不加放线菌酮以分离真菌。分离放线菌的选择性培养基中还包括脑-心浸汁或血琼脂。

【诊断与鉴别诊断】

大多数情况下，有足部典型损害表现时，诊断足菌肿没有问题，如果身体的其他部位受累，特别是检查见不到颗粒排出时，可能难以诊断。

鉴别诊断：足菌肿的特征性表现是窦道中存在着含有放线菌或真菌菌丝的颗粒。据此可与着色芽生菌病、暗色丝孢霉病、皮肤结核以及其他疾病相鉴别。

【治疗】

首先应区分是真菌性足菌肿还是放线菌性足菌肿，因为它们的治疗完全不一样，而且用于治疗其中一种病的药物对于另外一种病通常是无效的。放线菌性足菌肿可用多种抗生素联合治疗，如硫酸链霉素联合复方新诺明或氨苯砜或利福平，治愈率较高，其平均疗程约为 9 个月。治疗应持续进行直到疼痛和肿胀消失，分泌物和颗粒排出停止以及窦道闭合。真菌性足菌肿应以抗真菌治疗为主，如出现骨损害或严重组织破坏时，可考虑外科清创，但应与内用药结合。因为真菌性足菌肿的感染较局限，扩散慢，手术切除效果很好，特别是病变较小并且没有骨骼受累者。然而，如果不除掉所有的感染灶，复发是不可避免的。外科治疗为足菌肿的康复提供了很好的机会。如果已经累及骨骼，施行截肢术是根治的唯一希望。足菌肿常扩展至邻近的组织，但极少扩散至局部淋巴结和深部器官。反复手术对这两种足菌肿似乎都是一个加速恶化的因素。在初发的足菌肿病变中，细菌的双重感染很普遍，这是局部淋巴结增大的常见原因，而且对患者的全身情况产生损害。

（刘维达）

第 11 章

寄生虫及昆虫性皮肤病

引起人类皮肤病的寄生虫及昆虫有很多种，最常见的寄生虫为血吸虫、钩虫等蠕虫、利什曼原虫；昆虫有螨、蚊、蠓、臭虫、蚤、蜂、隐翅虫等节肢动物；水母、海葵等水生生物。寄生虫及昆虫性皮肤病的发病机制主要有：①口器叮咬或尾钩造成的机械性损伤；②虫体表面的刺毛、鳞片、分泌物、排泄物及毒液刺激皮肤引起的局部或全身表现；③昆虫的毒液或唾液内所含的多种抗原引起的Ⅰ型变态反应；④昆虫的口器留在组织内或寄生虫钻入皮肤后作为异物引起的肉芽肿性反应。

第一节　寄生虫感染性皮肤病

一、血吸虫病

血吸虫病(Schistosomiasis)是血吸虫寄生在人或哺乳动物的门静脉和肠系膜静脉内引起的寄生虫病。

寄生于人体的血吸虫有 6 种，即曼氏血吸虫(Schistosoma mansoni Sambon，1907)、日本血吸虫(S. japoniccum Katsurada，1904)、埃及血吸虫(S. haematobium Bilharz，1852)、间插血吸虫(S. intercalatum Fisher，1939)、湄公血吸虫(S. mekongi Voge et al.，1978)及马来血吸虫(S. malayensis Greer et al.，1988)。其中以前 3 者引起的疾病流行最广、危害最大。在我国造成流行的仅为日本血吸虫。

在血吸虫感染过程中，尾蚴、童虫、成虫和虫卵均可对宿主造成损害。尾蚴钻入宿主皮肤可引起尾蚴性皮炎；童虫在宿主体内移行可造成所经器官的机械性损伤，出现血管炎、毛细血管栓塞、破裂、局部细胞浸润和点状出血等损害；成虫寄生在血管中，因吸盘吸附血管可造成血管内膜炎，其代谢产物在宿主体内形成免疫复合物引起Ⅲ型变态反应；虫卵在组织内沉积可引起Ⅳ型变态反应，虫卵的沉积不断损害肝、肠，晚期可引起肝纤维化门脉高压综合征；血吸虫的童虫、成虫和卵还可能在门脉以外寄生，常见于肺和脑，其次为皮肤、甲状腺、心包、肾和生殖器等部位。引起皮肤损害主要表现为皮炎称尾蚴皮炎，另外可引起皮肤、肛周的肉芽肿。

粪或尿检查发现虫卵或皮肤及直肠活检找到虫卵可确诊；皮肤试验及补体结合试验可有助于诊断。

对内脏型血吸虫病常用吡喹酮，中药青蒿素及其衍生物对血吸虫的童虫杀灭效果好。尾蚴皮炎的治疗见尾蚴皮炎一节，肉芽肿可局部切除。

血吸虫尾蚴皮炎

尾蚴皮炎(cercarial dermatitis)是指由血吸虫尾蚴侵入人体皮肤引起以瘙痒性丘疹为主要特征的急性炎症性皮肤病，包括人血吸虫尾蚴皮炎(Schistosoma Cercarial Dermatitis)和动物血吸虫尾蚴皮炎两大类。

【病因与发病机制】

人血吸虫在我国仅有日本血吸虫，主要流行于长江流域及以南地区。动物血吸虫在我国主要是寄生于禽类的毛毕属血吸虫和寄生于家畜的土耳其斯坦东毕血吸虫。血吸虫的中间宿主是钉螺，虫卵随人或动物粪便排出，落入水中孵出毛蚴，毛蚴钻入钉螺后发育成尾蚴。尾蚴离开螺体，浮游于水的表层，人接触了疫水，尾蚴便钻入皮肤，引起局部炎症反应。人血吸虫尾蚴在皮肤内发育成童虫，随血流或淋巴液到达肠系膜静脉、门静脉继续发育为成虫，引起血吸虫病，动物尾蚴则在人体皮肤内死亡。

【临床表现】

皮损好发于接触疫水的部位(如小腿、手及前臂),少数可泛发。尾蚴钻入皮肤5～10min后局部皮肤即出现水肿性红斑,继而出现针尖大小丘疹、丘疱疹。瘙痒剧烈,夜间尤甚,可因搔抓而出现血痂或继发脓疱。1～2周后逐渐消退。对尾蚴侵入的反应程度因人而异,有些人不敏感,症状轻微。再次感染者病情较初发者为重。在血吸虫病流行地区还可见到会阴部瘘管和外生殖器部位血吸虫性肉芽肿。此外,常在躯干部位见到因虫卵沉积到皮肤而形成的绿豆粒大椭圆形丘疹,表面干燥脱屑,色素加深,触之坚硬,无自觉症状。

【诊断与鉴别诊断】

根据在流行区下水后出现皮损,结合典型临床表现,一般不难诊断。本病需与虫咬皮炎、痒疹等进行鉴别。

【预防与治疗】

治疗血吸虫病患者,以消灭传染源;消灭钉螺和尾蚴,以切断传播途径;加强个人防护,在流行区下水前可外涂15%邻苯二甲酸丁酯乳剂,防止尾蚴钻入皮肤,15%～20%松香乙醇或30%松香软膏亦具有较好的防护作用。

外用药物治疗以消炎、止痒、防止继发感染为原则,可用炉甘石洗剂、1%薄荷或5%樟脑乙醇等;病情重者可酌情内服抗组胺药或糖皮质激素。

二、绦虫感染

我国寄生于人体的绦虫有4大类:带绦虫、膜壳绦虫、棘球绦虫和裂头绦虫。绦虫感染(Tapeworm infections)以带绦虫感染较常见,分为链状带绦虫(猪绦虫)和肥胖带绦虫(牛绦虫)两种,前者以成虫或幼虫寄生于人体,后者以成虫寄生于人体。膜壳绦虫以成虫寄生于人体,棘球绦虫和裂头绦虫均以幼虫寄生于人体。

本章节重点介绍猪绦虫、棘球绦虫和裂头绦虫感染引起的皮肤疾病。

(一)皮肤猪囊虫病

皮肤猪囊虫病(cysticercosis cutis)是由猪绦虫的幼虫(囊尾蚴)寄生于人体皮下组织引起的皮下结节。

【病因与发病机制】

猪绦虫的成虫有钩绦虫和链状带绦虫两种,寄生于人的小肠,人是猪绦虫的唯一终末宿主。虫体妊娠片段和虫卵随粪便排出体外,污染猪饲料或蔬菜、水源。猪吞食虫卵污染的饲料后,作为中间宿主,虫卵在其消化道内发育成六钩蚴,穿过肠壁进入血液到达全身,多半到达肌肉发育成囊尾蚴。人若食用了未熟的含有囊尾蚴的猪肉,可感染肠绦虫病。如人误食虫卵污染的食物、水源或肠绦虫病患者肠内的虫体节片因呕吐等进入胃内,虫卵经胃进入十二指肠,在这里孵化出六钩蚴并穿入肠系膜小静脉及淋巴管,随血流和淋巴液到达全身各部位并形成囊尾蚴。在肌肉或皮下组织中形成囊尾蚴时,称为皮肤或肌肉猪囊虫病。

【临床表现】

本病好发于青壮年,男性多见。典型皮损为黄豆至核桃大小的无痛性皮下结节,呈圆形或卵圆形,表面皮肤颜色正常。触之较韧而有弹性,与皮肤不粘连,有一定活动度。皮损主要分布于躯干、四肢,常数个至数百个不对称分布。皮下结节常成批出现并逐年增多,病程缓慢,一般无自觉症状。经过多年后(3～5年或更长)囊尾蚴可自然死亡,结节发生硬化或破溃。当囊尾蚴发生于脑、肝、心、肾时可出现相应的症状,如脑囊虫病可出现急性脑炎、脑膜脑炎、癫痫等。

【组织病理】

结节位于皮下组织与肌肉组织之间,系结缔组织增生形成的纤维包膜囊肿,囊内有澄清的液体和虫体,虫体的头节陷入囊内,在囊壁上看似一个小白点。头节椭圆形,有4个吸盘,顶突上有一圈小钩。通常在切片中仅可看到虫体的部分结构,连续切片可找到头节。

【诊断与鉴别诊断】

根据患者常食未煮熟的猪肉及未洗净的生蔬菜、典型临床表现可考虑本病,皮损活检找到猪囊虫的虫体或头节可确诊。

本病需与脂肪瘤、神经纤维瘤病、多发性脂囊瘤等进行鉴别。

【预防与治疗】

加强食品卫生管理,养成良好的饮食卫生习惯,不吃未煮熟的猪肉;加强猪肉卫生检疫,禁止出售病猪肉;对肠道猪绦虫患者及时给予驱虫治疗,以消灭传染源。

1. *局部治疗* 皮损数目少或产生压迫症状者可行手术切除;用无水乙醇、1∶1 000升汞溶液或盐酸吐根碱0.5～1.0ml作囊肿内注射可杀虫。

2. *全身治疗* 囊肿数目多、累及广泛者,口服阿苯达唑 15～20mg/(kg·d)，10d 为 1 个疗程，连用 2～3 个疗程；或吡喹酮 20mg/(kg·d)，分 3 次口服，9d 为 1 个疗程，2～3 个月后重复治疗，一般连用 3 个疗程；阿苯达唑 500mg，口服每日 2 次，10d 为 1 个疗程，一般 3 个疗程，每疗程间隔 2 周。

(二)棘球蚴病

棘球蚴病(echinococcosis)又称包虫病，是人感染细粒棘球绦虫及多房棘球绦虫的幼虫(包虫囊)所致的慢性寄生虫病。本病是一种动物源性疾病，狗、狼等哺乳动物为终宿主，主要流行于牧区。

【病因与发病机制】

棘球绦虫寄生在狗、狼等食肉动物的小肠上端，虫卵或孕节随粪便排出体外。人若食入了被虫卵或孕节污染的水或食物后，其在肠内孵化出六钩蚴，穿过胃或十二指肠壁随血液或淋巴液进入门脉系统，然后达全身各个器官，经 3～5 个月发育成棘球蚴，棘球蚴内有大量的原头蚴。

【临床表现】

本病发展缓慢，多在儿童时期感染，至成年时期才出现症状。本病对人体的危害主要以机械性损伤为主，包虫囊的压迫可引起组织、细胞萎缩、坏死。其临床的严重程度取决于棘球蚴的体积、数量、寄生的部位和时间，若寄生于脑、肾、心等重要器官则可导致严重后果。如侵犯皮肤和肌肉，可在皮下形成蚕豆至鸡蛋大的圆形结节，表面皮肤正常，结节柔软有波动感，无压痛。若棘球蚴破裂，内含物外溢至组织或渗入血液中，可出现发热、瘙痒、红斑、荨麻疹等症状，外周血中嗜酸性粒细胞增多，严重者可发生过敏性休克。

【组织病理】

包虫囊由上皮样组织形成的囊壁包绕，囊壁为两层：外层厚，为透明的角质层；内层薄，为表皮的基底细胞层和棘细胞层。囊内有淡黄色的液体，含有多个小囊和幼虫的头节，囊壁外有淋巴细胞、中性粒细胞和嗜酸性粒细胞浸润。

【诊断与鉴别诊断】

根据在流行区与狗有密切接触结合临床表现应考虑本病的可能，X 线、B 超、包虫囊液皮试、血清补体结合试验等检查可协助诊断，组织病理中或从痰、尿、腹水或胸腔积液中查到棘球蚴或其碎片则可确诊。

该病应与猪囊虫病、脂肪瘤、多发性脂囊瘤等相鉴别。

【预防与治疗】

对牧犬要定期进行药物驱虫以切断传染源，同时加强卫生宣传，勿食不洁的食物和生水。

治疗可口服阿苯达唑或吡喹酮。若内脏器官中的包虫囊太大以及皮肤、肌肉的棘球蚴病可手术切除，但术中切勿弄破囊壁，术前也禁忌穿刺，以防囊液外溢引起变态反应。

(三)裂头蚴病

裂头蚴病(sparganosis)是由曼氏迭宫绦虫(spirometra mansoni)的幼虫(裂头蚴)寄生在人体所引起的慢性寄生虫病。裂头蚴病在全球广泛分布，我国已有不少病例报道。

【病因与发病机制】

曼氏迭宫绦虫寄生于猫、狗、虎、豹等动物小肠，虫卵随粪便排出，在水中孵化成钩毛蚴，被第一中间宿主——水蚤吞食后变为原尾蚴。蝌蚪吞食了带有原尾蚴的水蚤后成为其第二中间宿主，发育成裂头蚴，当蝌蚪发育成青蛙时，裂头蚴便寄生于青蛙的肌肉内。当青蛙被蛇、鸟类捕食，蛇或鸟便成为其转续宿主。带有裂头蚴的动物被猫、狗等捕食后，裂头蚴便在此终宿主体内发育为成虫。人若食入或接触了上述动物就有可能成为第二中间宿主、转宿主或终宿主。

人感染裂头蚴有 3 种方式。①用带有裂头蚴的生蛙肉或蛙皮敷贴伤口，裂头蚴直接侵入皮肤和黏膜。②吃了含有裂头蚴而未煮熟的蝌蚪、蛙肉、蛇肉、鸟肉等，幼虫通过肠壁经血管或淋巴管移至其他部位。③饮用了被原尾蚴污染的生水。

【临床表现】

裂头蚴可寄生在人体除骨以外的任何部位，临床表现和严重程度因寄生部位的不同而异。最常见为眼裂头蚴病，表现眼睑红肿，结膜充血，伴有痒、痛感，可发生角膜炎、角膜溃疡、虹膜睫状体炎、眼球突出、玻璃体浑浊甚至失明。裂头蚴寄生在口腔颌面部位时出现局部红肿，瘙痒，有虫爬感。可触及皮下黏膜硬结，有时可见虫体逸出。

皮肤裂头蚴病表现为皮下结节或肿块，黄豆至核桃大小，圆形、椭圆形、条索状或不规则形，隆起于皮面，结节有弹性。皮损数目一般 1～2 个，常见于躯干、四肢、外阴等处，具有移行特点。局部痒感或无自觉症状，如有炎症可出现局部水肿、风团、疼痛和压痛。有的损害可自行消失，但隔一段时间后又可复发。

【组织病理】

裂头蚴侵害部位形成嗜酸性肉芽肿性包囊，有囊腔,囊内数条裂头蚴蟠生,并有类似豆腐渣样渗出物及夏科-莱登晶体。囊壁为纤维结缔组织,周围有淋巴细胞和嗜酸性粒细胞浸润。

【诊断与鉴别诊断】

流行区内有生吃蝌蚪、蛙、蛇肉及饮生水的生活史及相应的临床症状,则考虑本病。如取结节活检找到虫体即可确诊。

【预防与治疗】

加强卫生宣传教育,在流行区不生吃蝌蚪、蛙、蛇肉,不饮生水,不用蛙肉敷伤口。

皮下结节可手术切除。亦可采用 40%乙醇 2ml 加利多卡因 2~4ml 向囊内注射,5~10d 1 次,一般 2~3 次即可杀死裂头蚴,虫体死后可逐渐被吸收。

三、蛲 虫 病

蛲虫是蠕形住肠线虫的简称,蛲虫病(Enterobiasis)亦称肠线虫病,全球分布,一般感染率城市高于农村,儿童高于成人。

【病因与发病机制】

人是蛲虫病的唯一传染源。成虫长为 5~15mm,白色线状,寄生于人体回肠下端、盲肠及阑尾、结肠和直肠,雌雄交配后,雄虫很快死亡随粪便排出,雌虫在宿主睡眠时自肛门爬出,在肛门口产卵。雌虫产卵后大多死去,少数可再爬回肛门或进入阴道、尿道引起异位损害。雌虫在肛门口产卵时可引起肛门瘙痒,常因搔抓使手指粘有虫卵,后随食物进入消化道,虫卵在十二指肠内发育成幼虫,经小肠下行,在大肠发育为成虫。虫卵若在肛门口孵化,幼虫可经肛门逆行入大肠发育为成虫,称之为逆行感染。

【临床表现】

雌虫在肛门口产卵,虫体移行的机械性刺激和排卵时排出的分泌物刺激,引起肛门、会阴部瘙痒及虫爬感,由于反复搔抓可引起肛门周围皮肤剥脱、血痂,有时潮红,渗出糜烂或继发感染,久之则皮肤肥厚、色素沉着形成慢性湿疹样变。也有引起局部荨麻疹样的皮损的报道。患者可伴有消化道不适及烦躁不安、失眠、夜惊或遗尿、夜间磨牙等症状。异位损害见于尿道炎、阴道炎、输卵管炎或腹膜炎。

【诊断】

根据病史和临床表现一般不难诊断。如用透明胶纸拭子及棉签拭子于起床后在未解大便前采集虫卵,镜检发现虫卵可确诊。

【预防与治疗】

加强卫生宣传教育,注意个人卫生,儿童不要用手抓肛门及吸吮手指。对儿童集体单位要及时普查。

驱虫常采用阿苯达唑口服每次 100~200mg,隔周 1 次,连续 3 次;或甲苯达唑口服每次 100mg,每天 1 次,连服 2d,治愈率可达 95%以上。婴幼儿可遵医嘱用量稍减。局部可外用蛲虫膏、10%鹤虱膏或雄黄百部膏等杀虫止痒。

四、蛔 虫 病

蛔虫又称似蚓蛔线虫,蛔虫病(Ascariasis)是蛔虫寄生在人小肠内引起的一种寄生虫病,是全世界最常见的一种蠕虫感染,尤其在农村更多见。

【病因与发病机制】

蛔虫寄生在小肠内,受精卵随粪便排出体外,在泥土中发育成感染性蛔虫卵。虫卵随食物被人吞食后,一部分被胃酸杀灭,存活着进入小肠内孵化出幼虫。幼虫钻入肠黏膜静脉,随血循环至肺部,穿过肺部微血管,途经肺泡、支气管、气管而至喉部,然后再次被吞下,到达小肠。在此过程中经过 3 次蜕皮,发育成童虫并继续在小肠内发育为成虫。蛔虫的致病作用主要是幼虫和成虫对人体的机械性损伤、引起变态反应及肠功能障碍。

【临床表现】

幼虫在体内移行时可造成组织机械性损伤,引起相应的临床症状。在生存过程中其代谢产物可引起局部和全身的变态发应,表现为哮喘、荨麻疹、血管性水肿、皮肤瘙痒等症状。蛔虫寄生在肠道内可引起肠黏膜损伤,夺取营养引起宿主营养不良,患儿皮肤常干燥、失去光泽并脱屑,毛发亦可干枯,色变淡,或出现 Bitot 斑及毛囊角化性丘疹。

【诊断】

有呕吐出蛔虫或在粪便中发现蛔虫史并结合临床症状诊断蛔虫病,大便检查找到蛔虫卵可确诊。

【预防与治疗】

加强卫生教育,饭前、便后洗手,注意饮食卫生。管理粪便并进行无害化处理,以减少虫卵污染。定期检查儿童,及时治疗带虫者以消灭传染源。

驱虫常采用阿苯达唑 400mg/d,顿服,1~2d;或甲苯达唑口服 100mg/d,顿服,3~4d。伊维菌素

6mg/d,顿服,与阿苯达唑具有相同的治疗效果。对荨麻疹等过敏反应,需同时给予非特异抗过敏治疗。

五、游走性幼虫病

游走性幼虫病(larva migrans)是指侵入体内的幼虫在移行时所致的疾病。人常常作为中间宿主或异常终宿主。幼虫移行于皮肤及内脏组织引起的病变分别称为皮肤游走性幼虫病及内脏游走性幼虫病。

(一)皮肤游走性幼虫病

皮肤游走性幼虫病(cutaneous larva migrans)又名匐行疹(creeping eruption)是某些线虫的幼虫移行于皮内引起的曲折的线性损害。本病多见于热带、亚热带地区,我国也有报道。

【病因与发病机制】

寄生在狗、猫体内的钩虫的幼虫是本病的主要病原体,其他动物体内的钩蚴、绦虫蚴、丝状蚴及寄生于人体的钩虫和美洲钩虫、肺吸虫也可引起本病。有感染性的蚴虫在土壤或水中发育,当人接触被污染的土壤和水源时,即可被感染,幼虫钻入皮肤而发病。

【临床表现】

本病常发生于夏季,多见于儿童,各种寄生虫引起的皮肤游走性幼虫病症状基本相似。在幼虫钻入皮肤的部位出现红斑、丘疹和水疱,2～3d 后幼虫开始向前爬行,形成直线或蜿蜒曲折的表皮内隧道,每日延伸数毫米至数厘米。皮疹略隆起皮面,表面呈淡红色。患者感奇痒,常因搔抓形成继发感染,出现条状的浅表溃疡或湿疹样损害。幼虫在数日或数周内停止移行,局部形成硬结,虫体多停留在损害的末端。皮疹多发生于面、手、足、小腿下端等处,数目多少不一。

【诊断与鉴别诊断】

根据皮疹的特点一般不难诊断。在皮损中挑出虫体或病理组织中查到虫体即可确诊。

该病需与虫咬皮炎、疥疮、裂头蚴病、丝虫病、血吸虫皮炎、钩蚴皮炎相鉴别。

【预防与治疗】

加强卫生宣传教育,注意饮食卫生。儿童不要接触狗、猫等动物。在流行区居住要加强个人防护。

常用治疗方法为噻苯达唑 25～50mg/(kg·d),分 2～3 次口服,7～10d 1 个疗程;伊维菌素 200μg/kg,顿服,也取得满意疗效。表面皮疹也可用液氮冷冻或手术切除。

(二)内脏游走性幼虫病

内脏游走性幼虫病(visceral larva migrans)大多数是由棘腭口线虫感染引起的。我国主要见于长江流域。

【病因与发病机制】

成虫通常寄生在狗、猫体内。在其生活周期中相继有两种中间宿主,剑水蚤为第一中间宿主;各种动物,包括淡水鱼、爬虫类、两栖类、鸟类及哺乳类为第二中间宿主。人若吃了感染的生鱼或鸡肉等可被感染。幼虫首先穿过胃肠壁到达肝门静脉系统,在肝内产生广泛性损害,后随血流进入肺、脑、眼等器官及皮下组织或肌肉,产生游走性包块。该幼虫在人体内不能发育为成虫。

【临床表现】

人被感染后经过数日至数周出现发热、胃痛、呕吐、荨麻疹等前驱症状,约 1 周后自然消退。再经过 1 周左右皮肤出现游走性、局限性、复发性炎性包块或硬结,表面鲜红色,类似血管性水肿,故有人称之为“扬子江水肿”。有瘙痒和触痛。皮损多发生于四肢、躯干、阴部、头面等部位。幼虫在组织中能存活数年,故包块消退很慢,消退后留有豆粒大小硬结,表面色素加深。幼虫罕见移行至表皮,如潜行在表皮内,则表现为匐行疹。

幼虫侵犯肺可出现咳嗽、发热和呼吸困难;侵犯脑则出现头痛、癫痫;侵犯眼可出现虹膜炎、睫状体炎甚至失明。

【组织病理】

在包块内可见到幼虫,周围有嗜酸性粒细胞、中性粒细胞、浆细胞、淋巴细胞和异物巨细胞浸润。

【诊断与鉴别诊断】

根据食生鱼、未加工熟的鸡、鱼等生活史,结合特征性临床表现及皮下组织内发现幼虫可确诊本病。

【预防与治疗】

注意饮食卫生,不吃生鱼或未煮熟的鱼、鸡等。数量少的包块可手术切除;表浅的损害可用液氮冷冻;皮损广泛者可注射酒石酸锑钾,亦可口服噻苯达唑。

六、皮肤阿米巴病

皮肤阿米巴病(ambiasis cutis)是由溶组织阿米巴原虫侵犯皮肤、黏膜而引起的病变。本病分布于世界各地,以热带或亚热带地区多见。

【病因与发病机制】

溶组织阿米巴的生活过程中有2种形态,即滋养体和包囊。在滋养体阶段能引起组织溶解,使组织发生坏死而引起病变,在包囊阶段它对外界抵抗力强,是传播疾病的主要形态。人食入被包囊污染的食品及水,在结肠引发痢疾症状。阿米巴不能侵犯完整的皮肤,只有当皮肤有破损时才能引起皮肤病变。通常由以下几种途径侵入:①阿米巴痢疾时通过有擦伤的肛门黏膜直接侵入。②阿米巴肝脓疡切开引流可通过引流切口感染皮肤。③有破损的皮肤接触被阿米巴污染的物品后感染。④经过血液引起转移性的病灶。病原体具有很强的蛋白水解酶活性,能使组织发生溶解性坏死而形成溃疡或脓肿。

【临床表现】

受原虫的侵袭能力、寄生环境及机体的免疫功能等多种因素的影响,宿主组织出现不同的溶解破坏,根据损害类型有以下几种临床表现。

1. 阿米巴溃疡　病原体感染人体后,常引起下腹痛、腹泻等痢疾症状,粪便中的阿米巴通过肛周破损皮肤侵入,形成深脓肿,以后破溃形成溃疡并迅速扩大。溃疡边缘不整齐,基底为暗红肉芽组织,表面覆盖坏死组织及咖啡色分泌物,有恶臭。溃疡向周围及深部扩展,可形成数厘米至十几厘米的大溃疡,境界清楚。在分泌物和坏死组织中能查到阿米巴。

2. 阿米巴肉芽肿　阿米巴溃疡底部肉芽组织增生,形成高低不平的乳头瘤样或菜花状增生性肉芽,质硬,易出血,表面覆有脓血性分泌物,有恶臭,在分泌物中能查到阿米巴。

3. 阿米巴脓肿　多继发于阿米巴痢疾或阿米巴肝脓肿,表现为肛周、腹壁或胸壁的深在性的脓肿,有波动感,若脓肿破溃可形成深溃疡或瘘管。

4. 阿米巴过敏疹　为非特异性皮疹,系机体对阿米巴病原虫或其毒素产生的变态反应。皮疹呈湿疹样、荨麻疹样、痒疹样、痤疮样、酒渣鼻样或黏膜黑变病。皮损中找不到阿米巴,但阿米巴治愈后皮疹可消退。

5. 阿米巴皮炎　阿米巴感染皮肤所致。病变皮肤呈明显炎性浸润,质硬,呈紫红色,境界清楚,自觉疼痛。

此外可出现阿米巴性龟头炎,阿米巴性阴道炎、前列腺炎等。

【组织病理】

表皮溃疡,边缘表皮增生。真皮水肿,有淋巴细胞、浆细胞、中性粒细胞、嗜酸性粒细胞浸润。在坏死组织中常可找到成群的阿米巴滋养体,呈圆形或椭圆形,直径20～40μm,胞浆呈嗜酸性,内含有空泡及红细胞。

【诊断与鉴别诊断】

阿米巴痢疾患者在肛门周围出现溃疡或阿米巴肝脓肿引流处出现脓肿、溃疡,应考虑皮肤阿米巴病,如在皮损处检出阿米巴可确诊。

该病应与肛周皮肤结核、尖锐湿疣、扁平湿疣、结核性脓肿及上皮瘤等疾病相鉴别。

【预防与治疗】

加强卫生宣教,不饮生水,勿吃不洁净食品,饭前便后洗手。管理好粪便及水源。及时治疗患者及带虫者。疫苗的研究正在进行,有报道称滋养体或可溶性阿米巴蛋白免疫实验动物,可获一定疗效。

甲硝唑是治疗本病的首选药物,成人每次口服400～800mg,每日3次,10d为1个疗程。儿童每日50mg/kg,分3次口服。依米丁、氯喹、卡巴胂、泛喹酮也有效。

局部外用药应选用广谱抗生素溶液湿敷或外敷甲硝唑软膏,亦可根据皮损情况进行外科清创术、切除术。

七、弓形体病

弓形体病(Toxoplasmosis)是由刚地弓形体引起的一种人畜共患的自然疫源性传染病。本病分布于世界各地,尤以温暖,潮湿的地区为多见。

【病因与发病机制】

弓形体是一种寄生于细胞内的球虫,在生活周期中有滋养体、包囊、裂殖体、配子体、囊合子5种形态,猫是其主要终宿主,中间宿主有鱼、鸟、昆虫、爬行类、哺乳类动物和人。在人体寄生的是滋养体(见于急性感染)和包囊(见于慢性期),滋养体离开宿主后就死亡,故在传染疾病上无意义,包囊内含大量的病原体,对传播疾病有重要作用。

人弓形体病有两大感染途径:一是先天性感染,孕妇患有弓形体病,病原体通过胎盘感染胎儿;另一种是后天获得性感染。①食入未煮熟含有包囊的肉。②饮用被囊合子污染的生水。③切割含有包囊和滋养体的生肉时,通过破损的皮肤感染。④通过蚊、蝇、虱等叮咬传染。⑤通过输血或器官移植传染。⑥通过人和动物的口腔、呼吸道飞沫传染。

【临床表现】

人弓形体病有2种类型。①先天性弓形体病：主要表现为脑积水、小头畸形、脑钙化及脉络膜视网膜炎、肝脾大、出血性斑疹等，常引起早产或死胎。②获得性弓形体病：大多数患者为隐性感染，除少数严重外，一般症状较轻，仅在急性期出现多器官的损害，可见淋巴结大、脑膜炎、肝炎、肠炎、视网膜炎、多发性肌炎等。皮肤黏膜损害可见蚕豆大小口腔溃疡、皮下结节、斑疹及出血斑、丘疹、水疱、脱屑。弓形体病根据临床表现将活动期的患者分为4个亚型：①慢性痒疹或皮下结节型，皮损内含有病原体。②皮肌炎样综合征型，有典型皮肌炎症状，但血清酶正常，肌肉活检可查到病原体。③多形性皮疹型，表现为皮肤瘙痒症、慢性荨麻疹、多形红斑、环状离心性红斑、四肢血管炎、紫癜性毛细血管扩张等。④伴有自身免疫性疾病型，因长期应用糖皮质激素及免疫抑制剂，易感染弓形体病或使潜伏的病原体感染明显化。

【诊断】

弓形体病的临床表现复杂，皮疹多样化，必须结合实验室检查进行诊断①病原体检查：取皮损处组织液、血液或体液涂片，用Giemsa染色或组织病理发现病原体。②免疫学检查：酶联免疫吸附试验监测弓形虫抗体IgM和IgG，IgM阳性提示为弓形体急性感染。

【预防与治疗】

管理家畜，防止水源污染，不饮生水，勿食未煮熟的肉类。孕妇应做弓形体IgM监测，避免发生先天性弓形体患儿。

乙胺嘧啶和磺胺甲氧嘧啶联合治疗（世界卫生组织推荐），磺胺药每日2～4g，乙胺嘧啶每日50mg，2d后减为25mg。1个月为1个疗程，间隔1个月再进行第2个疗程。由于乙胺嘧啶是叶酸拮抗药，应同时加用叶酸。该药有致畸作用，孕妇可采用乙酰螺旋霉素0.5g，每天服4次，2周为1个疗程，间歇2周重复1个疗程。

八、滴虫病

滴虫病（Trichomoniasis）是由阴道毛滴虫引起的一种性传播疾病，患者以中、青年女性为主。

【病因与发病机制】

寄生于人体的毛滴虫有3种：人毛滴虫、口腔毛滴虫和阴道毛滴虫。其中只有阴道毛滴虫可致病。感染途径分为①直接传染：阴道毛滴虫寄生于女性的阴道、尿道，男性的尿道，通过性接触传染；②间接传染：接触阴道毛滴虫污染的物品。

【临床表现】

女性毛滴虫病：感染后的潜伏期一般为4～7d，主要表现为阴道分泌物增多及外阴瘙痒，有刺痒感、烧灼感、蚁走感和性交痛。分泌物特点为稀薄脓性、黄绿色、泡沫状、有臭味。患者常不自觉搔抓，外阴潮红、水肿和有抓痕。若累及尿道则出现尿频、尿急、尿痛和血尿。阴道检查见宫颈和阴道黏膜红肿，有斑点状出血和草莓状突起，偶尔上行感染可致膀胱炎、肾盂肾炎等。

男性毛滴虫病：有程度不同的尿道刺痒和不适感，排尿时加重，可出现排尿困难、尿道口潮红和有黄白色脓性分泌物流出，严重时出现后尿道炎、膀胱炎。

【诊断与鉴别诊断】

典型的临床表现诊断并不困难，必要时进行实验室检查，常用的方法有以下几种。①悬滴法：将取出标本的棉拭子置于含有0.5～1.0ml温生理盐水的试管中，摇匀制成悬液，取一滴涂成薄片，镜检找到活动的毛滴虫即可诊断。②涂片染色法：将标本涂片、干燥，用Wright或Giemsa染色，镜检找虫体。

应与细菌性阴道病、生殖器念珠菌病相鉴别。

【预防与治疗】

注意个人卫生，禁止不洁性行为，不互用衣裤、浴盆和浴巾。

系统治疗：甲硝唑2g，单次口服；或400mg，每日2～3次，连服7d为1个疗程。因甲硝唑能通过乳汁排泄，若在哺乳期用药，用药期间及用药后24h不宜哺乳。

局部治疗：酸性环境可抑制毛滴虫的生长繁殖，可使用1%乳酸或0.5%醋酸溶液冲洗阴道，每日1～2次。也可使用滴维净、甲硝唑等栓剂，每晚1次，10d为1个疗程。

治疗期间避免性交，夫妻双方同时治疗。反复发作者，在首次治愈后的每次月经干净后，阴道局部用药1～2次，连续3个月，以巩固疗效。

第二节 节肢动物引起的皮肤病

一、刺毛虫皮炎

刺毛虫皮炎(Caterpillar Dermatitis)是刺毛虫的毒毛刺入皮肤引起的炎症。

【病因与发病机制】

刺毛虫是刺蛾的幼虫,全身有无数的毒毛刺,毛刺为空心的导管,内含毛虫毒素(即斑蝥素),当刺伤皮肤后毒液即可进入皮肤引起损害。另外当人接触毒毛污染的物品时,可间接引起皮肤损害。

【临床表现】

夏秋季节,好发于面、手、颈、前臂等暴露部位。一般先感到刺痒、灼痛,不久即感到外痒内痛。在刺伤部位出现米粒大丘疹或黄豆大风团,周围有水肿性红斑。红斑消退留下中央的丘疹,伴痒感,手抓或触摸时出现痛感,反复发作,经1~2周才能完全恢复。若接触的毒刺较多,可形成较大面积的弥漫性红肿。如毒毛进入眼内可引起急性结膜炎、角膜炎甚至失明。一般全身症状轻微,重者可出现低热。

【诊断与鉴别诊断】

根据发病季节、有接触刺毛虫史及皮损特点和自觉症状等不难诊断,若用透明胶带反复粘取皮损处,在显微镜下查到毒毛即可确诊。

本病应与桑毛虫皮炎、松毛虫皮炎相鉴别。

【预防与治疗】

积极消灭刺蛾及其幼虫,加强个人防护,不要在有刺毛虫的树下纳凉和晾晒衣服。

接触毒毛或其污染物后立即用碱性溶液擦洗或用透明胶纸、胶布反复数次粘去皮肤上的毒毛,然后外涂1%薄荷或酚炉甘石洗剂。若症状严重,可给予抗组胺药或止痛药以及糖皮质激素。

二、松毛虫皮炎

松毛虫皮炎(Dendrolimus Dermatitis)是松毛虫的毒毛刺伤皮肤引起的皮肤炎症反应。

【病因与发病机制】

松毛虫幼虫的第2、3胸节背部长有大量的毒毛,毒毛与体内的毒腺相通,含有毒液。当毒毛接触皮肤后,即可刺破皮肤,其中的毒液进入组织引起损伤。在幼虫的蜕皮和虫茧上也粘有大量毒毛,皮肤接触亦可致病。

【临床表现】

夏秋季节,多见于马尾松多的地带。发病者以参加农、林业劳动的青壮年为主。主要表现为皮炎和关节炎。

1. *皮炎* 多见于皮肤暴露部位,接触毒毛数分钟后,皮肤上出现黄豆大小淡红色至深红色斑疹、斑丘疹或风团,有的可发生丘疱疹或水疱,大小、数目不等,伴有剧烈瘙痒。治疗后3~4d可消退。

2. *骨关节炎* 接触毒毛后,经过4~5d潜伏期,短者1~2d,长者可达20d以上。暴露部位的关节开始疼痛,继而出现关节周围软组织红肿及功能障碍。通常仅1~2个关节受累,不对称,以手、足关节多见。多数患者经3~7d后症状逐渐缓解,少数可长达数月之久。病情重者可伴有低热、乏力等全身症状,个别严重者可出现游走性或复发性关节炎。患者血常规、血沉、抗"O"、骨关节X光检查大多正常。亦有被侵关节出现骨质疏松、骨破坏、关节腔狭窄及关节强直等损害。

皮炎和关节炎常先后发生,但也有少数患者仅有一种表现。亦有少数患者发生耳郭炎、结膜炎、巩膜炎、虹膜睫状体炎等。

【诊断与鉴别诊断】

根据病史及临床表现不难诊断,如能在皮肤刺入处查到毒毛则可确诊。

本病应与桑毛虫皮炎、刺毛虫皮炎等相鉴别。本病关节炎要与风湿性关节炎、类风湿关节炎、化脓性骨关节炎等病鉴别。

【预防与治疗】

注意个人防护。及时杀灭松毛虫的幼虫和成蛾,保护松毛虫的天敌,如赤眼蜂、红头小茧蜂等。

皮炎的治疗以消炎、止痒、抗过敏为原则。接触毒毛或其污染物后立即用碱性溶液清洗或用透明胶纸、胶布反复数次粘去皮肤上的毒毛,然后外涂1%薄荷或酚炉甘石洗剂。皮损广泛者,可给予抗组胺药及糖皮质激素。

对关节炎急性期给予糖皮质激素及消炎镇痛药,关节周围可用醋酸曲安西龙或泼尼松龙封闭。慢性期要加强关节锻炼。

三、虱 病

虱病(pediculosis)是指由头虱、体虱和阴虱叮刺引起的皮肤炎症性传染病。

【病因与发病机制】

虱是体外寄生虫，引起皮肤病的主要为人虱，具有刺吸型口器，以吸血为生。根据寄生部位的特异性可将虱分为头虱、体虱和阴虱。

虱喜夜间或人静时吸血，在吸血的同时释放唾液中的毒汁，其毒汁和排泄物均可引起皮肤炎症。虱叮咬还可传播斑疹伤寒、回归热、战壕热等传染病。虱病通过直接或间接接触传染。

【临床表现】

虱叮刺后引起的症状因个体及部位的不同而存在差异。

1. 头虱　多累及儿童，偶感染成人。头虱寄生于头部，成虫藏于毛发和毛根之间的头皮上，发干上附着针头大小的白色虱卵，少数患者眉毛、睫毛上也可发现。虱叮咬的皮肤可出现丘疹、瘀点，自觉头皮瘙痒。头皮常因剧烈搔抓而出现渗出、血痂或继发感染，甚至形成疖或脓肿，局部淋巴结大。久病者头发干燥、无光泽。

2. 体虱　寄生于贴身内衣上，尤其衣缝、被褥缝及皱褶处。皮肤被叮刺后局部出现红斑、丘疹或风团，中央有一小出血点。常因搔抓而发生抓痕、血痂、皮肤苔藓化、色素沉着或继发感染。

3. 阴虱　寄生于阴毛，偶见于腋毛或眉毛。可通过性接触传播。皮损为表皮剥蚀、抓痕、血痂或毛囊炎，部分患者外阴散在分布直径0.5cm左右的青蓝色瘀斑，内裤上常可见到污褐色血迹，自觉瘙痒剧烈。

【诊断与鉴别诊断】

根据接触史和临床表现可考虑本病，如找到成虫或虫卵则可确诊。

本病需与疥疮、湿疹、脂溢性皮炎、瘙痒症等进行鉴别。

【预防与治疗】

注意个人卫生，勤换衣服、勤洗澡，不与虱病患者直接或间接接触。

男性头虱患者最好将头发剃掉并焚烧；女性应用50%百部酊、1%升汞酊或25%的苯甲酸苄酯乳膏外涂于头发、头皮，并用毛巾包扎，每晚1次，连用3d，第4天用肥皂洗头，并用篦子去除死亡的成虫和虫卵。体虱患者应将污染衣物、寝具煮沸或65℃烘烤30min杀虫。阴虱患者可剃除阴毛，外用50%百部酊或25%苯甲酸苄酯乳膏，性伴应同时治疗。

四、蚤　病

蚤病(Pulicosis)是蚤叮咬人引起的皮肤病。

【病因与发病机制】

蚤有锐利的口器，靠叮咬人和动物的皮肤吸血为生。在吸血的同时口器分泌的毒素注入皮内刺激皮肤引起炎症反应。

【临床表现】

机体对跳蚤叮咬后的反应因人而异，对跳蚤敏感者可出现红斑、丘疹、风团、水疱，局部皮肤红肿，损害中央可见针头大紫红色斑点，是叮咬的痕迹。皮疹常成群或线状排列，多发生于腰部、腹部、小腿等处，瘙痒剧烈。儿童的症状常更明显，由于搔抓常见抓痕、血痂或继发感染。

【诊断与鉴别诊断】

根据病史，临床表现可考虑本病，如发现蚤即可确诊。

【预防与治疗】

改善卫生环境，保持室内清洁；勤换洗衣服、被褥；及时用药灭蚤。

治疗以止痒为主，外用止痒水，1%酚或薄荷炉甘石洗剂。若皮损广泛严重，可给予抗组胺药及糖皮质激素。

五、隐翅虫皮炎

隐翅虫皮炎(paederia dermatitis)是由于皮肤接触隐翅虫毒液引起的皮肤炎症。

【病因与发病机制】

隐翅虫是一种蚁形小飞虫，种类很多，其中有致病作用的是毒隐翅虫。它白天栖居于阴暗潮湿处，夜间在有灯光处飞行。

隐翅虫虫体各段均含有毒素，当其停留于皮肤上受压或被拍打、压碎时，即释放强酸性毒液(pH 1～2)灼伤皮肤，数小时后可出现皮肤损害。

【临床表现】

本病好发于夏秋季，雨后闷热天气尤为多见。皮损常见于面、颈、四肢、躯干等部位。典型损害为条状、斑片状或点簇状水肿性红斑，上布密集的丘疹、水疱及脓疱，部分脓疱融合成片，可出现糜烂、结痂、坏死。侵犯眼睑时肿胀明显。自觉灼热、灼痛或瘙痒。严重者出现发热、头痛、头晕、恶心和浅表淋巴结大等全身症状。病程约1周，愈后局部遗留暂时性色素沉着。

【诊断与鉴别诊断】

根据好发季节及典型临床表现可作出诊断，若发现隐翅虫，则可确诊。

本病需与接触性皮炎、急性湿疹、脓皮病等进行鉴别。

【预防与治疗】

注意环境卫生，消灭居所周围隐翅虫孳生地；避免直接在躯体上拍打虫体；接触部位应尽早用肥皂水清洗。

无糜烂、渗出的皮损可外涂1%薄荷炉甘石洗剂或糖皮质激素霜剂；水肿明显或有糜烂渗出时用1:5 000～1:8 000高锰酸钾溶液、0.1%利凡诺溶液或5%碳酸氢钠溶液湿敷；有继发感染应给予抗感染治疗；病情严重者酌情使用糖皮质激素。新鲜马齿苋捣烂每天1～2次敷于患处亦可较快见效。

六、疥　　疮

疥疮(scabies)是由疥螨引起的接触传染性皮肤病。

【病因与发病机制】

疥螨是一种表皮内寄生虫，分为人型疥螨和动物疥螨两大类，人的疥疮主要由人型疥螨引起。人型疥螨呈扁平椭圆形，腹侧前后各有两对足，雌虫体长0.3～0.5mm，雄虫较小，在交配后不久即死亡。雌虫受精后钻入皮肤角质层内，掘成隧道并在其内产卵，产卵40～50个后死于隧道内，虫卵经3～4d孵化成幼虫，再经2～3d变为若虫，若虫经过二次蜕皮变为成虫。疥螨离开人体后可存活2～3d。

疥螨在皮肤角质层内掘凿隧道引起的机械性刺激、疥螨分泌的毒液及排泄物刺激皮肤引起的变态反应以及雌疥螨滞留在皮肤角质层内引起异物反应均可导致皮肤剧烈瘙痒。本病主要通过直接接触患者传染或接触被污染的被褥、衣物等造成间接传染。

【临床表现】

疥疮好发于皮肤薄嫩处，如指缝、腕部、肘窝、腋窝、乳房下、脐周、下腹部、股内侧和外生殖器等部位，成年人头面部和掌跖部不易受累，而婴幼儿任何部位均可受累。皮损为米粒大小的丘疹、丘疱疹，丘疹为正常肤色或淡红色，反应剧烈者其顶端可出现脓疱。典型皮损为灰白色或浅灰色线状隧道，常见于指缝和指侧。男性患者病程长或疥疮活跃时可在阴囊、阴茎、龟头等部位出现直径3～5mm的暗红色结节(疥疮结节)，是疥螨引起的皮肤良性淋巴细胞增生性反应。自觉剧烈瘙痒，尤以夜间为甚。久病者常因搔抓而出现湿疹样变或继发脓皮病、淋巴结炎；婴幼儿偶可发生以大疱为主的大疱性疥疮。病程长短不一，有的可迁延数月。

身体虚弱、感觉神经病变、麻风和艾滋病患者可发生结痂型疥疮(也称挪威疥或角化型疥疮)，与患者免疫功能异常有关，表现为大量结痂、脱屑，有时呈红皮病样外观，屑、痂中有大量疥螨。

【诊断与鉴别诊断】

根据接触史、典型临床表现结合疥螨检查可确诊。

本病需与痒疹、虱病、丘疹性荨麻疹、皮肤瘙痒症等进行鉴别。

【预防与治疗】

应注意个人卫生，勤洗澡、勤晒被褥；患者应及时隔离治疗；家庭或集体宿舍中的患者应同时治疗；污染物应煮沸消毒或在日光下暴晒以杀灭疥螨。

1. 本病以外用药物治疗为主，常用的外用药物有以下3种。

(1)10%～20%硫磺软膏(婴幼儿用5%)：洗澡后除头面部外涂布全身，每天1～2次，连用3～4d为1个疗程，一般2个疗程。治疗后1～2周内如有新疹发生需重复治疗。

(2)10%～25%苯甲酸苄酯乳膏：每天外用1～2次，2～3d为1个疗程。

(3)1% γ-666霜：杀虫作用强但有毒性，一般只外用1次，成人用量不能超过30g，儿童、孕妇和哺乳期妇女禁用。

(4)疥疮结节可外用糖皮质激素制剂或焦油凝胶，也可皮损内注射泼尼松龙混悬液；有继发化脓性感染应同时抗感染治疗。

2. 瘙痒严重者可于睡前口服镇静止痒药。

第三节　水生生物引起的皮肤病

在我国广阔的海域中动植物种类非常丰富，其中不少对人体有致病和毒害作用。本节主要介绍水生生物所致的疾病之皮肤表现。

【病因与发病机制】

水生生物种类繁多，致病机制也各不相同。归纳起来有以下几种。①毒液所致的局部或全身表现，如水母等腔肠动物含有刺胞或类似刺胞的细胞器，其可刺入人的皮肤并分泌毒液；水蛭在咬伤皮肤吸血时也可分泌一种组胺样物质。②机械性损伤，如珊瑚的割伤，鱼类的咬伤。③水生生物的毒刺留在体内引起的异物肉芽肿反应，如海胆的棘刺可留在人皮肤内引起肉芽肿性结节。

【临床表现】

根据发病机制的不同，其临床表现分为以下 3 种。

1. 毒液所致的皮肤表现　皮损的严重程度与毒液接触的部位、面积、时间和机体的反应等有关，轻者仅有局部反应，表现为局部突然发生刺痛、灼痛或刺痒；继而出现红斑、丘疹或风团，重者出现瘀点和瘀斑，甚至水疱。若全身大面积接触则可发生恶心、肌痛甚至休克，抢救不及时可导致死亡。

2. 机械性损伤　根据损伤的程度，轻者仅表现为皮肤的破损和出血，重者如被大型海洋动物咬伤，可伤及肌肉引起大量出血。许多海洋生物可分泌或排出毒液，所以，在刺伤或咬伤人体时也会同时伴有毒液引起局部或全身表现。

3. 肉芽肿结节　海胆等生物在刺伤人体时会将毒刺等残留在人体内引起迟发型变态反应，一般在受伤后的半年到 1 年内出现，表现为受伤部位的结节，单发或多发。病理上呈异物肉芽肿反应。

【预防与治疗】

对在海上作业者或养殖场工人进行宣传教育，加强个人防护，勿直接接触海水内的动植物。

仔细检查皮损内有无残留物，外用消炎、止痒、止痛的药水，防止继发感染。出现全身症状应给予抗组胺药或糖皮质激素；出现中毒症状应及时抢救。肉芽肿结节可用泼尼松或醋酸去炎松局部封闭或手术切除。

（李春阳）

参考文献

[1] 赵辨. 临床皮肤病学. 3 版. 南京：江苏科学技术出版社，2001.

[2] 王侠生，廖康煌. 杨国亮皮肤病学. 上海：上海科学技术文献出版社，2005.

[3] 詹希美. 人体寄生虫学. 5 版. 北京：人民卫生出版社，2001.

[4] 殷国荣. 医学寄生虫学. 2 版. 北京：科学出版社，2007.

[5] 乐杰. 妇产科学. 6 版. 北京：人民卫生出版社，2005.

[6] Heukelbach J, Winter B, Wilcke T, et al. Selective mass treatment with ivermectin to control intestinal helminthiases and parasitic skin diseases in a severely affected population. Bull World Health Organ, 2004, 82 (8): 563-571.

[7] Nenoff P, Handrick W, Krüger C, et al. Ectoparasites. Part 2: Bed bugs, Demodex, sand fleas and cutaneous larva migrans. Hautarzt, 2009, 60 (9): 749-757.

[8] Sarinas PS, Chitkara RK. Ascariasis and hookworm. Semin Respir Infect, 1997, 12(2): 130-137.

第12章

物理性皮肤病

物理性皮肤病是由物理性因素如温度、湿度、光线、放射线、机械性压力和摩擦等超过一定限度或机体本身敏感性增加引起的一类皮肤病。

第一节 温热引起的皮肤病

一、痱 子

痱子(miliaria)也称汗疹,是在高温潮湿环境下引起的丘疹、水疱性皮肤病。

【流行病学】

高温、高湿季节多发,青壮年多发。

【病因学】

高温季节,汗液分泌增加,当环境湿度大时,汗液不易蒸发,致使表皮汗管口角质浸渍肿胀,引起汗孔堵塞,滞留的汗液在汗管内压升高时发生扩张及破裂,继而外溢,刺激周围组织发生丘疹、水疱等炎症。同时皮肤表面的细菌数量增多,产生毒素而加重炎症反应。

【临床表现】

依据汗管损伤和汗液溢出部位的不同可分为4种类型。

1. 白痱 又称晶形粟粒疹(miliaria crystallina)。汗液在角质层或角质层下汗管溢出而引起。为针尖大小透明水疱,壁薄易破,疱液清,无红晕,常成批出现,多于1～2d内吸收,有轻度脱屑,好发于颈、躯干部,自觉症状轻,常见于高热,体质虚弱,长期卧床、大量出汗的患者。

2. 红痱 又称红色粟粒疹(miliaria rubra)。汗液在表皮螺旋形的汗管处溢出。为针帽大小的丘疹或丘疱疹,有轻度红晕,常成批对称出现,伴有轻度烧灼感及刺痒,好发于颈、胸背、腰围、肘窝、腋窝、乳房下及婴幼儿头面及臀部。

3. 脓痱 又称脓疱性粟粒疹(miliaria pustulosa)。多由红痱发展而来,为针头大浅脓疱或脓性丘疱疹。细菌培养常为无菌性或非致病性球菌。好发于皮肤皱襞处,小儿头颈部也常见。

4. 深在性痱子 又称深部粟粒疹(miliaria profunda)。因表皮汗管被反复发作的红痱破坏使汗液阻塞在真皮内,阻塞的汗管在表真皮交界处破裂而发生。为密集的、与汗孔一致的非炎性丘疱疹,出汗时皮疹增大,因全身汗腺导管堵塞可致出汗不畅或无汗。当皮损累及头面部时,可出现中暑症状,如头痛、头晕、发热乃至虚脱症状。本型常见于热带、反复发生红痱的患者。

【诊断与鉴别诊断】

1. 诊断标准 夏季或高温、湿热环境多发;皮损为小丘疹或小丘疱疹,好发于汗液溢出区。

2. 鉴别诊断 主要与急性湿疹鉴别,后者除丘疱疹外还有糜烂渗出,对称性分布,瘙痒明显,反复发作等特点。

【治疗】

外用清凉、收敛、止痒药物,如痱子粉、1%薄荷炉甘石洗剂,必要时口服抗生素。

【预防】

注意环境通风散热,衣着宽大,勤换衣被,勤洗浴,浴后扑痱子粉。

二、烧 伤

由火焰、蒸汽、沸水、沸油、电流、放射线、激光、强酸或强碱等理化物质作用于皮肤所引起的损伤称为烧伤(burns)。

【临床表现】

1. 一度烧伤 仅表皮受损，局部皮肤出现轻度红、肿、热、痛、感觉过敏，一般3～5d可愈。

2. 二度烧伤 ①浅二度烧伤：表皮及真皮乳头层损伤。又称水疱型烧伤。局部水疱大、壁薄，如无感染，2周左右可痊愈；②深二度烧伤：损伤已达真皮深层，仅残存少量真皮与附件，易感染。一般3～4周愈合，易形成瘢痕。

3. 三度烧伤 全层皮肤受损，可深达皮下脂肪、肌肉。创面呈苍白、焦炭色，感觉消失，可出现树枝状静脉栓塞。3～5周内痂自然分离，长出肉芽组织，范围大者常需植皮。

成人烧伤面积超过15%，儿童超过10%，就可能发生休克。

【治疗】

二度烧伤小于体表面积15%，无面、手足及会阴部受累；三度烧伤小于体表面积2%者，都称为轻度烧伤。这类烧伤患者可在门诊治疗。烧伤急救原则：脱离致伤源；镇静止痛；创面处理；保持呼吸道通畅；重危患者应现场抢救。

创面处理：烧伤创面处理是治疗成败的关键之一，贯穿着烧伤治疗的全过程。

1. 即刻治疗 冷处理，烧伤后立即进行自我冷疗，冷水或冷水浸过的湿毛巾或直接用冰块局部冷敷或将烧伤部位直接浸在恒冷的自来水（10～20℃为宜）。伤后6h以内效果好。疗程1～3h。适于二度烧伤。冷疗烧伤面积不宜超过20%。

化学烧伤立即用水冲洗，酸烧伤不能直接用碱性溶液冲洗，反之亦然。

2. 创面处理 二度烧伤需在无菌条件下进行清创术，术后创面采用包扎或暴露。

(1)包扎疗法：创面放置一层油质纱布，外层平铺12层左右的吸水良好的干纱布或棉垫，然后用绷带适当加压包扎。压力要均匀，敷料与创面紧密接触，以免形成死腔妨碍渗出物引流。但二度烧伤创面超过24h或创面已感染，不应用包扎疗法。

(2)暴露疗法：创面暴露于清洁、温暖、干燥的空气中，促使创面迅速结痂，造成不利于细菌生长的条件。适用于头面、颈、躯干、会阴及臀部烧伤创面，以及污染严重，未经正规清创的创面以及铜绿假单胞菌或真菌感染的创面。需保持一定的室温，冬季32～34℃、夏季28～30℃为适合，相对湿度30%～40%为宜。如干痂皲裂或发生感染，局部应使用抗菌药，如聚烯吡酮碘软膏或夫西地酸软膏等，保持房间无菌。

(3)半暴露疗法：创面敷盖一层抗菌湿纱布或人工生物薄膜，再暴露于空气中。也可在包扎疗法24～27h后去除外层敷料，再行暴露。适用于：①不便于包扎部位创面；②植皮创面或供皮区；③深二度烧伤，坏死组织已脱落，正在上皮化的创面。

若烧伤面积大，必须重视全身治疗，如抗休克、抗感染及增强机体抵抗力等。

三、火激红斑

火激红斑（Erythema Ab Igne）系持久性的红斑和色素异常，是皮肤长期受温热作用（未发生烫伤）引起的局部毛细血管扩张性网状红斑与色素沉着，又称为热激性网状色素沉着。

【流行病学】

患者男女比为1∶10。

【病因学】

主要系持续地直接暴露于各种热源、红外线辐射引起的。如长期火炉烘烤、热炕、热水袋局部热敷，高温作业工种如司炉工、锅炉工、厨工、高炉车间及热轧车间等操作工人。

【临床表现】

1. 好发部位 面部、四肢等暴露部位。

2. 皮损特点 初为受热处充血，继之呈毛细血管扩张性网状红斑，反复发作后红斑明显，呈深红、紫红或紫褐色，伴有异色斑，最后留色素沉着。

3. 自觉症状 灼痒。

【病理学检查】

角质层增厚、颗粒层明显、棘层萎缩，可见发育不良角质形成细胞。真皮乳头伴炎性扩张，管周血管细胞浸润，可见含铁血黄素沉积，真皮结缔组织显著嗜碱性变。

【诊断】

依据有热源接触史、好发部位、皮损特点，本病较易诊断。

【治疗】

1. 局部涂搽温和、收敛、止痒洗剂或糖皮质激素乳剂。

2. 中药清凉膏或寒水石洗剂外涂亦可。

【预防】

1. 祛除病因，如避免长期直接烘烤，热炕温度适中，局部热敷宜短时间断进行。

2. 加强职业防护，避免皮肤反复直接暴露于红外线辐射。

3. 暴露部位涂保护性油膏是有益的。

四、夏季皮炎

夏季皮炎(dermatitis aestivalis)是因夏季天气炎热引起的一种季节性炎症性皮肤病。

【流行病学】

闷热潮湿地区多见。

【病因】

与气温高密切相关,特别高温、高湿环境下工作更易发病。

【临床表现】

1. 好发人群、部位　成年人的四肢伸侧。

2. 皮损特点　初起时皮损大片鲜红色斑,上有密集针头大小丘疹,因瘙痒搔抓后可出现抓痕、血痂、皮肤肥厚及色素沉着,无糜烂及渗液。

3. 病程　与气候、气温明显有关,气温下降时病情明显好转,可自愈。

【诊断与鉴别诊断】

1. 诊断要素　依据病程、皮损特点和好发部位,即可诊断。

2. 鉴别诊断　应与下列疾病鉴别:①痱子,皮损为小丘疱疹,自觉症状轻。②皮肤瘙痒症,仅有瘙痒,无原发皮损。

【治疗与预防】

注意工作环境通风散热,衣着宽大透气,保持皮肤清洁干燥。以局部治疗为主,可外用1%薄荷炉甘石洗剂、马齿苋水煎外洗,六一散、滑石粉兑入少量冰片外用。

第二节　寒冷引起的皮肤病

一、冻　疮

冻疮(perniosis)是一种由寒冷引起的皮肤局限性红斑炎症性皮肤病,多发生于肢体的末梢部位。在气温10℃以下的湿冷环境中更易发生,气温转暖后自愈,易复发。

【流行病学】

冬季多见,患者儿童、女性及户外工作者。

【病因】

局部皮肤受到寒冷或气温寒暖急变时,小动脉血管强烈收缩,引起皮肤缺血、缺氧,细胞损伤,细胞内外微环境改变,代谢失常,久之血管麻痹性扩张,血浆渗出,形成水肿及组织坏死。此外,慢性感染或消耗性疾病、自主神经功能紊乱、营养不良、手足多汗、局部血循环障碍,均可诱发或加重冻疮。观察冻疮患者甲襞循环,可见血管襻减少、排列不整齐等现象。

【临床表现】

1. 好发人群、部位　儿童和妇女,肢端及暴露部位,如手指、手背、足趾、足背、足跟、面颊、耳郭、鼻尖。

2. 皮损特点　紫红色肿块,界限不清,皮温低,有痒感,受热后肿胀更明显,易出现水疱,疱液为淡黄色血性浆液,疱破后形成糜烂及溃疡,伴有疼痛。愈后可遗留色素沉着及萎缩性瘢痕,皮损常对称分布。

3. 病程　冬季发生,夏季自愈,常伴有灼热、瘙痒、疼痛等自觉症状,同一部位可反复发作。

有一特殊类型见于过度肥胖的女性股外侧,为对称性浸润性蓝红色斑,偶发溃疡或毛囊性角栓。

【病理学检查】

表皮和毛囊上皮出现角化不良及坏死的角质形成细胞,表皮内单一核细胞浸润,真皮内血管收缩,周边炎细胞浸润,另有特殊的血管壁呈"蓬松"的水肿改变。

【诊断与鉴别诊断】

1. 诊断　依据好发人群、部位、皮损特点及发病季节、病程即可诊断。

2. 鉴别诊断　应与寒冷性多形红斑及红斑狼疮鉴别,冻疮多为暗紫色肿胀性斑块,可破溃,常局限分布,整个冬季持续存在,多形红斑皮损数量多,分布相对广泛,中央常有水疱,可见虹膜征,发病季节性相对不突出,可自行消退。后者可与冻疮合并存在。

红斑狼疮的瘀点、瘀斑样皮损一年四季存在,伴肿胀、瘙痒、灼痛感,且病理及免疫学检查异常。

【治疗】

口服血管扩张药如烟酸、硝苯地平、烟酸肌醇、盐酸酚苄明。也可将脉络宁注射液20ml加入500ml低分子右旋糖酐中静脉滴注。未破溃者可用维生素E软膏,10%樟脑软膏,10%樟脑酯。有溃疡者可外用5%硼酸软膏,红霉素软膏,同时配合音频电疗,二氧化碳激光照射或氦-氖激光局部照射。

【预防】

局部注意保暖，保持干燥，鞋袜不宜过紧，受累部位不宜立即烘烤或热水浸泡。每于入冬前紫外线照射以往冻疮部位，每10～20d照射1次。

二、冻 伤

冻伤(congelatio)是由于肢体短时间暴露于极低气温(－30℃)或者较长时间暴露于0℃以下的低温引起局部组织冻结而造成的损伤，又称冻结性冷伤，分为全身性和局部性损伤两类。全身性损伤包括冻僵和冻死，局部性损伤包括冻伤、冻疮、战壕足。

【流行病学】

长期户外工作者多见。

【病因】

人体在低温、潮湿、多风的环境下，着装不良、过度疲劳、体弱饥饿、创伤等情况下，机体散热增加，产热减少。低温使机体组织形成缓慢冻结，导致组织的坏死损伤。冻伤机制目前存在2种途径。

1. 细胞损伤　即"冻融损伤"，在低温－3～－5℃时即组织达到冻结的温度，细胞外液形成冰晶体，使细胞外液浓缩，电解质浓度升高，使细胞外渗透压升高致细胞脱水，继而细胞电解质及其他细胞成分的浓度升高。冰晶体不断增大，可致细胞间桥断裂，细胞膜破裂。低温的生物化学作用使细胞蛋白变性，细胞广泛皱缩。在复温过程中，细胞内容物外溢，细胞外溶质内渗，造成细胞内大量能量代谢物质的耗竭和丢失，酶系统紊乱，中间代谢产物堆积，组织细胞耗氧量大大降低，最终导致组织细胞坏死。

2. 血管损伤　低温刺激后血管收缩，血流停止，造成组织的缺氧和代谢障碍。血管内皮细胞对冷最敏感，低温损伤血管壁，使血管通透性增加，大量血管内液体和蛋白外渗，形成组织水肿，血黏度可增加2～3倍，造成微循环障碍，血流淤滞，引起血细胞和血小板的大量聚集；同时；血管内皮细胞的脱落使胶原纤维暴露，血管壁变粗糙，容易使血小板黏着和聚集。以上作用的结果是血栓形成，组织坏死。

【临床表现】

冻伤好发于手、足、耳、鼻、面颊等身体末梢和暴露部位。战时冻伤多见于足部，特别是足趾更多见。受冻时温度条件、持续时间长短、受冻者个体差异决定冻伤的程度。

Ⅰ度冻伤：为皮肤浅层冻伤。早期皮肤苍白，复温后局部充血和水肿，自觉针刺样痛、痒、灼热、不出现水疱。

Ⅱ度冻伤：损伤达真皮层。皮肤呈红或粉红色，压之变白，后血管迅速充盈，高度肿胀，疼痛过敏，深部感觉存在。12～24h出现大量浆液性水疱是其特征。如无感染，1周左右水肿减轻，水疱干涸吸收，而后结痂、剥脱，2周内自愈。愈后局部可有异常感觉，少数留下瘢痕。

Ⅲ度冻伤：损伤达皮下组织。皮肤呈青紫、紫红色，有明显水疱，疱液多为血性，局部剧痛。受冻皮肤全层变黑坏死，创面愈合缓慢，愈后遗留瘢痕。

Ⅳ度冻伤：皮肤、皮下组织、肌肉，甚至骨骼冻伤。皮肤呈苍白、暗灰，甚至紫黑色。感觉和运动功能丧失。如继发感染则转为湿性坏疽，往往遗留伤残和功能障碍。

【诊断与鉴别诊断】

依据临床病史、体征和症状，本病诊断不难。

【治疗】

1. 轻度冻伤　包括Ⅰ、Ⅱ度冻伤，主要是局部处理。关键是保护冻区。Ⅰ度不需处置。Ⅱ度创伤，用生理盐水或1∶2 000新洁尔灭溶液冲洗创面，抽吸水疱，涂敷外用药膏，纱布包扎固定。每日换药1次。

2. 重度(Ⅲ、Ⅳ度)冻伤　现场急救，迅速脱离受冻现场，及时进行初步急救治疗。

(1)保温：立即用衣被、毛毯或毛皮制品保护受冻部位，迅速移送至温暖室内。室温要求20～25℃。

(2)合理的温水复温：迅速脱掉冻伤者寒冷潮湿的衣帽和鞋袜，立即用40～42℃温水快速融化复温。其手套、鞋袜和手脚冻结在一起，不可强行解脱，将手脚连同鞋袜、手套一并浸入40～42℃温水中，复温至冻区恢复感觉，皮色恢复至深红或紫红色，组织变软为止。复温后继续实施保温。切忌采用雪搓、冷水浸泡或直接火烤等错误的方法复温。

(3)补充能量：静脉滴注37℃ 5%葡萄糖注射液。

(4)补充热量：口服热饮料，以补充热量与营养。

(5)镇痛。

3. 急救后治疗

(1)温浸疗法：冻伤部位融化后。将冻肢浸泡于40℃ 0.1%氯已定溶液中，每次20min，每日1～

2次,连续浸泡6d。

(2)应用血管活性药物:①低分子右旋糖酐静脉滴注,防止血栓形成。通常分子量7 000～10 000者效果好,每日500～1 000ml,速度要慢,宜每分钟20～40滴,用药10d左右。②血管扩张药,通常应用烟酸静脉注射,每次10～50mg,每日1次。③抗凝药肝素5 000U,加入低分子右旋糖酐中静滴,宜每分钟20～30滴,连用1周。④封闭疗法,复温后24～48h,0.05%普鲁卡因肌膜腔封闭。⑤保护血管壁,维生素C大剂量口服,每日1.0g,分3次服用。

(3)抗感染:冻伤创面易于细菌生长繁殖,广谱抗生素应用是必要的。

(4)预防外伤。

(5)合理营养。

4. 创面处理

(1)适时清创:穿刺水疱,抽吸疱液,及时剪除已与组织分离的坏死剥脱组织。生理盐水或0.1%苯扎溴铵反复清洗创面,后用1%新霉素凡士林纱布覆盖。

(2)局部外用冻伤膏:冻伤膏有呋喃西林氢化可的松霜或新霉素霜,局部涂药厚度应为1mm左右,指(趾)间必须涂药。并用消毒干棉球隔开,以防粘连。

【预防】

1. 冬季或在寒区生活要注意保暖,宜着高保暖服装,如羽绒、太空棉及裘皮制品。服装鞋袜大小、松紧要合适。

2. 保持鞋袜干燥,手、足多汗者可外涂5%甲醛液等。

3. 避免肢体长时间静止不动,以促进血液循环。

三、冷 红 斑

冷红斑(cold erythema)为罕见的对冷有异常反应的疾病,主要累及皮肤和胃肠道。

【病因】

发病机制尚不完全明确,可能与遗传生化缺陷有关,有人认为与血小板黏合5-羟色胺的先天性缺陷有关,当接触冷时,引起5-羟色胺释放。患者的全血在4℃经1.5h后形成一种"致红斑因子";若将无血小板的血浆冻存后,血浆中不能形成这种因子。

【临床表现】

1. 诱因 接触寒冷物体。

2. 发病年龄 婴儿期发病。

3. 皮损特点 局部皮肤迅速出现严重疼痛和大片红斑,但无风团,红斑中央可出汗。进食冷的食物时可发生呕吐,难治性的慢性便秘也是本病的一个重要特征。

红斑持续15min到1h后,缓慢消退。排大便、外伤可加剧疼痛和红斑的发生。如接触冰块或身体大面积受冷后,可有全身性肌痉挛和虚脱。

【辅助检查】

皮肤接触25℃水的试管30s后,局部出现短暂的红斑;接触20℃水的试管,局部出现红斑和疼痛。前臂放置0.5cm的冰块,5s后产生直径8cm的红斑。被动转移试验阴性。皮内注射缓激肽和组胺正常。而皮内注射0.5μg 5-羟色胺或取患者血冷孵育后分离的血浆0.02ml均产生明显的红斑(>4cm),而无风团。血冷球蛋白、冷凝集素、冷溶血素均阴性。

【病理学检查】

无特异性改变。

【诊断】

结合发病诱因、发病年龄、皮损、症状及皮肤检查,诊断不难。

【治疗与预防】

抗5-羟色胺药如氯苯那敏、氯丙嗪、阿司匹林或赛庚啶对患者接触冷物体后的疼痛有一定的缓解作用。最重要的是预防,避免接触冷物体,禁忌淋雨或游泳。

四、冷球蛋白血症

冷球蛋白是一种遇冷能在血浆或血清中沉积成胶状,温暖后又能溶解的免疫球蛋白,正常人冷球蛋白平均含量为5.88±5.33μg/ml。当血中冷球蛋白增高时可引起一系列临床症状。冷球蛋白血症(cryoglobulinaemia)的发生率与丙型肝炎病毒感染的发生率正相关。

【病因】

球蛋白发生沉淀的原因为糖基化、唾液酸化位点或轻、重链可变区结构改变。本症可分为原发性、继发性和家族性3种。继发性冷球蛋白血症常见于各种感染性疾病(丙型肝炎病毒、瘤型麻风等),自身免疫性疾病,如全身性红斑狼疮、硬皮病、过敏性紫癜、急性肝炎活动期等。冷球蛋白可分为3型:单株型(Ⅰ型,占25%),由一种单株冷球蛋白组成，多为IgM，多见于淋巴细胞增殖性疾病。混合型（Ⅱ型），大多数是免疫复合物，有不同的Ig组成，最常见的是单克隆的IgM与多克隆的IgG组成，其他有IgG-IgG，除淋巴增殖性疾病外，还可见于慢性感染尤其是丙型肝炎。多株成分型（Ⅲ型，占50%），主要为多克隆的免疫球蛋白构成的免疫复合物，淋巴增殖性疾病少见。通常Ⅰ型多引起大血管的损害，而Ⅱ和Ⅲ型多引起小血管尤其是皮肤和肾脏血管损害。外周神经系统也较易受累。

致病机制可能为：①遇冷时，冷球蛋白沉积于大小不等的血管内，从而引起栓塞、缺血和坏死；②血清蛋白具有抗原性，可引起自身免疫反应；③冷球蛋白可与其他血清蛋白特别是与血液凝固有关的血清蛋白同时沉积，从而干扰纤维素的形成，而加重紫癜现象。该病主要损害为系统性的血管炎，中小动、静脉受累，多伴紫癜、关节痛和感觉麻木。

【临床表现】

1. 诱因　遇冷发病。

2. 症状及体征　因人而异。若血中冷球蛋白高，在30℃甚或更高时亦可发病。常见症状如下。

（1）皮肤：皮损好发于手足、面部、鼻尖、耳部等暴露部位，亦可累及前臂和小腿。紫癜最为常见，寒冷性荨麻疹可能是一个显著特点。可出现肢端青紫、网状青斑、雷诺现象等。

（2）关节：多发性关节痛是混合性冷球蛋白血症患者首现症状，呈非游走性，常见于手、膝关节。

（3）肾脏：肾损害可表现为急、慢性肾炎，也可见肾病综合征、肾衰竭。Ⅱ型冷球蛋白血症的肾损害发生率最高。

（4）其他：主要为周围神经病变，包括双侧或单侧感觉及运动障碍，Ⅲ型多见；另如肝脾大、严重腹痛、心包炎和全身淋巴结大等。

【辅助检查】

90%以上Ⅰ型和80%以上Ⅱ型患者血中冷球蛋白含量>1mg/ml，80%以上Ⅲ型患者则<1mg/ml。免疫球蛋白IgM常增高，Coomb试验与抗核抗体常阳性。直接免疫荧光显示血管壁有Ig、补体和纤维蛋白原沉积。抽血时一定要保证足够的血液量和合适的保存条件。

【病理学检查】

表皮改变不明显，真皮及皮下组织小血管内有无定型嗜酸性物质，引起血管栓塞，也可见白细胞碎裂性血管炎改变，受累血管多为细静脉，位于真皮全层及皮下组织。

【诊断与鉴别诊断】

1. 诊断　依据发病诱因、症状、体征、实验室检查和免疫病理等资料相结合综合考虑方可确定诊断。

2. 鉴别诊断　应与冷凝集素综合征、冷纤维蛋白原血症相鉴别，见表12-1。需长期随访。

【治疗】

应以治疗原发病为基础，宜因人、因病不同可选用以下药物。

1. 糖皮质激素　一般选用泼尼松口服40～60mg/d。剂量与疗程视病情而定。

2. 免疫抑制药　环磷酰胺2～4mg/(kg·d)，分2～3次口服；硫唑嘌呤1～3mg/(kg·d)，分3次口服。苯丁酸氮芥（CB-1348）亦可试用。

3. 抗凝药　可试用肝素。

4. 其他　可根据病情反复应用血浆置换法，每日置换400～600ml血浆，直到临床出现好转（需2～4周），然后每周2次维持。亦可手术切除合成冷球蛋白的组织，如脾脏或皮下淋巴样瘤。

5. 中医方药　治宜温经通络、活血化瘀，方用温经通络汤和阳和汤，酌情加减。

【预防】

防寒保暖甚为重要，具体措施见本节“冻疮”。

五、冷纤维蛋白原血症

冷纤维蛋白在4℃时发生沉淀，加热至37℃则又被溶解。如果沉淀纤维蛋白体积分数>1.5%，则患者有冷纤维蛋白原血症（cryofibrinogenaemia）。

【病因】

本病分为原发型与继发型。原发型病因不明，罕见。继发型常见于晚期肿瘤、自身免疫性疾病、非典型性肺炎、心肌梗死及痛风等。可能的发病机制为：①血浆中有仅在低温时方显示活性的凝血酶或血液凝固第Ⅶ因子的活化；②血浆内发生IgG-抗IgG的免疫复合物反应；③血中有冷纤维蛋白原和冷纤维蛋白的混合物，产生冷纤维蛋白；④低温进行性凝固系统异常；⑤细菌毒素。所谓冷纤维蛋白原包括纤维素、纤维蛋白原、纤维素的片段分别与血清清蛋白或球蛋白结合产生的混合物，因恶性肿瘤等原因导致纤维蛋白变性或纤溶酶活化引起正常纤维蛋白发生改变，与其他血浆蛋白等成分结合形成冷纤维蛋白原。患者血浆中存在高水平的蛋白酶抑制药 α_1 抗胰蛋白酶和 α_2 巨球蛋白，这些物质抑制了纤维蛋白溶酶的作用，从而抑制了纤溶过程。随着纤维蛋白原的累积，形成血栓，阻塞中小动脉，此外也与血管痉挛、血液淤滞和高黏度有关。当阻塞发生于末端动脉时，缺血和坏疽就可能发生。

【临床表现】

1. 好发人群、年龄　患者女性略多，发病年龄无特异性。

2. 症状体征　全身性系统损害为主，皮肤与血液系统障碍较为突出。常有全身不适和发热症状。全身皮肤都可受累，但长时间在冷环境或对冷环境更敏感的皮肤更易发病，包括手、足、鼻和肚脐。

(1)皮肤冷过敏症状：寒冷性荨麻疹与雷诺现象常见，部分患者见大理石样皮纹、肢端发绀及下肢溃疡，少数有四肢手足麻木，指趾坏疽或呈广泛坏死，见于足、小腿、臀、耳和鼻。

(2)血栓与出血及缺血症状：常见四肢肿胀、游走性血栓性静脉炎，部分患者肺梗死、心肌梗死、脑血栓、大动脉血栓；不能解释的出血倾向，如鼻血、咯血、胃肠道出血、血尿、皮肤紫癜、甲下出血与复发性臀部血肿、溃疡等，血栓的发生与冷纤维蛋白原数量无关，而出血与冷纤维蛋白原数量有关。

除上述症状外，患者还可有关节痛、口周毛细血管扩张和全身瘙痒等。极少数亦可无临床表现。一般冷纤维蛋白原血症不直接导致患者死亡，患者多死于继发感染等。

【诊断】

1. 诊断　依据血浆冷纤维蛋白原增高，结合局部皮肤的缺血等症状。原发型诊断依据如下：①在冷环境下突然出现皮损伴或不伴血栓、出血等；②血浆中存在冷纤维蛋白原；③不存在冷球蛋白；④排除出现冷纤维蛋白原的原发疾病，也缺乏血管阻塞性疾病的证据。继发型在晚期肿瘤、转移性癌或结缔组织病患者出现皮肤冷过敏症状、血栓与出血倾向，临床又可除外其他因素时，应考虑本病的可能，应作实验室检查辅助诊断。

2. 鉴别诊断　应与冷凝集素综合征、冷球蛋白血症相鉴别，见表 12-1。

【治疗】

避免冷环境是关键。继发型患者应予积极的原发病治疗。对冷纤维蛋白原血症的临床症状，也应有效地治疗。故诊断一经确立，即应采取有效的治疗措施。但用糖皮质激素无效，应联合其他免疫抑制药有效。

1. 抗凝治疗　药物有肝素、香豆素类及茚三酮等。对冷纤维蛋白原血症，一般用肝素，用药量可分为大(6 万～10 万 U/24h)、中(2 万～5 万 U/24h)、小(1 万～2 万 U/24h)及超小(5 000U/24h)剂量共 4 种疗法。临床倾向用中、小剂量治疗。

(1)小剂量：5 000U 每 12h 1 次或每 8h 1 次，注射于腹部皮下。

(2)中剂量：成人每日 300mg。用法有两种。①间歇静脉注射：50mg/4h 或 75mg/6h。②持续静脉滴注：将肝素稀释于 5% 葡萄糖或生理盐水注射液中，持续静脉滴注。适于急性静脉血栓形成、心肌梗死等。若血栓停止发展，可减量至每日 200～250mg。

(3)大剂量：成人每日 600mg，每 4～6h 注射 1 次。易并发出血。

(4)疗程：肝素的疗程不宜过长。用于预防 5～7d 已足。抗凝疗法需要较长疗程者宜过渡到口服抗凝药。

2. 纤溶疗法

(1)链激酶：首剂 25 万～50 万 U，国产首剂 50 万 U 放在 100ml 生理盐水中静脉滴注，30min 内滴完，维持量每小时 10 万 U 静脉滴注。一般疗程1～4d，若血栓已溶解，则 6h 后停药，继而用肝素及口服抗凝药物维持疗效。

(2)尿激酶：剂量和用法尚未完全确定，一般每日 3 万～100 万 U，常用每日 6 万～30 万 U。

3. 性激素治疗　司坦唑醇，一种睾酮衍生物，能加强纤维蛋白溶解，对冷纤维蛋白原血症有效，2～4mg，口服，2/d，但需防止其不良反应钠滞留等激素相关的不良反应。

4. 其他　如青霉素、维生素 C 及二氯醛对冷纤维蛋白血症亦有效。

5. 中医方药　根据辨证不同，分别采用大补阴丸、归脾汤、补中益气汤、桃红四物汤加减使用。

由于本病较易复发，患者需终身随访。

六、冷凝集素综合征

冷凝集素综合征(cold agglutinin syndrome)是一种人体在低于正常体温时，由 IgM 抗体作用于自身的红细胞抗原发生红细胞凝集，出现末梢循环的阻塞，有时亦可出现较轻的溶血性贫血及内脏损害的疾病。

【病因】

该病分为原发和继发型，无任何原因者为原发型，继发型见于寄生虫感染、肝硬化、支原体肺炎、系统性红斑狼疮及淋巴瘤等疾病。

针对红细胞表面抗原的冷反应性球蛋白（冷凝集素）是发病的主要环节，冷凝集素是15.2～19S巨球蛋白，即IgM，具有较高的抗原结合价，常针对红细胞I—i抗原发生特异性反应，溶血是IgM抗体与补体结合的结果，也有研究发现缺乏J链的IgM更容易发生红细胞的破坏。在患者骨髓$CD20^{+}\kappa^{+}$B淋巴细胞占90%以上。在32℃以上的温度，冷凝集素与红细胞通常不发生反应，结合最适宜的温度是在0～4℃。在低温下，冷凝集素的浓度迅速增加，并引起补体结合。但溶血只能发生于10～30℃，最适宜温度是20～25℃。患者如暴露于低温时，肢体远端（如手指、鼻尖、耳郭）的血管内很容易发生红细胞凝集而出现发绀。当红细胞回流至中心血循环，由于温度较高，冷凝集素又与红细胞离解。正常人也有能引起红细胞破坏的低滴度的冷凝素，不超过1∶256，为多克隆抗体，温度范围不超过10～20℃，而且溶血不一定发生或极轻微。但冷凝集素综合征患者单克隆抗体与红细胞结合具有更高的温度范围，这导致在接近37℃引发病理损害。冷凝素结合红细胞抗原的最高温度要比滴度更能反映病情的严重程度。

按照病程长短等因素可分为3型：急性型，冷凝集素滴度高于1∶6.4万，见于某些病毒性疾病，如传染性单核细胞增多症、风疹、黄疸等，特别是非典型性肺炎；亚急性型，也与急性型有相似的滴度，见于淋巴瘤；特发型，见于年长者，肢端青斑、溶血性贫血和血尿三联征，冷凝集素滴度1∶100万以上。

【临床表现】

1. *好发部位* 暴露部位如鼻尖、耳郭、面颊、口唇及指趾部皮肤。

2. *症状、体征* 贫血和末梢循环障碍。出现发绀以致灰白，可有麻木感、刺痛、触痛和温度觉减退或消失。但暖后皮肤自灰白转发绀而变红恢复。部分患者即使轻度暴露于寒冷环境，也会发病。偶伴皮肤坏疽和寒冷性荨麻疹。溶血性贫血，不如手足发绀等循环障碍那样突出和多见，程度是轻至中等度贫血。冷凝集素效价很高的患者可有慢性贫血、轻度黄疸及脾大。不同患者病情差异较大，但多数患者在发热时溶血会加重。尽管病程中病情时有波动，但多数患者病情也进展缓慢。

3. *病程* 冬季发病，春夏症状消失。

【辅助检查】

在室温下将患者的血清与同型或O型正常人红细胞或自己的红细胞混合，即发生红细胞凝集，在0～4℃最明显，加温至37℃时，凝集现象即消失。患者的Coomb直接试验阳性，几乎均为C_3型。

【诊断与鉴别诊断】

1. *诊断* 根据本病的临床表现，结合冷凝集试验的阳性结果，排出其他相关疾病，诊断才能成立。需要说明的是血清单克隆抗体的出现和骨髓克隆增生性疾病不是确诊的先决条件。具体诊断标准如下：①慢性溶血性贫血；②冷凝素滴度大于1∶64（4℃）；③典型Coomb试验阳性；④临床和放射检验排除其他恶性肿瘤。

2. *鉴别诊断* 本病的手足发绀症与雷诺综合征（或现象）很相似，容易混淆。但后者发绀发生不一定在寒冷季节，鼻尖、耳郭不发生发绀，冷凝集试验和Coomb试验均为阴性。也应与冷纤维蛋白原血症、冷球蛋白血症相鉴别（表12-1）。

【治疗】

糖皮质激素、烷化剂和α干扰素疗效不佳，唯一可靠的有效疗法是防寒保暖，特别是寒冷季节需到室外劳动或活动时，简单而又有效的方法是多穿衣服，戴手套，穿棉鞋（靴），戴耳套，口罩等。

1. *药物* 血管扩张药如烟酸、地巴唑等。有报道用环磷酰胺或苯丁酸氮芥有效。抗CD20单抗利妥昔单抗对该病有效。

2. *外科治疗* 脾切除效果不好。输血应尽量避免。

3. *中药* 温阳活血汤常有较好的疗效。方药：附片3g、干姜3g、鹿角霜9g、桂枝6g、黄芪15g、当归9g、川芎6g、牛膝9g、丹参9g、白芍9g、葛粉9g、甘草3g，每日1剂煎服。

表 12-1 冷球蛋白血症、冷纤维蛋白原血症和冷凝集素综合征的鉴别

	冷球蛋白血症	冷纤维蛋白原血症	冷凝集素综合征
病因	原发性 家族性 继发性：感染、自身免变和肿瘤等，HCV 感染常见	原发性 继发性：自身免疫、晚期肿瘤、心梗和痛风	原发性 继发性：寄生虫感染、肝硬化、支原体肺炎、SLE 及淋巴瘤等
发病机制	免疫球蛋白遇冷后沉积或诱发免疫反应造成血管栓塞或炎症损伤	多数由寒冷诱发的凝血或纤溶系统异常，造成血栓	低于正常体温 IgM 与红细胞表面抗原结合引起红细胞凝集，凝集后引起补体参与溶血
与寒冷的关系	遇冷发病，但冷球蛋白浓度高温暖时也可发病	与寒冷关系相对不密切	关系较密切，重症患者在气温较高时也可发病
皮损好发部位	暴露部位多见，非暴露部位也可出现	全身皮肤都可发病(包括脐部等)	暴露部位
皮损形态	紫癜最常见，荨麻疹为特点，可见网状青斑和雷诺现象	荨麻疹与雷诺现象常见肢端缺血表现：发绀、溃疡、手足麻木	缺血表现：发绀、麻木，暖后自灰白-发绀-红，偶伴皮肤坏疽和寒冷性荨麻疹
系统损害	非游走性、多发性关节痛常为首发症状，肾脏、周围神经损害	血栓：游走性血栓性静脉炎，肺梗死、心肌梗死、脑血栓；不能解释的出血，咯血、胃肠道出血等；其他：关节痛、瘙痒、口周毛细血管扩张等	溶血性贫血：轻至中度。可有黄疸及肝脾大
辅助检查	冷球蛋白增高(多数Ⅱ型＞1mg/ml，多数Ⅲ型＜1mg/ml) Coomb 试验与抗核抗体常阳性，血沉、直接免疫荧光等	冷沉淀纤维蛋白体积分数＞1.5%	冷凝素滴度大于 1∶64。Coomb 试验阳性，在室温下将患者血清与同型或 O 型正常人红细胞或自己的红细胞混合，红细胞凝集，0～4℃最明显，加温至 37℃时，凝集消失
组织病理	小血管内无定型嗜酸性物质或白细胞碎裂性血管炎	小动脉血栓	无特异
治疗	原发病治疗。糖皮质激素有效、抗凝有效	原发病治疗、抗凝治疗	糖皮质激素、烷化剂和 α 干扰素疗效不佳，防寒保暖唯一有效

第三节 光线性皮肤病

一、概　　论

光广泛存在于自然界中，人类的生存离不开阳光，适量的日晒有利于人体的健康。但日光对人的危害也不可忽视，特别是对皮肤的损伤，容易引起皮肤光老化、光线性皮肤病及皮肤癌的发生。本节就光的基本知识及光线性皮肤病相关的诊断、治疗及预防等作一简述。

(一)光的基本概念

光是一种连续的电磁波，具有波粒二相性，波长以纳米(nm)为单位，能量以焦耳(J)为单位，剂量单位 J/m^2。光按波长由短到长依次分为 γ 射线、X 射线、紫外线、可见光、红外线、微波及无线电波等。其中，阳光中的可见光、紫外线与人体关系最密切，

特别是紫外线对人体的影响最大。

紫外线(UV)的波长为:200～400nm,根据波长长短,又可分为 UVA(320～400nm,包括 UVA1,340～400,UVA2,320～340)、UVB(290～320nm)、UVC(180～290nm)。波长越长,穿透力越强。

1. UVA　长波紫外线,在任何地区全年存在,它不仅可以穿透玻璃,而且 80%的 UVA 可穿透真皮上部,作用于血管及其他组织,能被真皮中的黑素、血红蛋白、胆红素吸收,亦可造成弹性纤维变性,因此,造成皮肤晒黑、皮肤光老化,慢性光线性皮肤病及皮肤癌的发生。对皮肤的损伤 UVA2>UVA1。

2. UVB　中波紫外线,是引起日晒性红斑最主要部分,也叫晒斑光谱。可被玻璃所阻挡,主要由表皮吸收,产生自由基,损伤表皮细胞,使皮肤产生红斑、水疱甚至大疱。UVB 还可损伤细胞的 DNA,激活原癌基因,使抑癌基因失活,引起皮肤癌。同时,UVB 还可使真皮浅层胶原纤维发生嗜碱性变,称为胶原纤维弹力性变,并随病变的发展,其范围越来越广,部位越来越深,真皮浅层小血管也受其影响,引起皮肤光老化。

3. UVC　对细胞的杀伤力最强,是诱发红斑和杀灭细菌最有效的紫外线,但大多被地面大气层吸收,只有在雨过天晴的短时间内才可能有极少数到达地面。

因此,UVA、UVB 是造成皮肤光损伤的主要紫外线。

(二)皮肤对光的反应

光作用于人体皮肤所引起的异常反应称为光敏反应,包括光毒性和光变应性反应两类。

1. *光毒性反应*　是一种非免疫性反应,由光直接作用于皮肤所致,任何个体,只要在皮肤内存在某种光敏物质或色基,再经过 UVB 及适当的时间光照后即可发生。包括急性和慢性光毒性反应。

(1)急性光毒性反应:皮肤在接受暴晒后,数分钟至 6h 内,出现日晒伤,表现为暴晒部位皮肤发生境界清楚的红斑、水肿,甚至水疱或大疱,继之脱屑,色素沉着。病程短,消退快。病变主要在表皮。即是光敏物到皮肤后由于光动力作用而发生能量传递,产生了光化学反应所致。

(2)慢性光毒性反应:长期反复地接受 UVB 和 UVA 的照射,导致皮肤出现干燥,粗糙,松弛,色素沉着,减退等光老化及皮肤癌的表现。

2. *光变应性反应*　是一种淋巴细胞介导的迟发性变态反应。属于免疫反应的范围,但必须有光能参加。发生于少数具有过敏素质的人,当光敏物质或色基存在于皮肤时,首次光照需经过一定的潜伏期才发病,再次光照后在暴露部位产生丘疹、水疱等湿疹样反应。诱导和激发的光照波长为 UVA 和(或)UVB,由于光敏物质吸收光能后发生化学变化成为半抗原,与皮肤组织中蛋白质结合形成全抗原,刺激机体产生抗体或细胞免疫反应所致,可表现为日光性荨麻疹、多形性日光疹、光变态反应性接触性皮炎、慢性光化性皮炎、光感性药疹等。光敏物质可分为内源性的(如卟啉)和外源性(如某些药物、食物等)。

光毒性反应和光变应性反应有时不易区分,两者可转变或相互存在。两者的差别见表 12-2。

表 12-2　光毒性反应和光变应性反应的比较

	光毒性反应	光变应性反应
发病率	高	低
发生人群	任何个体均可发生	少数过敏体质的个体发生
潜伏期	无,首次接触光照即可发生	有,需再次接触光照才发生
致病光谱	UVB 和 UVA	UVA 和(或)UVB
光敏物质	不一定	存在
引起皮肤反应光的能量	高	不定
首次曝光后发生	是	否
重复光照反应时间	不缩短	缩短
临床表现	急性皮炎	多形态,临床表现复杂
发疹部位	光照部位	光照和非光照部位
病程	短	长
淋巴细胞转化试验	正常	可能异常
光生物学试验	阴性	阳性

(三)日光反应皮肤类型

日光反应皮肤类型是根据皮肤对日光的反应程度将人类皮肤分为6型。见表12-3。

表12-3 日光反应性皮肤型的分型

型别	敏感性	晒斑反应	晒黑反应	非暴露区皮肤色泽
Ⅰ	极敏感	极易发生(重度)	从不发生	白
Ⅱ	很敏感	很易发生(中度)	很少发生(很淡)	白
Ⅲ	较敏感	有时发生(轻度)	有时发生(浅棕)	白
Ⅳ	轻度敏感	较少发生(很轻)	经常发生(棕色)	浅棕
Ⅴ	较不敏感	罕有发生	极易发生(深棕)	棕色
Ⅵ	不敏感	从不发生	黑色	黑

(四)皮肤对光线的防御功能

正常情况下,皮脂膜、角质层、黑色素对光线有一定的防御作用,使皮肤能接受一定量的紫外线照射而不致有任何不良反应。覆盖于皮肤最表面的皮脂膜中的鱼鲨烯具有防晒作用;由角质形成细胞及其细胞间质中的脂质构成的皮肤的"砖墙结构",是一道抵御日光的屏障,表皮中的正常成分如尿酸等是主要的紫外线吸收剂,其他一些芳香性氨基酸、核酸以及胡萝卜素和皮面脂质也具有光保护作用。角质层中存在的角蛋白、黑素颗粒和在角质形成细胞中留下的细胞碎屑均使紫外线良好的吸收。基底层的黑素细胞是表皮的主要光保护成分,其保护作用与黑素化程度成正比。黑素的光保护作用是由于能吸收或反射UVA及可见光,其中UVA的吸收大于可见光,此外,黑素在人类皮肤中是一种稳定的自由基,可使UV诱导的反应性自由基失去活性,故其亦可作为一种自由基灭活剂来保护皮肤。

(五)光线性皮肤病

光线性皮肤病指日光照射在皮肤上引起和诱发或加剧的皮肤病。按可能的发病机制归纳为以下几类。

1. 日光所致的急性或慢性皮肤损伤反应 日晒伤、晒黑、光老化、光化性弹性纤维病、光线角化病等。

2. 发病机制尚未明确的特发性光敏性皮肤病 多形日光疹、种痘样水疱病、日光性荨麻疹、慢性光化性皮炎、光化性痒疹、青少年春季疹等。

3. 有外源化学性光敏物参与的光敏性皮肤病 与食物、植物有关的,如泥螺-日光性皮炎、植物日光性皮炎等。与化学品、药品应用有关的,如光敏性或光刺激性接触性皮炎、光敏性药疹。

4. 遗传性或获得性代谢障碍致内源性光敏物增多者 如皮肤卟啉病等。

5. 光线诱发或加剧的皮肤病

(1)自身免疫性:红斑狼疮、皮肌炎、天疱疮、大疱性类天疱疮等。

(2)遗传性:如家族性慢性良性天疱疮、Darier病、Bloom综合征、Hartnup综合征、着色性干皮病等。

(3)感染性:如唇单纯疱疹、扁平疣等。

(4)营养性:如糙皮病等。

(5)其他:如特应性皮炎、日光性播散性表浅性汗孔角化症、光线性扁平苔藓、网状红斑性黏蛋白沉积症、光化性毛囊炎、白化病、白癜风、雀斑、黄褐斑、黑变病、皮肤癌、皮肤T细胞淋巴瘤等。

(六)光生物学试验

多数怀疑特发性和外源性化学物质光敏性疾病者应作光生物学试验。光生物学试验目的在于:①证明光敏性的存在;②确定外源性化学光敏物;③确定致病光谱,便于疾病分类和选择特定的光保护方法;④确定光疗的初始剂量。需注意的是,光生物学试验方法差异极大。

常用的光生物学试验包括以下几种。

1. 红斑阈值 亦称为最小红斑量(MED)或称生物剂量(BD)。即在固定的条件下(光源用UVB或UVA,距离为50cm)照射非曝光部位的皮肤,引起皮肤发红的最小UVA或UVB的剂量。

MED的测定方法:用多孔测定器在腹部、背部或上臂内侧进行。按阶梯递增的剂量照射各孔,最好于照射后12h观察结果,但不易进行。常于24h后观察结果,由于此时红斑已开始消退,可将前一孔的照射时间作为MED值。

亚红斑量照射：75%的一个生物剂量，不引起红斑反应。

红斑量照射：照射1～3MED，引起皮肤产生轻至中度的红斑反应。

超红斑量照射：照射量为4～5个以上的MED，引起皮肤产生明显的红斑反应。

MED的意义：是明确光敏性的存在及强度。MED值低于正常值，若越小，则表明对UV的敏感性越强。分别用UVB或UVA光源照射，则表明患者对UVB或UVA的敏感程度。

2. *光激发试验* 以2～3倍或更大倍数的MED照射，以激发皮损的出现，亦可用延长照射时间或在同一部位反复多次照射，以达激发皮损出现的目的。

光激发试验的意义：复制出皮损以明确光敏性皮肤病诊断。

3. *光斑贴试验* 用可疑的光敏物质，一般配成1%的浓度，或用标准光斑试剂，于背部两侧作密封斑试，24～48h后保留一处密封避光作对照外，其余部分去除斑贴后分别用UVA、UVB以亚红斑量照射，24h、48h、72h后观察反应。

结果判断：两处均为(+)，则为接触性皮炎；两处均为(−)，则为非接触性过敏和非光接触性过敏；如果照射部位(+)，为光接触过敏；如果照射部位(+)比非照射部位(+)更强，则为接触性过敏和光接触性过敏两者兼有。

光斑贴试验的意义：诊断外源性光感性皮炎和检查光敏物质。

4. *最小光毒剂量(MPD)* 即在应用补骨脂素一定时间后，用UVA照射，引起皮肤刚出现红斑反应所需的光剂量(J/cm^2)。

MPD的测定方法：内服或外用光敏剂后1～2h，用多孔板行梯级递增剂量的UVA照射，于48h后观察结果，引起皮肤刚产生红斑反应所需照射的J/cm^2为1MPD。

MPD的意义：主要是用于确定光化学疗法的初始剂量。

(七)诊断

1. *详细询问病史* 曝光史(季节、光源、时间和潜伏期)；可能的接触或服用光敏物史(使用的清洁剂、化妆品、染料、香料和药物等职业接触、户外活动习惯和嗜好史)；以往的光敏史、接触过敏史和家族史。

2. *仔细检查皮损* 首先检查皮损分布的部位，要注意鉴别是光照部位还是空气媒介的接触部位；其次是皮损的性质，要注意区别是光毒性反应还是光变应性反应，是即刻反应还是迟发型反应。

3. *光生物学试验* 可以明确诊断并制定有针对性的有效防治措施。

4. *病理检查* 对明确炎症与肿瘤性皮肤病具有价值。

(八)治疗

1. *药物治疗*

(1)全身治疗：抗组胺药、羟氯喹、β-胡萝卜素、沙利度胺、烟酸、烟酰胺、氨苯砜、雷公藤、糖皮质激素、硫唑嘌呤等免疫抑制药。

(2)局部治疗：按皮肤类型、皮损的性质选择外用药物及剂型。

2. *光疗* PUVA、UVB、窄谱UVB或UVA光疗等对某些多形性日光疹、慢性光化性皮炎等有效。

(九)预防

1. *避光措施* 针对不同病种按光试验结果采取程度不同的避光措施。光敏患者应避免上午10点到下午4点外出，尤其是在春夏季节。外出时使用遮光剂，穿长袖棉制衣服，戴宽边帽，用遮光伞。

2. *去除光敏物* 积极查找疾病发生发展的原因和诱因是治疗成败的关键。应根据光生物学实验结果，避免与潜在或者容易被忽略的光敏物质再次接触。

3. *使用遮光剂* 根据不同环境选择防UVA、UVB防晒剂。平原、户内、秋冬季：SPF＞15、PA(++)；平原、户外、春夏季：SPF＞30、PA(+++)；高原、户内、秋冬季：SPF＞25、PA(++)；高原、户外、春夏季：SPF＞30，PA(+++)。要求遮光剂作用稳定持久、无毒性和变应性及使用方便。常用的遮光剂包括以下几种。

(1)化学性遮光剂：可吸收UVA和UVB，如对氨基苯甲酸(PABA)、PABA酯及其衍生物、二苯甲酮及其衍生物、肉桂酸酯类、水杨酸酯类以及鞣酸类化合物等。

(2)物理性遮光剂：可反射或散射所有UV波段和可见光，应特别重视此类遮光品的作用。包括二氧化钛、氧化锌、高岭土等。

(3)混合性遮光剂：物理和化学遮光剂的混合制剂，效果常更好。

目前，还有一些植物性的遮光剂，如青刺果、黄芩、三七、含茶多酚的绿茶、葡萄子的提取物等具有肯定的光防护作用。

规律使用遮光剂不仅可以保护机体免予日晒伤，还可以减轻皮肤光老化的程度，预防或减轻光线性皮肤病的发生。科学正确的遮光剂使用要求：广谱、能够防 UVA 和 UVB，每日规律使用，最好每 2～3h 重新涂抹 1 次。

二、日光性损伤反应

(一)晒斑

日晒伤(sunburn)，又名晒斑、日光性皮炎等，是强烈日光照射引起的一种以局部暴露部位皮肤出现红斑、水肿、水疱为临床特征的急性光毒性反应。

【流行病学】

本病多见于春末夏初，儿童和妇女易发病，高原地区、雪地勘探或水面作业者发病较多。最近的流行病学调查女性为 51.8%，男性为 48.2%。

【病因学与发病机制】

本病属于一种光毒性反应。

1. *致病光谱* 为主要为 UVB，但 UVA 能加强 UVB 的致红斑效应。UVB 作用于人体皮肤后，被真皮吸收使真皮内多种细胞产生组胺、5-羟色胺、激肽、溶酶体酶、前列腺素等炎症介质，使真皮毛细血管扩张，渗透性增加，从而引起红斑反应，其中前列腺素的作用尤为重要。

2. *其他* 症状严重程度往往与照射强弱、照射的时间和范围、环境因素、肤色深浅、种族及个人差异等有关。

【临床表现】

1. 一般在日晒后 30min 至数小时后发病，次日病情加重。

2. 病初暴露部位有灼痛、紧绷感，随即出现水肿性红斑，红斑逐渐变为暗红色或红褐色，脱屑，消退，可遗留色素沉着。严重者可形成水疱，疱壁紧张发亮，内容澄清为淡黄色浆液，尼氏征阴性，破裂后形成糜烂面，不久干涸结痂、脱屑，遗留色素沉着或色素减退。

3. 部分患者日晒面积较大时，可发生全身症状，如畏寒、发热、头痛、恶心、乏力和全身不适，甚至发生心悸、谵妄或休克。

4. 病程一般为 7～10d。

5. 有时日晒伤可成为其他疾病的诱因，如多形性日光疹、红斑狼疮、单纯疱疹、日光性荨麻疹、迟发性皮肤卟啉病、多形红斑、白癜风等。

【实验室检查】

无特殊。

【组织病理】

组织病理主要特征为表皮出现“晒斑细胞”。即散在角化不良(凋亡)的角质形成细胞，胞质呈均匀淡红色，核固缩或不易看清，照射后 24～48h 即可见于整个生发层中，72h 后明显增多可达生发层上部，其他表皮改变有海绵形成，角质形成细胞空泡化。真皮可见乳头和血管周围间隙水肿、中性粒细胞浸润、核尘和红细胞外渗。

【诊断与鉴别诊断】

根据日晒史，曝光部位皮肤出现红斑、水肿或水疱等典型皮损伴灼痛感等可以诊断。

本病须与接触性皮炎、烟酸缺乏症等相鉴别。

1. *接触性皮炎* 和日晒无明显关系，无季节性，而有接触刺激物或致敏物病史，皮损位于接触部位而非日晒处，自觉瘙痒。

2. *烟酸缺乏症* 常有酗酒史或营养不良史，皮损除日晒部位以外，非暴露部位也有红斑，可伴发有腹泻、痴呆等消化系统和精神神经系统症状。

【治疗】

对已发病者，以对症治疗为主。外用药以安抚、收敛、消炎止痛为原则，可选用炉甘石洗剂，严重者可用冰水湿敷，2～3h 1 次，每次 15～20min 直至急性症状消退，外用糖皮质激素霜或吲哚美辛溶液。瘙痒明显有全身症状者可口服抗组胺药及某些镇静药，如多塞平等。必要时可系统使用糖皮质激素。

【预防】

预防措施不应单纯防晒，而应该多参加室外体育活动，提高皮肤对日光的耐受性。在正午外出时可使用防晒剂。

(二)光化性肉芽肿

光化性肉芽肿(actinic granuloma)，又名环状弹性纤维溶解性肉芽肿，是长期遭受日光暴晒引起的一种肉芽肿疾病。本病男女发病率相当，好发于热带亚热带地区。

【病因学与发病机制】

确切的发病机制还不完全清楚，但与日光曝晒有关，可能是由于暴露部位皮肤弹性纤维长期受日光照射后发生变性，作为自身抗原引发自身免疫反应而致病。

【临床表现】

1. 中年以上多见。

2. 好发于面颈等日光暴露部位。

3. 皮损初起为单个或群集针尖至粟粒大小丘疹或结节，可为正常肤色、淡红色或暗红色。逐渐扩大，形成斑块，中央凹陷呈环形或不规则形，边缘光滑呈堤状隆起，具有珍珠样色泽。皮损直径一般为0.5～4cm，质地较韧，有浸润感，表面无鳞屑。环中央可为正常肤色或灰白色，可有萎缩，数目3～5个至数十个不等，相邻皮损可或相互融合。皮损可持续数月至数年，常此起彼伏，迁延难愈，消退后不留痕迹或遗留色素减退。

4. 一般无自觉症状，偶有轻痒。

【实验室检查】

无特殊。

【组织病理】

以弹性纤维溶解性肉芽肿为特征。真皮内有大量变性、卷曲、粗大的弹性纤维，可见异物巨细胞和组织细胞浸润，巨噬细胞内有被吞噬的变性弹性纤维。血管周围有较多单一核细胞浸润。皮肤附属器和皮下组织均无明显改变。

【诊断与鉴别诊断】

根据有长期日光曝晒史，好发于面颈部等暴露部位，特征性的环状斑块和组织病理可作出明确诊断。

但应与环状肉芽肿、类脂质渐进性坏死相鉴别。

1. 环状肉芽肿　两者临床表现类似，但组织病理可以鉴别。环状肉芽肿真皮中部有胶原变性，巨细胞较少。而光化性肉芽肿，通常环的中心区域完全缺失弹性纤维，多核巨细胞数量较多，没有黏蛋白沉积。

2. 类脂质渐进性坏死　皮疹与日晒无关，好发于小腿伸侧，为黄红色不规则浸润性斑块，表面有毛细血管扩张，皮损色较深，组织病理有巨细胞，但巨细胞内无变性的弹性纤维颗粒。

【治疗】

治疗可予氯喹、硫唑嘌呤、甲氨蝶呤口服，糖皮质激素局部皮损内注射。有报道予阿维A 25mg/d，连续2个月，治疗有效。

【预防】

预防主要在于避免长时间日光曝晒，倡导应用防晒霜。

【预后】

本病可自然缓解。

（三）光化性扁平苔藓

光化性扁平苔藓（actinic lichen planus），也称为热带扁平苔藓、亚热带扁平苔藓、苔藓样黑皮病、环状萎缩性扁平苔藓、苔藓样色素性皮炎，是一种长期日光照射后引起的以苔藓样皮疹为特征的光线性皮肤病，是扁平苔藓的一种异型。

【流行病学】

本病好发于黑肤色人群，30多岁的女性更易发生本病，男女比例约为1∶2.5。地理分布以中东地区多见，但亚洲及欧美也常有报道。

【病因学与发病机制】

本病的发生主要与日光照射有关，尤其是UVB。试验证明，UVB能很好地复制出光化性扁平苔藓，而UVA则不能。也有与营养缺乏、受热、乙肝病毒感染及遗传有关的报道。

【临床表现】

1. 春、夏季发病或复发，冬季可明显改善甚至消退。

2. 皮损好发于面、颈、手背等暴露部位。

3. 皮损主要表现为环状色素沉着性斑块或斑片，也可表现为密集的针头大小肤色丘疹，皮损继续发展可融合成环状，境界清楚，表面一般无鳞屑，色素沉着可长期不消退，日晒伤部位可发生同形反应。Isaacson等指出本病皮损在形态上可分为以下几种类型。①环状色素沉着性斑块：最常见，好发于面部和手背。②色素斑：好发于面部，为黄褐斑样。③色素减退斑：主要见于颈和手背，为针头大小灰白色丘疹，倾向融合成5～6cm直径的斑块。④典型的苔藓样丘疹（斑块）：群集于四肢远端。上述几种皮损可分别结合出现。

4. 可有轻微瘙痒或无症状。

5. 病程长，可反复发作。

【实验室检查】

无特殊。

【组织病理】

组织病理与扁平苔藓基本相似，表现为表皮可见楔形改变，基底细胞液化变性。真皮层以淋巴细胞为主的带状浸润，散在噬黑素细胞。

【诊断与鉴别诊断】

根据夏季好发，冬季消退，皮损主要位于暴露部位，皮损形态和特征性病理表现较易作出诊断。

主要应与经典型扁平苔藓相鉴别。扁平苔藓好发于四肢屈侧、躯干及黏膜，暴露部位较少，可有甲受累，病情与季节无关，皮损瘙痒较剧。而光化性扁平苔藓好发于面、手背、上肢伸侧等曝光部位，常见于春夏季，瘙痒不明显，指甲不受累，头皮很少累及，病程较长。

须注意，当扁平苔藓样皮损在暴露部位及非暴露部位同时发生时，不应诊断为光化性扁平苔藓。

【治疗】

糖皮质激素皮损内注射能使皮损显著改善，抗疟药如羟氯喹有一定疗效。

【预防】

首先要避免日光照射，夏季应少外出，在室外应使用防晒霜等防光措施。

(四)光化性弹性纤维病

光化性弹性纤维病(actinic elastosis)，又称日光性弹性组织变性综合征，是由于长期日光曝晒而引起皮肤退行性改变的一组疾病。其中包括 6 种主要疾病：项部菱形皮肤、播散性弹性瘤、结节性类弹性纤维病、柠檬样皮肤、手足胶原斑、耳部弹性纤维性结节。

【流行病学】

本病多发生在光照时间较长的地区，在热带和户外工作者如农民、水手中发病较多；主要见于肤色浅尤其是白种人中。

【病因与发病机制】

病因不明。长时间暴露于日光和皮肤黑素减少是发病的主要原因。

【临床表现】

1. 多见于老年人，尤其是户外工作者。

2. 皮损位于暴露部位。

3. 皮肤变厚，多皱褶，伴色素沉着与色素减退变化。此外，有以下特殊表现。

(1)项部菱形皮肤：老年男性多见。主要累及颈项部，也可累及额、颊、肩胛及上胸部。皮肤增厚、粗糙，呈黄褐色或红褐色。皮沟深凹，皮嵴隆起，使皮肤呈现不规则菱形小块。病程漫长。

(2)播散性弹性瘤：基本损害为黄色斑块，边界清楚，常对称分布于面颈部，可多发，亦可为单一的鼻背部损害。

(3) 结节性类弹性纤维病：50 岁以上男性多见。主要累及眼眶、颊、鼻部，也可扩展至颈、耳部及其他日光曝晒部位。皮损表现为皮肤增厚，呈黄色，失去弹性，多皱，如橘皮样外观，伴散在的、多发的黑头粉刺及小的囊肿。

(4)柠檬样皮肤：是本组疾病中最无特征性的，但却是慢性日光照晒最普通的反应，表现为曝光部位皮肤呈黄色增厚，多皱褶。

(5)手足胶原斑：表现为黄色或肉色疣状小丘疹，有时伴毛细血管扩张，损害常排列成带状。好发于手足部的掌跖和背面的结合部位，从大拇指尖，绕指根到第 2 指的桡侧为最常见。在妇女足背部，多见沿肌腱排列呈线状的角化性结节，又可称为肢端角化性类弹性纤维病，其发病与皮损有较密切关系。

(6)耳部弹性纤维性结节：好发部位为上面部(尤其是眼周)、手背、颈后、颈侧及耳部等处。其次为鼻、上唇、颏部以及前臂伸侧。

以上 6 种主要临床表现可互相在不同程度上同时发生。少数病例伴发光化性角化病、基底细胞癌或鳞状细胞癌，偶伴胶样变性。

【组织病理】

表皮下有一正常的胶原纤维狭窄带。真皮上 1/3 处有破碎的嗜碱性粗纤维，伴均质化无定形嗜碱性物质，弹力组织染色、甲基紫、刚果红染色呈阳性。

【诊断与鉴别诊断】

1. 诊断要点

(1)有长期曝光史。

(2)好发于曝光部位。

(3)皮损为皮肤增厚、粗糙，呈黄褐色或红褐色，皱褶成沟纹，或伴丘疹、结节、斑块。

(4)组织病理示表皮下有一正常的胶原纤维狭窄带。真皮上 1/3 处有破碎的嗜碱性粗纤维，伴均质化无定形嗜碱性物质。

2. 鉴别诊断

(1)弹性纤维假黄瘤：发病年龄早，皮损好发于颈项、腋窝、腹股沟和其他皱褶部位，常伴眼和心血管病变，组织病理在真皮中下部可见变性、断裂、弯曲、成堆似丝绒团状的弹性纤维，伴钙盐沉着。

(2)慢性光化性皮炎：多见于老年人，日晒几天后发病，持续时间长。损害为浸润性斑块，其他部位亦有皮损伴瘙痒，病理呈慢性湿疹样或假性淋巴瘤样改变。

【治疗】

皮损面积广泛、严重时可采用皮肤磨削术、化学剥脱术或激光除皱术以改善容貌。

【预防】

避免日光曝晒，外出时使用遮光剂，戴宽边帽、穿长袖衣服。

(五)光线性角化病

光线性角化病(actinic keratoses,AK)又名日光性角化病。是由于长期日光曝晒损伤皮肤所致的一种癌前期病变。近年来的研究发现,本病与鳞癌的关系密切,超过 60%的鳞癌继发于日光性角化病。AK 局限于表皮,没有转移能力,但这并不能认为它仅仅是一种恶变前疾病。在某种意义上,它与鲍温病、上皮内 Merkel 细胞癌、上皮内皮脂腺癌、原位黑素瘤、乳房外 Paget 病等一样,也是一种恶性疾病。如不治疗,日久可以侵入表皮及深部组织,甚至发生转移而威胁生命。

【流行病学】

本病白种人多见,在欧美本病在皮肤疾病中的发病率仅次于寻常型痤疮和皮炎。AK 发病率最高的是澳大利亚,估计>40 岁者接近 40%的人发生 AK。美国一项为期 10 年的观察研究显示,AK 发生率占皮肤科门诊患者人数的 14%。英国的一项多中心调查研究显示,40 岁以上的男女发病率分别为 15.4% 和 5.9%。1%~16% 的 AK 可能发展为侵袭性 SCC。

美国的调查研究显示,AK 平均发病年龄是 65 岁,80% 以上的患者在 50 岁以上,年龄<30 岁者罕见发生 AK,但实际上在 30~40 岁发病率开始增加,随年龄增长发病率进一步递增。

我国目前未见完整流行病学资料。

【病因学与发病机制】

尚不清楚。白种人易患本病。白化病患者发病率亦较高。日光、紫外线、放射性热能、电离辐射以及沥青或煤及其提炼物均可诱发本病。患者的易感性起决定作用。

【临床表现】

1. 好发于日光暴露部位,如上肢、面部、头皮、下唇等处,其中上肢尤其多见,可占 65%。

2. 典型 AK 皮损称为红斑型 AK,表现为红色表面平滑或粗糙的鳞屑性丘疹或斑块,单个皮损大小常为 2~6mm,但也可达到几厘米。皮损常出现在日光弹力变性基础上,其周边可有色素脱失、雀斑、毛细血管扩张、皮肤松弛等改变。有时皮损之间可以相互融合。皮疹常单发,有时多发。

除了红斑型,还有几种亚型。

(1)肥厚型 AK:可表现为增厚的粗糙的鳞屑性丘疹或斑块,颜色可为皮色,也可为灰色或红色。可发生于所有日光暴露部位,但最常见于手背和手臂,肥厚型 AK 也可由红斑型转化而来,临床与鳞状细胞癌很难区分。

(2)色素性 AK:临床少见,表现为黄褐色或棕色的光滑的鳞屑性丘疹,临床与日光性雀斑样痣很难鉴别。

(3)泛发性色素性 AK:临床少见。好发于面部或头皮,表现为直径>1cm 的光滑或疣状鳞屑性斑块。

(4)增生性 AK:临床少见。常表现为椭圆形的红色鳞屑性大斑块,边界不清,其直径常>4cm。

3. 慢性经过。

4. 一般无自觉症状或有轻痒,有皲裂时微痛。

【组织病理】

组织病理可分为经典型、肥厚型、萎缩型、鲍温病样型、增生型、苔藓型、色素型、棘层松解型等。

1. 经典型的 AK　常有特征性的组织学和细胞学特征。最常见的是基底层不典型多形性角质形成细胞聚集,向真皮呈乳头状突起。基底层上方可见有不规则棘层肥厚、角化过度和角化不全,而附属器上皮未受侵犯而呈正角化,从而出现正角化和角化不全交替的特征性表现。这些不典型角质形成细胞的核浆比正常增大。真皮可出现日光弹力变性和轻度炎症细胞浸润。

2. 肥厚型 AK　有严重的角化过度和角化不全,并有皮肤角栓形成,角栓下为典型 AK 病理变化。

3. 萎缩型 AK　角化过度不明显,表皮萎缩变薄,皮突消失。不典型细胞主要在基底层,核大、深染,排列紧密。

4. 鲍温病样 AK　表现为表皮全层不典型细胞,但和鲍温病及原位鳞癌不同的是,附属器上皮没有累及。

5. 增生性 AK　表现为不典型角质形成细胞显著地向真皮乳头垂直增生,但和 SCC 不同的是,细胞团块还在表皮侧,未突破基底膜。

6. 色素性 AK　除 AK 典型组织病理学特征外,基底层色素沉着,黑素细胞和角质形成细胞内黑素增多,真皮浅层较多噬色素细胞。

7. 苔藓样 AK　除 AK 典型组织病理学特征外,尚见基底层液化,真表皮连接处及表皮下带状淋巴细胞和组织细胞浸润,有时可见 Civatte 小体。

8. 棘层松解型 AK　基底层上不典型角质形成细胞松解,裂隙形成,内有棘刺松解细胞,与毛囊角化病相似,不典型细胞可向真皮内作导管样增生或围绕毛囊和小汗腺导管。

【诊断与鉴别诊断】

根据临床表现和组织病理特征可以作出明确诊断。

本病应与以下疾病鉴别。

1. 脂溢性角化症 褐色丘疹或斑片周围无红晕，表面可有油腻性鳞屑似薄膜状，易剥离且无出血，皮疹常多发，非暴露部位也常见。组织病理二者可以区别。

2. 鳞状细胞癌 主要根据皮损质地、大小、溃疡、出血、增长迅速、容易复发等来加以判断。一般鳞状细胞癌质地较AK更坚实，有浸润感，皮损范围较大，易形成溃疡和出血，短期内体积可明显增大，切除后容易复发。

3. 良性苔藓样角化病 组织学上AK与良性苔藓样角化病很相似，都有基底细胞空泡样变，但良性苔藓性角化病没有细胞的不典型性。

4. 盘状红斑狼疮 主要应与萎缩性AK相鉴别。盘状红斑狼疮皮疹颜色较鲜红，鳞屑易剥落，组织病理有特征性。

5. 恶性雀斑样痣 表皮更平，黑素细胞增多且形态不典型，角质形成细胞没有不典型性。而色素性AK则有角质形成细胞的不典型性。

【治疗】

AK有效的治疗方法很多，治愈率通常高于90%。治疗方法的选择主要根据皮损大小、部位和皮损的数目。

最常用的方法是冷冻治疗。激光、刮除术、电灼、电干燥、皮肤磨削术、光动力疗法等均可选用。手术切除是比较好的一种方法。泛发性皮损可外用氟尿嘧啶软膏、20%足叶草酯等。此外，干扰素、外用免疫调节药、口服或外用维A酸、外用水杨酸等都可选用，其疗效不一。

【预防】

加强光防护，特别是加强青少年光防护显得尤为重要。日光照射强烈时间应避免出门，如不能避免，应穿着光防护较强的衣服，戴宽檐帽，外搽高SPF系数的防晒霜。

(六)胶样粟丘疹

胶样粟丘疹(colloid millium)又称胶样假性粟丘疹或皮肤胶样变性，是皮肤结缔组织的一种退行性变，以曝光部位皮肤发生带黄色的透明丘疹或斑块为特征。1942年最早由Reuter和Way报道。皮疹好发于颜面和手背，多数为淡黄色、粟粒至扁豆大小圆形半透明扁平丘疹，很像水疱。用针挑破后可挤出黏性的胶样物质。

【流行病学】

好发于15～50岁，男>女。

【病因与发病机制】

病因不明。本病幼年型常有家族史，呈常染色体显性遗传。此外，曝晒日光和长期接触石油产品(如苯酚)以及应用氢醌等退色剂似可激发本病。

【临床表现】

1. 好发部位为上面部(尤其是眼周)、手背、颈后、颈侧及耳部等处。其次为鼻、上唇、颏部以及前臂伸侧。

2. 皮损有两种类型

(1)胶样粟丘疹：颜面、颈和手背等皮肤暴露部位有直径1～3mm密集而透明的黄色丘疹，偶尔有少数小水疱不规则聚合，多少对称。感觉柔软，穿刺或挑破后可释出胶样物质。丘疹间的皮肤常有光化性弹性组织病的革样外观，此型最常见。

(2)斑块型：常发生于暴露部位皮肤，大小为直径0.5～5cm结节或斑块，表面隆凸，光滑，结节顶端可有小窝，呈粉红、淡黄、棕色或正常肤色，可有毛细血管扩张。

3. 本病无系统性表现，皮损可长期存在而无自觉症状，有时自觉轻微瘙痒，幼年型至成人期可渐消退。

【组织病理】

表皮角化过度，棘层萎缩，表皮嵴变平。真皮乳头层显著扩大，真皮上层可见无结构均质性的胶样物质或呈透明变性。其周围由正常胶原纤维束环绕，境界明了。在变性胶原物质内可见裂隙和少数纺锤形破裂的细胞核。胶样物质HE染色呈嗜酸性，PAS染色阳性，结晶紫染色阳性，耐淀粉酶。Van Gieson染色呈黄色。

【诊断与鉴别诊断】

1. 诊断要点

(1)好发于曝光部位。

(2)皮损为淡黄色的透明丘疹、结节或斑块，挑破后可释出或挤出黏性胶样物质。

(3)无自觉症状。

(4)组织病理示真皮上部无结构均质性的胶样物质。

2. 鉴别诊断

(1)粟丘疹：丘疹呈白色，以针尖挑破后可挤出坚实的珍珠样小粒。真皮上部可见表皮囊肿。而无结构均质性胶样物质。

(2)扁平苔藓:丘疹呈红色或紫红色,不透明,疹内无胶样物质,好发于前臂屈侧,剧痒。组织病理示基底细胞液化变性,真皮浅层以淋巴细胞为主的带状炎症细胞浸润,无均质性胶样物质。

(3)毛发上皮瘤:多发生于发育期,女性多见,有遗传倾向,主要发生于面中部包括额、颊、鼻根、眼睑等处,损害为针头至黄豆大小圆形或椭圆形发亮的坚实丘疹,呈淡黄、淡红或红黄色。常对称、成群或散在分布。疹内无胶样物质,组织病理有特征性。

(4)汗管瘤:多见于青年女性,主要发生于眼周、前额、颈或前胸处,损害为针头至豌豆大小、肤色或褐色、光滑圆形丘疹,质地柔软而有弹性,成群或散在分布。疹内无胶样物质,组织病理有特征性。

【治疗】

可采用电解、冷冻或手术切除等方法治疗。

【预防】

避免日光曝晒及长期接触石油产品和氢醌等脱色剂。

三、特发性光敏性皮肤病

(一)多形性日光疹

多形性日光疹(polymorphous light eruption, PMLE)是一种慢性、特发性、反复发作与日光照射有关的迟发性变态反应性皮肤病。多发生于春夏季,常在日光照射后几小时或几天后发生,临床表现为曝光部位出现丘疹、丘疱疹、水疱等多形性损害伴瘙痒。

【流行病学】

本病各种族均可发生,但在浅色人种相对较多,在欧美国家的发病率为10%~20%。本病女性多见,黑人、东方人和美国印第安人女性患者是男性的2~7倍。地理分布上以温带地区多见,热带和亚热带地区较少。我国流行情况未见详细报道。

【病因学与发病机制】

本病的病因和发病机制至今仍未完全清楚,目前认为与日光、遗传、免疫、内分泌及代谢等因素有关。

1. 日光 目前认为本病可能系对光线诱发的光产物的细胞免疫反应所致,作用光谱可为UVB、UVA和可见光。

2. 遗传 可能为一种多基因遗传病,与人类HLA相关抗原有关。

3. 免疫 可能是曝光部位皮肤对光诱导产物的一种迟发性超敏反应,但激发此反应的抗原还不甚清楚。

4. 其他 性别,花生四烯酸代谢和前列腺素异常,超氧化物歧化酶(SOD)活性降低,色氨酸代谢异常及血锌降低,锰升高等微量元素的改变可能与本病有关。

【临床表现】

1. 发病多与季节有关 春夏季节发生或加重,秋冬季节减轻或好转。曝光后30min至数天发病,反复发作,持续多年。

2. 年龄 青年女性多见。

3. 皮损部位 好发于曝光部位,面部、上胸"V"字区、颈部及前臂伸侧。

4. 皮损特点 皮疹多形性,包括丘疹、丘疱疹、斑块、水疱及湿疹样改变,但就某一患者而言,一般以单一形态为主,丘疹型最常见,其次为斑块型和丘疱疹型。且同一部位皮损类型基本不变,混合型损害罕见。分布对称,且发生发展与日晒关系密切。

5. 自觉症状 有明显瘙痒,灼热感。

6. 病程 本病病程一般较长,可反复发作几个月甚至几十年,许多患者随着发作次数增多,会出现耐受,症状减轻,可能与皮肤的"老化"有关。

7. PMLE有一种少见变异型青少年耳部春季疹 多见于5~12岁的男孩,亦可见于青年男性。春季发病,常在寒冷的晴天于日晒后起疹。典型的皮损表现为耳郭处簇状小丘疹或丘疱疹,可有水疱和结痂。病程自限且不留瘢痕。UVA为诱发光谱。组织学特征与PMLE相同。

【辅助检查】

最小红斑量:对UVA和(或)UVB有异常反应,红斑反应出现高峰时间比正常人晚,而反应强度比正常人高。

光激发试验:通常采用多色UVA或UVB照射。对确诊多形性日光疹有重要价值。但其结果不一,阳性率48%~100%。

光斑贴试验:阴性。

某些患者可有抗核抗体、抗Ro抗体、抗La抗体阳性,也可有血、尿、粪卟啉阳性,IgE可升高。

【病理学检查】

组织学变化可随年龄及病程有所不同。疾病早期,表皮可见不同程度的海绵水肿形成,真皮可见血管和附属器周围轻度至中度以T淋巴为主的炎症细胞浸润,少量嗜酸细胞和中性粒细胞。随着病程进展,炎症细胞浸润更为显著,可达真皮深部。偶尔可有轻度基底细胞液化变性,与红斑狼疮病理变化相似。

【诊断与鉴别诊断】

1. 诊断要点

(1)病史:好发于春夏季,日光照射后几小时或几天发生皮疹,病程可反复发作,冬季好转。

(2)皮损位于曝光部位,日晒后发生或加重。

(3)皮损多形,就某一患者而言,一般以单一形态为主,且同一部位皮损类型基本不变。

(4)致病光谱:UVA 和 UVB 异常反应,光斑贴试验阴性,光激发试验可证实诊断。

2. 鉴别诊断

(1)慢性光化性皮炎:多见于老年人,日晒几天后发病,持续时间长,皮损一年四季均不会消退,但日晒后加重。损害以斑块,红皮病样改变为主,非暴露部位也常累及。病理特点为真皮层可见带状淋巴细胞浸润或假性淋巴瘤样改变。

(2)湿疹:发病与日光,季节无明显关系。皮损多形性,非暴露部位亦有皮损。

(3)红斑狼疮:本病发病没有季节性,皮损以面颊部红斑或伴黏着性鳞屑并伴血清免疫学异常。

(4)红细胞生成性原卟啉病:一般幼年发病,潜伏期短,日照后迅速发生皮疹,皮疹为红色水肿性斑片,愈后留有蜡样瘢痕,为常染色体显性遗传病,常有家族史。

【治疗】

应严格避光使用防 UVA,UVB 的防晒剂,2~3h 重复涂擦 1 次。但中至重度 PMLE 患者,根据其发病频率、持续时间、严重程度和生活限制的程度,选择个性化治疗方案。

1. 局部治疗　通常局部采用糖皮质激素及免疫抑制药,如他克莫司等。可有效控制痒感并使皮疹消退。

2. 系统治疗

(1)抗组胺药:应注意避免使用氯苯那敏,因其有光敏性。

(2)抗疟药:症状明显反复发作者,可使用羟氯喹,烟酰胺等,一般开始剂量为 400mg/d,症状缓解可减少至 200mg/d,并维持一段时间。

(3)免疫抑制药及激素:对于极严重的病例,可口服硫唑嘌呤及短期使用激素。顽固病例还可考虑应用环孢素。

(4)光疗及光化学疗法:光疗的目的是在不激发 PLE 发作的前提下,诱导患者对光耐受。起始剂量可以为亚红斑量 MED 或光毒剂量;治疗频率和增量方法因人而异。在春季利用 UVB、窄谱 UVB 或 PUVA 进行脱光敏治疗,可显著增强患者对日光的耐受性,高达 80%的患者可用光疗进行控制。

(5)其他:抗氧化剂如维生素 C、B 族维生素、对氨基苯甲酸(PAMBA)、沙利度胺(thalidomide)、β-胡萝卜素等也均可选用。

【预防】

1. 预防首先在于避光,外出时穿长袖衣物,戴宽边遮阳帽,外用广谱防晒霜。上午 10 时至下午 4 时尽量避免外出日晒。

2. 预防性治疗一般在病情稳定时进行。部分病例治疗期间可能恶化。如果病人容易被光激发,可外用或系统应用糖皮质激素控制。极少数病例需要减少 UV 剂量或暂停治疗。通常维持 4~6 周。

【预后】

PMLE 病程差异很大。多数患者病程持久,但逐渐趋向改善。

PMLE 有发展为自身免疫性疾病的倾向,甲状腺功能减退或非毒性甲状腺肿、自身免疫性甲状腺病、风湿性关节炎和白癜风是最常见的相关疾病。PMLE 可转化为慢性光化性皮炎。

(二)青少年春季疹

青少年春季疹(juvenile spring eruption),又称耳部春季疹(spring eruption of the ears),是发生在早春季节主要见于青少年男性耳郭曝光区的成群丘疹和水疱性损害。

【流行病学】

在学生野外活动期间曾发生小流行,有 96%男孩和 70%女孩发病。

本病主要见于 5~12 岁男孩,女孩由于耳部常被头发遮挡而较少见。成人罕见。常于早春季节发病。

【病因学】

本病病因不明。但与紫外线照射有关。

【临床表现】

暴露日光后,自觉耳朵瘙痒,继之出现暗红水肿性丘疹,丘疱疹,以后结痂。也可累及耳垂、耳屏和对耳轮。有的儿童在手背可见少数多形红斑样损害。严重者可伴颈淋巴结炎。若无继发感染,皮损多在1周内痊愈，个别患儿可连续数年且于每年春季发作。

【病理学检查】

表皮海绵水疱，真皮血管和附件周围密集的淋巴、组织细胞浸润。多形红斑样皮损病理变化与多形红斑相似。免疫病理未见IgG、补体或纤维蛋白异常沉积。

【诊断与鉴别诊断】

根据青少年男孩日光曝晒皮损耳部分布的特点不难诊断。

【治疗】

症状轻微，一般无需处理，或可外用糖皮质激素乳膏或炉甘石洗剂。症状重者可口服抗组胺药及小剂量激素。

【预防】

发病季节避免日晒，外出戴宽边帽，使用遮光剂。

(三)光化性痒疹

光化性痒疹(actinic prurigo)是一种罕见、日光诱导、位于曝光部位、以丘疹或结节伴剧烈瘙痒为特征的一种慢性特发性光敏性皮肤病。也称Hutchinson夏令痒疹。遗传性多形性日光疹，可能是PMLE的变异型。

【流行病学】

常见于北美、中美洲以及哥伦比亚的土著人。在欧洲、澳大利亚和日本也有报道。

一般儿童期发病，女性多见，男女比例为1∶(2～6)。到青春期多可自行缓解。

【病因及发病机制】

1. 日光　致病光谱主要为UVA。

2. 遗传　80%～90%的患者HLA-DR4阳性。其亚型HLA-DRB1＊0407，阳性为60%(正常人仅为6%)。美洲土著人中75%有阳性家族史。

3. 免疫　患者病情往往于春夏季加重，且大多数患者皮肤对紫外线，特别是UVA存在异常反应。曾用日光模拟器作用于光线性痒疹患者后激发出多形日光疹样皮损，临床发现光线性痒疹与多形日光疹可相互转化，并且早期皮损中真皮浅层血管周围单一核细胞浸润的表现和多形日光疹相似，所以被认为本病是多形日光疹的异型，是一种迟发型超敏反应。

【临床表现】

1. 发病多为青春期前儿童，通常在10岁左右，女性多见，到青春期可自行消退或持续到青春期后多年。

2. 好发于面部、手背等日光暴露区，儿童颊部、鼻尖、耳和下唇为典型受累部位。亦可累及非曝光部位。

3. 皮损表现为小丘疹或结节，搔抓后可有渗出、结痂或形成脓疱，日久有湿疹样变及苔藓化。手部、腿部皮损常表现为结节性痒疹样改变。唇炎可作为首发且唯一症状持续多年。10%～20%患者可出现结膜炎。

4. 成人则以丘疹和斑块最典型。

5. 夏季加重，冬季缓解，但病情持续存在。

【辅助检查】

血、尿、粪卟啉定量检测、抗核抗体、抗SSA和抗SSB抗体、皮损直接免疫荧光检查均无异常。

多数患者UVA最小红斑量降低。大约2/3的病人光激发试验阳性。

【组织病理】

发病早期，主要表现为角化过度或角化不全，不同程度的棘层增厚和海绵水肿，真皮浅层水肿，血管周围淋巴细胞浸润。以后可出现表皮剥脱，基底膜带增厚，真皮血管周围致密的淋巴细胞浸润。一般无弹性纤维溶解，不累及皮肤附属器。

【诊断与鉴别诊断】

1. 诊断要点

(1)发病年龄，性别：儿童起病，女性多见。

(2)皮损部位：皮损多见于光暴露区域。

(3)皮损特点：皮损以丘疹、结节为主。

(4)夏季加重，冬季缓解，常有家族史。

(5)致病光谱：UVA常有异常反应。

2. 鉴别诊断

(1)多形性日光疹：常于青春期后发病，与日晒关系密切，每年复发、加重、缓解交替，呈间歇性发作。无明显家族史、罕见于青春期前、无持续性发病过程等可与光化性痒疹鉴别。

(2)痘疱样水疱病：好发于儿童，男孩多见，发病与季节关系明显，继日晒后分批陆续出现，损害局限于曝光部位以红斑、水疱和痘疮样改变为主，有灼痛感，至青春期自愈等可鉴别。

【治疗】

对于病情轻微的患者，通过避光、穿适当的防护服、外用高防护指数(SPF＞30)的遮光剂、局部外用糖皮质激素和润肤剂可以控制病情。在发作期间可应用抗组胺药及短暂口服糖皮质激素。

对于病情比较顽固的患者，同PMLE一样，在病情控制以后，利用小剂量 UVA、窄谱 UVB 或 PUVA 进行脱光敏治疗，对复发和减轻症状有意义。

病情顽固者，可选用沙利度胺，首次剂量为 100～200mg/d，儿童 50mg/d，症状控制后逐渐减至最小剂量，有些患者每周 25mg 也可控制病情，治疗时间至少持续 2～6 个月。但仍须注意其致畸、外周神经炎等不良反应。有报道认为对沙利度胺的治疗反应可作为于诊断 AP 的一个指标。

【预防】

首先应避免日晒，外出应多穿戴避光物，外用宽谱防晒霜。

【预后】

20 岁以前发病者，高达 60% 的患者可在 5 年内缓解或消退。而成人期发病者常常持续终身。

(四)种痘样水疱病

种痘样水疱病(hydroa vacciniforme)，也称痘疮样水疱病，是一种罕见的特发性、光敏性皮肤病。好发于儿童，男性多于女性。临床以日光照射后曝光部位皮肤出现红斑、水疱，继之糜烂、结痂，愈后遗留点状凹陷性瘢痕为特点。

【流行病学】

发病年龄呈双峰(1～7 岁和 12～16 岁)。20 岁前自然消退，但少数病例可发病于年轻成人。

【病因学与发病机制】

本病多由日光照射引起，致病光谱为 UVA 或 UVA、UVB 共同作用。但确切发病机制尚未完全明了。目前主要有以下两种假说：

1. 遗传假说：推测是一种先天性的代谢异常，对日光敏感性增高所致，有兄妹同患此病的报道。

2. 病毒感染假说：认为与 EB 病毒感染有一定关系。

【临床表现】

1. 好发于光暴露部位，尤其是颊、鼻梁、额、耳郭上缘、下唇、手足背等处。皮损初起为暴露部位尤其是日光直射部位皮肤充血性红斑、肿胀，红色小丘疹或豆大至坚实的结节，很快出现水疱，中央有脐凹，周围有轻微红晕，3～4d 后干燥、结痂，严重者可有坏死、结黑痂。痂皮脱落后可形成凹陷性瘢痕及色素沉着，甚至可致器官残毁。皮疹对称分布。损害倾向于成批出现，间歇发作。

2. 日晒后 15min 至 24h，在曝晒部位皮肤出现瘙痒、刺痛或灼热、可有口唇累及，出现糜烂。眼结膜充血，角膜混浊。亦可伴脱发和甲变形。

3. 一般春夏季加重，冬天好转甚至痊愈，常在青春期后逐渐痊愈。

【组织病理】

组织病理可见表皮细胞内及细胞间水肿，显著网状变性，多房或单房性水疱形成，疱液中含纤维蛋白和炎症细胞，可有表皮及其邻近真皮的坏死及基底细胞液化变性。真皮水肿，进一步发展可形成表皮下水疱，血管扩张，血管周围显著淋巴细胞、组织细胞和中性粒细胞浸润。但无血管炎改变。

【诊断及鉴别诊断】

根据幼年发病，日光暴露部位发生红斑、水疱、结痂、坏死及遗留点状凹陷性瘢痕，发病与季节关系明显，青春期自愈以及光试验异常等，可作出诊断。

但应与红细胞生成性原叶啉病、多形性日光疹、光线性痒疹、遗传性烟酸缺乏症等相鉴别。

1. 红细胞生成性原叶啉病：皮损虽相似，但红细胞生成性原叶啉病临床症状较重，病程长者可有面部多毛，口周放射状萎缩纹，且叶啉试验阳性可与种痘样水疱病鉴别。

2. 丘疱疹型多形性日光疹：发病较晚，好发于女性，且以单一皮损为特征，且愈后不留瘢痕。

3. 光化性痒疹：多见于女性，皮疹较广泛，可见于面颈、四肢、臀部等处，皮损以丘疹、小结节为主，愈后无瘢痕。

4. 遗传性烟酸缺乏症：儿童期发病，暴露部位日晒后有红斑、水肿、渗液、结痂，严重者有水疱，皮损与烟酸缺乏病相似，可有小脑共济失调，尿液可查氨基酸尿。

【治疗】

皮疹局部应对症处理，并积极防止继发感染。外用可予炉甘石洗剂保护止痒，也可外用糖皮质激素软膏。

多数患者口服羟氯喹或氨苯砜并配合维生素 B、烟酰胺等有效。严重者可试用反应停、β 胡萝卜素等。

【预防】

治疗主要在于避光，并用广谱或屏障性遮光剂以防 UVA 及 UVB 照射。在早春季节预防性窄谱 UVB，UVA 光疗可能有效。有报道口服深海鱼油可提高皮肤对紫外线的耐受性。

【预后】

大多预后良好，常在到青春期后逐渐痊愈，不再复发。少数有转化为血液系统恶性肿瘤的倾向，特别是与EB病毒相关的患者,应密切随访。

(五)日光性荨麻疹

日光性荨麻疹(solar urticaria)又称光源性荨麻疹,是一种由日光诱发的,以皮肤出现风团为特征的速发型超敏反应性皮肤病,临床少见,可严重影响生活质量,重者会导致死亡。

【流行病学】

本病无明显种族和地理差异,20~40岁年龄段的女性好发。有调查发现,患者中女性59%,男性为41%,初发年龄一般不会超过60岁。新加坡Chong等进行的回顾研究发现,日光性荨麻疹(19人)分别占所有荨麻疹(21 974人)和光敏性皮肤病(270人)患者总数的0.08%和7%。

【病因学与发病机制】

1. 日光:主要分为UVA型、UVB型及广谱型(290~700nm)3型。

2. 变态反应:由皮肤或循环中光变应原激发的一种速发型Ⅰ型超敏反应。可分2种类型:Ⅰ型是由患者体内产生的特异性光变应原激发的IgE介导超敏反应;Ⅱ型是由患者和正常人体内都存在的非特异性光变应原激发的IgE介导超敏反应。两型的变应原不同,作用光谱也有差异,Ⅰ型光变应原分子量在25~34kD,作用光谱为可见光;Ⅱ型光变应原分子量在25~1 000kD,作用光谱范围较大且可变。

3. 中性粒细胞和嗜酸细胞趋化因子在发病机制中也起着重要作用。

【临床表现】

1. 一般在日光照射后数分钟即可出现皮损,并在1~2h后消退,很少超过24h。极少数患者可在数小时后才出现风团。夏天衣着较少时,日光可透过衣服激发皮损。对可见光敏感的患者,室内的灯光也可致病。

2. 皮损好发于颈前V区和上臂,面部、手背等光暴露部位不易发生皮损,可能是由于耐受性增加所致,其他部位可发生皮损。

3. 初起有瘙痒和烧灼感,随即出现红斑、风团。如果暴露时间较短,可以只出现红斑而无风团。数小时后风团可完全消退,不留任何痕迹。但如果日光照射面积较大,时间较长,可以出现头晕、嗜睡、气喘、呼吸困难等全身症状。

【实验室检查】

光试验:可用于确定光敏性的强度和作用光谱。通常日光性荨麻疹是由UVA和可见光激发,UVB很少。最常用的方法是用氙灯配合单色仪测定不同波段的最小荨麻疹量(MUD),结果可立即获得,也可以6h或24h后读取。阳性反应为清晰可见的瘙痒性红斑。如果没有氙灯、单色仪,也可用日光模拟器、UVA或UVB灯管代替。必须注意如果是阴性结果不能排除诊断,必须继续做激发试验,只有当激发试验也为阴性时,方能排除本病的诊断。

血、尿、粪卟啉定量检测、抗核抗体、抗SSA和抗SSB抗体、皮损直接免疫荧光检查均无异常。

【组织病理】

组织病理表现与一般荨麻疹相似。可见真皮中上部水肿,轻至中度血管周围单一核细胞和中性粒细胞浸润,偶可见嗜酸性粒细胞。在迟发而持续时间较长的患者皮损中可见白细胞碎裂性血管炎改变,如中性粒细胞浸润、核尘、内皮细胞肿胀。

【诊断与鉴别诊断】

日光性荨麻疹常可根据病史,皮损特点直接作出诊断,必要时可采用光试验进一步明确诊段。

主要应与局部热性荨麻疹和胆碱能性荨麻疹早期、多形性日光疹以及红细胞生成性原卟啉症相鉴别。

1. 局部热性荨麻疹和胆碱能性荨麻疹早期:局部受热后可在数分钟内出现风团,并反复发作,乙酰胆碱试验阴性。胆碱能性荨麻疹在运动、摄入热的食物或饮料、出汗、情绪激动等情况下发生风团。必要时可行光试验以鉴别。

2. 多形性日光疹:大多有季节性,特点是在照后2h至3d内,暴露部位可出现红斑、丘疹、水疱、斑丘疹、糜烂等多形性皮损,但多以小丘疹、丘疱疹为主,而且不能在数小时内消退,避免照射后皮损仍可持续2~6d或更长时间。

3. 红细胞生成性原卟啉症:本病多发生在婴幼儿,一般有家族史,皮损偶见风团,自觉症状为疼痛,并且曝光部位皮肤有明显的光老化现象,血卟啉高于正常。

【治疗】

治疗应首选H_1受体拮抗药以缓解症状,而H_2受体拮抗药几乎无效,其中特非那丁、西替利嗪被证实疗效较好,但特非那丁由于其不良反应,现在很少使用。避光加抗组胺类药为第一线治疗。亦可选用抗疟药羟氯喹(每日0.2~0.4g);口服胡萝卜素。同时可用小剂量皮质类固醇。一般给泼尼松30 mg/d。

对于抗组胺药疗效不佳者，可试用光疗或光化学疗法。有报道光化学疗法诱导耐受要比一般的光疗维持时间更长，但其作用机制尚未完全清楚。血浆置换疗法也可有明显效果。

【预防】

强调防护非常重要，应尽可能避光，外出应用广谱防晒霜。

【预后】

有大约50%的患者可在5年内自发缓解。

(六)慢性光化性皮炎

慢性光化性皮炎(chronic actinic dermatitis，CAD)是一种慢性、持续性发生于曝光和非曝光部位的特发性光过敏性疾病，显示了光敏性皮炎(photosensitivity dermatitis，PD)和光化性网状细胞增生症(actinic reticuloid，AR)内在的联系和演变的过程，又称PD/AR综合征。

【流行病学】

患者中男性占90%，50～75岁占90%，50岁以下少见。室外工作者发病率较高。大部分患者为白种人，黄种人和黑人也有报道。

CAD初次发病时以春季发生率最高(51.2%)，以下依次为夏季(22.4%)，冬季(17.5%)和秋季(6.9%)。

【病因与发病机制】

本病病因至今尚未完全清楚。可能是对一种光线诱发的内源性光变应原所致的皮肤迟发型超敏反应。光敏物质的存在是主要发病因素，常见的光敏物质如肥皂、清洁剂中含有光敏物卤代水杨酰苯胺；某些植物和野草中的含油树脂；建筑装潢材料中的某些成分；职业接触皮肤的焦油、沥青；外用皮肤的补骨脂、白芷、香豆素类等。内服药物或食物引起的光敏反应有四环素、灰黄霉素、磺胺类、苯丙噻嗪类、利尿药、抗组胺药、水杨酸类、雌激素等药物，中药如荆芥、防风等，植物如灰菜、木耳等食物。在UVA或UVB照射后，形成短暂的光接触性皮炎，但由于少量原发性光敏物质的存在，反复刺激，使机体形成对光持久敏感，从而造成疾病的发生。

此外，免疫功能的紊乱，色氨酸代谢的障碍及紫外线照射后，皮肤组织中产生过多的氧自由基和胶原纤维类型的改变，使这些外来变应原不易被清除，也促使了光敏性的增高。

【临床表现】

1. 皮损特点为水肿性红斑，可有散在红色小丘疹。逐渐出现结节、斑块。严重者偶可呈红皮病倾向。

2. 皮损始发于曝光部位，逐渐非暴露部位也可受累。

3. 老年男性(50～75岁)多见。

4. 自觉剧烈瘙痒。

5. 病程慢性(皮损持续3个月以上)，皮损常终年不愈。在夏季或日光暴露后加重。

【实验室检查】

1. 光敏试验　用单一波长光照射无皮损的非曝光部位皮肤，显示对UVB(波长280～320nm)和UVA(波长320～400nm)异常敏感，偶对可见光(波长400nm以上)敏感。

2. 光斑贴试验　部分病人对某些接触性光敏物和可疑光敏性药物呈阳性反应。

【组织病理】

皮肤组织病理变化主要视皮损存在时间和活动性而有所不同。

早期表现为皮炎湿疹改变，如表皮灶性或弥漫性角化不全，表皮内可见海绵形成；真皮血管周围有淋巴细胞浸润，并可侵入表皮层。

后期呈皮肤T细胞淋巴瘤样或假性淋巴瘤表现，真皮血管周围细胞浸润范围较广、数量较多，灶性分布或密集成片，浸润细胞有淋巴细胞、组织细胞、嗜酸性粒细胞和浆细胞。

【诊断与鉴别诊断】

1. 诊断要点

(1)老年男性(50～75岁)多见。

(2)皮损始发于曝光部位，逐渐非暴露部位也可受累。

(3)皮损特点：慢性湿疹样改变，包括皮肤红斑、浸润增厚形成斑块。急性加重时皮损鲜红、水肿，出现丘疹、小水疱。慢性期皮损暗红，苔藓化增厚，表面鳞屑，境界清楚。严重者偶可呈红皮病倾向。

(4)病程慢性(皮损持续3个月以上)。在夏季或日光暴露后加重，秋冬好转。但皮损常终年不愈。

(5)最小红斑量测定对UVB异常敏感，部分对UVA和可见光也敏感，光激发试验和光斑贴试验可呈阳性。

(6)组织病理改变类似于慢性湿疹和(或)假性淋巴瘤。

2. 国内外诊断标准

(1)临床皮肤病学诊断标准:①持久性皮炎或湿疹性皮损,可伴有浸润性丘疹和斑块。主要累及曝光区或可扩展到他处,偶呈红皮病。②最小红斑量测定对UVB异常敏感,部分对UVA和可见光也敏感,光激发试验和光斑贴试验可呈阳性。③组织病理改变类似于慢性湿疹和(或)假性淋巴瘤。

(2)国外Norris Howk诊断标准:疑诊患者如UVA-MED和(或)UVB-MED降低,除外其他光照相关疾病即可诊断。

3. 鉴别诊断

(1)湿疹:皮疹多形性,有渗出倾向,皮损分布泛发对称,病情时好时坏,反复发作。而无明确光敏史,最小红斑量测定对UV无异常反应。

(2)暂时性光反应:指外源性光敏性接触性皮炎和光敏性药疹等,在避免光敏物后的1~2周内仍有光敏反应,之后能迅速好转痊愈,不存在持久性光反应,患者在这段时间内对UVA可有异常敏感,光斑贴试验阳性,但对UVB的敏感性正常。

(3)多形性日光疹:多见于中青年女性,有较明确的光敏史,疾病呈急性间歇性发作,有较明显的季节性,间歇期皮损可完全消退。光斑贴试验一般阴性。

【治疗】

局部用药可采用皮质类固醇制剂,使用他克莫司软膏取得较好的效果。

口服大剂量烟酰胺(每日1.2~1.5g)、小剂量氯喹(每日0.25~0.5g)或羟氯喹(每日0.2~0.4g),并辅以抗组胺药和B族维生素,常有一定效果。严重病例可选用沙度利胺(每日150~300mg)、免疫抑制药[如硫唑嘌呤,每日100~150mg、环孢素A及糖皮质激素],一些作者在PUVA照射后立即外用强效皮质类固醇,效果较好。

【预防】

尽可能明确并设法避免各种可能的接触致敏原和服用各种含有光敏物的食物和药物。

严格避免日光照射,高度敏感者仅能使用白炽灯或在暗室中生活和工作。外用广谱遮光剂。

四、化学物诱导的光敏性皮肤病

(一)光毒性接触性皮炎

光毒性接触性皮炎(phototoxic contact dermatitis),是皮肤在接触光敏物并暴露于日光后引起的一种光毒性皮肤炎症反应。

【病因与发病机制】

本质上为光毒性反应。任何个体接触光毒性致敏物并经日晒后均可发病。按光毒性致敏物不同,常见有光毒性焦油皮炎和香料皮炎。

1. 光毒性焦油皮炎　焦油及其衍生物(多环烃类)是光毒性接触性皮炎的常见原因。

2. 香料皮炎　含8-甲氧补骨脂素、5-甲氧补骨脂素及4,5,8-三甲补骨脂内酯等香料的各种香水、润滑油、剃须液、化妆品、肥皂、清洁剂外用接触皮肤并经日晒后即可引起发病。

【临床表现】

最常见的临床表现为加剧的晒斑反应,即接触部位皮肤在日晒后2~6h之内出现境界清楚的红斑、肿胀、灼痛感,甚至水疱,在48~96h期间进一步加剧,然后开始消退。即使在先前无明显红斑的情况下,以后也可有显著的色素沉着。

1. 光毒性焦油皮炎　直接接触或接触气溶胶均可致病。焦油皮炎多为职业性,以沥青和焦炉工人等最为常见,常表现为日光暴露部位皮肤发生棕褐色或棕黑色色素沉着。一般在日晒后15min内出现灼热和刺痛感,严重者可发生红斑、水疱甚至大疱,高剂量光照下可出现肿胀和风团,眼部可累及而发生眼结膜炎。

2. 香料皮炎　使用含8-甲氧补骨脂素、5-甲氧补骨脂素及4,5,8-三甲补骨脂内酯等香料的各种香水、润滑油、化妆品等以后,局部接触部位皮肤光照后可出现形状独特的网状或线条状红斑,甚至水疱,消退后遗留色素沉着。若光照剂量低时可仅出现色素沉着。与焦油皮炎相比,香料皮炎发生较迟,往往在接触后1~2d才发病,症状好转较快,但色素沉着较为明显。

【实验室检查】

光斑贴试验:可找出光敏物。

光斑贴试验结果的判读方法,见表12-4。

须注意的是,和普通斑贴试验一样,光斑贴也会出现假阳性和假阴性。

表12-4　光斑贴试验的结果判读

诊断	结果判读	
	照射部位	非照射部位
正常	—	—
光接触性过敏	+	—
接触过敏	+	+
接触过敏和光接触过敏	++	+

【组织病理】

表皮棘细胞内及棘细胞间水肿，海绵形成，角质形成细胞可出现坏死，严重者可见表皮下大疱形成和基底细胞液化变性，真皮可有轻度水肿，真皮乳头血管扩张，血管周围散在单一核细胞浸润。

【诊断与鉴别诊断】

根据光敏物接触史和光暴露史，典型临床表现及光斑贴试验作出本病的诊断。

但应注意与光变应性接触性皮炎的鉴别。后者临床表现以湿疹化表现为主，而光毒性接触性皮炎以红斑、肿胀、水疱为主。病理表现大致相仿，但光毒性接触性皮炎的角质形成细胞坏死更为严重。

【治疗】

治疗参照一般的接触性皮炎处理原则。

【预防】

避免接触各种可能的光敏物，尽可能避免进一步日晒及各种光暴露，包括日光灯光线和透过玻璃进入室内的光线。

(二)光变应性接触性皮炎

光变应性接触性皮炎(photoallergic contact dermatitis)，是皮肤经外用或局部接触某一种光敏成分的化妆品或药物以后，再经光线照射所引起的湿疹样皮肤反应。

【病因与发病机制】

本质上是一种由淋巴细胞介导的迟发型超敏反应。只有少数特异体质的人发病。常见光敏物有以下几类。①遮光剂：对氨基苯甲酸、二苯甲酮、肉桂酸盐。②药物：氯丙嗪、吡罗昔康、喹诺酮类。③杀菌剂：卤代水杨酸。④香料：6-甲基香豆素、葵子麝香。⑤其他：某些染料、荧光漂白剂。上述成分大量存在于一些日常使用的清洁剂、洗涤剂、消毒杀菌剂、护肤护发品和化妆品口，其作用光谱主要是UVA。

【临床表现】

1. 主要分布于面、颈侧和手青等曝光部位，非曝光部位亦可累及。

2. 皮损表现为延迟性湿疹样反应，即红斑、密集的小丘疹和丘疱疹。继之糜烂结痂或苔藓样增厚。

3. 自觉明显瘙痒。

4. 由某些外用化学物或药物引起者往往同时伴有光毒性机制参与，可有即刻的红斑、水肿、灼热感，继之留下灰黑色色素沉着。

5. 若未能发现病因，长期继续暴露于光变应原，病情可进一步加重。即使在停止接触光变应原后，皮损不愈甚至继续加剧，并可扩展至非曝光部位。称为持久性光反应。

【实验室检查】

光斑贴试验：可肯定诊断和明确光敏物。方法见光毒性接触性皮炎章节。

光试验：正常。

【组织病理】

表皮棘细胞内及棘细胞间水肿，海绵形成，真皮血管周围密集的单一核细胞浸润，以淋巴细胞为主。

【诊断与鉴别诊断】

1. 诊断要点

(1)有光敏物接触史及光照射史。

(2)分布部位：面、颈侧和手背等曝光部位，非曝光部位亦可累及。

(3)皮损性质：湿疹样改变，即红斑、密集的小丘疹和丘疱疹。

(4)光试验和光斑贴试验：光试验阴性；阳性光斑贴试验可肯定诊断及明确光敏物。

2. 鉴别诊断　应注意与光毒性接触性皮炎的鉴别。光毒性接触性皮炎临床表现以红斑、肿胀、水疱为主。光变应性接触性皮炎以湿疹化表现为主，病理表现大致相仿，但光毒性接触性皮炎的角质形成细胞坏死更为严重。

【治疗】

治疗参照一般的接触性皮炎处理原则。

【预防】

避免接触各种可能的光敏物，尽可能避免进一步日晒及各种光暴露，包括日光灯光线和透过玻璃进入室内的光线。

(三)植物日光性皮炎

植物日光性皮炎(phytophoto dermatitis)是指植物中所含光敏物通过空气媒介、直接接触或口服吸收后到达皮肤，再经日光照射后而引起的一种以急性光毒性炎症反应主要表现的皮肤病变。本病以中青年妇女好发，男女之比约为1:3.95，多发于春夏季。

【病因学与发病机制】

本病主要以特异性体质为内因，食用或接触光感性植物并接受日光照射为外因共同作用而致病，但确切的发病机制尚未完全清楚。

引起本病的光感性植物主要属伞形科、芸香科、十字花科、菊科、藜科、豆科、桑科以及真菌类等。伞形科有芹菜、欧防风、胡萝卜、香菜、茴香等；芸香科有柠檬、柑橘、佛手等；十字花科有油菜、芥菜等；菊科有野菊、黄花蒿、欧蓍草等；藜科有灰菜、甜菜等；豆科有紫云英等；桑科有无花果等；真菌类有蘑菇、木耳、香菇等。光感性植物中最重要的光敏物质是呋喃香豆素。致病光谱主要是 UVA (320～400nm)和可见光。可能是植物中的光敏化合物吸收光能后发生化学变化，导致氧自由基形成，从而造成细胞损伤。

【临床表现】

1. 典型表现为曝光部位的晒伤样红斑、水肿、水疱、大疱、血疱、瘀斑，患处皮肤紧张发亮，有灼痛感。消退后遗留色素沉着可达数月之久。发生于面部者可有双侧眼睑肿胀，甚者眼睛不能张开，口唇外翻，张口受限。大面积发生者可伴头晕、乏力、发热等全身症状。

2. 病程一般 1 周左右，严重者可为 2～3 周。

3. 补骨脂素引起的光毒性接触性皮炎通常发生于曝光后 24～48h，呈延迟性发病。

【实验室检查】

常有白细胞升高，嗜酸细胞比例增加。可有尿蛋白和尿卟啉阳性。

【组织病理】

表皮棘细胞间水肿，有时可形成表皮内或表皮下疱。真皮可有水肿，毛细血管扩张，血管周围炎症细胞浸润。可伴红细胞外溢。

【诊断与鉴别诊断】

根据明确的光感性植物接触或食用史，日光曝晒史，以及曝光部位的特征性皮损表现，或伴有全身症状等可以确诊。

应与接触性皮炎、肿胀性红斑狼疮相鉴别。

1. *接触性皮炎*　有明确的致敏物接触史，皮疹常局限于接触部位而非曝光部位，与性别关系不明显，没有明显的季节性。

2. *肿胀性红斑狼疮*　病程较长，没有光感性植物接触史，多伴有其他系统症状，免疫学指标有特征性改变。

【治疗】

治疗可予利尿药促进光敏物排泄，同时予 B 族维生素、烟酰胺、抗组胺药，严重者可短期使用泼尼松口服。局部治疗同接触性皮炎。

【预防】

本病预防重在避免进食或接触光感性植物，进食或接触之后应尽可能避免日晒。

(四)蔬菜日光性皮炎

蔬菜日光性皮炎(vegetable-solar dermatitis)，是由于进食较多的有光敏作用的蔬菜后，再接受日光照射所导致的一种光敏性皮炎。临床以面、手背等暴露部位发生红斑、水肿，严重者还可有水疱及瘀斑为特征。本病多发于农村，分布地区很广。以 20～40 岁女性多发，儿童发病也较多。

【病因学与发病机制】

本病发病是内外因素综合作用的结果，内因主要是患者自身的特异性体质，外因为进食蔬菜和接受日光照射，但具体发病机制尚不清楚。

1. *机体状况*　因为食用同一种蔬菜并接受日光照射者众多，大多数人均不会发病，只有少数体质特异的人才会发病，在同一家庭中往往也只有个别人会发病，而同一个患者在不同的时间食用同一种蔬菜，症状严重程度也不一致，说明患者体质的改变与发病也有关系。

2. *所有患者在发病前都有大量蔬菜食用史*　发病与否及症状严重程度与食用蔬菜量有密切关系，食用多者易发病，且症状一般较重。常见的致病蔬菜有灰菜、油菜、紫云英等，其他如青菜、雪菜、菠菜、芥菜、马兰头、马齿苋等偶尔也会致病。

3. *接受日光曝晒也是发病的一个必要条件*　临床所见一般晴天发病者较多，且皮损一般只限于暴露部位，说明日光照射在发病中的重要性。

【临床表现】

1. 以新鲜蔬菜上市季节多见，常在食用大量蔬菜并接受日光曝晒后经一定的潜伏期(4～5h 至 1～2d)突然发病。

2. 分布于曝光部位如面颈部、手背、前臂等处。

3. 皮损主要表现为弥漫性非凹陷性水肿，质地坚实发亮，一般不发红或仅有轻度红斑，皮损对称分布。面部的典型损害为以双眼睑为中心的高度肿胀，甚至引起眼睑闭合，视物困难，口唇肿胀翘起。部分患者数日内于水肿基础上出现鲜红色瘀点和瘀斑，境界清楚，按压不退色，主要见于鼻翼、双颧、眉弓、颈后、前臂、足背、手背桡侧等易摩擦部位，日久可转变为紫红色，水肿逐渐消退。严重患者在肿胀、瘀斑基础上还可出现大疱甚至血疱，疱破后如有继发感染可形成溃疡。

4. 皮损伴有明显的灼痛、刺痛、紧绷、麻木、瘙痒等感觉。部分患者还可出现发热、头痛、头晕、全身乏力、无食欲、恶心、呕吐、腹痛、腹泻等全身症状。

5. 病程具有自限性,肿胀消退较快,形成水疱或血疱者吸收较慢,而瘀点和瘀斑则要 3～4 周才能完全消退。如果再次食用致敏蔬菜并接受日光照射,可能还会复发。

【实验室检查】

白细胞计数升高,分类计数一般正常,红细胞、血小板及各项凝血指标一般正常,尿总卟啉尤其是尿卟啉含量可有升高。

【组织病理】

表皮角化过度,棘细胞间水肿明显,部分棘细胞坏死,严重者甚至表皮全层坏死,基底层色素增加,真表皮交界处可有大疱形成,疱液内可有中性粒细胞、红细胞、纤维蛋白及坏死的细胞碎片等。真皮乳头层血管明显扩张,血管周围可见弥漫淋巴细胞浸润及红细胞溢出。真皮胶原纤维肿胀变形,可呈嗜碱性变性,弹性纤维扭曲、断裂甚至消失。真皮网状层也可出现水肿,附属器细胞可有坏死。

【诊断与鉴别诊断】

根据好发季节、发病前大量致敏蔬菜食用史、日光曝晒史和临床特征等,一般不难作出诊断。

应与日晒伤、光敏性接触性皮炎、血管神经性水肿、烟酸缺乏症等相鉴别。

1. *日晒伤* 没有大量蔬菜进食史,皮损以红斑为主,肿胀较轻,水疱以小水疱为主,很少出现血疱。

2. *光敏性接触性皮炎* 本病无蔬菜进食史而有光敏物质接触史可以鉴别。

3. *血管神经性水肿* 好发于眼睑、口唇、外阴等组织疏松部位,为局限性风团样坚实隆起,无瘀斑及水疱等损害,自觉症状轻微,消退较快。

4. *烟酸缺乏症* 常见于以玉米为主食人群,或有酗酒史及肠道吸收不良患者,皮损主要发生于手足背,面部罕见。以边缘清楚的红斑为主,日久可发生角化过度和色素沉着,常有腹泻和痴呆等胃肠道和神经精神症状,如不治疗可持续数月至数年,甚至导致死亡。

【治疗】

首先应卧床休息,可予利尿药或泻药以促进致敏物排泄,并可口服维生素 C、B 族维生素及烟酰胺等。症状严重者可酌情予以糖皮质激素。局部可行对症处理,可予糖皮质激素软膏外用,形成水疱或糜烂时可予 3% 硼酸溶液湿敷,有继发感染者可用莫匹罗星软膏等抗生素外用。

中医治疗可予普济消毒饮加减以疏风清热,化湿解毒,有一定的疗效。

【预防】

预防主要在于避免食用可疑蔬菜。食用蔬菜后外出应注意避光,可戴宽檐帽,穿具有光防护作用的长袖衫和长裤,暴露部位可外用防晒霜。

(五)泥螺日光性皮炎

泥螺日光性皮炎(bullactophoto dermatitis),是指进食过多贝壳类生物泥螺再经光线照射后所引起的一种以光毒性反应为主的光敏性皮炎。常在服食泥螺后遭受日光暴晒的 3～4d 以内发病。女多于男,儿童和青年易发,常与体质有关。

【病因学与发病机制】

泥螺体内含有卟啉等光感性物质,大量进食后光感性物质在人体内积聚,再与日光发生光化学反应,从而致病。

【临床表现】

日光暴露部位如头、面、手背等处皮肤潮红,弥漫性肿胀发亮,伴丘疹、水疱,疱液澄清或带血,严重者可有糜烂、坏死或溃疡,鼻背及颧部可见瘀斑,2 周左右可消退,溃疡愈合后遗留萎缩性瘢痕。部分患者可有口唇黏膜水肿、糜烂,有瘙痒和灼痛感。一般无全身症状,但严重者会出现发热、头晕、头痛、腹痛、腹泻、无力、纳差等症状。

【实验室检查】

嗜酸性粒细胞增多,血铁增高,血沉加快。有些患者尿卟啉检查可有阳性。

【组织病理】

病理与植物日光性皮炎相似,无特异性。

【诊断与鉴别诊断】

根据患者食用泥螺及日光曝晒史,皮疹多发于暴露部位以及皮损特点,不难诊断。应与日晒伤、植物日光性皮炎、光毒性药疹相鉴别。

1. *日晒伤* 常在日晒后数小时至十余小时后发疹,局部皮肤红肿和水疱,但很少发生显著的瘀斑可资鉴别。

2. *植物日光性皮炎* 有明确进食光感性植物史,无服食泥螺史,可资鉴别。

3. *光毒性药疹* 有明确服用药物史,但无服食泥螺史,可资鉴别。

【治疗】

可内服利尿药,多饮水以促进光敏物排泄,配合内服 B 族维生素和维生素 C、抗组胺药,严重者可短期使用糖皮质激素。局部治疗同接触性皮炎。

中医治疗:治则为清热解毒,散风除湿,方选普济消毒饮加减。

【预防】

首先应加强宣传教育，尽量不食泥螺或避免过量食用泥螺，不饮鲜泥螺汤，不食泥螺内脏，一旦食用后应避免日晒。

（六）光毒性药物反应

药物是最常见的诱发光敏反应的物质，许多药物同时产生光毒性和光变应性反应两类。但最常见的是光毒性药物反应。光毒性药物反应（drug-induced phototoxic reaction），是光敏性药物经口服或其他系统途径进入体内并暴露于日光后引起的一种光毒性皮肤炎症反应。

【病因学与发病机制】

本质上为光毒性反应。

诱发光毒性的常见药物为四环素类、吩噻嗪类、非类固醇（甾体）类抗炎镇痛药、氟喹诺酮类抗菌药、噻嗪类利尿药、胺碘酮以及补骨脂素等。作用光谱主要是UVA，偶为可见光。

【临床表现】

1. *急性光毒性*　好发于曝光部位如前额、鼻、颈部"V"形区、手背和前臂等处，但头皮、耳后、眶周、颏下等非暴露部位一般不受累。如皮损较为局限，可能是局部外用药物所致，如泛发于暴露部位很可能是系统用药引起。常在日晒后数分钟至数小时后曝光部位出现烧灼和刺痛感，继之出现红斑、水肿，严重者出现水疱和大疱。消退后留有不同程度的色素沉着。多由含噻嗪类利尿降压药所致。

2. *蓝灰色色素沉着*　曝光区皮肤的蓝灰色色素沉着常由胺碘酮、米诺环素、氯丙嗪、三环类抗抑郁药丙米嗪等所致。

3. *甲剥离*　是药物所致急性光毒性的指甲异常，表现为指甲远端与甲床分离，称为光甲剥离症（photoonycholysis）。可由四环素、氟喹诺酮、补骨脂素等药物引起。

4. *苔藓样疹*　曝光区出现扁平苔藓样皮损，组织病理同扁平苔藓，但海绵形成较显著，真皮嗜酸性粒细胞和浆细胞浸润较多，且有大量坏死的角质形成细胞和胶样小体。可由氯喹、羟氯喹、奎宁、奎尼丁、氢氯噻嗪、依那普利、非诺贝特等药物引起。

5. *假性卟啉病*　光毒性反应可出现迟发性皮肤卟啉病样表现，即皮肤脆性增加，水疱和表皮下疱发生，组织学和免疫荧光检查也类似于皮肤卟啉病。但卟啉检查为阴性，称之为假性卟啉病。由萘普生（最常见）、四环素、萘啶酸、胺碘酮、呋塞米等光毒性药物所致。

【组织病理】

急性光毒性的特征是角质形成细胞的坏死，严重者为表皮坏死。可见表皮棘细胞内及棘细胞间水肿，海绵形成，真皮水肿和嗜中性粒细胞、淋巴细胞浸润。色素沉着处可有真皮黑素增加、有药物或其代谢产物在真皮的沉积。

【诊断与鉴别诊断】

根据光敏药物接触史和光暴露史，典型临床表现可作出本病的诊断。

但应注意与光变应性药物反应鉴别。后者临床以湿疹样皮疹为主要表现，伴明显瘙痒。而光毒性药物反应以红斑、肿胀、水疱为主。病理表现大致相仿，但光毒性接触性皮炎的角质形成细胞坏死更为严重。

【治疗】

最简单有效的治疗是立即停用各种可能的光敏性药物或使用无光毒性的替代药物，急性光毒性反应可用冷湿敷及其他对症处理。可参照一般的接触性皮炎处理原则。

【预防】

避免接触各种可能的光敏药物，若无替代药物或症状轻微，则宜合理安排用药时间以使药物组织浓度高峰时间在夜晚，并尽一切可能避免日晒及各种光暴露，外用光谱遮光剂。

（七）光变应性药物反应

光变应性药物反应（drug-induced photoallergic reaction），是由光敏性药物经口服或其他系统途径并暴露于日光后引起的一种光变应性皮肤炎症反应。

【病因与发病机制】

发病机制为迟发型超敏反应。其作用光谱通常为UVA。

诱发光变应性药物反应的常见药物为吩噻嗪类、氯丙嗪、磺胺类降糖药、非甾体类抗炎药、遮光剂等。系统性药物所致的光变应性大多同时伴有光毒性机制，且以光毒性反应的表现为更突出。

【临床表现】

服用光敏药物并光照后，通常在24～48h内出现湿疹样皮疹，伴明显瘙痒，皮损主要分布于曝光部位。一般皮损消退后不出现色素沉着。

【组织病理】

表皮棘细胞内及棘细胞间水肿，海绵形成，真皮血管周围密集的单一核细胞浸润，以淋巴细胞为主。

【诊断与鉴别诊断】

根据光敏药物接触史和光暴露史，典型临床表现可作出本病的诊断。

与光变应性药物反应的鉴别见光毒性药物反应章节。

【治疗】

立即停用各种可能的光敏性药物或使用替代药物。可参照一般的湿疹处理原则。

【预防】

避免接触各种可能的光敏药物或使用替代药物，若无替代药物或症状轻微，则宜合理安排用药时间以使药物组织浓度高峰时间在夜晚，并尽一切可能避免日晒及各种光暴露，外用光谱遮光剂。

五、其他光线性皮肤病

（一）放射性皮炎

放射性皮炎（radio dermatitis）是由各种类型电离辐射，如 α、β、γ、X 射线、电子、质子等照射在皮肤、黏膜引起的损伤性疾病。

【病因】

电离辐射能引起组织细胞 DNA 发生可逆或不可逆性损伤，引起细胞死亡或 DNA 产生突变，而引起皮肤炎症、萎缩、色素紊乱甚至癌肿形成。发病过程及程度因不同类型辐射的生物学效应差异、辐射剂量、组织细胞敏感性等而不同。放射治疗过程中未按规程操作、防护不严或是短时间内接受大量照射等意外事故，均易引起放射性皮炎。

【临床表现】

1. *急性放射性皮炎*　最常见，是指接触放射线 6 个月内发病，由于短期内大剂量皮肤照射引起，潜伏期一般 1～3 周，如果剂量过大，24h 内损害即可发生。依据损伤的轻重临床表现呈现谱系性改变，类似热灼伤，分 3 度：一度：照射部位出现境界清楚的红斑水肿，2 周内为鲜红色，有灼热、刺痛感及暂时性脱毛，3～4 周后红斑消退，出现脱屑、色素沉着等。二度：水肿明显，伴水疱，破溃呈糜烂面，灼热感及疼痛较重。病期 1～3 个月，遗留毛细血管扩张、斑点状色素脱失及色素沉着、永久性脱毛、萎缩等。三度：红斑水肿显著，迅速出现坏死，形成大小不一溃疡，难治愈。愈后形成萎缩性瘢痕，色素沉着及色素脱失，毛发消失，少数为永久性溃疡。溃疡及瘢痕易发生癌变。全身症状以急性放射性皮炎二、三度为著，可有乏力、恶心、呕吐、食欲缺乏，多腔性出血，白细胞下降，继发感染等。当放疗剂量＞2 000cGy 时，才可能出现上述症状。在发病患者中多数出现一度反应，表现为干燥脱屑等，外用保湿剂极为必要。

2. *慢性放射性皮炎*　多因长期反复小剂量放射线或由于急性放射性皮炎迁延不愈转变而成，潜伏期数月至数十年不等。早期皮肤干燥、变薄、发硬，继之皮肤萎缩，汗腺、皮脂腺分泌减少，毛发消失，间以色素减退斑或色素沉着。晚期皮肤可形成扁平或疣状角化，皮下纤维化，甲横嵴或纵嵴增多，或形成难以愈合的溃疡及继发癌变。

3. *放疗相关性嗜酸性、多形性、瘙痒性皮疹*　在接受钴放疗的内脏癌肿女性中，有 17％出现瘙痒性皮疹，多见于四肢，可有肢端表皮脱落、红斑性丘疹、水疱和大疱。

【诊断】

有放射线接触史；损害发生在放射线接触部位，境界清楚，红斑、水肿、脱毛、色素改变等。

【治疗】

应立即脱离辐射源或污染区，病情严重者应进行营养及支持疗法。口服抗组胺药物、抗生素及止痛药、维生素 B_{12}、叶酸等。严重的急性放射性皮炎可短期应用糖皮质激素。急性红斑可外用炉甘石洗剂，有糜烂者可外涂 1％甲紫或 3％硼酸液，有溃疡者可外用维生素 B_{12} 溶液湿敷，25％鱼肝油软膏或 88％鱼肝油和 12％白蜡配成的软膏外敷及抗生素软膏。分泌物多时可用复方硫酸铜溶液稀释 10 倍湿敷或 33％蜂蜜鱼肝油软膏或清凉膏外敷。对疑有癌变皮肤做病理检查，必要时及早切除并植皮。

【预防】

严格掌握放射治疗应用指征、剂量、间隔时间等，详细观察放疗后的改变。从事放射工作的人员定期体检，切实执行操作规章制度，加强防护等。没有证据表明放疗前外用糖皮质激素类药物能够预防放射性皮炎的发生。

（二）激光损伤

激光损伤（laser injury）是由于激光的热效应、压力效应和冲击波引起皮肤组织炭化、气化、变性，造成的烧灼性损伤和凝固性损伤。组织损伤的程度取决于激光种类、能量密度、曝光时间、组织性质（范围、部位、厚度、色素等）。

【临床表现】

二氧化碳激光可造成表浅皮肤烧灼性损伤。以烧灼性损伤为主的损害，轻则潮红、充血水肿；重则红肿局部附灰黑或淡褐色薄痂；更重者可形成溃疡。掺钕钇石榴石激光、氩激光、红宝石激光可引起凝固性损伤，该种损伤时轻者组织呈灰白或灰褐色，边缘有充血水肿；较重者边缘红肿明显，并可出现水疱或血疱；更重者组织呈灰黑色坏死。

【治疗】

发生激光损伤后，则按一般灼伤对症处理。

【预后与预防】

由于激光对眼可造成严重损害，故在皮肤损伤时，也应注意眼损伤的可能，并予以仔细检查。使用激光时应有严密的防护设施及操作规程，以避免误伤皮肤和其他组织。激光防护镜有多种类型，所用材料不同，原理各异，应用场合也不同。因此，要提供对激光有效防护，必须按具体使用要求对激光防护镜进行合理的选择。选择防护镜时，首先根据所用激光器的最大输出功率（或能量）、光束直径、脉冲时间等参数确定激光输出最大辐照度或最大辐照量。而后，按相应波长和照射时间的最大允许辐照量（眼照射限值）确定眼镜所需最小光密度值，并据此选取合适防护镜。

第四节　其他物理性皮肤病

一、鸡　眼

鸡眼（clavus）是皮肤局部长期受压或摩擦而引起的角质增生性损害。

【流行病学】

长久站立或行走的人易发病。

【临床表现】

倒圆锥状嵌入真皮的淡黄色角质栓，豆大或更大，境界清楚，好发于足跖前中部，小趾外侧或踇趾内侧缘，行走时可发生顶撞样痛。趾间的鸡眼因受汗液浸渍呈灰白色，又称软鸡眼。

【诊断与鉴别诊断】

1. 诊断　易发生在成人受压的掌跖部；皮损为角质增生性损害。

2. 鉴别诊断　应与跖疣鉴别，后者常多发，不限于受压或摩擦部位，黄豆大小，除去表面角质层可见有白色软刺状疣体，表面常有小黑点，有不同程度疼痛。

【治疗】

鸡眼可外用各种腐蚀剂，鸡眼膏，10％水杨酸冰醋酸糊剂，30％水杨酸火棉胶等。疼痛显著者可考虑手术切除。

二、胼　胝

胼胝（callus）是皮肤局部长期受压或摩擦而引起的角质增生性损害。

【流行病学】

同鸡眼。

【临床表现】

胼胝为限局性黄色较厚、坚硬的角质增生斑块，边界不清，中央厚，边缘较薄，多见于成人，好发于掌跖、易受压及摩擦部位，常对称发生，自觉症状不显著，严重时可有压痛。

【诊断与鉴别诊断】

1. 诊断　易发生在成人受压的掌跖部；皮损为角质增生性损害。

2. 鉴别诊断　应与跖疣鉴别，后者常多发，不限于受压或摩擦部位，黄豆大小，除去表面角质层可见有白色软刺状疣体，表面常有小黑点，有不同程度疼痛。

【治疗】

胼胝是一种保护性反应，若能除去病因，多能渐退而愈。有症状者可用热水浸泡，用刀削除或外用角质剥脱剂，如30％～40％水杨酸软膏等。液氮冷冻、二氧化碳激光也有效。

三、手足皲裂

手足皲裂（rhagadia manus et pedalis）指由多种原因引起的手足部皮肤干燥和裂隙，既可是一种独立的疾病，也可是一些皮肤病的伴随症状。

【病因】

在内外因素综合作用的结果，手足皮肤尤其是掌跖部角质层较厚，无皮脂腺，冬季汗液分泌少，容易干燥，加上各种因素如干燥、摩擦、外伤、酸、碱、有机溶剂或真菌感染等的影响，使角质层增厚，变脆变硬，弹性降低，当局部活动或牵拉力较大时即可引起皮肤开裂。

【临床表现】

1. 好发人群　成人及老年人，尤其是寒冷季节从事露天作业及接触脂溶性、吸水性或碱性物质者。

2. 季节 秋冬季多见。

3. 发病部位 手指尖、手掌、指趾关节面、足跟、足跖外侧。

4. 皮损特点 依裂隙深浅程度分为3度：一度仅达表皮，无出血、疼痛等症状；二度深入真皮浅层而有轻度疼痛，不引起出血；三度深入真皮、皮下组织，常引起出血及疼痛。手足皲裂还可继发于某些皮肤病，如掌跖角化症、慢性湿疹、接触性皮炎、手足癣、冻疮等。

【诊断与鉴别】

1. 诊断 发生于手足皮肤，秋冬季发病；局部皮肤干燥、肥厚，见深浅不一的皲裂，伴有程度不一的疼痛。

2. 鉴别诊断 与下列疾病鉴别：①手足癣，常单侧发病，伴有甲病变，真菌镜检及培养阳性；②掌跖角化病，幼年发病，有家族史，双侧掌跖皮肤角化肥厚明显。

【治疗与预防】

应防治结合，冬季保暖，外涂润肤性油脂，少接触碱性肥皂，加强职业劳动保护，有手足癣、湿疹、鱼鳞病等病应积极治疗。局部可外用10%～20%尿素软膏、甘油搽剂、三油合剂等。

四、压 疮

压疮(decubitus)系身体局部长期受压致血液循环障碍、组织缺氧而引起的皮肤全层坏死。本病在瘫痪、昏迷及长期卧床患者最易发生。

【流行病学】

长期卧床患者多见。

【病因】

因昏迷、瘫痪或肢残而长期卧床的患者，其体位固定不变，致局部血管、神经受压，血流受阻，组织营养不良而坏死。诱发及加重压疮的因素较多。常见的有：外伤或骨折使用石膏、夹板或绷带时，衬垫不当，松紧不适；慢性消耗性疾病或病情严重致身体抵抗力低下；肢体瘫痪、大小便失禁与浸泡；神经功能伤害、营养失调、代谢障碍致局部组织损害。

【临床表现】

1. 好发部位 身体的接触受压部位，如骶骨、枕骨、脊柱、肩胛、坐骨结节、股骨粗隆、足外踝或足跟等处。

2. 皮损特点 初为苍白、灰白或青红色，界清，中心颜色较深。迅速发展后，表面可发生水疱，破后形成溃疡。若未及时处理，创面扩大，向深部浸入，直至肌肉、骨骼或关节形成坏死。疮面继发性感染可引起败血症。此外，亦有干性坏死而无水疱形成者，自觉疼痛显著。

【诊断与鉴别诊断】

本病结合病史、临床表现较易诊断。

【治疗】

压疮患者多因久病卧床，身体虚弱及局部受压而发病。

1. 全身治疗 加强营养，提高机体抗病能力。

2. 局部治疗

(1)Ⅰ度压疮的处理：局部发红、肿胀，呈硬块状。多是可逆性改变，一般处理如下：①经常改变患者体位或局部悬空。②隆突部位放置气圈或棉垫等。③防止尿便浸泡，保持局部皮肤清洁干燥。④经常按摩或使用皮肤保护剂。

(2)Ⅱ度压疮的处理：为局部出现水疱、中央表皮坏死、皮肤破损溃烂等。① 保持清洁，温水乙醇各半量混合，冲洗3～4次，然后用毛果芸香碱软膏贴敷。②局部出现水疱者，无菌抽出疱液，外涂2%甲紫溶液，每日1～2次。③局部皮肤已破溃者，压疮软膏Ⅱ号(硫酸锌5g、醋酸铅10g、没药酊2g、白凡士林加至100g)外敷，红外线灯烘烤，每次10～15min，每日2～3次。以减少渗出，然后再敷上药膏。

(3)Ⅲ度压疮的处理：面积变广，甚难治疗。局部治疗除继续采用上述Ⅱ度压疮处理措施外，还可酌情应用：①局部肉芽新鲜，严格控制感染，每日换药1次。②局部肉芽水肿者，高渗盐水湿敷换药，加压包扎固定。③加速创面愈合：维生素AD软膏、己烯雌酚软膏以及用蛋清加白糖加大蒜软膏外敷。

3. 中医方药 ①局部红肿糜烂者，外用紫草油。②浅表溃疡者，可用黄连膏外敷。③溃疡较深、分泌物多者外用收干收肌膏。

4. 物理治疗 如普通电烤灯、红外线、紫外线及高压氧等，可配合药物做辅助治疗。

五、间 擦 疹

褶烂(intertrigo)又称“间擦疹”，是发生于皮肤皱襞部位以红斑、糜烂为特点的急性浅表性炎症。

【病因】

皮肤的皱襞部位由于温热、潮湿使局部湿热散发不畅，引起角质层浸渍，活动时与对侧皮肤相互摩擦时即可发病。

【临床表现】

1. 好发人群　体胖婴儿和成人。

2. 好发部位　皮肤皱襞部位，如腋窝、腹股沟、臀沟、乳房下等处。

3. 皮损特点　初为红色、暗红色水肿斑片，境界清楚，范围与相互摩擦的皮肤皱襞面一致，继而出现浸渍、糜烂、溃疡，伴瘙痒疼痛。好发于湿热季节，易继发细菌、真菌感染。

【诊断与鉴别诊断】

1. 诊断　依据好发人群、部位及皮损特点不难诊断。

2. 鉴别诊断　与下列疾病鉴别：

(1)急性湿疹：部位不局限于皮肤皱襞部位，皮疹多形性，渗出明显；

(2)接触性皮炎：有接触史，皮损范围同接触物；

(3)股癣：边缘炎症明显，呈丘疱疹，真菌镜检阳性。

【治疗与预防】

皱襞部位应经常清洗，尽量不使皱襞面相互接触，病变处保持干燥。红斑期可仅用滑石粉、扑粉等。少许渗出时可外涂40%氧化锌油或糊剂，渗出较多时可用3%硼酸溶液、0.1%雷佛奴尔溶液湿敷。

六、摩擦性苔藓样疹

摩擦性苔藓样疹(frictional lichenoid eruption)又名幼年性丘疹性皮炎，为一种常见于学龄前期儿童，好发于手背、前臂及肘膝部的特殊的丘疹性皮炎。

【流行病学】

学龄前儿童、夏秋季多见。

【病因】

病因尚未完全明了。可能与非特异性机械刺激有关。如玩弄泥土、受毛毯摩擦或与冷水接触刺激而致发疹。也有人认为与机械刺激加日晒因素有关。病史调查约1/3病例有过敏性疾病史，以丘疹性荨麻疹多见。有的学者认为本病为病毒感染引起，肠道病毒尤其与肠道CoxA病毒密切相关。

【临床表现】

1. 好发人群　2～12岁的儿童，男多于女。

2. 好发季节　夏秋季发病。

3. 诱因　接触沙土或与其他表面粗糙物。

4. 好发部位　手、腕、前臂、肘、膝、足背等处，躯干部皮疹，常疏散分布。

5. 皮损特点　均呈单一性疹型，初起为粟粒大小肤色或淡红色丘疹，扁平或略呈半球状，直径1～2mm，数目较多，中心部呈密集成簇或呈轻度苔藓样变，周围有散在丘疹。有时丘疹表面附着鳞屑。全过程均处于干燥状态，一般无自觉症状。

【病理学检查】

为非特异性炎症反应，表皮角化过度，棘层肥厚，真皮浅层轻度炎症反应。

【诊断与鉴别诊断】

1. 诊断　根据好发人群、部位、皮损特点，诊断并不困难。

2. 鉴别诊断

(1)接触性皮炎：多数有接触史，皮损限于接触部位，炎症显著，可发生大疱或坏死。与年龄、性别、季节无关。

(2)虫咬皮炎：有虫咬史，皮肤上可见虫刺的螯口、红肿及风团样皮疹，自觉瘙痒。

【治疗】

对症处理，如应用炉甘石洗剂或皮质类固醇激素软膏涂布患处，可促进消退。

【预防】

避免外界不良刺激，如玩沙土或接触其他刺激物；平日注意养成儿童良好习惯，在游玩场所应注意监护。

（何　黎）

第 13 章

神经精神障碍性皮肤病

第一节　神经性皮炎

神经性皮炎(neurodermatitis)又称慢性单纯性苔藓(lichen simplex chronicus),是一种常见的慢性皮肤神经功能障碍性皮肤病,以皮肤苔藓样变及剧烈瘙痒为特征。

【病因学】

神经性皮炎的病因尚不十分清楚,但是与神经精神因素(如焦虑、急躁、紧张、过度劳累及神经衰弱等);内分泌功能失调;胃肠功能障碍;局部过度刺激等诸多因素有关。

【临床表现】

1. *好发人群*　本病多见于青年和成年人,老年人较少见,儿童一般不发病。

2. *好发部位*　本病好发于颈部、双肘伸侧、骶尾部及上睑,还可发生在胫前、外阴、肛周等部位。

3. *皮疹特点*

(1)初为患病部位仅有瘙痒,无明显皮疹。经过不断搔抓和摩擦局部皮肤纹理增强,皮纹加深,皮嵴隆起呈典型的苔藓样变。多成淡红、黄褐或正常皮色,或有色素沉着,有时覆有鳞屑。皮损边界清楚,周围亦可有少数孤立散在的卫星状分布的扁平或多角形丘疹。

(2)皮损瘙痒剧烈,慢性病程,迁延不愈,易反复发作。

(3)本病可为局限性,也可是泛发性的。发生在头部的神经性皮炎可呈结节性损害。

【辅助检查】

1. 皮损处病理活检。

2. 有胃肠道症状、内分泌功能紊乱等症状应作相应的检查。

【病理学检查】

表皮角化过度,棘层肥厚,表皮突延长,也可伴有轻度海绵形成。真皮部毛细血管增生,管壁增厚,血管周围有淋巴细胞浸润。此外,尚可见真皮纤维母细胞增生,呈纤维化。

【诊断与鉴别诊断】

1. *诊断依据*　好发部位,苔藓样变,剧烈瘙痒,慢性病程,反复发作。

2. *鉴别诊断*

(1) 慢性湿疹:急性发病史,渗出倾向,皮损对称,苔藓样变轻,部位不定。

(2) 扁平苔藓:常呈紫蓝色、紫红色丘疹和斑片;Wickham 纹;同型反应;组织病理的特征性改变(基底细胞液化变性、真皮浅层淋巴细胞带状浸润)。

(3) 原发性皮肤淀粉样变:好发于小腿伸侧,为绿豆大的半球形丘疹,质坚实,密集成片,可呈串珠状皮损。组织病理有诊断意义(嗜伊红淀粉样蛋白物质;结晶紫染色阳性;刚果红染色呈绿色,具有双折光性)。

(4)特应性皮炎:需与泛发性神经性皮炎鉴别。有家族过敏史(哮喘、荨麻疹);婴幼儿湿疹期史;血中 IgE 增高等。

【治疗】

根据患者病情及受累范围的大小选择行之有效的方法。避免过度刺激、搔抓、摩擦,阻断瘙痒—搔抓—瘙痒的恶性循环。可同时辅以心理治疗。

1. 避免使用刺激性方法止痒,如:搔抓、摩擦及热水烫洗、盐水擦洗以及外用乙醇、姜、蒜等。避免饮酒、喝浓茶及食用辛辣食品。有胃肠功能失调者应予纠正。有传染性病灶时应适当处理。

2. 有神经衰弱症状及瘙痒剧烈者，可应用镇静药及抗组胺类药物。

3. 封闭疗法较常应用，疗效较好。

(1) 苯海拉明局部封闭：苯海拉明 25mg，0.5%普鲁卡因溶液加至 25ml 或 2%利多卡因加至 5ml，皮损处皮下浸润注射，隔日 1 次。

(2) 皮质类固醇激素局部封闭：可选用地塞米松或泼尼松龙，并加入适量盐酸普鲁卡因，作局部皮损区下封闭。需强调的是，泼尼松龙每次用量一般不超过 25mg，每周 2 次。或 2%苯甲醇液 2～4ml 患区皮下注射，每周 1 次，3～5 次为 1 个疗程。一般选择醋酸曲安奈德注射液、倍他米松注射液或康宁克通-A 注射液。需要注意激素的不良反应和禁忌证，尤其封闭处皮损处可能出现萎缩、色素变化等。

(3) 静脉封闭：泛发性神经性皮炎用局部封闭有困难者，可行静脉封闭。如用 0.25%普鲁卡因注射液（用药前要做皮肤过敏试验，阴性者可以应用）100ml 加维生素 C 0.5～1.0g 静脉滴注，1/d，10～15d 为 1 个疗程。

4. 外用药治疗：可选用各种含糖皮质激素类药物（如曲安西龙、醋酸氟轻松、地塞米松、氟氢考的松）的乳剂、软膏及二甲基亚砜液、涂抹剂及气雾剂等外用。对长期苔藓样变严重，皮损肥厚显著者可用皮质类固醇激素封包治疗，效果会更显著。需注意其不良反应。

5. 物理疗法：用浅层 X 线照射，^{32}P、^{30}Sr 敷贴、液氮冷冻、超短波、梅花针局部弹刺或针刺疗法。此外磁疗、蜡疗以及矿泉治疗等，均能收到较好的效果。

6. 中医药治疗

(1)病程不同时期，采用不同组方。

(2)可采用针刺、艾灸、熏烟疗法、烘药、埋线法、穴位注射以及耳针等方法。

7. 预后：部分患者祛除诱发因素后，经过积极治疗可以痊愈。泛发性神经性皮炎痊愈较困难，但大多患者经过治疗可以缓解或延长复发周期。

第二节 皮肤瘙痒症

皮肤瘙痒症(pruritus)是一种仅有皮肤瘙痒而无明显原发性损害的皮肤病。瘙痒是许多皮肤病共有的一种自觉症状，是皮肤特有的感觉。

【病因学】

本病的发病原因比较复杂，包括内因或外因或二者兼而有之。

1. *内在因素*

(1)老年性皮肤改变：老年皮肤老化，各种腺体功能减退，角质层水合能力下降，皮肤干燥，是老年皮肤瘙痒的主要原因。

(2)肝脏疾病：主要为胆汁淤积性瘙痒。阻塞性黄疸引起的皮肤瘙痒，其剧烈程度有时与皮肤中所含的胆盐浓度相平行。

(3)肾脏疾病：慢性肾衰竭患者常伴有不同程度的全身瘙痒。

(4)内分泌和代谢性疾病：甲状腺功能异常、糖尿病、更年期女性雌激素变化均可引起不同程度及范围的瘙痒。

(5)血液疾患：红细胞生成性疾病、真性红细胞增多、淋巴瘤（尤其霍奇金病）、白血病等可引起全身性瘙痒。

(6)神经精神性疾病。

(7)各种肿瘤：内脏恶性肿瘤可引起不同程度的瘙痒。

2. *外在因素* 全身性瘙痒症的外因与外来刺激有关。冬季寒冷皮肤干燥，夏季炎热皮肤多汗，均可诱发本病或使症状加重。穿着化纤毛织品，使用碱性过强的肥皂，外用药物及接触各种化学物品，也可促使本病的发生。局限性瘙痒病的病因有时与全身性瘙痒病相同，大部分局限性瘙痒症与环境、周围组织疾病、个人卫生习惯等有关。

【临床表现】

根据皮肤瘙痒的范围及部位的不同，可将本病分为全身性和局限性两种类型。

1. *全身性瘙痒病*

(1)瘙痒由局限于一处逐渐扩展至身体之大部或全身，无明显皮疹。

(2)瘙痒常为阵发性，尤以夜间为重。各种刺激如饮酒之后、情绪变化、被褥温暖及搔抓摩擦，甚至某些暗示，都可促使瘙痒发作或加重。

(3)瘙痒的程度及持续时间因人而异。由于剧烈搔抓，往往引起条状表皮剥脱和血痂、湿疹样变、苔藓样变及色素沉着等继发皮损，也可以继发感染。

2. *局限性瘙痒病* 瘙痒发生于身体的某一部位时谓之局限性瘙痒病。以肛门、阴囊及女阴等部位最为多见。

(1)肛门瘙痒病：多见于中年男性，但女性、患蛲虫病的儿童亦可发病。通常瘙痒仅局限于肛门及其周围的皮肤，但有时亦可向周围皮肤蔓延。因经常搔抓，肛门皱襞肥厚，亦可有辐射状皲裂、浸渍、苔藓样变或湿疹样变等继发性损害。

(2)阴囊瘙痒病：瘙痒大都仅限于阴囊，亦可波及阴茎、会阴及肛门。由于经常搔抓，亦会出现苔藓样变、湿疹样变或感染等继发性损害。感染可引起或加重阴囊瘙痒病。但特发性阴囊瘙痒病更常见，当阴囊感染念珠菌时，主要症状为烧灼感，而不是瘙痒。阴囊瘙痒病可能与金制品和外用药物导致的变应性接触性皮炎有关。

(3)女阴瘙痒病：瘙痒部位主要在大阴唇和小阴唇，但阴阜、阴蒂及阴道黏膜亦常有瘙痒感。阴道念珠菌病是外阴瘙痒症的常见病因。硬化性苔藓是中老年妇女瘙痒症的常见病因。因不断搔抓，阴唇部常有皮肤肥厚及浸渍，阴蒂及阴道黏膜可有红肿及糜烂。

此外，头部瘙痒病、腿部瘙痒病、掌跖瘙痒病、外耳道瘙痒病也是较常见的局限性瘙痒病。

3. *特殊类型瘙痒症*

(1)老年瘙痒症：由于皮脂腺功能减退皮肤干燥等诱发，躯干多见。

(2)冬季瘙痒症：与气候寒冷有关，脱衣服时症状明显。

(3)夏季瘙痒症：与高热、潮湿有关，出汗使症状加剧。

(4)遗传性局限性瘙痒病：多见于20～30岁的妇女，有家族史。

(5)水源性瘙痒症：患者接触任何温度的水都可诱发瘙痒。大部分患者在接触水几分钟后或刚停止接触水时，就出现严重的刺痛。本病常有家族史，水痛症是水源性瘙痒症的一个变异型。

(6)药物性瘙痒症：药物可以是持久性瘙痒症的原因，可伴或不伴皮疹出现。

(7)点状瘙痒症：即痒点。

【辅助检查】

全身性瘙痒症可行相关内科检查，如血糖的监测、腹部B超、骨穿等，以确定瘙痒的原因；局限性瘙痒症根据部位可行相应检查，如肛周的念珠菌检查、外阴念珠菌检查、头皮部位糠秕孢子菌检查等。

【病理学检查】

本病病理无特殊表现。

【诊断与鉴别诊断】

在无继发性皮疹发生时，容易诊断。一旦出现继发性皮疹，则需与下列疾病鉴别。

1. *荨麻疹* 皮疹具有特点，风团和(或)水肿性红斑，皮疹泛发时瘙痒严重，皮疹消退后瘙痒缓解。

2. *药疹* 有明显的诱因及皮疹。

3. *疥疮* 皮疹好发于皮肤菲薄部位，渐至全身，瘙痒于夜间明显。本病治疗效果较好。

【治疗】

应力求查明病因，予以根治。

1. *治疗原则* 积极寻找病因，予以根治，是防治本病的关键。单独或联合应用全身治疗，避免局部刺激，镇静止痒和润泽皮肤是基本治疗原则。

2. *一般治疗* 避免接触已知的诱发或加重瘙痒的因素，停用可疑药物，避免搔抓、摩擦及热水烫洗。积极寻找病因。

3. *内用药物治疗*

(1)口服抗组胺药物：一种或几种联合用药。夜间瘙痒严重者，可口服镇静安眠药，也可选择三环类抗抑郁药。

(2)静脉注射钙剂及维生素C，严重者可用普鲁卡因静脉封闭。

(3)糖皮质激素：剂量为1.0～1.5mg/kg。一旦症状缓解后应开始逐渐减量，减量过程可持续数天。适用于严重瘙痒或急性发作时。

(4)性激素：男性用丙酸睾酮(25mg，肌内注射，每周2次)或甲基睾酮(5mg，口服每日2次)，女性则用己烯雌酚(0.5mg，口服每日2次)，用于老年性瘙痒症。

4. *外用药治疗* 根据病情选用含止痒药的炉甘石洗剂或皮质类固醇软膏。

5. *物理疗法* 全身性瘙痒病可行紫外线照射、皮下输氧、淀粉浴、糠浴或矿泉浴等。局限性瘙痒病经过多方治疗无效时，可考虑用同位素^{32}P、^{90}Sr或浅层X线放射治疗。

6. *中医药治疗* 内用药以养血、祛风、安神为治则。

第三节　单纯痒疹

单纯痒疹(prurigo simplex)又称寻常性痒疹(prurigo vulgaris),好发于中年人躯干、四肢伸侧,呈坚实丘疹,散在小水疱及结痂。

【流行病学】

发病与季节无明显关系。好发于成人的躯干、四肢伸侧。男女均可患病,发病率无明显性别差异。

【病因学】

可能与下列因素有关:

1.与变态反应有关,部分患者同时伴有荨麻疹和哮喘等变态反应性疾病。

2.营养不良、卫生条件差。

3.遗传、内分泌紊乱、感染性疾病、贫血、胃肠功能紊乱、精神因素及肿瘤。

【临床表现】

1.好发于躯干、四肢伸侧,也可见于面部、头皮,可反复发生,瘙痒剧烈。

2.早期皮疹为风团样红斑,继而为密集、较小的坚实丘疹,或小水疱及结痂。

3.发病部位皮肤因搔抓增厚粗糙,可有色素沉着及苔藓样变。

4.可伴有淋巴结肿大。

【病理学表现】

表皮轻度角化过度和角化不全,棘层增厚,可有海绵水肿及小水疱,真皮浅层结缔组织水肿,血管周围有淋巴细胞浸润。

【诊断及鉴别诊断】

1.诊断　目前尚无特殊诊断方法。

2.鉴别诊断

(1)丘疹性寻麻疹:好发于春秋季,与蚊虫叮咬有关,病程短,不形成结节,无浅表淋巴结肿大。

(2)疱疹样皮炎:皮疹以水疱、大疱为主。有特征性的病理改变可予鉴别。

(3)疥疮:为接触传染的寄生虫性皮肤病,好发于指间、腋窝、腹股沟、外阴及肘膝屈侧。男性阴囊受累可发生疥疮结节,水疱处可查见疥虫。外用硫磺软膏,疗效显著。

【治疗】

1.纠正胃肠道功能紊乱及内分泌失调,改善营养及卫生状况。有精神神经因素者适当应用镇静催眠药。

2.局部治疗以止痒消炎为主。5%煤焦油酊、5%－10%黑豆馏油软膏、5%－10%煤焦油软膏均可应用。

3.抗过敏治疗:抗组胺类药物口服,钙剂、维生素C及硫代硫酸钠静脉注射。

4.皮损泛发、瘙痒剧烈者可应用普鲁卡因静脉封闭,或利多卡因和普鲁卡因联合肌内注射。

5.病情顽固患者可短期系统使用糖皮质激素。

6.口服氨苯砜、雷公藤多苷。

7.物理治疗　窄谱中波紫外线照射。淀粉浴、硫磺浴、糠浴及焦油浴均可缓解瘙痒。

8.中医中药治疗。

【预后】

本病由于病因复杂,不易去除,病情持续时间较长。

【预防】

注意休息、避免紧张、劳累,改善卫生状况,避免蚊虫叮咬,纠正胃肠功能紊乱及内分泌失调。

第四节　结节性痒疹

结节性痒疹(prurigo nodularis,PN)是一种以四肢发生结节为主要皮损,伴有严重瘙痒的慢性炎症性皮肤病。

【流行病学】

好发于成年女性,无明显季节性。部分患者见于蚊虫、臭虫或其他虫类叮咬之后发病。

【病因学与发病机制】

结节性痒疹病因未明。部分患者尤其是青年期发病者可能有一定的遗传素质。部分患者见于蚊虫、臭虫或其他虫类叮咬之后发病,新陈代谢异常、胃肠功能紊乱、内分泌功能紊乱也可能与本病有关。有人认为本病是局限性神经性皮炎的变型——不典型的结节性局限性神经性皮炎。

【临床表现】

结节性痒疹初起常在昆虫叮咬处发生风团样丘疱疹,渐形成半球形结节,黄豆至蚕豆大小,角化明显,呈疣状外观或有裂纹,数目不等,数个至数十个以上,黑褐色,散在孤立,触之有坚实感,由于搔抓常见表皮剥脱、出血或结痂,结节周围皮肤有色素沉着及肥厚、苔藓样变,邻近皮损可密集成斑块或纵行排列。瘙痒剧烈,好发于四肢伸侧及手足背部、小腿伸侧更为明显,病程漫长,长期不愈。

【组织病理】

皮损明显角化过度,棘层肥厚,表皮突的增宽及下延无规律,有的表皮突增宽下延明显,特别在皮损中央,有的则不明显,有时在表皮上层可见角质形成细胞坏死红染,结构消失,表皮有角化不全及均一红染的物质(痂屑),有时可出现糜烂及溃疡。真皮乳头内可见与表皮垂直走向的红染增粗的胶原纤维,真皮浅层血管周围淋巴样细胞浸润,胆碱酯酶染色、银染色或抗-S100蛋白抗体免疫组化染色示神经组织增生。

【诊断与鉴别诊断】

1. 诊断要点

(1)好发于四肢伸侧,手足背,尤以小腿伸侧显著,多有昆虫叮咬史。皮损散在分布,也可呈线性排列。

(2)皮损为散在豌豆大小半球状坚实结节,表面粗糙,角化增厚,呈红褐色。

(3)瘙痒剧烈,病程慢性。

2. 鉴别诊断

(1)疣状扁平苔藓:损害为疣状增殖之肥厚性斑块,并有细薄鳞屑。斑块呈半圆形或卵圆形,但其周围有散在性扁平丘疹。

(2)寻常疣:损害表面角质增殖,呈乳头样,色灰白或污黄,大多无自觉症状,好侵犯儿童及青年。

(3)丘疹性荨麻疹:主要临床表现为风团,中央有丘疹及小水疱形成,病程较短,好发于儿童。

(4)结节性类天疱疮:直接及间接免疫荧光显示类天疱疮特征。

【治疗】

1. 防止虫咬,寻找可能的病因,予以对症处理。

2. 抗组胺药、抗抑郁药或抗焦虑药可适度减轻症状。

3. 初次治疗可选用皮损内注射或外用类固醇。

4. 维A酸制剂对部分患者有效。

5. 沙利度胺或环孢素已获得好疗效。使用沙利度胺时,起效可快可慢,并有镇静作用。初始剂量为100mg/d,逐步递减到所需最低剂量。将UVB照射和沙利度胺联合使用,即顺序使用UVB与沙利度胺,较单独使用效果好。环孢素剂量3～4.5mg/(kg·d),对难治性病例有效。

6. 外用维生素D_3乳膏、卡泊三醇软膏或他克莫司软膏,每日2次,可有疗效,并可减少类固醇的使用。

7. 物理治疗:液氮及二氧化碳冷冻疗法,电凝疗法,浅部X线照射,放射性核素^{32}P、^{90}Sr敷贴,激光治疗及不同浓度糖皮质激素皮损内注射。

8. 中药则以活血化瘀,软坚散结为治疗原则,可用穿山甲9g,皂角刺6g,三棱6g,桃仁9g,红花9g,川芎9g,当归9g,痒重者尚可选加全虫3g,乌梢蛇9g。加水煎服,每日1帖。

9. 有报道针灸治疗疗效好。

第五节 拔毛癖

拔毛癖(trichotillomania)是指患者在强烈的异常欲望支配下拔除自己的毛发为特征的神经官能症,是一种自身强迫行为。受累部位主要是额部头皮或眉毛、睫毛、胡须。

【流行病学】

本病于1889年由Hallopeau首次报道,多见于孩童(尤其是独生子女)和绝经期妇女,但青壮年也可发病。据相关调查结果显示:本病发病率为0.6%～3.4%,平均发病年龄为12岁,儿童患病率是成人的7倍,女性患病率是男性的2.5倍,学龄前儿童更易患病。

【病因学】

本病可能是一个单独的症状,也可能是精神紧张焦虑等心理因素或家庭因素所致。在精神社会性紧张的家庭中,可因为学习问题、同胞争端、乔迁、至亲住院、母女关系紧张等造成。在世界卫生组织编写的《国际疾病分类》(第10版)中,本病被归于精神行为障碍之习惯与冲动控制障碍部分。有报道认为拔毛癖可能是强迫症的一种亚型,部分患者有遗传因素。

【临床表现】

1. 强迫性症状　病人用手或镊子等物件,将自己的毛发拔掉,主要是拔除头发,也可有眉毛、胡须、腋毛或阴毛者。拔毛行为常发生在卧床休息、阅读、看电视或做作业时,症状可持续性或间歇性。部分患者在拔毛发前有精神紧张感,实施行动后感受到轻松满足，年龄较大患者，常否认自己的行为。部分患者可伴有头皮瘙痒不适感。

2. *形态* 同一患者的拔毛部位较固定，在拔毛区呈境界不清、不规则之斑片状，可有线形或奇特形。局部毛发明显稀少，可残有未拔除的毛发和断发，残余毛发坚实不易拔动，拔除后的毛发可再生。典型者在长时期内有反复发作性或冲动性拔除毛发行为，形成单个或多个无瘢痕性脱发，多位于额顶部或额颞部，但身体其他有毛发部位也可发生。偶尔，成人会拔除阴毛。典型表现为“男修道士横褶”式头顶，或冠状脱发。可伴有咬甲癖。

3. *特殊类型* ①断发癖：指病人撕断或剪断毛发；②食毛癖：指病人拔下毛发并食之。

【病理学检查】

疾病早期显示创伤性毛囊，周围可见出血，真皮中有断发存在，而毛干正常，或有脆发。有空毛囊现象，还可见毛轴变形（毛软化）并起皱褶。随着病程加长，许多毛囊萎缩，只产生软的、扭曲的毛发。

【诊断】

根据拔毛发的行为不能自我克制，并有相关的脱发表现，诊断可以确立。若在妄想、幻觉等精神症状驱使下出现拔毛发的行为则可能是精神分裂症的一部分表现。镜下毛发扭曲或折断。

【鉴别诊断】

斑秃：突然发生的局限性秃发，无自觉症状。镜下头发为逐渐变细的杵状毛发，称为“感叹号形发”。

雄激素性秃发：成年男性多见，从前额两侧头发开始变为纤细而稀疏，逐渐向头顶延伸，前额变高，形成“高额”，呈“V”字形。

梅毒性秃发：头发呈“虫蚀样”外观，梅毒血清检查阳性。

秃发性毛囊炎：是一种破坏性、留有永久性秃发的毛囊炎。初起为毛囊性红斑、丘疹，后演变为丘疹性脓疱，愈后留有圆形或椭圆形瘢痕，皮损不断的远心性向四周扩展。

另外需排除由于头发或有毛部位炎症等病变而使患者感到不适，导致出现拔毛发的行为。

【治疗】

1. *心理治疗* 某些患者给以正确的教育引导，鼓励病人树立治愈疾病的信心，消除精神紧张感。适当增加娱乐或其他活动，以分散注意力，即可治愈。

2. *药物治疗* 严重患者需有效的行为和认知心理治疗及药物治疗。

(1)外用药物：毛发刺激药，促进毛发生长。

(2)内服药物：治疗的药物有氯丙米嗪、氟西汀、文拉法辛、奥拉平等。有相关结果发现，年轻的拔毛癖患者对抗精神病药和（或）选择性5-羟色胺再摄取抑制药（SSRIs）的治疗应答良好。

【预后】

本病预后良好，皮肤科、儿科和精神科医师共同合作对消除本病的躯体因素和提高疗效至关重要。

第六节 人工皮炎

人工皮炎（factitial dernatitis）又名伪装疹（feigned eruption）系指患者在意识清醒的状态下，用化学、物理、机械等人为手段造成自己的皮肤损害。一般患者有癔症性格，比较怪僻。这种自我伤害可能是一种宣泄压力或寻求勇气的方式。在极少数情况下这是一种潜意识的寻求安全保障的欲望。患者往往为达到某种目的而故意人为做成疾患，以此博取他人同情或逃脱自己的职责或索取伤残保险等。病人自己用一些具有腐蚀性或刺激性的物品伤害自己的皮肤，造成不同程度的皮炎。皮肤损伤多为不规则的表皮抓蚀、溃疡等。破损的皮肤有程度不等的不适、痒痛等症状。

【流行病学】

多见于青年或中年女性。

【病因学】

有人认为大多数人工皮炎病例仅仅是精神性疾病过程中偶尔的行为性皮肤病；但亦有持续发生新的病变并因而致残或并有其他精神性疾病。

1. 多数患者由人格障碍引起，亦可能与癔症有关，此类患者容易接受暗示，别人的言语和行为易使其产生疑虑。

2. 假若遇到某些不能克服的困难自感束手无策，而采取消极办法，损伤自己的皮肤以获取别人的同情或故意人为地做成疾患以此逃脱自己的职责等。

3. 巨大的压力、某些药物的滥用、虐待等也是造成人工皮炎的原因。引起人工皮炎的精神异常复杂而各不相同，有时可无明显的精神因素，精神分裂症者可引起严重的自残毁损。

【临床表现】

1. 本病的损害常成群出现，常在右手能触及的部位，最多见于身体前面、左手、左臂、下肢、颜面、颈部。手掌、足跖、生殖器等部位少见(惯用左手者损伤则在右侧)。

2. 病人以锐利器械造成机械性皮肤损伤或以化学药品灼伤皮肤。皮疹形态随所用器械、药品而定，通常形态奇特且不规则，与周围正常皮肤分界清楚。如尖锐器械往往引起线性划伤；当用化学物质时，化学物质流过或滴在皮肤上时，常可见到其主要斑片下面有红色或点滴状标记。根据其产生方式不同，局部可发生红斑、水疱、糜烂、表皮剥蚀、坏死和溃疡等各种损害。造成这些皮损的物质可以为苯酚、硝酸、氢氧化钾、松节油等。也可出现刺伤和割伤后所形成的创面，创面常有尖角和直边，不同于一般天然疾患。

3. 损伤多轻微表浅，亦可见坏疽和溃疡。皮损的轻重与刺激物的性质、强度、剂量、作用时间及局部组织耐受性有关。自觉症状随皮肤损害的轻重而有不同程度的烧灼及疼痛感。有夸张病损痛苦，亦有严重损伤而毫无痛觉者。患者一般为神经官能症患者，常隐瞒其自伤皮肤的行为。

4. 有时本病患者有意将手术创口敞开，而表现为持久不愈合的手术创口。

5. 有患者用绳索等绳状物系紧手臂或腿部可致人工性淋巴水肿，后者可被误认为是静脉炎后综合征、神经损伤和其他慢性淋巴水肿。

6. 用针头和注射器将空气注入组织中人为造成皮下气肿，表现为皮肤捻发音，造成的复发性移行性皮下气肿，可累及四肢、颈部、胸部或面部。若出现环状袋囊且双侧受累，而体检未见单个病变向邻近部位扩散的证据，这提示此为人工行为所致。

7. 有人认为25岁以后罕见上述情况，表明了本病并非持久性的；但也有报道提示，尽管经整形外科和精神方面的治疗，也会持续发生新的病变，甚至可达20年以上。

8. 皮损不是逐步发生，而常常在没有任何征兆的情况下突然出现。有时难以区别一个皮损是人工皮炎还是自然疾病，尤其当它由一个相似的病理原因引起时。

【病理学检查】

依损害的类型而不同，常见为急性或慢性非特异性炎症。

【诊断与鉴别诊断】

1. 诊断标准

(1)本病好发于青年女性，患者常有明显的癔症特征或伴有其他方面的精神性疾病。因病人常隐瞒其故意损伤皮肤的行为，一时不易得到真实的病史，可能给诊断造成困难。突然发生的奇特的不典型损害，不能以一般皮肤病解释者应疑为本病。如能从患者的家属中取得真实的病史，这对诊断有重要意义。检查时如发现奇特的皮肤损害，不能用意外损伤或其他原因解释，再加上病人有癔症性格或行为时，即可确定诊断。

(2)自我损伤性损害的形态和分布变异很大，可以从红斑和表皮脱屑一直到坏死性齿缘性溃疡，形状奇异而不规则，常有尖角和直边，不同于一般天然疾患。损害常位于患者手所能及之处，常不对称。可由抓、擦、切割、烧灼、应用酸碱等原发刺激性或毒性物质所引起。

(3)对器质性疾病的鉴别诊断要依据所表现的皮肤体征(如气性坏疽与人工性皮下气肿、各种淋巴水肿与人工性淋巴水肿)。应考虑的精神性疾病包括诈病、边缘人格障碍和其他精神病。

(4)尽量不要向患者透露对其病因的任何怀疑，确定诊断时也不让患者知晓。如果是住院患者，心思缜密的护士可以帮助确定诊断。当疑有外源性物质被注入时，可用分光镜对活检标本进行检查，可能会发现某些外源物质。

2. 鉴别诊断

(1)拔毛症：可以看作是人工皮炎的一种，但他常常具有神经方面的倾向，患者常集中精神在某些事情上而把头发缠绕在手指上并把它拉紧。

(2)另外还需与故意装病鉴别，有些病人有意识地造成人工皮损，目的是逃避工作或豁免诉讼赔偿。

(3)神经官能性表皮剥蚀：为常见于自身强迫性神经官能疾患者，是患者在身体没有任何病变的情况下，通过反复无意识的搔抓形成皮损，患者承认其自我损伤皮肤的行为。患者抓、搔皮肤是为了矫正其某种皮肤异常，这种皮肤异常只出现在他自身的想象。

(4)皮肤行为症：是一种神经功能障碍性皮肤病，常表现为吸吮手指、舔吮唇、撞头等，这可能与不良习惯及环境影响有关。

(5)寄生虫妄想：是思维障碍性疾患，患者多为未婚或离婚的中、老年妇女。主觉皮肤上有蚁行感、虫咬感。常因“捉虫”而致皮肤损伤产生表皮剥脱、溃疡等。

【治疗】

1. 必要时可用绷带封包，并用敷料包裹以保护损伤部位免受患者再次侵犯，局部皮炎按皮炎原则治疗。

2. 药物治疗：氟哌啶醇、匹莫齐特（pimozide）4～8mg/d，每日 1 次。如有必要剂量可达每日 20mg。氟西汀（fluoxetine）为非三环类新一代抗抑郁口服药，每日 20～40mg，必要时可增至每日 80mg。

3. 心理治疗：治疗措施中应包括精神疗法。最好是皮肤科医生与患者维持一种亲密关系，并给予对症治疗和心理支持，向经验丰富的精神科医生寻求咨询很有必要。如有潜在的精神性疾病应予及时治疗，对已造成的皮肤损伤需对症处理。精神问题不解决，本病不易根治。家庭成员还要给予足够的宽容，避免患者情绪上出现波动。如发现患者还有发作的可能，应使其远离尖锐的器具和开水、刺激性的化学物品。

4. 从患者的指甲及衣物等可发现沾污药物的痕迹，治疗可对刺激物或药水作针对性处理。

【预后】

本病的预后难以估计，部分病人即使恢复也似乎是患者自身状况发生改变，并非治疗的结果。

第七节　咬　甲　癖

咬甲癖（onychophagia）是一种经常咬自己指甲的不良习惯性行为障碍疾病，以习惯性吸吮手指，反复咬甲，致使甲的变形损害为特点。

【流行病学】

本病在我国的流行情况未见详细报道。

本病多见于儿童及青年成年人也有发病。美国流行病学资料表明：3 岁以内婴幼儿咬指甲癖罕见，7～10 岁学龄期儿童的发病率在 28%～33%，10～15 岁发病率在 45%左右，16～17 岁的发病率已下降至 20%，35 岁以上的成年人为 10%左右。10 岁以上的儿童中，女性的发病率通常小于 10%。有显著的性别差异。

【病因学】

常为心因性，与家庭不和、心情矛盾、精神过度紧张有关。也可能由于教养不良，使此种行为习惯化所致。患者多在焦虑或聚精会神地看电视、听故事、找东西、做作业和想问题的时候发生咬指甲行为。本病多见于性情急躁、多疑的儿童，与不良习惯有关，可伴有神经官能性疾病或精神分裂症。

1. 精神因素　紧张和忧虑是儿童发生咬指甲癖的主要原因。父母的责骂或惩罚、被同伴欺负或孤立、繁重的作业或复习迎考、听恐怖故事以及看惊险影视片等，都能使儿童精神紧张、忧虑，情绪不安，发生咬甲习惯。

2. 习惯因素　部分咬甲患者是由婴幼儿吮吸拇指转化而来或由于模仿他人，逐渐形成了顽固性习惯。

3. Williams 等对 40 名大学生进行调查研究证明　咬甲这种行为多发生在遇到困难，受到挫折或对事物产生厌倦情绪时。

【临床表现】

1. 指甲损害　哪个手指甲被咬的频率较多因人而异，但患者在咬甲时并无明确的选择性。被咬部位以指甲的游离缘最多见，造成甲板缩短，游离缘短秃并呈锯齿状。其次为甲板表面、侧缘以及甲后皱襞，可使甲表面变得粗糙而失去光泽，也可出现横沟或嵴，导致横沟甲、纵嵴甲、勺状甲。还可伴发甲萎缩变小，甲软化，甲下出血，甲胬肉。

2. 甲周变化　部分患者甲周红肿疼痛甚或溃烂出脓，有时侵及甲沟，可造成甲沟炎。

3. 其他　国外一项调查表明：咬甲癖患者口腔内的肠杆菌属检出率（76%）明显高于正常人（26.5%）。

【诊断与鉴别诊断】

1. 诊断标准　目前尚无特殊诊断方法，主要依据好发年龄，频繁的咬甲行为和指甲的损害特征作出诊断。

2. 鉴别诊断

（1）甲癣：表现为甲的变形变色，甲屑真菌镜检和培养阳性可确诊。

（2）剔甲癖或拔甲癖：与咬甲癖相似，患者有一种强烈的、不可抗拒的摩擦或撕扯指（趾）甲的欲望和行为，造成甲的破损和残缺。

【治疗】

改善患者紧张的心理因素，积极寻找引起患者紧张焦虑或抑郁的不安因素并加以消除。建立健康的生活制度，参加有趣的文体活动，分散患儿的注意力。进行卫生教育，纠正不良习惯。同时进行心理治疗、行为治疗、中医治疗以及抗抑郁药物治疗，大都能收到较好的治疗效果。

1. 心理疗法　主要采用鼓励性的行为限制和心理引导的方法。

2. 局部涂药　可在甲部和甲周皮肤上涂苦味剂。例如黄连、氯霉素和氯喹等药物。

3. 行为治疗　病情较重或年龄大的儿童，可采用行为治疗。根据患儿心理特点制定个体化行为矫治方法。采用正性强化法、厌恶疗法、惩罚法，要选好正性强化物（如实物或精神奖赏）。发现患儿咬指甲行为出现，立即给予厌恶疗法、惩罚法，可在手指涂黄连水、拉手腕上的橡皮圈弹疼皮肤，从而减少该行为的发生。

4. 中医治疗　主要辨证为肝肾阴虚，甲失荣养。治宜滋补肝肾，养阴润甲。方用补肝汤合六味地黄丸加减：熟地黄 20g、茯苓 10g、山药 10g、白芍 10g、山茱萸 10g、泽泻 5g、当归 10g、麦冬 5g、川芎 50g、甘草 5g。水煎服，每日 1 剂。亦可配合针灸，取穴为补曲泉、太冲、复溜，泻足三里、丰隆、太白、八邪。

5. 抗抑郁疗法　可用于严重的咬甲癖患者。Leonard 等人临床观察证明：氯丙米嗪比地昔帕明疗效更好。口服氯丙米嗪片剂从小剂量 25mg/d 开始，根据患者的耐受情况和病情变化逐渐加量，最大剂量不超过 250mg/d。

【并发症的诊断、治疗和预防】

少部分患者可见甲周红肿疼痛甚或溃烂出脓，有时侵及甲沟，可造成甲沟炎。早期有效治疗咬甲癖是预防甲沟炎的最好选择。

一旦发生甲沟炎，应积极抗菌治疗。急性甲沟炎多为葡萄球菌引起，可选用广谱抗生素，必要时切开引流或拔甲术。慢性甲沟炎为真菌感染，多为白色念珠菌，治疗可局部用抗真菌药。

【预后】

咬甲癖患儿多预后良好，大多数患儿随年龄增长而康复。

第八节　皮肤行为症

皮肤行为症（cutaneous behavior disorders）是一种神经功能障碍性皮肤病，以采用损害自身皮肤的方法获取快感并日久成习为特点。

【流行病学】

本病在我国的流行情况未见详细报道。

本病多见于儿童及少年。

【病因学】

本病病因目前不明。

1. 错误教育或不良环境影响，导致患者性格改变和神经功能紊乱而发病。

2. 体内缺乏锌、铜等微量元素而致神经功能障碍的情况下也可发病。

3. 其他：遗传素质也可能与发病有关。

【临床表现】

临床表现不一，主要有：

1. 吸吮手指，久而指头浸润、肿胀，发生湿疹样改变。

2. 反复舐吮口唇及其周围皮肤，致其产生边界清楚的潮红、糜烂、脱屑或增厚、色素沉着等一系列改变（也称舌舔皮炎，dick dermatitis）。

3. 反复无意识啃咬或抠损指（趾）甲，致其残缺不全，指（趾）端常有肉刺或瘢痕。

4. 抠抓或损伤手指、手背或前臂等处皮肤，致其破损出血，出现结痂、瘢痕或遗留色素沉着等改变。紧握手部使手指出现水肿、瘀斑或甲下出血，或紧缚某一部位使之长期受压，引起皮下组织萎缩或胼胝样角质层增生肥厚。

5. 反复碰撞头部发生头部创伤或自身撕裂伤，甚至多次自杀。

【辅助检查】

血清或头发内锌、铜等微量元素低于正常值。

【诊断与鉴别诊断】

1. 诊断标准　目前尚无特殊诊断方法，主要依靠详细询问病史，了解患者的饮食习惯及学习、生活环境，有助于疾病的诊断。血清或头发内锌铜等微量元素的检测有时可明确病因。

2. 鉴别诊断　部分精神分裂症患者虽然也可出现皮肤行为症的临床表现，但前者有人格变化，有幻觉、妄想等症状，且一般没有自知力，并不认为自己属于病态。

【治疗】

1. 心理疗法：不要责怪患者，也不宜采用强制手段加以制止，应以心理疗法为主，说服教育，鼓励参加集体活动以转移注意力。

2. 适当应用镇静药。

3. 缺乏锌、铜等微量元素诱发本病的患者，可口服0.5%硫酸锌糖浆或葡萄糖酸锌,0.03%的硫酸铜糖浆,在补充纠正治疗后可获痊愈。

【并发症的诊断、治疗和预防】

早期、积极、正确治疗本病是预防并发症的最佳选择。如果患者出现皮炎、湿疹或皮肤感染,应予抗炎、抗过敏及抗感染等对症治疗。

【预后】

因缺乏锌、铜等微量元素而发病者,经补充微量元素治疗,预后良好。

第九节 疾病恐怖症

疾病恐怖症(nosophobia)是一种自身强迫性神经官能症,以对某种特殊疾病怀有强烈的恐惧为特点。

【流行病学】

本病在我国的流行情况未见详细报道。

【病因学】

本病病因目前不明。

1. 有些患者具有胆怯、害羞、依赖、内向等性格。

2. 部分患者有受不适当卫生宣教或精神创伤等诱因。

【临床表现】

与皮肤病有关的疾病恐怖称为皮肤病恐怖症(dermatophobia)。常见的有麻风恐怖(leprophobia)、梅毒恐怖(syphilophobia)、疥疮恐怖(scabiophobia)、臭汗症恐怖(bromidroziphobia)、螨恐怖症(acarophobia)和性病恐怖症等。患者苦恼异常,焦虑不安,反复要求医务人员给做不必要的检查和治疗。

1. 患者多因害怕患某种疾病,便尽量寻找证据证明自己患有这种病。

2. 患者知道这种恐惧是不正常和不必要的,但没法控制。

3. 患者到处反复就诊,要求医生做不必要的检查或给予预防性治疗措施,不达目的,纠缠不休。

4. 严重者注意力分散,情绪焦虑,思想沉重,不能正常工作。

【诊断与鉴别诊断】

1. 诊断标准　目前尚无特殊诊断方法,主要依据临床表现及详细询问病史并排除所恐怖疾病而作出诊断。

2. 鉴别诊断　根据所恐怖的疾病不同,应该与麻风、梅毒、疥疮、臭汗症、螨皮炎和各种性病等进行鉴别,以除外所恐怖之疾病。

【治疗】

1. 以心理治疗为主,对患者进行解释性治疗,讲解有关疾病知识,消除顾虑。根据不同病症,给予不同的心理行为疗法、支持性心理疗法等。

2. 适当应用安定之类抗焦虑药物和小剂量氯丙米嗪(chlorimipramine)之类抗抑郁药物。

【预后】

部分臭汗症恐怖症可能是精神分裂症的早期,应予注意。

第十节 寄生虫病妄想

寄生虫病妄想(delusions of parasitosis)是思维障碍性疾病。感觉皮肤上有蚁行感、虫咬感,并顽固地深信有某种寄生虫作祟。检查却没有任何被感染的证据,多隐袭起病,呈慢性发展。1946年由Wilson J. W.,Miller H. E.报道并给予命名,又称寄生虫错觉、心因性寄生虫病、螨虫恐怖症、寄生虫侵染谵妄。

【病因学】

寄生虫病妄想是一种症状单一,过分担心自己健康的慢性精神病性障碍,属思维障碍范围内的疾患。社会心理因素,如婚姻的改变,子女的离别,孤独,在生活或工作中精神受到刺激,均可诱发本病。也有报道认为与抑郁症、焦虑症、强迫症以及精神分裂症有关。

数百例病例报道显示:寄生虫病妄想患者中女性终身患寄生虫病妄想风险高于男性,而且大部分在老年前期出现,平均年龄在50岁左右,这种风险随绝经雌激素水平下降而增加。

易感素质也是本病重要的诱发因素,Pampiglione S报道意大利一对50岁的孪生姐妹共患此病。Gieler U.报道德国一家9口有3人共患寄生虫病妄想。

患者大多是受过较好的教育,有一定文化程度,有高度道德原则,其人格特征为敏感、多疑、主观、固执、谨慎从事、精神紧张。

寄生虫病妄想发病年龄较晚且常伴有神经系统病变和体征,因此,有观点认为寄生虫病妄想为器质性因素所致,如痴呆症、恶性肿瘤、脑血管疾病、多发性硬化。

此外,糖尿病、严重营养缺乏、肾病、动脉硬化症、恶性肿瘤、痴呆症、维生素 B_{12} 缺乏、淋巴瘤、神经梅毒、乙醇中毒性精神病、可卡因药物滥用等也有报道导致寄生虫病妄想,Mitchell 于 1991 年报道精神兴奋药物可卡因滥用患者经常出现"可卡因虫子"寄生虫病妄想。

【临床表现】

寄生虫病妄想可发生于任何年龄,大部分在老年前期出现,平均年龄在 50 岁左右,男女之比为 1∶3。通常隐袭起病,持续时间超过 6 个月或更久。病人坚信皮肤受到寄生虫等微小生物体感染,甚至认为病情严重,危在旦夕;患者常常感觉"蠕虫"在身体上爬行,特别是皮肤皱褶、关节处,还有的认为昆虫侵染他们的眼睛、鼻子、口腔、肛门及生殖器,这导致他们持续不断地洗衣、洗澡,甚至烧毁衣物和家具,因害怕传染他人而逃避社交和家庭接触。

患者因睡眠不足而显精疲力竭,常反复就医,主诉身体某区域奇痒无比,坚信身体及有毛发部位侵染了寄生虫,并且能定位昆虫从皮肤表面爬出来,病情描述形象逼真,生动具体,有些患者带来一些皮屑、毛发或者小块皮肤组织包在准备好的器皿、薄纸或胶带中,要求医务人员做检查,这种特异行为称为"火柴盒征"。有的甚至坚持要求手术探查,大多数患者无皮损,少数患者将皮肤抓破、针挑破,导致机械性损伤,引起抓痕、糜烂、结痂等皮损。但当医务人员告知其皮肤没有寄生虫存在时,患者常不相信,顽固坚持其错误信念。

根据临床表现的差异,可将本病分为急性和慢性二类。急性型为近期发作,常有焦虑不安和敌视行为,类似于急性精神病的焦虑型。慢性型患者的妄想较为平静,患者似已听天由命,无明显的焦虑不安。

【诊断与鉴别诊断】

通过典型临床表现:患者错误地坚信自己的皮肤感染了某种寄生虫或生物体,甚至认为病情严重,危在旦夕,"标本"检查却没有任何被感染的证据,即可诊断寄生虫病妄想。前提是排除患者确实被寄生虫感染,有无器质性疾病和药物应用史,因此,病人提供的标本要认真细致地检查,排除真菌、寄生虫感染及器质性疾病。

【治疗】

治疗的前提是进行医患沟通,建立良好的医患关系。

首先,耐心细致地听取患者的诉述,让病人出示各种检查结果,持同情关心的态度,既不否认也不承认患者关于寄生虫侵染的观点,可取得亲属的协助,在患者信赖医师的基础上,然后引导患者认识本病的本质,不是躯体疾病而是一种心理障碍,最好能建议患者找精神科专家或联络精神科专家会诊,使病人接受精神科治疗。

治疗的目的在于改善皮肤的一般状况和控制抑郁及偏执狂。局部治疗包括温浴、润肤剂、冷敷、清创和外用抗生素。

吩噻嗪类药物可减轻妄想症状,使精神症状消失。近年来,非典型抗精神病药物奥氮平、利培酮、喹硫平等被用于治疗寄生虫病妄想,不良反应轻微,能有效治疗寄生虫病妄想。由于非典型抗精神病药物的 5-羟色胺和多巴胺受体拮抗作用,有些作者提出 5-羟色胺受体拮抗在治疗寄生虫病妄想中发挥作用,进而推断选择性 5-羟色胺再摄取抑制药等新型抗抑郁药治疗寄生虫病妄想的可能性,并试用于寄生虫病妄想的患者,取得较好疗效。有证明服用匹莫齐特,每日 4mg,有良好的疗效。

如因烟草酸缺乏引起精神失常,可治疗原发病,消除妄想,如因缺乏某些食物引起的寄生虫妄想,可适当调整食谱,皮肤表现可对症处理。

第十一节 皮 痛

皮痛(dermatalgia)又称皮肤神经痛(neuralgia cutis),表现为无皮肤的损害,却有皮肤疼痛的感觉。

【病因学】

病因尚不清。本病多发于中年女性,男性亦可发病。常见于神经官能症及癔症患者,中枢神经和周围神经系统某些疾病，如神经梅毒、运动性共济失调、风湿病、消化不良、糖尿病、子宫功能障碍、习惯性流产、闭经及顿挫型带状疱疹等。某些病毒感染患者如流感时，某些病人头皮等区域出现皮痛。皮痛不同于感觉过敏，但两者常合并存在。Buck 报道 1 例习惯性流产的青年妇女眉及腕部有皮痛。

【临床表现】

皮痛常局限于身体某一处，好发于头皮、掌跖、背部及腕部等。往往呈点状、线带型分布，面积大小不等，疼痛程度各异，可由轻微不适至剧烈疼痛。疼痛多为阵发性，疼痛性质可有灼热感、刺痛、跳痛、摩擦痛、割裂痛、异物刺激感或撞击感等，也可能有皮肤突然触电感或像一股热气或冷水袭击皮肤的感觉，局部皮肤均无皮损。

【诊断与鉴别诊断】

1. 诊断

(1)疼痛程度不一，轻度灼热至剧烈疼痛。

(2)疼痛性质不一，触痛、刺痛、灼痛、撞击痛、摩擦痛、切割痛、冷冻痛等

(3)疼痛常表现为局限性，好发于头皮、掌跖、脊柱等处。

2. 鉴别诊断

灼痛是由于周围神经不完全损伤后引起。四肢常见，尤以上肢多见，限于受损神经支配区域，远端更为明显。损伤 1～2 周出现后表现为烧灼痛、感觉过敏、营养障碍，可伴有血管舒缩功能变化。当有轻微的外界刺激或情绪激动时可诱发或加重症状。

【治疗】

寻找病因予以治疗，如驱梅毒、抗风湿、降糖等治疗。应用镇静安定药。维生素 B_1、维生素 B_{12}、水杨酸盐可减轻症状。针灸及理疗也可缓解症状。冰袋或热水袋敷于痛处或用热水烫洗，也可能暂时减轻痛觉。暗示疗法有一定疗效。

静脉封闭疗法。

物理疗法：氦氖激光、频谱、按摩等。

有人报道用蝎毒疗法治疗皮痛可获得一定疗效。

（乌日娜）

第14章

变态反应性皮肤病

第一节 湿 疹

湿疹(eczema)是皮肤科的常见病,由于病因复杂,反复复发,也是皮肤科的疑难病。临床上,凡是具备了瘙痒、红斑、丘疹、水疱、脱屑、肥厚等特点,有渗出及融合倾向的皮疹,均可以诊为湿疹。湿疹是形态学描述性名称,而非病因学诊断。在有特异修饰词的情况下,湿疹与皮炎可以通用,如接触性皮炎也称为接触性湿疹。对于具备湿疹皮损,但病因明确或具备相对特异临床特点的患者,应该做相应特异性湿疹的诊断。

【流行病学】

据美国2007年对一般人群的调查显示10.7%的被调查者具有湿疹;同年我国社区一般人群的调查也显示7.5%的被调查者患有各类湿疹。

【病因与发病机制】

湿疹的病因非常复杂,可能由某种内部或外部原因引起,也可能是多种内部或外部因素综合作用的结果。机体内部因素如免疫功能异常和内在疾病(如内分泌疾病、营养障碍、内脏功能异常、肿瘤等)均可能引发或加重湿疹;遗传性或获得性皮肤结构异常或功能缺陷也容易引发湿疹。外部因素,如对环境中的物质过敏或环境因素对皮肤的刺激,环境温度或湿度变化、日晒等均可以引发或加重湿疹;微生物可以通过直接侵袭或诱导免疫反应引发或加重湿疹。社会心理因素如紧张焦虑也会加重本病。

【临床表现】

自觉症状为程度不等的瘙痒,一般没有系统症状。皮损可以分为急性期、亚急性期及慢性期3种。急性者表现为红斑,表皮水肿,可伴有丘疹、水疱、渗出或脱屑。亚急性水疱渗出减少,出现结痂及脱屑。慢性者主要以皮肤肥厚革化为主,可以伴有色素改变、脱发及甲改变、瘢痕等。三期间常无明显的界限,也不一定3期均有。

【组织病理】

湿疹的病理特点为海绵形成,伴不同程度的棘层肥厚及淋巴细胞浸润。

【辅助检查】

疥虫检查可以排除疥疮,真菌检查可以鉴别浅部真菌病,血常规检查可以发现嗜酸细胞增多,血免疫球蛋白检查可以帮助鉴别具有湿疹皮炎皮损的先天性疾病。斑贴试验可以辅助诊断接触性皮炎;食物变应原检查可以发现食物引起的湿疹;血常规检查及皮损细菌培养可以帮助诊断继发感染。

【诊断与鉴别诊断】

主要根据临床表现诊断,可以根据皮损分期加上部位诊断,如面部急性湿疹,手慢性湿疹,泛发性湿疹等。本病需与以下疾病鉴别:①类似湿疹皮炎表现的其他疾病,如疥疮,浅部真菌病,淋巴瘤,嗜酸细胞增多症,培拉格等;②具有湿疹皮炎皮损的先天性疾病,如Wiskott-Aldrich综合征,选择性IgA缺乏症,高IgE复发感染综合征(Job综合征)等;③其他各类病因或临床表现特异的皮炎,如接触性皮炎、脂溢性皮炎、淤积性皮炎、特应性皮炎等。

【治疗】

1. 医疗指导　告知疾病的可能转归、疾病对身体健康的影响、有无传染性、可能的治疗方法及效果。指导患者避免或替换掉环境中的致病物质,避免接触生活中常见的变应原及刺激源。对居住生活环境、饮食、正确选择和穿戴手套及其他防护用品、清洁方法及清洁用品的使用等也应提出相应建议。

2.*避免病因及加重因素*　通过详细采集病史、细致体检、合理使用诊断试验，仔细查找并避免病因及诱发或加重因素。

3.*保护皮肤屏障功能*　湿疹皮肤屏障功能破坏，容易继发刺激性皮炎、皮肤感染及过敏而加重皮损，因此，保护屏障功能非常重要。首先应选用对皮肤无刺激的治疗，预防并适时处理继发感染，在一些皮肤干燥的患者使用保湿剂。

4.*局部治疗*　对于限局性皮损（小于体表面积10%～30%），可以仅外用药物治疗。急性期皮损无水疱、渗液及糜烂时，可以选炉甘石洗剂、氧化锌糊或肾上腺糖皮质激素乳膏、凝胶，不应选用软膏、硬膏。大量渗出皮损应选择3%硼酸或0.1%利凡诺液或生理盐水湿敷。亚急性皮损水疱渗出已很少，可选用氧化锌糊剂、氧化锌油或肾上腺糖皮质激素乳膏，不应再湿敷或过度外洗，以免造成皮肤干裂。慢性皮损可选用肾上腺糖皮质激素软膏、硬膏、乳剂或酊剂等，可以合用保湿剂及角质松解药，如20%～40%尿素软膏、10%水杨酸软膏等。

肾上腺糖皮质激素依然是治疗中重度皮炎的主要药物。初始治疗应该根据皮损的性质选择合适强度的药物。轻度皮炎可以选择弱效激素如氢化可的松、地塞米松；肥厚性皮损应选择强效激素，如哈西奈德、卤米松，其他皮炎均可以选择中效激素，如曲安奈德、糠酸莫米松等。某些湿疹如怀疑与细菌有关者可以加用外用抗生素类制剂或使用含抗菌作用的复方制剂。儿童、成人面部、皮肤皱褶部位皮损使用弱效或中效激素多可以奏效。强效肾上腺糖皮质激素每次连续应用不应超过2周，以减少急性耐受及不良反应。钙调神经磷酸酶抑制剂可应用于肾上腺糖皮质激素外用疗效不佳患者、激素应用后的替代治疗以及拒绝应用激素的患者。

5.*系统治疗*　①抗组胺药：对湿疹的疗效尚待进一步证明。一般夜间使用具有嗜睡作用的药物，白天使用无镇静作用者。②肾上腺糖皮质激素：适用于短期可以祛除病因或严重水肿，泛发性皮疹、红皮病等为迅速控制症状也可以应用，但必须慎重，缓慢减量避免发生系统不良反应及反跳。③抗生素：在明显继发细菌感染时使用。④免疫抑制药：对于其他疗法无效的重症患者，或短期系统应用肾上腺糖皮质激素病情得到明显缓解后，需减用或停用激素时使用。雷公藤多苷、环孢素、霉酚酸酯、甲氨蝶呤、硫唑嘌呤均曾用于严重的特应性皮炎，由于不良反应多，要注意疗效与风险的比，慎重应用。

6.*物理治疗*　紫外线疗法包括高剂量UVA1（340～400 nm）照射，UVA/UVB照射及窄谱UVB(310～315nm)照射对特应性皮炎均具有较好的疗效，可以参考应用。

7.*其他*　包括中药治疗、心理治疗、催眠/生物反馈治疗、针灸治疗、按摩疗法、顺势疗法（homeopathy）等。中药疗法的疗效取决于中医的水平和正确的辨证。注意中药也可导致严重的副作用，如肝、肾损害等。其他疗法对治疗湿疹的疗效尚缺乏一致意见。

【预后】

可以严重影响患者的生活质量，且迁延难愈，但并不危及患者生命。

第二节　汗　疱　疹

汗疱疹（dyshidrotic eczema）又名出汗不良（pompholyx）是累及掌跖的一种慢性复发性水疱性湿疹。

【流行病学】

国外患病率0.05%；手部湿疹患者中3%～20%为汗疱疹。男女患病率相同。中青年好发。

【病因与发病机制】

不明。曾认为与出汗不良有关，但近年发现与汗腺无关，相反，40%的患者伴多汗。

1.*遗传*　纯合子双胞胎可以同时患本病。有些为常染色体显性遗传。50%患者伴特应性体质。

2.*过敏*　如对镍、钴或香脂等引起的系统性接触性皮炎，可以引起类似损害。静脉丙种球蛋白有引起本病的报道。

3.*肉毒毒素注射*　可以缓解症状，提示与神经功能有关，情绪变化可以引发或加重。

4.*环境季节变化*　可以加重。

【临床表现】

自觉瘙痒或烧灼感，可先于皮疹或与皮疹同时出现。呈慢性复发性，可以每月或每年发作一次，春夏秋季节好发。检查手掌及指侧缘可见对称性簇集针尖大小清亮水疱或大疱而无红斑。水疱不破溃，数日后脱屑痊愈。继发感染可以出现脓疱、蜂窝织炎或淋巴管炎。足跖及趾侧缘、手足背也可以受累。80%患者单纯手发病，10%手足同时受累，10%单纯足部受累。

【辅助检查】

斑贴试验可以辅助检测接触性皮炎。

【诊断与鉴别诊断】

依据临床诊断，要与幼年足跖皮病、大疱性皮肤病、癣菌疹等鉴别。

【治疗】

一般2～3周自愈。大疱可以选用10%醋酸铝液1:40或1:1万重铬酸钾液湿敷；也可以抽疱液。局部使用强效肾上腺糖皮质激素控制后换用强度低的激素。继发细菌感染局部应用抗菌药物；重症患者可以系统使用肾上腺糖皮质激素，如泼尼松20mg bid。

【预后】

无生命危险，但影响患者生存质量；久之甲可以发生萎缩，出现如横纹、肥厚、变色，点凹甲等变化。

第三节　特应性皮炎

特应性皮炎(atopic dermatitis)是一种慢性复发性瘙痒性皮炎，好发于婴幼儿，不同年龄阶段有特征性表现，多数合并其他特应性疾病，如过敏性鼻炎、哮喘或对多种食物过敏等。

【流行病学】

发达国家儿童患病率15%～30%，成人2%～10%；中国1～7岁城市儿童2.78%。男女比例1∶1.4。85%在1岁内发病，95%在5岁前发病。患病率近年有增加趋势。

【病因与发病机制】

1. *遗传*　43%～83%患者有特应性家族史。双亲均系特应性体质的家庭，子女发病的风险是50%～75%，单亲特应性体质者风险降为25%～30%。无家族史的子女患病风险性为10%～15%。已经与本病有关的基因位包括3q21，1q21，16q，17q25，20p，3p26，5q31-33等。

2. *免疫功能异常*　表现为对各种感染的易感性增加，皮肤防御水平低，外周血中T细胞，尤其是$CD8^+$ T细胞降低；T细胞对单纯疱疹抗原及白念珠菌的反应性降低；NK细胞活性降低等。Th_1与Th_2细胞功能失衡，急性期Th_2类细胞反应过强，导致IgE产生过多；慢性皮损呈Th_1-Th_2反应模式。免疫异常可以是遗传性的也可能与环境有关。

3. *机体反应性异常*　表现刺激阈降低，易发刺激性皮炎；皮肤痒阈降低，出汗、羊毛、化纤衣物及脂溶性溶剂都易引起瘙痒。存在环核苷酸代谢异常，白细胞基础cAMP水平正常，但当遇到外界刺激，如肾上腺素、前列腺素E_2等刺激时，cAMP水平却不能正常升高，造成肥大细胞及嗜碱性粒细胞更易脱颗粒，释放炎症介质。

4. *皮肤屏障功能障碍*　表现皮肤干燥，这是因为①皮脂腺数目少，体积小，分泌能力低；②表皮脂类总量降低，酰基鞘氨醇(ceramide)降低。导致表皮通透屏障障碍，透皮水丧失量(TEWL)增加，角质层含水量降低，出现干皮症，同时刺激阈降低、容易继发感染，也利于变应原的穿透。30%患者皮肤屏障障碍与丝聚蛋白(filaggrin gene，FLG)突变有关。

5. *环境因素*　皮肤金黄色葡萄球菌定植增加，其超抗原及变态反应可以加重本病。卫生学说提示过度清洁，尤其是儿童期接触寄生虫、细菌或病毒少，可能是本病随着工业化城市化而患病率增加的原因。季节因素，如环境过冷或过热，干燥，日晒均可加重本病。食物或吸入物过敏与本病的关系还不明确。

【临床表现】

剧烈瘙痒。不同年龄段的皮损具有特征性。婴幼儿期(0～2岁)：生后2～6个月于面部、头部或躯干四肢伸侧出现急性湿疹，表现为红斑、丘疹、水疱、渗出、糜烂和结痂。继发感染时可出现脓疱、脓痂、发热。儿童期(2～12岁)：可为婴儿期的延续，也可能为首发。分为湿疹型和痒疹型两型。皮疹多位于肢体屈侧，尤其是肘窝和腘窝，呈亚急性或慢性湿疹，或四肢伸侧和背部的痒疹样损害。颈侧可见网状色素沉着，即“特应性脏颈”(atopic dirty neck)。青少年及成人期表现为苔藓化损害。通常全身皮肤明显干燥。

【诊断与鉴别诊断】

采用英国特应性皮炎协作组1994年制订发表的Williams诊断标准诊断：必要条件是具有皮肤瘙痒症状（或家长叙述患儿有搔抓、摩擦皮肤病史）。辅助条件5条：①发病年龄<2岁（4岁以下儿童不适用）；②屈侧部位皮肤受累史（10岁以下儿童包括面部）；③全身皮肤干燥史；④个人有其他异位性疾病史（或4岁以下儿童的一级亲属有异位性疾病史）；⑤可辨认的屈侧皮炎（或4岁以下儿童额/面部和远端肢体皮炎）。

具备必要条件，同时至少满足3个辅助条件可以诊断。排除疥疮、脂溢性皮炎、变应性接触性皮炎、鱼鳞病、银屑病、淋巴瘤、免疫缺陷等。

婴儿脂溢性皮炎一般累及头面部及腋部、尿布区，一般在生后1个月内明显，表现为红斑及油性屑，可持续数周至数月，多在半岁左右自愈。鱼鳞病也可以表现为皮肤干燥，但其典型皮损为鱼鳞状屑，有家族史，无特应性皮炎特点。Wiskolt-Aldrich综合征是一种性联隐性遗传病，主要累及男性。T淋巴细胞缺乏CD43分子，不能与ICAM结合而影响T细胞的活化。临床表现为难治性湿疹皮炎及血清高IgE。外周血血小板低，可出现紫癜、血便、血尿、黑粪。Netherton综合征为常染色体隐性遗传病，致病基因为SPINK5，女性发病；临床表现①新生儿红皮病，在生后2岁内发生；②多环状、匍行性、线性鱼鳞病样皮疹；③湿疹表现，类似特应性皮炎，包括血IgE升高，哮喘，荨麻疹，食物过敏等；④毛发异常及脱发，毛发，眉毛，睫毛短，脆，无光，扭曲，套叠，结节状。Job综合征又称为高IgE复发感染综合征。可能与记忆T淋巴细胞（CD45RO）数目低有关。嗜中性粒细胞及单核细胞趋化功能低下。婴儿皮肤及呼吸道反复感染、特应性皮炎样皮疹及血清高IgE。外周血嗜酸性粒细胞增多。皮肤感染可出现脓肿，但炎症反应（红、肿、热、痛）轻。

【治疗】

1. 医疗指导　包括告知病情及严重程度、预后、可能的治疗方法、药物不良反应等。使患者避免精神紧张，提高信心，放松心情。在衣食住行诸方面仔细查找并避免可能加重因素。

2. 局部治疗　①保湿剂：如10%～20%尿素软膏，甘油，凡士林等，以缓解皮肤干燥、恢复屏障功能。②肾上腺糖皮质激素类药物：依然是最常用有效的外用药，其应用原则同其湿疹，一般初治时应选用强度足够的制剂，以求在数天内明显控制炎症，皮损变干，红斑充血明显减退；此时可以在使用原糖皮质激素的基础上加用非激素类药再用3～5天，然后停用激素，使用非激素类药维持治疗。如有反复，则重复上述过程。使用强效激素显效后，也可换用中效至弱效者，直至不用糖皮质激素。躯干四肢皮损选用中效外用肾上腺糖皮质激素类药物；面部、颈部、阴部及皱褶部位选用弱效外用肾上腺糖皮质激素类药物，避免应用强效氟化肾上腺糖皮质激素。儿童只能使用弱效肾上腺糖皮质激素或短期内使用中效肾上腺糖皮质激素。注意皮肤萎缩、毛细血管扩张、紫纹色素改变、白内障，青光眼等不良反应。③钙调神经磷酸酶（calcineurin）抑制药，包括他克莫司1%、0.03%软膏，吡美莫司1%乳膏等，适用于2岁及以上轻中重患者短期或长期间歇使用。

3. 系统用药　①内用抗组胺类药物与肥大细胞膜稳定药，可以缓解瘙痒红斑和充血。②肾上腺糖皮质激素：一般不应系统应用。对应用其他药物治疗过程中急性恶化的患者可以短期口服肾上腺糖皮质激素治疗，并逐渐减量，减量同时加强局部外用激素及润滑剂治疗，以避免反跳。③免疫抑制药：仅在常规治疗无效，严格选择的患者使用，如硫唑嘌呤，1～5mg/(kg·d)，一般每日100mg，可连服数月。环孢素（cyclosporine）4～5mg/(kg·d)，口服（100mg，2/d），重者可6～8mg/(kg·d)。甲氨蝶呤每日2～5mg，每日2～3次，7～14d为一疗程，或静脉给药每周1次，每次10～15mg。雷公藤多苷20mg，3/d。④大剂量免疫球蛋白静脉输注0.2～0.4g/(kg·d)。

4. 物理治疗　紫外线疗法包括高剂量UVA1（340～400nm）照射，UVA/UVB照射及窄谱UVB（310～315nm）照射对特应性皮炎均具有较好的疗效。

5. 其他　包括中药治疗、心理治疗、催眠/生物反馈治疗、针灸治疗、按摩疗法、顺势疗法（homeopathy）等。中药疗法的疗效取决于中医的水平和正确的辨证。注意中药也可导致严重的不良反应，如肝、肾损害等。其他疗法的疗效尚缺乏一致意见。

【预后】

可以严重影响患者及其家庭成员的生存质量，一般无生命危险。但是有严重并发症，如疱疹性湿疹，系由单纯疱疹病毒感染引起，在湿疹皮损处出现水疱，有脐凹，迅速扩展至其他部位呈泛发水疱，可致死。另外，细菌感染如金黄色葡萄球菌或化脓性链球菌感染常见。食物变态反应可以危及生命。婴幼儿患者30%发展为哮喘。

第四节 接触性皮炎

接触性皮炎(contact dermatitis)又称为环境与职业性皮炎(environmental and occupational dermatitis)，是由外界物质接触皮肤造成的一系列皮肤炎症反应。

【流行病学】

常见，在行斑贴试验检查的皮炎湿疹患者中，约30%可以诊断为变应性接触性皮炎；接触性皮炎约占职业性皮肤病的90%。一般人群中仅手部变应性接触性皮炎患病率可达1.2%～2.7%。在欧美国家，约有10%的女性及2%～4%的男性对镍过敏。

【病因与发病机制】

分为2大类，一类通过变态反应机制引发皮炎，包括迟发型变态反应机制引发的变应性接触性皮炎和非湿疹样接触性反应以及速发型变态反应机制引起的接触性荨麻疹；另一类称为刺激性皮炎，通过非免疫机制引起接触性皮炎，又称为原发性刺激。引起变应性接触性皮炎的化学物质称为接触变应原，引起刺激性皮炎的物质称为接触刺激原。

变应性接触性皮炎是由接触变应原引起的迟发型变态反应。变应原接触皮肤后，进入表皮，被皮肤内的抗原递呈细胞——郎汉斯细胞摄取，内吞、加工，携带到区域淋巴结，在淋巴结副皮质区激活T淋巴细胞。从初次接触变应原到刺激特异性T淋巴细胞活化，这个过程需时至少3d，甚至更长，这个过程称为致敏期或诱导期。活化的T淋巴细胞即效应细胞及记忆T细胞进入血液，到达其他组织，包括皮肤。再遇到相应变应原，则郎汉斯细胞，效应T淋巴细胞在局部相遇，产生多种淋巴因子及趋化因子，吸引多种炎症细胞到组织局部，造成皮肤炎症。湿疹样的反应通常在18～48h后达到高峰。

【临床表现】

可以分为6类：①皮肤刺激(原发性刺激)；②变应性接触性皮炎；③速发型接触性反应；④光接触性皮炎；⑤非湿疹样接触性反应；⑥系统性接触性反应。

变应性接触性皮炎(allergic contact dermatitis)即一般所指的接触性皮炎，是由接触变应原引起的迟发型变态反应。临床多表现为湿疹样，但多形性红斑样、扁平苔藓样及色素改变等均可发生。

速发型接触性反应(immediate contact reactions)指皮肤接触某些化学物质后数分钟至数小时内发生的皮肤反应，代表病为接触性荨麻疹。反应多在24h内消退。临床可以表现为一过性潮红、红斑、风团及湿疹样改变等，去除接触物后炎症反应可以很快消退。机制可以是变态反应也可以是非免疫性机制。

光接触性皮炎(photo-contact dermatitis)，包括光毒性及变态反应(phototoxic and photoallergic reactions)又称为光敏感(photosensitivity)，指皮肤接触或全身吸收某种化学物质后，再照光所引起的皮肤反应。其中由免疫性机制引起的反应称为光变态反应，由非免疫性机制引起的反应称为光毒性反应。

系统性接触性反应(systemic contact reactions)指对某种变应原接触致敏后，再全身吸收该变应原引起的皮肤反应。可表现为泛发性湿疹、汗疱疹、血管炎等。发病机制为变态反应。

非湿疹样接触性反应(noneczematous contact reactions)指表现为非湿疹样的接触性皮炎，如毛囊炎样、剥脱性皮炎样、扁平苔藓样、多型性红斑样、紫癜样等反应等，机制有的为变态反应，有的机制不明。

变应性接触性皮炎通常发生在接触部位，表现为湿疹样，轻者为边界清楚的淡红斑、稍有水肿，表面可以有针尖至粟粒大小的丘疹。重者明显红斑、肿胀，在此基础上出现水疱甚至大疱或脱屑。继发损害可以发生糜烂、渗液、结痂。继发感染可以有脓疱。组织疏松部位，如眼睑、口唇、阴部的皮炎，可以表现为边界不清的弥漫性肿胀，皮纹消失。也可出现亚急性湿疹。自觉症状一般为瘙痒，也可有烧灼感或痛感。少数还可出现面色苍白、发热、恶心等全身症状。急性皮炎在变应原去除后，一般在数日内痊愈，但如果持续接触变应原，则皮损反复发作会转为慢性肥厚性损害或全身泛发性湿疹。

刺激性接触性皮炎临床表现多样，从轻微的红斑、干燥性脱屑到水疱、大疱、脓疱、溃疡、坏死及肥厚角化皲裂损害均可发生。但具体某个患者皮疹形态多单一，如仅表现为红斑，仅表现为脓疱等。急性者接触史明确，皮损边界清楚，局限于接触部位。多无全身症状。表现以疼痛、烧灼感为主，也可瘙痒。慢性者缓慢进展，初期常不为人所注意，如理发师及家庭主妇、汽车修理工等手部反复接触水、洗涤剂等多种刺激物后逐渐发病。主观刺激性反应见于接触某些物质后局部疼痛或瘙痒但无皮疹，多见于中青年女性，不耐受化妆品者，又称化妆品不耐受。

几种常见的接触性皮炎如下。

1. *染发皮炎*　系接触染发剂引起的变应性接触性皮炎，主要变应原为对苯二胺，也可以为染发剂中的其他物质。由于在头面部，水肿、渗出更加明显。轻度皮炎多发生在发迹边、耳轮及颈部。

2. *尿布皮炎*　由粪便中的蛋白酶、脂酶及细菌分解尿素造成pH升高等因素所引起的刺激性皮炎，也有对某些尿布中的成分过敏引起的变应性皮炎。皮损限于尿布区，皱褶处无皮损是其特点。

3. *植物接触性皮炎*　刺激性皮炎可以由植物毛刺或叶片直接刺破皮肤及植物的汁液刺激引起，表现同一般刺激性皮炎。变应性接触性皮炎为典型的湿疹样改变，如漆树皮炎。漆树属植物包括芒果、野葛等，多含漆酚，为高度变应原性油脂混合物。敏感者多在接触后48h内发病，通常先在手指、指间、腕部、眼睑及其他接触部位明显瘙痒，继而出现红斑、水疱、大疱。皮损由于叶子或树枝划破或由手接触后划至身上而呈典型的线状，眼睑多肿胀。由于手一身体传播，皮炎可以发生在会阴部，引起红肿或包皮肿胀。

某些植物还可仅在手指指甲周围皮肤引起皮炎。如厨师剥蒜及掐花的人常在拇指、示指及中指引起皲裂、脱屑样皮损，称郁金香指。植物的颗粒及挥发性化学物质还可造成气源性接触性皮炎，皮损主要分布于头、面、颈及胸前V字区。植物性食物可以通过速发型接触性反应在厨师手部引起蛋白质接触性皮炎或接触性荨麻疹。许多植物含有光毒性物质如补骨脂素，可以产生光毒性皮炎。由于许多植物可以食用，植物系统性接触性皮炎也不少见。

4. *衣物接触性皮炎*　衣物机械摩擦刺激或汗液刺激、衣物中未冲洗掉的洗涤剂及衣物染料、柔软剂等刺激可以引起刺激性皮炎。变应性接触性皮炎可由衣物中的染料、润饰剂、柔软剂、松紧带及弹力衣物中的橡胶制品以及金属饰物中的镍等变应原引起。皮革中的铬及对苯二胺也是常见变应原。金属皮带扣及乳罩金属搭扣引起的接触性皮炎非常常见。也有由衣物中的染料致银屑病样接触性皮炎的报道。临床表现多表现为湿疹皮炎样损害，一般边界尚清楚，衣服接触不到的地方如腋窝顶部及乳房下无皮损是其特点。

5. *镍皮炎*　由接触含镍物质导致的接触性皮炎。皮损主要在接触部位，如电镀工人的双手出现急性渗出性皮炎；金属皮带扣可在脐周引发皮炎；乳罩搭扣可在背部引发皮炎。含镍的首饰如项链、耳环可分别在颈部、耳部引发皮炎；金属眼镜架在鼻背及颞部引发皮炎；放在裤兜内的金属钥匙可在腿部引起皮炎；含金属的劳动工具可在手部引发皮炎等。镍过敏者还可因偶尔口含金属发卡或铅笔上的金属环而引起唇炎。食物来源的镍可引起特应性皮炎样湿疹、荨麻疹与血管性水肿，甚至过敏性休克样反应。由于很多医学器械及植入物、人工置换物为金属，金属离子的接触性皮炎发生率高达10%～15%。因此，在医疗过程中也不应忽视。

镍敏感者全身吸收镍可引起系统性接触性皮炎，表现为汗疱疹、泛发性湿疹等。生产生活中的镍有以下来源：①电镀金属，多数镀铬的金属含镍；②不锈钢：不锈钢中也含有镍，但一般结合牢固，不易释出，但在酸碱或盐的存在下可释出；③金属饰物，如耳环、项链、发卡；④金属劳动工具；⑤衣物，如金属纽扣、皮革扣、乳罩搭扣、金属拉链；⑥食物；⑦肥皂、洗涤剂中。

6. *铬皮炎*　由接触含铬物质导致的接触性皮炎。水泥是引起铬皮炎最常见的原因。此外铬还存在于皮革、防锈漆、木材防腐剂、木浆、木灰及火柴头中。致冷剂、机油、去油溶剂、染料、磁带、漂白剂、清洁剂、金属的电镀层、焊条、铸造沙、胶水中也含铬。食物中的铬主源于肉类，而鱼及蔬菜中含量较少。铬敏感个体食入铬可以造成手掌水疱样湿疹，全身泛发皮炎或原斑贴试验部位皮肤反应，甚至出现呕吐、腹痛或腹泻。

7. *汞皮炎*　由汞制剂引起的接触性皮炎。无机汞即水银。由于血压表或体温计破碎接触水银可以发生麻疹样红斑或猩红热样红斑。汞也存在于牙科填充剂银汞合金内。山道年甘汞驱虫药及某些中药中也含有汞。白降汞用来局部抗感染、治疗银屑病及脱色。红汞主要用来抗菌。氯化汞存在于鞣化皮革制品中，是洗相加强剂及局部抗感染药，可以引发气源性接触性皮炎。醋酸苯汞见于除草剂及杀菌剂，还是抗生素眼药水、眼化妆品、洗头膏的防腐剂。硫柳汞用于疫苗、抗毒素、变应原皮试液、眼药水、隐形眼镜保存液及化妆产品（眼睛化妆品）的防腐。也见于外用兽医用药。

8. 钴皮炎　钴主要存在于合金中以及磁铁、色素（如钴蓝用于染玻璃及陶器）中。还存于水泥及聚乙树脂中。除职业接触外，人们可以从首饰及衣物上的金属接触到钴。塑料及维生素 B_{12} 中也含钴。可以引起接触部位的皮炎及先天性接触性皮炎。

9. 接触性唇炎　由于接触化妆品如口红、食物或含在口中的物质，如口香糖以及某些习惯，如咬铅笔头等接触变应原而造成的接触性皮炎。

10. 橡胶皮炎　橡胶制品是常见的变应原之一。天然橡胶是由热带橡胶树分泌的一种乳状汁液。天然橡胶要加入防腐剂、促进剂、硬化剂等化合物才能用于橡胶制品制造。橡胶乳主要引起Ⅰ型变态反应。引发接触性皮炎的橡胶成分主要是添加剂，在接触部位出现皮炎。

11. 黏合剂皮炎　见于各种硬膏（膏药）药、胶布及黏合性材料中，主要变应原为松香，其中的防腐剂也可以引起过敏。

12. 合成树脂皮炎　合成树脂包括酚醛树脂、环氧树脂、聚酯树脂、氨基树脂、有机硅、聚烯烃等，可以引起直接接触部位皮炎及气源性皮炎。

13. 化妆品皮炎　凡用于人体皮肤或黏膜为清洁、美化、增加魅力、改变体表形态、纠正体表气味或起保护功能的物质均属于化妆品。化妆品皮炎常见于面部，表现为湿疹，有的留有色素沉着，称色素性化妆品皮炎。

14. 防腐剂皮炎　防腐剂广泛应用于化妆品、食品、药品、木材、胶、漆等多个领域，接触性皮炎较常见。常见防腐剂包括甲醛及其制剂，对苯类、抗菌药等。

15. 药物性接触性皮炎　刺激性皮炎多为急性，在初次用药后很快发生，急性者多有明显的红斑、水肿、水疱、大疱、易继发感染而出现脓疱。也有表现为红斑、脱屑，痛感明显。变应性接触性皮炎表现为使用药物后在原正常皮肤上出现湿疹皮炎皮损，也可以表现为原有的反炎加重，还可以在原有其他皮肤病的基础上出现新的皮炎。肾上腺糖皮质激素所致的接触性皮炎比较特别，因其本身有抗炎作用，所引起的接触性皮炎，在临床上多表现为治疗无反应。光毒性或光变应性皮炎、速发型接触性反应，如接触性荨麻疹或过敏性休克样反应均有报道。

【病理学】

急性期表皮海绵水肿，真皮浅层血管扩张、充血、乳头水肿，胶原纤维纤细，浅层血管周围中度致密混合类型细胞浸润，包括淋巴细胞、组织细胞，偶见嗜酸性粒细胞及浆细胞。重症者表皮内水疱形成，可出现血疱；继发感染可在真皮浅层及疱液内出现嗜中性粒细胞浸润。表皮角质层外有结痂，浆液性痂为均一，红染的物质，脓疱为脓痂。亚急性期表皮仍可见海绵水肿，但出现棘层肥厚，表皮突增宽延长，出现角化不全及痂屑、真皮乳头增厚、胶原纤维变粗、红染。慢性期表皮银屑病样增生，出现角化亢进及角化不全；真皮乳头增厚，胶原粗厚红染，与表皮垂直。瘙痒搔抓越剧烈，胶原粗厚越明显。表皮内的海绵水肿轻或缺如。

【辅助检查】

斑贴试验是诊断变应性接触性皮炎，筛查接触变应原的可靠方法。将可疑过敏原配制成合适剂型与浓度后，用特制器材贴敷于患者背部，48h 去除，24h～7d 观察皮肤反应。阳性反应为局部红斑水肿。

【诊断与鉴别诊断】

主要诊断依据接触史，皮疹在接触某种物质后发生，一般与接触部位一致，但也可以泛发；如果皮损边界清楚，形状特别，往往提示为接触性皮炎。变应性接触性皮炎斑贴试验阳性。

本病需与以下疾病鉴别：

1. 各类湿疹　临床表现往往与接触性皮炎无法区别，详细采集病史、斑贴试验及随访观察是鉴别的关键。特应性皮炎有典型的皮损分布及不同年龄阶段的特征性表现；脂溢性皮炎皮损见于脂溢部位，一般无渗出。

2. 浅部真菌病　皮损边界清楚，边缘呈弧形或环状，真菌检查阳性。

【治疗】

1. 祛除病因　仔细查找避免患者的工作及生活环境中可能的接触致病物，对患者要进行耐心而全面的解释及指导，告知其变应原的可能分布，可能的交叉反应以及影响因素等，帮助病人建立一个低风险度的环境，比如戴手套，用防护霜，使用工具，甚至调换工作等。

2. *保护皮肤屏障*　即使在炎症很轻的皮炎，皮肤屏障功能已经受到破坏，应使用营养保护性的药物；如果有感染，局部应用抗感染药物。避免一切加重因素。

3. *外用治疗*　急性水疱渗出可用生理盐水、硼酸、Burow 液（次醋酸铝）或 1∶10 000 高锰酸钾液湿敷。轻度无水疱渗出可用皮质类固醇激素霜外用。亚急性接触性皮炎的治疗主要是外用皮质类固醇激素。慢性接触性皮炎治疗主要使用外用皮质类固醇类激素。慢性皲裂性损害还可用焦油封包及皮质类固醇类激素封包治疗。

4. *内用治疗*　对于泛发的（超过 30%体表面积）或严重水肿的变应性接触性皮炎，严重面部受累或多形性红斑样发疹等需要内用肾上腺糖皮质激素，一般使用 7～15d，症状明显消退后停用。严重者也可以使用雷公藤多苷。但是接触性皮炎的首要治疗是祛除病因。如果不能祛除病因，治疗越强越得不偿失。

5. *物理疗法*　其他疗效无效可以试用 PUVA 疗法或窄波紫外线。

第五节　口周皮炎

口周皮炎（perioral dermatitis）是发生在面部的一种慢性皮炎，皮损以丘疹脓疱为主，临床及病理改变类似玫瑰痤疮。

【流行病学】

发达国家和地区发病率为 0.5%～1%。90%以上患者为中年或青年女性。我国尚无相关资料。

【病因与发病机制】

病因不明，多与皮肤屏障功能破坏有关。如局部滥用肾上腺糖皮质激素，但激素的种类及使用时间与本病的关系尚缺乏系统研究。使用含氟牙膏认为与本病有关。近年随着化妆品如软膏剂、保湿剂、粉底以及物理防晒剂的使用，本病发病率增加。男性患者多与使用化妆品有关。环境因素如紫外线、高温、多风均可以加重本病。有停用口服避孕药后发生者。

【临床表现】

自觉症状主要是烧灼感或紧绷感，少有瘙痒。发病前多有因为皮肤轻度红斑或瘙痒而长期使用肾上腺糖皮质激素药物外用史。皮损为口周红斑基础上分布的散在毛囊性红丘疹、丘疱疹及丘脓疱疹，脓疱。除口周外，鼻唇沟及下眼睑周围皮肤也可以受累。

【辅助检查】

无特殊。

【诊断与鉴别诊断】

根据典型病史及临床表现诊断。与寻常痤疮、玫瑰痤疮、面部播散型粟粒狼疮、接触性皮炎、肉芽肿性孔周皮炎鉴别。后者多见于青春期前儿童，在口周、眼周或肛周出现棕黄色丘疹，可以自愈。

【治疗】

首先祛除可能病因及加重因素。轻症患者、儿童可以仅外用治疗，如外用红霉素（2%～4%）或甲硝唑（0.75%～2%），以及治疗痤疮的外用药。对于滥用肾上腺糖皮质激素外用引起者，停用激素可能会加重病情，必要时可以用氢化可的松外用，并逐渐减量，直至停用。重症患者采用系统治疗：首选四环素，第 1 周 500mg，tid，而后 500mg，qd 连用 6 周或多西环素 100mg，bid，改善后 50mg，bid，或米诺环素 50～10mg，bid，改善后 qd。无效可以使用甲硝唑 250～500mg，bid 或异维 A 酸 0.2mg/kg，qd。有报道光动力治疗有效。

【预后】

本病仅累及皮肤，无内脏损害，不危及生命，但慢性易复发，影响患者生存质量。

第六节　自体敏感性皮炎

自体敏感性皮炎（autoecze matization）指在局限性炎症或损伤的基础上突然出现的急性、泛发性对称性湿疹，原有局部炎症多有加重的历史，又称为湿疹样疹（ID reaction）。

【流行病学】

不详。国外有报道淤积性皮炎患者 37%曾发生本病。

【病因与发病机制】

不明确。根据皮损全身性对称性发作、瘙痒明显，考虑可能系对某种物质过敏引起。局部炎症反应可以释放出某些物质致敏机体；继发的细菌或真菌感染也可以产生某些致敏原致敏机体，另外，在局部炎症创伤或感染发作期间，皮肤的反应性增高，也可能对外用治疗药物等接触变应原产生继发过敏。有人报道在皮肤挫伤引起皮下血肿后十余天，部分病人可以出现泛发性湿疹，支持本病与自身皮肤炎症反应产物过敏有关。但是否对自身成分过敏尚待确切实验证明。接触过敏原系统性接触性皮炎也可引起全身发疹。

【临床表现】

剧烈瘙痒。多有局限性炎症或创伤历史或局部炎症突然加重史。皮损为急性泛发性湿疹，手或足可以出现汗疱疹样皮损。也可以出现小腿丹毒样皮损或多形性红斑样皮损。可以有发热、淋巴结肿大。

【诊断】

根据临床表现诊断，要排除系统性接触性皮炎。

【治疗】

同湿疹。

第七节 癣 菌 疹

皮肤癣菌疹(dermatophtide)系皮肤癣菌患者在皮肤癣菌感染灶以外突然出现的皮炎样损害，皮损随原发皮肤癣菌病的好转及消退而好转及消退。

【流行病学】

不详。有报道4%～5%的皮肤癣菌病患者发生癣菌疹。

【病因与发病机制】

可能是对皮肤癣菌及其代谢产物产生的过敏反应。在新发损害中查不到真菌。原发皮肤真菌病突然加重糜烂渗液等为加重或诱发因素。

【临床表现】

多在原发感染灶外突然出现对称性皮损，可以出现汗疱疹样、丹毒样、猩红热样、湿疹样、荨麻疹样、紫癜样、银屑病样及结节性红斑样多种皮损。呈自限性，随原发皮肤癣菌病的好转及消退而好转及消退。以汗疱疹样最为常见。

【辅助检查】

无特异方法。原发皮损真菌检查阳性。癣菌素皮肤试验或有帮助。

【诊断与鉴别诊断】

主要根据临床表现。如果患者有一活动性皮肤癣菌感染灶，且皮损在皮肤癣菌感染活动后发生则高度怀疑本病。新发皮损处的真菌检查应阴性，皮肤癣菌素试验可以阳性但多缺乏特异性。如果皮损随原发皮肤癣菌病的好转及消退而好转及消退则可以帮助做回顾性诊断。本病需与临床表现类似的所有疾病相鉴别。如丹毒样疹与丹毒不同，皮损不痛或微痛，无淋巴管炎，全身症状轻或无。有时出现多片红斑，中心有正常皮肤。

【治疗】

积极治疗原发皮肤癣菌感染，包括口服及外用抗真菌药治疗。癣菌疹皮损的治疗同一般湿疹。

第八节 淤积性皮炎

淤积性皮炎(stasis dermatitis)是发生于小腿与静脉高压有关的慢性皮肤炎症，多见于中老年，可以继发皮肤硬化及溃疡。

【流行病学】

美国50岁以上人群患病率6%～7%。随年龄增加，70岁以上人群患病率超过20%。女性稍好发，与妊娠有关。我国尚无相关资料。

【病因与发病机制】

病因是静脉功能不全，静脉淤积导致局部真皮血管通透性增加，使小分子物质如纤维蛋白原进入局部组织，在毛细血管周围产生纤维环，导致氧弥散障碍，局部缺氧及细胞损伤。局部白细胞在纤维环周聚集，激活，释放多种炎症因子，产生炎症。患者纤溶系统功能低下。

【临床表现】

发病可急可慢。急性者多见于深静脉血栓性静脉炎患者，下肢迅速肿胀、皮肤发红，出现湿疹样损害，多伴发热。非深静脉血栓性静脉炎引起者多起病隐匿，初期仅表现腿部瘙痒，早期表现局部棕红色皮肤颜色改变，多见于内踝部位，后向小腿或足部发展。查体局部见轻度水肿、紫癜及含铁血黄素沉着、红斑、脱屑等湿疹样及色素改变，静脉显张。久之，皮肤由于含铁血红素沉着变成褐色。由于脂肪坏死，皮肤纤维化而呈瘢痕疙瘩样。由于血运不良，创伤或感染极易引发萎缩和难以愈合的溃疡，疼痛明显，愈合后遗留象牙白色硬斑块，周围有色素沉着。急性发作表现同急性湿疹。合并感染时出现脓疱、脓性渗出。

【辅助检查】

一般无需检查。血常规检查有助于鉴别蜂窝织炎或严重皮肤感染以及静脉血栓引起者。静脉超声可以发现静脉功能不全及静脉血栓。怀疑外用药接触性皮炎时可以做斑贴试验。

【诊断与鉴别诊断】

诊断根据临床表现，需鉴别乏脂性湿疹、色素性紫癜性皮炎、蜂窝织炎、胫前黏液水肿、接触性皮炎、类脂质渐进性坏死等。静脉曲张不明显的小腿溃疡应与创伤、感染、虫咬、血管炎、动脉炎、糖尿病、皮肤溃疡等其他原因引起的小腿溃疡鉴别。

【治疗】

1. *湿疹样损害的治疗*　同湿疹。由于病史长，常继发外用治疗药物过敏。

2. *处理静脉高压*　抬高患肢，用弹力绷带，减少久站等，必要时可以施行手术治疗。患者在卧床或睡眠时应垫高双足，坐位时也应将足部垫高，使其高于膝部。弹力绷带应从足趾部打起一直打到膝部。

3. *治疗溃疡*　应用盐水或雷佛奴尔液而勿使用双氧水、碘伏、乙醇等消毒剂进行清创。清创后用含凡士林的绷带包扎以保护创面。一般每周换药1～2次。久不愈合的溃疡可以试行手术植皮。但如不能祛除静脉高压因素，植皮的远期效果不佳。

【预防】

1. 预防并及时治疗静脉曲张。

2. 如已发生静脉曲张要注意抬高患肢，保持腿部清洁，减少搔抓，防止意外创伤等。

【预后】

可以发生难以愈合的皮肤溃疡，继发皮肤感染、接触性皮炎、敏感性皮炎等。

第九节　荨　麻　疹

荨麻疹(urticaria)是一种暂时性、瘙痒性血管反应性皮肤病，以皮肤黏膜潮红斑和风团为特征。这是皮肤黏膜小血管扩张及渗透性增高而出现的一种局限性真皮水肿反应。

【流行病学】

常见，有15%～25%的人一生中至少发作过一次荨麻疹。特发性荨麻疹患病率0.5%～1.5%。

【病因与发病机制】

病因复杂，环境中的理化因素均可能引发本病，如感染、食物、药物、温度变化、飘尘、花粉等；自身疾病，如特应性体质，自身免疫病患者也易发病。

按发病机制，荨麻疹可分为免疫机制介导的和非免疫机制介导的荨麻疹。免疫机制者又分为变态反应性、补体介导和自身免疫性3种。

变态反应性者多数为Ⅰ型变态反应，由IgE介导。特异性IgE与肥大细胞或嗜碱性粒细胞表面受体结合，引起肥大细胞和嗜碱性粒细胞脱颗粒，释放组胺等介质，使血管通透性增加，毛细血管扩张，平滑肌收缩，腺体分泌增加，产生皮肤黏膜、消化道、呼吸道等一系列症状。Ⅱ型变态反应性荨麻疹，多见于选择性IgA缺乏患者，可发生于输血反应，引起过敏性休克等。Ⅲ型变态反应为荨麻疹型血管炎，常由于抗原较多，抗原抗体免疫复合物沉积于血管壁，激活补体，使肥大细胞和中性粒细胞释放组胺等炎性介质，引起血管壁通透性增加及水肿。血管炎型荨麻疹单一皮损多持续24h以上，而不像普通型者多在24h内消退。

自身免疫性荨麻疹包括2种情况：①患者血液中含抗IgE的自身IgG抗体，可以与肥大细胞表面结合的IgE结合，诱发肥大细胞脱颗粒，引发风团；②患者血液中有IgE Fc受体的自身IgG抗体，直接与高亲和力IgE Fc受体结合，使肥大细胞脱颗粒。

非变态反应荨麻疹多为组胺释放剂所致，多种药物，如阿托品、吗啡、奎宁、阿司匹林、毛果芸香碱、哌替啶、多黏菌素B、可待因、吐温-80、维生素B_1、筒箭毒碱及多种动物毒素等。还有某些食物如鱼、虾、肉、蛋、蘑菇、草莓、茄子、竹笋、菠菜、苹果、李子，酵母、水杨酸、柠檬酸等食品添加剂等。与花生四烯酸代谢异常有关的荨麻疹如阿司匹林及其他非甾体类抗炎药引起的荨麻疹，可能与花生四烯酸代谢异常有关，不是变态反应。

还有的荨麻疹目前机制不明。

【临床表现】

自觉瘙痒，少数可伴有发热、关节肿痛、头痛、恶心、呕吐、腹痛、腹泻、胸闷、气憋、呼吸困难、心悸等全身症状。查体可见大小不等的风团。根据风团是自发出现还是需要物理因素诱发分为自发性荨麻疹和物理性荨麻疹。自发性荨麻疹分为急性及慢性两型，每周发病超过2d，病史在6周以内者为急性荨麻疹，6周以上者为慢性荨麻疹。非每周发病，发作间隔较长者为间歇性荨麻疹。

自发性荨麻疹单一风团多在24h内消退。超过24h不退应考虑荨麻疹性血管炎。如同时出现发热、关节痛、蛋白尿及血白细胞升高等，称为血清病样综合征。Ⅰ型变态反应性荨麻疹与Ⅲ型变态反应性荨麻疹血管炎的区别见表14-1。

一些特殊类型的荨麻疹有以下7种。

(1)人工性荨麻疹：表现皮肤瘙痒，搔抓后起条索状风团，检查皮肤划痕征阳性。

(2)寒冷性荨麻疹：分为获得性和遗传性2种。获得性表现为受冷后数分钟出现风团。如在游泳时发生寒冷性荨麻疹，可致溺水死亡。进食冷饮，也可引起喉头肿胀。此型可用冰块试验诊断，即将小冰块放置于前臂皮肤上5min，如局部诱发出风团可确诊。遗传性寒冷性荨麻疹为家族性常染色体显性遗传，女性多见，常于幼年开始发病，于受冷后数小时出现泛发性风团，可伴畏寒、发热、头痛、关节痛和白细胞升高，被动转移试验阴性。

(3)胆碱能性荨麻疹：又称为小丘疹状荨麻疹，多由运动、受热、紧张、热饮或饮酒使躯体体温上升而诱发。青年人多见，自觉剧痒，皮疹为2～3mm风团，周围有红晕。有时伴乙酰胆碱症状，如腹痛、腹泻、头痛。

(4)压迫性荨麻疹：皮肤受压数小时后受压部位出现风团，持续8～12h消退。多见于臀部及足部，此型可能与激肽有关。

(5)接触性荨麻疹：由接触外界物质所引起的荨麻疹。

(6)蛋白胨性荨麻疹：多在暴饮暴食，特别是食入海味、肉类，并有饮酒、精神激动后皮肤出现的潮红风团，并伴头痛、乏力，此型病程短，1～2d即可消退。

(7)日光性荨麻疹：系由日光照射引发的荨麻疹。

【辅助检查】

外周血嗜酸细胞计数增多，提示有寄生虫感染；血白细胞增高提示有细菌感染。寒冷性荨麻疹患者血清冷球蛋白、冷纤维蛋白原及抗核抗体可以阳性也可阴性。怀疑血清病样综合征，应作肝功及乙肝抗原检查，以排除乙肝病毒相关性血清病样综合征。对慢性荨麻疹患者行过敏原检查以明确食物及吸入性致敏原。自体血清皮内试验、组胺释放试验或免疫印迹法可以辅助诊断自身免疫性荨麻疹。

【诊断与鉴别诊断】

根据迅速发生及消退的风团不难诊断。急性者必须同时检查生命体征，如血压、呼吸、脉搏的变化。根据临床表现进行有针对性的辅助检查，寻找病因。急性荨麻疹的病因应多考虑食物、感染及药物，慢性者需进一步检查的指标包括外周血细胞计数、肝功能、胸片和鼻窦X线、新鲜大便寄生虫检查、尿查细菌、自身抗体检查及过敏原筛选试验(包括食物、吸入及接触物)，以帮助查找病因。还要注意有些风团反应不是一个单独的疾病，而是另外一个基础病的症状。这些疾病包括：自身免疫病；肿瘤，如霍奇金淋巴瘤；血液病，如白血病、真性红细胞增多症；Loeffler综合征；感染；大疱病；过敏性紫癜等。要诊断荨麻疹首先要排除症状性荨麻疹。

【治疗】

1. *病因治疗*　祛除病因及加重因素是治疗的关键。

表14-1　Ⅰ型变态反应性荨麻疹与Ⅲ型变态反应性荨麻疹血管炎的区别

	Ⅰ型变态反应性荨麻疹	Ⅲ型变态反应性荨麻疹
特异抗体	IgE	IgG,IgM
补体参与	无	参与，血补体水平降低或正常
血清被动转移试验	阳性	阳性
单一风团持续时间	24h以内	超过24h
紫癜	无	有
尿改变	无	有
病理	真皮浅层血管周围炎	血管炎
色素沉着	无	有

2. 药物治疗 抗组胺治疗。急性荨麻疹可选用第二代非镇静 H_1 受体拮抗药西替利嗪、氯雷他定等，一种药效果不好时，可合并2种药物。皮损广泛的可予10%葡萄糖酸钙10ml加维生素C 1.0g静脉注射。如伴腹痛，可予解痉药如阿托品。如有低血压或呼吸困难，应吸氧，皮下注射0.1%肾上腺素0.3～0.5ml，必要时15min内可重复。同时肌内注射苯海拉明20mg或氯苯那敏10mg。支气管痉挛者可静脉滴注氨茶碱200mg及琥珀酸氢化可的松200mg。如有喉头水肿、呼吸困难窒息者应立即气管切开，观察血压及心电图变化。合并感染者应处理感染灶及抗感染。慢性荨麻疹根据发病规律提前给药，待风团控制一段时间后(1个月左右)撤药。由于有耐药性，可逐渐加量或经常换用不同药物。较顽固者可合并应用 H_2 受体拮抗药，如雷尼替丁等。如仍无效，可考虑换用三环类抗抑郁药多塞平、利舍平、卡巴克洛等。

物理性荨麻疹常选用抗5-羟色胺及乙酰胆碱类的抗组胺药(如羟嗪、去氯羟嗪)治疗。寒冷性荨麻疹可选用赛庚啶治疗。胆碱能性荨麻疹首选美喹他嗪，也可用羟嗪或抗胆碱药如山莨菪碱、溴丙胺太林等。

【预后】

剧烈瘙痒，对人影响较大，常影响工作、学习和休息。急性者预后良好，多在1周至1个月内痊愈。但也有1/3左右患者为慢性，数年不愈，非常痛苦。

第十节 血管神经性水肿

血管神经性水肿(angioedema)是一种发生于皮肤或黏膜的局限性暂时性水肿，多见于头面部、喉头及外阴部位，分为获得性及遗传性两种，后者罕见。又名巨大荨麻疹或血管神经性水肿。

【流行病学】

非遗传性者常见，10%～20%普通人一生中至少发作过一次。遗传性者患病率1/15万。使用ACEI者本病的发生率1～2/1 000例次。获得性者罕见。

【病因与发病机制】

可由药物、食物、吸入物及物理因素引起。也可以由于遗传引起，其中常染色体显性遗传者系血清中C1胆碱酯酶的血清 α_2 球蛋白抑制物C1INH缺乏或功能不正常所致，在外伤、剧烈运动、情绪激动等情况下，C1过度活化，进一步激活补体系统，释放激肽，使血管通透性增加，肥大细胞释放组胺，产生局部水肿。发作时血清中C4及C2下降，静止期则正常。性联遗传者仅见于女性，C1INH正常。获得性血管性水肿可以分为2型，1型为淋巴瘤、白血病和淋巴细胞增生性疾病活化补体系统，继发C1INH降低引起；另一型为自身免疫引起，无潜在疾病。使用ACEI引起者血管紧张素Ⅲ水平降低，导致缓激肽水平高引起水肿。还有的患者病因不明，称为特发性者。

【临床表现】

遗传性者2/3在13岁前发病。而获得性者多在40岁后发病。典型三联征为腹部绞痛，皮肤明显局限性水肿及喉头水肿。二者均不伴发荨麻疹。可以伴有呕吐、腹泻。获得性血管性水肿局部有发胀、瘙痒或灼热感，而遗传性者不痒。组织疏松部位如头面部、眼睑、口唇及外生殖器局限性易发，水肿为非凹陷性，边界不清，肤色正常或淡红，触之有弹性，持续1～3d可自行消退。如发生于喉头可引起呼吸困难、声嘶，导致窒息而死亡。1/4的患者水肿前1～4d可以出现游走性红斑。

遗传性者有家族史，可无明显诱因或在外伤后数小时发生局限性水肿，有时发生于月经后，与情绪有时也有关系。数小时水肿发展到顶峰，2～3d消退，可以持续1周。但易复发。尿潴留、胸痛或胸腔积液也可以发生。脑水肿可以发生头痛、惊厥、偏瘫。遗传性者自儿童发病，反复发作至40余岁。遗传性中有一种特殊类型的振动性血管性水肿，这是一种遗传性物理过敏，由颤动刺激而诱发，为肥大细胞内部缺陷所致。患者在颤动4min后发生局部肿胀，持续12h，不伴荨麻疹发生。ACEI引起者多在用药1周内在面部，也可以其他部位水肿。由过敏引起的血管性水肿多伴有荨麻疹。

【辅助检查】

遗传性者血C1INH缺乏或活性低，C3、C4、C2值可降低，而C1水平正常。检测C1q可以区别遗传性和获得性者，前者正常而后者降低。血常规可以发现感染及血液系统异常。胸腹痛者可以做X线或CT检查。

【诊断与鉴别诊断】

根据突然发生的局部暂时性非凹陷性肿胀，在数小时至数天消失，常累及眼睑、唇、舌、外生殖器等部位，不难诊断。要与虫咬、过敏症、蜂窝织炎鉴别。

【治疗】

遗传性者用抗织胺类药疗效不佳，患者最好随身携带病历卡片，说明自己患有本病，以便在发生喉头水肿时尽快诊断及抢救。虽然肾上腺素及皮质类固醇激素对过敏症特效，但对本病无效。如有窒息应立即气管切开，气管插管急救。无论是遗传性还是获得性血管性水肿，浓缩 C1INH（推荐剂量 500～2 000U 静脉）均是急性发作的一线药物。没有时可以静脉用新鲜冻血浆（2 U）。由于血浆中含有补体活化底物，因此，可能开始加重病情。也可使用抗纤溶药物如氨甲环酸，6-氨基己酸 8g，静脉给药。获得性者应积极治疗原发病。

【预防】

对于每月发作 2 次以上或有呼吸障碍，使用合成雄激素达那唑(50～600 mg/d，一般 200mg，tid)和康立龙(1～4mg/d)，可以促进 C1INH 合成。氨甲环酸，6-氨基己酸 1～2g 口服可以预防发作。对于手术诱发的发作可以在术前短期应用新鲜冻血浆、浓缩 C1INH、达那唑 200mg，tid 或康立龙 1 mg，qid 在术前 5～10d 开始应用直至术后 3d。ACEI 引起者避免应用此类药物。

【预后】

儿童多数可自行消退，不影响生命。喉头血管性水肿则可引起窒息。

第十一节 丘疹性荨麻疹

丘疹性荨麻疹(papular urticaria)是常见的一种以鲜红色风团样丘疹为特征的皮肤病，与节肢动物叮咬有关，又名急性单纯性痒疹或荨麻疹样苔藓。

【流行病学】

常见，患病率不详，多罹患儿童，成人也不少见，女性稍多，常年均可以发病，春秋季节好发。居住郊区或郊游易发。

【病因与发病机制】

病因尚不明确，多认为由虫咬所致，可能系对昆虫叮咬产生的毒素过敏所致，除速发型变态反应外，局部常可见 C1qC3 和 IgM 沉积，提示存在Ⅲ型变态反应。

【临床表现】

自觉症状为瘙痒。皮损为孤立、散在分布的纺锤形 1～2cm 大小的风团样丘疹，纺锤的长轴常与皮纹平行，丘疹中央有小水疱，疱液清亮，抓破后形成浆液性或血性结痂。发生在四肢远端者有大疱。7～10d 后皮疹渐消退，留有色素沉着。皮疹可分批反复发生，数周后渐愈。有时红斑、水肿常于消退后遗留质地坚硬丘疹，剧痒，与痒疹难以区分。一般无全身症状，继发感染时可有淋巴结肿大或发热。

本病随着年龄的增大，症状逐渐减轻，最终可停止发生。反复发作后部分患者可形成单纯痒疹或结节性痒疹。

【诊断】

根据孤立、散在不对称分布的风团样丘疹，顶端有小疱的特点，一般不难诊断。应与水痘和大疱病相鉴别。水痘有流行性，发病前 1～2d 有前驱症状。皮疹数目较多，损害较小，疹型为红斑、丘疹、水疱，同时出现，散发于头皮、面部、躯干、四肢，口腔黏膜亦可累及，伴轻到中度全身症状。丘疹性荨麻疹好发于外露部位，不累及黏膜，反复发作，水痘一般不复发。长期不消退的结节应该做病理排除淋巴瘤。

【治疗】

首先要祛除可能的病因，居住环境内消灭蚤、蚊、螨、蠓等。内用药物可用抗组胺药，外用止痒药如白色洗剂、炉甘石洗剂，症状重者可用皮质类固醇激素，有感染时用抗感染药物。有大疱者要抽疱治疗。

【预防】

注意环境杀虫，居室及外出要预防蚊虫叮咬。

第十二节 药物不良反应与药疹

药疹(drug eruption)指药物通过各种途径进入人体后所引起的皮肤黏膜急性炎症性反应。严重者可影响到机体其他系统。可由免疫性机制或非免疫性机制引起。又称药物性皮炎。

【流行病学】

国外住院患者药疹发病率 2%～5%，门诊患者>1%。女性及老年人多发。存在免疫抑制的人群发生药疹的风险性是正常人的 10 倍。

【病因与发病机制】

分为免疫机制(主要是变态反应)和非免疫机制两大类。Ⅰ型(IgE 依赖型)变态反应包括荨麻疹型、血管性水肿、过敏性休克型药疹，常见的致病药物为胰岛素、血清制品、疫苗等蛋白类药物。Ⅱ型(细胞毒型)变态反应主要引起溶血性贫血、血小板减少型紫癜、粒细胞减少及肝脏损害等，主要药物为抗生素。Ⅲ型(免疫复合物型)反应包括血清病样综合征、迟发性荨麻疹、药物热、血管炎荨麻疹及肾小球肾炎等反应，常见药物包括奎宁、水杨酸、氯丙嗪、磺胺等。Ⅳ型(迟发型)变态反应，包括湿疹样及发疹型药疹、剥脱性皮炎以及光变态反应等。多数变态反应为Ⅳ型。

免疫性机制即药物过敏引发的药疹有以下特征。

1. 仅在少数敏感个体发病。

2. 需致敏，故初次用药一般 4～20d 或更长才会发病。敏感者再次用药可在数分钟至 2～3d 内发病。

3. 小剂量药物即可引发反应。

4. 有交叉过敏现象。即使用与过敏药物结构相似的药物也可发生反应。

5. 反应与药物药理作用无关。

6. 同一药物在不同敏感者可引起不同的皮疹，而同一种皮疹也可由不同的药物过敏引起。

非免疫性药物反应通过直接刺激肥大细胞等机制引起。如阿司匹林、阿片类药物等为组胺释放剂，可直接引起肥大细胞、嗜碱性粒细胞脱颗粒而导致荨麻疹及血管性水肿。此外，药物还可通过过量反应即中毒反应或蓄积中毒引发药疹，如碘、溴化物可引起痤疮样皮损，砷剂可引起色素沉着、角化及鳞癌等，与药物的剂量有关。有些是药物本身的不良反应，如化疗药物引发的脱发。还有一些药疹的机制不明。

【临床表现】

瘙痒是最常见和最明显的自觉症状，其他全身症状可有恶寒、头痛、恶心、乏力等。重症药疹如大疱性表皮坏死松解型药疹可出现明显疼痛和触痛。药疹的皮损表现多种多样，可以类似多种皮肤病。

1. *发疹型药疹* 又称中毒性红斑型。皮疹类似麻疹或猩红热，多由解热镇痛药、青霉素等抗生素、磺胺类、巴比妥类、抗风湿药等药物引起。常伴发热，体温可达 39～40℃；可有头痛及全身不适。皮疹为小片红色斑疹、斑丘疹，可从面、颈、上肢、躯干向下发展，快的 12h，慢的 3～4d 遍布全身，但以躯干为主。皮疹可融合，一般状况好，无麻疹等的卡他症状，也无麻疹、猩红热的其他症状和体征。停药 1～2 周后病情好转，体温下降，皮疹颜色变淡，继以糠秕状大片脱屑。处理不当可转为红皮病型药疹。

2. *肢端红斑型* 表现对称性掌跖红肿压痛，系化疗药的毒性反应，停药 2～4 周可以消退。

3. *荨麻疹型或血清病样综合征型药疹* 表现为荨麻疹，多由青霉素、呋喃唑酮、血清制品、疫苗、非甾体类抗炎药等引起。呋喃唑酮所致荨麻疹型药疹全身症状重，皮疹广泛，持续时间长。血清病样综合征除皮疹外，还伴有发热、关节痛、淋巴结肿大、血管性水肿、蛋白尿等表现。长期微量接触致敏药物可表现为慢性荨麻疹。

4. *过敏性休克型药疹* 是一种严重的药物反应，以蛋白类药物及抗生素为常见。发病急骤，用药后 5～30min 内即可发作，皮肤产生水肿性红斑及风团，自觉瘙痒；伴呼吸道阻塞症状，如胸闷、气憋、气促、呼吸困难、窒息、发绀以及周围循环衰竭症状，如面色苍白、发绀、冷汗淋漓、四肢厥冷、脉搏细数、血压下降、尿量减少；还有神经系统症状，如烦躁不安、神志不清、昏迷、抽搐、大小便失禁。此外还可有恶心、呕吐、腹痛、发热等表现。

5. *固定性药疹* 常由磺胺、解热镇痛药、巴比妥类等药物引起。用药数小时内发生。皮疹为类圆形或椭圆形水肿性紫红色斑块，直径可达数厘米，常为 1 个至数个，界清，严重者可发生大疱。停药 1 周后红斑消退，遗留灰黑色色素斑，经久不退。再次服药常于原处再次出疹并扩大，皮疹数目也可增加。损害常发生于皮肤黏膜交界处，手、足背及躯干也可发生。如黏膜处发生糜烂可有痛感。反复发生的固定性药疹可演变为大疱性表皮坏死松解症型药疹。

6. *急性泛发性发疹性脓疱病*(acute generalized exanthematous pustulosis，AGEP) 表现发热、在泛发性红斑的基础上出现小的无菌性非毛囊性脓疱，类似脓疱性银屑病，但外周血白细胞及嗜酸性粒细胞明显升高。多由抗生素引起。停药 7～10d 消退。

7. 多形性红斑型药疹　常由磺胺类、解热镇痛药、巴比妥类及青霉胺等引起。典型皮损为靶形红斑即豌豆至蚕豆大小圆形或椭圆形水肿性红斑，中心呈紫红色或有水疱，界清，此外尚有小红丘疹、斑丘疹等。常对称发生于四肢，伸侧多见，可伴发热、关节痛或腹痛。如果皮损广泛，表皮剥脱占体表面积10%以下，皮肤黏膜交界处2处以上发生大疱及糜烂，如睑缘、口周、阴部及肛周糜烂，疼痛剧烈，称重症多形性红斑型药疹，即 Stevens-Johnson 综合征(SJS)，为重症药疹之一，多伴高热、肺炎、肝肾功能障碍等。

8. 中毒性大疱性表皮坏死松解型(toxic epidermal necrolysis，TEN)药疹　是重症药疹之一。此型死亡率高，需住院救治。可由磺胺类、解热镇痛药(水杨酸、保泰松、氨基比林等)、抗生素、巴比妥类药物、卡马西平等多种药物引起。本型药疹起病急，全身中毒症状重。皮损为弥漫性紫红或暗红色斑片，触痛显著，有大小不等松弛性水疱，尼氏征阳性。一般将表皮剥脱面积10%～30%者称为 SJS-TEN 重叠，表皮坏死松解面积超过30%为 TEN。黏膜糜烂明显，角膜损害可导致角膜穿孔。重者可合并感染、肝肾功能异常、电解质紊乱、内脏出血、甚至死亡。

9. 剥脱性皮炎型药疹　又称红皮病型药疹，为重症药疹之一。此型可由巴比妥类、磺胺类、苯妥英钠、异烟肼、别嘌醇、秋水仙碱、卡马西平、保泰松等引起。初发皮疹可类似麻疹或猩红热样表现，逐渐融合呈全身性水肿性红斑，尤以面部、手足为重。2周后，全身皮肤呈鳞片状或落叶状脱屑。手足呈手套、袜套状剥脱，头发、指(趾)甲也可脱落。口腔可发生糜烂，影响进食、呼吸等。眼部可表现结膜充血、畏光、分泌物增加，重时可发生角膜溃疡。全身淋巴结可肿大。可合并肝肾损害、支气管炎、肺炎等，血白细胞常升高。皮肤剥脱可持续数月，重者可因全身衰竭或继发感染而死亡。

10. 紫癜型药疹　表现为皮肤紫癜，皮疹平或稍隆起，可由巴比妥类、磺酰脲类、甲丙氨酯、噻嗪类利尿药、新霉素、奎宁等引起，机制为血小板减少或过敏性血管炎。

11. 湿疹型药疹　表现同湿疹，可由外用药物引起接触性皮炎后再内用该致敏药物所致。

12. 痤疮型药疹　表现似痤疮，可由碘、溴、激素、避孕药、异烟肼等药物引起，常于服药1～2个月后发生。多见与躯干上部，仅见炎性丘疹脓疱、无黑头是其特点。

13. 光感性药疹　常由四环素、噻嗪类、灰黄霉素、异丙嗪、磺胺、氯丙嗪、补骨脂等服用后再经日光照射所致，皮疹形态如湿疹样，以曝光部位最重，可持续几星期，再次用药日晒后48h可发病。

14. 红斑狼疮样反应　可出现蝶形红斑、光敏感、关节炎、发热等表现，常见的药物有肼苯达嗪、普鲁卡因胺、异烟肼、苯妥英钠。

15. 皮肌炎样反应　可以出现皮损但无肌肉症状。停药后可恢复。

16. 结节性红斑型　类似结节性红斑，常由磺胺药或口服避孕药引起。

17. 药物超敏反应综合征　常由抗惊厥药引起，在用药1～3周后或3个月后发生反应，表现发热、咽痛、皮疹、淋巴结肿大，肝炎、肾炎及嗜酸性粒细胞升高。属于重症药疹。

18. 扁平苔藓样药疹　表现似扁平苔藓，可由铋剂、卡马西平、诺氟沙星、氯喹等引起。

19. 大疱性药疹　表现直径超过1cm的紧张性大疱，以四肢远端及阴部多见，可由阿司匹林、巴比妥类、磺胺类等引起。

20. 银屑病样发疹　表现银屑病或原有银屑病加重，可由锂剂、β受体阻滞药及磺胺类药物引起。

【辅助检查】

有血象改变，如中性粒细胞升高、嗜酸性粒细胞升高或白细胞、红细胞、血小板下降。可有蛋白尿、血尿以及肝、肾功能异常，部分患者可出现心电图异常。

【诊断】

根据发病前有用药史，发病突然及既往药物过敏史可怀疑药疹并推断可疑致病药物。根据用药后发疹时间及临床表现，如突然发生的皮疹、皮疹对称分布、病情进展快、颜色鲜红、自觉瘙痒等，可基本诊断。目前还无成熟可靠的体外实验方法辅助诊断。

药疹应与其他具有类似皮损的皮肤病鉴别，如发疹型药疹应与发疹性皮肤病，如麻疹、猩红热等鉴别。药疹的皮损更为鲜红和瘙痒，无发疹性疾病的前驱症状及卡他症状等，而且全身不适也较轻；也无发疹性疾病的伴随症状，如麻疹的 Koplik 斑、猩红热的草霉样舌等。鉴别诊断有困难时皮肤活检有时可能有价值。

【治疗】

1. 停用一切可疑致敏药物及结构相似的药物。

2. 促进药物排出，可静脉滴注糖盐或多饮水加速药物排出。

3. 轻型药疹可予抗组胺类药、维生素 C、钙剂及中等剂量激素（泼尼松 30～60mg/d），待皮疹消退后减量至停药，注意激素禁忌证。局部用药可参照急性、亚急性、慢性期皮肤外用药处理原则。

4. 重型药疹，如剥脱性皮炎、中毒性大疱性表皮坏死松解症、重症多形性红斑型药疹、药物超敏反应综合征应即刻停药，积极住院抢救，加强护理及支持疗法。给予高蛋白、高热量且富含维生素的流质、半流质饮食。注意酸碱、水电解质平衡。注意保暖、清洁、保持呼吸道通畅，鼓励病人勤翻身、拍背、咳嗽，以利排出松解的呼吸道黏膜。严防交叉感染、交叉过敏的发生。若怀疑有继发感染，可选择全身用抗生素。应及早足量内用皮质类固醇激素，可予琥珀酸氢化可的松 400mg 静脉滴注，待体温下降，皮疹颜色变淡，无新疹发生，可逐渐减量，换用口服激素，如泼尼松。一般 3～4d 可减激素的 1/4～1/8 量。对原有疾病要换用不过敏的药物维持主要治疗。有内脏损害者对症处理，如保肝治疗，必要时可予能量合剂。激素禁忌或无效者可以尝试静脉应用丙种球蛋白或环孢素。

外用药原则为保护、止痒，根据皮损情况对症处理。无渗出性皮疹可给单纯粉剂或洗剂，以保持干燥、散热，促进炎症消退。有渗出可用湿敷或油剂。大疱可用无菌针抽疱液，外用 1% 甲紫。注意消毒隔离，口、眼、外生殖器黏膜损害应积极请相关科室会诊，预防粘连，如眼部损害可用生理盐水、激素、抗生素类药水外用。口腔黏膜损害可用漱口液漱口，使用溃疡膏等。

5. 过敏性休克，应立即停用可疑致敏药物，去枕平卧，密切监测生命体征，如呼吸、血压、心率及尿量。抢救可皮下注射 0.1% 肾上腺素 0.5～1.0ml，肌内注射地塞米松 5mg、氯苯那敏 10mg，同时开放静脉，给予 5%～10% 葡萄糖 500ml，加琥珀酸氢化可的松 200mg 静脉滴注。如血压不升，可于 15～20min 内重复注射肾上腺素 1 次，同时请内科会诊，使用多巴胺等升压药。有喉头水肿，影响呼吸者应迅速请耳鼻喉科大夫会诊，气管插管抢救生命。有下呼吸道痉挛者可在内科医师指导下使用氨茶碱。

【预防】

1. 用药前要仔细询问药物过敏史，避免应用已知过敏药物及与过敏药物结构相似的药物。

2. 易致敏的药物用药前要常规做皮试，如青霉素、链霉素、普鲁卡因、破伤风抗毒素等。

3. 应详细告知患者致敏药物及同类药物的名称，并记录在病史中，使其以后看病时能够告知医生。

4. 内用药物后如有瘙痒、红斑、胸闷、气喘、发热、全身不适等症状出现，应立即停用可疑药物。

【预后】

本病发病较急，多呈急性过程，多数在停用致病药物后用抗过敏药物及对症支持治疗可在 1～3 周恢复。少数严重患者可出现药物性红皮病、表皮坏死松解或内脏器官损害，从而危及生命。目前 SJS 死亡率小于 5%，TEN 死亡率可达 30%，主要死因是脓毒血症。

（李邻峰）

参考文献

[1] 张学军.皮肤性病学教师用书.北京：人民卫生出版社，2003.

[2] Dermatitis and eczema. World Health Organization. International Statistical Classification of Diseases, 10th Revision (ICD-10). Geneva, Switzerland: World Health Organization, 1992.

[3] Hanifin JM, Reed ML. Eczema Prevalence and Impact Working Group. A Population-Based Survey of Eczema Prevalence in the United States. Dermatitis, 2007, 18(2): 82-91.

[4] 路雪艳，李邻峰，尤艳明.丽水市社区人群皮肤病流行病学调查及风险因素分析.中国麻风皮肤病杂志，2008，24(9): 692-694.

[5] 李邻峰.接触性皮炎与皮肤变态反应.北京：北京大学医学出版社，2003.

第 15 章

红斑及红斑鳞屑性皮肤病

第一节　银　屑　病

银屑病(psoriasis)是一种常见的慢性、复发性、炎症性皮肤病,常严重困扰患者正常生活。

【流行病学】

从世界范围看,银屑病患者在自然人群中的患病率为 0.1%~3%。患病率世界各地差异很大,与种族、地理位置、环境等因素有关。一般高寒地区患病率高于温暖地区,干旱地区较气候湿润多雨区域高,日照短的地区高于日照长的地区,本病较少发生于热带。

据 1984 年全国大规模人群调查报道,我国的总患病率为 0.123%,比欧美要低得多。在我国银屑病患病率北方高于南方,城市高于农村,男性高于女性。由于现代生活节奏加快,青壮年人群生活压力增大,加之各种环境刺激作用,银屑病发病率在逐年增高。

【病因学】

银屑病的确切原因尚不清楚,目前认为银屑病是遗传因素与环境因素等多种因素相互作用的多基因遗传病,通过免疫介导的共同通路最后引起角质形成细胞发生增殖。

1. 遗传因素　人口调查、家族史、双生子及 HLA 研究均支持银屑病具有遗传倾向,患者存在一定的易感性。国内报道有家族史者为 10%~23.8%,国外文献报道有家族史者占 30%左右;本病有种族差异,黑种人少见;最新研究表明中国人银屑病易感基因与 LCE、IL-12B、HLA-C 等有关。

2. 环境因素　本病在同卵双生子中同患率为 70%,提示仅有遗传因素不足以引起发病。目前一般认为本病的发生与以下环境因素有关。

(1)感染因素:感染一直被认为是促发或加重银屑病的主要因素。6%患者有咽喉感染史,儿童患者中有急性扁桃体炎或上呼吸道感染史者可达 10%~20%,后者应用青霉素等抗生素药物治疗常有较好疗效;也有认为本病由病毒感染引起,并证实在棘细胞核内有嗜酸性包涵体,Hellgren 等在银屑病患者的尿液和鳞屑标本中发现有逆转录病毒样颗粒,银屑病的复发也可能为病毒由潜伏状态转变成活动状态的结果,但需进一步研究。

(2)神经精神因素:18.6%患者发病由神经精神因素激发,研究指出神经肽(如 SP、CGRP、血管活性肠肽等)是银屑病神经源性炎症中的重要介质,有人推测它可能是心理精神因素影响银屑病的介导物质。

(3)外伤、某些理化因素、药物刺激以及气候因素等:以上因素均与银屑病患者的发病有一定关系。国内大样本研究显示吸烟与居住环境潮湿是其中最值得关注的两种因素。

3. 免疫因素　T 细胞真皮浸润为本病重要的组织病理学特征,表明免疫系统涉及本病的发生和发展,推测皮损中活化 T 细胞释放的细胞因子(IL-1、6、8,IFN-γ 等)刺激角质形成细胞增生,促发并维持银屑病的病程;越来越多的研究表明郎汉斯细胞在银屑病的发生发展中起着重要作用。

4. 内分泌因素　主要与妊娠、分娩、哺乳及月经有关,成人女性患者中发病与内分泌有关者占 10%~20%;部分患者妊娠时病情减轻,皮损消退,但也有部分在妊娠期或月经期加重;幼儿期发病率较低,可能与幼儿胸腺不发达有关,也有认为与甲状旁腺功能相关。

【临床表现】

临床可分为寻常型(占90%以上)、脓疱型、关节病型、红皮病型4种类型,后3种类型常由寻常型因不适当的治疗转化而来;按病程分为进行期、稳定期、消退期。

本病基本皮损为鳞屑性红斑,并具有厚积性鳞屑、薄膜现象和点状出血等特征。皮损因所在部位不同而存在差异,如头皮处毛发由于积厚鳞屑紧缩而成束状;颜面皮损呈脂溢性皮炎样或类似蝶形;皱襞部皮损表面湿润及摩擦而呈湿疹样变化;掌跖为境界明显的角化斑片,中央较厚边缘较薄,其上可有点状白色鳞屑或点状凹陷,有时有皲裂;10%银屑病患者黏膜受累,常发生在龟头或包皮内侧、女阴、口腔及眼结膜,表现为境界清楚的光滑干燥性红斑,其上有白色鳞屑;50%银屑病患者有指(趾)甲损害,表现为甲板上有点状凹陷,不平,无光泽,还可出现纵嵴、横沟、浑浊、肥厚、游离或甲板畸形或缺如。皮损在不同病程也可有多种皮损,如点滴状、钱币状、地图状、带状等,也可有肥厚或呈疣状。部分患者可伴肝、眼、胃肠道、心血管系统和肾等损伤,肝损害可由某些治疗药物引起,也可能是该病患者的原发病,主要表现为肝脂肪变性、门静脉周围炎和局灶性肝坏死;国外报道10%患者有眼部病变,主要表现为鳞屑性睑缘炎、角膜损害、结膜炎、虹膜睫状体炎等;胃肠道损害多为糜烂性胃炎或吸收功能障碍;血脂增高血液流变学变化是常见心血管系统受累表现;国内有报道肾病变在银屑病发展时加重,银屑病好转或痊愈时肾病也随之好转或缓解。

本病具有复发性,目前的任何一种治疗方法均不能防止复发,多数患者每年复发1次;90%患者冬季复发,10%夏季复发;少数患者可仅发生1次后不再复发,但似乎与治疗无明显相关性。

【组织病理】

寻常型银屑病为角化过度、角化不全、Munro微脓疡,颗粒层变薄或消失,棘层增厚,表皮嵴延长、末端较宽,乳头顶部的棘层显示显著的细胞间水肿,乳头部血管扭曲扩张水肿,乳头部水肿向上伸长呈杵状,其顶部的棘层变薄;真皮上部轻度到中度的炎性细胞浸润。脓疱型银屑病棘层上部出现海绵状脓疱(Kogoj微脓疡),真皮内炎症细胞浸润较重,其余变化同寻常型银屑病。红皮病型银屑病具有寻常型银屑病及慢性皮炎的病理特征。

【诊断与鉴别诊断】

本病根据典型皮损及反复发生等特性,一般不难诊断;有时组织病理学检查可提供重要信息。本病需与以下疾病进行鉴别。

1. *脂溢性皮炎*　皮损鳞屑细小油腻呈黄色,无点状出血,皮损境界不清,毛发稀疏变细脱落,头发不成束状。

2. *二期梅毒疹*　有不洁性交及硬下疳史,掌跖有角化性脱屑斑丘疹;梅毒血清反应阳性。

3. *副银屑病*　为淡红色芝麻与绿豆大小淡红斑,鳞屑较薄,基底炎症轻微,无点状出血现象,尤以屈侧为多,一般不发生在头、面、掌跖及黏膜部,可自行消退,发病无季节性。

4. *慢性单纯性苔藓*　发生在颈侧、四肢伸侧及腰骶部,皮损为苔藓样变,无鳞屑,瘙痒剧烈。

5. *玫瑰糠疹*　好发于躯干及四肢近端,皮损长轴与皮纹走向一致。

6. *连续性肢端皮炎*　多有指(趾)外伤史,群集脓疱可形成甲下脓湖并向上匍行蔓延,可泛发全身。

7. *疱疹样脓疱病*　多发生在妊娠妇女,好发于腹股沟、脐窝、腋窝、乳房下等皱襞处,为成群排列的环状或多环状脓疱,全身症状显著。

8. *红皮病*　无银屑病史,开始即出现弥漫性潮红及糠秕样脱屑。

9. *类风湿关节炎*　多侵犯近端小关节,对称性进行性加重;类风湿因子阳性。

【治疗】

本病治疗只能达到近期疗效,无良好的预防方法。治疗中应禁用刺激性强的外用药,应做到针对不同病因、类型、病期给予相应治疗,同时应重视心理治疗。

1. *外用药治疗*　糖皮质激素霜剂或软膏效果好,但不宜长期、连续大面积使用,注意其不良反应;维A酸霜剂常用浓度为0.025%~0.1%,其中0.05%~0.01%他扎罗汀凝胶治疗斑块型银屑病疗效较好;维生素D_3衍生物如钙泊三醇也有较好疗效,但不宜用于面部及皮肤皱褶部;各种角质促成剂(如焦油制剂、蒽林软膏、10%~15%喜树碱软膏、水杨酸软膏等)也可外用。

2. *全身治疗*　维A酸类药物适用于各型银屑病,可作为一线用药;免疫抑制药主要适用于红皮病型、脓疱型、关节病型银屑病;感染明显或泛发性脓疱型银屑病患者应使用抗生素类药物;糖皮质激素仅用于红皮病型、关节病型或泛发性脓疱型银屑病且伴发全身症状者,应短期应用并逐渐减量以防止病情反跳;免疫调节药可用于细胞免疫偏低的患者。

3.物理治疗　如光化学疗法(PUVA)、光疗、浴疗等,均可试用。

4.其他　如普鲁卡因封闭疗法、腹膜透析疗法、光量子血液疗法和高压氧疗法,也都有一定疗效。

5.中医中药　应根据临床表现进行辨证论治,以清热、凉血及活血治则治疗血热型,以养血润肤、活血散风治则治疗血燥型。常用中药有土茯苓、人参、地黄、黄芩、党参、白术、刺五加、苦参、白鲜皮、蜈蚣、全蝎、乌梢蛇、丹参、黄柏、蒲公英、鸡血藤、当归和紫草等。

第二节 副银屑病

副银屑病(parapsoriasis)是一组原因不明的红斑、丘疹、浸润、鳞屑性皮肤病。本病一般无自觉症状或轻度瘙痒,其病程慢性,不易治愈,好发于青壮年,以男性为多。

【病因学】

病因不明,有人认为由感染性病灶致敏所致,但缺乏有力证据;也有人认为斑块型副银屑病可能为蕈样肉芽肿的早期表现。

【临床表现】

临床可分为以下几种类型。

1.点滴型副银屑病(parapsoriasis guttata)　较为常见。常于青年期开始发病,男女比例为3:2。好发于躯干两侧、大腿和上臂等处,屈侧为多,不发生在头、面、掌跖及黏膜部位。皮损为多数的淡红色或褐色分散的丘疹、斑丘疹或红斑,针头至米粒大小,浸润较显著,互不融合,上覆少量不易剥掉的细薄鳞屑,用力刮除后无点状出血。无自觉症状。病程缓慢,经数周或数月皮损可消退,留有暂时性色素消退斑,但也可逐渐出现新发皮损,少许患者数年不愈。

2.斑块型副银屑病(parapsoriasis plaques)　此型好发于中年男性。好发于躯干及四肢近端,面部和掌跖不受累。皮损为境界清楚的肥厚性斑片或斑块,呈圆形、椭圆形或不规则形,有轻度浸润,淡红色、黄红色,有少许细薄鳞屑,无点状出血现象;分散存在,有时可互相融合呈大片,并可呈带状排列,大小不一,数目不定。一般无自觉症状。常冬季加重,夏季好转,病程缓慢,可有皮肤异色症样外观。少数可演变为蕈样肉芽肿。

3.苔藓样型副银屑病(parapsoriasis lichenoides)　此型少见。好发于颈部两侧、躯干、四肢及乳房处,有时可泛发全身。皮损主要为粟粒大小扁平丘疹,红色或红褐色,顶部覆有细薄鳞屑,呈带状或网状排列,可有点状皮肤萎缩或血管萎缩性皮肤异色症样改变。病程慢性,不易治愈,可能演变为蕈样肉芽肿。近来有将此型归入非典型扁平苔藓或点滴型副银屑病之变型或斑块型副银屑病中,而不再单独另列一类。

4.痘疮样型副银屑病(parapsoriasis varioliformis)　又称急性痘疮样苔藓状糠疹(pityriasis lichenoides et varioliformis acuta),此型罕见,多见于青年。好发于躯干、腹部和上臂,特别是屈侧,掌跖或黏膜一般不受累,有时罕见口腔及生殖器黏膜受损。皮损为淡红色或红褐色针头大小至豌豆大小,圆形、蜡样、有鳞屑的丘疹、丘疱疹或脓疱,易坏死、出血及结痂,脱落后留有一个小的凹陷性瘢痕,若坏死严重可形成溃疡;皮损大多突然出现,可呈急性、亚急性或慢性经过。患者自觉症状不明显,有时可伴有乏力、关节痛、发热及淋巴结大等全身症状,但不影响健康。病程长短不一,一般4周～6个月,也可长达数年之久,预后良好,无恶变倾向。

【组织病理】

点滴型表现为局灶性角化不全,轻度棘层肥厚及灶状海绵形成,真皮浅层血管周围炎症细胞浸润。苔藓样型为真皮上部偶见带状浸润,但有角化不全。斑块型为表皮下带状炎性细胞浸润,炎症细胞可进入表皮内,浸润中可出现异型细胞,表皮出现基底细胞液化变性或色素失禁。痘疮样型为真皮深层或浅层血管周围淋巴细胞浸润,表皮细胞内水肿及细胞间水肿,还常可见特征性的红细胞外溢,表皮可见坏死。

【诊断与鉴别诊断】

因病理无特殊性且皮损形态多样,诊断较困难。若为慢性病程,有丘疹、红斑、鳞屑等皮损又无自觉症状的中青年患者,当无法诊断其他皮肤病时可考虑为本病,应排除下列疾病。

1.银屑病　鳞屑为银白色,较厚,刮除鳞屑可见点状出血,有甲病变及典型的组织学特征。

2. 梅毒疹 皮损广泛对称，常累及掌跖，有黏膜损害、全身淋巴结肿大；梅毒血清反应阳性。

3. 扁平苔藓 皮损为紫红色多角形扁平丘疹，鳞屑少而紧贴，瘙痒剧烈，黏膜可受累；有典型的组织学特征。

4. 丘疹坏死性结核疹 好发于四肢伸侧，病理组织表现有干酪样坏死；结核菌素试验阳性。

5. 蕈样肉芽肿浸润期 常有大斑块样损害，浸润明显，瘙痒剧烈，常伴有消瘦、乏力及内脏损害；组织病理有特异性改变。

【治疗】

本病治疗效果不理想。

1. 内服药治疗 糖皮质激素适用于痘疮样型副银屑病，可用泼尼松30mg/d，分3次口服，可与抗生素类药物联用；维生素 D_2、维生素C、维生素E及B族维生素（维生素 B_1、维生素 B_6、维生素 B_{12}）均可应用；此外抗组胺药、硫代硫酸钠、抗疟药、氨苯砜、甲氨蝶呤（5mg/d，分2次口服，每周连服3d）等也可使用。

2. 外用药治疗 可用糖皮质激素、焦油类、维A酸、10%尿素软膏、5%水杨酸软膏等。

3. 物理疗法 光化学疗法对点滴型、斑块型及苔藓样型有效；还可用药浴疗法，如矿泉浴、硫磺浴、米糠浴、淀粉浴等。

第三节 单纯糠疹

单纯糠疹（pityriasis alba）又名白色糠疹，俗称“桃花癣”，是一种以干燥糠状鳞屑性色素减退斑为特征的皮肤病。

【病因学】

病因不明，多认为是一种非特异性皮炎，风吹、日晒、肥皂清洗、维生素缺乏、皮肤干燥、肠道寄生虫感染等均可能与本病有关。

【临床表现】

好发于儿童及少年的面部，青壮年也可发病，无性别差异。春季多见，也可见于夏初及冬季。皮损为圆形或椭圆形色素减退性斑片，大小不等，边界稍清楚，上覆有少许细小鳞屑，基底炎症轻微，有时融合成不规则形。无自觉症状。数月或更长时间后可自行消退。

【组织病理】

无诊断价值，表现为棘层肥厚，轻度棘层水肿，中度角化过度，斑片状角化不全，黑色素减少。

【诊断与鉴别诊断】

根据好发于儿童青少年，春季发病及皮损特点不难诊断。

本病应与下列疾病进行鉴别。

(1)白癜风：为局限性色素脱色斑，乳白色，白斑处毛发可变白，全身泛发，病程慢性；组织病理表现为表皮明显缺乏黑色素细胞及黑色素颗粒。

(2)花斑癣：皮损类似，好发于躯干部位；真菌直接镜检阳性。

【治疗】

可不予治疗或仅对症治疗。可外用一些温和药物加以保护，一般不提倡使用糖皮质激素霜；内服B族维生素有时有效。

第四节 玫瑰糠疹

玫瑰糠疹（pityriasis rosea）是一种具有特征性皮损的炎症性自限性皮肤病。

【病因学】

病因不明。因本病多在春秋季节发病，病程有自限性，较少复发，因此，可能与病毒感染有关，但至今未分离出病毒；也有人认为与细菌、真菌或寄生虫感染以及过敏因素有关，但都未被证实。研究表明细胞免疫反应参与本病发生，如皮肤内浸润的细胞主要为辅助/诱导T淋巴细胞，表皮、真皮乳头内郎汉斯细胞明显增多，角质形成细胞出现HLA-DR抗原的表达。

【临床表现】

本病常见，男女发病无明显差别。青年与成年人居多，大多在10～40岁，其他年龄少见。多数患者首先在躯干和四肢近端出现一个圆形或椭圆形淡红或黄褐色斑，直径为2～3cm，上附细小鳞屑，称为母斑，1～2周后躯干部及四肢近端出现多数斑疹，对称分布，呈玫瑰红色，圆形或椭圆形，直径比母斑小，附着少许细小糠状鳞屑，其长轴与皮纹一致。面及手足部发疹者较少见，还可出现紫癜、风团、水疱。口腔黏膜损害罕有发生。瘙痒程度不等。多无全身症状，可有轻度头痛、咽喉痛、低热及淋巴结肿大等。本病有自限性,一般经4～8周可自行消退而不复发,少数可迁延半年以上。

【组织病理】

为非特异性炎症,表现为表皮局灶性角化不全及棘层轻度肥厚,有细胞内水肿及海绵形成或有小水疱出现;真皮上部水肿,毛细血管扩张并有密集的淋巴细胞浸润。

【诊断与鉴别诊断】

根据皮损特点好发部位、排列状况不难诊断。本病应与下列疾病进行鉴别。

1. *体癣* 皮损呈圆形,边缘有丘疹、水疱,渐向外扩大,中心炎症较轻;镜检可见菌丝及孢子。

2. *梅毒疹* 皮损呈铜红色或暗红色,泛发分布,手掌及足跖部有孤立性角化性圆形脱屑性斑丘疹,有不洁性交史;梅毒血清反应呈阳性。

3. *银屑病* 好发于四肢伸侧、头皮及骶尾部,皮损具典型性,慢性经过。

4. *药疹* 有服药史,发病急骤,无母斑,皮损多形色红,瘙痒显著,病程短,经治疗易于消退。

5. *脂溢性皮炎* 头皮或面部较多,有油腻性鳞屑,位于躯干的皮损,在排列上无特殊性。

6. *花斑癣* 皮损形态及发病部位有时与玫瑰糠疹相似;真菌检查阳性。

【治疗】

本病有自限性,以对症治疗为主。可内服抗组胺药物、维生素C、维生素B_{12}、葡萄糖酸钙及硫代硫酸钠等,一般不用糖皮质激素;局部可外用炉甘石洗剂、5%樟脑霜、硫磺霜或少量糖皮质激素制剂;紫外线照射对进行期可能有效,可用红斑量或亚红斑量交替照射。

第五节 连圈状秕糠疹

连圈状秕糠疹是一种少见的轻度角化性皮肤病,首由日本远山报道此病,也叫远山病。

【病因学】

尚不清楚。有人认为是真菌感染所致,但未被证实。有人认为本病与营养障碍有关,也有人认为本病的发生与家族的遗传密切相关,可视为鱼鳞病的亚型。

【临床表现】

皮损好发于腹部及腰部,冬季加重,夏季减轻。

皮损为圆形或卵圆形的污褐色斑片,大小不一。直径一般3～5cm,大者可达20cm。能互相融合形成多圆形或花瓣状斑片,糙或有细小的皱纹。有的皮疹可略有萎缩,上覆菲薄的秕糠状或鱼鳞状鳞屑,不易剥除,类似轻度的蛇皮状鱼鳞病。

皮损呈慢性经过,数年或数十年后常自然消退或终身不愈。

【病理变化】

表皮轻度角化过度,颗粒层减少,棘层变薄,基底层可有色素沉着。真皮正常或血管周围有少量淋巴细胞和组织细胞浸润。

【诊断与鉴别诊断】

主要根据圆形的褐色斑片,覆有秕糠状或鱼鳞状鳞屑,皮损边缘分明,无炎症现象等症状,容易诊断。需与下列疾病鉴别。

1. *鱼鳞病* 幼年起病,皮损分布对称,以四肢伸侧面为明显。

2. *花斑癣* 皮损为不规则的斑点,主要分布于胸、背、上腹、上臂及股部,覆有菲薄鳞屑,易查见真菌。

3. *固定型药疹* 有服药史,皮疹为黑褐色圆形斑片,开始时中央常起水疱。

【治疗】

口服维生素A有一定效果。也可外涂20%尿素霜,0.1%维A酸软膏等。紫外线照射可能有效。

第六节 毛发红糠疹

毛发红糠疹(pityriasis rubra pilaris)又称毛发糠疹(pityriasis pilaris),是一种慢性、鳞屑性、炎症性皮肤病。

【病因学】

病因尚不明确。本病有遗传性和获得性两种类型,遗传型常在儿童期发病,为常染色体显性遗传;获得型可在任何年龄发病,常出现于成人时期。有人认为本病与维生素A缺乏有关,但患者一般血清维生素A浓度正常,用大剂量维生素A治疗效果未必皆好,因此尚难证实;有学者报道本病患者血清维甲醇结合蛋白低下，而且患者的一些无症状亲属血清维甲醇结合蛋白也低下，因此，认为本病存在维甲醇结合蛋白的合成缺陷，部分患者用司坦唑醇治疗后，临床表现改善的同时血清维甲醇结合蛋白也升高，支持本病与维甲醇结合蛋白有关。也有人认为甲状腺功能低下或肾上腺-脑下垂体系功能发生障碍影响维生素 A 代谢，从而促发本病。另外本病可在特异性自身免疫性疾病、恶性肿瘤及 HIV 感染等患者中发生，故本病的发生可能存在免疫机制。其他如内分泌功能异常、神经功能失调、肝功能障碍、手术、感染及各种化学物质刺激也可能为本病的诱因。

【临床表现】

好发于两肘膝伸侧、髋部和坐骨结节处，也可播散全身。初起时，头皮上常先有灰白色糠秕样鳞屑，面部潮红，有干性细薄糠秕状鳞屑，类似干性脂溢性皮炎。以后开始出现特征性毛囊性丘疹，丘疹为粟粒大小，呈棕红色或正常肤色，顶端有一个尖锐角质小栓，中央常贯穿一根萎缩的毳毛或头发，往往折断而成为很小的黑点，这种特征性丘疹好发于四肢伸侧、躯干、颈旁和臀部，特别在手指的第一和第二指节的背面最为清楚，具有诊断意义。丘疹逐渐增多并聚集成片，呈鸡皮样外观，触摸时有刺手感觉，也可相互融合成黄红色或淡红色斑块，表面覆盖糠秕状鳞屑，类似银屑病或扁平苔藓，但其边缘仍可见孤立的毛囊角化性丘疹。大部分患者有掌跖角化过度，表现为鳞屑性红斑、干裂、角质增厚、色发黄。指(趾)甲呈暗灰色、粗糙、增厚、脆裂及形成纵嵴。病情严重时皮损泛发全身，可发展成脱屑性红皮病，此时大部分皮肤呈暗红色或橘黄色，伴糠秕样脱屑，其中有岛屿状正常皮肤，而典型的毛囊性角化丘疹则不明显。本病自觉症状有程度不等的瘙痒、干燥及灼热感，发展至红皮病时可出现全身症状，如畏寒、发热、全身倦怠等。病程各异，儿童患者起病慢，但病情顽固，可终身不愈，而成人患者多急性发病，进展快，易发展成红皮病，但多数患者最后可痊愈。

【组织病理】

表皮弥漫性角化过度和毛囊口角化过度，间有点状角化不全，有时在角质层水平方向及垂直方向都可见交替存在的角化过度和角化不全，颗粒层增厚，棘层肥厚，基底细胞液化变性；真皮上部血管周围轻度非特异性慢性炎症细胞浸润。近来有报道有些患者可见局灶性棘层松解性角化不全。

【诊断与鉴别诊断】

根据特征性棕红色毛囊角化性丘疹、黄红色鳞屑性斑块、头皮脂溢性皮炎样表现和掌跖角化过度等特点，本病诊断不难。

本病需与下列疾病进行鉴别。

1. *银屑病*　呈银白色鳞屑，剥去鳞屑后有薄膜现象及点状出血；有特征性的组织病理表现。

2. *扁平苔藓*　皮损为多角形或多边形紫红色或暗红色扁平丘疹，表面可见白点或白色纹；组织病理学表现有特征性。

3. *脂溢性皮炎*　早期不易与毛发红糠疹区别，但后期毛发红糠疹可出现毛囊角化性丘疹、掌跖角化。

【治疗】

目前尚无特效疗法，除一般对症处理外，可酌情选用以下方法。

1. *内用药物疗法*　维生素 A 15 万～30 万 U/d，分 3 次口服，连续 2 个月无效则停用，如有效可继续应用 4～6 个月，儿童 10 万 U/d 也有效；长期应用注意不良反应。维生素 E 1 400mg/d，分 2～3 次口服；异维 A 酸 0.5～2mg/(kg·d)和阿维 A 酯 0.5～1.0mg/(kg·d)，后者治疗较异维 A 酸治疗临床表现消退稍快。糖皮质激素主要用于继发红皮病者，也可与维 A 酸合用，要密切注意其不良反应。免疫抑制药常用于病情较重(特别是继发红皮病者)或其他治疗无效时，常用药物为甲氨蝶呤，常用方案有：①第 1 天 5mg，第 2 天 2.5mg，如此交替用药数月；②分次口服，2.5～5mg 间隔 12h 1 次，每周服 3 次；③每周 1 次 7.5～25mg 口服或每周 7.5～50mg 肌内注射。硫唑嘌呤 100～200mg/d 对少数患者有效，要密切注意药物的不良反应。

2. *局部药物疗法*　常用润滑剂、2%～5%水杨酸软膏、10%尿素软膏、20%鱼肝油软膏、0.025%～0.1%维 A 酸软膏及卡泊三醇油膏，此外糖皮质激素软膏或霜剂外用也有一定疗效。

3. *其他疗法*　物理疗法如糠浴、淀粉浴或矿泉浴等都可应用。光化学疗法(PUVA)仅对少数患者有效，也有报道 PUVA 治疗使病情加重。

第七节 鳞状毛囊角化病

鳞状毛囊角化病(keratosis follicularis squamosa)是由日本土肥庆藏于1903年首先报道。本病临床特点为淡灰色或褐色圆形鳞屑,中央有与毛囊口一致的小黑点,好发于青年人。

【病因学】

本病的病因不明。患者常有家族史,故有人认为可能与遗传有关;也有人认为本病是鱼鳞病的特殊类型。

【临床表现】

皮损常散在分布,偶见融合戚片,常对称分布于臀部、股外侧、腰部、腹部及胸壁等处。皮损为圆形或椭圆形的片状鳞屑,直径数毫米至2cm,鳞屑很薄,境界清楚,淡灰色或褐色,中央紧贴于皮肤,边缘略游离,周围绕有一色素减退晕;在鳞屑的中央有一个与毛囊口一致的小黑点,剥离鳞屑后,中央小黑点仍然存在,鳞屑可再生。一般无自觉症状。病情冬重夏轻。

【组织病理】

角质层增厚,毛囊扩张,充满柱状角质栓,基底层色素增加,毛囊周围有少量淋巴细胞浸润。

【诊断与鉴别诊断】

根据皮损好发于青年臀部及股外侧、圆形淡灰色或褐色鳞屑、中央有与毛囊口一致等黑点,本病诊断容易。应注意与鱼鳞病、副银屑病等鉴别。

【治疗】

维生素A 7.5万~15万U/d,分3次口服,或维生素E 300mg/d,分3次口服。局部治疗可用0.1%维A酸软膏,10%~20%尿素软膏或5%~10%水杨酸软膏。部分患者可用紫外线局部照射。

第八节 石棉状糠疹

本病好发于青少年头皮,为一种慢性疾病,易误诊为白癣、脂溢性皮炎等。

【病因学】

病因未明。可能为皮脂溢出的干性型而有退行性变化者;还有认为可能是银屑病或脂溢性皮炎的一种继发感染。

【临床表现】

本病主要症状为毛发鞘、糠状鳞屑及毛囊口棘状隆起。本病毛发不受影响,既不变质,也不脱落。患部头皮不发生萎缩或瘢痕,无明显炎症反应,可有轻度瘙痒感。本病女性多于男性。

【诊断与鉴别诊断】

根据本病有白色发鞘,随毛干上下移动,白色鳞屑将毛发近端黏着成块,毛囊口有棘状隆起,头发不受侵犯等,诊断一般不难。应与以下疾病鉴别。

1. *白癣* 灰白色的鳞屑呈卫星状分布,鳞屑不将毛发近端黏着成块,头发无光泽,易折断,真菌镜检阳性。

2. *头部银屑病* 头皮有鲜红色或暗红色的斑块,表面附着多层银白色鳞屑,皮损处头皮头发呈束状,无毛发鞘。身体其他部位常有同样损害。

3. *干性脂溢* 头皮常有弥漫性灰白色的细小鳞屑,梳头时飘扬坠落,毛发逐渐稀疏,脱发日益增多,自觉瘙痒。

【治疗】

外用5%硫磺软膏,5%水杨酸硫磺软膏。内服维生素B_6等。

第九节 扁平苔藓

扁平苔藓是一种病因复杂、发生在皮肤及黏膜上的亚急性或慢性炎症性皮肤病。

【病因学】

病因不明,可能与多种因素有关。

1. *免疫* 本病主要是细胞介导的免疫反应,皮损内直接免疫荧光检查发现80%扁平苔藓特异性抗原(LPSA),主要存在于颗粒层或棘层;血清中查见抗LPSA抗体;在真皮表皮交接处有IgM、补体、纤维蛋白沉积;皮损内可见郎汉斯细胞和亲表皮性T细胞浸润,早期为Th细胞,晚期为Ts细胞。

2. 遗传 1.5%～10.7%患者有家族史，姐妹同患者较多，也有单卵双胞胎发病者；患者的 HLA 抗原某些位点异常，HLA-A3、A5、B7、B9、BW35、A28、B16、BW38、DR1、DQ1 抗原的阳性频率显著高于正常人。

3. 感染 患者家庭中可有数人发病，并有同形反应。电镜下观察到皮损细胞内有包涵体存在，因此可能与病毒感染有关，有人用 PCR 方法在口腔皮损中检出人类乳头瘤病毒(HPV)，但在皮肤损害上未检出。本病与丙型肝炎病毒的相关性已被证明，但在皮损中未能找到丙型肝炎病毒。此外还有报道认为本病的发生与 G^- 杆菌、螺旋体、白念珠菌等感染有一定相关性。

4. 神经精神因素 约 10%患者发病时有精神紧张因素，60%患者病情可因慢性精神紧张而加剧，少数患者常合并有精神性溃疡；心理治疗对某些患者有效。

5. 其他疾病 扁平苔藓可合并肝硬化，7%～25%患者有异常肝酶升高，9.5%～13.5%患者伴发慢性活动性肝炎。本病还可伴发自身免疫性疾病，如 SLE、皮肌炎、硬皮病、白癜风、天疱疮、斑秃、甲状腺疾病等。部分患者合并糖尿病、结核、恶性肿瘤及内分泌功能异常。

6. 其他 本病与吸烟有关；某些药物也可诱发扁平苔藓样皮损。

【临床表现】

多见于中年人，好发于四肢，也可全身泛发。典型皮损为紫红色或紫蓝色多角型扁平丘疹，境界清楚，有蜡样光泽，Wickham 纹阳性；50%患者可伴有黏膜损害，部分患者有甲损害。慢性经过，2/3 患者 1～2 年内自行消退，可遗留淡褐色色素沉着。根据其发病情况，皮损形态与排列等特点，在临床上可分为多种亚型，如急性泛发性扁平苔藓、慢性局限性扁平苔藓、肥厚性扁平苔藓、线状扁平苔藓、环状扁平苔藓、萎缩性扁平苔藓、毛囊性扁平苔藓、大疱性扁平苔藓、扁平苔藓一红斑狼疮重叠综合征、日光性扁平苔藓等，少数出现溃疡的患者可能发展为鳞状细胞癌。

【组织病理】

表皮角化过度、颗粒层增厚(常呈楔形)、棘层不规则性增殖，表皮突呈锯齿形，表皮真皮交界处基底细胞液化变性，偶有表皮下裂隙，在表面或真皮乳头层有角化不良细胞，致密的淋巴细胞在真皮上部呈带状浸润；真皮乳头层可见红染的胶样小体及噬黑色素细胞。

【诊断与鉴别诊断】

根据典型的皮肤损害、好发部位以及特征性组织病理改变即可确诊。

本病应与下列疾病进行鉴别。

1. 原发性皮肤淀粉样变 常见小腿伸侧，绿豆大小的圆顶丘疹，质硬，密集成群不融合；刚果红试验阳性，皮肤活检有助于鉴别。

2. 银屑病 有典型鳞屑性红斑和较为特征性的组织病理学表现。

3. 黏膜白斑 应与发生在口腔及外阴黏膜部位的扁平苔藓皮损进行鉴别，前者为形状不一的白色斑片，早期光滑，久之可角化，粗糙不平，可累及上腭、颊部和舌；病理检查可确诊。

4. 慢性盘状红斑狼疮 唇及口腔黏膜的皮损呈灰白色斑块，可形成糜烂及浅溃疡，最后出现萎缩；病理诊断可确诊。

5. 线状苔藓 苔藓样小丘疹，排列成条状，可仅有一条，不痒，好发于一侧上肢和下肢。

6. 慢性单纯性苔藓 皮损为圆形或多角形丘疹，逐渐融合成境界清楚的苔藓样变的损害，好发于颈项部、肘部、腘窝部。

7. 结节性痒疹 皮损为半球形结节，呈疣状外观，散在孤立，好发于四肢伸侧及手足背部。

【治疗】

生活应有规律，消除或减轻精神紧张，避免烟酒及刺激性食物，避光，停用引起本病的药物，治疗慢性病灶。

全身治疗可用糖皮质激素、抗组胺药、镇静药、氯喹、维 A 酸制剂、免疫抑制药、免疫调节药等；可外用糖皮质激素霜剂、0.05%～0.1%维 A 酸制剂、5%～10%煤焦油制剂、5%水杨酸、肤疾宁硬膏等；也可采用物理疗法，如光化学疗法、液氮冷冻、激光治疗或浅层 X 线治疗；部分患者可试用封闭疗法，用曲安奈德于每个皮损注射 0.2～0.5ml，每 7～14d 1 次。

第十节 硬化性萎缩性苔藓

硬化性萎缩性苔藓(lichen sclerosus et atrophicus)又称白色苔藓、白点病。

【病因学】

尚不清楚。可能与下列几种因素有关。

1. *感染因素* 有报道表明本病的发生可能与博氏疏螺旋体、抗酸细菌感染有关。

2. *自身免疫因素* 约20%患者至少有一种自身免疫性疾病(如白癜风、斑秃、甲状腺疾病、恶性贫血、糖尿病和SLE等),患者多有循环自身抗体;本病患者亲属中自身免疫性疾病发生率明显增加,应用免疫荧光检查,皮损中发现基底膜带(BMZ)有IgG、C3沉积,总T淋巴细胞及Ts细胞明显低于正常人,并与疾病的活动性和病程呈正相关。

3. *内分泌因素* 多发生于绝经期前后的妇女,女性儿童患者到青春期可自愈,血清双氢睾酮水平升高,提示性激素或代谢异常是可能的致病因素之一。

4. *遗传因素* 家族性发病有报道,其中母女者多见,也有纯合子孪生姐妹均在外阴部发病。本病患者的HLA研究表明,与HLA-B40、A29、B44等关系密切,进一步提示遗传因素的影响。

5. *其他* 外伤可能导致本病发生,如男孩可发生于慢性包皮龟头炎、包皮环切术后。

【临床表现】

本病发生于男女任何年龄,女性发病率较高。皮损最常发于外阴部、肛门;其他相对常见部位有背上部、胸或乳房部。偶有广泛性发疹者。皮损为群集性瓷白色或象牙白色的丘疹和斑块,皮肤硬化萎缩,表面有小的黑头粉刺样毛囊状角质栓,周围绕以红晕,多角形、圆形,境界清楚,有光泽,紧密排列而不融合,触疹时较硬;晚期皮损出现羊皮纸样萎缩,可融合成境界清楚的白色硬化性斑块,表面皱缩,可有大疱或血疱或成为略显凹陷的减退斑,少数患者可伴有皲裂、糜烂、溃疡及肥厚性增生,也有皮损自行消失后不留痕迹。瘙痒剧烈。

女阴硬化性萎缩性苔藓好发部位为大小阴唇、阴蒂,可延伸于会阴、肛周及腹股沟。皮损为境界清楚的白斑,周围有淡红色水肿区,发亮、发硬,会阴及肛周皮损为象牙色萎缩性丘疹及斑块,有浸渍擦烂、皲裂;有些患者肛周或女阴部的白色萎缩斑可共同构成特殊的"8"字形或"哑铃"形外观,患者的大小阴唇、阴蒂及系带可完全萎缩,阴道口变窄。男性龟头和包皮的硬化性萎缩性苔藓又称为闭塞性干燥性龟头炎,主要发生于包皮内侧、龟头、尿道口、冠状沟,偶尔累及阴茎,呈象牙白色扁平丘疹或白色萎缩性轻度水肿斑,因阴茎腺体受累,可出现表皮干燥皱缩伴少量鳞屑,有时有出血,重症引起尿道口狭窄,因为萎缩容易产生排便困难、性交困难和灼痛。还可累及黏膜部位,表现为白色斑块呈网状外观或形成表浅性溃疡。外阴部皮损可继发癌变,女阴部位的鳞状细胞癌发生率为3%~6%,甚至高达25%。偶与硬斑病共存。

【组织病理】

角化过度伴毛囊角栓,棘层萎缩,基底细胞液化变性;真皮浅层胶原纤维水肿、均质化,毛细血管和淋巴管扩张,真皮中部慢性炎症浸润,主要以淋巴细胞为主,少许组织细胞,在水肿严重的区域可形成表皮下水疱。

【诊断与鉴别诊断】

根据皮损为瓷白色萎缩性斑片、黑头粉刺和中央轻度凹陷的特点、好发部位及病理变化可确定诊断。

本病应与下列疾病进行鉴别。

1. *萎缩性扁平苔藓* 初期皮损多为紫红色扁平丘疹,以后萎缩发白,但可见外围有紫红色扁平小丘疹,无羊皮纸样皱纹,硬化性萎缩性苔藓真皮水肿胶原纤维均质化明显。

2. *斑状硬皮病* 皮损为境界清楚的斑状或点滴状、边缘有紫红晕中心呈象牙光泽或黄白色的硬肿斑,毛囊角栓的存在是最好的鉴别办法;组织病理检查有区别。

3. *斑状萎缩* 本病主要位于躯干上部的淡蓝白色皮肤变薄的萎缩性斑片,触之有疝孔的感觉;组织病理可帮助诊断。

【治疗】

1. *内用药物疗法* 阿维A酯0.6~1mg/(kg·d),分3次口服,疗程3个月,常取得良好的疗效;对氨基苯甲酸钾12g/d,分次口服,连续用药6~8个月,为有效的辅助治疗药;还可用维生素E、维生素A、维生素C、维生素K及氯喹、己烯雌酚。

2. *外用药物疗法* 2%丙酸睾酮软膏或霜剂,每天2次轻擦患处,6个月后多数有明显疗效,后逐渐减量，儿童慎用；黄体酮软膏每日 2 次对女阴瘙痒疗效好；己烯雌酚软膏每日 1～2 次外用；维生素 A 软膏、焦油制剂等都可使用，但外阴黏膜部慎用；外用糖皮质激素制剂或皮损内注射有一定疗效。

3. 其他　物理治疗（液氮或 CO_2 激光）有一定疗效；男性切除受累的过长包皮，可消除症状；女阴明显恶变或其他方法完全无效且表现明显者，可行手术切除，但有 50% 复发率。

第十一节　线状苔藓

线状苔藓（lichen striatus）为一种以线状排列的苔藓样小丘疹为特征的皮肤病。

【病因学】

尚不清楚。有人认为与脊髓神经的功能障碍有关，或患处的末梢神经对外来的刺激反应性增强所致；外伤受压可能为诱因；在兄弟姐妹中常有同时发生，且多见于春、夏季，提示与病毒感染相关。

【临床表现】

主要发生在儿童，女略多于男。皮损常沿四肢或躯干发展，少数患者发生在面部，多为单侧性。初发皮损为针头大或粟粒大小的苔藓样丘疹，呈多角形或圆形，顶部扁平，红色或灰白色，有光泽，少许白色鳞屑，丘疹迅速增多呈连续或断续的线状排列，宽 0.2～3cm 不等。少数患者伴甲受累，表现为甲板条纹，纵嵴及甲营养不良。本病多无自觉症状，偶有瘙痒。病程缓慢，可自行消退，愈后皮肤恢复正常或留有暂时色素沉着或减退斑，个别患者可以复发。

【组织病理】

真皮浅层血管周围有致密的淋巴细胞和组织细胞浸润，偶见浆细胞.表面细胞内和组织间水肿，伴有不同程度的角化不全，通常无棘层肥厚，陈旧性损害较易发现苔藓样的改变；有些患者可见到角化不良细胞，类似毛囊角化病的圆体细胞，但体积较小。

【诊断与鉴别诊断】

根据皮损特点、好发部位及组织病理改变进行诊断。

本病应与下列疾病进行鉴别。

1. 线状扁平苔藓　皮损为多角形紫红色扁平丘疹，有 Wickham 纹；病理变化有特征性。

2. 带状银屑病　基本皮损为附有银白色云母状鳞屑的红色斑丘疹；组织病理有特征性。

3. 慢性单纯性苔藓　有典型皮肤苔藓样变，瘙痒剧烈，持续时间较长。

4. 单侧性疣状痣　多在出生时已经存在，有角质性疣状突起，无自愈倾向；组织病理倾向于银屑病样型，而线状苔藓倾向于苔藓样型变化。

【治疗】

因有自愈性，若无自觉症状，可不治疗。局部外用糖皮质激素软膏或境界线照射对瘙痒或皮损消退有一定的疗效。

第十二节　光泽苔藓

光泽苔藓（lichen nitidus）是一种以具有特殊光泽的微小丘疹为特征的皮肤病。

【病因学】

病因不清楚，它可能与扁平苔藓同时存在，二者有时不能区别，因此，有学者认为光泽苔藓是扁平苔藓的一个亚型，仅在直接免疫荧光检查中有不同；另外本病可能与结核有关；部分学者认为本病可能为反应性网状组织细胞增生症的表现之一。

【临床表现】

幼年与青年男性略多见。好发于阴茎、龟头、下腹部、前臂、胸部、大腿内侧、肩胛部、踝腕关节、足和手部，也可播散全身。皮损多为一种针头到粟米大小的圆形或多角形、半球状顶部扁平的丘疹，淡白色，坚实有光泽，散在不融合，有时同形反应而呈线状排列；甲常受累，表现为凹凸不平，断裂、纵嵴。一般无自觉症状。病程慢性，可自行消退。

【组织病理】

可见真皮乳头部局限性球形浸润，浸润细胞主要是淋巴细胞及组织细胞组成，有时可见上皮样细胞，偶见多核巨细胞，浸润灶两侧表皮突延伸并内弯，环抱着浸润的细胞而呈抱球状，浸润灶上方表皮萎缩，基底细胞液化变性，表皮下或有空隙。

【诊断与鉴别诊断】

根据皮损特点、好发部位以及组织病理表现可以确诊。

本病应与下列疾病进行鉴别。

1. 扁平苔藓 丘疹为多角形，呈紫红色，可融合，瘙痒明显；组织病理改变有特征性。

2. 瘰疬性苔藓 好发于儿童躯干部，为成片的毛囊性丘疹，顶端覆少量鳞屑，呈正常皮色或棕红色，无光泽；组织病理改变与光泽苔藓不同。

3. 阴茎珍珠状丘疹 发于冠状沟边缘，为珍珠状大小一致的白色圆形小丘疹，孤立散在。

【治疗】

若无自觉症状，常不需治疗。含氟糖皮质激素软膏外用有帮助；泛发性光泽苔藓用 PUVA 治疗有效。

第十三节 多形红斑

多形红斑(erythema multifcrme)又称渗出性多形红斑。本病为急性炎症性皮肤病，皮损多形，常伴有黏膜损害，重症型有严重黏膜、内脏损害。

【病因学】

本病目前被认为是抗原—抗体变态反应，临床上将病因不明称为特发性多形红斑，病因明确的称症状性多形红斑。常见病因有①感染：以单纯疱疹病毒及支原体为常见，细菌(溶血性链球菌、葡萄球菌属、沙门菌属、变形杆菌属、结核杆菌等)、真菌(组织胞浆菌等)和原虫(疟原虫、阴道毛滴虫等)也可引起本病；②药物：如疫苗、血清等；③其他因素：如某些自身免疫疾病、内脏恶性肿瘤、日光、妊娠、月经等。

【临床表现】

本病春季好发，女性多于男性，以 10～30 岁年龄组发病率最高。本病可分为 3 种类型。

1. 红斑—丘疹型 此型常见。好发于四肢远端及黏膜。其特征性皮损为虹膜状或靶形，圆形或椭圆形水肿性红斑，有时可互相融合；自觉微痒，全身症状不重。2～4 周后皮损逐渐消退，遗有色素沉着。本型容易复发。

2. 水疱—大疱型 常由红斑—丘疹型发展而来。以集簇或散在型水疱、大疱或血疱为主要皮损；常有黏膜损害，累及口、眼、鼻、外阴黏膜；可伴显著全身症状，如关节痛、发热、蛋白尿和血沉增快等。

3. 重症型(Steven-Jonson 综合征) 本型发病急骤，突然发生高热、头痛，并出现水肿性红斑、水疱、大疱、血疱和瘀斑等皮损，广泛分布；黏膜损害广泛而严重，还可累及呼吸道黏膜出现大片糜烂或坏死；可伴有多系统损伤，若不及时抢救，短期可进入衰竭状态，死亡率 5%～15%。

【组织病理】

表皮角质形成细胞坏死，表皮下水疱形成，基底细胞液化变性；真皮上部血管扩张，红细胞外渗，水肿明显，血管周围淋巴细胞及少数嗜酸性粒细胞浸润。

【诊断与鉴别诊断】

主要根据典型临床表现特别是虹膜状或靶形红斑进行诊断。

本病应与下列疾病进行鉴别。

1. 冻疮 多见于冬季，好发于四肢末端及耳郭、面颊，无虹膜样改变，痒感明显，遇热尤甚。

2. 玫瑰糠疹 长轴与皮纹一致的较多椭圆形红斑，好发于躯干部四肢近端，一般无黏膜损害。

3. 体癣 皮损呈环形，边缘部有丘疹、小水疱和鳞屑；真菌检查阳性。

4. 大疱性类天疱疮 呈张力性表皮下大疱，好发于老年人，黏膜较少累及；病理示表皮下水疱，直接免疫荧光示基底膜带(BMZ)中 IgG 和 C3 呈线形沉积。

5. 疱疹样皮炎 水疱排列呈环状，剧痒，经过慢性，无黏膜损害；病理改变为表皮下水疱，疱内含有多量嗜酸性粒细胞，早期真皮乳头内有中性粒细胞性脓疡。

6. 二期梅毒疹 皮损为圆形或椭圆形，铜红色，孤立散在；梅毒血清学反应呈阳性。

7. 中毒性表皮坏死松解症 本病表现为表皮大片剥脱、萎缩、坏死，呈棕红色烫伤样外观，尼氏征阳性，表皮剥脱后形成大片鲜红色糜烂面，有严重的内脏损害。有人认为本病为多形红斑重症型中另一类型。

【治疗】

祛除可疑病因，停用可疑致敏药物。全身治疗常用抗组胺类药物、钙剂、维生素 C 或糖皮质激素治疗，对重症型强调大剂量糖皮质激素静脉滴注，并加强护理，注意水、电解质平衡，增加营养，选择适当抗生素预防和控制继发感染等。局部治疗原则为消炎、收敛、止痒、预防感染，可外用炉甘石洗剂或糖皮质激素霜剂，有水疱和渗出者可采取湿敷。此外应注意眼、口、鼻、外阴部的护理。

第十四节　环状红斑

一、远心性环状红斑

远心性环状红斑(erythema annulare centrifugum)为反复发作的慢性红斑性皮肤病。

【病因学】

病因不清,可能与皮肤真菌感染或食用真菌性食品、体内某些潜在性疾病、昆虫叮咬、细菌感染或某些药物(如抗疟药或青霉素)相关,极少数患者与内脏肿瘤有关。

【临床表现】

可发生于任何年龄,但以青壮年多见。好发于3～10月,夏季多见。好发于躯干、臀部和四肢。皮损开始为淡红色的扁平丘疹,然后离心性向外扩大,中央皮损消退,边缘稍隆起,形成环状或半环状,触摸似橡皮样硬度,一般没有痂或小水疱,但非典型患者可伴有毛细血管扩张、紫癜、鳞屑、小水疱等;可形成多环互相重叠呈地图状,环的直径可扩大至6～8cm。无自觉症状或轻微瘙痒,部分患者可伴有关节痛、咽喉疼痛等。实验室检查可能有白细胞计数、抗“O”抗体、血沉等改变。可呈反复周期性发作,但最终自动缓慢消退,严重患者可维持几个月至几年。

【组织病理】

表皮轻度或中度海绵形成、病灶区角化不全;真皮中下部血管周围有境界清楚呈袖套状分布的炎症细胞浸润,主要为淋巴细胞,少数为单核细胞和嗜酸性粒细胞。

【诊断与鉴别诊断】

根据典型临床表现,诊断一般不难。

本病应与下列疾病进行鉴别。

1. 环状肉芽肿　皮损为光滑、硬质、正常肤色、淡红色或紫色的小丘疹,中心消退,周围排列紧密形成环状或弓形,常为单发;有典型组织病理学表现。

2. 体癣　红斑边缘部有丘疹、小水疱和脱屑,痒剧;真菌检查阳性。

3. 亚急性皮肤型红斑狼疮　皮损为红色水肿性斑,逐渐向外扩大,呈环形或弧形,边缘隆起,内侧缘有细小鳞屑,可合并有关节痛、发热、光敏、脱发和毛细血管扩张等;存在多种免疫学异常;皮肤组织病理有特征性表现。

【治疗】

主要为祛除病因和对症治疗。可服用维生素C、钙剂、抗组胺药物、糖皮质激素;局部可用炉甘石洗剂等安抚止痒药;可酌情进行紫外线局部照射。

二、匐行性回状红斑

匐行性回状红斑为一种少见红斑症,又称持久性回状红斑。红斑排列成特殊形态。

【病因学】

病因不明,可能为内脏肿瘤的皮肤表现,因为患者通常合并内脏肿瘤,如乳癌、咽部癌、卵巢癌等。

【临床表现】

初起为小丘疹,离心性扩大形成环状,环中央不断发生新皮疹形成同心环。多数同心环皮疹相互连接构成脑回状、水纹状、图案状等各种奇异的形态。环边缘略隆起呈鲜红色或紫红色,其内缘常附有鳞屑,环消退后留色素沉着。自觉症状有不同程度的瘙痒及伴随内脏肿瘤的其他症状。

【病理变化】

无特异改变。表皮细胞内水肿和轻度的海绵形成,真皮内血管周围有单核细胞浸润,有少数嗜酸性粒细胞与嗜黑素细胞。

【治疗】

对症处理和治疗并发的肿瘤。

三、慢性迁移性红斑

慢性迁移性红斑为一单纯性红斑,经过慢性,可为Lyme病的皮肤表现。

【病因学】

病因为螺旋体感染。部分病例发病前有昆虫叮咬史。

【临床表现】

皮疹常单发,开始为圆形或椭圆形小红斑,仅数毫米直径,缓慢离心扩大;经过数周至数月后,红斑直径可达50cm以上,皮损中央区消退后呈正常皮色或淡紫色,环的边缘较宽,稍隆起皮面,无鳞屑水疱。好发于躯干四肢。除轻度瘙痒外,无全身症状。病程数月至1年余。

【病理变化】

表皮变化不显著或有轻度海绵形成。真皮乳

头至真皮深部血管扩张，在血管和皮肤附属器周围有大量单一核细胞和成纤维细胞增生。

【治疗】

青霉素、四环素等抗生素治疗有效。

四、单纯性回状红斑

本病为淡红色至鲜红色不规则形细环状红斑。好发于青年，女性居多。

【病因学】

不明。

【临床表现】

初起为淡红色小丘疹，离心性扩大形成环状，环边缘狭细如线，不隆起皮面无浸润，环中央为正常皮色。皮疹分布以四肢为多，无自觉症状或有轻痒，于1～2d内皮疹消失，消退后不留痕迹，但新疹可陆续发生，病程长达数月至数年。

【病理变化】

真皮乳头血管扩张，有少量淋巴细胞浸润。

【治疗】

除去病因和对症治疗。

五、风湿性边缘性红斑

风湿性边缘性红斑又称风湿性游走性红斑，发生于风湿热患者，尤其多见于风湿性心脏病患儿。

【临床表现】

淡红色或暗红色斑，边缘不隆起或轻度隆起，触诊有浸润感。红斑为游走性或多发性，可形成环状或相互融合成地图状，红斑于数小时多至2～3d内消失。但不同部位可反复发作。无自觉症状。

【病理变化】

真皮血管周围有中性粒细胞浸润，核碎裂和不同程度坏死，有红细胞外渗。后期为淋巴细胞浸润。

【治疗】

控制风湿活动和对症治疗。

六、持久性色素异常性红斑

持久性色素异常性红斑又称灰皮病，表现为红斑或淡灰色色素沉着，发生于任何年龄，单以青壮年居多，性别无差异。

【病因学】

病因不明。

【临床表现】

初起为红斑，散在分布于面部躯干和四肢，红斑境界清楚，以后红斑色淡转为淡灰色。本病发展缓慢，活动的红色边缘常在数周或数月内消退，留下色素沉着；有时在同一皮损内同时有色素沉着和色素减退。通常无自觉症状。

【病理变化】

早期活动损害可见表皮基底细胞和棘细胞内空泡形成，进而液化变性，偶见胶样小体。真皮血管周围有淋巴细胞、组织细胞和载黑素细胞浸润。有时真皮内炎症细胞形成带状。晚期可见载黑素细胞的异常聚集。

【治疗】

无特效疗法。大量维生素C治疗有一定疗效。

七、新生儿暂时性萎缩性回状红斑

本病为一原因不明伴有萎缩的新生儿红斑。

【临床表现】

出生不久出现红斑，数目逐渐增多。经过数周后，红斑发生萎缩，中央呈淡白色凹陷，边缘有轻度浸润之红晕，小的损害经6～7个月消退，大的皮损消退较慢。患儿生长良好。

【病理表现】

表皮萎缩，真皮上部水肿，皮疹边缘部胶原纤维束间有单核细胞浸润。

【鉴别诊断】

1. 离心性环状红斑　红斑在数日内离心性扩大呈环状，反复发作，无萎缩改变。

2. 风湿性环状红斑　红斑环状，持续数小时或1～2d消退，反复发作，伴有风湿热的其他症状。

3. 新生儿中毒性红斑　红斑一过性，除红斑外，还有丘疹和脓疱，皮疹经3～5d后即消退，无萎缩改变。

【治疗】

目前尚无疗效十分确切的疗法。有文献报道用DDS治疗，3周后皮疹消退，随访2个月未见复发。

第十五节　新生儿毒性红斑

此病为新生儿一过性红斑，是新生儿常见疾病，占成熟分娩婴儿的50%。

【病因学】

可能为外来刺激的非特异性反应，或对来自母体某些抗原性物质所致的变态反应或是肠道吸收物质的毒性作用，也有认为是病毒感染。

【临床表现】

出生后 3～4d 内发疹，有红斑、丘疹、风团和脓疱。红斑粟粒大、豆大至雀卵大，境界不清，鲜红色。丘疹为水肿性。风团发生于红斑上或单独发生。脓疱较红斑丘疹少见，位于红斑中央，与毛囊一致或毛囊周围。患儿可眼睑水肿，血中嗜酸性细胞增多，但一般情况尚好。

【病理表现】

红斑处真皮浅层轻度水肿，血管周围有轻度炎症细胞浸润，主要为嗜酸性粒细胞，少数中性粒细胞和淋巴细胞。丘疹处真皮显著水肿，浸润细胞以嗜酸性细胞为主。表皮棘层轻度增厚，可见细胞外溢。脓疱位于表皮内或角层下，疱内容以嗜酸性粒细胞为主，有少量中性粒细胞。毛囊和汗腺周围有明显炎症反应。

【治疗】

能自行消退，不需治疗。

第十六节　掌　红　斑

【病因学】

为多种内脏病变和皮肤病的表现，可见于肝脏肿瘤，肝硬化，宿主抗移植物病，也见于湿疹、银屑病、毛发红糠疹、类风湿关节炎等。

【临床表现】

发生于掌部，特别位于大小鱼际处，境界清楚，压诊退色，可持续存在多年，常合并蜘蛛痣；有时红斑弥漫于全掌外，可蔓延至指端背侧面，无自觉症状。

【治疗】

积极治疗原发疾病。

第十七节　酒性红斑

酒性红斑是指摄入含乙醇的食物和饮料后引起的全身性皮肤红斑。

【病因学】

有人认为发病可能和机体对乙醇中某些化学成分过敏有关。也有认为对乙醇中的大麦或酒曲类物质的酵母菌过敏，引起皮肤和黏膜的微血管扩张充血而产生红斑。

【临床表现】

多在食后或饮后数小时，在躯干多处发生红斑，有的在全身皮肤出现猩红热样或麻疹样红斑，有瘙痒和灼热感，可伴眼结膜充血，咽颊黏膜潮红充血及过敏性鼻炎症状，一般数小时或经 1～2d 逐渐消退，不遗留痕迹。

【病理表现】

表皮正常，真皮浅层血管扩张伴少量炎症细胞的浸润。

【诊断与鉴别诊断】

根据有食乙醇食物或饮料史，随后全身出现泛发性红斑，伴有黏膜充血，一般容易诊断。需与饮酒过量和饮酒中毒鉴别，后者还有恶心、呕吐、心动过速、胡言乱语、嗜睡甚至昏迷等症状。

【治疗】

可多饮水促进排泄。予以口服抗组胺药和大量维生素 C 等。

第十八节　红　皮　病

红皮病(erythroderma)又名剥脱性皮炎(exfoliative dermatitis)，是一种全身皮肤发生弥漫性潮红、水肿、浸润伴脱屑的皮肤病。

【病因学】

能引起本病的原因很多。本病可继发于银屑病、湿疹、大疱性皮肤病、接触性皮炎、泛发性扁平苔藓、毛发红糠疹、肿瘤等疾病，如其处理不当或治疗不及时可演变成本病；索米痛片、苯巴比妥、磺胺药、胂剂、水杨酸类、抗疟药、氯霉素和重金属等引起的药疹也可表现为红皮病；8%～20%患者伴发单核—吞噬细胞系统的恶性肿瘤，如蕈样肉芽肿、白血病、霍奇金病等，肿瘤可先于皮肤病，亦可同时或其后发生；少数无确切病因者称特发性红皮病。

【临床表现】

本病皮肤皮损以全身皮肤弥漫性潮红、浸润、肿胀、脱屑为特征，发病数周后可有毛发脱落、指(趾)甲混浊、增厚、凹陷、纵嵴等。30%～70%患者可伴有肝脾大，70%患者伴有不同程度的淋巴结大；皮肤血管通透性改变和屏障作用丧失可导致水、电解质紊乱，严重者可出现血流动力学改变并影响心血管系统；重症患者小肠绒毛萎缩影响食物吸收，加上肠内菌群失调可导致脂肪痢；因皮肤广泛性病变和炎症反应基础代谢增高，蛋白质代谢紊乱导致低蛋白血症；皮肤调节体温功能也受到影响可出现低体温状态，引起寒战、发热与低体温交替出现。根据其发病情况、程度、预后，临床上可分为急性红皮病和慢性红皮病。

【组织病理】

非特异性改变。表皮角化不全，颗粒层消失，棘层肥厚，细胞内和细胞间水肿，海绵形成，有时见表皮内微脓疡；真皮中上部水肿，血管扩张充血，血管周围有炎性细胞浸润，主要为淋巴细胞、组织细胞和嗜酸性粒细胞。

【诊断】

根据特征性的皮损即可诊断。

【治疗】

1. *一般治疗* 病因明确者要治疗原发疾病；药物过敏者要停用一切可疑药物，积极进行抗过敏治疗。支持疗法十分重要，应及时补充蛋白质等营养成分，并给予多种维生素，维持水和电解质平衡；应加强皮肤护理，避免出现感染等并发症。

2. *对症治疗* 外用药以止痒、消炎、安抚为原则。可用植物油、氧化锌油剂、糖皮质激素软膏及抗生素软膏等，还可用药浴(如矿泉浴、淀粉浴)。

3. *全身治疗* 糖皮质激素可口服[泼尼松0.5～1mg/(kg·d)，分3次口服]、静脉滴注(地塞米松10mg/d)或冲击疗法(甲泼尼龙1g/d静脉注射)；免疫抑制药主要用于糖皮质激素治疗效果不显著或由银屑病等演变而来的红皮病。

(郑 敏)

第16章

结缔组织病

目前认为结缔组织病是风湿性疾病中的一大类，有广义和狭义之分。广义结缔组织病包括由遗传因素决定的原发性结缔组织受侵犯的一组疾病；狭义结缔组织病只包括以疏松结缔组织受侵犯为主的一组疾病包括红斑狼疮、皮肌炎、硬皮病、结节性多动脉炎、类风湿关节炎、干燥综合征、嗜酸性筋膜炎、混合结缔组织病和复发性多软骨炎等。这些疾病在临床表现、病理改变以及免疫学异常等方面均具有不同程度的重叠，有一些共同的临床及实验室特征，如多系统受累(即皮肤、关节、肌肉、心、肾、造血系统、中枢神经等可同时受累)，病程长，变化多，可伴发热、关节痛、血管炎、血沉增快、γ球蛋白增高等，但又各具有特征性的表现，而且对糖皮质激素治疗有效。

第一节　红斑狼疮

红斑狼疮(lupus erythematosus，LE)为一病谱性疾病，有独特的临床表现和独特类型的细胞或体液自身免疫，可累及任何器官；其临床表现轻重不一，存在病谱现象一端为仅有皮肤受累的皮肤型红斑狼疮(CLE)，另一端为多器官、多系统受累的系统性红斑狼疮，此外还有许多中间型。根据LE的特异性皮损可分成以下类型。

1. *慢性皮肤红斑狼疮*　包括：①盘状红斑狼疮：局限性(头和颈)或泛发性(播散性)盘状红斑狼疮；②盘状红斑狼疮-扁平苔藓重叠综合征；③疣状(肥大性)红斑狼疮；④冻疮样红斑狼疮；⑤狼疮性脂膜炎；⑥黏膜狼疮；⑦肿胀性(瘤样)狼疮。

2. *亚急性皮肤红斑狼疮*　可表现为丘疹鳞屑型或环状红斑型；此外还包括临床表现类似的综合征(如新生儿红斑狼疮和补体缺陷综合征)。

3. *急性皮肤红斑狼疮*　表现为局限性(蝶形红斑)或泛发性红斑、大疱。

慢性皮肤红斑狼疮和亚急性皮肤红斑狼疮以皮肤表现为主，而系统性红斑狼疮则为多系统损害。

一、慢性皮肤红斑狼疮

盘状红斑狼疮(discoid lupus erythematosus，DLE)是慢性皮肤红斑狼疮(CCLE)中最常见的类型。

(一)盘状红斑狼疮

【流行病学】

一般发生于年轻人，女性与男性之比为2∶1。

【病因学】

见系统性红斑狼疮。

【临床表现】

1. *局限性盘状红斑狼疮*

(1)好发部位：为头皮、鼻梁、颊部、下唇和耳部，但鼻唇沟处一般不累及，通常局限于颈部以上。

(2)特征性皮损：为直径可达1cm以上暗红色斑和斑块或丘疹，附黏着性鳞屑，除去鳞屑，其反面显示有毛囊角栓附着，类似于地毯钉或猫舌之外观，延伸至扩大的毛囊，倾向于中央愈合，伴萎缩、瘢痕、色素沉着异常和毛细血管扩张等继发皮损。有瘙痒和触痛，偶可较严重。

(3)黏膜损害：约24%患者具有黏膜损害，包括口腔、鼻腔、眼和外阴的黏膜，唇部和口腔斑片呈灰色角化过度，也可糜烂，周围形成狭窄的带状炎症。

2. *泛发性盘状红斑狼疮*　较少见，通常在局限性盘状红斑狼疮基础上发展而来，严重程度表现不一。

(1)好发部位：最常发生于胸部V字区和上肢，可侵犯到颜面和上肢，头皮受累可致秃发。

(2)病程：95%患者在发作时限于皮肤，并且保持不变。由DLE进展为系统性红斑狼疮者不常见，发热可能是一个进展为系统性红斑狼疮的迹象。

【辅助检查】

偶可出现血沉加快、ANA滴度升高或血液白细胞减少等，在泛发性盘状红斑狼疮中较局限性盘状红斑狼疮常见；如有2～3项符合系统性红斑狼疮的诊断标准（见SLE节），则需要进行定期检查随访。

【病理学检查】

角化过度伴毛囊角栓，表皮变薄，基底层液化变性，基底膜增厚，色素失禁；真皮浅层可有水肿，黏蛋白增加，真皮血管与毛囊周围有淋巴细胞炎症浸润。受损皮肤直接免疫荧光试验阳性率达75%以上，在真-表皮交界处有免疫球蛋白沉着，通常为颗粒型，早期损害（8周以内）中可能免疫荧光阴性。

【诊断与鉴别诊断】

1. *诊断*　根据典型临床表现、组织病理和免疫病理学检查结果可诊断DLE。

2. *鉴别诊断*

(1)脂溢性皮炎：本病好发于成年人和新生儿，男女都可发病，典型损害为带油腻性鳞屑或黄红色痂皮的丘疹和斑片，常自头部开始，逐渐向下蔓延，有不同程度的瘙痒。

(2)寻常狼疮：常自幼年发病，基本损害为苹果酱样狼疮结节，破溃后愈合形成瘢痕，瘢痕上又可再生新的结节，一边破坏，一边愈合，组织病理学检查呈结核样浸润。

(3)其他：还需与酒渣鼻药疹、Bowen病、扁平苔藓、三期梅毒、多形性日光疹、光化性角化病和淋巴细胞浸润症相鉴别。

【治疗】

患者应避免日光照射，外出时用高防晒指数(SPF)的遮光剂外用；此外患者还应避免过冷、过热和局部创伤。

1. *局部治疗*　应用强效糖皮质激素有效，局部皮损内注射常获得很好疗效，外用0.1%他克莫司软膏和1%吡美莫司霜均有效。

2. *全身治疗*　一般在夏季进行，冬季可减量或停用。

(1)抗疟药物：羟氯喹为首选药，应观察其不良反应。

(2)糖皮质激素：广泛性或毁损性损害用系统糖皮质激素治疗有效，但仅在需要迅速控制病情时有限使用，且常与抗疟药物联用。

(3)沙利度胺：治疗狼疮有效。常见的不良反应有皮疹、嗜睡、便秘，严重的不良反应，如致畸作用和神经毒作用。

(4)维A酸类药物：文献报道用维A酸类药物治疗有效，但停药后会迅速复发。

(5)其他：氨苯砜、氯法齐明、硫唑嘌呤、甲氨蝶呤、麦考酚酯、干扰素(IFN)、金诺芬（口服金制剂）都曾报道对DLE有效。

（二）其他类型慢性皮肤红斑狼疮

1. *疣状（肥大性）红斑狼疮*　无瘙痒的丘疹、结节性皮损可发生于臂部和手部，类似于角化棘皮瘤或肥大性扁平苔藓。皮损内注射曲安奈德通常有效；也有人报道单独用异维A酸或与羟氯喹联合治疗有效。

2. *红斑狼疮-扁平苔藓重叠综合征*　皮损为淡蓝红色斑片或斑块，通常较大，有萎缩、色素减退、毛细血管扩张和脱屑，四肢伸侧为典型受累部位，掌跖受累常见；组织学上具备扁平苔藓或LE的特征或二者结合的特征；狼疮带试验可能为阳性。治疗不理想，氨苯砜或异维A酸可能有效。

3. *冻疮样红斑狼疮*　又称为Hutchinson型狼疮，是一种慢性、持续存在的红斑狼疮，指尖、耳郭、小腿和足跟受累，尤其多见于女性，通常颜面部先有盘状红斑狼疮，有时亦可见系统性受累，有时临床上很像肉样瘤病，与寒冷刺激有关。常用的红斑狼疮治疗方法均可以应用。

4. *狼疮性脂膜炎*　病程慢性，最常发生于20～45岁女性；常发生于面颊、上臂及臀部的正常皮肤的下方，胸部、大腿亦可受累；损害达深部真皮及皮下，结节直径1～4cm，橡皮样坚实，界限清楚，无触痛，损害可以愈合，但由于脂膜消失后可遗留深的凹陷，需多年后才可恢复。组织病理表现为真皮深层和脂肪层的淋巴细胞性脂膜炎，其上方表皮可有基底细胞液化和毛囊角栓，也可正常。直接免疫荧光检查显示在真-表皮交界处有颗粒状免疫球蛋白和补体C3沉着。治疗同DLE。

5. *肿胀性狼疮*　是CCLE的一种少见形式，

皮肤肿胀、发热、类似荨麻疹样斑片，直径数厘米甚至累及整个面颊或肢体，光敏明显。组织病理证实真皮处有大量黏蛋白。

6. 黏膜狼疮　CCLE 的另一种常见形式为黏膜狼疮，是黏膜的 DLE，占 CCLE 的 25%，口腔黏膜最好发，尤其是颊黏膜，但鼻腔、生殖器黏膜和眼结膜也可累及。损害开始为疼痛性红斑，以后发展为苔藓样斑片。

【预后】

病程慢性，皮损经治疗 50% 可完全消退，部分可遗留萎缩性瘢痕和色素沉着或脱失，泛发者消退少见，新皮损的出现或皮损的加重往往提示病情活动。约 5% 的 DLE 可转变为 SLE。

二、亚急性皮肤红斑狼疮

亚急性皮肤红斑狼疮（subacute cutaneous lupus erythematosus，SCLE）是介于 DLE 和 SLE 之间的亚型，皮损明显而内脏病变轻微。

【流行病学】

女性多见，年龄多为 15～40 岁。在所有 LE 病例中占 10%～15%。

【病因学】

见系统性红斑狼疮。

【临床表现】

1. 好发部位　多见于颜面和颈部的阳光暴露部位以及胸部、背部的"V"字区和上臂外侧，形如披肩毛巾，而上臂内侧、腋窝、侧腹部和肘部则不受累。

2. 特征性皮损　主要为鳞屑性丘疹，逐渐演变为银屑病样皮损或者更多见的为多环状皮损，鳞屑很薄，容易剥离，毛细血管扩张和色素异常几乎都有发生，毛囊不受累，不形成瘢痕。

3. 其他　光敏感和脱发者约占 50%，硬腭受累占 40%，伴发 DLE 者占 20%，约 75% 患者有关节痛或关节炎。肾脏、中枢神经系统和血管并发症不常见。

【辅助检查】

1. 血清学检查　少数患者尤其是系统受累者可出现血液异常，如贫血、白细胞减少、血尿、蛋白尿、补体降低。

2. 自身抗体检测　60%～80% 患者有 ANA 阳性，大多数患者有抗 Ro/SSA 抗体和抗 La/SSB 抗体。相当数量患者 HLA-DR3 阳性。

3. 多数患者 UVB MED 降低　UVB 测试部位可出现 SCLE 损害。

【病理学检查】

类似于 DLE，但毛囊栓塞、角化过度和淋巴细胞浸润不甚显著；在某些抗 Ro 抗体阳性的患者中，表皮可出现严重的嗜酸性坏死或全表皮层空泡变性，表皮细胞核内可出现尘样 IgG 颗粒沉着；60% 患者皮损直接免疫荧光检查阳性。

【诊断与鉴别诊断】

1. 诊断　根据特殊皮损、轻度全身症状、ANA 抗体等免疫学实验室检查结果介于 SLE 和 DLE 之间等特点，应考虑 SCLE 的可能性；组织病理和免疫病理检查可帮助确诊。

2. 鉴别诊断　参见盘状红斑狼疮和系统性红斑狼疮。

【治疗】

抗疟药治疗（见前 DLE 处理）是基本的治疗方法；小剂量系统性糖皮质激素治疗和应用遮光剂有效；严重的顽固性患者，可用甲氨蝶呤、环磷酰胺、沙利度胺和血浆置换治疗，也可用甲泼尼龙冲击治疗，但需要权衡利弊，慎重考虑。大剂量免疫球蛋白静脉滴注能用于常规治疗无效的 SCLE 患者。

药物引起的 SCLE，经停止使用有关药物数月后，ANA 滴度下降，抗组蛋白抗体转阴性，临床症状体征消失。

【预后】

15%～20% 的 SCLE 患者可能转变为 SLE 或 CCLE。SCLE 发展演变为 SLE 的危险因素有丘疹鳞屑型皮损伴高滴度 ANA（≥1∶640）、白细胞减少和抗 ds-DNA 抗体阳性。

三、系统性红斑狼疮

系统性红斑狼疮（systemic lupus erythematosus，SLE）是典型自身免疫性疾病，皮肤、关节、肾、肺、神经系统、浆膜等均可受累，临床表现多种多样。

【流行病学】

好发于生育年龄女性，多见于 15～45 岁年龄段，女性与男性发病率之比为 9∶1。

【病因与发病机制】

确切病因和发病机制还不完全清楚，可能与遗传、性激素和环境因素（包括药物、紫外线、感染等）有密切关系。

SLE 具有遗传倾向，其同胞患病率是一般人患病率的 20 倍左右，同卵双生子发病一致率为

24%～65%，而异卵双生子发病一致率仅为2%～9%。目前已明确的与系统性红斑狼疮相关的易感基因有至少17个，它们是HLA-DR3、IRF5、STAT4、ITGAM、BLK、PTTG1、ATG5、TNFSF4、PTPN22、IRAK1、FCGR2A、TNFAIP3、KIAA1542、UBE2L3、PXK、HLA-DR2、BANK1。Gateva V.等最近报道新发现5个SLE易感基因：TNIP1、PRDM1、JAZF1、UHRF1BP1和IL-10，另外还有5个与其他自身免疫病相关的易感基因可能也与SLE相关，它们是IFIH1、CFB、CLEC16A、IL-12B和SH2B3。不同的人种具有相同或不同的易感基因，张学军等发现5个与汉族人群发病密切相关的易感基因ETS1、IKZF1、RASGRP3、SLC15A4和TNIP1，并确定了4个新的易感位点7q11.23、10q11.22、11q23.3和16p11.2，另外验证出在欧洲人中发现的7个易感基因在汉族人中同样存在。

除遗传机制外，表观遗传机制在SLE的发生、发展中起重要作用。环境因素可能通过表观遗传调控参与SLE的发病。SLE病人$CD4^+$ T细胞甲基化敏感基因过度表达且伴有其调控序列特定区域甲基化水平低下，这些基因包括，CD11a、CD70、Perforin、CD40Ligand等。过度表达这些基因的$CD4^+$ T细胞具有自身反应性，刺激自身B细胞产生大量的自身抗体，导致组织器官损伤。

【临床表现】

SLE可累及全身各脏器，临床表现多种多样。

1. *皮肤与黏膜*　在鼻梁和双颧颊部呈蝶形分布的红斑是SLE特征性改变。皮损持续一至数周，消退不留瘢痕，其他皮肤损害尚有手足和甲周红斑、瘀点、丘疹、结节、网状青斑和浅表溃疡，常无明显瘙痒。在额顶前区可出现非瘢痕性脱发，头发参差不齐、短而易折断，称为狼疮发。黏膜损害见于25%患者，可发生结膜炎、巩膜外层炎以及鼻腔与女阴溃疡，口腔黏膜出血、糜烂、浅溃疡。

2. *内脏系统表现*　多数器官均可受累，但不一定同时受累。表现多由于血管炎引起。

(1)关节和肌肉：常出现对称性多关节疼痛、肿胀，发生率约90%。表现为急性游走性多关节炎，类似于类风湿关节炎，激素治疗中的患者可出现股骨头无菌性坏死。肌痛和肌无力可见于部分患者。

(2)肾脏受累：50%～70%的患者会出现临床肾脏受累，肾活检显示几乎所有SLE患者均有肾脏病理学改变。表现为肾炎型或肾病型，常可导致慢性肾功能不全，表现为蛋白尿、氮质血症、高胆固醇血症和低蛋白血症；肾小球基底膜可发现有免疫球蛋白和补体沉着。肾小球血管由于血管炎变化可出现特征性的“线圈”样损害。

(3)心血管系统：发生率约30%。其中以心包炎最常见，心内膜炎、心肌炎等亦可发生；重症患者可伴有心功能不全，为预后不良指征。约15%的患者有雷诺现象，这些患者肾病少见，死亡率较低。

(4)神经系统：中枢神经系统侵犯较多见，是SLE病情严重的一种表现。其中精神症状发生率高。神经症状主要表现为癫痫样发作，其他可有偏头痛、轻偏瘫、抽搐、复视、视网膜炎和脉络膜炎；网状青斑具有提示作用。中枢神经系统和皮肤联合受损常由抗磷脂抗体所致，可出现多处非炎症性血栓形成导致的血管损伤。

(5)血液系统：特发性血小板减少性紫癜有时是SLE的先兆，其他异常表现包括贫血、嗜中性粒细胞减少症和淋巴细胞减少症。

(6)消化系统：可产生恶心、呕吐和腹泻或便秘等表现，可伴有蛋白丢失性肠炎，常由肠壁和系膜血管炎导致。

(7)呼吸系统：肺受累显示渗出性胸膜炎、间质性肺病、急性肺炎、肺动脉高压和肺萎缩。

(8)其他：常伴有继发性干燥综合征，有外分泌腺受累，表现为口干、眼干；肌肉萎缩、空泡型肌病可产生肌无力、心肌病、吞咽困难和食管弛缓不能等表现。

【辅助检查】

1. *常规检查*　可有正细胞正色素性贫血、缺铁性或再生障碍性贫血，少数有溶血性贫血。约15%的患者Coombs试验为阳性；血小板减少、淋巴细胞减少或白细胞减少、在疾病活动期血沉通常显著增快；梅毒血清试验假阳性率大约为20%；类风湿因子可为阳性，IgG水平升高，清蛋白/球蛋白比率倒置，球蛋白增高，尤其是γ球蛋白和α_2片段明显增高；尿蛋白、红细胞和管型较常见。

2. *免疫学检查*

(1)抗核抗体(ANA)试验：95%以上的SLE患者呈阳性；该试验为目前最佳的筛选试验，如多次阴性则SLE可能性不大；周边型为SLE所特异(抗DNA)，均质型和斑点型对SLE无特异性。

(2)狼疮细胞试验：75%～90%的活动性SLE患者红斑狼疮细胞实验阳性。本试验较特异，但不敏感且操作烦琐，目前已被ANA试验代替。

(3)抗 dsDNA 抗体：特异性 96%～99%，敏感性 50%～70%，阳性表明狼疮活动和肾病的高危性。

(4)抗 Sm 抗体：对 SLE 特异性 99%，但敏感度仅 25%，抗体滴度与疾病活动性无关。

(5)抗核糖核酸蛋白(抗 nRNP)抗体：该抗体阳性提示肾病低危性，预后较好。

(6)抗 La 抗体：仅 10%患者和 30%Sjögren 综合征患者为阳性。

(7)抗 Ro 抗体：大约 25% SLE 和 40% Sjögren 综合征患者为阳性。在 SCLE 患者(70%阳性)、新生儿红斑狼疮(95%)、C2 和 C4 补体缺陷的红斑狼疮(60%)、晚发作型红斑狼疮(75%)中较常见。

(8)血清补体：低水平提示病情活动，常有肾脏受累。

(9)狼疮带试验(LBT)：沿真-表皮交界处有颗粒型免疫球蛋白和补体沉着，见于 75% DLE 和 SLE 患者皮损；正常皮肤 LBT 阳性仅见于 SLE(日光暴露部位的阳性率为遮盖部位皮肤的 2 倍)；遮盖部位皮肤 LBT 试验阳性结果提示与抗 dsDNA 和肾病正相关，因而也提示预后差。

(10)抗 ssDNA 抗体：敏感但不特异，阳性患者多有光敏感。

(11)抗心磷脂抗体：包括抗心磷脂抗体和狼疮抗凝物，都属于抗磷脂抗体的亚型，该抗体阳性与血小板减少、自发性流产或死胎、血栓形成、血管炎以及神经系统病变有关。可见于狼疮等结缔组织病或者作为一个独立的疾病存在。

【诊断与鉴别诊断】

1. 诊断　目前普遍采用美国风湿病学会(ARA)1997 年推荐的关于 SLE 分类标准。该诊断标准如下：①蝶形红斑；②盘状红斑；③光敏感；④口腔溃疡；⑤非侵蚀性关节炎；⑥浆膜炎(心包炎或胸膜炎)；⑦肾病(蛋白尿或细胞管型)；⑧中枢神经系统病变(无其他原因解释的抽搐或精神病)；⑨血液学异常(溶血性贫血伴网织红细胞增生或白细胞减少低于 4 000/mm^3，达 2 次以上；或淋巴细胞减少，低于 1 500/mm^3，达 2 次以上)；⑩免疫学异常：抗 dsDNA 抗体阳性或抗 Sm 抗体或抗磷脂抗体阳性；⑪ANA 滴度异常且无其他原因解释。具备上述标准中 4 项或 4 项以上阳性，相继或同时出现时，即可诊断为系统性红斑狼疮。

2. 鉴别诊断

(1)皮肌炎：典型皮损为双上眼睑水肿性紫红斑，亦常波及整个面、颈、肩背及手指背，病久后呈皮肤异色病样，有 Gottron 征。四肢肌肉疼痛、肌力减退，可出现吞咽困难、嘶哑。血清肌酶(CPK、ALD)增高，肌电图呈肌源性损害。狼疮带试验阴性。

(2)类风湿关节炎：以关节起病，有晨僵，3 个或 3 个区域以上关节部位的关节炎，关节周围或骨突部位可能观察到类风湿结节。实验室检查有高滴度的类风湿因子，放射学改变包括骨质侵蚀或受累关节及其邻近部位有明确的骨质脱钙。

【治疗】

轻症患者只需卧床休息和予以水杨酸制剂治疗即可，后者可使肌肉症状显著减轻，如果水杨酸盐不能耐受，可用布洛芬或其他非甾体抗炎药代替；每日应用遮光剂和避免日光照射。病情较重的患者可采用以下药物。

1. 抗疟药　各种抗疟药(氯喹和羟氯喹)都有效，羟氯喹可减少复发，可与糖皮质激素联用。

2. 糖皮质激素　对中等严重程度的患者，糖皮质激素证明有效并可延长患者寿命；有肾脏受损或神经系统受累者也可使用，用量由病情活动性而定，衡量指标是发热、血沉等及抗 dsDNA 抗体滴度、ANA 滴度、补体 C3 水平等免疫学指标，一般可用泼尼松 0.5～1mg/(kg·d)，控制病情后逐渐减量到维持量 10～15mg/d；大剂量冲击疗法仅限于重型狼疮脑病和狼疮肾炎及严重溶血性贫血，可用甲泼尼龙 500～1 000mg/d 静脉滴注，连用 3d，继以口服泼尼松 0.5～1mg/(kg·d)，对快速逆转狼疮危象有效。

3. 免疫抑制药　常用的有环磷酰胺、硫唑嘌呤和甲氨蝶呤，多于激素减量时与之联用或用于狼疮性肾炎、狼疮脑病患者。目前普遍采用的标准环磷酰胺冲击疗法是：0.5～1.0g/m^2 体表面积，加入生理盐水 250～500ml 静脉滴注，每月 1 次，6 个月后每 3 个月 1 次，维持数年。也可用环孢素 5mg/(kg·d)，分 2 次口服，连用 3 个月，以后每月减 1mg/(kg·d)，至 3mg/(kg·d)维持，主要不良反应为肾肝损害，使用期间应严格监测；应用霉酚酸酯有效，剂量为 0.5～1.5g/d，分 2～3 次口服。与激素联用，诱导治疗期一般为 6 个月，维持治疗期一般不少于 2 年或更长时间。不良反应主要为感染、胃肠道症状、骨髓抑制以及一过性肝功能损害。他克莫司是具有强免疫抑制效应的大环内酯类化合物，外用治疗 SLE 的面部皮损疗效明显，内服他克莫司治疗狼疮性肾炎，能有效降低蛋白尿。

4. 新型生物制剂　近年来出现的针对 SLE 发病多个环节的生物制剂为 SLE 提供了新的治疗方法。主要分为以下几类：①改变细胞因子活化和调节，包括抗白介素-10、抗 IL26R 单抗、抗 TNF2α 抗体以及 B 淋巴细胞刺激因子受体；②抑制 T 细胞活化并诱导 T 细胞耐受，阻断 T-B 细胞相互作用，如抗 CD40L 单抗；③减少 B 细胞产生抗自身抗体，如抗 CD20 单抗、抗 CD22 单抗、抗 B lys/BAFF 单抗、CTLA4-Ig 融合蛋白和 LJP2394；④抑制补体活化，如抗 C5 单抗。但这些新的治疗方法还不十分成熟，大部分还处于临床试验阶段。

5. 其他治疗方法　如沙利度胺、二氢表雄酮、大剂量 γ 球蛋白疗法静脉注射、血浆置换及造血干细胞移植等，对某些患者有效。

另外，SLE 治疗过程中应避免阳光照射、感染、非必要手术及疫苗注射，并慎用药物。

【并发症的诊断、治疗和预防】

早期诊断早期治疗是预防并发症的关键。一旦出现了狼疮性肾炎、血液系统受累和精神神经症状，应及早大剂量皮质激素冲击治疗或联合使用免疫抑制药。在激素治疗过程中需预防和及时处理皮质类固醇的不良反应。当患者遇应激情况，如手术、感染和精神创伤时，必须加大剂量，以免发生急性肾上腺皮质功能不足。

【预后】

随着全球对狼疮病因及治疗方法的认识逐渐提高，通过早期诊断和合理治疗，本病的预后已较前明显改善，病人生活质量也明显提高。系统性红斑狼疮患者 10 年生存率超过 90%。死亡原因首先为进行性肾衰竭，其次为中枢神经系统血管炎产生的癫痫、昏迷、精神病及麻痹，其他为心肺衰竭、感染、糖皮质激素的不良反应等。

第二节　皮　肌　炎

皮肌炎（dermatomyositis，DM）是一种主要累及皮肤和横纹肌的自身免疫性结缔组织病，常伴有关节、肺、心肌等多器官损害。皮肌炎通常包括皮肤和肌肉两方面病变，但可表现为单一病变，仅有肌肉受累者称为多发性肌炎（polymyositis，PM）。

【流行病学】

女性发病率是男性的 2 倍，无种族差异，有 2 个发病年龄高峰，成人发病的高峰年龄是 50 岁，儿童发病高峰年龄为 5～10 岁。皮肌炎或多发性肌炎的发病率在美国约为 5.5/100 万，而且发病率呈增长趋势。我国流行病学情况未见详细报道。

【病因学】

确切病因尚不够清楚，目前认为主要有以下几种学说。

1. 自身免疫学说　患者病变肌肉和皮损中的血管周围有 $CD4^+$ T 淋巴细胞浸润，血管壁基底膜有补体、免疫球蛋白沉积，部分患者血中免疫球蛋白升高，抗核抗体、RF、抗 Jo-1 抗体、抗 Mi 抗体、抗 PM-1 抗体等自身抗体阳性均表明该病与免疫异常有关。

2. 感染学说　部分患者的肌肉和皮损电镜检查发现肌细胞核内，血管内皮细胞、血管周围的组织细胞和成纤维细胞质和核膜内有类似黏病毒或副黏病毒的颗粒。

3. 肿瘤　本病可合并恶性肿瘤，肿瘤有效治疗后，皮肌炎症状可缓解；肿瘤复发后，皮肌炎症状常加重。在伴发恶性肿瘤的患者血清中发现有抗肿瘤的抗体。

4. 遗传　部分患者 HLA-B8、HLA-DR3、HLA-DR52、HLA-DR6、HLA-DR7 等阳性率高。

【临床表现】

1. 皮肤表现　本病的皮肤损害多种多样。特征性皮损有：①双上眼睑为中心的水肿性紫红色斑疹，具有很高的诊断特异性。②Gottron 丘疹：即指关节、掌指关节伸侧的扁平紫红色丘疹，对称分布，表面附着糠秕状鳞屑。③皮肤异色症：部分患者面、颈、上胸部在红斑鳞屑基础上逐渐出现褐色色素沉着、点状色素脱失、点状角化、轻度皮肤萎缩、毛细血管扩张等，称为皮肤异色症或异色性皮肌炎（poikilodermatomyositis）。④技工手：部分患者双手外侧掌面皮肤出现角化、裂纹，皮肤粗糙脱屑，同技术工人的手相似，故称“技工”手。⑤其他：尚有大关节伸侧糠秕状鳞屑红斑，面部、头皮、前胸 V 形区红斑，甲周红斑，甲皱襞毛细血管扩张，甲小皮角化、血管炎性损害、脱发等。部分患者（特别是儿童）可在皮肤、皮下组织、关节周围及病变肌肉处发生钙沉着症。皮肌炎患者的皮损呈光敏性，可无明显自觉症状，亦可瘙痒甚至剧痒。

2. 肌炎表现 主要累及横纹肌，亦可累及平滑肌，临床症状依受累肌群而不同，常表现为对称性近端肌无力。最常侵犯的肌群是四肢近端肌群、肩胛带肌群、颈部和咽喉部肌群，出现相应临床症状，如举手、抬头、下蹲、吞咽等困难及声音嘶哑等。严重时可累及呼吸肌和心肌，出现呼吸困难、心悸、心律不齐甚至心力衰竭。此外，急性期由于肌肉炎症、变性，受累肌群还可出现肿胀、自发痛和压痛。少数严重患者可卧床不起，自主运动完全丧失。肌无力程度的判断如下。0级：完全瘫痪；1级：肌肉能轻微收缩不能产生动作；2级：肢体能做平面移动，但不能抬起；3级：肢体能抬离床面，抗地心吸引力；4级：能抗阻力；5级：正常肌力。

3. 内脏损害 5%～10%患者可有间质性肺炎、肺间质纤维化导致的肺功能低下，肺纤维化发展迅速是本病死亡的重要原因之一。心脏受累并不少见，可出现心包炎、心律不齐、传导阻滞、心房纤颤甚至心力衰竭。肾脏病变很少见，可有蛋白尿。肝脾淋巴结可肿大。

4. 伴发恶性肿瘤 约有1/4的患者，特别是50岁以上患者，可发生恶性肿瘤，肌炎可先于恶性肿瘤2年左右，或同时或后于肿瘤出现，所患肿瘤多为实体瘤如肺癌、胃癌、乳腺癌、鼻咽癌等，也可出现血液系统肿瘤。肿瘤切除后肌炎症状可改善。

5. 伴发其他结缔组织病 约20%的患者可伴有其他结缔组织病，PM和DM与其他结缔组织病并存，符合各自的诊断标准，称为重叠综合征。

6. 儿童皮肌炎 有2种变异型，较常见的是Brunsting型，其病程慢，表现为进行性肌无力、钙沉着症以及对糖皮质激素治疗敏感，钙沉着症可能发生于皮下和肢端；第2型即Banker型，其特点是肌肉和胃肠道的血管炎，迅速发作，严重肌无力，对糖皮质激素治疗不敏感，直至死亡，此型少见。

7. 其他全身表现 可有不规则发热、关节痛、消瘦、贫血，少数患者出现雷诺现象。

【辅助检查】

1. 血清肌酶 是诊断本病的重要血清学指标之一，肌酶升高包括肌酸激酶(CK)、醛缩酶(ALD)、乳酸脱氢酶(LDH)、门冬氨酸氨基转移酶(AST)等，其中CK和ALD特异性较高，LDH升高持续时间较长；肌酶的升高常早于临床表现数周，晚期肌萎缩肌酶不再释放，肌酶可正常。另外，肌酶的高低与肌炎的病情变化呈平行关系，可作为诊断、疗效监测及预后的评价指标。

2. 肌电图 表现为肌源性损害。

3. 肌肉活检 取受损肢体近端肌肉如三角肌、股四头肌及有压痛和中等无力的肌肉送检为好，应避免在行肌电图检查时的针插入处取材，必要时需多部位取材，提高阳性率。

4. 自身抗体 抗核抗体在PM/DM中的阳性率为20%～30%，对肌炎诊断不具特异性。抗Jo-1抗体是诊断PM的标志性抗体，阳性率为25%，在合并有肺间质病变患者中的阳性率可达60%，抗Jo-1阳性的PM/DM患者，临床上常表现为抗合成酶抗体综合征：肌无力、发热、间质性肺炎、关节炎、雷诺现象和"技工手"。

5. 其他 血清肌红蛋白在肌炎患者中可迅速升高，可早于CK出现，有助于肌炎的早期诊断；尿肌酸排出增加，常常超过0.2g/d。

【病理学检查】

皮肤病理变化无特异性，可有表皮萎缩、基底细胞液化变性、血管周围淋巴细胞浸润等。肌肉基本病理变化为肌纤维变性和间质血管周围炎性病变，可见肌纤维肿胀、横纹消失、断裂，透明变性，颗粒和空泡变性，间质血管周围淋巴细胞浸润；晚期有肌束纤维化和萎缩。

【诊断与鉴别诊断】

1. 诊断 PM和DM的诊断标准：Bohan和Peter提出的诊断标准。①对称性近端肌无力，伴或不伴吞咽困难和呼吸肌无力；②血清肌酶升高，特别是CK升高；③肌电图为肌源性损害；④肌活检肌炎病理改变；⑤特征性的皮肤损害。

具备上述①②③④者可确诊PM；具备上述①～④项中的3项可能为PM；只具备2项为疑诊PM；具备第5条，再加①～④项中的3项或4项可确诊为DM；第5条加上①～④项中的2项可能为DM；第5条加上①～④项中的1项为可疑DM。

皮肌炎根据不同特点分为6个亚型：①多发性肌炎；②皮肌炎；③多发性肌炎或皮肌炎伴恶性肿瘤；④儿童皮肌炎；⑤多发性肌炎或皮肌炎伴其他结缔组织病；⑥无肌病性皮肌炎。

2. 鉴别诊断

(1)系统性红斑狼疮：面部有蝶形红斑，无双上眼睑水肿性紫红斑及Gottron丘疹，皮损不如皮肌炎广泛，很少有肌痛症状，肌肉活检、血清酶(特别是CK、ALD)无明显改变，在指、趾侧缘有小片红斑、紫癜等渗出性皮疹，有黏膜损害和脱发。狼疮细胞、抗dsDNA抗体、抗Sm抗体、狼疮带实验均阳性。

(2)日光性皮炎:皮疹呈多形性,只发生在暴露部位,冬季自然缓解,痒感显著,肌肉症状缺如。

(3)重症肌无力:为全身弥漫性肌无力伴眼睑下垂,患肌活动后肌力明显下降,休息后恢复,血清肌酶,肌活检正常,血清抗乙酰胆碱受体(AchR)抗体阳性,新斯的明试验有助于诊断。

(4)进行性肌营养不良症:遗传性疾病,多见于男性小儿,肌无力从肢体远端开始,无肌压痛,肌活检正常,皮质类固醇治疗无效。

(5)风湿性多肌痛:发病年龄常>50岁,表现为颈、肩胛带及骨盆带等近端肌群疼痛、乏力及僵硬,血沉通常在50mm/1h以上,肌酶、肌电图及肌肉活检正常,中小剂量糖皮质激素治疗有显著疗效。

(6)旋毛虫病:有食生或未煮熟肉史,主要表现为发热,全身肌痛(特别是腓肠肌),两侧眼睑水肿,球结合膜充血。肌肉活检能发现旋毛虫,血中嗜酸性粒细胞增高。

(7)内分泌异常所致肌病:如甲状腺功能亢进引起的周期性瘫痪,以双下肢乏力多见,为对称性,伴肌痛,活动后加重,发作时出现低血钾,补钾后肌肉症状缓解。

(8)药物所致肌病:如长期使用大剂量激素所致肌病,长期使用青霉胺引起的重症肌无力,乙醇、氯喹(羟氯喹)、可卡因、秋水仙碱等均可引起中毒性肌病。

【治疗】

1. *一般治疗* 急性期应卧床休息,适当进行肢体被动运动,以防肌肉萎缩;加强营养促进机体蛋白的合成。吞咽困难者,予以半流质或流质饮食;避免日晒和感染;成人患者应积极检查有无恶性肿瘤的发生。

2. *药物治疗* 以糖皮质激素或糖皮质激素加免疫抑制药联合治疗为主。

(1)糖皮质激素:是目前治疗本病的首选药。通常选用不含氟的激素如泼尼松等,泼尼松剂量取决于病情严重程度,成人泼尼松剂量开始时1～2mg/(kg·d);危重患者可试用甲泼尼龙0.5～1.0g/d大剂量冲击疗法,连用3d之后改为60mg/d口服,病情控制后根据肌力和肌酶水平逐渐减至维持量(1年左右),一般以10～15mg/d维持2年以上。应用激素期间应注意血压、电解质、血糖、血脂、消化道等情况,注意补钾、补钙、保护胃黏膜等。大剂量激素治疗期间应注意感染的情况,必要时加用抗生素预防感染的发生。

(2)免疫抑制药:对重症病例、病情反复者或激素治疗效果差者应及时加用免疫抑制药,激素与免疫抑制药联合应用可提高激素疗效,减少激素用量以及不良反应。

①甲氨蝶呤,成人常用剂量开始10～25mg/周,口服,亦可静脉给药,可根据病情逐渐加量,病情稳定后逐渐减量。用药期间注意查肝功能和血常规。

②硫唑嘌呤,常用剂量2～3mg/(kg·d)口服,初始剂量50 mg/d,逐渐增加至150 mg/d,病情控制后减量至50mg/d维持。用药期间注意查肝功能和血常规。

③环磷酰胺,常用剂量100mg /d口服,对重症患者,可大剂量800～1 000mg加入250ml生理盐水中静脉冲击疗法,1个月1次,总量控制在8～10g。用药期间注意查肝功能和血尿常规。

(3)中药雷公藤多苷:也有一定疗效。

(4)其他:蛋白同化剂如苯丙酸诺龙肌内注射对肌力恢复有一定作用。转移因子、胸腺肽等可调节机体免疫功能,增强抵抗力;重症患者可静滴大剂量丙种球蛋白或行血浆置换。

3. *皮损局部治疗* 可外用遮光剂、非特异性润肤剂及糖皮质激素,亦可口服氯喹或羟氯喹。

【并发症的诊断、治疗和预防】

祛除诱发本病的诱因,系统检查排除恶性肿瘤,防止继发肺部感染,在疾病缓解时激素应规则逐渐减量,避免突然减量或停药,导致病情反跳。皮肌炎可累及全身各个器官,如心脏、肺及胃肠道等,其中肺间质纤维化是其常见的严重并发症。除应用中-大剂量糖皮质激素和免疫抑制药治疗外,应加强对症处理,如改善肺部通气功能和预防处理糖皮质激素和免疫抑制药的不良反应。

【预后】

本病大部分为慢性渐进性,2～3年趋向恢复,预后较好;儿童较成人预后好;伴恶性肿瘤的老年病人或有严重心肺损害者预后差。

第三节　硬　皮　病

硬皮病(scleroderma)是一种以皮肤和内脏器官结缔组织的纤维化或硬化为特征的结缔组织病。

【流行病学】

硬皮病好发于11～50岁,男女比约为1∶3。其流行有地域差异性,欧洲和日本的发病率低于美国和澳大利亚。美国的发病率估计为240/100万。

【病因学】

本病病因目前不明。

1. *血管内皮细胞受损*　小血管内皮细胞损伤,管腔内膜增厚伴狭窄。血管细胞生长因子水平以及内皮素受体增加。

2. *胶原合成活跃*　研究表明,本病中皮损中转化生长因子β(TGFβ)、结缔组织生长因子(CTGF)增高,Ⅰ和Ⅲ型前胶原合成增加;血液中基质金属蛋白酶1水平下降。

3. *自身免疫紊乱*　本病可与系统性红斑狼疮、皮肌炎和多肌炎、类风湿关节炎等结缔组织病合并出现,血清中有多种自身抗体,包括抗拓扑异构酶Ⅰ(抗Scl-70)抗体、抗着丝点抗体等。

【临床表现】

硬皮病被认为是一个病谱性疾病,位于病谱两头的局限型硬皮病主要是皮肤损害,而系统型硬皮病除皮肤损害外还有多种内脏器官受累,位于病谱中间的有局限型硬皮病中的泛发型、系统型硬皮病的肢端型、CREST综合征等(表16-1)。

表16-1　局限型硬皮病和系统型硬皮病表现

局限型硬皮病		
	硬斑病	局限性硬斑病
		点滴状硬斑病
		泛发性硬斑病
		深部硬斑病
		硬斑病-硬化性萎缩性苔藓重叠征
	线状硬皮病	
系统型硬皮病		
	CREST综合征	
	进行性系统性硬化症	

1. *局限型硬皮病*　硬斑病起病初呈淡红或紫红色圆形、椭圆形或不规则形斑片,大小不等,轻度水肿,经数周或数月后颜色渐呈淡黄或象牙色。表面平滑有蜡样光泽,中央微凹,周围有紫红色晕。经过缓慢,数年后渐渐成为萎缩性白色斑片。点滴状硬斑病皮损为黄豆或分币大小,多分布于胸、肩、背。泛发性硬斑病皮损可见于全身各处,有时合并关节痛,偶可转为系统性硬皮病。深部硬斑病少见,是一种儿童致残性全硬化性硬斑病,可发生真皮、皮下组织、筋膜、肌肉甚至骨骼的硬化。有些女性患者,既有广泛的硬斑病,又有典型的硬化性萎缩性苔藓损害,视为二者重叠。线状硬皮病多见于儿童,常发生于一侧肢体或肋间或头皮,累及皮下层,常引起畸形和关节僵直。

2. *系统型硬皮病*

(1)CREST综合征:本病有时局限于手部,表现为手指皮肤肿胀,光亮绷紧,逐渐变尖细,称为肢端型硬皮病。当钙质沉着、Raynaud现象、食道功能障碍、指(趾)硬化和毛细血管扩张同时存在时,称为CREST综合征。

(2)进行性系统性硬皮病:70%首发症状为Raynaud现象,可先于其他症状(手指肿胀、关节炎、内脏受累)出现。① 皮肤症状:一般经过水肿、硬化、萎缩3个阶段。早期皮肤肿胀,继之紧实硬化,具蜡样光泽,皮肤难以提捏。自手部尤以手指开始,渐向心性扩展,至前臂、面、躯干上部等处。手呈爪状,指甲变薄易碎或脱落,可见甲襞毛细血管襻,指尖可出现营养性溃疡。面部鼻变尖。口唇变薄且收缩呈放射状沟纹,张口受限。面部皮肤硬化导致表情消失呈假面具样。躯干皮损处毳毛可脱落,出汗减少,皮肤干燥。皮肤、皮下组织、肌肉均可萎缩,甚至皮肤紧贴于骨面。皮肤异色常见,呈色素沉着夹杂色素减退外观，可有毛细血管扩张。②呼吸系统症状：可有肺间质纤维化和肺动脉血管病变表现，活动后气促，渐进性呼吸困难。肺动脉瓣第二心音（P2）增强或右室膨隆可表明出现肺动脉高压。肺动脉高压引起胸痛，由于胸部皮肤广泛硬化而限制胸部扩张并加重肺病变。③ 消化系统症状：口腔舌系带缩短。牙周间隙增宽，牙龈萎缩。食道受累时出现吞咽困难，食道蠕动减弱，食道下 1/3 处狭窄，由于食道下括约肌压力下降出现反流性食道炎，可有食道 Barrett 化生。全消化道蠕动下降，患者可出现上腹饱张感，肠内菌群失调出现间歇便秘或腹泻，营养吸收障碍。④ 心血管系统症状：由于心包积液、心肌纤维化导致呼吸困难，传导异常导致心悸、心律不齐和充血性心力衰竭的体征。⑤ 泌尿系统症状：肾脏小叶间动脉、弓形动脉及小动脉受累，逐渐出现恶性高血压和进行性肾功能不全症状。⑥黏膜症状：一些患者伴有干燥综合征，表现出口干、眼干。由于酸性反流物或声带纤维化可导致声音嘶哑。⑦ 骨和关节症状：可有类似其他系统性自身免疫病的全身关节痛和晨僵症状。因皮肤紧绷增厚，指、趾、肘、膝关节出现屈曲挛缩，活动受限。远端指趾骨可出现溶骨吸收。⑧ 肌肉症状：肢体近端可出现肌无力或肌肉压痛。⑨ 神经系统症状：由于周围感觉神经病变造成面神经痛和手感觉异常。胃肠道胆碱能和周围肾上腺素神经功能可能受损。

【辅助检查】

一般检查：可有轻度血沉增快，血清清蛋白降低和球蛋白增高。

弥漫性病变的硬皮病患者中 Scl-70 抗体阳性率约为 30%，与肺纤维化有关。在局限性硬皮病患者中抗着丝点抗体阳性率为 60%～69%。90%以上系统性硬皮病有抗 ANA 抗体阳性，抗核仁型抗体具有特异性。抗 U3 核糖核蛋白抗体 U3RNP 可出现于弥漫性病变伴重叠综合征的患者。这些抗体更常见于骨骼肌和肺受累的患者。

食道 X 造影观察食道蠕动功能障碍。

高分辨率 CT 扫描可用于评估肺纤维化，成像呈磨玻璃样，可能提示活动的肺泡炎。磨玻璃样改变是观察到的在肺纤维化发生过程中最早的异常病变，随后被蜂窝影及支气管和细支气管扩张的牵张影所代替。肺纤维化的晚期表现可从胸部 X 片显示，如肺纹理增多。

超声心动图可用于评估肺动脉压和间隔纤维化或心包积液，必要时还要做肺功能检查。右心导管插入术可确诊肺动脉高压。

24h 动态心电图监护用于评价心律失常及传导异常。

四肢 X 线片可发现钙质沉着病和远端指（趾）节的溶解再吸收影。

甲襞毛细血管显微镜检查表明毛细血管较正常时少且出现很多扩张的毛细血管襻。小唾液腺活检可显示伴有显著的淋巴细胞聚集的纤维化。

【病理学检查】

皮肤病理变化主要改变是皮肤或受累器官组织的过度纤维化和小动脉病变。

病变初期真皮胶原纤维肿胀。急性期真皮和皮下脂肪交界处血管周围有淋巴细胞和浆细胞浸润。

后期真皮胶原纤维数量明显增多、均质化，附属器上移。小血管管壁增厚，管腔变小。晚期附属器减少消失，钙盐沉着。此外，筋膜、肌肉也可受累。

免疫病理：少数病人皮损处显示真表皮交界处 Ig 沉积，无诊断意义。

【诊断与鉴别诊断】

1. 诊断

（1）局限性硬皮病根据典型皮肤改变即可诊断。

（2）1980 年美国风湿病协会提出系统型硬皮病的分类标准（表 16-2）。

表 16-2　1980 年美国风湿病协会提出的系统型硬皮病的分类标准

主要条件	近端皮肤硬化（手指、掌指或跖趾关节附近皮肤增厚、紧绷、肿胀） 可波及整个肢体、面部、颈部、躯干
次要条件	手指硬化 指尖凹陷性瘢痕，或指垫消失 双肺基底部纤维化（除外原发性肺病所致）

具备主要条件(要除外嗜酸性筋膜炎和其他假性硬皮病)或 2 个以上次要条件可以诊断。此外,Raynaud 现象、多发性关节炎和关节痛、食道蠕动异常、皮肤活检、血清 ANA、抗 Scl-70 抗体和抗着丝点抗体有助于诊断。

2. 鉴别诊断

(1)硬斑病需与以下疾病鉴别:①硬化萎缩性苔藓:皮损为由白色光泽的多角形扁平丘疹组成轻度硬化的斑块,有毛囊性黑色角质栓,后期皮损变平甚至下陷,呈羊皮纸样外观。②进行性特发性斑状萎缩:呈境界清楚的不规则形灰色或棕褐色斑,逐渐萎缩,继发硬化,病理上无真皮基质硬化。也有认为它是局限型硬皮病的一种。

(2)皮肤弥漫水肿硬化应与嗜酸性筋膜炎、硬肿病、黏液性水肿鉴别。硬肿症常发生于感染、发热性疾病后,颈部皮肤深层呈实质性木质样硬肿,渐延及面、躯干及臀部,无毛细血管扩张和色素变化,无 Raynaud 现象,可在 1～2 年内自行消退。

(3)皮肤纤维化可以出现于一些代谢性、遗传性、免疫性疾病,如皮肤迟发性卟啉病、嗜酸细胞增多性肌痛综合征、类癌综合征、糖尿病的指端硬化、慢性移植物抗宿主病等。接触某些化学物质,如环氧树脂后也可出现硬皮病样变化。聚乙烯氯化物、博来霉素、异烟肼、五氮唑、丙戊酸钠、环氧树脂蒸气等化学物质也可以导致各种类型的纤维化,硅胶植入的乳房增大成形术可导致系统性硬皮病和硬斑病,根据病史不难判断。

【治疗】

1. 一般处理　注意保暖、戒烟、避免外伤。局部硬化性损害可选用糖皮质激素悬液,如泼尼松龙 2.5mg/ml 皮损内注射,亦可外用中强效皮质类固醇激素制剂。

2. 抑制胶原合成　可用 D-青霉胺、积雪苷、γ 干扰素,D-青霉胺从 125mg/d 开始,2～4 周增加 125mg/d,可逐渐增加至 1 000mg/d,治疗中应观察不良反应。

3. 血管活性剂　钙通道阻滞药、哌唑嗪、伊洛前列腺素、双嘧达莫、阿司匹林、丹参注射液用于 Raynaud 现象有一定效果。如硝苯地平控释片 20mg,2/d;哌唑嗪从 0.5mg,3/d 开始,逐渐增加到 1～2mg,3～4/d。

4. 糖皮质激素　可抑制炎症反应,小剂量泼尼松用于系统型硬皮病,可改善关节症状,减轻皮肤水肿和硬化,对间质性肺纤维化有一定疗效。

5. 其他　秋水仙碱对减轻动脉痉挛和皮肤硬化,成人用量 0.5～1.5mg/d。严重患者可用免疫抑制药,如硫唑嘌呤或环磷酰胺辅助治疗。麦考酚酸吗乙酯可帮助控制胶原形成,抑制淋巴细胞效应。

【并发症的诊断、治疗和预防】

出现指(趾)坏疽时,可使用药物,如钙离子阻滞药以增加局部血流。指(趾)坏疽可外敷硝酸甘油贴膜,尽早行维持功能的康复理疗以推迟肢体关节挛缩。

患者应经常监测血压,防止发生肾危象,肾小血管受累时会影响肾脏血流灌注,通过血管紧张素Ⅱ的作用可引起血管进一步收缩,此时可采用血管紧张素酶抑制药,如卡托普利、依那普利等药物,如发生尿毒症,还需血液透析和肾脏移植。

肺纤维化为不可逆的变化,早期应预防和治疗肺部感染。静脉注射血管扩张药可短暂舒缓肺动脉高压,内皮素双受体拮抗药波生坦(bosentan)、昔多芬(revatio)除治疗 Raynaud 现象有效,还可促进肺血管平滑肌松弛,缓解肺动脉高压。严重的患者可考虑肺脏移植。

【预后】

病程慢性,预后取决于皮肤或内脏硬化的程度及范围,局限性受累的患者 10 年生存率为 60%～70%,弥漫性受累者 10 年生存率约 20%。局限性硬皮病和 CREST 综合征,进展缓慢,预后良好。皮肤症状进展迅速、皮肤广泛受累、伴贫血、肺和肾脏受累者预后差,肾脏受累是死亡的主要原因,其次是心脏和肺部。

第四节　Sjögren 综合征

Sjögren 综合征(Sjögren syndrome)为一种主要累及外分泌腺,以眼、口干燥为主要表现的自身免疫病,也称干燥综合征。原发性 Sjögren 综合征不伴有其他疾病,作为原发疾病单独存在;而继发性 Sjögren 综合征为硬皮病、类风湿关节炎、系统性红斑狼疮或多发性肌炎等结缔组织疾病中伴随出现。

【流行病学】

多见于中年女性。国外发病率为1/500～1/200，在我国人群的患病率为0.3%～0.7%。

【病因学】

病因尚不明。

1. 自身免疫病 抗体依赖细胞介导的淋巴细胞毒反应。

2. 遗传 原发性Sjögren综合征与HLA-B8、DR3有关；继发性伴类风湿关节炎时与DR4有关。

3. 感染 可能与巨细胞病毒、慢病毒有关。

【临床表现】

1. 眼 眼疲劳，干涩有异物感，疼痛，部分出现睑缘反复化脓性感染、结膜炎、角膜炎。

2. 口 口腔干燥，说话和进食、吞咽困难；易形成龋齿；常有成人腮腺炎，间歇性交替性腮腺肿大；舌干痛，舌乳头萎缩，味觉减退；口腔出现溃疡或鹅口疮。

3. 皮肤 包括皮肤干燥、血管炎和环状红斑。皮肤干燥常伴有瘙痒、汗液分泌减少、毛发干枯。血管炎常表现为小腿部紫癜或荨麻疹性血管炎、指(趾)溃疡、瘀点。

4. 黏膜 鼻腔、咽喉、气管、支气管、消化道、阴道黏膜分泌减少，导致鼻出血、声嘶、支气管炎、吞咽困难、阴道干燥等表现。

5. 其他系统

(1)肾脏：30%～50%患者有肾脏损害，主要有远端肾小管酸中毒、低钾性肌肉麻痹。少数患者出现肾小球损害，表现大量蛋白尿、低蛋白血症等。

(2)肺：大部分患者无呼吸道症状，少数可出现肺间质纤维化、肺不张或胸膜炎。

(3)骨骼肌肉系统：关节痛较常见，5%患者可出现肌炎。

(4)消化系统：胃酸分泌减少、萎缩性胃炎。20%患者出现肝脏损害。

(5)神经系统：神经系统受累约5%，以周围神经损害为主。

(6)血液系统：患者有易患淋巴网状细胞恶性肿瘤(如非Hodgkin淋巴瘤)的倾向，通常几乎都是B细胞性淋巴瘤。

【辅助检查】

1. 血液检查 部分患者血小板减低，可有轻度正细胞正血色素贫血、白细胞减少或轻度嗜酸性粒细胞增多。类风湿因子可阳性，血清球蛋白、C反应蛋白增高以及高滴度IgG、IgA和IgM，有时出现冷球蛋白。80%患者有抗Ro/SSA抗体，50%患者有抗La/SSB抗体；抗胞衬蛋白(真核细胞胞膜骨架的主要成分)抗体在原发性和继发性干燥综合征患者中达73%～93%。90%患者有高免疫球蛋白血症，为多克隆性。

2. 眼部检查

(1)Schirmer(滤纸)试验：≤5mm / 5min。

(2)角膜染色：双眼各自的染点>10个。

(3)泪膜破碎时间：≤10s。

3. 口腔检查

(1)唾液流量：15min内收集自然流出唾液≤1.5ml。

(2)腮腺造影：末端腺体造影剂外溢呈点状、球状阴影。

(3)涎腺核素检查：涎腺吸收、浓聚、排出核素功能差。

【病理学检查】

1. 唇腺活检 在$4mm^2$组织内有50个淋巴细胞聚集则称一个灶，凡淋巴细胞灶≥1者为(+)。

2. 唾液腺活检 典型表现为唾液腺周围有致密的淋巴细胞浸润伴浆细胞和少量组织细胞浸润。

【诊断与鉴别诊断】

1. 诊断

(1)2002年干燥综合征国际分类(诊断)标准见表16-3。

(2)按照上表中分类，具体诊断标准如表16-4所示。

2. 鉴别诊断

(1)SLE：Sjögren综合征多为中老年妇女，无面部蝶形红斑，少有发热。眼口干燥明显，主要肾损害为肾小管酸中毒常见，有高球蛋白血症，少见低补体血症。

(2)RA：Sjögren综合征的关节炎症状远不如RA，极少有关节破坏、畸形或功能受限。RA很少出现抗SSA和抗SSB抗体。

(3)其他：鉴别诊断还包括结节病、淋巴瘤、淀粉样变和HIDS病，后者产生弥漫性淋巴细胞浸润综合征(DILS)，以腮腺肿大为特征，有明显的肾、肺和胃肠道表现，自身抗体产生概率较低。

表 16-3 2002 年干燥综合征国际分类(诊断)标准

Ⅰ 口腔症状	3 项中有 1 项或 1 项以上
	每天口干持续 3 个月以上
	成年后腮腺反复或持续肿大
	吞咽干性食物时需用水辅助
Ⅱ 眼部症状	3 项中有 1 项或 1 项以上
	每天感到不能忍受的眼干持续 3 个月以上
	有反复的异物感或磨砂感
	每天需用人工泪液 3 次或 3 次以上
Ⅲ 眼部体征	以下检查任 1 项或 1 项以上
	Schirmer 试验(+):≤5mm / 5min
	角膜染色(+):≥4 van Bijsterveld 计分法
Ⅳ 组织学检查	(下唇)示淋巴细胞灶≥1 个灶(指 $4mm^2$ 组织内至少有 50 个淋巴细胞聚集于唇腺间质)
Ⅴ 涎腺受损	以下检查任 1 项或 1 项以上
	唾液流率(+)≤1.5ml / 15min
	腮腺造影(+)
	涎腺同位素检查(+)
Ⅵ 自身抗体	抗 SSA 或抗 SSB(+)(双扩散法)

表 16-4 干燥综合征具体诊断标准

1. 原发性 Sjögren 综合征	无任何潜在疾病的情况下,符合以下 1 条即可诊断:符合表 16-3 中 4 条或 4 条以上,但必须含Ⅳ或Ⅵ条目,Ⅲ、Ⅳ、Ⅴ、Ⅵ 4 条中的任 3 条
2. 继发性 Sjögren 综合征	患者有潜在疾病(如任一结缔组织病)且符合表 16-3 的Ⅰ或Ⅱ中任 1 条,同时符合条目Ⅲ、Ⅳ、Ⅴ中的任 2 条
3. 必须除外	颈部头面部放疗史、丙型肝炎病毒感染、AIDS、淋巴瘤、结节病、移植物抗宿主病、抗乙酰胆碱药的应用(如阿托品、溴丙胺太林、莨菪碱、颠茄等)

【治疗】

尚无特异性治疗方法,主要是改善症状。

1. 保持口腔清洁、减少龋齿和继发口腔感染的可能。口服副交感乙酰胆碱刺激剂,如匹罗卡品可改善口干症状。溴苄环己胺 16mg,3/d 能增加支气管的分泌,改善症状。

2. 眼干燥症状可用人工泪液或眼膏改善并预防角膜损伤。

【并发症的诊断、治疗和预防】

当出现血管炎、肾损害、肺间质性病变、神经系统病变、肝脏损害、血细胞低下、肌炎等症状时,可给予皮质类固醇激素,病情进展迅速者可联合免疫抑制药治疗。

出现恶性淋巴瘤者应及时进行联合化疗。

【预后】

预后取决于病变累及范围及严重程度,经恰当治疗后一般可缓解,但停止治疗又可复发。当内脏损害出现进行性肺纤维化、中枢神经病变、肾小球受损伴肾功能不全、恶性淋巴瘤者预后差。

第五节 混合性结缔组织病

混合性结缔组织病(mixed connective tissue disease,MCTD)是以抗 U1RNP 抗体阳性为主伴有 SLE、硬皮症、皮肌炎/多发性肌炎样症状等复杂临床表现组成的自身免疫性疾病。1972 年由 Sharp等首先命名。目前认为是一种独立性疾病。

【流行病学】

本病女性发病较多，女性与男性之比为4∶1，大多数患者在30～40岁出现症状，平均年龄37岁。儿童和老年人都可发病。

【病因学】

本病病因尚不清楚。遗传因素可能在MCTD的发病中起一定的作用。主要组织相容性复合物(MHC)多态性分析以及全基因组关联分析均显示了MHC和MCTD发病的关系。最近Ramos和Cervino等学者研究发现了欧洲高加索人群中抗RNP自身抗体阳性的患者伴有位于3号的染色体长臂(3q25-26)和短臂(3q23-24)的寡核苷酸多态性(SNP)标记。许多免疫学因素，包括RNP抗原的修饰及其与RNAs的相互作用、Toll样受体和其他内在的免疫受体的信号途径使免疫细胞活化、B细胞和自身抗体、$CD4^+$和$CD8^+$ T细胞、抗原递呈细胞、树突状细胞以及T调节细胞等，均可能和MCTD的发病机制相关。此外，患者有高滴度的抗RNP抗体为其特征，对RNP抗体进行深入研究发现其中的68kD多肽是MCTD所特异的，推测其发病与逆转录病毒感染有关。

其免疫学特征是自身抗体的存在以及T细胞与剪接体核糖核蛋白多肽[包括相关的富含尿苷的小核RNA(U1RNP)]相互作用。

【临床表现】

具有不典型的SLE、PSS、RA和(或)DM/PM的表现。一般起病缓慢，患者主诉容易疲劳，肌肉酸痛，关节疼痛，以后出现腊肠样指和手部肿胀；除上述表现以外，还可出现心血管、肾脏、神经系统和血液等多方面的异常。根据Sharp和Anderson发现，混合结缔组织病的红斑狼疮特征最容易随时间的推移而改善，而硬皮病的特征则最少改善。有人认为本病是硬皮病的亚型。患者可表现出各个结缔组织病(SLE、SSc、PM/DM或RA)的任何临床症状。然而MCTD具有的多种临床表现并非同时出现，重叠的特征可以相继出现，不同的患者表现亦不尽相同。典型的临床表现是多关节炎、雷诺现象、手指肿胀或硬化、肺部炎性改变、肌病和肌无力、食管功能障碍、淋巴结肿大、脱发、颧部皮疹以及浆膜炎等。

【辅助检查】

几乎所有患者ANA试验阳性，且多为斑点型；半数以上患者可有贫血、白细胞减少和RF阳性；MCTD患者可有高滴度的抗RNP抗体，并一直持续到缓解期；皮肤直接免疫荧光检查可见斑点型表皮核内IgG沉积，为混合结缔组织病的特征表现。

【诊断与鉴别诊断】

1. 诊断　有手部肿胀、腊肠样指、肢端硬化和雷诺现象等临床表现，应考虑MCTD的可能，结合高滴度抗RNP抗体及相关实验室检查即可诊断(表16-5、表16-6)。

表16-5　Sharp诊断标准(美国)

主要标准
(1)严重肌炎
(2)肺部受累
①CO弥散功能＜70％和(或)
②肺动脉高压和(或)
③肺活检显示增生性血管病变
(3)雷诺现象或食管蠕动功能减低
(4)手指肿胀或手指硬化
(5)抗ENA≥1∶10 000(血凝法)和抗U1RNP阳性和抗Sm阴性
次要标准
(1)脱发
(2)白细胞减少
(3)贫血
(4)胸膜炎
(5)心包炎
(6)关节炎
(7)三叉神经病
(8)颊部红斑
(9)血小板减少
(10)轻度肌炎
(11)手肿胀

注：肯定诊断，符合4条主要标准，抗U1RNP滴度≥1∶4 000(血凝法)和抗Sm阴性；可能诊断，符合3条主要标准及抗Sm阴性；或2条主要标准和2条次要标准，抗U1RNP滴度＞1∶1 000(血凝法)；可疑诊断：符合3条主要标准，但抗U1RNP阴性；或2条主要标准，伴抗U1RNP滴度≥1∶100；或1条主要标准和3条次要标准，伴有抗U1RNP≥1∶100

表16-6　Kahn诊断标准(法国)

血清学标准	临床标准
存在高滴度抗U1RNP抗体，相应斑点型ANA滴度≥1∶1 200	手指肿胀 滑膜炎 肌炎 雷诺现象

注：确诊标准：血清学标准阳性，雷诺现象和以下3项中至少2项：滑膜炎、肌炎、手指肿胀

2. 鉴别诊断　系统性硬皮病为四肢末端、颜面、上胸、上背等部位发生非炎症性肿胀、硬化，然后萎缩，面部表情丧失呈假面具样、口唇变薄、指关节活动受限可呈爪形手。常伴有色素异常。晚期可有皮肤钙质沉着。标志性抗体为抗 Scl-70 抗体，阳性率为 34%～40%。

【治疗】

本病的治疗以 SLE、PM/DM、RA 和 SSc 的治疗原则为基础。

首先注意保暖，避免手指外伤，戒烟等。

非甾体抗炎药：以关节炎为主要表现者，轻者可应用非甾体抗炎药。

糖皮质激素：对于有关节炎和肌炎等炎症表现的患者，用糖皮质激素效果良好。一般泼尼松 1mg/(kg·d)可达到满意的疗效。

【并发症的诊断、治疗和预防】

85%的 MCTD 患者有肺部受累，但大多数患者没有症状。最具有鉴别意义的肺功能实验是一次呼吸一氧化碳的弥散功能。肺动脉高压是 MCTD 患者致死的主要原因，故应该早期、积极治疗。除了阿司匹林、钙通道拮抗药(如硝苯地平)、血管紧张素转换酶抑制药(如卡托普利)外，还可应用中-大剂量糖皮质激素和免疫抑制药，首选环磷酰胺和甲氨蝶呤。

肾脏病变：25%的患者有肾脏损害。高滴度的抗 U1RNP 抗体对弥漫性肾小球肾炎的进展有相对保护作用。膜性肾小球肾炎可选用糖皮质激素，如泼尼松每日 15～60mg。肾病综合征对激素反应差，可加用环磷酰胺或苯丁酸氮芥等免疫抑制药。有肾衰竭患者应进行透析治疗。

【预后】

相对较好，但亦可发生死亡，死亡原因主要为进行性肺动脉高压、充血性心力衰竭及合并感染等。

第六节　重叠综合征

重叠综合征(overlap syndrome，OS)又称为重叠结缔组织病，指在同一患者身上有两个或两个以上独立的结缔组织病同时或先后存在。

【病因学】

病因不明。发病与细胞免疫、体液免疫功能紊乱有密切关系。

【临床表现】

临床所见以系统性红斑狼疮、进行性系统性硬皮病、皮肌炎或多肌炎为主的不同组合的重叠。如患者在同一时间内可患有两种以上结缔组织病(如在系统性红斑狼疮、进行性系统性硬皮病、皮肌炎/多肌炎、类风湿关节炎之间重叠)，患者在不同时间内也可患有两种以上结缔组织病。

1. SLE 与其他结缔组织病重叠　SLE 可与硬皮病重叠，在典型的 SLE 病程中逐渐出现皮肤硬化、吞咽困难等硬皮病的表现。或 SLE 与皮肌炎或多肌炎重叠，既有 SLE 表现，又出现近端肌肉疼痛、肌无力。血清中 ANA 阳性，高免疫球蛋白血症、肌酶增高。

2. 皮肌炎或多肌炎与其他自身免疫病重叠　合并其他结缔组织病的占 21%，其中与硬皮病重叠最常见，有四肢近端肌无力、雷诺现象、指(趾)硬化，并且有特殊色素沉着的皮肌炎，称为硬化性皮肌炎，患者常有抗 PM-Scl-70 抗体。皮肌炎也可与类风湿关节炎或干燥综合征重叠。

3. 硬皮病、原发性胆汁性肝硬化与干燥综合征重叠

【诊断】

患者同时或先后具有两种或两种以上结缔组织病或其他自身免疫性疾病的表现，分别满足各自的诊断标准，即可考虑为重叠综合征。

【治疗】

治疗措施取决于所重叠的病种类型。

第七节　嗜酸性筋膜炎

嗜酸性筋膜炎(eosinophilic fasciitis，EF)是一种累及肢体皮肤深筋膜而有硬皮病样表现的结缔组织病。临床上以皮肤疼痛性肿胀、躯干四肢皮肤结节、关节挛缩、血中嗜酸粒细胞增多等为主要特征，由 Shulman 于 1974 年首先报道，又称为 Shulman 综合征。

【流行病学】

好发于秋冬季节，以男性发病为多，男女之比为2∶1，任何年龄均可发病，但以30～69岁为多。

【病因学】

尚不明。目前认为本病可能是与季节性抗原（某些变应原、病毒等）有关的一种免疫性疾病。其次，因本病患者可出现硬皮病的特征，有认为是硬斑病的亚型，其发病机制与硬皮病相似。有报道认为激烈的体力消耗、某些药物，如L-色氨酸和他汀类药物的摄取可能诱导本病的发生。其他报道的潜在诱发因素包括创伤、节肢动物叮咬和疏螺旋体病。真性红细胞增多症和多发性骨髓瘤与少数患者相关，提示有些病例可能为副肿瘤现象。

【临床表现】

1. 发病前常有过度劳累史，剧烈运动、外伤、受寒及上呼吸道感染等病史。

2. 皮损表现初为弥漫性水肿，继而硬化与下部组织紧贴。患处凹凸不平呈橘皮状外观，在大静脉或肌腱部位可呈明显条沟状凹陷，皮面正常或为红斑，亦有色素沉着者。有疼痛及压痛。好发于四肢，也可累及躯干，面部及指（趾）很少累及。

3. 关节活动因皮肤发硬常受限制，严重病例甚至关节挛缩。

4. 少数病例有发热，关节或肌肉酸痛，雷诺现象、指尖溃疡、毛细血管扩张、食管功能障碍和内脏受累非常少见。

【辅助检查】

1. 外周血嗜酸粒细胞显著增高（可高达10%～40%，绝对计数约$1\,900\times10^6$/L），血沉增快，高γ球蛋白血症。类风湿因子、抗核因子、肌酶等大多正常。

2. MRT$_1$WI平扫图像上可清晰显示特征性的表浅筋膜增厚。

【病理学检查】

本病活检取材要达到肌肉和筋膜，病变主要为深筋膜炎症、水肿，伴有淋巴细胞、浆细胞和组织细胞浸润，嗜酸性粒细胞呈散在或簇集可在血管周围浸润，以后筋膜呈弥漫性增厚、纤维化、硬化。炎症可扩展至附近肌肉和皮下组织，导致纤维素样坏死。直接免疫荧光检查，筋膜处有IgG和（或）IgM沉积。

【诊断与鉴别诊断】

1. 诊断　主要依据为：①发病前常有过度劳累史；②急性发病；③硬皮病样皮肤损害；④外周血嗜酸性粒细胞显著增高；⑤皮肤组织病理示深筋膜炎症伴嗜酸性粒细胞浸润，而表皮、真皮无明显改变。

2. 鉴别诊断　本病应和以下疾病相鉴别。

（1）硬皮病：可有相似的皮肤表现，使得二者的鉴别变得困难。EF病变主要在前臂、腿、臀，偶见躯干，不在手、足与脸；皮肤可被提起，无雷诺现象，累及内脏者少；80%～90%患者有高嗜酸性粒细胞增多症；组织学表现筋膜增厚、嗜酸性细胞浸润。硬皮病局限于真皮和表皮内，表皮萎缩、真皮纤维化、筋膜正常；EF大多数对肾上腺皮质激素较敏感，硬皮病一般无效。

（2）嗜酸性粒细胞增多-肌痛综合征：较罕见，与过量摄食L2色氨酸有关，常有严重弥漫性肌痛及肌力减退，皮疹及系统损害常见，剧痒是早期特征之一。血液中嗜酸性细胞增多。组织学中肌肉组织受累，肌束膜间明显炎细胞浸润，深筋膜中慢性炎细胞浸润，可无嗜酸性粒细胞增生。

【治疗】

1. 糖皮质激素　为首选药物，大多对激素治疗的初期反应良好，但单用激素治疗疗程长，病情易反复。多用中小剂量。对于激素反应不佳者，甲泼尼龙冲击疗法可获得较好疗效。

2. 免疫抑制药　难治性及有系统损害时应尽早加用免疫抑制药，如环磷酰胺、硫唑嘌呤、霉酚酸酯（商品名骁悉）、甲氨蝶呤、环孢素A等。

3. 其他　羟氯喹、西咪替丁、D-青霉胺可能有效。此外有人认为尽早合理配合治疗性血浆置换术，可以缩短疗程，效果、安全性好，减少长期应用激素引起的医源性并发症。近年有报道用骨髓移植法效果佳。生物治疗如抗肿瘤坏死因子α治疗（包括重组人Ⅱ型肿瘤坏死因子受体-抗体融合蛋白等）也有成功报道。

【并发症的诊断、治疗和预防】

EF并腕管综合征，除了药物治疗嗜酸性筋膜炎外，如嵌压症状明显，可考虑行腕管减压、正中神经松解术，但术后仍需继续治疗本病。关节炎、关节挛缩应注意功能锻炼及康复治疗。抗TNF-α抑制药，如infliximab用于经典治疗方法无效的顽固病例。最近光化学疗法有治疗成功的报道。

【预后】

自然病程良性。大多数病例皮损自行消退或经糖皮质激素治疗后逐渐改善及消退。

第八节　抗磷脂综合征

抗磷脂综合征(anti-phospholipid syndrome，APS)是指由抗磷脂抗体(APL抗体)引起的一组临床征象的总称，主要表现为血栓形成、习惯性流产、血小板减少等。APS可分为原发性抗磷脂综合征(PAPS)和继发性抗磷脂综合征(SAPS)，SAPS多见于系统性红斑狼疮或类风湿关节炎等自身免疫病。此外还有一种少见的恶性抗磷脂综合征——恶性血管闭塞综合征，表现为短期内进行性广泛血栓形成，造成多器官衰竭甚至死亡。

【流行病学】

多见于年轻人，男女发病比率为1∶9，女性中位年龄为30岁。

【病因学】

PAPS的病因目前尚不明确，可能与遗传、感染等因素有关。

APL抗体是一组能与多种含有磷脂结构的抗原物质发生反应的抗体，其中包括狼疮抗凝物(LA)、抗心磷脂抗体(ACL)、抗磷脂酸抗体和抗磷脂酰丝氨酸抗体等。由于抗心磷脂抗体(ACL)的特异性更强，与上述临床表现关系更密切，因而也称为抗心磷脂综合征(ACS)。

【临床表现】

1. 血栓　是抗磷脂综合征的突出表现，其原因可能是抗磷脂抗体与血小板磷脂作用，使血小板聚集；抗磷脂抗体与血管内皮细胞的膜磷脂相互作用，促发凝血；抗磷脂抗体使凝血因子灭活受阻。临床上以反复深静脉血栓最常见，如肾、视网膜及下腔静脉血栓等，但动脉血栓对病人危害最大，如冠状动脉、股动脉和脑动脉血栓可造成心肌梗死、偏瘫等。

2. 习惯性流产　与抗磷脂抗体有明显的相关性，由于胎盘血栓形成、胎盘血管痉挛及胎盘血流量减少所致。表现为自发流产、早产和胎死宫内。

3. 血小板减少　抗磷脂抗体滴度越高，发生血小板减少的危险性越大。由于血小板减少，可发生出血，甚至可发生于其他临床征象出现之前。

4. 神经精神系统损伤　主要是脑血管意外，如脑血栓、脑出血、精神行为异常、癫痫、舞蹈病和脊髓病变等。

5. 其他　少见征象还包括偏头痛、心脏内膜病变、皮肤网状青斑等。

【辅助检查】

1. APL的血清学检查

(1)狼疮抗凝物(LA)：检测LA是一种功能试验，有凝血酶原时间(PT)、激活的部分凝血活酶时间(APTT)、白陶土凝集时间(KCT)和稀释蛇毒凝集时间(dRVVT)延长。其中以KCT和dRVVT较敏感。

(2)ACL：目前标准化的检测是用酶联免疫吸附(ELISA)法，持续中高滴度的IgG/IgM型ACL与血栓密切相关，IgG型ACL与中晚期流产相关。ACL分为两类，一类是非β_2-GP1依赖性抗体，多见于感染性疾病；另外一类是β_2-GP1依赖性抗体，多见于自身免疫病。

(3)抗β_2-GP1抗体：抗β_2-GP1抗体具有LA活性，用ELISA法检测，与血栓的相关性比抗心磷脂抗体强，假阳性低，诊断PAPS的敏感性与抗心磷脂抗体相仿。

(4)其他：如血、尿常规、血沉、肾功能和肌酐清除率等生化检查，此外抗核抗体、抗可溶性核抗原(ENA)抗体和其他自身抗体检查排除别的结缔组织病。

2. 其他检查

(1)超声检查：血管多普勒超声有助于外周动静脉血栓的诊断；M型超声、切面超声则有助于心瓣膜结构和赘生物的检测；B超还可监测妊娠中晚期胎盘功能和胎儿状况。

(2)影像学检查：对血栓评估最有意义，动静脉血管造影可显示阻塞部位，MRI有助于明确血栓大小和梗死灶范围。

(3)组织活检：皮肤、胎盘和其他组织活检表现为血管内栓塞形成，一般无淋巴细胞或白细胞浸润，同样肾活检也表现为肾小球和小动脉的微血栓形成。

【诊断与鉴别诊断】

1. 诊断　抗磷脂综合征最新诊断标准[临床标准(2005年悉尼国际血栓止血学会)]。

(1)血管栓塞：至少有一次经影像学、超声多普勒或组织学证实的任何脏器或器官的动脉、静脉或小血管血栓形成发作，组织病理学诊断为血栓时血管壁必须无炎症。

(2)怀孕异常:① 至少1次不能解释的孕10周或10周以上形态正常的胎儿死亡,或② 至少1次因先兆子痫、子痫或严重胎盘功能不全导致孕34周或34周以上的早产(新生儿形态正常),或③ 3次或3次以上的孕10周前自发流产(排除母体解剖学异常,激素异常或父母染色体异常)。

实验室标准

1. 2次中高滴度的IgG和(或)IgM型抗心磷脂抗体阳性(间隔至少12周)。

2. 2次血浆狼疮抗凝物阳性(间隔至少12周)。

3. 2次高滴度IgM或IgG型抗β_2糖蛋白[β_2-GP1抗体阳性(间隔至少12周)]。

至少1条临床标准和至少1条实验室标准即可确诊。

2. 鉴别诊断　单从临床表现或实验室检查很难确诊PAPS。一个有中高滴度ACL或LA阳性的患者,并有以下情况应考虑PAPS可能:①无法解释的动脉或静脉血栓;②发生在不常见部位的血栓(如肾或肾上腺);③年轻人发生的血栓;④反复发生的血栓;⑤反复发作的血小板减少;⑥发生在妊娠中晚期的流产。静脉血栓需与蛋白C、蛋白S和抗凝血酶缺陷症、血栓性血小板减少性紫癜、纤溶异常、肾病综合征、阵发性夜间血红蛋白尿、白塞病及与口服避孕药相关的血栓等疾病相鉴别。动脉血栓需与高脂血症、糖尿病血管病变、血栓闭塞性脉管炎、血管炎、高血压等疾病相鉴别。

【治疗】

1. 一般原则　对PAPS的治疗主要是对症处理、防止血栓和流产再发生。一般不需用激素或免疫抑制药治疗,除非针对SAPS,如SLE或伴有严重血小板减少(<50×10^9/L)或溶血性贫血等特殊情况。抗凝治疗主要应用于APL阳性伴有血栓患者,或抗体阳性又有反复流产史的孕妇。对无症状的抗体阳性患者不宜进行抗凝治疗。

常用的抗凝药物如下所列:

(1)肝素和低分子量肝素:近年来肝素用量趋小剂量化,成人每日用量<15 000U,临床上静脉或皮下注射使用。低分子量肝素(LMWH)可以皮下注射,剂量为2 500～3 000U,一般每日1次;剂量较大时亦可每12小时1次。

(2)华法林:初期给2.5～5mg/d,维持量因人而异,一般<7.5～10mg/d,平均4～6mg/d。

(3)抗血小板药:抗血小板药物能抑制血小板黏附、聚集和释放功能,防止和抑制血栓形成。① 抑制TXA_2的产生:阿司匹林,50～300mg/d,或磺吡酮0.2g,3/d;② 抑制Ca^{2+}活性,增高血小板内cAMP的浓度:双嘧达莫可与阿司匹林合用,用法25～50mg,3/d。

(4)羟氯喹:可以减少APL的生成,有抗血小板聚集作用,近期有研究提示它可以保护APL病人不发生血栓。用法100～200mg,bid。

2. 急性期治疗　急性期血栓可行取栓术,静脉血栓在72h内手术,动脉血栓在8～12h行取栓术或血管旁路术。有手术禁忌者,可以溶栓,国内常用的药物有尿激酶、链激酶,溶栓后用肝素或华法林抗凝治疗。

3. 慢性期治疗　在慢性期以口服抗凝治疗为主,长期抗凝治疗会降低血栓的复发率,但亦会增加出血机会,应特别注意。抗凝治疗应监测INR(国际标准化比值),对动脉血栓应控制在2.5～3.0,静脉血栓则宜在2.0～3.0。一般认为对经良好抗凝治疗仍有血栓发生的患者,可加用羟氯喹。

4. 血小板减少的治疗　对血小板>50×10^9/L而不合并血栓的病人,可以观察;对有血栓而血小板<100×10^9/L病人要谨慎抗凝治疗;血小板<50×10^9/L禁止抗凝,可以用泼尼松1～2mg/(kg·d),大剂量丙种球蛋白静脉注射400mg/kg,待血小板上升后抗凝治疗。

5. 妊娠习惯性流产的处理原则　①既往无流产史,或妊娠前10周发生的流产;通常以小剂量ASA治疗;②既往有妊娠10周后流产病史,在确认妊娠后,皮下注射肝素5 000U,每天2次,直至分娩前停用;③既往有血栓史,在妊娠前就开始用肝素或低分子肝素抗凝治疗,在妊娠期不用华法林;④产后治疗,由于产后前3个月发生血栓的风险极大,故产后应该继续抗凝治疗6～12周;如果可能,在产后2～3周内可以把肝素改用华法林。

【并发症的诊断、治疗和预防】

恶性血管闭塞综合征是APS的一种罕见的、突发的、威胁生命的并发症,数天内中小动脉出现广泛血栓形成。一般主张足量抗凝的同时使用较大剂量激素,必要时联合使用血浆置换和静脉注射免疫球蛋白。习惯性流产的妇女应常规检测抗心磷脂抗体,一旦确诊为APS,应及早治疗,防止流产、死胎的发生。血栓患者由于长期接受大剂量抗凝药物治疗,应预防出血现象的发生。

【预后】

发生并发症者预后不好，肾衰竭、脑血管意外、心肌梗死可为死亡原因。报道有 10%抗磷脂综合征转变为系统性红斑狼疮。

第九节 类风湿关节炎

类风湿关节炎(rheumatoid arthritis,RA)是一种病因不明的以多个关节慢性、非化脓性炎症为主要表现的自身免疫性疾病。常以小关节起病，多为对称性，先影响关节滑膜，随后侵蚀关节软骨和骨组织，导致关节结构的破坏、关节畸形、功能丧失，同时还可损害心、肺、肾、神经等内脏器官，导致多系统损害，血清内可查到自身抗体。

【流行病学】

本病患者约占人群的 1%，女性发病率较男性高 2～3 倍，各年龄组人群均可发病，但 25～50 岁为本病的好发年龄；我国患病率为 0.32%～0.36%。

【病因学】

病因不明。目前认为它有一定的遗传倾向，在白种人中，相关基因位于Ⅱ类组织相容性基因的 HLA-DRβ_1 位点的 5 肽上。环境因素也起重要作用。免疫学改变可能由多种因素所致。在包括关节液和血管炎中免疫复合物的发生机制中，明显的免疫学异常可能较为重要。浆细胞可产生抗体(如 RF)，从而促进免疫复合物的形成。浸润滑膜组织的淋巴细胞主要是 T 辅助细胞，它们能产生致炎症的细胞因子。巨噬细胞和相关细胞因子(如肿瘤坏死因子，粒细胞-巨噬细胞集落刺激因子)在受累的滑膜中也很丰富。黏附分子的增加促使炎症细胞在滑膜组织中迁移和滞留。

【临床表现】

1. *关节症状* 类风湿关节炎通常呈隐匿发病，进行性关节受累，但也可急性发病，同时累及多个关节。炎症关节最敏感的体征是压痛。多数活动性发炎关节最终要出现滑膜增厚，这是最具特异性的体征。典型病例其手部小关节(特别是近端指间关节和掌指关节)，足、腕、肘及踝关节呈对称性受累，但最初表现可发生在任何关节。晨僵(晨起后或长时间休息后关节僵硬)>1h 者常见。午后可出现疲劳与不适。关节畸形可发展迅速，尤其是屈曲挛缩。手指尺侧偏移，同时伸肌腱从掌指关节滑脱，这是本病典型的体征。腕管综合征可能是由于腕关节滑膜炎所致。腘窝囊肿破裂酷似深静脉血栓形成。

2. *皮下类风湿结节* 常出现在骨突部位，伸肌表面或关节周围，一般不是早期表现，但可能对诊断有很大的帮助。

3. *其他症状* 有发热、疲乏无力、心包炎、皮下结节、胸膜炎、动脉炎、周围神经病变等。

【辅助检查】

80%病例可有正色素性(或轻度低色素性)正细胞性贫血，为所有其他慢性疾病的典型变化。可有轻度多克隆高丙种球蛋白血症和血小板增多。

90%病人血沉加快。约 70%病人可测出 IgM 类风湿因子(RF)，后者为抗变性 γ-球蛋白的抗体。RF 对于类风湿关节炎并非是特异的，但 RF 滴度增高可提供有力的诊断依据。高滴度 RF 提示预后不良并且常常与疾病进展、类风湿结节、血管炎和肺病变有关。当关节炎症活动缓解时，滴度也常常下降。

其他如抗角质蛋白抗体(AKA)、抗核周因子(APF)和抗环瓜氨酸多肽(CCP)等自身抗体对 RA 的诊断有较高的特异性，但敏感性仅在 30%左右。

滑膜液检查在关节炎症活动期总是异常的，浑浊但无细菌，黏度下降，通常含白细胞 3 000～50 000/μl。典型者以多形核白细胞为主，涂片检查可见细胞胞质内包涵物。

X 线检查：为明确本病的诊断、病期和发展情况，在病初应摄包括双腕关节和手及(或)双足 X 线片以及其他受累关节的 X 线片。RA 的 X 线片早期表现为关节周围软组织肿胀，关节附近轻度骨质疏松，继之出现关节间隙狭窄，关节破坏，关节脱位或融合。

【病理学检查】

RA 基本病理改变为滑膜关节炎、类风湿结节和类风湿血管炎。

滑膜关节炎早期滑膜充血水肿，间质中有单核细胞、多形核细胞及淋巴细胞浸润，浆细胞较少；慢性滑膜炎表现滑膜增生呈绒毛状突入滑膜腔；滑膜细胞大量增生，局灶性或节段性小血管炎，小静脉扩张，毛细血管阻塞或血栓形成，血管周围出血，侵入的单个核细胞集聚在一起形成淋巴样滤泡，少数发展成生发中心；在小血管周围的滤泡内、浆细胞、巨噬细胞及淋巴细胞共同形成结节状血管翳。在血管翳内有丰富的CD细胞(辅助性T细胞)。

类风湿结节中心部分是纤维素样坏死组织和含有IgG免疫复合物的无结构物质,周围是呈栅状排列的成纤维细胞,外周浸润着单核细胞、淋巴细胞及浆细胞,形成典型的纤维肉芽组织。

类风湿血管炎可表现为多种形式,皮肤血管炎、小静脉炎、白细胞碎裂性血管炎(neulocytoclastic change)、末端动脉内膜增生和纤维化。

【诊断与鉴别诊断】

1. 诊断 美国风湿病学会关于类风湿关节炎的诊断标准(1987年版)。

(1)晨僵:关节及其周围僵硬感至少持续1h(病程≥6周)。

(2)3个或3个以上区域关节部位的关节炎:医生观察到下列14个区域(左侧或右侧的近端指间关节、掌指关节及腕、肘、膝、踝、跖趾关节)中累及3个,且同时软组织肿胀或积液(不是单纯骨隆起)(病程≥6周)。

(3)手关节炎腕、掌指或近端指间关节炎中,至少有一个关节肿胀(病程≥6周)。

(4)对称性关节炎:两侧关节同时受累(双侧近端指间关节、掌指关节及跖趾关节受累时,不一定绝对对称)(病程≥6周)。

(5)类风湿结节:医生观察到在骨突部位、伸肌表面或关节周围有皮下结节。

(6)类风湿因子阳性:任何检测方法证明血清类风湿因子含量异常,而该方法在正常人群中的阳性率>5%。

(7)放射学改变:在手和腕的后前位相上有典型的类风湿关节炎放射学改变,必须包括骨质侵蚀或受累关节及其邻近部位有明确的骨质脱钙。

注:以上7条满足4条或4条以上并排除其他关节炎即可诊断RA。

2. 鉴别诊断

(1)骨关节炎:该病为退行性骨关节病,发病年龄多在40岁以上,主要累及膝、脊柱等负重关节。活动时关节痛加重,可有关节肿胀、积液。手指骨关节炎常被误诊为类风湿关节炎,骨关节炎通常无游走性疼痛,大多数患者血沉正常,类风湿因子阴性或低滴度阳性。X线示关节间隙狭窄、关节边缘呈唇样增生或骨疣形成。

(2)痛风:痛风性关节炎多见于中老年男性,常呈反复发作,好发部位为单侧第1跖趾关节或跗关节,也可侵犯膝、踝、肘、腕及手关节,急性发作时通常血尿酸水平增高,慢性痛风性关节炎可在关节和耳郭等部位出现痛风石。

(3)银屑病关节炎:以手指或足趾远端关节受累为主,也可出现关节畸形,但RF阴性,且伴有银屑病的皮肤或指甲病变。

(4)强直性脊柱炎:本病主要侵犯脊柱,但周围关节也可受累。该病有以下特点:①青年男性多见;②主要侵犯骶髂关节及脊柱,外周关节受累多以下肢不对称关节受累为主,常有肌腱端炎;③$HLA\text{-}B_{27}$阳性;④类风湿因子阴性;⑤骶髂关节及脊柱的X线改变对诊断极有帮助。

(5)结缔组织病所致的关节炎:干燥综合征、系统性红斑狼疮均可有关节症状,且部分患者类风湿因子阳性,但它们都有相应的特征性临床表现和自身抗体。

【治疗】

目前,类风湿关节炎的治疗包括药物治疗、外科治疗和心理、康复治疗等。

1. 药物治疗 治疗类风湿关节炎的常用药物分为非甾体类抗炎药(NSAIDs)、改善病情的抗风湿药(DMARDs)、糖皮质激素、生物制剂和植物药。

(1)NSAIDs:NSAIDs虽能减轻类风湿关节炎的症状,但不能改变病程和预防关节破坏,故必须与DMARDs联合应用。

(2)DMARDs:该类药物较NSAIDs发挥作用慢,但有改善和延缓病情进展的作用。目前一般首选甲氨蝶呤,并将它作为联合治疗的基本药物。

常用于类风湿关节炎的DMARDs包括甲氨蝶呤、柳氮磺吡啶、来氟米特、羟氯喹、金诺芬、硫唑嘌呤、青霉胺、环孢素等,用于重症类风湿关节炎。上述药物剂量参照其他结缔组织疾病。

(3)糖皮质激素:小剂量糖皮质激素(每日泼尼松10mg或等效其他激素)可缓解多数患者的症状,并作为DMARDs起效前的“桥梁”作用,用激素时应同时服用DMARDs。

关节腔注射激素有利于减轻关节炎症状,改善关节功能。但1年内不宜超过3次。

(4)生物制剂:多与MTX联合使用,治疗RA的确切疗效和不良反应还有待观察。

目前应用较多的是肿瘤坏死因子抑制药,包括英夫利昔单抗、依那西普和阿达木单抗。①依那西普25mg,每周2次,皮下注射。②英夫利昔单抗:首次剂量3mg/kg,然后分别在第2周和第6周给药(3mg/kg),以后每 8 周给药(3mg/kg)。③阿达木单抗:40mg,皮下注射,每 2 周 1 次。

(5)其他:雷公藤多苷、青藤碱、白芍总苷等。

2. *外科治疗*　常用的手术主要有滑膜切除术、关节形成术、软组织松解或修复手术、关节融合术。

3. *心理和康复治疗*　抑郁是最常见的精神症状。应注重类风湿关节炎的心理治疗。

急性期患者应卧床休息,在病情允许的情况下,进行被动和主动的关节活动度训练,防止肌肉萎缩。缓解期患者,适度进行运动锻炼,恢复体力,并在物理康复科医师指导下进行治疗。

【并发症的诊断、治疗和预防】

病变本身发展会导致致残的关节并发症,但多不致命,但关节外的并发症常很重,甚至致命,要及时发现,及时诊断,并给予相应的处理。糖皮质激素被认为是治疗类风湿关节炎大多数并发症最有效的药物。以下情况均需要糖皮质激素进行治疗:血管炎、类风湿神经病变伴血管炎,类风湿肌病、类风湿心脏病变。注意渗出性心包炎及胸膜炎常合并结核,所以,常并用抗结核药物。血管炎、肺部病变也可并用青霉胺等药物进行治疗。由于长期使用免疫抑制药和皮质类固醇激素可能会引起免疫力下降,应注意预防感染。早期积极治疗原发病,提高病人防病安全意识是预防和治疗并发症的关键。

【预后】

大多数 RA 患者病程迁延,RA 前 2～3 年的致残率较高,如不及早合理治疗,3 年内关节破坏达 70%。积极、正确的治疗可使 80%以上的 RA 患者病情缓解,只有少数最终致残。感染、肾脏病变和呼吸衰竭是引起死亡的主要原因。

第十节　成人 Still 病

成人 Still 病(adult onset Still's disease, AOSD)是一组病因、发病机制不清,以反复发热、一过性皮疹、关节炎或关节痛为主要临床表现,伴外周血白细胞增高、血沉、C 反应蛋白及铁蛋白增高,肝脾及淋巴结肿大等系统受累的一种临床综合征。该病过去曾经被称为变应性亚败血症、Wissler- Fanconi 综合征、Wissler 综合征。

【流行病学】

本病男女患病率相近,散布世界各地,无地域差异。好发年龄为 16～35 岁。

【病因学】

本病的病因和发病机制未明,一般认为与感染、遗传和免疫异常有关。可能是由于易感个体对致病微生物(如细菌或病毒感染)超抗原的全身性免疫炎症反应。HLA-B8、Bw35、B44、DR4、DR5 和 DR7 等均与成人 Still 病发病有一定关系,HLA-DR2 抗原在 AOSD 的患者中最常见。

【临床表现】

1. *发热*　为最常见、最早出现的症状,几乎见于所有患者,体温常达 39℃以上,多在午后或傍晚达高峰,伴或不伴寒战,中毒症状轻,但未经处理次日清晨体温可降至正常。通常峰热每日 1 次,少数患者 2 次。

2. *皮疹*　约见于 90%以上患者,为一过性红斑或风团样皮疹,也可为多形性,伴有不同程度瘙痒,数小时内可消退,常反复,与发热一致。皮疹主要分布于躯干、四肢,也可见于面部。部分患者经热敷搔抓等物理刺激后诱发皮疹,即 Koebner 现象。

3. *关节炎或关节疼痛*　几乎见于所有患者,均在高热时出现,热退后消失或明显减轻,关节多以大关节痛为多,一般以膝、腕关节最常见,但多无肿胀或畸形。多数患者发热时出现不同程度肌肉酸痛。

4. *咽痛*　多数患者有明显咽痛,通常是发病的最初表现,发热时加重,退热后缓解。

5. *肝、脾、淋巴结大*　肝脾大多为轻度,淋巴结大多见于颈部、腋下和腹股沟处,肿大淋巴结在热退时可随之缩小。

6. *其他少见的临床表现*　腹痛、胸膜炎、间质性肺炎、心包炎、心肌炎、中枢神经异常,急性肝、肾衰竭及弥漫性血管内凝血、噬血细胞综合征等。

【辅助检查】

1. 疾病活动期患者血白细胞计数$\geqslant 15\times 10^9/L$,以中性粒细胞增高为主。

2. 部分患者血小板计数升高及轻度贫血。

3. 部分患者肝酶轻度增高。

4. 类风湿因子和抗核抗体阴性,仅少数人可呈低滴度阳性。

5. 血沉常增快,C 反应蛋白和血清铁蛋白(se-

rum ferritin,SF)水平增高,且 SF 水平与病情活动呈正相关。

6. 血培养阴性。

7. 关节 X 线摄片:早期可有关节周围软组织肿胀和关节骨端骨质疏松。晚期可出现关节软骨破坏,关节间隙狭窄。

【病理学检查】

皮肤病理缺乏特异性,可有真皮水肿,真皮浅层血管周围轻度嗜中性粒细胞和单一核细胞浸润。淋巴结活检多为反应性增生或慢性非特异性炎症。

【诊断与鉴别诊断】

1. 诊断 本病无特异性诊断标准,需排除感染、肿瘤以及其他结缔组织病后才考虑其诊断。国内外曾制定了许多诊断或分类标准,但至今仍未有公认的统一标准。推荐应用较多的是美国 Cush 标准和日本初步诊断标准。

(1)Cush 标准:必要条件,发热≥39℃;关节痛或关节炎;类风湿因子<1∶80;抗核抗体<1∶100;另需具备下列任何 2 项:白细胞≥15×10^9 / L;皮疹;胸膜炎或心包炎;肝大或脾大或淋巴结肿大。

(2)日本初步诊断标准:主要条件,发热≥39℃并持续 1 周以上;关节痛持续 2 周以上;典型皮疹;白细胞≥15×10^9 / L。次要条件:咽痛;淋巴结和(或)脾大;肝功能异常;类风湿因子和抗核抗体阴性。此标准需排除:感染性疾病、恶性肿瘤、其他风湿病。符合 5 项或更多条件(至少含 2 项主要条件),可作出诊断。

2. 鉴别诊断

(1)败血症:常有原发感染灶,中毒症状重,病程非一过性间歇性皮肤瘀点,血骨髓培养有病原菌,抗生素有效,而 AODS 无上述特征且糖皮质激素有效。

(2)系统性红斑狼疮:蝶形红斑,盘状红斑,常合并肾炎,周围血象降低,抗核抗体、抗 Sm 抗体、抗 dsDNA 抗体及狼疮细胞阳性可鉴别。

(3)风湿热:风湿热皮疹虽然为一过性环状红斑或皮下结节,但系中等度发热,抗“O”增高,心脏受累多且严重,特别是心肌炎、心内膜炎,并常遗留瓣膜病变,特征性的舞蹈症等均可鉴别。

(4)淋巴瘤:皮疹为浸润性斑丘疹、结节、斑块和溃疡,进行性淋巴结大,皮肤、淋巴结活检可区分。

【治疗】

本病尚无根治方法,但如能及早诊断,合理治疗可以控制发作,防止复发。

1. 糖皮质激素 常用泼尼松每天 0.5～1mg /(kg·d)待症状控制、病情稳定 1 个月以后可逐渐减量,总疗程不宜超过 6 个月。减量过程中可加用非甾体类药物和慢作用抗风湿药巩固疗效。疗效不佳时可采用大剂量甲泼尼龙或免疫球蛋白冲击治疗。

2. 非甾体类抗炎药 轻症病例可单独使用 NSAIDs,如萘普生 0.2g,每日 2 次,吲哚美辛 25mg,每日 3 次,扶他林 25～60mg,每日 3 次。

3. 慢作用抗风湿药 病情长期控制不佳,糖皮质激素疗效不好,可选用下列药物:甲氨蝶呤(每周 10～25mg,口服或静滴),硫唑嘌呤 50～100mg/d,环磷酰胺 50～100mg/d,环孢素 3～5mg/(kg·d),柳氮磺胺吡啶 2g/d 及雷公藤多苷 40～60mg/d 等。

【并发症的发生、治疗和预防】

祛除诱发本病的诱因,注意加强身体锻炼提高自身免疫力,防止感染。在疾病缓解时激素应按规则逐渐减量,避免突然减量或停药,导致中枢神经异常,急性肝、肾衰竭,弥散性血管内凝血,噬血细胞综合征等严重并发症的发生,一旦发生,除采用甲泼尼龙冲击治疗或大剂量免疫球蛋白治疗 3～5d 外,应注意激素不良反应,加强对症支持治疗。

【预后】

患者病情、病程呈多样性。部分患者有自愈倾向,而多数患者缓解后易反复发作。

第十一节 复发性多软骨炎

复发性多软骨炎(relapsing polychondritis,RPC)是一种较少见的炎性破坏性疾病,其特点是软骨组织复发性退化性炎症,表现为耳、鼻、喉、气管、眼、关节、心脏瓣膜等器官及血管等其他结缔组织受累。

【流行病学】

各年龄阶段均可发病,但以 30～49 岁多发,无性别倾向。

【病因学】

RPC 的病因及发病机制目前仍不清楚，实验证据提示和自身免疫反应有密切关系。软骨基质受外伤、炎症、过敏等因素的影响暴露出抗原性，导致机体对软骨局部或有共同基质成分的组织如巩膜、葡萄膜、玻璃体、视神经内膜及神经束膜、主动脉中层和内层的结缔组织、心瓣膜、心肌肌纤维膜、气管黏膜下基底膜、关节滑膜和肾小球及肾小管基底膜等组织的免疫反应。

【临床表现】

RPC 可隐匿起病，也可暴发或病情突然加重。活动期可有发热、局部疼痛、疲乏无力、体重减轻和食欲缺乏等。其常见临床表现如下。

1. *耳软骨炎*　耳郭软骨炎是最常见的临床表现。病变多局限于耳郭软骨部分，常对称性受累，但耳垂不受累。初期仅表现为耳郭红、肿、热、痛、有红斑结节，反复发作，久之耳郭塌陷畸形。耳郭软骨炎可导致耳松软、变形、弹力减弱，出现结节，外耳道萎缩。外耳道狭窄、中耳炎症、咽鼓管阻塞可致传导性耳聋。后期可累及内耳，表现为听觉或前庭功能损伤。病变累及迷路可导致旋转性头晕、眼球震颤、共济失调、恶心及呕吐等。

2. *鼻软骨炎*　约 3/4 的病人有鼻软骨炎。在急性期表现为局部红肿、压痛，数天后可缓解。反复发作可引起鼻软骨局限性塌陷，发展为鞍鼻畸形，甚者鼻梁下陷。

3. *眼部病变*　眼部受累可单侧或者双侧。最常见的临床表现是突眼、巩膜外层炎、角膜炎或葡萄膜炎。视网膜病变如视网膜微小动脉瘤、出血和渗出、静脉闭塞、动脉栓塞也常有发生。视网膜血管炎或视神经炎可导致失明。

4. *关节病变*　RPC 的关节损害特点是外周关节非侵蚀性非畸形性多关节炎。大小关节均可受累，呈非对称性分布，多为间歇性发作，慢性持续性者较少。肋软骨和胸锁关节以及骶髂关节也可受累。关节液多为非炎症性的。

5. *呼吸系统病变*　约半数病人累及喉、气管及支气管软骨。表现为声音嘶哑，刺激性咳嗽，呼吸困难和吸气性喘鸣。喉和气管炎症早期可有甲状软骨、环状软骨及气管软骨压痛。喉和会厌软骨炎症可导致上呼吸道塌陷，造成窒息，需紧急行气管切开术。在疾病的晚期支气管局灶性或弥漫性的气道狭窄，继发肺部感染，可导致病人死亡。

6. *心血管病变*　约 30% 的患者可累及心血管系统，表现为心肌炎、心内膜炎或心脏传导阻滞，主动脉瓣关闭不全，大、中、小血管炎。主动脉瓣关闭不全是常见而严重的心血管并发症，其他的表现包括升主动脉和降主动脉动脉瘤，大血管动脉瘤破裂可引起猝死。此外，还可出现因血管炎而导致的血栓形成，可累及降主及腹主动脉，锁骨下、脑内、肝、肠系膜及周围动脉。

7. *皮肤病变*　RPC 皮损无特异性，受累率约 25%。皮损形态多样，可表现为结节性红斑、紫癜、网状青斑、结节、皮肤角化、溢脓、色素沉着等。活检常呈白细胞破碎性血管炎的组织学改变。此外也可发生指（趾）甲生长迟缓、脱发及脂膜炎，口腔及生殖器黏膜溃疡。有些病例和白塞病重叠存在。

8. *其他系统受累*　RPC 病人常累及血液系统。据报道半数病人发生贫血、血小板减少。有的病人脾脏肿大，还可并发骨髓异常增生综合征（MDS）。

少数病人可有中枢神经系统受损伤和周围神经受损的症状，如头痛，展神经、面神经麻痹、癫痫、器质性脑病和痴呆，也可发生多发性单神经炎。

肾脏受累的表现有显微镜下血尿，蛋白尿或管型尿，反复发作可导致严重肾炎和肾功能不全。

【辅助检查】

1. *血常规及血沉*　急性活动期大多数病人有轻度正细胞正色素性贫血及白细胞中度增高。血沉增速。

2. *尿常规*　少数病人有蛋白尿、血尿或管型尿。急性活动期尿中酸性黏多糖排泄增加，对诊断有参考价值。

3. *血清学检查*　20%～25% 的患者免疫荧光抗核抗体及类风湿因子阳性。总补体、C3、C4 多正常，偶有升高。间接荧光免疫法显示抗软骨细胞抗体及抗Ⅱ型胶原抗体阳性对 RPC 的诊断可能有帮助。

4. *肾功能异常及脑脊液细胞*　增多提示相关的血管炎。

5. *X 线检查*　常有耳软骨钙化，喉断层摄影可见有气管狭窄。胸片显示有肺不张、肺炎、程度不等的纤维化。气管支气管体层摄影可见气管、支气管普遍性狭窄。X 线检查可见心脏扩大，并以左心扩大为主。有时也能显示主动脉弓进行性扩大，升主动脉和降主动脉、鼻、气管和喉有钙化。关节 X 线检查示关节旁的骨密度降低，可有关节腔狭窄，但无侵蚀性破坏。少数患者有脊柱后凸，腰椎和椎间盘有侵蚀及融合，骶髂关节狭窄及侵蚀，必要时行CT扫描检查。

6. 纤维支气管镜检查及肺功能测定 纤维支气管镜检查可发现气管、支气管普遍狭窄，软骨环消失，黏膜增厚、充血水肿及坏死，内有肉芽肿样改变或黏膜苍白萎缩。肺功能测定显示阻塞性通气障碍。

【病理学检查】

皮肤活检常呈白细胞破碎性血管炎的组织学改变。肾脏活检呈肾小球性肾炎的组织学表现。

【诊断与鉴别诊断】

1. 诊断 根据典型的临床表现和实验室检查在考虑到RPC的可能时，可按1975年McAdam的诊断标准：①双耳软骨炎；②非侵蚀性多关节炎；③鼻软骨炎；④眼炎，包括结膜炎、角膜炎、巩膜炎、浅层巩膜炎及葡萄膜炎等；⑤喉和(或)气管软骨炎；⑥耳蜗和(或)前庭受损，表现为听力丧失，耳鸣和眩晕。具有上述标准3条或3条以上者可以确诊，无需组织学证实。不足3条者需软骨活检证实诊断。

2. 鉴别诊断

(1)耳郭病变及外耳炎：应与局部外伤、冻疮、丹毒、慢性感染、系统性红斑狼疮、痛风、真菌性疾病、梅毒、麻风病鉴别。

(2)鼻软骨炎：需要与韦格纳肉芽肿、淋巴样肉芽肿、致死性中线肉芽肿、先天性梅毒、麻风、淋巴瘤、结核等引起的肉芽肿以及癌肿和淋巴肉瘤相鉴别。

(3)眼炎：应注意与韦格纳肉芽肿、结节性多动脉炎、Cogan综合征、白塞病、原发性或继发性干燥综合征等累及眼的全身性疾病相鉴别。

(4)气管支气管狭窄变形：应与感染性疾病、结节病、非感染性肉芽肿病、肿瘤、慢性阻塞性肺疾病、淀粉样变性等疾病鉴别。

(5)主动脉炎和主动脉病的病变：应与梅毒、马方综合征、Ehlers-Danlos综合征、特发性纵隔囊肿坏死、血清阴性脊柱关节病并发的主动脉病变相鉴别。

(6)肋软骨炎病变：须与良性胸廓综合征鉴别，后者如特发性、外伤性肋软骨炎、Tietze综合征、肋胸软骨炎、剑突软骨综合征等。

【治疗】

1. 一般治疗 急性发作期应卧床休息，视病情给予流质或半流质饮食，以免引起会厌和喉部疼痛。注意保持呼吸道通畅，预防窒息。烦躁不安者可适当用镇静药。让病人保持充足的睡眠。

2. 药物治疗

(1)非甾体类抗炎药：可用吲哚美辛2.5mg/d或双氯芬酸钠75～150mg/d，视剂型每日3次或1次口服；布洛芬0.6g，每日3～4次口服或选用其他非甾体抗炎药。

(2)糖皮质激素：糖皮质激素可抑制病变的急性发作，减少复发的频率及严重程度，用于较重的病人，开始剂量为泼尼松30～60mg/d，分次或晨起1次口服。临床症状好转后，泼尼松可逐渐减量。剂量在15mg/d以下时可长期维持1～2年。

(3)免疫抑制药：环磷酰胺400mg静脉注射每周1次，或200mg隔日1次静脉注射，病情稳定后减量。甲氨蝶呤10～30mg每周1次口服或静脉注射。也可选用硫唑嘌呤等免疫抑制药口服。

【并发症的诊断、治疗和预防】

1. 早期行肺功能检测和支气管镜检及早发现肺部病变(后者因可能加重低氧血症，现多被CT、MRI取代)。气管堵塞需行气管切开术、机械通气、气管手术或放置支架。应积极预防和治疗肺部炎症。

2. 心瓣膜病变引起难治性心功能不全时，应使用强心药和减轻心脏负荷的药物。若有条件可行瓣膜修补术或瓣膜成形术。主动脉瘤切除术成功也屡有报道。

【预后】

病程长短不一，早期发现和常规治疗能改善预后，确诊后5年和10年生存率分别为74%和55%。女性患者的死亡原因主要是气道阻塞、肺炎或二者兼之，男性患者死亡的主要原因是特异性心血管病变。

(陆前进)

第 17 章

皮肤血管炎

皮肤血管性疾病(cutaneous vascular diseases)是指原发于皮肤血管管壁及其周围组织的炎症性疾病,其主要组织病理变化依据病因及发病机制不同可表现为血管内皮细胞肿胀、管壁及周围组织炎性细胞浸润、纤维蛋白变性和肉芽组织形成等。

皮肤血管性疾病的分类方法包括依据侵犯血管大小、浸润细胞种类或综合指标方法,但均有其局限性。

第一节　变应性皮肤血管炎

变应性皮肤血管炎(allergic cutaneous vasculitis)是一种主要累及真皮浅层毛细血管和小血管的坏死性血管炎。目前国外将其命名为皮肤小血管炎(cutaneous small-vessel vasculitis)或皮肤白细胞碎裂性血管炎(cutaneous leukocytoclastic angiitis)。

【流行病学】

本病主要发生于中青年女性,男女之比约为1∶5。发病有明显的季节性,多为春末发病,夏重冬轻,反复发作。

【病因学】

本病的致病因子多为细菌和病毒感染(如β-溶血性链球菌、结核菌、流感病毒),也包括药物或化学品(如可卡因、杀虫剂)、淋巴增生性疾病(如霍奇金病)等。本病的发病与免疫复合物沉积有关,属Ⅲ型变态反应。细菌等抗原和体内相应的抗体结合后,形成循环免疫复合物并沉积于毛细血管及小血管壁,激活补体后产生各种炎症介质,进而损伤血管内皮细胞。

【临床表现】

起病多突然,可伴发热、头痛、乏力及全身关节酸痛、皮肤轻度瘙痒等不适。皮损呈多形性,特征表现是紫癜性斑丘疹,其上可发生血疱、坏死及溃疡,有的发展为真皮结节。风团是仅次于紫癜的常见皮损,但比荨麻疹性风团难消退。皮损好发于小腿下部和踝部等下垂及受压部位,也可发生在全身其他部位,常对称分布。原发皮疹消退后留有色素沉着或萎缩性瘢痕。自觉痒及烧灼感,亦有少数患者呈疼痛感。

除皮肤症状外,常伴四肢大关节游走性疼痛,多以膝关节为主,但一般无红肿及功能障碍。部分患者同时有内脏损害:约1/3患者肾脏受累,主要表现为肾小球肾炎;胃肠道受累可发生腹痛、便血、恶心、呕吐;神经系统受累可出现头痛、感觉及运动障碍、复视、吞咽困难等;部分患者肺部出现弥漫性、结节样损害;心、肝、脾等脏器均可受累。如伴发关节痛、腹痛、肾损害、中枢神经系统损害等,称为变应性皮肤-系统性血管炎。

本病为自限性,通常3～4周恢复,但可迁延反复,病程达数月至数年。

【辅助检查】

本病缺乏特异性实验室诊断指标。可有血沉加快、抗"O"升高、血小板减少、贫血、高球蛋白血症,少数患者可有嗜酸性粒细胞增高及补体下降,肾脏受累时出现蛋白尿、血尿及管型。

【病理学检查】

皮肤组织病理学表现为白细胞碎裂性血管炎。毛细血管及小血管内皮细胞肿胀、闭塞、管壁扩张、纤维素沉积、红细胞外溢、中性粒细胞浸润及细胞核碎裂,也可有不同数目嗜酸细胞和单一核细胞浸润。直接免疫病理可见血管壁抗体及补体沉积。

组织病理变化可受取材时机和皮损严重程度

的不同的影响。典型病变见于早期皮损(8～12h)，晚期皮损一般不易看到特征性的血管病变。

【诊断与鉴别诊断】

1. 诊断标准 ①好发于中青年女性，起病突然；②损害常在臀部以下，多为小腿；③慢性病程，季节性反复发作；④皮损呈多形性，包括紫癜、结节、水疱、坏死、溃疡等；⑤病理提示白细胞碎裂性血管炎。

2. 鉴别诊断

(1)过敏性紫癜：该病皮损较单一，主要为紫癜及风团，血小板正常，可伴有腹痛、关节表现及肾脏改变。

(2)结节性多动脉炎：该病表现主要为皮下结节，疼痛明显。病变侵犯中、小动脉，不侵犯静脉或淋巴管。实验室检查常见中性粒细胞增多。

(3)急性痘疮样苔藓样糠疹：好发于躯干、上肢屈侧，表现为丘疹、丘疱疹、坏死、出血、结痂等。组织学改变除可有淋巴细胞性血管炎外，多有表皮的损伤。

【治疗】

1. 积极寻找祛除慢性感染灶、药物等可能诱发因素。避免剧烈活动，抬高患肢。

2. 补充多种维生素，对症治疗。可口服维生素 E、双嘧达莫、阿司匹林、吲哚美辛等。

3. 糖皮质激素。用于有严重的系统表现或有坏死性皮损出现时。剂量为泼尼松 60～80mg/d，疗程不宜过长。

4. 免疫抑制药。难治性病例可加用该药。如霉酚酸酯 2～3g/d，甲氨蝶呤 5～25mg/周，或硫唑嘌呤 50～200mg/d。

第二节 过敏性紫癜

过敏性紫癜(anaphylactoid purpura)又称 Henoch-Schölein 紫癜，是侵犯皮肤或其他器官毛细血管和细小血管的一种过敏性血管炎。以皮肤紫癜、关节痛(74%～84%)、腹痛(61%～76%)和肾脏病变(44%～47%)为特征。

【流行病学】

本病较常见，任何年龄均可发病，但以儿童居多。有统计 75%的患者见于 7 岁以下儿童，男性较多。春季发病率最高。

【病因学】

病因不明。病前多有上呼吸道感染症状，多认为是一种感染变态反应，溶血性链球菌是重要致病原。病毒、食物、药物也是本病的诱发因素。免疫荧光检查发现，受累及未受累处皮肤可有 IgA、C3 和纤维素沉积，因此，目前许多学者认为本病主要是由以 IgA 为主的免疫复合物沉积在血管周围，通过激活补体而导致毛细血管和小血管壁周围的炎症。

【临床表现】

皮损出现前 2 周常有低热、头痛、关节症状和腹痛等前驱症状。皮疹常见于双下肢，尤以小腿伸侧较多，有时发生于臀部及前臂，初为小而分散的瘀点、瘀斑，1d 内变为出血性斑丘疹，5d 左右颜色开始变淡，2～3 周可逐渐消退，但新皮疹又分批出现。严重者可同时出现风团、水疱和坏死等皮损。根据受累的主要部位和伴随的症状，本病可分为以下 4 个亚型。

1. 单纯型 又称皮肤型紫癜。损害仅限于皮肤，无明显全身症状，且皮损较轻。多见于儿童。

2. 关节型(Schölein 型) 除皮疹外，尚有明显的关节症状。表现为关节酸痛肿胀、活动受限，主要累及膝及踝关节，少数患者关节腔有积液。

3. 肾型 常见于 9 岁以上儿童。除有较严重的皮损外，尚有较重或持续的肾脏改变。血尿是最常见的症状，蛋白尿、管型尿以至肾功能不全皆可发生。预后多较好。10%发展为肾功能衰竭，成人多见。

4. 腹型(Henoch 型) 除有较严重的皮损外，可出现腹部表现，如脐周及下腹部绞痛伴恶心、呕吐、便血或因肠套叠出现剧烈腹部绞痛甚至肠穿孔等严重并发症。

【辅助检查】

血小板计数正常，出凝血时间及凝血因子正常；尿常规检查可见红细胞、蛋白、管型尿；大便常规检查可发现隐血。毛细血管脆性试验阳性。

【病理学检查】

因病损严重程度、取材时间等不同病理变化较大。基本病变为小血管弥散性血管炎，表现为真皮乳头层小血管白细胞碎裂性血管炎。免疫荧光检查可发现真皮浅层小血管壁有 IgA、IgG 和补体沉积。

【诊断与鉴别诊断】

1. 诊断标准　①青少年多见，好发于小腿伸侧，对称分布，反复发作；②典型皮损为瘀点和出血性斑丘疹，严重者可同时出现风团、水疱、坏死等多形性皮损；③血液学检查正常。根据是否存在关节痛、腹痛和肾损害来进行亚型的诊断，合并关节表现者应考虑关节型，有腹部绞痛者应考虑腹型、尿检查异常伴肾脏疾病表现者应考虑肾型。

2. 鉴别诊断

(1)血小板减少性紫癜：血液学检查异常，少有全身症状。

(2)系统性红斑狼疮：常有特征性的皮损、光敏感，除有关节疼痛外，还有肾脏、心血管、呼吸系统、消化系统和神经系统等多系统的损害，实验室检查有特征性改变。

(3)急腹症：仅有与急腹症相关的临床表现，没有紫癜等皮损，全身症状较重。

【治疗】

1. 积极寻找并祛除诱发因素，同时加强支持和对症治疗。

2. 非特异性抗过敏治疗：如抗组胺药。

3. 降低血管通透性药物：如维生素C 600mg/d，分3次口服。

4. 非甾体抗炎药：可用于有关节痛的患者，它不会增加紫癜和上消化道出血的危险，但肾功能不全者慎用。

5. 糖皮质激素：如泼尼松0.5mg/(kg·d)，分3次口服；对腹痛的疗效还需循证医学证实。激素不能预防新紫癜，亦不能治疗与预防肾脏病变及改善其预后。

6. 免疫抑制药：慢性顽固性肾炎者可加用。

第三节　荨麻疹性血管炎

荨麻疹性血管炎(urticarial vasculitis)临床表现为显著和持久性风团，伴发热、腹痛、关节痛和浅表淋巴结肿大等全身症状，组织学特征为白细胞碎裂性小静脉炎。

【流行病学】

本病1973年Mc Duffie首先报道。多见于30～40岁中青年女性。

【病因学】

病因尚不明确。是一种免疫复合物性血管炎。免疫组织化学法证实血管壁有免疫球蛋白及补体沉积，传统途径的补体激活，产生过敏毒素及嗜中性趋化因子导致血管内皮损伤及白细胞聚集，引起血管炎性变化。

【临床表现】

临床分为两个类型，一种为补体正常的荨麻疹样血管炎，其症状轻，局限于皮肤，可自愈；另一种为低补体血症性荨麻疹样血管炎，临床特征包括关节疼痛、血管性水肿、眼部症状、哮喘、阻塞性肺部疾病和胃肠道症状，也可出现肾小球肾炎。共同特点为：①皮损为荨麻疹样，但可持续发作1～2d，甚或更长时间；②皮损有痒感或烧灼感；③风团消退后可残留色素沉着及细屑；④常伴有四肢一过性关节肿胀、疼痛及腹痛，少数晚期严重患者可出现肾脏或神经系统病变。

【辅助检查】

血清补体(CH50、C3、C4)水平的测定对评估本病十分重要。低补体血症性荨麻疹样血管炎的患者有抗C1q抗体，血清补体(C1q、C4、C2等)水平持续性降低。许多患者ANA阳性，高达1/4的患者抗dsDNA抗体阳性，96%的患者狼疮带试验阳性。半数左右患者可有血沉加快。

【病理学检查】

表现为白细胞碎裂性血管炎。典型病变为血管内皮细胞肿胀，管壁纤维蛋白样变性，周围有大量中性粒细胞浸润，可见核尘，也可见单核细胞、嗜酸性粒细胞、红细胞外渗等表现；免疫病理可见血管内IgM、C3沉积，免疫球蛋白和补体呈颗粒状在真皮、表皮交界处沉积。

【诊断与鉴别诊断】

1. 诊断标准

(1)持续性(往往24h以上)风团，不易消退，伴关节痛、发热。

(2)低补体血症，血沉快，组织病理示白细胞碎裂性血管炎。

(3)一般抗组胺药物无效。

2. 鉴别诊断

(1)慢性荨麻疹：荨麻疹样血管炎和荨麻疹主要依据以下5个临床特征进行鉴别：①皮损除瘙痒外，还常伴有疼痛；②皮损固定、不会游走，持续时间超过24h；③皮损消退后常遗留炎症后紫癜或色素沉着；④一般抗组胺药物无效；⑤病理为白细胞碎裂性血管炎。

(2)红斑狼疮:具有抗 dsDNA 抗体阳性及其他红斑狼疮诊断标准。

(3)成人 Still 病:为长期间歇性弛张热,可伴有一过性的水肿性红斑或风团,但皮疹持续时间短,多与发热一致,消退后无色素沉着。

此外尚需与其他白细胞碎裂性血管炎鉴别。

【治疗】

补体正常的荨麻疹样血管炎因症状轻,可自愈,故一般不需要特殊治疗。低补体血症性荨麻疹样血管炎的治疗主要取决于其临床症状和严重程度。吲哚美辛有效,剂量为 75～150mg/d,分 3 次口服,也可以试用氨苯砜(100～150mg/d)、羟氯喹和秋水仙碱等药物,顽固和严重者早期应用糖皮质激素,如泼尼松 30～60mg/d,病情控制后渐减量及停药。

【并发症的诊断、治疗及预防】

本病晚期可出现肾脏损害,少数病例可出现癫痫,单侧视神经炎及脑膜炎等,早期诊断后应用糖皮质激素可预防全身损害。

【预后】

本病预后大多良好。

第四节 Sweet 综合征

Sweet 综合征又称作急性发热性嗜中性皮病(acute febrile neutrophilic dermatosis),以面颈、四肢突然出现疼痛性红色结节或斑块,伴有发热为特征,组织病理表现为真皮大量中性粒细胞浸润。

【流行病学】

本病由 Robert Sweet 于 1964 年首先报道。好发于中年女性患者。夏秋季节易发。

【病因学】

病因尚不明确。大部分患者继发于上呼吸道感染、免疫接种后、外伤及阳光曝晒等,皮肤感染及药物也可诱发本病,一些病例与恶性肿瘤有关。

【临床表现】

1. 大多起病急骤。多发生在面部、颈项、肩、躯干上半部和四肢。皮损初为渗出性红色或紫红色斑丘疹,可逐渐形成边界清楚,直径 2～10cm 的隆起的圆形、椭圆形斑块,表面可有水疱样外观的颗粒状假性水疱,间或有水疱、脓疱、大疱。

2. 自觉疼痛和触痛。

3. 皮损经 1～2 个月可自行消退,但易复发。局部不留瘢痕,可仅留暂时性褐色沉着斑。

4. 约 80%的患者针刺反应阳性。

5. 口腔黏膜较少受累。

6. 约 90%患者有不同程度全身症状。最常见为发热,其他可有关节游走性疼痛或肌肉酸痛;约 1/3 患者有结膜炎或浅表巩膜炎;肾脏受累一般较轻;少数病例有口腔溃疡、肺部病变等其他系统的表现。

【辅助检查】

多数患者血沉增快,中性粒细胞增高,可有核左移。其他还可有血浆球蛋白(α 及 γ)增高、C 反应蛋白阳性;但免疫球蛋白、补体多正常;肾脏受累可出现蛋白尿、血尿等。

【病理学检查】

最主要的特征是真皮网状层有明显的中性粒细胞浸润。典型者白细胞破碎明显。表皮一般不受累,偶尔见轻度海绵水肿。有脓疱形成时棘层呈轻度肥厚,可有角化不全;真皮乳头水肿明显,严重者可形成表皮下水疱,浅层或中层毛细血管扩张,内皮细胞肿胀,血管周围有密集炎性细胞浸润,主要为中性粒细胞,常见核固缩和核破裂,间有淋巴细胞、组织细胞,偶见少许嗜酸细胞;陈旧皮损中真皮中淋巴细胞、组织细胞相对增多,也可见单核细胞;少数患者血管壁上可有轻微纤维蛋白样物质沉积。免疫荧光可见 IgG、IgA、IgM、C3 及 C4 在基底膜沉积。

【诊断与鉴别诊断】

1. 诊断标准

主要标准

(1)突发的疼痛性红色斑块和结节。

(2)组织病理改变为真皮浅层中性粒白细胞浸润,有时可见白细胞碎裂性血管炎。

次要标准

(1)感染的前驱症状。

(2)伴有发热、关节疼痛、结膜炎或潜在的恶性肿瘤。

(3)白细胞增多。

(4)系统应用糖皮质激素有效,抗生素无效。

具备两条主要标准及两条次要标准可确诊。

2. 鉴别诊断

(1)多形红斑:有特征性虹膜状水肿性红斑,红斑中心有丘疹、大疱，好发于足背、掌跖、面部，对称分布，口腔和生殖器受累较多见。

(2)结节性红斑：双小腿伸侧鲜红色或紫红色结节，压痛明显，不破溃，好发于中青年女性，春秋季多发。

(3)单纯疱疹：为群集性水疱，疱壁薄、易破溃，可自愈，病程短，易反复发作，全身症状轻微，可检出单纯疱疹病毒抗体。

(4)白塞病：以反复复发口腔溃疡为主要表现，皮疹以结节性红斑及毛囊炎样皮损为主。

【治疗】

首选糖皮质激素治疗，常用泼尼松 40～60mg/d，渐减量至停药，常在数周内得到控制；也可试用氨苯砜 100～150mg/d，分次口服，或与泼尼松联合应用；雷公藤 20～30mg/d，分3次口服或10%碘化钾 10～30ml/d，分2～3次口服。还可试用多西环素、氯法齐明、吲哚美辛及其他非甾体类抗炎药物。疗程一般为2～4周。外用糖皮质激素制剂对改善皮损有效。

【并发症的诊断及治疗】

本病可合并结膜炎或浅表巩膜炎，肾脏也可受累，表现为蛋白尿、血尿、颗粒管型尿，经糖皮质激素治疗后可完全恢复。

【预后】

本病预后多数较好，复发性病例多见于伴有潜在性恶性疾病者。

第五节　持久性隆起性红斑

持久性隆起性红斑是一种慢性的皮肤疾病，临床典型表现为发生于关节伸侧及手背的一种红色或紫红色持久性丘疹、斑块或结节，其病因不清，目前多认为是一种慢性白细胞破碎性血管炎。

【流行病学】

本病多累及成年人，也可累及儿童和青年人，男女均可发病。

【病因学】

本病病因不清，目前认为本病是一种慢性白细胞破碎性血管炎，属于变应性皮肤血管炎的一种，可能与链球菌、大肠埃希菌的感染有关。

【临床表现】

多发生于成年人。

皮疹：皮疹好发于四肢伸侧，尤其是手、足及膝关节伸面，亦可累及腕、肘、踝以及面部；多对称分布，但也可见位于身体一侧者。

初起常为成群的小丘疹及结节，以后逐渐扩大融合成红色、紫红色或黄褐色斑块，表面光滑，可出现水疱或溃疡。皮疹一般持续几周至数月，但可以不断出现新皮疹。皮疹消退后可遗留萎缩、色素脱失、色素沉着以及瘢痕。

患者可伴有中等程度瘙痒、疼痛或烧灼感，少数患者可出现关节痛。

【辅助检查】

血沉可增快。

【病理学检查】

组织病理学表现与变应性皮肤血管炎无明显区别。主要表现为真皮中上部小血管内皮细胞肿胀，血管壁周围可见炎症细胞浸润，以中性粒细胞为主，可混有淋巴细胞、嗜酸性粒细胞等，可有核碎裂。病变晚期可出现纤维细胞及毛细血管增生，并可伴有脂质沉积。

【诊断与鉴别诊断】

1. 诊断标准　目前尚无公认的诊断标准，诊断主要依靠典型的临床表现结合组织病理学表现。

2. 鉴别诊断

(1)多形红斑：皮疹主要表现为水肿性红斑、丘疹、水疱、大疱，有黏膜损害，典型皮损为靶形红斑，而持久性隆起性红斑表现为发生于关节伸侧及手背的一种红色或紫红色持久性丘疹、斑块或结节，较少出现水疱、大疱。

(2)环状肉芽肿：皮疹主要表现为质地坚实的丘疹排列成环状或半环状，皮疹多位于手背及前臂，病理学表现主要为真皮中上部胶原纤维变性，周围有组织细胞、淋巴细胞等浸润。而持久性隆起性红斑病理表现为真皮中上部小血管炎。

(3)急性发热性嗜中性皮病：皮疹多位于面、颈和四肢，表现为红色结节与斑块，周围隆起，表面可呈乳头状或细颗粒状，自觉疼痛，伴有发热以及关节痛，辅助检查可见外周血中性粒细胞增高，组织病理学检查真皮中上层中性粒细胞为主的细胞浸润。

【治疗】

清除感染灶等可疑病因。

皮质类固醇激素：如醋酸泼尼松 40～60mg/d 口服，好转后逐渐减量。

氨苯砜:每日 100～150mg 口服,待病情好转后逐渐减量。

其他药物:对于伴有大疱的严重病例可应用四环素、烟酰胺,病情控制后可单用烟酰胺 0.1g,每日 3 次口服,也可应用雷公藤多苷。

手术治疗:对于孤立难治的皮损,可选择手术切除,但易复发。

【预后】

该病患者病情易反复,可持续数月甚至数年,但亦可自行恢复。

第六节 结节性红斑

结节性红斑(erythema nodosum) 是皮下组织急性非特异性炎性结节性皮肤病,属于反应性嗜中性皮肤病的一种,其特征是好发于小腿前部的红色痛性结节。

【流行病学】

本病由 Willan 首次报道。一般春秋季好发;可受种族、地域、易感性及各种感染流行的影响。本病发病高峰为 20～40 岁,多见于女性。

【病因学】

1. 感染 细菌(特别是链球菌、结核杆菌)、病毒、支原体、衣原体、真菌感染。据统计 80%患者在发病前曾有上呼吸道感染。儿童较常发生结核或链球菌的感染。

2. 非感染性因素 可作为肉样瘤病、溃疡性结肠炎、麻风、淋巴瘤、结缔组织病、血内蛋白异常等病的一种证候。

3. 药物 溴剂和碘剂、避孕药、磺胺类。

【临床表现】

1. 急性单纯型 常见,发疹前有前驱症状,如上呼吸道症状、低热、肌肉酸痛、关节痛、乏力。半数以上病人在出现皮疹前 2～8 周有频繁的关节痛和晨僵,主要累及膝关节。皮疹为成批出现的鲜红或紫红色结节,葡萄至杨梅大小,略高于皮肤表面,表面光亮,数个至数十个,散在不融合,自觉疼痛及压痛,多不发生溃疡;好发于小腿伸侧,其次为大腿及上臂,对称分布;数天后颜色变暗直至消退,自然病程为数天或数周;愈后不遗留鳞屑、瘢痕或萎缩;常反复发作。

2. 慢性复发型 也叫迁移性结节性红斑。结节泛发,以不规则形式出现多形红斑或坏死性血管炎损害。多为单侧,双侧者不对称;位于臂、腿伸侧,面部或躯干,甚至在眼球、结膜或黏膜上发生,病程可达数年。

3. 儿童型 更为罕见,但在希腊常见。病程短,一般不超过 20d。

【辅助检查】

全血细胞计数、血沉、肝功能一般正常。也可见淋巴细胞轻度升高、血沉加快、抗"O"升高。慢性复发型的病例往往有其他疾病伴发则有相应疾病的实验室改变。

【病理学检查】

表现为间隔性脂膜炎的特点,早起皮损可见脂肪小叶纤维间隔中小静脉周围中性粒细胞、淋巴细胞和组织细胞呈特征性的放射状浸润,管腔扩张、充血,内皮细胞肿胀,可见红细胞外溢。陈旧性皮损以组织细胞和多核巨细胞浸润为主。慢性结节性红斑可见间隔纤维化和上皮样巨噬细胞组成的间隔性肉芽肿。

【诊断与鉴别诊断】

1. 诊断依据 充分了解患者是否有感染史、用药史等个人史,其他家庭成员的患病情况。根据上述的结节形态特点,结合组织病理,一般诊断不难。再根据发病的急、慢性,发生的部位局限或泛发,以及是否复发,可予分型。如果为慢性复发型,应进一步找出其伴发的疾病。

2. 鉴别诊断

(1)硬红斑:硬红斑起病缓慢,结节主要发生于两小腿屈侧下 1/3 处,暗红色,一般较大,3～5 个,可破溃,无疼痛或压痛,病程长。

(2)结节性血管炎:结节易发生在小腿屈侧,但多在小腿下部,结节硬小,有压痛,常与血管走行一致,常不对称,病程长;愈后可遗留皮面凹陷。

(3)结节性多动脉炎:皮下结节单发或成群,多沿血管走行分布,直径 5～10mm,按之有触痛或波动感,可破溃或形成皮内血肿瘀斑,常见于下肢,尤其膝下、小腿伸侧和足背,多合并其他全身症状。

【治疗】

1. 一般治疗 首先应去除慢性病灶和治疗其原发疾病。急性发作期应卧床休息,抬高患肢。

2. 糖皮质激素 适用于皮损广泛、炎症较重、疼痛剧烈的患者。相当于强的松量 20～30mg/d,疗程 2～4 周。慢性持久性皮损可皮内注射。

3．非甾体类抗炎药　疼痛者可服用吲哚美辛、布洛芬、保泰松、阿司匹林、水杨酸类制剂等。

4．其他　难治性病例也可用羟氯喹、秋水仙碱和雷公藤多苷等进行治疗。

【预后】

预后通常较好。

第七节　结节性血管炎

结节性血管炎(nodular vasculitis)是炎症或血管内血栓形成而引起的局部缺血，从而导致脂肪坏死性的小叶性脂膜炎。但本病是否为一独立疾病目前尚有不同看法，Lever 等认为结节性血管炎仅是硬红斑的早期或轻型改变。

【流行病学】

首先由 Montgomery 等描述。多发生于 30～60 岁的妇女。其他资料不详。

【病因学】

本病病因及发病机制不明。结核菌感染可能是诱因，但无直接感染的证据；皮损与Ⅲ型变态反应损伤有关。

【临床表现】

1．皮疹　皮下结节或较大的浸润性斑块，表面潮红，疼痛感及压痛；好发于下肢，特别是小腿屈侧，亦可发生于大腿及上臂，沿血管走行分布，常不对称。2～4 周后，结节可消退遗留纤维性结节，或破溃愈后留萎缩瘢痕。慢性病程患者结节反复发作，数周或数月后自然缓解。

2．其他　可伴有关节疼痛及下肢软弱无力。

【辅助检查】

无特殊发现，除急性期外，血沉很少增快，少数病例抗“O”抗体高或 γ 球蛋白高。结核菌素皮肤试验(PPD)阴性。

【病理学检查】

表现为小叶性脂膜炎，基本组织学改变是皮下中、小肌性动脉炎，导致相应小叶区域缺血性、凝固性坏死。血管全层有炎症浸润，早期以中性粒细胞为主，后期为淋巴细胞和组织细胞。动脉内膜增厚，管腔血栓形成，管腔闭塞，相应区域小叶脂肪坏死，呈大片红染。脂肪小叶及间隔广泛炎细胞浸润，初期为嗜中性白细胞，之后有组织细胞、噬脂泡沫细胞及多核巨细胞浸润；后期纤维化。

【诊断与鉴别诊断】

1．诊断依据　主要根据临床表现和组织学特点进行诊断。

2．鉴别诊断

(1)结节性红斑：结节多发生于小腿伸侧，与结节性血管炎相比，红色较深，疼痛较重。组织学变化为小叶间隔性脂膜炎，血管病变轻，不发生组织坏死。

(2)皮肤型结节性多动脉炎：皮下结节，结节较小，伴疼痛，易破溃，反复发生，好发于下肢，可引起肢体肿胀。网状青斑常见。炎症局限于血管，血管纤维蛋白样坏死显著，血管周围脂肪组织内炎症轻微，缺乏结节性血管炎时的广泛性脂膜炎。

结节性血管炎与硬红斑的关系：硬红斑与结节性血管炎有相同的临床和组织学改变。阿克曼认为，结节性血管炎与硬红斑为同义词。Lever 认为，结节性血管炎是早期及轻型的硬红斑，如果组织切片中有明显的血管炎，结节性肉芽肿的改变很轻，且无或很少有干酪样坏死则称为结节性血管炎。

【治疗】

1．饱和碘化钾溶液　每天 3 次，每次 5 滴，逐日增加 1 滴直至每次 15 滴，每天 3 次。但要注意长期使用碘化钾可诱发甲状腺功能减退。一旦控制，可逐渐减量，减药时间应在 2～3 周或以上。

2．糖皮质激素　适用于结节较多者，相当于泼尼松 30～50mg/d，但并非首选。皮损内注射可控制持久性皮损。

3．中药　雷公藤、复方丹参等。

4．免疫增强剂　胸腺肽、藻芝等。

5．局部疗法　外用喜疗妥软膏，亦可用氦氖激光局部照射。

6．其他　弹力长袜、抬高和治疗相关的静脉供血不足。

【预后】

本病不侵犯内脏，预后良好。

第八节 结节性多动脉炎

结节性多动脉炎(polyarteritis nodosa)过去称为结节性动脉周围炎(periarteritis nodosa),是主要影响小和中等动脉的一种坏死性血管炎。有系统型和皮肤型之分。20%～50%的病例仅表现有皮肤症状,多数有系统性损害,系统损害以心血管、肝、肾为主,皮损则以结节为主。

【流行病学】

本病于1885年首次报道。系统型结节性多动脉炎常见于20～60岁男性,男女患病率之比为5∶1。皮肤型结节性多动脉炎由Lindberg等于1931年提出,女性多见。

【病因学】

本病病因尚未阐明。

1. 感染　导致系统型结节性多动脉炎的常见感染为乙型肝炎病毒,其次是丙肝;导致皮肤型结节性多动脉炎的感染因素为链球菌、尿路感染、复发性生殖器疱疹病毒感染。

2. 免疫反应　对某些致病因素所致血管损害的一种免疫反应。

3. 其他　静脉内滥用药物(吸毒)、反复进行抗原脱敏治疗及HIV感染。

【临床表现】

1. 系统型结节性多动脉炎

(1)系统表现:常以发热、乏力、体重减轻、肌痛、关节痛和恶心等起病,继以某些器官受累表现。

肾:血尿、蛋白尿、氮质血症,肾脏病变是本病最常见的死因。

心:高血压、心动过速、心肌梗死、心包炎、心包积血及急性主动脉炎。

消化系统:肝大、黄疸、肠梗阻。

神经系统:周围性神经炎、多发性单神经炎(足下垂最常见——诊断本病的标记)、偏瘫、惊厥。

淋巴系统:淋巴结大。

罕见累及肺和脾。本病病程不定,通常为6个月至1年。

(2)皮肤表现:皮下结节,急性发生,单发或成群,多沿血管走行分布,直径5～10mm,其上皮肤正常或微红,按之有触痛或波动感,可破溃或形成皮内血肿、瘀斑,严重者趾端发生坏疽。常见于下肢,尤其膝下、小腿伸侧和足背。皮损可持续数年。

(3)其他:也可见网状青斑、大疱、丘疹、瘢痕性损害和风团等多形损害。

2. 皮肤型结节性多动脉炎

(1)皮下结节:结节较小,多由于疼痛而触及,易破溃,反复发生,好发于下肢,可引起肢体肿胀。

(2)网状青斑:见于50%～80%的患者。

(3)其他:关节和肌肉疼痛、局部麻木灼痛感。无系统症状。

【辅助检查】

白细胞增多,可达$4\times10^9/L$,中性粒细胞达80%,血小板数增高,贫血。血沉快,类风湿因子阳性,循环免疫复合物阳性,补体降低,ANCA可阳性,可出现高γ球蛋白血症伴巨球蛋白和冷球蛋白。约1/3患者乙肝表面抗原阳性。C反应蛋白浓度及Ⅷ因子相关抗原与疾病活动呈正相关。肾脏累及者可见镜下血尿、蛋白尿和肾功能异常。

【病理学检查】

真皮-皮下交界处皮下组织中的中、小动脉累及,根据病损发展的不同时期,动脉的变化可分4期:第1期为变性期,中膜及外膜形成坏死灶,很快扩展至内膜,坏死部位可形成小动脉瘤,破裂时血管周围有出血。第2期为炎症期,在动脉坏死区内及其周围有致密的炎症细胞浸润,主要为中性粒细胞,但亦可有嗜酸性粒细胞及单核细胞,受累的动脉腔可形成血栓。第3期为肉芽肿形成期,即坏死的脉管壁被肉芽组织所取代,内膜增殖使管腔部分甚至全部被阻塞。第4期为纤维化期,即毁坏的脉管壁被纤维组织所取代,管腔缩小、闭塞或再通。

【诊断】

本病的临床表现变化多样,诊断的主要依据是:①特征性的皮肤损害。皮下结节和网状青斑,尤其是多见于下肢的皮下触痛性结节。②多系统累及和多器官病变。肾、心、消化系统、神经系统受损出现的相应症状,以及体重减轻、肌肉关节疼痛等症状。③皮肤、肌肉、神经、肾组织、睾丸等组织的病理检查。中、小动脉的炎症性、坏死性和阻塞性全动脉炎。④多项的实验室检查异常。如白细胞总数与分数增多,血小板数增高,贫血。血沉增快,类风湿因子阳性,循环免疫复合物阳性,补体降低,ANCA可阳性,可出现高γ球蛋白血症伴巨球蛋白和冷球蛋白。约1/3患者乙肝表面抗原阳性。C反应蛋白浓度及Ⅷ因子相关抗原与疾病活动呈正相关。肾脏累及者可见镜下血尿、蛋白尿和肾功能异常。

【治疗】

1. 糖皮质激素：治疗本病的首选，起始量相当于泼尼松 1mg/(kg・d)，缓解后可减量，平均 3～6 个月后减至 10～20mg/d，之后此剂量维持至少 1 年。

2. 环磷酰胺：单用剂量 2mg/(kg・d)，重者加倍，之后调整剂量使白细胞计数不低于(3～3.5)×10^9/L，中性粒细胞计数＞1.5×10^9/L，控制至少 1 年后减量，平均疗程 18～24 个月。

3. 重症患者需用糖皮质激素冲击、糖皮质激素和环磷酰胺联合、环磷酰胺冲击治疗等。对系统症状需对症治疗。若与病毒感染有关，同时应用 α 干扰素等抗病毒药物。

【预后】

典型患者未给予处理的 5 年生存率是 13%，死因多为肾衰竭、心血管与胃肠道并发症，应用糖皮质激素治疗后 5 年生存率可提高至 55%，联合糖皮质激素和细胞毒制剂可使 5 年生存率高于 90%，有的病例可获长期缓解。有以下几项者提示预后较差：①蛋白尿＞10g/d；②肾功能不全，肌酐＞140μmol/L；③心肌病；④累及胃肠道；⑤累及中枢神经系统；⑥年龄＞50 岁患者。

第九节　Wegener 肉芽肿

Wegener 肉芽肿(Wegener granulomatosis)是一种以上段或下段呼吸道的坏死性肉芽肿、广泛累及中小血管的坏死性血管炎、局灶性或弥漫性坏死性肾小球肾炎为特征的综合征。缺乏肾损害者为局限型。

【病因】

尚不十分清楚。可能由过敏引起，与体液和细胞免疫异常反应有关。

【临床表现】

通常发病年龄为 40～50 岁，男性稍多于女性。起病缓慢，约 2/3 病例自上呼吸道和 1/3 病例自下呼吸道开始发病，也有少数自口腔、耳和眼部开始发病者。

病程中往往有疲乏、食欲欠佳、体重减轻等表现，重要的是高热，并对抗生素及一般退热药物治疗无效。

皮肤损害发生一般较早。常对称性地分布于四肢，多为结节，可成批出现，特别是沿肢体伸侧表面分布；结节坚实，有轻触痛；肉色或紫罗兰色，以后在中央可发生坏死性溃疡；易误为溃疡性类风湿结节。皮肤坏死性血管炎可表现为紫癜、瘀点、出血性脓疱、皮下结节或溃疡。Wegener 肉芽肿很少发生网状青斑。患者可出现坏疽性脓皮病样损害。

上呼吸道中最常见的是鼻部症状，如鼻塞、流涕、鼻出血或伴上颌窦炎，这些症状用一般的疗法难以奏效。随着病情发展，黏膜发生溃疡，以致软骨和骨质破坏，严重者成鞍鼻。下呼吸道损害表现为慢性咳嗽、咳痰、咯血和原因不明的肺炎，若为结节状阴影则多在肺下部。

眼损害可以是原发性的也可以是继发性的，角膜、结膜、葡萄膜以及视网膜等均可受累，而以假瘤性眼球突出为特征；耳部损害有耳痛、流脓和听力低下等；口内损害为齿龈红肿，或增生呈草莓状表现，或组织坏死成为瘘管而与鼻部损害相通。

肾脏受累较晚，主要是局限性肾小球肾炎，表现为蛋白尿或血尿，进行性发展后形成肉芽肿性肾小球肾炎，晚期发生肾衰竭。

泌尿生殖器的表现有突发的阻塞性无尿或肾绞痛伴肉眼血尿、前列腺炎、睾丸炎，还有膀胱假瘤和发生阴茎溃疡者。

70%病例发生关节症状，1/3 病例为大关节非畸形性关节炎，2/3 为多发性关节痛。

神经系统也常受累及，最常见为周围神经病，尤其以多发性单神经炎多见，也有中枢神经受累者，表现为颅神经病损、眼外肌麻痹和听力丧失。

【病理学检查】

主要表现为白细胞碎裂性坏死性血管炎及肉芽肿性炎症两型变化。肉芽肿的特点是中央为中性粒细胞和碎片的坏死区，血管呈增生性改变，外周绕以多形核巨细胞、浆细胞、淋巴细胞、中性粒细胞的多形性浸润组成的栅栏状结构，嗜酸性粒细胞少。上述两型变化可在同一区域发现，而在另一区域则只见一型损害。

皮肤丘疹、紫癜损害常表现有血栓形成的坏死性血管炎；皮肤结节、溃疡性损害常显示伴有或不伴有坏死性血管炎的坏死性肉芽肿。

齿龈损害活体组织检查呈假上皮瘤样增生，微脓疡形成和多核巨细胞肉芽肿者有诊断价值。

【辅助检查】

1. 通常有贫血及白细胞增多，嗜酸性粒细胞比例可高达80%以上。血沉增快和IgA增高。常可检出抗中性粒细胞胞浆自身抗体（ANCA），75%～80%患者的C-ANCA（胞浆型）PR3（抗蛋白酶3）抗体阳性，还有少数为P-ANCA（核周型）。

2. 发生肾病变时尿中可有蛋白尿、血尿或管型。

3. X线检查：①常可见上颌窦和鼻腔黏膜或黏膜下不规则增厚，气液平面，甚至整个上颌窦腔阻塞，伴有或无骨侵蚀。②肺部主要表现为大小不一的结节，部分有空洞；肺炎样病变；间质性改变、血管炎症、胞膜病变、支气管受累和肺门淋巴结肿大等次要表现。

4. CT检查：能清晰显示鼻旁窦云雾状改变、黏膜不规则增厚和上呼吸道骨质侵蚀；肺部最常见且最具特征性改变是单发或多发结节，伴有或无空洞，肺炎样病变，蜂窝肺。

5. MRI：是相当实用的检查方法，在 T_2WI序列中病灶呈明显的低信号，是本病较为特征性表现。

【诊断】

不规则发热，经常流涕甚至溢血，咳嗽、咳痰，四肢对称性分布多发结节，尿检查异常者，使用抗生素及一般退热药物治疗无效，应高度怀疑本病的可能。多形态皮肤损害及其他部位，特别是齿龈损害的活体组织检查对诊断有帮助。

【治疗】

1. 推荐治疗方案为环磷酰胺2mg/(kg·d)，合用泼尼松1mg/(kg·d)，随后激素缓慢减量到隔日使用。

2. 局限型病例可能对单独使用甲氨蝶呤或甲氨蝶呤联合泼尼松治疗敏感。

3. 初期治疗病情缓解后，甲氨蝶呤、硫唑嘌呤、来氟米特、麦考酚酸莫酯都可用来替代环磷酰胺治疗。治疗应持续至少1年以上。

4. 磺胺甲噁唑和甲氧苄啶联用可减少复发率，并可与免疫抑制药联用，作为仅有上呼吸道受累患者的长期治疗。

5. 复发的患者，可给予滴注免疫球蛋白（IVIG）静脉和抗肿瘤坏死因子（TNF）进行治疗。

6. 对上呼吸道损害除注意局部清洁外，可加用放射治疗；当只有肾脏病变而又有必要时，可做肾移植。

【预后】

若仅累及上呼吸道而无肾脏损害，则预后较好。环磷酰胺治疗极大地改变了该病的预后，93%以上的患者可完全缓解，平均生存期达4年。未经治疗的Wegener肉芽肿平均生存时间为5个月，2年左右病死率达90%。

第十节　巨细胞动脉炎

巨细胞动脉炎（giant-cell arteritis）是一种系统性疾病。最多发的部位是颞动脉，也被称为颞动脉炎、颅侧动脉炎、肉芽肿性动脉炎、老年性动脉炎、Horton病。并非所有的颞动脉的动脉炎都是巨细胞性动脉炎，还可以是全身性血管炎的一部分，如结节性多动脉炎（PAN）、Wegener肉芽肿或显微性多血管炎。本病发生于大动脉的分支或节段，单个或合并发生，许多症状是血管闭塞性变化所引起。本病特征是坏死性全动脉炎伴肉芽肿和巨核细胞。

【病因】

可能有遗传因素。患者在发病前可有精神因素、偏头痛、血管性头痛、高血压和日光性过敏等，但这些仅可能是促进因素；也有认为由于年龄增加，动脉壁内弹力膜破坏为异物，从而激起血管壁内肉芽肿性反应。本病还可能与免疫有关。

【临床表现】

发病年龄在60岁以上，男女发病大致相等。

1. *前驱症状*　无特异性，如食欲缺乏、体重减轻、乏力、头痛、肌痛及关节痛。可持续数周或数个月。

2. *皮肤表现*　①可以仅仅是炎症反应。在表面红色或青紫色的皮肤下，受累的动脉明显变硬、有搏动性、有触痛和曲张鼓起。②另一表现是头皮坏疽。损害最初表现为瘀斑，在受累区呈带状分布；接着可变为水疱或大疱，继而发生坏疽。③还可有荨麻疹、紫癜、脱发、触痛性结节、痒疹样结节和网状青斑。④舌动脉受累可致舌红肿和疼痛、脱屑、水疱或者坏疽。

3. *颞动脉损害*　在前驱症状之后出现单侧或双侧颞动脉或枕动脉部位头皮的剧烈头痛，持续而带锥刺样或呈搏动性。病变动脉呈硬索状，有压痛，搏动减弱或消失，相邻皮肤红肿，感觉异常。另一早期而有诊断价值的表现是由咬肌缺血、影响下颌关节而出现张口困难和咀嚼疼痛。若伴发枕动脉病变则出现后头部不适、疼痛和压痛。

4. *眼动脉损害*　视力障碍，单侧性或双侧，完全性或不完全性。逐渐发生者，可以是缺血性神经炎或球后视神经炎的结果；突然发生者，多由视网膜中央动脉闭塞所致。

5. *其他颅内或颅外动脉损害*　舌动脉炎时出现舌肿胀、疼痛、舌炎或坏疽；颈外动脉分支有动脉炎时，发生吞咽困难、声音嘶哑和牙关紧闭等；脑干和冠状动脉受累时，病情更加严重；下肢大动脉受累时，出现间歇性跛行、肢端环疽以及肾性高血压等。

6. *风湿性多发性肌痛症*　并非肌肉病变，而是动脉炎后慢性缺血的结果。典型症状是两肩、颈和四肢近端肌肉疼痛和僵硬，运动时加剧。胸、腹和腰部肌肉亦可累及。无肌力低下和肌肉萎缩是其特征。肌电图、CPK、GPT、醛缩酶和肌肉活检结果均为阴性。

【辅助检查】

轻度贫血或白细胞数升高。部分患者血沉增快；纤维蛋白原和 α_2 球蛋白可升高。免疫球蛋白、补体、类风湿因子和抗核抗体为阴性。

磁共振血管造影是一种无创的诊断方法，对本病的确诊和明确最佳活检部位均有帮助。

【病理学检查】

病变往往呈节段性分布。颞动脉活检具有诊断意义，一般至少取 2cm 的节段；即使是触诊正常的动脉也可有病变。动脉壁肥厚，内腔因肉芽肿组织增生而狭窄或闭塞。内膜弹力板破坏，中膜有明显纤维蛋白样变性，可见多数多核巨细胞浸润。除此之外，中膜、外膜还可见有淋巴细胞、浆细胞及组织细胞，可有不同程度的纤维化，故呈闭塞性巨细胞性肉芽肿性全动脉炎的病理现象。

【诊断】

在老年人出现典型临床表现并取颞动脉进行组织病理检查即可确诊。由于血管病变呈节段性分布，故需多部位标本才能发现典型病变。

【鉴别诊断】

需鉴别的主要疾病是结节性多动脉炎（表 17-1）。

表 17-1　巨细胞动脉炎与结节性多动脉炎的鉴别

鉴别要点	巨细胞动脉炎	结节性多动脉炎
好发年龄	60～70 岁	30～40 岁
累及动脉	大、中动脉	中、小动脉
累及脏器	脑、眼、心等	肾、肠等
内弹性膜	严重破坏	轻度破坏
多核巨细胞	常见	偶有
内膜纤维化	常见	少见
纤维蛋白样坏死	少见	常见
病程	有自行缓解倾向	进行性发展

【治疗】

皮质激素是治疗本病的首选药物，一经确诊即可应用。通常开始应用泼尼松 40～80mg/d，连用 1 个月或直到所有临床和实验室指标（如血沉）变为正常。本病对类固醇相当敏感，可逐渐减量至 7.5～10mg/d。坚持每日治疗很重要，治疗时间至少需 1～2 年。

有时在减少激素过程中可加用环磷酰胺、硫唑嘌呤、氨苯砜或环孢素等。

对难治的患者可应用抗 TNF 制剂治疗，但停药后容易复发，且通常需联用糖皮质激素。

【预后】

本病极少致死。大多数患者经类固醇治疗可获得完全缓解，而且在治疗结束后仍可维持。

第十一节　恶性萎缩性丘疹病

恶性萎缩性丘疹病（malignant atrophic papulosis）为致死性皮肤和胃肠道细动脉血栓形成（lethal cutaneous and gastrointestinal arteriolar thrombosis）

【定义】

本病是皮肤-肠道或其他器官的细小动脉内膜炎而后血栓形成的疾病。

【病因与发病机制】

病因不明，有认为与常染色体显性遗传、自身免疫异常和纤溶活性降低及慢病毒感染等有关。有报道发现 IgA 和纤维蛋白原异常增加；血小板聚集功能增强；近来发现有皮肤损害及神经系统栓子的患者,血中有抗磷脂抗体。

【临床表现】

以青壮年男性发病率最高,好发年龄为20～40岁。通常累及皮肤和肠道,而皮肤表现往往在先。约1/3病例只有皮肤损害。约20%病例累及中枢神经系统,少见的尚可累及眼、心、肾和膀胱等。

1. *皮肤损害* 皮肤损害主要分布于躯干和四肢,特别是在背部和肢体近端,面和手足受累较少。原发损害为直径2～15mm的半球状水肿性红色丘疹。病程中部分损害持续存在或吸收消失,遗留小的白色皮肤萎缩,而大多数中央迅速坏死,发生溃疡。遗留瓷白色的皮肤萎缩斑,上附有灰白色鳞屑有狭窄的高起边缘,其上或有扩张的毛细血管。损害成批出现,少则几个,多则百余个,散在分布,较少相互融合。一般无自觉症状。可持续数月或数年。

2. *胃肠损害* 在皮肤损害出现后3周至10余年间发生肠损害,多数是小肠、大肠、肠系膜,胃也可受累。发病隐袭,早期可仅为消化不良、腹泻或便秘等;进而发生腹绞痛和便血;最后因发展为多发性肠穿孔和腹膜炎,故预后不良。剖腹探查,可在肠壁上发现多发性卵圆形针尖至2cm直径的浆膜下白色萎缩性瘢痕。无肠损害的病人中,有33%～50%并不产生严重后果。

3. *其他* 中枢神经系统亦可发生梗死。

【实验室检查】

纤维蛋白原含量升高和血小板凝集试验可为阳性。

【组织病理】

主要病变为真皮下部和皮下脂肪组织内的细小动脉内膜炎。内皮细胞肿胀和增生,PAS阳性物质沉积而使管壁增厚;血栓形成以致产生缺血性梗死,发生楔形溃疡。中膜和外膜一般不受累,内弹力膜正常。缺血区内胶原纤维肿胀、变性或渐进性坏死,最后完全纤维化而萎缩。早期病灶内有黏蛋白沉积,至晚期则只见于周围组织内。小肠浆膜下可见散在分布的梗死性溃疡、白色瘢痕或穿孔。其组织病理变化与皮肤损害相同。

【诊断与鉴别诊断】

根据临床表现和组织病理检查可以确诊,但有时需与淋巴瘤样丘疹病、急性痘疮样苔藓样糠疹和变应性皮肤血管炎相鉴别。

【治疗】

主要是对症治疗。一般可用吲哚美辛、阿司匹林与双嘧达莫。虽可用皮质激素,但在晚期应注意发生肠穿孔的可能,亦可试用肝素治疗。

第十二节 共济失调毛细血管扩张症

【定义】

共济失调毛细血管扩张症(ataxia telangiectasis)又名Louis-Bar综合征,以进行性小脑共济失调、眼球和皮肤毛细血管扩张、免疫缺陷和高肿瘤发病率为特征的少见病。1926年由Syllaba和Henner首先报道本病。

【病因与发病机制】

本病属常染色体隐性遗传。患者的基因突变发生在第11号染色体的长臂上引起DNA复制缺陷及染色体断裂和错位;同时胸腺和淋巴结发育不良,影响免疫系统,致使IgA水平降低;而主要病变是小脑皮质神经元、齿状核和下橄榄核的严重损伤,终因反复呼吸道感染、淋巴网状系统或其他恶性肿瘤而死亡。

【临床表现】

两性均发病。主要表现是小脑共济失调、皮肤毛细血管扩张(静脉扩张)及舞蹈手足徐动症。

1. 患儿出生时正常,多在2～3岁以后发病,病程呈渐进性。早期表现是患儿站立不稳或行走时出现小脑共济失调现象,发育迟缓,病情进行性加重。

2. 12～14岁时,不能站立或行走;讲话不清、流涎、凝视性眼球震颤、斜视或眼球运动困难;假面具貌、精神衰退。15岁以后可能出现一些其他异常表现,如与内分泌异常有关的血浆胰岛素水平升高、高血糖和糖耐量曲线异常,但无糖尿现象。

3. 随年龄增长神经系统症状明显,如周围神经病变及因脊髓前角细胞和后索病变引起的肌萎缩、深反射减弱或消失。

4. 毛细血管扩张是迟早要发生的一种重要表现,首先见于眼结膜的鼻和颞侧,而眼球上下方较少,睑结膜亦可累及;继而是耳垂、耳后、面、颈周、肘及腘窝和手足背也可累及;其他皮肤损害尚有牛奶咖啡色斑及皮肤和毛发早衰现象。

5. 2/3病人有反复呼吸道感染,部分病人常有其他种类的病毒感染性疾病。

【实验室检查】

无一致性实验室发现。一般血沉增快，白细胞计数及淋巴细胞数减少，淋巴细胞对 PHA 无反应。皮肤对 DNCB 无反应。分泌物中 IgA 缺乏，血 IgA、IgE 和 IgG 降低或缺乏。甲胎球蛋白水平几乎都升高。

【组织病理】

真皮上部毛细血管扩张。尸体解剖中最明显的发现是小脑皮质及其深部 Purkinje 细胞，颗粒细胞(granular cell)和篮状(basket)细胞萎缩或消失。部分病例小脑软脑膜静脉扩张。脊髓后索及脊髓神经节细胞脱髓鞘。肺部有慢性感染、纤维化和细静脉扩张，常见胸腺发育不全或缺乏。

【诊断与鉴别诊断】

主要依据临床特点进行诊断，如小脑共济失调、皮肤和球结膜毛细血管扩张、呼吸道反复感染、结合血清免疫球蛋白降低、细胞免疫功能低下而确诊。

【治疗】

主要是对症治疗，如应用抗生素以控制感染，注射转移因子和胸腺素以及口服左旋咪唑等。可试用骨髓移植治疗，对神经系统病变并丧失活动能力者尚无有效治疗方法。

第十三节　先天性毛细血管扩张性大理石样皮肤

【定义】

先天性毛细血管扩张性大理石样皮肤（cutis marmorata telangiectatica congenita）又称先天性泛发性静脉扩张，先天性网状青斑、van Lohuizen 综合征；是以静脉扩张、大理石样皮肤、浅表溃疡、蜘蛛痣样毛细血管扩张和逐步消退为特征的先天性疾病。

【病因与发病机制】

本病为多因素遗传性疾病。

【临床表现】

1. 多见于女性，多于出生后数日或出生时即发生。

2. 皮损限于躯干和头颈部一侧，一个或多个肢体。

3. 皮肤毛细血管扩张和持久性浅静脉扩张，呈大理石样表现。常继发坏死、溃疡形成，局部萎缩和萎缩性瘢痕。

4. 可伴发多种先天性畸形。

【组织病理】

可有显著的毛细血管扩张，又可有静脉扩张；有些病例病理变化不明显或无异常发现。

【诊断与鉴别诊断】

根据出生时即有广泛或局限性青灰色网状斑点，伴系统损害等特点，结合组织病理不难诊断。本病需与弥漫性真性静脉扩张症(即 Bockenheimer 综合征)鉴别，后者在婴儿期或青春期前发病，呈现蓝色静脉扩张或增粗，皮下组织肿胀，累及单个肢体或肢体的一部分，患肢可增长或缩短，可形成血栓和静脉石，并发出血、溃疡和坏疽。

【治疗】

尚无有效治疗方法，可试用大剂量维生素 E 治疗。

第十四节　全身性特发性毛细血管扩张症

全身性特发性毛细血管扩张症(generalized essential telangiectasia)是以四肢、躯干大面积小静脉和毛细血管扩张，而不伴其他皮肤损害为特征的一种疾病。

【病因学】

本病的病因不明。根据 Shelley 报道 1 例口服四环素而治愈；Ayres 报道 1 例在根治鼻旁窦感染后而皮疹消退，提示细菌毒素可能为病因。

【临床表现】

本病多见于 40～50 岁的妇女，常于较大儿童或青年时发病，皮疹始发于小腿，渐扩展至大腿、腹部、臀部、臂部，呈广泛大片性毛细血管扩张，扩张的毛细血管一般呈线状，亦见细小血管瘤，散在或互相融合，呈全身性、单侧性或局限于腿、臂、躯干或沿皮神经分布。一些病人累及结膜和口腔黏膜，但无系统性病变。皮肤、黏膜和眼内反复出血可影响工作，但多数病例仅是美容问题。

【辅助检查】

无特征性的实验室检查。

【病理学检查】

真皮上部毛细血管扩张、充血，管壁仅由内皮细胞组成，扩张的毛细血管是毛细血管襻的静脉部分，碱性磷酸酶活性缺乏。

【诊断与鉴别诊断】

1. 诊断 根据临床特点，无系统性病变，诊断不难。

2. 鉴别诊断

(1)遗传性出血性毛细血管扩张：依据皮损临床分布，缺乏出血的特点，可资鉴别。

(2)伴发系统性疾病的毛细血管扩张症：该症患者末梢小动脉和毛细血管襻动脉端的内皮细胞中含有活性的碱性磷酸酶。

【治疗和预防】

一般治疗无效。部分病例抗生素应用有效。平素应加强护理和营养以提高患者的抵抗力和免疫力，应注意隔离，尽量减少与病原体的接触。

【预后】

本病预后一般良好。

第十五节 白 塞 病

白塞病(Behcet disease)为一种反复发作的，累及口、眼、生殖器和皮肤为特征的慢性炎性疾病，也称为眼、口、生殖器综合征(oculc-oral-genital syndrome)。该病常累及细小血管，病情严重时也可累及中大血管，出现多系统、多脏器损害。

【流行病学】

本病由 Behcet 于 1937 年首先报道，多见于地中海，中东，中国及日本等地区。本病好发于 20～30 岁的青壮年，男性患者多于女性，重者多为男性。

【病因学】

病因不明。有感染、自身免疫和遗传易感性几种假说。

1. 感染方面 有研究者从患者的皮损和外周血淋巴细胞中发现单纯疱疹病毒的基因，并在患者的血清中检测到抗 HSV 抗体及针对该病毒的循环免疫复合物；也有人发现链球菌抗原在皮肤测试中可诱发本病，故认为某些细菌、病毒和其他微生物体的抗原与本病的发病有关。

2. 自身免疫 活动期白塞病患者体内促炎症因子明显增加且与疾病的活动性有关；本病的恶化与 αβT 细胞和 γδT 细胞的异常调节有关，而热休克蛋白(HSP)可能是激活 αβT 细胞与 γδT 细胞的触发因素之一；体液免疫的研究发现患者体内抗内皮细胞抗体(AECA)、抗磷脂抗本、抗淋巴细胞抗体增加，尤其是 IgA 表型 B 细胞增加。

3. 遗传易感性 本病可能与人类白细胞抗原 HLA-B5 及其亚型 HLA-B51，及与其紧密连锁的人类主要组织相容性复合体(MHC)Ⅰ类相关基因 A(MICA)相关。其他系统疾病(如消化道、神经系统、内分泌等)或体内微量元素异常等也可能与发病有一定关系。目前多数人认为它是一种多基因遗传病，遗传学因素作为白塞病发病的内源性因素发挥了重要作用，在感染等外源性因素的诱发下，具有一定遗传背景的个体发生免疫紊乱，导致本病。

【临床表现】

主要表现为复发性口腔溃疡、复发性生殖器溃疡、视网膜血管炎或葡萄膜炎、多种皮肤损害等。部分患者可有其他系统累及。

1. 口腔溃疡 为复发性口腔溃疡，发生率高达 98%以上，约 70%的患者以此为首发症状。溃疡单发或多发，直径 2～10mm，呈圆形或椭圆形，边界清晰，中心为淡黄色坏死性基底，周围有明显红晕，深浅不一，好发于唇、舌、颊黏膜、软腭、硬腭、扁桃体，甚至咽部和鼻腔等处；为疼痛性溃疡，严重者影响进食，通常 1～2 周后自然消退，一般不留瘢痕，溃疡较深较大者可留有瘢痕。

2. 生殖器溃疡 发生率可达 80%以上。多出现在口腔黏膜或皮肤病变之后，极少表现为首发症状。女性发生率高，发生较早，也较为严重。溃疡的性质和病程类似于口腔溃疡。男性好发于阴囊、阴茎、龟头或尿道；女性好发于外阴、阴道或宫颈；也可见于男女两性的会阴、肛门、直肠等处。常伴局部淋巴结肿大。女性严重者可致外阴严重破坏。

3. 眼部损害 相对发生稍晚，发生率为 50%左右，可反复发作。开始时常表现为严重的眶周疼痛和畏光。病变可累及眼球前段，表现为虹膜睫状体炎、前房积脓、结膜炎和角膜炎，预后较好；累及眼球后段，表现为脉络膜炎、视神经乳头炎、视神经萎缩及玻璃体病变，可导致青光眼、白内障和失明，预后较差。视网膜血管炎是最典型的眼部体征，也是引起失明的主要原因。

4. 皮肤损害 发生率为 60%～80%，一般出现在口腔溃疡之后，少数患者以此为首发症状。皮疹的形态可有多种，最常见为痤疮样和毛囊炎样皮损、结节性红斑样皮损，还可表现为脓肿和多形红斑样损害。其中痤疮样皮损多发生于躯干，难见到黑头粉刺和瘢痕性痤疮；毛囊炎样皮损也多见于躯干，但下肢、阴囊等部位也不少见，特点是顶端脓头较小，周围有红晕愈后不留瘢痕；结节红斑样皮损好发于下肢，特点是结节较小、部位较表浅、压痛较轻微、周围有红晕、很少发生破溃和遗留瘢痕。针刺同形反应阳性对本病有诊断价值，有40%～70%的患者可发生此反应，方法是用生理盐水皮内注射或无菌针头皮内刺入及静脉穿刺等，24h后均可在受刺部位出现毛囊炎或脓疱，48h左右最为明显。

5. 其他系统表现　包括以膝、踝和肘关节等大关节为主的游走性关节炎；血管炎的表现，多为复发性浅表或深在性血栓性静脉炎，也可出现颈总动脉、锁骨下动脉和股动脉等动脉炎；神经系统病变，多为中枢神经系统受累，男性多见；其他诸如泌尿生殖道、呼吸系统、消化系统、心血管系统均可出现不同程度病变。

【辅助检查】

患者可有程度不等的贫血，白细胞增多及核左移，血沉加快，α_2 及 γ 球蛋白增加，C反应蛋白阳性，类风湿因子阳性，血清黏蛋白及血浆铜蓝蛋白增加等，部分患者可检出口腔黏膜自身抗体，细胞免疫功能降低；半数患者血液黏稠性较高。

【病理学检查】

组织学特征大多为非特异性。早期表现为白细胞碎裂性血管炎，管腔变窄、闭塞，血栓形成，管壁有纤维蛋白样变性坏死，管壁及周围组织有中性粒细胞浸润及白细胞碎裂；后期可表现大量淋巴细胞及浆细胞浸润，常累及毛细血管、细小静脉，小静脉，少数细小动脉也可累及，结节损害血管周围呈淋巴细胞浸润。

【诊断与鉴别诊断】

1. 诊断　诊断主要依靠临床。典型的白塞病根据口腔、眼、生殖器损害和针刺反应阳性而易于诊断，当临床表现不完全时可诊断为不全型白塞病。1990年国际白塞病研究小组提出的诊断标准为：复发性口腔溃疡(在12个月内至少复发3次)，加上以下的任意两种表现可做出诊断：①复发性生殖器溃疡；②眼部症状(视网膜的血管炎或前、后葡萄膜炎)；③皮肤病变(结节性红斑、假性毛囊炎、丘疹脓疱性损害或未进行糖皮质激素治疗的青春期后患者的痤疮样结节)；④针刺试验阳性。

2. 鉴别诊断　早期只有口腔溃疡，应与阿弗他口腔炎、疱疹性口炎、天疱疮等进行鉴别；生殖器溃疡应与生殖器疱疹、女阴急性溃疡等鉴别，还应与结节性红斑、细菌性毛囊炎、风湿性关节炎等疾病进行鉴别。

【治疗】

白塞病是一种自行加重和缓解的疾病，治疗的目标应是尽早治疗，以避免症状复发和重要器官的不可逆损伤。

1. 系统治疗

(1)糖皮质激素：主张用于病情严重者，如高热、急性发作性的眼部病变、中枢神经系统病变、严重的血管炎和关节病变、严重的口腔或生殖器溃疡，开始剂量相当于泼尼松1～1.5 mg/(kg·d)，病情控制2周后逐渐减量。严重的神经和眼部病变者可用甲泼尼龙冲击疗法。

(2)秋水仙碱：可有效治疗和预防红斑结节样皮损及关节炎，减少女性口腔和生殖器溃疡的复发。剂量为1～1.5 mg/d。

(3)沙利度胺：对严重的口腔和生殖器溃疡及毛囊炎样皮疹有效，但可引起短暂的红斑、结节发作频率增加。用量为100～200mg/d。

(4)硫唑嘌呤：可减少眼部损害、口腔及生殖器溃疡和关节损害的发生率及预防复发。一般要4～6周才起效。

(5)苯丁酸氮芥：治疗眼部病变，剂量为0.1 mg/(kg·d)，疗效优于糖皮质激素，但长期应用副作用大。

(6)环孢素：环孢素10 mg/(kg·d)可减少眼部疾病的发病频率和严重程度，维持剂量为3～5 mg/(kg·d)。小剂量环孢素联合糖皮质激素效果更好，且肾脏毒性更小。

(7)免疫调节药：可选用转移因子、胸腺肽、IFN-α等。

(8)生物制剂：抗TNF-α的生物制剂有效。英利昔单抗(infliximab)：快速有效地治疗对常规治疗抵抗的白塞病，无明显的不良反应。剂量为3～10mg/(kg·d)，分1～4次静脉给药，疗程6个月。依那昔普(etanercept)对白塞病的口腔溃疡、结节和脓疱样皮肤损害及关节炎均有明显改善。用法是25mg皮下注射，2次/周，多在1周后起效。

(9)其他：非甾体类抗炎药如吲哚美辛，25 mg口服，每日4次，连服3个月可有效缓解白塞病的关节症状及脓疱性皮肤损害，与糖皮质激素合用可增加疗效；柳氮磺氨吡啶2～4 g/d可有效地治疗胃肠道溃疡；米诺环素 100 mg/d，持续用药 3 个月，能有效地缓解生殖器溃疡，但对口腔溃疡无效；氨苯砜可作为替代药物或与其他药物合用。

2. *局部治疗*　主要是针对各部位的溃疡。口腔溃疡者可给予口炎清等温和的溶液漱口，疼痛剧烈时局部涂苯唑卡因或 0.5%盐酸达克罗宁、冰硼散等制剂。硫糖铝悬浊液可用于口腔和生殖器溃疡，可减轻疼痛和加快愈合。轻度的前葡萄膜炎选用扩瞳眼药水和激素眼药水。

【预后】

大多数病程很长，反复发作。少数为顿挫型，短期发作后不再复发。发作的症状轻重，持续时间的长短差异较大常可自然缓解，缓解期短者月余，长者数年，甚至 10 余年。预后与受累的脏器有关。

第十六节　色素性紫癜性皮肤病

色素性紫癜性皮肤病(pigmentary purpuric dermatosis)是一组病因不明的毛细血管炎，临床表现及组织病理相似，但有细微差别；包括进行性色素性紫癜性皮病、毛细血管扩张性环状紫癜和色素性紫癜性苔藓样皮炎及瘙痒性紫癜四种类型。

【病因学】

病因不明，重力和静脉压的升高是重要的诱发因素。由于血管通透性增加、红细胞外溢致含铁血黄素在皮肤中沉积而发病。某些药物(如硫胺类，阿司匹林等)也可引起发病。导致血管通透性增加的机制尚不清楚。色素性紫癜性苔藓样皮炎可能是局灶性感染而致的变态反应性疾病。色素性紫癜性苔藓样皮炎可能是某种感染性或中毒性因素所致的血管炎。

【临床表现】

1. *进行性色素性紫癜性皮病*(progressive pigmented purpuric dermatosis)　又称 Schamberg 病，好发于中年男性，儿童及老年人亦可发病。好发于胫部下段和踝关节周围。典型的皮损斑片状群集的针头大小的红色瘀点，似撒胡椒粉样，可逐渐向下肢近端缓慢发展，持续数月后红点慢慢消退，遗留色素沉着斑。多无明显自觉症状。

2. *毛细血管扩张性环状紫癜*(purpura annularis telangiectodes)　又称 Majocchi 病。可发生在任何年龄，青年人和女性多见。好发于小腿伸侧，对称出现，可逐渐向上扩展至大腿、躯干和上臂。初起为直径 1～3cm 的紫红色环状斑疹，中心或周边可见点状毛细血管扩张及针尖大小紫红色瘀点，随后皮疹慢慢变为暗紫红色、黄褐色，中央可渐消退，周边则向外扩展，形成环状、半环状、多环状、弧形或同心圆样的斑片，如同树的年轮，消退后遗留色素沉着。无自觉症状。病情反复迁延至数年。

3. *色素性紫癜性苔藓样皮炎*(pigmented purpuric lichenoid dermatosis)　又称 Gougerot-Blum 综合征，多见于中年男性。好发于小腿、大腿、躯干下部，皮损的特征性为铁锈色苔藓样小丘疹，压之不褪色，直径 0.25～2mm，易融合为色泽不同的斑片，最后常演变成黄褐色。常有不同程度的瘙痒。慢性病程，可迁延数月至数年，但可自愈，遗留色素沉着。

4. *瘙痒性紫癜*(itching purpura)　春秋季节好发。多见于成年男性。紫癜始于踝关节周围，几周内发展至整个下肢、躯干下部甚至全身，衣服摩擦处更为明显。典型表现为片状橘红色紫癜样皮损，有融合倾向，上覆少量鳞屑。瘙痒剧烈。多于 3～6 个月自行消退，但可复发。

【辅助检查】

无特征性的实验室检查。

【病理学检查】

该类疾病有相似的组织病理学变化。早期表现为真皮上部毛细血管内皮细胞肿胀、血管增生，红细胞外渗，管壁周围有致密的淋巴细胞和少量的组织细胞、中性粒细胞及嗜酸性粒细胞浸润，棘细胞层可见有轻度海绵形成或散在角化不全细胞；后期主要表现为毛细血管扩张，内皮细胞增生及周围组织含铁血黄色沉着。免疫病理可见真皮乳头血管壁有 C3、C1q、纤维蛋白和免疫球蛋白沉积。

【诊断与鉴别诊断】

1. *诊断要点*

(1)好发于中老年男性(毛细血管扩张性环状紫癜除外)。

(2)皮损好发于双下肢，紫癜性，可呈撒胡椒粉样、环状毛细血管扩张样或细小铁锈色苔藓样。

(3)慢性病程，有自愈倾向。

(4)组织病理学改变主要是真皮上部的淋巴细胞性血管炎，有红细胞外渗和含铁血黄素沉积等特点。

2. 鉴别诊断

(1)郁积性皮炎:下肢有显著的静脉曲张,皮损好发于下肢内侧中下 1/3 处,表现为结节、斑片、营养性溃疡和色素沉着,迁延难愈。

(2)过敏性紫癜:好发于青年,常与药物和感染有关,皮损主要表现为双下肢对称分布的可触及性紫癜,可分批反复发作,并可伴关节痛、腹部不适、肾损害等系统表现,组织病理为白细胞碎裂性血管炎。

(3)高球蛋白血症性紫癜:多见于中青年女性,为直立性紫癜伴色素沉着,血浆中多克隆 γ 球蛋白异常增多。

(4)金黄色苔藓:特征为突然出现的金黄色或铁锈色苔藓样丘疹,丘疹紧密排列,形成单个或多个 2～30cm 的斑块,可有明显的疼痛。发生于身体的任何部位,单发或多发,儿童及成人均可发病。

【治疗】

目前无理想治疗方法。局部皮损可外用糖皮质激素制剂治疗,也有人报道可联合维 A 酸治疗有色素沉着者。系统治疗可用口服糖皮质激素、维生素 C、维生素 E、芦丁、丹参等,其中糖皮质激素疗效较好,但停药易于复发。

第十七节 雷诺现象和雷诺病

雷诺现象(Raynaud's phenomenon)和雷诺病(Raynaud's disease)是指在寒冷刺激、情绪波动影响下,手足皮肤呈苍白-发绀-潮红反应的一类疾病。前者是一些相关疾病(通常是结缔组织病)的一种表现。后者为原发性,不伴随其他疾病。

【流行病学】

雷诺病较雷诺现象少见。多发于女性,男女比例为 1∶5。发病年龄多在 20～40 岁。好发于寒冷季节。

【病因学】

目前仍不完全明确,寒冷刺激、情绪波动是主要的激发因素。雷诺现象常发生于结缔组织病(如硬皮病、皮肌炎、红斑狼疮、类风湿关节炎等)、外周血管病(如闭塞性动脉硬化、血栓闭塞性脉管炎等)、神经系统疾病(如脊髓空洞症、脊髓肿瘤等)、药物(如麦角、博来霉素、顺铂、金属铅、β 受体阻滞药)及某些创伤(如钝器损伤、冻伤后遗症)等。雷诺病为原发性,无上述基础疾病和状况。

【临床表现】

雷诺现象和雷诺病的临床表现相似,多见于青年女性,有明显的季节性,冬季加重。

典型呈苍白、青紫和潮红三期色泽变化。发生于四肢末端,尤以手指末端为重。皮色突然变为苍白,自觉麻木,触之冰凉;持续分钟后,呈现出青紫色;继而转为潮红,皮温升高,伴有烧灼、肿胀、搏动性疼痛。当发作停止,皮肤颜色恢复正常。皮色由苍白到恢复正常的时间为 15～30 分钟。热饮或喝酒,暖和肢体后,常可缓解。部分患者仅表现感觉异常、潮红或青紫。不发作者除手凉外无其他症状。

原发性雷诺病多为对称性,影响多个指趾,而继发性雷诺现象常仅累及 1 个或数个指趾,一般为非对称性。

个别严重的雷诺现象患者发作频繁或呈持续状态,可出现局部组织萎缩、关节挛缩、指尖溃疡和变细、皮肤硬化、甲变薄等。

【辅助检查】

应做血清学检查,包括抗核抗体、抗 DNA 抗体、抗 ENA 抗体、类风湿因子、免疫球蛋白电泳、补体、冷球蛋白、Coombs 试验等,用于确定是否并发结缔组织病。还可做冷激发试验,用于诱发典型发作的表现。若条件允许,可检查手指细小血管和血流状况。

【病理学检查】

早期无明显病理变化,晚期动脉内膜增生,弹力膜断裂,肌层肥厚,管腔狭小,血栓形成。

【诊断与鉴别诊断】

1. 诊断标准 雷诺病的诊断标准:①寒冷和(或)情绪激动所诱发;②肢端皮肤在发作时有色泽变化;③青年女性;④对称发病,一般为两手受累;⑤局限性缺血性损害引起皮肤表浅且小的坏死;⑥排除继发性疾病;⑦病情持续 2 年以上,未发现任何致病因素。

值得注意的是,虽然雷诺病的诊断标准为症状持续 2 年以上并除外其他潜在性疾病,但有些系统性疾病要更长时间才表现出来。

雷诺现象的诊断标准:①年龄多在 50 岁以上;②单侧发病,特别是限于 1～2 个指趾;③发病后迅速发展成组织坏死、溃疡;④动脉搏动减弱或消失;⑤有发热、系统性症状、贫血、血沉增快、梅毒血清假阳性反应和抗核抗体阳性等实验室检查异常。

2. 鉴别诊断

(1)肢端发绀症:此病原因不明,常有家族史。临床特点是手足皮肤呈持久性发绀,发绀在气温低时和上肢下垂时加重,在温热环境中,或上肢举起后症状可减轻。无雷诺病/雷诺现象阵发性苍白症状。

(2)网状青斑:皮肤表面出现网状青斑。多见于下肢,很少单独出现在手足。不难与雷诺病/雷诺现象相鉴别。

(3)红斑肢痛症:这是一种以末梢动脉扩张和对温热敏感的疾病,病因不明。临床表现的特点是手足阵发性红,皮温升高,常感灼痛难忍。将足浸在冷水内,可缓解症状。此病与雷诺病/雷诺现象的症状截然不同,所以容易鉴别。

(4)冻疮:它是一种寒冷季节性疾病,多见于儿童和妇女。有明显的皮肤肿胀和红斑,与雷诺病/雷诺现象皮肤色泽变化不同。

(5)闭塞性动脉硬化症:多发生在50岁以上男性;部分患者伴糖尿病、高血压病,临床上可见间歇性跛行,足背动脉搏动减弱或消失。

【治疗】

治疗原则主要是对症处理,要注意保暖,戒酒戒烟,避免精神紧张及创伤,避免使用肾上腺素类药物。雷诺现象还需治疗伴发的基础疾病。

1. 血管活性药物

(1)抗高血压药及周围血管扩张药:肼苯达嗪25mg,日3次口服;妥拉唑啉25mg,日3次口服或25~100mg,日1次肌内注射;烟酸100~200mg,日3次口服等。

(2)钙通道阻滞药:常用药物有:硝苯地平10~20mg,每日3次口服;维拉帕米40~90mg/次,每日3次口服,连用2周;尼莫地平40mg/次,每日3次口服,连用2周等。部分患者效果良好。副作用可以引起低血压、头痛。

(3)前列腺素:PGE1和PGI2有扩张血管和抑制血小板聚集等作用。

2. 血浆增溶剂 低分子右旋糖酐能抑制血小板聚集,改善微循环,缓解指趾痛。

3. 改善微循环类药物 常用的有丹参、维生素E及阿司匹林。

4. 外科疗法 采用交感神经切除术,适用于保守治疗无效、病情严重的病人。

5. 中医药治疗

6. 其他 理疗、冷热水交替治疗、针灸、按摩等。

【并发症的诊断、治疗和预防】

寒冷刺激和情绪激动;禁忌吸烟;避免应用麦角胺、β受体阻滞药和避孕药;明显职业原因所致者(长期使用震动性工具、低温下作业)尽可能改换职业。少量喝酒是较好的防治措施。解除病人精神上顾虑,保持乐观都是预防中的一项重要措施。

【预后】

雷诺病经避免寒冷刺激、情绪激动、戒烟等,预后较好,可以完全治愈。雷诺现象则取决于原发病的治疗效果和预后,由自身免疫性疾病引起的雷诺现象一般预后较差。

第十八节 闭塞性动脉硬化症

闭塞性动脉硬化症(arteriosclerosis obliterans,ASO)是一种进行性动脉变性疾病,发生于四肢大、中小动脉,主要因为动脉粥样硬化或中层动脉硬化或闭塞,导致血液供应不足而产生各种临床表现。

【流行病学】

本病发病年龄大多在50~70岁,男性多于女性,比例为8:1。随着我国人民生活方式和饮食结构的变化,ASO患者有日益增多的趋势。对60岁以上老人抽样调查结果表明,动脉粥样硬化的发病率高达79.94%。

【病因学】

本病的发病原因尚不十分清楚。发病与高脂蛋白血症、高密度脂蛋白低下、糖尿病、高血压、肥胖、吸烟、精神紧张、性别、年龄等有关。

【临床表现】

1. 间歇性跛行 在行走一段路程后肌肉痉挛性疼痛、紧张或乏力,以致“跛行”,休息后迅速缓解,再次行走又复发生。

2. 静息痛 系末梢神经滋养血管病变,引起血供不足而致的缺血性神经炎的结果。特点是晚上加重,下垂或受冷时减轻。

3. 其他症状 患肢尤其是趾部冷感、感觉异常、苍白或青紫。缺血程度虽轻但持续存在,可引起皮肤和皮下脂肪组织萎缩、汗毛脱落、趾甲变形和骨质稀疏等；如缺血显著，则趾、足或小腿发生干性坏疽或溃疡。另外，病变远端动脉搏动减弱或消失，血压降低或消失。

【辅助检查】

1. 实验室检查

(1)血脂测定：血中三酰甘油和胆固醇常增高。

(2)脂蛋白分型：显示90%以上患者为Ⅱ或Ⅳ型高脂蛋白血症。

(3)血糖、尿糖和糖耐量试验常有阳性改变。

2. 其他辅助检查

(1)心电图检查：以了解有无冠状动脉粥样硬化病变。

(2)多普勒超声血管检查：可测出动脉搏动强度，血流状况和管腔内径大小。

(3)X线检查：可了解动脉有无钙化，踝和足部摄片若显示骨质稀疏、骨萎缩可提示患肢缺血程度。

(4)动脉造影：可以了解动脉病变部位，范围和程度以及侧支循环建立情况。

(5)眼底检查：直接观察有无动脉硬化，并确定硬化程度和进展速度。

【病理学检查】

起初动脉内皮细胞内外有大量类脂质沉积，使动脉内膜局限性增厚，继之发展呈粥样硬化斑块，以后发展至管腔狭窄。内膜可破坏，斑块坏死和溃疡，血栓形成，导致管腔闭塞。血管中层变形、肌纤维萎缩或坏死，代之以胶原纤维。管壁并可见钙质沉着。

【诊断与鉴别诊断】

1. 诊断标准

(1)多见于中老年男性。

(2)病灶处动脉搏动减弱或消失，可闻及血管收缩期吹风样杂音。

(3)间歇性跛行、休息痛、趾部感觉异常或麻木等症状。

(4)患处及远端皮下或肌肉组织萎缩、趾甲变形，以及肢体远端溃疡、坏死等。

(5)患者常同时伴有糖尿病、冠心病等。

2. 鉴别诊断　主要包括雷诺病、血管闭塞性脉管炎、动脉闭塞现象和假性跛行综合征。假性跛行综合征是脊神经疾病，其跛行表现与闭塞性动脉硬化症非常相似，但没有静息痛。

【治疗】

主要是保守治疗，重点在于保暖、避免外伤、穿质地软的鞋、减肥、戒烟。根据病情选用降血脂、降血压和血管扩张药物。

己酮可可碱对有间歇性跛行的患者有所帮助，前列腺素(PGE1和PGI2)可缓解闭塞性动脉硬化症患者的静息痛，增加溃疡部位上皮的再生。

手术治疗多采用坏死组织切除和趾部分切除缝合术，可以减少痛苦、缩短疗程、保存肢体。对严重坏疽感染者，及时施行高位截肢手术，可以挽救患者生命。

【并发症的诊断、治疗和预防】

低胆固醇、低动物性脂肪饮食，控制脂肪代谢紊乱疾病，控制高血压，避免应用收缩血管药物等。戒烟，适当运动，患肢应注意保暖，避免外伤。

【预后】

本病的预后取决于疾病的严重程度、范围大小，主要脏器的累及情况和并发症，一般预后不良。

第十九节　红斑性肢痛病

红斑性肢痛病(erythromelalgia)是一种原因不明的末梢血管舒缩功能障碍性疾病，临床特征为阵发性肢端发红、肿胀、皮温升高和剧烈烧灼痛。主要是由于肢端血管发生过度扩张引起。常因外界温度增高、运动和肢体下垂诱发。以足底、足趾为著。

【流行病学】

1878年Mitchell首先报道以指端皮肤红、肿、热、痛为特征的一种疾病，并命名为红斑性肢痛病。1964年Babb等将此病分为原发性和继发性两类。是一种少见疾病。好发于中年或以上，男女均可发病。大部分患者为原发性红斑性肢痛病，发病年龄较轻。

【病因学】

原发性红斑性肢痛病病因不明。继发性红斑性肢痛病可发生于骨髓增生异常性疾病、高血压病、静脉功能不全、糖尿病、系统性红斑狼疮、类风湿关节炎、硬化萎缩性苔藓、痛风、脊髓病变和多发性硬化等病人。

【临床表现】

原发性红斑性肢痛病典型特征是手足皮肤出现局部红、肿、热、痛，严重者呈灼热感、电击性或针刺样疼痛，疼痛呈阵发性，可持续数分钟数小时或数天为剧烈烧灼痛，夜间明显且发作次数较多。局部动脉波动正常。病人坐卧不安，抱足呻吟，不能入眠，喜凉怕热，即使冬季也喜赤足而行，或用凉风吹拂或将双足放入冷水中方能缓解症状，一般无全身症状，患肢无营养障碍，不发生溃疡与坏疽。久病后可有肢端感觉减退，趾甲弯曲、增厚，甚至肌萎缩。

继发性红斑性肢痛病患者病变局部可发生溃疡和坏疽。

【辅助检查】

1. 血、尿常规：常有血小板及红细胞增多；尿检多正常。

2. 血生化常规及脑脊液常规检查多无特异性。

3. 血液中的5-HT含量增高。

【诊断与鉴别诊断】

1. 诊断标准　根据其典型临床表现不难确诊。以两足常见，局部受热、运动可诱发，局部皮肤发红皮温升高、烧灼样疼痛，冷敷，将患肢抬高，可使症状减轻以至消失。

2. 鉴别诊断

(1)足部感染性病变：如丹毒或蜂窝织炎，可有红、肿、热、痛，皮温增高，但多为单侧。

(2)神经痛：各种原因引起的多发性神经炎，以感觉异常和疼痛为主，外伤或手术后灼烧性神经痛，以放散痛和伤口局部痛为主。外伤性自主神经功能紊乱，以血管舒缩功能紊乱和麻木，皮肤多呈发绀为特点。这些病人皮温不高，喜热怕凉。

(3)需与冻疮、雷诺现象、糖尿病性神经病等相鉴别。

【治疗】

治疗本病应首先确定是原发性，还是继发性。如果属于继发性，应查明病因积极治疗原发病。

1. 一般治疗　急性期卧床休息、避免久站、抬高患肢。局部冷敷以减轻疼痛。急性期后，加强肢体活动锻炼，避免任何引起局部血管扩张的刺激。

2. 药物治疗

(1)止痛药：布桂嗪(强痛定)片20mg，日3次口服，可减轻疼痛。

(2)收缩、扩张血管药：5-羟色胺拮抗药、麻黄碱、硝酸甘油。

(3)糖皮质激素：小剂量泼尼松(强的松)15～30mg/d，口服，短期有效。

(4)小剂量阿司匹林50～100mg/d口服疗效较好。

(5)β受体阻滞药如普萘洛尔20～40mg/次口服，每天3次；或苯噻啶0.5mg，每日1～3次口服常可获完全缓解。

3. 特殊治疗　顽固难治性病例可施行局部神经阻滞、交感神经切除术，偶可见效。

【并发症的诊断、治疗和预防】

做好身心护理，解除病人思想顾虑，树立战胜疾病的信心，至关重要。寒冷季节，注意肢端保温，鞋袜保持干燥；长时间乘车、站立、步行时，宜及时更换姿势，可预防或减少发作，或减轻症状。

【预后】

原发性红斑性肢痛病虽然红、肿、热、痛症状显著，痛苦较大，但不会引起严重的后果。常有缓解、复发、可呈慢性病程，是自限性疾病，不治可自愈。并且对治疗反应较好，一般预后良好。继发性红斑性肢痛症预后取决于原发病。

(高兴华)

第 18 章

大疱性皮肤病

第一节 天 疱 疮

天疱疮(pemphigus)是一类原因尚不明确的自身免疫性大疱性疾病。以累及皮肤黏膜的表皮内水疱、大疱为主要特征,病情严重,易复发。

【流行病学】

国外研究发现地中海地区天疱疮的发病率较高,可能与人种有关。目前相关基础研究结果表明天疱疮的发病与 HLA-DR,DQ 及 HLA-G 等位基因相关,可能也是该病种族差异的原因之一。有较高发病率的人种主要是犹太人和吉普赛人。成年人中发病率最高的国家是以色列,高出平均发病率3倍以上。无性别差异,天疱疮好发于30～50岁的中年人,其特殊类型地方性落叶型天疱疮在南美洲和欧洲流行,多发生于农村儿童和青年。

【病因学】

目前认为天疱疮是一种自身免疫反应,致病性抗体主要是抗桥粒糖蛋白成分的IgG,少数为IgA。部分特殊类型天疱疮的病因可能与药物或者肿瘤有关。

1. 寻常型和增殖型天疱疮的主要自身抗原为桥粒芯糖蛋白Ⅲ(分子量130kD)。

2. 落叶型天疱疮抗原是桥粒芯糖蛋白Ⅰ(分子量160kD)。

3. 天疱疮抗体也可损伤钙黏蛋白,破坏细胞间的粘连,导致棘层松解。

【临床表现】

根据临床特点天疱疮可分为寻常型天疱疮(pemphigus vulgaris)、增殖型天疱疮(pemphigus vegetans)、落叶型天疱疮(pemphigus foliaceus)、红斑型天疱疮(pemphigus erythematosus)。

1. *寻常型天疱疮*　是最常见而又最严重的类型,多发于中年人,好发于口腔、胸、背、头颈部,鼻、眼结膜、生殖器、肛门、尿道等部位的黏膜均可受累,60%患者初发症状为口腔黏膜水疱和糜烂,4～6个月后才出现皮肤损坏,典型皮损为外观正常的皮肤或者红斑基础上发生水疱或者大疱,疱液清亮,疱壁较薄,尼氏征阳性,易破溃形成糜烂面,如不及时治疗可因大量体液和蛋白丢失,发生低蛋白血症,继发感染而危及生命。

2. *增殖型天疱疮*　是寻常型的良性型,临床少见,发病年龄较轻,口腔损害较晚。好发于头面、鼻唇沟、乳房下、脐窝、腋下、腹股沟等部位。

根据严重程度临床上又分为以下几型。

(1)轻型:原发损害为小脓疱,水疱不明显,疱破后在糜烂面上形成增殖性损害,临床表现类似于增殖型皮炎,病情轻,经过缓慢,预后好。

(2)重型:原发损害如同寻常型天疱疮,初起为松弛性水疱,水疱破后有较多浆液性脓性分泌物,以后糜烂面逐渐增生,形成乳头瘤样斑块,皱褶部位的损害尤为明显,且易继发细菌感染,有臭味;黏膜损害多见,可发生在皮损之前或以后,常在口腔、鼻腔、外阴、肛门等处发生水疱,易破溃形成溃疡。

3. *落叶型天疱疮*　多累及中老年人,皮损初发于头面、躯干,逐渐发展,遍及全身。水疱常发生于红斑基础上,疱壁更薄,尼氏征阳性,极易破裂,渗出少,在糜烂面上可形成黄褐色油腻性疏松的鳞屑和落叶状薄痂,痂下湿润,有腥臭味;非典型的皮损水疱不明显,表现为局部皮肤肿胀、充血,表皮浅层剥离,有少量渗出糜烂,形成叶片状屑痂,类似剥脱性皮炎;本型黏膜受累少见,即使黏膜受累亦不严重。

4. 红斑型天疱疮　本病亦称 Sener-Usher 综合征、脂溢性天疱疮，是落叶型的良性型，好发于头面、胸背上部，下肢和黏膜很少累及。早期皮损类似于红斑狼疮的蝶形红斑，之后出现散在、大小不等的浅表性水疱，尼氏征阳性，极易破裂，在糜烂面上常结成黄痂或脂状鳞屑，类似脂溢性皮炎。本病日晒后可加重，除轻微瘙痒外，一般无全身症状。病程长，水疱此起彼伏，有时可发展成落叶型天疱疮。

5. 其他类型的天疱疮

(1)疱疹样天疱疮：见本章第二节。

(2)IgA 天疱疮：是一种新型自身免疫性表皮内水疱性疾病，分为两个特殊亚型：角层下脓疱性皮肤病型[the subcomeal pustular dermatosis (SPD) type]和表皮内中性粒细胞性 IgA 皮肤病型[the intraepidermal neutrophilic IgA dermatosis (IEN) type]，分别又称为"IgA 落叶性天疱疮"和"IgA 寻常性天疱疮"。本病常见于中、老年人，女性发病率偏高，好发于腋下和腹股沟等皮肤褶皱部位，躯干、四肢近端和下腹部也常常受累（SPD 型 IgA 天疱疮多见于腋下和腹股沟；IEN 型 IgA 天疱疮好发于下腹部，躯干和四肢也可广泛分布），掌、跖较少，但黏膜极少受累。多表现为红斑或正常皮肤上出现松弛性脓疱或水疱，脓疱多倾向于融合成圆形或环形、中央有结痂和鳞屑、边缘有少数水疱，伴明显瘙痒，尼氏征一般为阴性，有时可为阳性；疱液培养无细菌生长；瘙痒明显，一般无全身症状，也可有轻到中度发热，临床呈良性经过，病程缓慢。

(3)副肿瘤性天疱疮(paraneoplastic pemphigus, PNP)：多为来源于淋巴系统的肿瘤，Castleman 病是我国 PNP 患者最常见伴发肿瘤，其他为乳腺癌、肺癌、宫颈癌等，可发生于任何年龄，病情较重，对糖皮质激素反应性较差。最常见的症状为口腔及唇部黏膜糜烂、溃疡、出血。国外文献报道，90%的患者有口腔糜烂，45%的患者首诊仅表现为口腔糜烂，同时可累及支气管、食管和外阴等黏膜；另一突出表现为疼痛性、糜烂性眼结膜炎，躯干及四肢皮疹呈多形性，常见有红斑、水疱、糜烂、结痂、丘疹鳞屑性损害、多形红斑样损害及掌跖部位的扁平苔藓样皮肤损害，疼痛显著。

(4)药物诱导性天疱疮：多在用药数月后发生，易由 D-青霉胺、卡托普利、吡罗昔康和利福平等含有硫氢基团的药物诱发。多数患者病情较轻，停药后 15%～52.6%患者可自行缓解。

(5)地方性落叶型天疱疮：又名巴西天疱疮(Fogoselvagem, FS)，在南美洲和欧洲流行，多发生于农村儿童和青年，临床分为三型。

①局限型：脂溢部位有褐黄色或紫色角化斑块。

②泛发型：为剥脱性皮炎样，红皮病样或者广泛分布的角化斑块和结节损害。

③色素沉着型。

地方性落叶型天疱疮与落叶型天疱疮具有相同的特异性 IgG 抗体，现多认为特异性 IgG 4 为它们的致病性抗体。不同的是 FS 患者的亲属或者流行地区的正常人若无此病的临床指征，则其血清特异性抗体为阴性。抗体滴度与疾病轻重及活动性不相关。本病 HLA～DR1 或 HLA～DR1 和 HLA～DR4 阳性率高，非地方性落叶型天疱疮 HLA～DR4 阳性率高。

【实验室检查】

1. 大部分患者可有轻度贫血，且贫血与病情严重程度成正比。白细胞总数及中性粒细胞常中度增加，并多与继发感染有关。半数患者可有嗜酸性粒细胞升高，血沉加快，血清总蛋白、白蛋白偏低，免疫球蛋白高低不一。

2. 细胞学检查　用玻片在疱底或糜烂面上轻压印片，或用钝刀轻刮糜烂面后涂片做革兰染色，可见单个或成群的棘层松解细胞，细胞圆形或卵圆形，细胞间桥消失，胞核圆形，大而深染，可见核仁，核周围有浅蓝色晕，胞质均匀，呈嗜碱性。天疱疮细胞聚集或者孤立存在。

3. 免疫荧光检查　天疱疮患者皮损周围的皮肤行直接免疫荧光检查可见到角质形成细胞间 IgG 及 C3 呈网格状沉积，间接免疫荧光提示 80%～90%的天疱疮患者血清中可存在抗天疱疮抗体。但免疫荧光检查特异性和敏感性不高，其抗体滴度不能很好地反映疾病的严重程度。

4. 酶联免疫吸附实验　对特异性抗体的检测比免疫荧光检查有更好的特异性和敏感性。对特异性抗 Dsg1 和 Dsg3 抗体的检测能够帮助鉴别诊断寻常型天疱疮和落叶型天疱疮。在病情活动期，90%以上患者血清中有高滴度抗表皮细胞间物质的循环抗体，抗体滴度与病情的严重程度基本平行。临床症状改善后抗体滴度可下降或转阴。病变复发前 2～4 周天疱疮抗体滴度可先升高。

5. 免疫印迹及免疫沉淀　副肿瘤性天疱疮患者血清中存在多种抗表皮棘细胞间连接蛋白的抗

体，除了抗 Dsg 外，还可检测到抗壳斑蛋白（envoplakin）抗体、抗周斑蛋白（periplakin）抗体、抗桥粒斑蛋白（desmoplakin）-Ⅰ、Ⅱ抗体和大疱性类天疱疮抗原 BPAG1 抗体等。

6. 免疫遗传学　在犹太病人中 HLA～DR4 和 DQ8 阳性率高，非犹太病人中 HLA～DR6、DQ1 和 DQ5 阳性率高。

法国针对 13 例高加索人 PNP 患者的研究发现，62%的患者具有 DRB1＊03 基因，而近期的研究发现我国 PNP 患者免疫易感基因位于 HLA—Cw 位点。

【病理变化】

基本组织病理变化是棘层松解、表皮内裂隙和水疱，疱腔内有棘层松解细胞。各型天疱疮棘层松解的部位不同：

1. 寻常型天疱疮　水疱或裂隙发生于棘层下方或基底层上方，疱底排列一层基底细胞，形成绒毛状；疱液中有棘层松解细胞，细胞体积大，核浓缩居中，胞质均一。

2. 增殖型天疱疮　早期水疱或裂隙的发生与寻常型相同，但绒毛形成、表皮嵴下伸更明显，晚期有表皮角化过度、棘层肥厚呈乳头瘤样增生。

3. 落叶型天疱疮　水疱、裂隙位于棘层上部或颗粒层，陈旧的皮损有角化过度、角化不全、角栓形成和棘层肥厚，颗粒层内可见形态类似的角化不良细胞，有诊断价值，真皮内中等量炎症细胞浸润，嗜酸性粒细胞增多。

4. 红斑型天疱疮　与落叶型天疱疮相同，但陈旧损害中毛囊角化过度，颗粒层棘层松解，角化不良细胞更显著。

5. IgA 天疱疮的组织病理特征分为二型。

(1)角质层下脓疱型：角质层下单房性脓疱中含有大量嗜中性粒细胞和少数棘层松解细胞。

(2)表皮内脓疱型：脓疱分布于整个表皮内，疱液中含有大量嗜中性、嗜酸性细胞和棘层松解细胞，棘细胞层内有海绵形成。

6. 副肿瘤性天疱疮　病理显示棘松解发生于基底层上方，有明显的角质形成细胞坏死，基底细胞空泡变性；免疫病理也可出现 IgG 或补体沉积与基底膜区。

直接免疫荧光检查显示几乎所有患者在角质形成细胞间有 IgG、C3 呈网格状沉积；寻常型天疱疮主要沉积在棘层中下方，落叶型天疱疮主要沉积在棘层上方甚至颗粒层；红斑型天疱疮暴露部位的皮肤除表皮细胞间有 IgG、C3 呈网状沉积外，在基底膜带（基底膜带）还有 IgG、C3 呈线状沉积；IgA 型天疱疮角质层下脓疱型的 IgA 主要沉积于表皮上层细胞间，表皮内脓疱型 IgA 沉积于整个表皮内，并在表皮内偶有 C3、IgG、IgM 沉积；副肿瘤性天疱疮亦有 IgG 或补体在基底膜带沉积。

电镜观察：早期改变是表皮细胞间基质或糖被膜局部或全部溶解，细胞间隙增宽，后张力丝从桥粒附着板处脱落，桥粒消失。免疫电镜发现 IgG 紧贴在角质形成细胞表面，与桥粒无明显关系。

【诊断与鉴别诊断】

1. 主要诊断依据　①皮肤上发生松弛性水疱、大疱，壁薄易破，形成糜烂、结痂，常伴有黏膜损害，尼氏征阳性；②疱液或疱底涂片可查到棘层松解细胞；③组织病理主要表现为表皮内水疱和棘层松解，在电镜下可以发现桥粒中心部解离，而使细胞间丧失结合能力。这也是尼氏征的病理基础；④免疫病理示棘细胞间有 IgG、C3 呈网状沉积；⑤间接免疫荧光检查或酶联免疫吸附实验提示血清中有高滴度天疱疮抗体。

增殖型天疱疮除有上述变化外，可见有表皮增生呈现假上皮瘤样改变，表皮内有多数嗜酸细胞小脓肿形成。

落叶型天疱疮和红斑型天疱疮棘融解性水疱发生在表皮浅层（角层下或颗粒层内）。

2. 鉴别诊断

(1)大疱性类天疱疮：多发于老年人；基本损害为疱壁紧张性水疱、大疱，不易破裂，破裂后易愈合，尼氏征阴性，黏膜损害少见；组织病理为表皮下水疱；免疫病理显示皮肤基底膜带有 IgG 和(或)C3 呈线状沉积。

(2)疱疹样皮炎：本病少见，主要发生于中青年；以厚壁水疱为主的多形性损害常簇集成群或呈环形排列，疱壁紧张，尼氏征阴性，瘙痒剧烈；组织病理示表皮下水疱及嗜中性粒细胞为主的细胞浸润；直接免疫荧光检查示真皮乳头有颗粒状 IgA、C3 沉积；多数患者伴有谷胶敏感性肠炎病。

(3)线状 IgA 大疱性皮病：见于儿童和成年人；皮损为弧形或环形排列的紧张性水疱、大疱，尼氏征阴性；组织病理为表皮下水疱；免疫病理示 IgA 呈线状沉积于基底膜带；70%患者血清中可测出抗基底膜带的 IgA 循环抗体。

(4)获得性大疱性表皮松解症：多见于成年人，儿童和老年亦可发病；基本损害为紧张性水疱、大疱，少数伴有口腔黏膜损害；病理变化为表皮下水疱；免疫病理示基底膜带有IgG、C3、C4呈线状沉积；血清中可测到抗Ⅶ型胶原的IgG抗体；多数患者HLA～DR2阳性。

(5)大疱性多形红斑：好发于春秋季节，儿童，青少年患病率高；皮肤损害呈红斑、水疱、大疱、血疱、瘀斑等，尼氏征阴性，大疱周围有红斑，易破，疱液浑浊，多呈血性，黏膜受累广泛而严重，伴有发热、关节痛、血沉快、蛋白尿等全身症状，严重者出现全身中毒症状及各器官损害。

(6)口腔损害需与阿弗他口腔炎和扁平苔藓进行鉴别，糜烂面涂片和活检可协助诊断。

(7)角质层下脓皮病：需与IgA天疱疮进行鉴别，本病皮损为松弛、壁极薄的表浅脓疱，主要分布于腋下、乳下、腹股沟等皱褶部位；病理为角质层下脓疱，偶见棘层松解细胞；直接免疫荧光检查表皮内无抗体沉积。

(8)家族性良性慢性天疱疮：常染色体显性遗传性皮肤病，临床特点是颈、腋、腹股沟等皮肤皱褶处反复发生的水疱、糜烂及结痂，组织病理表现为基底膜上层裂隙、绒毛、大疱，表皮内棘层松解、棘细胞间桥消失如倒塌的砖墙。免疫荧光检查阴性。

【治疗】

1. 支持治疗　给予高蛋白、高维生素饮食。注意维持水、电解质平衡。全身衰竭者给予白蛋白、血浆或者全血，少量多次应用。

2. 系统治疗

(1)糖皮质激素：为目前治疗本病的首选药物。一旦确诊应及早应用，初始剂量应足够，以尽快控制病情。常用泼尼松、地塞米松等，按照皮损范围、严重程度决定最初剂量（首剂量），以泼尼松为例，一般对皮损面积占体表不足10%的轻症病例，或损害仅限于口腔黏膜的患者，以30～40mg/d为宜；占30%左右的中度病例，以60～80mg/d为宜；占50%以上重症病例，则以80～100mg/d为宜。对糖皮质激素常规治疗无反应，可采用冲击疗法，用甲泼尼龙250～1 000mg/d静滴，连用3～5d后改服泼尼松40mg/d，如不能彻底控制，1个月后再次冲击治疗。给药后应密切观察病情，若5～7d无好转，且仍有新水疱出现，应及时增加泼尼松的用量，增加剂量应为原剂量的40%～50%。少数患者血清中有高滴度天疱疮自身抗体，口腔黏膜严重，口服药有困难时，可选用氢化可的松或地塞米松（相当于相应量泼尼松），在皮疹完全控制、原有糜烂面，无新水疱发生，则继续维持2～3周后逐渐减药，减量速度不宜太快，根据病情每隔10～20d减量1次，每次以减前量的1/6～1/10为宜，有条件每2～3周IIF检测抗体滴度，指导减药。开始减药的速度可快些，如最初3～4周，可每7～10d减总药量的10%，以后每2～4周减1次。并逐渐过渡到隔日服药的维持剂量治疗阶段，维持剂量可为隔日晨起顿服15～20mg，常需服用数年。若治疗规律，多数患者可逐渐停药达到痊愈，一般平均需要4～5年的服药时间。减药过程中一旦有新疹出现，则应暂停减药。若因减药速度太快或骤然停药，导致皮疹大面积复发，则需果断地增加用量或重新给药。

在糖皮质激素治疗期间，应注意其不良反应，并及时处理。

(2)免疫抑制药：单独使用或与糖皮质激素联合使用。与糖皮质激素联合应用，疗效较好，可选用硫唑嘌呤1～2.5mg/(kg·d)分次口服，或环磷酰胺1.5～2mg/(kg·d)口服或2～4mg/kg静脉给药，隔日1次，总量为6～8g，或甲氨蝶呤10～25mg肌内注射或静脉滴注，每周1次，或环孢素3～8mg/(kg·d)分次口服，病情好转后改为2～3mg/(kg·d)，或麦考酚酸酯（骁悉）50～200mg/d；重病例宜先用糖皮质激素控制病情后再加免疫抑制药，可以缩短治疗时间，降低与糖皮质激素的用量。免疫抑制药一般在应用1个月后出现疗效，出现疗效后，一般先减糖皮质激素，之后减免疫抑制药。应用免疫抑制药物须密切注意监测其胃肠道反应、骨髓抑制及肝肾功能损伤等不良反应，及时采取相应对策。

(3)金制剂：一般用硫代苹果酸金钠，每周肌内注射1次，首次10mg，第2次25mg，直至病情控制后改为每2～4周肌内注射50mg。一般在总剂量达到300mg时才出现效果。目前应用较少。

(4)免疫调节治疗

①静脉大剂量丙种球蛋白：对大剂量糖皮质激素及与免疫抑制药联合治疗效果不佳者同时又合并严重的感染症状时可考虑此方法。1～2g/(kg·d)，静脉给药，连续3～5d。

②血浆置换术/免疫吸附疗法：利用设备去除患者血浆中的自身抗体。每次的血浆置换量以及血浆置换次数需根据病情程度而定。

(5)单克隆抗体疗法：单克隆抗体疗法是一种疗效高、特异性强的治疗手段。近年来单独使用单克隆抗体或者联合免疫抑制药、联合静脉注射丙种球蛋白用于天疱疮的治疗，收到良好的效果。国外常用 Rituximab（抗 CD20 单抗，美罗华）来治疗重症的 PV 和 PNP，一般采用 375mg/m²，每周 1 次，连续 4 周。也有报道使用 Infliximab（TNF-α 单抗）治疗顽固性天疱疮有效。

(6)造血干细胞移植：近几年来，自体外周血造血干细胞移植用于糖皮质激素和免疫抑制药治疗无效的重症天疱疮有效。

(7)抗感染治疗：主要应用预防和控制皮损部位的细菌、真菌感染，应尽早使用。

(8)其他：除了以上介绍的治疗药物及方法，还要一些药物如雷公藤多苷：40～60mg/d，口服。氨苯砜：100～300mg/d，口服。反应停：50～100mg/d，口服。烟酰胺，四环素，左旋咪唑(0.1～0.2g/d，联用泼尼松)。苯丁酸氮芥：4～10mg/d，及体外光化学疗法，也都有一定效果。

3. *局部护理和外用药物*　加强护理，防止继发感染。对皮损广泛者给予暴露疗法，用 1∶8 000 高锰酸钾溶液或者 1∶1 000 苯扎溴铵清洗创面，保持创面清洁，感染性皮损根据细菌培养结果选取有效抗生素。口腔黏膜损害可用 10%甘草水或朵氏液漱口，外涂他克莫司软膏、碘甘油或者 2.5%金霉素甘油。疼痛严重者，进食前外涂 3%达克罗宁液或 1%普鲁卡因溶液漱口。

4. *PNP 的治疗*　主要是手术切除肿瘤病灶或治疗原发肿瘤，同时予糖皮质激素和(或)免疫抑制药治疗，静脉注射人血免疫球蛋白冲击治疗。现认为美罗华和 Daclizumab（抗 IL-2R 单抗）是治疗 PNP 的一线药物。

【并发症的诊断、治疗和预防】

寻常型天疱疮如不及时治疗可因大量体液和蛋白丢失，发生低蛋白血症，继发感染而危及生命，因此准确诊断和及时治疗是防止并发症的关键。

长期应用糖皮质激素以及免疫抑制药容易引起各类并发症，如高血压、糖尿病、溃疡病、消化道出血，肝功能受损；继发细菌或真菌感染；水电解质紊乱及精神神经症状等；长期服用者应注意白内障、骨质稀疏，甚至腰椎压缩性骨折、股骨头无菌性坏死等的发生，国内亦有报道天疱疮并发带状疱疹，重症肾小球肾炎。一旦出现，应予以相应处理。在治疗期间应定期监测患者的血压，血尿常规，便隐血，血糖，电解质肝肾功能及胸片等，并注意补钾补钙。

闭塞性细支气管炎，是导致 PNP 患者死亡的主要原因之一，临床呈不可逆的进行性呼吸困难，药物治疗无效，63% 患者 5 年内死于呼吸衰竭。本病的早期诊断主要依据高分辨 CT、肺功能等影像学检查结果，但本病早期的有效治疗措施有待进一步研究。

【预后】

随着诊疗水平的提高，天疱疮患者的生存率已有了明显的升高，但各型天疱疮预后存在差异，一般而言，寻常型天疱疮病情严重，增殖型、落叶型、红斑型天疱疮预后好于寻常型天疱疮。

第二节　疱疹样天疱疮

疱疹样天疱疮（herpetiform pemphigus）临床表现类似疱疹样皮炎，组织病理为表皮内水疱及酸性粒细胞海绵形成，直接免疫荧光可见表皮内有 IgG 沉着，目前认为属天疱疮的变型。

【病因】

病因不清。目前认为是天疱疮的一种变型。

【临床表现】

多见于中老年人，青年亦有发病，女性较多。发病以躯干为主，逐渐发展至臀部四肢甚至全身，口腔黏膜很少受累。早期皮损为单发或者多发环形或多环形红斑，表面有针头至绿豆大小水疱，或呈丘疱疹。偶可出现大疱，疱壁紧张，尼氏征阴性。自觉皮损部位瘙痒或者剧痒。病程缓慢，反复发作。

【实验室检查】

间接免疫荧光检查：部分患者血清中存在低滴度抗棘细胞间自身抗体。

【病理变化】

组织病理表现为表皮棘层中水疱形成、细胞间水肿和海绵形成，水疱内嗜酸性细胞浸润，可形成嗜酸性细胞小脓肿。

直接免疫荧光检查发现表皮内棘细胞间 IgG 沉积或 C3 沉积。

【诊断与鉴别诊断】

1. 诊断　根据本病临床表现类似疱疹样皮炎，组织病理为表皮内水疱及酸性粒细胞海绵形成，直接免疫荧光可见表皮内有 IgG 沉着，即可诊断。

2. 鉴别诊断

(1)疱疹样皮炎：病理变化为表皮下水疱。直接免疫荧光检查显示真皮乳头顶端 IgA 呈颗粒状沉积。

(2)天疱疮：临床表现具有特殊之处，此外病理和免疫荧光检查有助于鉴别。

(3)其他需要鉴别的疾病包括湿疹、类天疱疮、妊娠疱疹、急性或亚急性湿疹、线状 IgA 皮病、重症多形红斑、药疹等。

【治疗】

1. 全身治疗

(1)糖皮质激素：对本病疗效好，一般选用泼尼松 15～30mg/d，口服。病情控制后逐渐减量，或适当用最小剂量维持治疗。

(2)氨苯砜：皮损较轻者可单用 100mg/d，2～3d 口服，严重者应与泼尼松(20～30mg/d)等联合使用。

(3)免疫抑制药：与糖皮质激素联合应用，疗效较好，可以缩短治疗时间，降低与糖皮质激素的用量。

(4)雷公藤多苷：40～60mg/d，口服。

2. 局部治疗　皮损保持清洁干燥，避免搔抓，以防皮损部继发感染。可选用糖皮质激素软膏，糊剂等外涂患处，瘙痒剧烈者可用达克罗宁霜，服尔舒止痒酊等外用。

3. 中医治疗　根据皮损情况及全身症状，舌苔脉象，可参照天疱疮辨证施治，皮损可外用青黛散软膏，紫草油膏等外涂患处。

【预后】

本病预后比天疱疮好。多数病例治疗后能长期控制，少数病例可转变为寻常型、落叶型或者红斑型天疱疮。

第三节　大疱性类天疱疮

大疱性类天疱疮(bullous pemphigoid，BP)是一种好发于中老年人的自身免疫性大疱病，以张力性表皮下大疱、表皮基底膜带免疫反应物沉积，以及血清中存在针对基底膜带成分的自身抗体为特征。

【流行病学】

大疱性类天疱疮于 1953 年由 Lever 论证和命名，为最常见的自身免疫性大疱病。

1. 地区分布　至今未见该病有种族和地区差异。

2. 人群分布　可发生于任何年龄，儿童可发病，有报道最小的患者为 2.5 个月，但老年人好发，平均发病年龄在 65～80 岁。男女发病率大致相等。

【病因学】

本病病因目前不明。大多数患者血清中存在抗基底膜带的自身抗体，该抗体与基底膜带透明板部位的靶抗原结合，激活补体，在补体的参与下趋化白细胞并释放酶，导致表皮下水疱形成。

1. 药物　呋塞米(速尿)、心得宁、氟尿嘧啶、苯甲酸苄酯和磺胺类药物引起表皮基底膜发生抗原性改变，或者是药物本身与之结合引起皮肤损害。

2. 紫外线　紫外线穿透表皮基底膜并引起其抗原性改变，产生抗表皮基底膜带抗体，破坏连接表皮与真皮之锚状纤维而发病。

3. 变态反应　表皮基底膜带存在足量抗体和补体情况下，IgE 与抗原结合产生 C3a 和 C5a，引起肥大细胞脱颗粒，释放组胺，使表皮与真皮分离；同时肥大细胞中的过敏性嗜酸性趋化因子和嗜中性趋化因子，吸引嗜酸性粒细胞和嗜中性粒细胞至表皮和疱液内，由它们释放溶酶体酶，损伤表皮基底膜带透明层，导致水疱形成。

【临床表现】

1. 好发于 60 岁以上的老年人，儿童罕见。

2. 多见于四肢屈侧、胸部、下腹部、腹股沟、腋下。

3. 通常以皮肤瘙痒和非特异性皮疹起病。非特异性皮疹表现为局限性水肿性红斑或广泛的荨麻疹样瘙痒性斑块。随后出现水疱、大疱，直径在 1～7cm，疱壁厚而紧张，半球状，尼氏征阴性，不易破溃，疱液大多清亮，少数为血性。大疱破溃后糜烂面不易扩大，愈合较快。愈后多遗留色素沉着斑，不易留疤。

4. 瘙痒程度不一，通常为中重度。

5. 黏膜：主要累及口腔黏膜(10%～35%)，通常轻微短暂。

6. 皮疹成批出现，反复发生，病程慢性。

【辅助检查】

1. 实验室检查

(1)外周血中50%患者的嗜酸性粒细胞增多，85%患者的IgE水平增高。BP病情的缓解伴随血清中IgE水平降低。

(2)免疫荧光：大部分患者皮损周围皮肤行直接免疫荧光提示基底膜带IgG和(或)C3呈线状沉积。间接免疫荧光检查示70%患者血清中出现抗基底膜带的循环抗体，主要为IgG，其次为IgA和IgE，其滴度和病情无关。盐裂皮肤的间接免疫荧光检查示表皮侧IgG和C3呈线状沉积。

(3)免疫印迹方法、ELISA：可检测到患者血清中存在抗BP230(BPAG1，分子量为230kD的多肽)和抗BP180(BPAG2，分子量为60～180kD的多肽)的抗体。

2. 病理学检查

(1)组织病理：取水肿性红斑损害检查最有价值，本病病理特征表现为表皮下大疱伴有疱内嗜酸性粒细胞浸润。无棘层松解现象。真皮乳头层血管周围有嗜酸性粒细胞、淋巴细胞、嗜中性粒细胞浸润。

(2)免疫电镜可见：裂隙出现在基底膜带的透明板。

(3)直接免疫荧光：最具有诊断意义的皮损应取自水疱邻近的发炎皮肤。显示IgG和(或)C3在BMZ处呈线状沉积，有时还伴有IgA、IgM、纤维蛋白沉积。活动期病例的阳性率>95%。

(4)盐裂皮肤检查：病变皮肤先用1mol/L NaCl处理，皮肤将在透明板处裂开，DIF显示IgG和(或)补体C3沉积在盐裂皮肤的表皮侧。

【诊断与鉴别诊断】

1. 诊断要点　①好发于老年人。红斑或正常皮肤上有紧张性大疱，疱壁紧张不易破裂，尼氏征阴性，糜烂面容易愈合。②黏膜损害少而轻微。③病理变化为表皮下水疱，基膜带有IgG呈线状沉积。④血清中有抗基膜带循环抗体。

2. 鉴别诊断

(1)获得性大疱性表皮松解症：EBA患者皮损好发于肢端，也表现为老年发病、张力性大疱、表皮下水疱、基底膜带IgG和(或)补体C3沉积，这些与BP相似，二者的鉴别依赖于免疫学检查：①盐裂皮肤检查：BP的免疫反应物沉积在盐裂皮肤的表皮侧，而EBA者位于盐裂皮肤的真皮侧；②免疫电镜检查：BP的免疫反应物沉积在基底细胞半桥粒处，而EBA者位于基底膜致密板或致密板下层；③免疫印迹法：用于测定相应的抗原，BP抗原为BP230、BP180，而EBA抗原为Ⅶ型胶原。

(2)寻常型天疱疮：PV患者也表现为外观正常的皮肤或红斑上出现水疱和大疱，但好发于中年人，好发部位位于头皮、面部、腋窝、腹股沟和受压部位。大多数患者有口腔黏膜病变。其大疱壁薄、松弛、易破裂、尼氏征为阳性。糜烂面较大、不易愈合。水疱破裂后形成难于痊愈的糜烂面。二者的鉴别依赖于病理和免疫学可确诊：①组织病理：棘层松解，表皮内大疱。②IIF：血清自身抗体针对桥粒成分。③DIF：显示表皮细胞间IgG、补体C3沉积。PV的病程逐渐恶化，如不积极治疗可导致死亡。

(3)重症多形红斑：发病急，罕见于老年人，患者出现水肿性红斑、水疱、大疱、血疱，黏膜症状严重，全身症状明显，严重者可发生昏迷、抽搐，还可并发肺炎、消化道出血、关节炎、心肌炎、心包炎及肝肾损害。

(4)疱疹样皮炎：典型的临床表现为风团样丘疹、水疱、大疱伴有强烈烧灼感和瘙痒感。其皮损数量通常不如BP多，对称分布于肘、膝、头皮、颈、肩和臀部。通常伴有谷胶敏感性肠病。组织病理：表皮下裂隙伴真皮乳头中性粒细胞及嗜酸性粒细胞微脓肿。

(5)线状IgA大疱性皮病：成人发病，发病年龄小于BP，水疱呈弧形排列，分布不对称，免疫荧光有基底膜线状IgA沉积。

【治疗】

根据病变的程度及病情进展的速度确定治疗方案。

1. 一般治疗　注意水、电解质平衡，补充蛋白质及维生素，必要时输血或血浆。

2. 局部治疗　有大疱的可用无菌性注射器抽出疱液，继发感染的用抗生素软膏；病变局限的可外用高效皮质类固醇激素。外用他克莫司软膏也有一定效果。对于病变广泛者，传统治疗通常口服强的松。但已有随机对照研究表明外用高效糖皮质激素对于局限性、中度、重度大疱性类天疱疮均有效。对于皮损广泛者外用0.05%的丙酸氯倍他索软膏40g/d，分2次使用，疗效优于口服强的松1mg/(kg·d)。完全外用糖皮质激素患者经过大约3周病情得到控制。严重不良反应发生率为29%。

3. 全身治疗

(1)糖皮质激素:老年人系统使用激素会带来严重的副作用,所以尽可能地减少系统使用激素的剂量和使用激素的时间很重要。泼尼松 0.75mg/(kg·d),大多能够控制病情。也有使用大剂量甲强龙冲击成功治疗的报道。

(2)抗生素单独和(或)烟酰胺联合治疗:单独应用四环素、米诺环素、红霉素或联合应用烟酰胺对局限性或泛发型大疱性类天疱疮具有良好的临床疗效。推荐的治疗方案为四环素或红霉素 1~2.5g/d,或米诺环素 200mg/d 和烟酰胺 1.5~2.5g/d。

(3)氨苯砜:以中性粒细胞为主的炎细胞浸润的患者是使用氨苯砜最合适的个体,通常在 2 周内起效。0.1~0.15g/d,可单独应用或与皮质类固醇激素联用。

(4)雷公藤多苷:40~60mg/d,定期检查血象、肝肾功能等。

(5)免疫抑制药:硫唑嘌呤每日 1~1.5mg/kg,环磷酰胺每日 2mg/kg,环孢素每日 5mg/kg,维持量为每日 3mg/kg,甲氨蝶呤:采用小剂量 MTX 间歇口服,起始量为每周 5mg,然后每周增加 2.5mg 至每周最大量 12.5mg。适用对外用糖皮质激素无效的老年患者。大多数患者每周 5~7.5mg 即可控制病情。

(6)静脉内免疫球蛋白注射、血浆置换:适用于其他疗法无效者。

【并发症的诊断、治疗和预防】

全身健康状况一般良好。但若不及时治疗,皮疹将逐渐增多,泛发全身,大量体液通过体表丢失,机体日益衰弱,可因继发感染如支气管肺炎、败血症等而导致死亡。年龄越大,预后相对较差。

第四节 妊娠疱疹

妊娠疱疹(herpes gestationis)是一种以水疱形成为主的瘙痒性大疱性自身免疫性皮肤病,有多形性皮疹。通常发生在妊娠期或产褥期。其病因目前尚不清楚。分娩后可自行缓解。再次妊娠则再复发。

【流行病学】

本病较为罕见,常发生在妊娠期和产褥期,妊娠妇女发生率为 1/5 000~1/10 000,本病在 HLA-B8,HLA-DR3,HLA-DR4 表型病人中有增加的倾向。

【病因学】

本病抗原可能与大疱性类天疱疮的抗原 BPAG2 为同一成分,主要位于透明板内,因而可能是大疱性类天疱疮的一个亚型。妊娠因子(HG 因子)是一种抗 BMZ 抗体,为 IgG1,约 10%患者血清中存在抗 BMZ 抗体。妊娠疱疹抗原与自身抗体结合,激活补体,释放炎性介质及溶酶体酶,使基底膜的透明板溶解或断裂,形成表皮下水疱。雌激素、黄体酮及避孕药可诱发本病;HG 因子可通过胎盘传给胎儿,使婴儿出生后 1~2 个月发生水疱,后 HG 因子经过代谢在婴儿体内消失,皮损随之消退。

【临床表现】

自妊娠 2 周至产褥期均可发病,最多发生于妊娠 4~6 个月,发病与胎儿性别无关。皮损好发于手、足、臂、脐周、腹部、头面等处。发疹前往往出现全身不适、乏力、恶心、头痛、畏寒、发热及皮肤剧痒,瘙痒之后,皮肤出现水肿性丘疹、红斑,其上发生水疱或大疱,水疱也可出现于正常皮肤上,尼氏征阴性,少数患者仅表现多形红斑和荨麻疹样皮损,没有水疱;皮损往往排列呈环状,水疱破溃形成糜烂和结痂,痂皮脱落留色素沉着;皮损间隔数天至数周发作 1 次,每次发作都伴有剧痒;约 20%患者伴有黏膜损害。发病对母子健康无大影响,患者所生婴儿大多是正常的,但也有早产、流产和死产报道。病情多在产后 1~2 个月自行缓解,下次妊娠再次复发。

【病理学检查】

根据所取标本不同有不同组织学表现,红斑及丘疹损害为表皮内细胞内、细胞间水肿,海绵形成,基底细胞变性、坏死;水疱损害为表皮下水疱形成,疱内有较多嗜酸性粒细胞、嗜中性粒细胞,疱顶部基底细胞变性、坏死,真皮内血管周围有较多嗜酸性粒细胞浸润。直接免疫荧光显示红斑及周围皮肤 BMZ 有 IgG 和 C3 线状沉积;免疫电镜检查显示 IgG、C3 沉积在 BMZ 的透明板内。

【诊断与鉴别诊断】

1. 诊断依据 孕妇的四肢及腹部发生红斑、水疱,伴瘙痒,应考虑到本病。组织病理和免疫荧光检查可以确诊。若产后皮损消退,再次妊娠又复发可以诊断。

2. 鉴别诊断

(1)妊娠痒疹:本病也发生于妊娠妇女,皮损好发于躯干、双大腿,为淡红色或正常肤色的丘疹,一般没有水疱;组织病理和免疫荧光检查有助于鉴别。

(2)大疱性类天疱疮:二者在组织病理和免疫荧光方面无法鉴别,但类天疱疮主要发生于老年人,无性别差异,与妊娠无关。

(3)疱疹样皮炎:二者临床表现非常相似,但本病好发于肩胛、臀部、四肢伸侧,对称分布,多伴有谷胶敏感性肠病,与妊娠无关;组织病理为表皮下水疱,真皮乳头处可见到嗜中性粒细胞形成的微脓肿;直接免疫荧光显示 BMZ IgA 和 C3 呈颗粒状沉积,有助于鉴别。

(4)疱疹样脓疱病:好发于中年孕妇,皮损常先发于腋窝、腹股沟、乳房下、脐部等皱褶处,在红斑上出现小脓疱,排列成环状、多环状,脓疱干燥结痂,周围有新脓疱出现,痂皮脱落留色素沉着,本病起病急,全身症状明显,死亡率高;组织病理示表皮内海绵状脓疱形成。

(5)妊娠瘙痒性荨麻疹性丘疹斑块:多见于初产妇妊娠末期,表现为剧烈瘙痒的水肿性丘疹和斑块,可融合成荨麻疹样,皮损多位于腹部、大腿和臀部。

【治疗】

本病有自限性,常在分娩后自然缓解,治疗原则是对症处理。但应注意使用的药物对妊娠或哺乳期妇女患者的胎儿或婴儿的影响,尤其是细胞毒类免疫抑制药有致畸作用。有妊娠疱疹病史的妇女应避免再次妊娠,避免用雌激素、黄体酮和避孕药,以防复发。

1. 系统治疗

(1)一般治疗:病情较轻者,可给止痒药,抗组胺药及镇静药。一般可缓解瘙痒症状。如氯苯那敏(扑尔敏)、赛庚啶,即可。

(2)糖皮质激素:一般用于病情较重瘙痒较剧烈的病人。采用泼尼松 20～30mg/d。待症状明显缓解后,可逐渐减量至 10～15mg/d 维持。

(3)病情凶猛者,大剂量静脉注射 γ-免疫球蛋白 2g/(kg·d),连用 3～5d,每 3 周重复 1 次。

(4)戈舍瑞林(goserelin)为促性激素释放素,腹壁皮下注射,3.6mg,每 4 周 1 次。

(5)其他治疗:部分较严重病人可应用或在皮质类固醇激素基础上加用免疫抑制药或氨苯砜(DDS)。此类药物可能对胎儿有致畸作用,临床慎用。

2. 局部治疗

(1)外用糖皮质激素,如倍他米松霜、氯倍他索霜等,具有抗炎、免疫抑制和止痒作用。轻症患者单用外用药治疗。

(2)合并感染者应用相应的抗生素,如金霉素软膏。

此外,注意营养,补充钙剂及维生素 C 等。

【预后】

分娩后可自行缓解,再妊娠再发。口服避孕药可诱发。避免再次妊娠或服用含雌激素及黄体酮的避孕药以防复发。

第五节　疱疹样皮炎

疱疹样皮炎(dermatitis herpetiformis)是一种自身免疫性慢性复发性水疱性皮肤病,皮疹多形性,对称分布,剧烈瘙痒,常伴有谷胶敏感性肠病。表现为以水疱为主的群集的多形性损害,伴剧痒。组织病理示表皮下水疱,真皮乳头层有中性粒细胞聚集的微脓肿。

【流行病学】

本病在欧洲发病率为 1.2～39.2/10 万。本病在我国非常罕见。

【病因学】

病因不明,可能是自身免疫性疾病。发病可能是在遗传素质个体,由于谷胶致敏性肠病,产生抗谷胶抗体 IgA 所致。遗传因素,谷胶过敏、自身免疫因素、病毒感染、口服避孕药均可能在本病的发生中起到一定作用。

【临床表现】

本病好发于青年和中年人,偶见于儿童及老年人,可突然发生,亦可缓慢起病,呈反复发作与缓解的慢性病程。好发于腋后、肩胛、臀部及四肢伸侧,一般无口腔损害。皮损呈多形性,以水疱为主,伴红斑、丘疹及丘疱疹,部分水疱排列呈环形或分布不规则,疱壁厚而紧张,尼氏征阴性。常伴剧烈瘙痒。部分患者有谷胶敏感性肠病,临床表现为脂肪泻。可伴发胃肠淋巴瘤和其他恶性肿瘤;结缔组织病。

【辅助检查】

1. 用25%～50%碘化钾软膏作斑贴实验，大多数患者呈阳性反应。

2. 血液中嗜酸性粒细胞常增高，分类计数最高可达0.40。

3. 血清学检查60%患者可测得抗谷胶蛋白抗体，30%可测得循环免疫复合物，有报道可测得循环谷胶。

【病理学检查】

1. *组织病理*　早期皮损和水疱周围皮肤的组织病理学改变，常具有特征性。真皮乳头顶端见嗜中性粒细胞聚集并形成微脓肿。乳头顶端与其上方表皮分离，形成表皮下水疱。疱液中有嗜中性粒细胞和少量嗜酸性粒细胞及纤维蛋白。真皮上、中部血管周围有淋巴组织细胞、嗜中性粒细胞和少量嗜酸性粒细胞浸润，亦可见核尘。

2. *直接免疫荧光*　皮损周围和正常皮肤的真皮乳头顶端呈IgA和C3颗粒状沉积，为本病的特征，偶见IgM和IgG沉积。

3. *电镜观察*　基底板模糊、破坏，与真皮间有裂隙。免疫电镜观察IgA沉积于基底板下方和真皮乳头顶端，并与真皮微原纤维束相关联。

【诊断与鉴别诊断】

1. *诊断依据*　为皮损多形性，以水疱为主，常集簇成群；有剧痒；好发于腋后、肩胛、臀部及四肢伸侧。病理检查见表皮下水疱，真皮乳头顶端有嗜中性粒细胞微脓肿；真皮乳头顶端IgA呈颗粒状沉积。砜类药有较好的治疗效果，可以诊断。

2. *鉴别诊断*

(1)线状IgA大疱性皮病：皮损无一定好发部位，皮损类似疱疹样皮炎或大疱性类天疱疮，轻度至中度瘙痒，没有或仅有轻度谷胶过敏性肠病；组织病理改变类似疱疹样皮炎；直接免疫荧光沿表皮基膜带有均质型线状IgA沉积是主要鉴别点；部分患者有IgA循环抗基膜带抗体。

(2)大疱性类天疱疮：好发于老年人，红斑或正常皮肤上有张力性大疱，疱壁紧张不易破裂，尼氏征阴性，黏膜损害少而轻微；病理变化为表皮下水疱；BMZ有IgG呈线状沉积是主要鉴别点；血清中有抗基膜带循环抗体IgG。

(3)多形红斑：多见于儿童、青年，皮损好发于躯干、四肢，大疱周围有红斑，易破，尼氏征阴性，常伴高热，瘙痒不明显，常伴黏膜损害且较重；组织病理变化为表皮内水疱；直接免疫荧光检查发现真皮浅层小血管壁IgM和C3沉积。

(4)妊娠疱疹：多发生在妊娠期4～5个月，极少数患者可在分娩后发病，在分娩后1～2个月病情自行缓解，皮损呈多形性，表现为红斑、水疱，呈环状排列，类似疱疹性皮炎或大疱性类天疱疮；组织病理变化为表皮下水疱；直接免疫荧光检查红斑及其周围皮肤BMZ有线状C3和IgG沉积，所有患者均有C3沉积。

(5)暂时性棘松解性皮病：多见于中年男性，皮损好发于锁骨附近、颈根部、胸骨区及背上方等处，为红棕色、皮色水肿性丘疹或疱疹，瘙痒，临床上易误诊为疱疹样皮炎，多数患者日晒后发病或皮损加剧；病理变化为表皮内发生局灶性棘层松解，形成裂隙，在裂隙内可见棘层松解细胞及角化不良细胞。

【治疗】

应坚持无谷胶饮食，除大米外许多食物含有谷胶，应严格限制谷胶的摄入，最少6个月，一般为2年，肠黏膜及皮肤病变均能改善。

1. *氨苯砜(dapsone，DDS)*　治疗本病常有满意疗效，应作为首选药，但其作用机制不清楚，可能与稳定溶酶体膜有关。成人氨苯砜的初始剂量50～150mg，口服，每天1次，通常用药后12～48h瘙痒，灼热感缓解，新皮损得到控制。当皮损得到控制后可适当减量，一般维持量50～200mg/d。对于一些患者，25mg/d即可控制其病情，但也有些患者需400mg/d方可控制病情。丙磺舒可抑制氨苯砜在肾脏中的代谢，而利福平促进氨苯砜的排出。氨苯砜可引起溶血性贫血、高铁血红蛋白血症，与剂量有关。在用药的第1个月内应该每周检查血常规，以后6个月内每月检查1次，此后每半年检查1次。高铁血红蛋白血症尽管不会危及患者生命，但可引起发绀。西咪替丁可以缓解氨苯砜导致的高铁血红蛋白血症。对于葡萄糖-6-磷酸脱氢酶缺乏的患者，应用氨苯砜治疗时可能会出现严重贫血，因此对于特定的人群在服药前应进行葡萄糖-6-磷酸脱氢酶水平的测定。

2. *磺胺*　对某些病人有效，磺胺吡啶是一种短效的磺胺类药物，初始剂量为500～1 500mg/d，体内可代谢为氨苯砜，但不会导致神经病变。当患者不能耐受氨苯砜时可考虑给予磺胺吡啶。磺胺吡啶很难获得，而水杨酸偶氮磺吡啶可以作为磺胺吡啶的替代药物。注意同时加服等量碳酸氢钠。

3. 糖皮质激素 皮损较泛发时，可口服泼尼松20～40mg/d，控制后逐渐减药。常用于氨苯砜疗效不佳的患者，对部分患者有效。

4. 秋水仙碱 0.5mg，3/d，对部分患者可试用。当有继发感染时及时给予抗生素治疗。

5. 抗组胺类药物 协助控制瘙痒症状、减少搔抓有裨益，如氯苯那敏等。

6. 局部治疗 ①皮损局限，无继发感染，可选用1%樟脑炉甘石洗剂、1%薄荷及酚炉甘石洗剂外搽，也可用糖皮质激素软膏外涂，如1%氢化可的松乳膏、氟轻松乳膏及0.075%地塞米松霜剂等。②皮损广泛，有继发感染者或渗液，可选用碳酸氢钠浴、糠浴，或1∶10 000高锰酸钾溶液浸泡后，外用1%土霉素锌氧油或1%甲紫锌氧油。

【预后】

加剧与缓解交替出现，预后良好。儿童发病常至青春期消失。

第六节 线状IgA大疱性皮病

线状IgA大疱性皮病(linear IgA bullous dermatosis，LABD)是一种少见的累及皮肤和黏膜的慢性获得性自身免疫性表皮下大疱病。以IgA呈线状沉积于基底膜带为特征。

【流行病学】

儿童型线状IgA大疱性皮病在儿童慢性非遗传性大疱性皮肤病中最多见。通常在10岁以前发病，平均发病年龄为4岁，男、女发病率基本相同。

成人型线状IgA大疱性皮病好发于60岁以上的老年人，男、女发病率基本相同。

【病因学】

1. 自身免疫 多种自身抗原参与了该病的发生，近年来有研究者认为该病系机体在一定的因素刺激下产生针对皮肤基底膜带97kD蛋白抗原成分的IgA抗体，引起抗原抗体反应，从而导致皮肤的免疫损害。97kD蛋白为大疱性类天疱疮抗原2(即BP180分子)的分解片段，因而有学者认为该病为大疱性类天疱疮的特殊类型。

2. 其他 本病可能还与胃肠道疾病、恶性肿瘤、感染和药物(如万古霉素、莫西沙星等)密切相关。

【临床表现】

按患者发病年龄可分为儿童型和成人型线状IgA大疱性皮病两种类型。

1. 儿童型线状IgA大疱性皮病 本病又称儿童良性慢性大疱性皮病，皮损分布广泛，好发于口周、躯干下部、腹股沟、大腿内侧和外生殖器，其次为眼睑、头皮和外耳，并常向四肢和手足部发展。本病发病较急，皮损常在一天内出现，并可伴有全身症状，如发热、食欲缺乏等；主要皮损为环形红斑周围或正常皮肤上发生紧张性水疱、大疱，损害成批出现，排列成串，形成所谓"串珠征"，水疱内含浆液或血液，尼氏征阴性，中心可有糜烂、结痂，糜烂面愈合迅速，无瘢痕形成，遗留炎症后色素沉着。有不同程度的瘙痒感，很少有黏膜损害。本病不伴谷胶过敏性肠病。病程慢性，周期性发作与缓解，多数可于2～3年自行缓解。

2. 成人型线状IgA大疱性皮病 皮损多呈散发性不规则分布，躯干四肢多见，皮损类似疱疹样皮炎或大疱性类天疱疮，可在红斑或外观正常皮肤上发生大小不等的水疱，壁厚、紧张，常呈环形串珠状排列，尼氏征阴性，同时可见红斑、丘疹、丘疱疹、风团样斑块等多形性皮损。伴有轻度至中度瘙痒；可伴有口腔、眼部黏膜损害。一般无或轻微谷胶过敏性肠病。

【实验室检查】

间接免疫荧光检查：80%患者血清中可检测出IgA循环抗基底膜带抗体。

【病理变化】

组织病理表现为表皮下水疱，部分可见真皮乳头顶部小脓肿，其炎细胞以嗜酸性粒细胞为主时，组织学表现类似大疱性类天疱疮，而炎细胞以嗜中性粒细胞为主时，组织学表现类似疱疹样皮炎，因此无诊断意义，需做免疫荧光检查确定。

直接免疫荧光检查：表皮基底膜带有均匀一致的线状IgA沉积。

免疫电镜发现IgA沉积于透明层、半桥粒的基底面或致密层下/锚原纤维等处。

【诊断与鉴别诊断】

1. 诊断 根据儿童或成人发病，以张力性水疱排列成环形为主的多形性皮损，多见于躯干、臀、四肢伸侧，尼氏征阴性，伴有瘙痒及典型直接免疫荧光表现可以确诊。

2. 鉴别诊断

(1)疱疹样皮炎：对称分布的多形性皮损，自觉剧痒；多数患者可有谷胶过敏性肠病；直接免疫荧光检查，90％患者真皮乳头有颗粒状 IgA 和 C3 沉积；HLA-B8、DR3 和 DQw2 阳性率高。

(2)大疱性类天疱疮：直接免疫荧光检查表皮基底膜带主要为 IgG、C3 呈线状沉积；多有循环抗基底膜带 IgG 型抗体。

(3)获得性大疱性表皮松解症：经典型可表现为皮肤脆性增加，轻微外伤引起水疱及糜烂。常好发于肢端易受摩擦和受压部位，愈后常留有瘢痕、萎缩、粟丘疹和甲萎缩。也可表现为大疱性类天疱疮或线状 IgA 大疱性皮病样皮损。盐裂皮肤检查：IgG、C3 和 C4 位于盐裂皮肤的真皮侧；其抗原为Ⅶ型胶原，位于基底膜致密板或致密板下层。

【治疗】

治疗方案依疾病严重程度和受累面积而定。尤其是对儿童患者，尽可能使用不良反应小的药物。局限性小面积皮疹者外用糖皮质激素辅以对症支持治疗一般可控制病情，皮损全身泛发者，应加用系统治疗。内服氨苯砜、磺胺吡啶疗效较好，氨苯砜治疗剂量成人为 100～150mg/d，儿童为 2mg/(kg·d)，磺胺吡啶对部分患者有效，治疗剂量成人为 0.5～2g/d，儿童为 70mg/(kg·d)，不超过 100 mg/(kg·d)，分次口服。对于儿童患者，系统加用糖皮质激素可以更好地控制病情。有研究表明对氨苯砜禁忌者(如葡萄糖-6-磷酸脱氢酶缺乏者)氟氯西林是首选的替代药。有个别报道使用大剂量免疫球蛋白静脉滴注、秋水仙碱、甲氨蝶呤、硫唑嘌呤、α-干扰素和麦考酚酯等亦有效。

【预后】

儿童型线状 IgA 大疱性皮病是一种自限性疾病，大多数患者可在数年内缓解，病程可为数周至数十年；患者若有其他免疫复合物、有黏膜损害和非 HLA-B8 者则预后较差。成人型线状 IgA 大疱性皮病病程缓慢，部分患者可自行缓解。

第七节 获得性大疱性表皮松解症

获得性大疱性表皮松解症(epidermolysis bullosa acquisita，EBA)是一种少见的非遗传性慢性自身免疫性表皮下大疱性皮肤病。因临床表现与遗传性营养不良性大疱表皮松解症相似而得名。

【流行病学】

本病多发于 40～50 岁的成年人，儿童和老年人亦可发病；本病似有种族及性别差异，黑人略多见，女性比男性易发病。

【病因学】

血循环中存在针对基底膜带锚纤维处的Ⅶ型胶原的自身抗体。可能的机制为自身抗体和自身抗原结合后激活补体、招募活化炎症细胞，破坏Ⅶ型胶原和其配体的相互作用或直接干扰锚纤维的形成从而导致真表皮分离形成水疱。

【临床表现】

根据临床特点，一般将本病分为三型：经典型、大疱性类天疱疮样型、瘢痕性类天疱疮样型；约半数患者出现大疱性类天疱疮样表现，多数患者最终演变为经典型，瘢痕性类天疱疮样型较少见。

1. *经典型获得性大疱性表皮松解症* 特点为皮肤脆性增加，轻微外伤引起水疱及糜烂，疱壁紧张、尼氏征阴性。常好发于肢端易受摩擦和受压部位，愈后常留有瘢痕、萎缩、粟丘疹和甲萎缩。严重者可致甲脱失、手足纤维化和食管狭窄。

2. *大疱性类天疱疮样型获得性大疱性表皮松解症* 皮疹可类似于大疱性类天疱疮、线状 IgA 大疱性皮病等其他疱病，黏膜常受累。皮损可泛发于躯干、皮肤皱褶处及四肢屈侧等部位。在炎性红斑的基础上出现紧张性大疱，水疱周围有红晕，尼氏征阴性；部分患者只表现大片红斑，而不出现水疱，也有患者表现为扁平的风团样斑块，伴有瘙痒。皮损愈合后一般不留瘢痕，也不形成粟丘疹。

3. *瘢痕性类天疱疮样型获得性大疱性表皮松解症* 口腔、食管、肛门、阴道及结膜等多处黏膜均可受累，出现糜烂，愈合后形成瘢痕；平滑皮肤可不出现皮损。

【实验室检查】

间接免疫荧光检查 20％～60％患者血清中检测到抗Ⅶ型胶原抗体。

【病理变化】

组织病理学为表皮下水疱，根据临床表现不同，真皮内有不同程度的炎症细胞浸润，病理表现常提示 LABD 和疱疹样皮炎。所以根据临床表现和皮肤组织病理很难做出诊断。

直接免疫荧光显示在水疱周围皮肤基底膜带有 IgG、C3 和 C4 呈线状沉积；用氯化钠分离真表皮，荧光沉积于真皮侧的基板及其下方。

透射电镜下见水疱位于基膜的致密板下方。

免疫电镜是诊断 EBA 的金标准，观察证实 IgG 沉积在致密板下方，裂隙位于致密板内或致密板下方的锚纤维处。

【诊断与鉴别诊断】

1. 诊断　根据成年人易受伤部位出现水疱、瘢痕、粟丘疹，无大疱性表皮松解症的家族史，结合组织病理、直接免疫荧光、免疫电镜等表现特点可以诊断。

2. 鉴别诊断

(1)天疱疮：多见于中年人，黏膜受累严重，多见且常为首发表现，皮损为在外观正常的皮肤或红斑上出现松弛性大疱，疱壁薄、易破、糜烂，尼氏征阳性；组织病理显示表皮内水疱；直接免疫荧光显示棘细胞间有 IgG 沉积。

(2)大疱性类天疱疮：多见于老年人，黏膜及皮肤受累与 EBA 相似，但大疱性类天疱疮创面愈合不留瘢痕；组织病理及直接免疫荧光无助于鉴别；免疫电镜观察显示 BP 的 IgG 沉积靠近表皮侧，而 EBA 的 IgG 沉积靠近真皮侧；还可以通过检测抗原的分子量进行鉴别。

(3)瘢痕性类天疱疮：多见于中老年，黏膜受累严重且广泛，但以眼、口腔黏膜受累最常见；组织病理及直接免疫荧光无助于鉴别；免疫电镜观察显示表皮侧 IgG 或 IgA 沉积，而 EBA 的 IgG 沉积靠近真皮侧；免疫遗传学检查 CP 表现 HLA-DQ7 表达增加，而 EBA 表现 HLA-DR2 表达增加。

(4)大疱性表皮松解症：是一组遗传性的大疱性皮肤病，病种很多，其共同特点为：①皮肤脆性增加；②自发性或创伤后发生水疱及糜烂；③具有遗传性；主要累及皮肤，水疱可为自发性，但多由机械性创伤引起，发病部位与 EBA 相似；病理无助于鉴别。

(5)迟发性皮肤卟啉症：是一种光敏性皮肤病，皮损好发于暴露部位如面、颈、前臂、手足背部，表现为水疱、大疱、糜烂和溃疡，创面愈合导致皮肤肥厚、瘢痕和局限性钙化，呈硬皮病样损害，面部可出现多毛，面、颈、手部会出现色素沉着；血浆卟啉浓度升高有助于鉴别。

(6)大疱性系统性红斑狼疮：抗原和 EBA 相同，故免疫荧光、免疫电镜及免疫印迹均不能区别，但两者临床表现不同。大疱性系统性红斑狼疮多有 SLE 的临床表现和自身抗体谱。

【治疗】

无特效的治疗方法，患者应避免皮肤外伤和摩擦，防治皮肤感染，加强营养和支持治疗，外出使用防晒剂，避免强烈日晒。大多患者对治疗抵抗，一般可选用糖皮质激素，通常用泼尼松口服，0.5～1mg/(kg · d)，面积广泛者可加量。激素增量或减量的原则和治疗其他疱病一致。也有联合或单独应用免疫抑制药，如甲氨蝶呤每周 15～25mg、硫唑嘌呤 2～3mg/(kg · d)、环磷酰胺 1～2mg/(kg · d)、环孢素 4～5mg/(kg · d)；氨苯砜 50～100mg/d 单用或与泼尼松联合使用对中性粒细胞浸润为主的损害疗效好；严重的患者使用免疫抑制药的同时进行血浆置换治疗。病情顽固者可选用静脉注射大剂量免疫球蛋白(IVIG)：通常 400mg/(kg · d) 静脉滴注，连续 5d 为 1 疗程，4～6 周重复 1 疗程，控制病情后可逐渐加长输注的间隔时间以维持治疗。大剂量的秋水仙碱有效，但因引起腹泻而难以耐受。另外体外光化学疗法及生物制剂如利妥昔单抗(rituximab)和英利昔单抗(infliximab)治疗也有一定的疗效。

局部治疗应根据具体情况选用不同处理方式，皮损范围小且有糜烂者，可用硼酸、依沙吖啶溶液湿敷，外用抗生素配制的二联液或三联液；口腔黏膜损害可用糖皮质激素制剂外用或封闭。

【预后】

EBA 的预后不一，部分患者可自然缓解，也有患者可造成毁形和肢体功能障碍，EBA 的预后与发病年龄有一定的关系，儿童患者预后相对成年人要好。

第八节　暂时性棘层松解性皮病

暂时性棘层松解性皮病(transient acantholytic dermatosis，TAD)又称 Grover 病，是一种良性获得性以丘疹和水疱为特征的疾病。

【流行病学】

发病年龄多在 40 岁以上。男女发病比例为 3∶1。部分患者呈季节性发作(冬季或夏季)。

【病因】

病因不明，日光、电离辐射、热、潮湿、感染、药物、非特异性的刺激和炎症等可能为其促发因素。

【临床表现】

皮损好发于锁骨附近、颈根部、胸骨区、背上方，头面部、上腹部及四肢少见。皮损多散在，也可聚集或呈带状分布，孤立不融合。表现红棕色或肤色，直径为1～3mm的水肿性红斑、丘疹或丘疱疹和水疱，有时中心有角化栓。患者多有瘙痒。通常日晒后皮疹加剧。起病急，多能自然缓解，病程数月到数年不等。

【实验室检查】

1. 少数患者嗜酸性粒细胞和血清IgE水平增高。

2. 细胞涂片常见棘刺松解细胞，部分病例可见圆体细胞和谷粒细胞。

【病理变化】

组织病理改变大致分5种类型：大部分为寻常型天疱疮样(50%以上)改变；也可表现为Darier病样、落叶型天疱疮样；有的表现为家族性良性天疱疮样(Hailey-Hailey病)及细胞间海绵水肿样。同一患者皮损的组织病理表现可以同时有多种类型。

(1)Darier病样表现：该型的组织病理特征与Darier病非常相似，常常难以区分。主要表现为局灶性基底层上方棘层松解、裂隙形成。在毛囊内可见毛囊棘层松解，有时可在表皮全层见到角化不良细胞(圆体和谷粒)，并可见海绵水肿，棘层松解裂隙中无圆体。而Darier病则可见垂直的角化不全。

(2)Hailey-Hailey病样表现：此型组织病理改变可见典型的“城垛坍塌”样改变，基底层上方棘层松解裂隙形成，表皮可见棘层松解细胞和少许角化不良细胞，偶见海绵水肿。与Hailey-Hailey病不同的是表皮无明显增厚，棘层松解是局灶性的。

(3)寻常型天疱疮样表现：可见限局性基底层上方棘层松解裂隙形成，裂隙中可有棘层松解细胞，无角化不良细胞，真皮内可见少许嗜酸性粒细胞。但与寻常型天疱疮相比，上述组织病理变化较轻，有此组织病理表现的Grover病患者皮损持续时间相对较长。

(4)落叶型天疱疮样表现：为表浅的棘层松解裂隙形成，棘层松解通常发生在表皮生发层的最上部，与落叶型天疱疮比较此类组织病理改变的棘层松解更明显，可达表皮深部。

(5)棘层松解海绵水肿样表现：此型可见海绵水肿及表皮内水疱。水疱内可见棘层松解细胞。与过敏性疾病相比，Grover病主要表现为海绵水肿和棘层松解同时存在，且在同一患者的皮损中可表现多种类型组织病理学改变。组织病理显示棘层肥厚，表皮内不同水平局灶性棘层细胞松解，形成裂隙，裂隙内可见棘刺松解细胞及角化不良细胞，表皮内海绵形成。

【诊断与鉴别诊断】

本病临床表现与多种皮肤病类似，组织病理也非特异性，直接和间接免疫荧光多为阴性，故应和痤疮、毛囊炎、脂溢性皮炎、疱疹样皮炎，毛囊角化症、天疱疮等多种疾病鉴别以免误诊。根据本病棘刺松解是局限性的，可合并海绵形成，再结合临床表现，一般不难鉴别。

【治疗】

本病治疗困难，尚无大型临床实验报道。患者应注意润肤，避免过度日晒、剧烈运动、过热等。

1. *局部治疗*　外用糖皮质激素可减轻皮损和瘙痒，是局部治疗的首选，连续使用维A酸霜也可使症状缓解。也可用煤焦油、糠馏油、10%尿素霜等药膏外搽。

2. **口服药物**　抗组胺药用于控制本病瘙痒作用有限。小剂量口服糖皮质激素即可有效控制本病，一般泼尼松20～30mg/d，病情控制后逐渐减量，停药可复发。阿维A酯25～50mg/d或阿维A 0.5mg/(kg·d)，每日3次，见效后减量维持。

3. *光疗*　PUVA治疗Grover病有效，但具体作用机制不明，通常治疗10次可减轻瘙痒，治疗20～30次可使皮损缓解。但在治疗初期皮损可暂时性加重。境界射线(Grenz)对慢性瘙痒性Grover病有效，一般每次给予的照射剂量为3Gy，治疗2～3次可使症状改善。

【预后】

绝大多数患者均能自然缓解。

第九节　家族性良性慢性天疱疮

家族性良性慢性天疱疮(familial benign chronic pemphigus，FBCP)又称Hailey-Hailey病，是一种罕见的常染色体显性遗传性水疱性皮肤病。其特点是在颈、腋、腹股沟反复出现水疱、糜烂，无全身症状，慢性经过。病理变化为表皮内棘层松解性水疱。

【病因学】

本病是一常染色体显性遗传性皮肤病，70%病人有家族史。先天缺陷基因是位于染色体3q21-24的ATP2C1，该钙泵依赖性ATP酶基因缺陷导致钙离子转运障碍，表皮角质形成细胞内高尔基腔内钙离子浓度降低，进而导致桥粒结构异常、表皮松解。认为外界刺激如感染、摩擦、紫外线照射、烫伤和感染等可诱发。本病可能是天疱疮的一种变型。

【临床表现】

常始于青壮年，皱褶部位的皮肤机械性脆性增加，在红斑或正常皮肤上发生成群的水疱，水疱松弛易破，露出颗粒状增殖的糜烂面或结痂，损害有向周边扩展倾向，由水疱和结痂组成匍行状或环状边缘，中心愈合，留色素沉着，尼氏征多为阳性，有瘙痒或灼痛。好发于颈、腋下、腹股沟，其次为肘窝、肛周、乳房下和躯干。病程慢性，夏季加重，冬季减轻或缓解，愈合不留瘢痕，复发多在原部位，黏膜损害罕见。周期性复发和完全缓解是本病的特征，缓解时间可达数月至数年；夏季和受累部位的继发性感染常使病情加重。病变不随时间的延长而改善，病程可长达40年以上。

【病理学检查】

基底层上形成裂隙、绒毛或大疱。表皮内可见广泛的棘层松解，棘细胞间桥消失，但少数细胞间桥保留，彼此疏松联系宛如倒塌的砖墙。腔隙内有单个或成团脱落的棘层松解细胞，有些细胞提前角化类似谷粒细胞。真皮内有中等量淋巴细胞浸润。

透射电镜观察发现棘层松解细胞桥粒数目减少，绒毛形状奇特，张力丝从桥粒附着板上脱落，聚集在核周围。

【诊断与鉴别诊断】

1. 诊断依据　根据家族史和本病的临床表现和组织病理学特点可以诊断。

2. 鉴别诊断

(1)寻常型天疱疮：口腔黏膜损害常见且严重，糜烂面不易愈合，一般情况差。棘层松解限于基底层上，棘层松解细胞变性严重，不见角化不良细胞。

(2)毛囊角化病：皮损主要在脂溢部位发生角化性丘疹，常伴甲萎缩，病理为基层上小的裂隙，不形成大疱，棘层松解不显著，角化不良细胞明显。

(3)复发性线性棘层松解性皮病：临床和病理与本病相似，但其皮损限于身体一侧，且沿Blaschko线分布。好发于掌跖，皮损为红斑、水疱。家族性良性慢性天疱疮一般不侵犯掌跖，其表现为点状小凹。

【治疗】

目前治疗困难，应长期坚持局部和系统治疗和护理，尽量避免不良刺激以免复发或加重病情。局部应保持干燥、清洁、避免搔抓。

1. 局部治疗　以收敛、杀菌、止痒为原则。

外用糖皮质激素制剂，特别是内含抗生素或抗真菌药物的制剂，如曲安奈德氯霉素霜、地塞米松新霉素霜、皮康松霜或复方康纳乐霜等。皮肤皱褶处，连续使用不应超过2周。皮损顽固者可将糖皮质激素做局部注射。糜烂面可用0.1%依沙吖啶溶液湿敷。现亦有不少报道外用0.1%的他克莫司软膏或0.03%的吡美莫司软膏，每天2次，2周后症状改善，也可联合口服红霉素，效果尚可。继发感染时可用克林霉素或莫匹罗星等抗生素软膏和咪康唑等抗真菌霜剂。也有报道外用环孢素溶液，对红斑和糜烂有效。

2. 系统治疗

(1)抗生素：多数患者用抗生素治疗有效，可选用四环素、米诺环素和红霉素，如四环素0.25g，每日4次，口服。皮损改善后要小剂量长期服药一段时间，可每日用四环素250～500mg维持。如继发感染，应根据药敏实验选择抗生素。

(2)糖皮质激素：本病属于良性病变，可自行缓解，一般不主张口服糖皮质激素。但在严重病例可分次口服泼尼松30mg/d。

(3)氨苯砜：100～150mg/d，分3次口服，控制后可减量至50mg/d维持治疗。

(4)维A酸：报道对严重病例使用阿维A 25mg/d连续6周或异维A酸40mg/d连续3周有效。

(5)免疫抑制药：仅针对某些顽固病例，甲氨蝶呤15mg静脉注射，每周1次，共4周。或用环孢素3～5mg/(kg·d)，效果明显，但停药2～4周复发。

(6)沙利度胺25～50mg/次，每日3次。

3. 其他治疗　局部可用CO_2激光、YAG激光和皮肤磨削术等。严重者可局部手术切除后植皮或局部注射肉毒素治疗。X线、境界线、电子束照射和放射性同位素也可试用，但可复发。

【预后】

病程较长，恶化与缓解反复交替出现，部分患者得到长期缓解，预后良好。

第十节 疱疹样脓疱病

疱疹样脓疱病(impetigo herpetiformis)是一种病因不明的少见的急性重症皮肤病,多见于孕妇。在红斑基础上发生成批群集小脓疱,对称分布,伴有严重全身症状,血钙常偏低。病理变化为棘层肥厚、海绵状脓疱。

【病因学】

尚不清楚,因本病多见于孕妇,常有低血钙,临床上有搐搦,故可认为可能和内分泌系统紊乱如甲状旁腺功能低下有关。亦有发生于口服避孕药者,如炔雌醇与炔诺酮合用或单独使用黄体酮者。亦有人认为本病与连续性指端皮炎一起,都属于脓疱病银屑病范畴。

【临床表现】

多见于中年孕妇的妊娠中期前后,在非孕妇、男子及幼儿也有报道。皮疹常先发于腹股沟、腋窝、乳房下、脐周等皱褶部位,再逐渐泛发全身,可侵犯舌、口腔黏膜甚至食管,甲下也可发疹。损害是大片红斑上发生成群的无菌性表浅脓疱,针头大至绿豆大,中央消退和边缘新起脓疱群,排列成环状或不规则形,有时融合成片状脓湖,数日后脓疱干涸结痂,新疹再起。自觉有不同程度的痒,可有灼热痛感,多有高热、畏寒、呕吐、腹泻等全身症状。重者可伴肾炎、昏迷及手足抽搐。严重时可危及生命,也可引起流产或死胎。

实验室检查血象中白细胞可增高,但血液及脓液细菌培养阴性,血钙常较正常低。

【病理学检查】

表皮棘层肥厚,表皮内有海绵状脓疱(即Kogoj海绵状脓疱),含有中性粒细胞、崩溃的表皮细胞及嗜酸性粒细胞。脓疱周围表皮细胞间水肿。真皮浅层小血管扩张,周围有淋巴细胞、嗜酸性及中性粒细胞浸润。

【诊断与鉴别诊断】

1. 诊断依据 根据本病多见于中年孕妇,好发于皮肤皱褶处,皮损为群集环形排列的小脓疱,愈后色素沉着明显,周围不断出现新脓疱,有严重全身症状,结合病理变化可以诊断。

2. 鉴别诊断

(1)妊娠疱疹:多形性皮疹,以水疱为主,无全身症状,预后良好。

(2)角层下脓疱性皮病:常伴有小水疱,无全身症状,病理改变为角层下脓疱。

【治疗】

1. 一般治疗 无急性生命危及者,主张保守治疗,一般应卧床休息,镇静,纠正贫血,多饮水,进食高蛋白、高钙质物质,有发热或高热者注意物理降温;加强支持,注意水电解质平衡,及时给予补充,必要时给予血浆或白蛋白,低钙时补充钙剂及维生素D,以促进其自然恢复,加强护理,预防并发症。严重病例可考虑终止妊娠。本病临床症状较严重,应密切观察病情变化。

2. 系统治疗

(1)糖皮质激素:能有效地控制病情,但停药后易复发。常用剂量为泼尼松30~60mg/d,分次口服,病情控制后逐渐减量,如减药太快,可出现反跳,故有主张只用于病情危重和对其他药有禁忌者。

(2)有报道用抗生素,磺胺药有效:如甲砜霉素0.5g/次,2~3/d;磺胺吡啶2.5~3.0g/d;磺胺甲氧嗪0.5~1.5g/d;红霉素1.0~2.0g/d。

(3)绒毛膜促性腺激素:500~1 000U/次,肌内注射,每周2次,可作为治疗本病的辅助药物,预防妊娠时的复发或缩短病程。

(4)对非妊娠妇女及轻、中度患者可首选雷公藤或雷公藤多苷,10~20mg,3/d。无肝损害、血象正常者可加用氨苯砜25~50mg,2/d,每日3次,逐渐递增至50mg,每日2次,以及四环素族药物200~500 mg,每日4次,或加用甲砜霉素0.5g/次,2~3/d。亦可用氯霉素替换,由于此病与泛发性脓疱性银屑病为同类疾患,不主张选用糖皮质激素治疗,只有在危及生命时方可考虑应用。

以上疗法对重症不能控制的患者可采用甲氨蝶呤口服或静注,其用量根据严重情况而定,每周1次7.5~15mg,一般不超过25mg/次。亦可选用或用秋水仙碱0.5mg,每日2次。

(5)妊娠的妇女,中轻度者只能采用糖皮质激素治疗,主要考虑对婴儿的影响。此外可用绒毛膜促性腺激素500~1 000U,每周2次肌内注射,可缩短病程并预防妊娠时再发。同时合并严重继发感染或因反复发作造成心肾功能衰竭患者加上严重的全身症状,此时处理难度很大,全面检查后针对不同情况处理心肾功能衰竭,控制继发感染至为重要。控制本病的反复发作倾向,对体弱患者可试用免疫调节药,增强体质,本病的治疗要彻底,并应减量维持一段时间。对严重患者目前采用阿维A酯或阿维A,用量为0.5～1mg/(kg·d),用药过程中注意肝功能的检测;环孢素A 5～6mg/(kg·d),注意血压与肾功能的检测。

3.局部治疗　以对症为主。①皮损局限,可选用糖皮质激素制剂,选1%氢化可的松乳膏及0.075%地塞米松霜剂等外搽。②皮损泛发,有渗液,可先用硼酸溶液或依沙吖啶溶液外洗或湿敷,再外扑复方氧化锌粉或樟脑扑粉。

【预后】

急性发病,慢性经过,反复发作,死亡率达22.6%～71.2%。

第十一节　连续性肢端皮炎

连续性肢端皮炎(acrodermatitis continua)又名固定性肢端皮炎(acrodermatitis perstants),是一种病因不明的慢性复发性无菌性脓疱性皮肤病。常在外伤后发病,好发于指趾。周期性地发生小脓疱、糜烂、结痂。

【病因学】

病因尚不清楚,常在创伤或局部感染后发病。有人认为与变态反应、自主神经功能紊乱、内分泌失调等因素有一定关系。该病属于无菌性脓疱性皮肤病,认为是疱疹脓疱病的异型,与疱疹样脓疱病、脓疱性银屑病是同类疾病。

【临床表现】

本病好发于中年人,性别在发病率上无差异。常有外伤或感染史,好发于手指部,常自某一指(趾)端开始发病,缓慢向上发展,或累及其他指(趾),或扩展至整个手、前臂,极少蔓延至全身。基本损害为小脓疱,甲下常累及,呈脓性浅溃疡或脓性指头炎的表现;有渗液、糜烂、结痂,并出现新脓疱。如此连续而缓慢地发展,逐渐累及各指及四肢。主要是累及皮肤,偶可达黏膜,久病者可引起甲破坏、变形及萎缩。有痒感或疼痛感,发作期有发热及畏寒等全身症状。病程慢性,反复发作与缓解。实验室检查血象中白细胞可增高,脓液培养阴性。

【病理学检查】

表皮角化不全,中等度棘层肥厚,表皮嵴延长,棘细胞上层可见Kogoj海绵状脓疱,在脓疱下方的真皮浅层毛细血管扩张,有慢性炎症细胞浸润。疱液内有中性粒细胞和变性上皮细胞。

【诊断与鉴别诊断】

1.诊断依据　①指、趾部外伤后发病;②反复起水疱、脓疱、糜烂,有灼热、灼痛、轻度瘙痒;③一般侵犯指、趾、手背、足背,有时可波及全身;④可有黏膜损害;⑤慢性经过,对治疗抵抗。

2.鉴别诊断

(1)泛发型脓疱型银屑病:患者常有银屑病史或同时有寻常型银屑病损害,或家属有银屑病史,Kogoj海绵状脓疱周围有银屑病病理改变。

(2)疱疹样脓疱病:女性多见,尤其在妊娠期,血钙常降低。

(3)角层下脓疱性皮肤病:脓疱疱液上部澄清,下部浑浊,无全身症状及黏膜损害,为角层下脓疱。

【治疗】

缺乏根治的有效方法。

1.系统治疗

(1)积极寻找感染灶并予以根除很重要。长期小剂量四环素,剂量为0.5～1.0g/d,4周1个疗程,可连续3个疗程,对部分病人有效。停药后则往往复发。也可选用磺胺类如磺胺吡啶,2.5～3.0g/d。

(2)糖皮质激素:治疗本病有效,但停药后易复发,所以对局限性疾病不严重者不予应用。对泛发性、有全身症状、一般治疗不能控制者,可用泼尼松30～50mg/d,待病情控制后逐渐减量,用药时间不可过长,以减少各种副作用的产生。

(3)环孢素:有报道重症连续性肢端皮炎用糖皮质激素等多种治疗不能控制者,应用环孢素能迅速控制病情,一般用量200～300mg/d或3～6mg/(kg·d),服药1～2周即可见效,有效后逐渐减量。本药可单独应用,也可与维A酸或皮质类固醇激素联合用药,以减少各类药物的副作用。

(4)雷公藤:治疗本病有效,用量开始60mg/d,有效后逐渐减量。停药后可复发,再用仍有效,与皮质类固醇激素合用,对泛发型有效。

(5)维A酸类:Slawsky等用阿维A酯每次25mg,每日2次治疗本病,1个月后明显改善,继服6个月,递减到35mg/d,1年后未再发,并继用阿维A酯35mg/d维持治疗。Emtestam治疗1例本病,用阿维A酯0.7mg/(kg·d)微效;用秋水仙碱1～2mg/d无效;局部用钙泊三醇,每日外用2次,停用其他药物6周后皮损明显减少,18个月后基本痊愈。

2.局部治疗　①皮损以脓疱、糜烂、渗液为主时,可先用0.5%新霉素溶液、依沙吖啶溶液外洗或湿敷,再外搽复方新霉素软膏、红霉素软膏或莫匹罗星软膏。②皮损以干燥、结痂为主者,外用糖皮质激素软膏或密闭封包,疗效较好。③有黏膜损害,可外用3%硼酸溶液、1%过氧化氢溶液。

3.其他治疗　局部浅层X线或同位素局部照射可用于局限性损害,对部分病例有效。

【预后】

本病是一种慢性复发性疾病。个别泛发性患者可转变为红皮病,可因并发症而死亡。

第十二节　掌跖脓疱病

掌跖脓疱病(palmoplantar pustulosis)是一种慢性复发性无菌性脓疱病。局限于掌跖,在红斑基础上周期性发生深在性无菌性小脓疱,伴有角化、鳞屑。病因不明,可能与感染病灶或金属致敏有关。

【病因学】

病因不明,可能与金属致敏或感染病灶有关。有些患者去除银汞合金的牙料、铜质牙料后,病情可减轻,故认为可能对某些金属过敏有关;也可能与某些感染有关,部分病人有明显的感染灶,去除感染灶后皮疹可自行消退,有人认为本病是一种局限性银屑病。其他的诱因有妊娠、创伤、内分泌疾病和各种外用药均可能是本病的刺激因子。

【临床表现】

多发生在20～50岁,女性多于男性。体内常有慢性病灶,如扁桃体炎、副鼻窦炎、蛀牙或装有金属牙料等。皮损常发于两掌跖中央部分,可逐渐蔓延到掌跖各处及侧面,包括指、跖的屈面。常对称分布,但甲不受累。原发损害为在红斑基底上发生深在的小脓疱和水疱,可互相融合成簇。表皮增厚,脓疱可干燥结痂,变成棕色鳞屑而脱落,常呈周期性急性发作,病程较长。自觉有不同程度的瘙痒和疼痛,发作时可有轻度全身不适、低热等。慢性病程,可迁延数年或10余年。

【辅助检查】

血象中白细胞增高,疱内细菌与真菌培养阴性;疱液细胞涂片检查,水疱期单-核细胞为主,脓疱期是中性粒细胞为主。

【病理学检查】

组织病理学示表皮内(棘细胞层内)发生单房性脓疱,脓液内含中性粒细胞,少数单核细胞。脓疱周围表皮轻度棘层肥厚。脓疱下方真皮内有类似的炎细胞浸润。

免疫病理发现脓疱壁、角质层、基底膜带和血管壁内有IgG、IgM、IgA和C3沉积。

【诊断与鉴别诊断】

1.诊断依据　根据中年女性,掌跖红斑上反复发生脓疱,伴不同程度瘙痒,病理变化为表皮内脓疱,慢性经过,即可诊断。

2.鉴别诊断

(1)局限型脓疱型银屑病:表皮内有Kogoj海绵状脓疱,周围有银屑病病理改变。

(2)局限型连续性肢端皮炎:脓疱常初发于指、趾末端或甲周,常伴沟纹舌,表皮内Kogoj海绵状脓疱。

(3)脓疱性细菌疹:常有感染病灶,去除病灶或用抗生素后脓疱消失,痊愈。

【治疗】

本病呈慢性复发性疾病,发作与缓解交替出现。本病对多种治疗抵抗,所以临床期望在短期内获得快速疗效是不现实的。

1.一般治疗　寻找和去除病灶。有上呼吸道、皮肤化脓性感染者要积极控制感染,同时寻找金属致敏原和牙料。金属表带及金属装饰品,如果发现则应去除。装有金属牙料及用汞银填充者可先做金属斑贴试验,阳性者去除金属牙料。

2.全身治疗

(1)四环素类:采用小剂量长疗程。四环素0.5g/次,2～3/d,服用2～3个月。用药4周后,每1～2周减0.25～0.50g,以0.25g/d维持治疗1～2个月;米诺环素50mg/次,2/d,服药1周后见效,继续服用2～3周。有报道用米诺环素治疗11例掌跖脓疱病,3周后全部治愈,3个月后随访,有7例复发,但复发的次数减少,症状减轻。

(2)柳氮磺胺吡啶:2～3g/d,分3～4次口服。可缓解症状。

(3)免疫抑制药:口服环孢素A 5mg/(kg·d)治疗效果明显,但注意血压与肾功能的检测。有报道用环孢素A治疗30例掌跖脓疱病,用量5mg/(kg·d),临床巩固1周后开始减量,每次减0.5mg/(kg·d),共用8周,全部治愈,6个月随访29例无复发,2年随访21例,19例无复发。本药价格昂贵,有肾毒性,长期应用的安全性尚不明了,可试用于顽固的对其他治疗有抵抗的病例。甲氨蝶呤对病情严重者可口服给药,要严格掌握适应证,注意其副作用。

(4)秋水仙碱:本药具有免疫调节作用,应用后部分患者可改善病情。用量1～2mg/d,显效后维持量0.5～0.75mg/d。

(5)雷公藤:有较强的抗炎作用和免疫抑制作用,治疗本病有效。常用雷公藤总苷,10～20mg/次,3/d。见效后不宜骤然停药,应逐渐减少用量。

(6)昆明山海棠:本药具有抑制、调节机体免疫功能的作用和抗炎作用,部分患者有效。一般用量2片/次,口服,3/d。

(7)氨苯砜:每次25mg,每日3次,无不良反应则应改为每次50mg,每日2次,有时有效。

(8)氯法齐明:主要作用是增强中性粒细胞吞噬作用。第1个月每日400mg,分2～3次服,以后减至每日200～300mg,共6个月,一般需2～3个月才显效。本药毒性小,可有轻度恶心、腹泻、皮肤瘙痒,尿、痰、皮肤显红色,停药数月后可恢复正常。

(9)糖皮质激素:对本病有效,但停药后易复发,产生激素依赖,长期应用副作用较强,故要严格选择适应证,能不用时则不用。严重患者可服用醋酸泼尼松20～40mg/d,分次口服,病情控制后缓慢减量。

(10)免疫调节剂:对本病有辅助治疗作用。可试用胸腺肽10mg/次,肌内注射,隔日1次,转移因子1～2U/次,皮下或肌内注射,1～2周1次;左旋咪唑50mg/次,3/d,连服3日,停服11日,4周为1个疗程,有报道用此方法连续4个疗程以上,治疗18例,痊愈4例,有效11例。

(11)磷酸氯喹:250mg/次,2/d,1～2周后每日1次,连服1～2个月,同时服用赛庚啶2mg/次,3/d,维生素E 0.1g/次,2～3/d,有的病人有效。

(12)维A酸类:阿维A酯与阿维A酸30mg/d对60例本病患者进行双盲对照观察比较,12周脓疱减少90%,两者疗效相似,由于此药能抑制LTB4介导的中性粒细胞聚集,可防止脓疱的形成。结论是阿维A酯与阿维A酸均有效,80%患者经治12周后成功。此外,还有光化学疗法。有作者开放式观察用PUVA与PUVA+阿维A酯的疗效,后一方法治疗10例全部治愈,使UVA量减少一半。维A酸类与PUVA联用疗效最好,有时外用皮质类固醇加维A酸,其方法可先服阿维A酯30mg/d 2周,再加用UVA,每周3次,照前90min服甲氧基补骨脂素0.6mg/kg,UVA初量为20kg/m^2,逐次递增10kg/ m^2,有严重反应可减量,直至痊愈。

3. *局部治疗* 以对症为主。①皮损以红斑、脓疱为主者,可选用1%氢化可的松乳膏、肤轻松软膏、0.075%地塞米松霜剂外用。②皮损以角化及增厚为主时,可选用维A酸软膏或水杨酸软膏外搽;外用糖皮质激素封包,疗效较好。此外,用丙酸氯倍他松软膏封包是一种迅速有效的对症方法,也用钙泊三醇乳膏加皮质类固醇封包治疗。

4. *物理疗法*

(1)光化学疗法:局部外用0.1%MOP后照射UVA,隔日1次。

(2)局部浅X线照射、氦-氖激光照射对某些病例有效。

【预后】

呈慢性复发性疾病,发作与缓解交替出现。

(郑 捷)

第19章

营养代谢性与内分泌障碍性皮肤病

在本章中主要介绍的是与各种营养要素如维生素、微量元素以及各种代谢障碍如糖、蛋白质、脂肪代谢、卟啉、嘌呤等代谢相关的一些皮肤疾病。并对几种具有皮肤损害的内分泌疾病也将简要介绍。

第一节 营养性皮肤病

一、维生素A缺乏症

维生素A缺乏症(hypovitaminosis A)又称蟾皮病。其特征为皮肤干燥、粗糙,四肢伸面有非炎性的棘刺状毛囊角化性丘疹,伴有夜盲、角膜干燥和软化等。

【病因学】

维生素A是一种脂溶性维生素。其前身类胡萝卜素存在于多种植物中,其中最有活性的是β-胡萝卜素。植物食品和某些水果都富含类胡萝卜素。主要为β-胡萝卜素。胡萝卜素吸收后,一部分在肠黏膜内裂解为维生素A,一部分在肝脏和其他组织中进行转变。胆盐能乳化脂肪,增强胡萝卜素裂解酶的活性,促进胡萝卜素转变为维生素A,有利于其吸收、运转和代谢。

慢性腹泻、肝胆疾病影响维生素A和胡萝卜素的吸收或后者的转化,血中白蛋白降低,不足以转运维生素A或因重症消耗性疾病使维生素A消耗过量时,均能发生缺乏症状。维生素A一个国际单位(U)等于0.3μg,成人每日最低需要量为20U/kg或β-胡萝卜素40U,实际上成人每日供给量应不低于5 000U。

【临床表现】

本病多累及青少年,男性多于女性。初起时皮肤较正常干燥,以后粗糙伴脱屑,色素加深,渐形成毛囊性角化过度性丘疹,主要位于大腿前外侧、上臂后侧,并可扩展至上下肢伸侧、项、背、臀等部位,而胸、腋、会阴和手足很少累及。丘疹呈针头大,坚实而干燥,色暗红或暗棕,圆锥形或半球形,中央有棘刺状角质栓,触之坚硬,去除后留有坑状凹陷,无炎症和自觉症状。丘疹密集时状如蟾皮,称蟾皮病。面部可出现黑头,毛发干燥,无光泽,易脱落。甲板变薄变脆,表面可出现纵横沟纹或点状凹陷。眼部表现为双眼干燥,暗适应能力减退和夜盲症,且出现较早。角膜感觉减退、干燥并逐渐失去光泽,严重者可软化、溃疡甚至穿孔失明。球结膜失去正常弹性,眼球左右转动时可引起球结膜的叠褶,形成与角膜同心的皱纹圈,结膜常有棕褐色的色素沉着,在角膜外侧结膜上因脂肪和碎片堆积,出现大小不一、境界清楚的泡沫样或蜡状白斑,即毕脱氏症(Bitot spot),呈圆形、卵圆形或三角形,尖端指向眼角。

【实验室检查】

暗适应试验异常;中心视野生理盲点面积扩大;血浆维生素A水平低于0.35μmol/L(正常0.7~1.4μmol/L)。

【组织病理】

可见角化过度,毛囊角栓,汗腺和皮脂腺有不同程度萎缩。

【诊断与鉴别诊断】

根据病史、典型皮疹、眼部症状、暗适应检查和血浆维生素A测定,必要时辅以试验性治疗。本病应与毛囊角化病和毛周角化病及毛发红糠疹等进行鉴别。

【治疗】

祛除病因，给予富含维生素 A 和胡萝卜素的食物。治疗应大剂量补充维生素 A，轻症者每日 1 万 U，重症者每日 5 万～8 万 U，口服不吸收者可肌内注射，症状改善后应逐步减量。对眼部病变应做局部治疗，皮损处可外涂水杨酸软膏或尿素霜，同时应纠正和补充合并缺乏的其他维生素和营养成分。

二、维生素 A 过多症

维生素 A 过多症（hypervitaminosis A）又称维生素 A 中毒，是因大量或长期过量摄入维生素 A 或动物肝脏导致皮肤、毛发、骨和中枢神经系统的中毒性病变。

【病因学】

长期大量补充维生素 A，或用大剂量维生素 A 长期治疗皮肤病，如鱼鳞病及一些角化过度性皮肤病，可发生慢性中毒。过量维生素 A 可使三酰甘油堆积在肝脏，引起脂肪肝；亦能拮抗维生素 K 在肠道吸收，导致凝血酶原的减少和凝血时间延长；且能影响骨的生长，从而产生一系列临床症状。

【临床表现】

儿童：对维生素 A 的毒性反应远大于成人。急性反应常在过量服用后数小时发生，表现为恶心、呕吐、头痛、头晕，逐渐出现皮肤大量脱屑。慢性期则表现为毛发脱落，残余毛发粗糙、眉毛脱落稀少，剥脱性唇炎、色素沉着和杵状指。可发生皮肤泛发瘙痒、肝脾大、低色素性贫血、血清蛋白降低、肝功能受损、骨生长延缓、儿童骨骺过早闭合。假性脑瘤和视神经盘水肿及婴儿前囟隆起，可在上述症状之前即出现。

成人：维生素 A 过多的早期特征是口唇干燥和厌食，皮肤毛囊性角化过度似毛周角化症。皮肤干燥、糠状脱屑、口角和鼻孔干裂、头发和眉毛干枯脱落。并有乏力、肌痛、抑郁、厌食、头痛、斜眼和体重减轻，肝病可进行性发展至肝硬化（慢性中毒）。在透析患者中常发生高钙血症。维 A 酸有致畸作用，妊娠期过量服用维生素 A 可致畸胎。

【辅助检查】

患者血浆维生素 A 含量明显增高；X 线：显示长骨骨膜下有新骨形成，软骨破坏。

【预防及治疗】

合理和正确补充维生素 A。使用维生素 A 治疗皮肤疾病，一旦出现中毒症状，应停用维生素 A 和忌食维生素 A 含量高的食物（如动物肝脏），症状可在几周内渐消失。

三、维生素 D 缺乏症

维生素 D 缺乏症（avitaminosis D）是一种长期缺乏维生素 D 所引起的营养缺乏病。维生素 D 是类固醇化合物，日光照射不足、生长迅速的婴幼儿及饮食不当等均有可能导致维生素 D 的缺乏。

【病因学】

引起维生素 D 缺乏的原因是供给不足；日照不够；消化吸收不良（胃肠疾病和手术、胆汁缺乏、脂肪痢、吸收不良综合征等）；生理和病理需要量增加（婴幼儿、孕妇、哺乳、骨折或外伤、骨科手术）；肝肾功能不良，一些镇静药、安眠药和抗惊厥药能使 1，25 -二羟维生素 D_3 失活，甲状旁腺功能减退等引起继发性维生素 D 缺乏。

缺乏维生素 D 时，钙、磷吸收减少，血清水平降低，低血钙能刺激甲状旁腺，使甲状旁腺素分泌增加，骨内钙质转移入血液，骨质更加疏松，软骨母细胞代偿作用生成软骨质，骨基质和软骨缺乏钙沉积，破骨超过成骨，临床出现佝偻病或骨软化病，因血钙降低可引起神经兴奋性增高和肌肉韧带松弛无力。

【临床表现】

活性维生素 D 的产生来源于皮肤，但维生素 D 缺乏症除了秃发以外无皮肤表现。婴幼儿患佝偻病时，患儿烦躁、多汗、夜惊、食欲缺乏，易腹泻或便秘，贫血、体弱易患呼吸道感染，肝、脾大。腹部膨起，头部不停摇动，使颈、枕部头发稀疏或完全脱落，并有骨骼变化。如颅骨软化、头骨隆起、出牙和前囟闭合延迟、肋骨和肋软骨连接处呈珠状突起、胸骨前凸或内陷、下肢内或外弯、脊柱侧弯或成驼背、手腕处钝圆形隆起等。成人引起软骨病，临床有腰腿部骨痛，影响行走，严重脱钙可致骨质疏松，引起下肢和骨盆变形，或自发性骨折，无明显皮肤改变。

【治疗】

维生素 D 缺乏者应祛除病因、给日光浴或人工紫外线照射，服浓缩性维生素 D 制剂或浓缩鱼肝油，必要时肌注维生素 D_3。但治疗中应防止维生素 D 的过量摄入，长期大量摄入可产生痤疮样表现，肢端和臀部皮肤出现钙质沉着，还可出现乏力、头痛、纳差、恶心、呕吐、便秘等症状，后期可有多尿、夜尿、蛋白尿等。

四、维生素E缺乏症

维生素E缺乏症(avitaminosis E),维生素E又名生育酚(tocopherol),是一种脂溶性维生素。广泛存在于植物油中,其吸收需有脂肪和胆盐,在小肠上部形成乳糜微粒后被吸收,经淋巴入血流,而后分布到各组织,存在于细胞线粒体中。它在脂肪组织、肝、心和肾上腺皮质中含量较高。脂肪吸收好坏会影响维生素E吸收,进食大量多烯不饱和脂肪酸会增加维生素E的需要量。维生素E能促进人体新陈代谢,增强机体耐力,维护骨骼肌、心肌、平滑肌、心血管系统、神经的正常功能,提高免疫反应,减少脑组织细胞中"脂褐质"(组织衰老时细胞出现棕色的色素颗粒),改善皮肤弹性,使性腺萎缩减轻,能预防衰老。

缺乏时使精子生成障碍,不育和习惯性流产。出生后血中生育酚水平低的婴儿特别容易患维生素E缺乏症,早产儿维生素E缺乏症的主要表现有水肿、过敏症、贫血、血小板增多、皮肤红疹和脱皮。常用大剂量维生素E来治疗维生素E缺乏症和一些其他皮肤病。

五、维生素K缺乏症

维生素K缺乏症(avitaminosis K)是因维生素K缺乏、致使凝血酶原和几种凝血因子合成减少,凝血机制发生障碍,临床出现出血的疾病。

【病因学】

维生素K即凝血维生素,亦是一组脂溶性维生素,其缺乏主要见于黄疸、肝病、消化功能障碍等疾病,从而影响维生素K的吸收和凝血酶原的合成;硫酸盐与维生素K化学结构相似,干扰肝脏利用维生素K合成凝血因子;香豆素和其他抗凝剂能拮抗维生素K的作用;长期服用磺胺和广谱抗生素,抑制肠道细菌生长,影响维生素K的生物合成。新生儿肝内维生素K贮备不足,妊娠晚期胎儿不易从母体获得维生素K,牛奶和母乳中维生素K含量少,肠道内合成维生素K的细菌缺乏,加上新陈代谢旺盛而易患本病。

【临床表现】

维生素K缺乏时,轻症者仅凝血酶原时间延长,当凝血酶原水平低于正常的20%时,出现出血及皮肤发生瘀斑,好发于后枕、背、臀、四肢受压部位,轻微外伤、手术、穿刺、碰撞、齿龈摩擦都易致出血。皮下和肌肉可出血或形成血肿。此外有鼻出血、牙龈出血、咯血、呕血、黑粪、血尿、月经过多和视网膜出血等。新生儿出血发生在生后24～72 h。出血好发于脐、皮肤、鼻、口腔和肠道,泌尿道亦可出血,颅内出血可引起脑压增高和脑膜刺激症状。本病可因大出血和颅内出血而危及生命。

【实验室检查】

血浆凝血酶原减少,凝血酶原活性下降,凝血酶原时间延长。

【诊断与鉴别诊断】

依据维生素K缺乏史、临床表现和实验室检查来确诊。借助出、凝血时间,血浆凝血酶原测定,毛细血管脆性试验,血小板计数,肝功能检查,试验治疗等可与其他出血性疾病,如坏血病、血友病、血小板减少性紫癜和肝病时凝血酶原合成障碍引起的出血相鉴别。

【治疗】

祛除病因,进食富含维生素K的绿色蔬菜,补充维生素K,每日口服4～8mg,同时服用胆酸盐帮助吸收。严重病例维生素K量可增至每日10～15 mg,并可肌内注射或静脉滴注,尤其适于黄疸病人。有大出血者可输新鲜血,以补充凝血酶原和血容量。产前给孕妇肌内注射维生素K 3～4 mg/d,连续3d。新生儿,特别是难产和未成熟儿更宜常规肌内注射维生素K,以作预防。

六、维生素B_1缺乏症

维生素B_1缺乏症(avitaminosis B_1)又称脚气病,以消化、神经和循环系统为主要表现,皮肤表现仅为水肿。

【病因学】

维生素B_1又叫硫胺素,引起维生素B_1缺乏的原因是饮食不当,如进食精磨白米;淘米和烹煮方法不正确;需要量或消耗量增加,如高温环境下工作、神经精神高度紧张、重体力劳动者;引起代谢增高的疾病、输注葡萄糖的病人、青少年、怀孕和哺乳期妇女;慢性酒精中毒、生食含硫胺素酶的淡水鱼和贝甲类鱼,此酶能分解维生素B_1以及叶酸缺乏致小肠吸收硫胺素缺陷等。患本病时总伴有其他B族维生素的缺乏。

【临床表现】

主要为循环系统症状(下肢水肿、右心衰竭等)和神经系统症状(多发性周围神经炎、脑型脚气病等)。多数患者病情较轻,表现为疲乏、下肢沉重、小腿腓肠肌压痛、心悸、纳差等。无明显皮肤损害。

【诊断】

本病的诊断主要依据营养缺乏史、临床表现和试验治疗。

【治疗】

应纠正病因，增进富含维生素 B_1 的食物。口服维生素 B_1 每次 5～10mg，每日 3 次。严重者应肌内注射，同时应补充足量的其他 B 族维生素。

七、维生素 B_2 缺乏症

核黄素(维生素 B_2)缺乏症(ariboflavinosis)是机体因核黄素缺乏而发生阴囊炎、舌炎、唇炎和口角炎的综合病症。

【病因学】

①饮食习惯突然变化和食用方法不当；②供应量不足；③需要量增加；④胃肠吸收障碍。

【临床表现】

典型的损害有阴囊炎、舌炎，而唇炎和口角炎不具特异性，其他还有皮肤、眼等病变。

1. *阴囊炎*　早期为阴囊前部鲜红微发亮的片状红斑，以后在淡红斑上覆有灰褐色鳞屑或薄痂，或为针头至豆大扁平丘疹，少量散在分布，或密集成片，边界清楚，四周散在少量丘疹，丘疹上有粘着较紧、发亮的银白色鳞屑，或有棕褐色薄痂；亦可呈弥漫浸润肥厚、皱褶加深，上有渗液、皲裂、化脓、结痂，类似慢性湿疹。所有皮损极少累及左右两侧阴囊的接缝处。自觉有瘙痒或疼痛感。

2. *舌炎*　是常见的症状，早期舌面呈鲜红色，蕈状乳头呈针头大红色点状，轮廓乳头呈黄豆大肥厚性丘疹。舌中央或边缘见边界明显的红斑，重者舌明显肿胀，全舌青紫，日久舌萎缩变平，乳头消失，脱落或伴裂隙，有疼痛和烧灼感。

3. *唇炎和口角炎*　口角呈乳白色浸渍、糜烂及线状裂隙，可有角化现象，上有针头大脓疱或结痂，亦可合并念珠菌感染，皲裂愈后留有浅瘢。唇炎以下唇多见，病初唇黏膜水肿、干燥、小片脱屑、色素沉着，亦可为红斑、糜烂、化脓、皲裂、出血和结痂，严重时唇黏膜可有萎缩。

【诊断与鉴别诊断】

主要依据核黄素缺乏史、临床特点和试验治疗，有条件者可做实验室检查来帮助诊断。临床应与湿疹、神经性皮炎和脂溢性皮炎鉴别。

【治疗】

纠正病因，可口服核黄素 40～50mg/d，直至症状消失，亦可服用酵母 3g，每日 3 次。口角炎可涂 1%硝酸银或 1%甲紫、中药锡类散或珠黄散，阴囊炎按一般皮炎、湿疹治疗原则处理。

八、维生素 B_6 缺乏症

维生素 B_6 缺乏症(avitaminosis B_6)，维生素 B_6 是吡哆醇、吡哆醛和吡哆胺及其磷酸酯的总称。维生素 B_6 的缺乏常称为吡哆醇缺乏症。单纯维生素 B_6 缺乏在人类中极少见。缺乏症多发生在尿毒症和肝硬化以及使用某些药物的患者中。皮损表现为脂溢性皮炎样、萎缩性舌炎伴溃疡形成、口角唇炎、结膜炎和间擦疹。偶尔可出现糙皮病样皮疹。神经症状有嗜睡、意识错乱和神经病变。维生素 B_6 的补充治疗有特效。

九、维生素 B_6 过多症

关于维生素 B_6 过多症(pyridoxine excess) Friendman 等报道了 1 个病例，患者曾服用大量吡哆醇(维生素 B_6)，出现表皮下水疱性皮病以及周围性感觉神经病变。其水疱病变类似获得性表皮松解症。

十、维生素 B_{12} 缺乏症

维生素 B_{12} 缺乏症(avitaminosis B_{12})是由于维生素 B_{12} 缺乏所致的贫血、神经系统和皮肤黏膜病变的疾病。

【病因】

维生素 B_{12} 存在于动物性食物中，引起维生素 B_{12} 缺乏的原因有供给不足，胃切除和萎缩性胃炎致“内因子”分泌不足或缺乏、胰腺功能不全、小肠和回肠疾病或切除等影响维生素 B_{12} 吸收。

【临床表现】

主要的皮肤表现有舌炎、色素沉着和灰白发。

【诊断】

根据维生素 B_{12} 缺乏史、临床表现和实验室检查而确诊。

【预防及治疗】

祛除病因，改善营养，对胃大部分切除者可适量补充维生素 B_{12}。患者应给予维生素 B_{12} 100μg/d，连续 2 周，以后每周 1 次，再给 4 周，以后每月 1 次，有明显特异的效果。

十一、叶酸缺乏症

叶酸缺乏症(folic acid deficiency)，叶酸是 B 族维生素中的一种，为蝶呤的衍生物。广泛存在于

绿叶蔬菜和水果中,亦富含于肝、肾组织和酵母中,肠道功能正常时,肠道细菌也能合成叶酸,故一般不发生叶酸缺乏。

【临床表现】

有巨幼红细胞性贫血、唇炎及舌炎、智力退化和精神症状,暴露部位皮肤和掌跖见灰褐色色素沉着、脂溢性皮炎样皮损。可累及女性阴道。

【治疗】

纠正病因,补充叶酸可迅速改善症状。亚叶酸钙(甲酰四氢叶酸钙)不仅用于巨幼细胞性贫血,而且可与维生素 B_{12} 合用于恶性贫血的治疗。

十二、维生素 C 缺乏症

维生素 C 缺乏症(avitaminosis C)又名坏血病(scurvy),是一种长期缺乏维生素 C 引起的营养缺乏症。皮肤表现常是早期和突出的表现。主要以毛细血管壁损害产生皮肤、黏膜渗血和出血为特征。维生素 C 缺乏症最常见于中老年男性嗜酒者和限制饮食的精神病患者中。

【临床表现】

特征性表现为出血、毛囊角化过度、疑病症和血液学异常。

1. 出血　毛囊周围瘀点是本病的突出表现。常见于上臂外侧的皮肤,此外,在下肢可见大小不一的瘀斑。

2. 毛囊角化　皮肤的早期变化为毛囊口扩大和角化,有角栓形成,角栓下毛囊内有卷曲毛发,呈鹅颈样称为螺旋发(corkscrew hairs),皮肤干燥,类似维生素 A 缺乏病,初位于臂外侧,渐向背、臀、股、小腿外扩展。

3. 口腔病变　口腔黏膜变化具有特征性,初起齿龈红肿,呈海绵状,有轻度出血。重者伴有齿龈坏死和溃疡,牙齿发育受阻,齿龈萎缩,牙槽坏死,牙齿松动和脱落。口腔有恶臭,刷牙和咀嚼可加重出血。

4. 其他病变　一般症状有面色苍白、贫血、水肿,由于抵抗力低下易并发呼吸道和胃肠道感染,严重的有便血、血尿,偶有颅内出血。

【诊断与鉴别诊断】

有维生素 C 缺乏史,典型症状,结合实验室检查和试验治疗,诊断并不困难。毛囊周围瘀斑和出血倾向,可与维生素 A 缺乏和毛周角化症鉴别,它们无毛周瘀斑和出血倾向;与出血性疾病鉴别靠临床特征和化验检查。

【治疗】

轻者口服维生素 C 0.1g/次,每日 3 次,重者或口服不便的应注射给药,一般为 0.8～1.0g 静脉注射,每天 1 次,连续 1 周。

十三、烟酸缺乏症

烟酸缺乏症(pellagra)又称糙皮病。主要由于烟酸缺乏或不足而引起的以皮肤黏膜、消化系统和精神神经系统症状为主的疾病。

【病因】

烟酸(包括烟酰胺)为水溶性维生素,为人体能量交换及糖类、脂肪、蛋白质等代谢过程所必需。引起本病的原因有饮食中缺乏烟酸;吸收不良;慢性酒精中毒时肝脏对其利用不充分;感染等疾病时需要量增加。

从烟酸的生化代谢可看出,烟酸缺乏必定同时伴有蛋白质营养不良和维生素缺乏,故烟酸缺乏症实质上是烟酸及多种维生素(主要是维生素 B_1、维生素 B_2 和维生素 B_6)及氨基酸的缺乏和不平衡所致的疾病,其临床症状常同时伴有其他维生素和营养素的缺乏表现。

【临床表现】

本病呈慢性消耗过程,典型表现为皮肤黏膜、消化系统、精神和神经系统三方面症状,但不一定同时或按一定顺序出现。一般只有 1～2 种表现,单皮肤黏膜表现者约占 1/3,也有只出现精神和神经系统症状或是先于皮炎出现者。

1. 皮肤黏膜表现　皮炎为本病最典型症状,常于暴露日光后发生。损害多对称分布于肢端暴露部位,以手背、足背、前臂、小腿伸面为最多,其次则为肢体易受摩擦处,如肘、膝、肩等骨突出部位及阴囊、肛周、女阴和乳房等皱襞区。

急性期皮损初起时颜色绯红,灼痛感,酷似晒斑。与周围皮肤有一清晰界线,其后迅速转变为红褐色,可有明显肿胀,甚或伴有水疱。肢端暴露部位的损害常为此表现。皱襞区损害常因疱破致继发感染,呈大片糜烂面。之后,随着皮损的演变,色泽进一步变暗褐,可有红木样颜色,皮肤呈大片焦痂状,树皮样剥脱,露新生粉红色略见增厚的皮肤或羊皮纸样萎缩斑。

慢性期皮损肿胀较轻或不显著,继红斑后皮肤逐渐肥厚,颜色逐渐变暗黑,呈粗糙无弹性的黑色厚痂,并可发生皲裂。骨突出部位损害常为此表现。老年患者皮肤干燥,鳞屑呈片状,外观犹如鱼鳞病表现。

2. 消化系统表现　初期消化道黏膜呈炎症改变，后期黏膜萎缩，患者胃酸减少或缺乏，食欲减退，恶心呕吐，消化不良，腹胀便秘，腹痛腹泻，粪便量少、次数多达每日数十次，大便呈水样或混有消化不良食物，少数有里急后重和血便。

3. 精神和神经系统表现　以神经衰弱综合征最常见，可有烦躁、焦虑、抑郁、失眠等。随着病程进展，可出现定向障碍、幻觉、痴呆、意识模糊、谵妄等。肢端感觉异常和多发性周围神经炎较常见，可能与合并B族维生素缺乏有关。有严重精神神经症状者预后差，若不及时治疗，死亡率高达15%～50%，常死于严重腹泻、外周循环或全身衰竭。

【诊断与鉴别诊断】

本病主要根据病史、症状、实验室检查和试验治疗而确诊。皮肤表现需与接触性皮炎、光敏性药物性皮炎及晒斑等相鉴别。根据皮损分布及有关接触史、用药史和日光曝晒史等可加以鉴别。

【治疗】

对于一般患者可口服烟酰胺或烟酸50～100mg/次，每日3次。较重者应肌内注射或静脉注射100mg/次，每日2～3次。同时需补充多种B族维生素，进食含烟酸和色氨酸丰富的食物，改善营养，尤其是蛋白质营养。皮肤损害应避免阳光照射，根据不同表现对症选用外用药物以促进消退和痊愈。

十四、生物素缺乏症

生物素又名维生素H，来源广泛，人体内可由肠道细菌产生，因此罕见缺乏。生物素缺乏症(biotion deficiency)见于下述4种情况：①患短肠综合征或肠道吸收不良的患者；②使用抗生素或接受肠道外营养的患者；③长期食用生鸡蛋清的人，由于生蛋清中含有抗生物素蛋白，即亲和素，可与生物素相结合而导致生物素的缺乏；④患多种羧化酶缺乏的遗传综合征。

【临床表现】

主要累及皮肤和神经系统。皮炎类似于锌缺乏症和必需脂肪酸缺乏症中的表现。表现为口周以及特征性的于面部和腹股沟处的片状红斑和糜烂损害。可伴有斑秃、结膜炎。神经系统症状常较突出，成人患者包括抑郁、嗜睡、幻觉和肢体麻痹，婴儿则表现为肌张力减低、嗜睡、孤独癖、共济失调、癫痫和发育迟缓，偶可致死。

【诊断】

必须考虑到上述引起生物素缺乏的4种情况，根据仔细的皮损观察和神经系统等的检查即可明确并立即进行治疗。遗传型的诊断需通过检测3-羟异戊酸的有机氨基酸尿来确定。

【治疗】

给予患者每天口服生物素10mg，皮损可迅速消退，但神经系统损害有时可持久不愈。伴有相应疾病者，应接受相应处理，调整不合理饮食。并适当补充其他营养要素。

十五、肠病性肢端皮炎

肠病性肢端皮炎(acrodermatitis enteropathica)是一种少见的遗传性婴幼儿疾病，其临床特征是腔口周围和四肢末端皮炎、慢性腹泻和秃发，锌治疗有效。

【病因与发病机制】

本病是一种常染色体隐性遗传性锌缺乏症，血清锌水平≤9μmol/L。引起血清锌水平降低的机制不清，可能与肠道转运蛋白或锌结合蛋白缺乏或缺陷有关。

【临床表现】

平均发病年龄为生后9个月，尤在断奶前后发病率最高，一些轻型病例可长期误诊至成年，故不能断然认为本病只发生在儿童。起病隐匿，典型的临床表现是皮炎、脱发和腹泻，但常不完全或先后出现，皮疹发生较早，有特异性。

1. 皮肤损害：多对称累及口、眼、鼻、肛门、女阴等腔口周围以及骨突起部位(如肘、膝、踝、指关节及枕骨等处)。早期皮损为红斑基础上的群集水疱和大疱，尼氏征阴性，可因继发感染变为脓疱，形成糜烂面后干燥、结痂，形成鳞屑，可逐渐融合成境界清楚的鳞屑性暗红斑，酷似银屑病皮损，周围有红晕。预后无瘢痕和萎缩。

2. 腹泻：发生率90%表现为水样便或泡沫样便，恶臭，每天3～8次，还可以出现厌食、腹胀、呕吐等胃肠道症状。病程长或严重患者可出现营养不良、发育迟缓、性成熟受阻等。

3. 毛发和甲损害：可见头发、眉毛和睫毛脱落，表现为弥漫性或片状脱发，严重者可呈全秃，与皮损同时或稍后出现；甲板出现肥厚、萎缩、变形甚至脱落，亦可发生甲沟炎。

4. 生殖器和肛门周围除有糜烂结痂外，还见外阴炎、龟头炎和阴囊炎。四肢末端有慢性持续性皮炎者，常伴甲沟炎、掌指红斑及衣领状脱屑的环状损害，甲板增厚或萎缩，上有横沟，指（趾）甲畸形或脱落。

5. 传染性口角炎是早期症状，可有口腔炎，口腔和咽喉黏膜发红，或有白膜和结痂，可累及舌背。眼睛常有一侧或双侧睑缘炎、结膜炎、角膜混浊和畏光。

6. 严重病例发育迟缓，性成熟受阻，一般情况较差，有贫血、瘦弱等营养不良表现，间有发热。因免疫功能低下，易继发细菌、真菌或混合感染，主要侵犯上呼吸道，亦可并发肺炎或败血症。病情时有波动，妊娠和感染时加剧，产后症状可消失，少数轻型病例至青春发育期能自行缓解或消退，严重者死于营养不良和继发感染。

【诊断与鉴别诊断】

本病依据典型临床表现，结合血清锌水平降低（正常值 9.18～19.89μmol/L）可做出诊断。本病应与尿布皮炎、念珠菌性间擦疹、大疱性表皮松解症、掌跖脓疱病等进行鉴别。另外应与各种获得性或条件性锌缺乏进行鉴别。

【预防及治疗】

一般支持疗法包括人乳喂养，母乳中含低分子锌结合配体，能增加锌的吸收；补充维生素；纠正水、电解质紊乱和输血。二碘羟基喹啉可增加锌的吸收和生物利用率，成人剂量每日 30～45mg/kg，分 3 次口服，小儿剂量每次 10～15mg/kg，每日 3 次，待症状改善后逐步减量，并注意药物副作用。

补充锌剂可用硫酸锌、葡萄糖酸锌、柠檬酸锌等，4 个月以上儿童用 50mg，每日 3 次，4 个月以下减半，治疗后临床症状可迅速而完全缓解，根据病情及缓解程度逐步减量，并及时停药，防止过量长期应用而出现毒副作用。

此外，应注意皮肤清洁卫生，防止和控制局部及全身继发性细菌或真菌感染。

十六、必需脂肪酸缺乏症

必需脂肪酸（EFA）缺乏症（essential fatty acid deficiency）可见于出生时体重过低的婴儿，胃肠道异常、炎症性肠病、肠道手术、长期依靠胃肠道外营养而无 EFA 补充的患者中。

【临床表现】

主要是类似于锌缺乏症和生物素缺乏症的皮炎。由于必需脂肪酸构成了皮肤角质层中脂肪酸量的 1/4 以上，成为表皮屏障功能的重要组成部分，因此必需脂肪酸的缺乏导致了全身皮肤的干燥，并可见泛发性红斑、间擦性渗出皮疹、毛发颜色变浅、弥漫性秃发。伤口愈合差，生长发育迟缓，易发生感染。

【诊断】

二十碳三烯酸与花生四烯酸的比值大于 0.4 可诊断为本病。

【治疗】

静脉滴注脂质疗法（10％intralipid）可以逆转本病。

十七、铁缺乏症

铁缺乏症（iron deficiency）较常见，特别在行经期的妇女，尤其是在很少进食牛、羊肉时，以及在其他食物中未特别注意补充铁时更易发生。

【临床表现】

皮损包括匙状甲（40％～50％）、舌炎、口角炎、瘙痒、休止期脱发的弥漫性毛发稀少。

【诊断】

血清铁水平的测定可明确诊断。

【治疗】

本病宜补充硫酸亚铁 325mg，每日 3 次。

十八、硒缺乏症

硒缺乏症（selenium deficiency）发生于胃肠外营养的患者、土壤中硒含量低的地区以及出生低体重儿。

【临床表现】

在儿童中的表现为皮肤和毛发的色素减退（假性白化病），有报道可见白甲和棉花团样指甲（Terry 甲）。其主要特征是心肌病变、肌痛和肌无力，并伴有肌酶升高。

【治疗】

硒缺乏症每日补充硒 3μg/kg。

十九、蛋白质营养不良症

蛋白质营养不良症（protein malnutrition）又称 Kwashiorkor 病。本病系一临床综合征，主要见于因蛋白质的严重缺乏而能量尚能适应机体需要者。儿童若体重为正常值的 60％～80％，伴有水肿或低蛋白血症，常有种种皮肤黏膜及毛发病变。

【临床表现】

轻者表现为消瘦、疲乏、苍白、水肿等，蛋白质严重缺乏者，常有典型的皮肤表现。皮损初起为蜡状红斑，继之出现色暗呈多数小片边清的棕黑色斑，表面粗糙干燥，可融合成大片，由于干燥起裂，出现脱屑或成片剥落，颇为特殊。剥落后留下色素沉着斑或色素减退斑，类似于灼伤后愈合的皮肤。皮损常首先见于受摩擦或压力的部位，如腹股沟、腘窝、臂部和肘部，后期可见于躯干、四肢、头部等身体各处，广泛时像剥脱性皮炎。偶见出血点及破溃后形成的表浅溃疡。

黏膜损害有口角炎、口腔炎、口腔溃疡、肛周糜烂、女性阴道病或干眼病。头发干燥，缺乏光泽，稀疏甚至脱落。由于营养时好时坏，一根头发上有时可见黑白相间的节段，有助诊断。

【诊断与鉴别诊断】

根据饮食习惯史、营养不良史及典型的皮肤和毛发表现，可以做出诊断。轻症病例诊断较困难，测定 24h 尿肌酐/身高比值简单易行，对了解蛋白质缺乏程度有一定意义。本病应与烟酸缺乏症相鉴别。

【治疗】

除提高生活水平外，应加强卫生营养方面的普及教育，治疗主要包括营养治疗（口服、经胃管或静脉补充）以及对并发症与原发病的治疗。皮肤黏膜损害给以对症处理。

二十、胡萝卜素血症

胡萝卜素血症（carotinemia）是一种因血内胡萝卜素含量过高引起的肤色黄染症。

【临床表现】

皮肤颜色变黄，以角质层厚的掌跖处最明显，其次为鼻唇沟、额、颏、耳后、指关节等处。重者除巩膜和黏膜外全身皮肤均可呈橘黄色，无自觉症状。如无基础疾病，一般情况良好。患者血浆中胡萝卜素含量超过正常。尿中也含有过量胡萝卜素。

【诊断与鉴别诊断】

患者常有明显进食富有胡萝卜素食物史，皮肤黄染，巩膜正常，可以确诊。有时应与黄疸相鉴别，后者巩膜黄染，血胆红质增高，有肝胆系统疾病。米帕林引起的黄染则有明显的米帕林服用史。

【治疗】

不过量进食富含胡萝卜素的食物，如胡萝卜、南瓜、菠菜、绿豆等，纠正基础疾病。不需特殊治疗，停食富含胡萝卜素的食物后，短期内可自行消退。

第二节　代谢性皮肤病

一、皮肤卟啉病

皮肤卟啉病（cutaneous porphyrias）是血红素生物合成过程中因遗传缺陷或后天原因致其中间产物卟啉和（或）卟啉前体的产生和排泄增多，并在体内积累而产生的一组以光敏性皮肤损害表现为主的疾病。临床类型包括先天性红细胞生成性卟啉病、红细胞生成性原卟啉病、红细胞生成性粪卟啉病、急性间隙性卟啉病、混合性卟啉病、迟发性皮肤卟啉病、遗传性粪卟啉病、肝性红细胞生成卟啉病等。其中以红细胞生成性原卟啉病和迟发性皮肤卟啉病较多见。

【病因学】

卟啉系血红素合成过程中的中间产物，血红素合成过程中某些酶的遗传缺陷常是各型卟啉病的主要原因。

【临床表现和诊断要点】

1. 红细胞生成性原卟啉病（EPP）　是最为多见的皮肤卟啉病。发病多在童年。成人发病者罕见。本病为常染色体显性遗传，常有家族史。

表现为急性光敏性反应。皮肤于日晒 5～30min 后，在面部、手背等暴露部位有刺痒或灼痛感，继之出现片状红斑和高度水肿，严重者可出现水疱、血疱和紫癜，继而出现糜烂、黑色厚痂或奇特的线状结痂。

多次反复发作后皮肤增厚，面部似蜡样，呈橘皮样鼻，唇部苍白增厚，唇红黏膜纹理深粗，与口周皮纹相连成特征性的放射状裂纹和瘢痕。手背皮肤增厚常开始于掌指关节和近端指间关节处，呈指节垫样。项部多呈菱形皮肤。

2. 迟发性皮肤卟啉病（PCT）　为常见的皮肤卟啉病，多见于 20～60 岁的患者。本病分为两型。Ⅰ型为散发性（或称症状性、获得性），与饮酒或肝脏病变有关，67% 为 HLA-A3 阳性；Ⅱ型为家族性，为常染色体显性遗传，遗传具有性别差异，女性患者能将疾病遗传给子女，男性则较少遗传至女儿。

本病起病缓慢隐匿，患者常无明确的日光过敏史。皮损主要分布于面和手部常表现为红斑,伴有瘙痒。慢性损害表现为皮肤脆性增加、水疱、大疱、多毛和色素沉着等表现。

患者常有嗜酒、长期服用雌激素类药物史。15%～20%患者并发糖尿病,15%伴发肝癌。

尿中可检出有过量的尿卟啉和粪卟啉,部分患者尿色变深。尿、粪中7-羧基卟啉和粪中异构卟啉排泄增多是本病的特征性改变。

【鉴别诊断】

多形日光疹:在日光照射后暴露部位出现多形性皮疹,如红斑、水疱、丘疹及苔藓化,光敏感试验阳性。

【治疗】

1.尽可能避免日晒及光照,外用二氧化钛或氧化锌。

2.红细胞生成性原卟啉病:口服β-胡萝卜素,每日3mg/kg连续服用4～6周,待出现掌跖黄染后减量维持2～3个月。晨起1次口服维生素B_6 100mg以后每小时1次,连服10次。

3.迟发性皮肤卟啉病:口服氯喹或羟氯喹。可使用重组红细胞生成素、烟酰胺、维生素B_6、维生素E等配合治疗。

二、黄 瘤 病

黄瘤病(xanthomatosis)是含脂质的组织细胞和吞噬细胞局限性聚集于真皮或肌腱等处形成的黄色、橘黄色或棕红色的丘疹、结节或斑块。患者常伴有全身性脂质代谢紊乱和其他系统的异常而出现一系列临床症状。

【临床表现】

扁平黄瘤:扁平稍隆起界线清楚的斑块,呈黄褐色或橘黄色,无明显自觉症状。多见于颈、肩、躯干、腋、股内侧及肘和腘窝等处。常伴有脂蛋白血症。

睑黄瘤:黄瘤病中最常见,多见于中年以上妇女。皮损发于上下眼睑及内眦部,对称分布。为扁平、柔软表面橘黄色小斑块,可达10～20mm。可有或无高胆固醇血症,有些患者可并发扁平黄瘤、皮肤网织组织细胞瘤、糖尿病。

结节性黄色瘤:发病于任何年龄。皮疹米粒大、黄豆大或杏核大球形或半球形结节,呈黄色或橘黄色,结节较硬,微有弹性,可单个、孤立或数个聚集。此型黄色瘤常伴发于多型高脂蛋白血症,最常见于家族性脂蛋白血症Ⅲ型。好发关节伸侧处,如肘、膝、指关节。可伴有血浆中等密度及极低密度脂蛋白(VLDL)以及乳糜微粒增高,也可伴有血管粥样硬化及冠状动脉和(或)周围血管循环障碍,高脂蛋白血症Ⅱ或Ⅲ型,也可伴有其他黄瘤病。

腱黄瘤:为直径约1cm的丘疹或坚实结节,好发于肌腱上,与皮肤不粘连。皮损发生在肌腱、韧带及骨膜。常累及手背、手指、肘、膝、足跟等部,尤以指腱及跟腱多见。可同时具有结节性黄瘤及睑黄瘤。病损发展很慢。见于Ⅲ及Ⅳ高脂血症者。本病需与痛风、腱鞘囊肿、腱鞘巨细胞瘤及类脂质皮肤关节炎等鉴别。

发疹性黄瘤:成批出现红色、黄色针头至黄豆大小的半圆形丘疹,急性期炎症明显,周围绕以红晕,有瘙痒。皮损好发于四肢伸侧,特别是肘、膝以及臀部等受压部位。口腔可见孤立的可聚集成斑块状。患者常常合并血浆高浓度三酰甘油,可见于Ⅰ、Ⅴ型高脂蛋白血症患者。应与播散性黄瘤、发疹性汗管瘤、播散性环状肉芽肿、粟粒性肉样瘤、平滑肌瘤以及类银屑病鉴别。

播散性黄瘤:较罕见。大多起病于25岁前。患者可伴有血脂异常,组织中无胆固醇沉积。黄红色或褐色丘疹,可融合成较大损害。好发于腋窝、颈、肘膝、腹股沟等部。亦可累及黏膜、中枢神经系统。角膜、巩膜,偶可累及口腔、舌咽、喉及上部支气管、肺部,垂体受累后可导致尿崩症。心脏及肾脏偶可受损。

【组织病理】

各型黄色瘤组织病理特征主要为真皮内可见多数胞质中充满脂质微粒的单核或多核泡沫细胞,也可见有各型Touton巨细胞。成熟损害主要为泡沫细胞,晚期损害呈纤维组织增生。

【诊断】

根据皮损的特点,特别是损害的颜色和分布,诊断不难。血脂检查、脂蛋白电泳和免疫球蛋白测定等可以做出较正确判断,组织病理有助诊断价值。

【治疗】

1.伴高血脂蛋白血症者,控制饮食,给低脂、低糖类饮食,降低总卡量。给降脂药,治疗有关疾病。

2.对局限性、数目少而小的皮损可用电分解、电凝、激光,或液氮冷冻治疗,较大者可外科切除。患者的血脂异常,则术后易复发。

三、高脂蛋白血症

高脂蛋白血症(hyperlipoproteinemia)是指血

浆中胆固醇和(或)三酰甘油水平升高。实际上是血浆中某一类或某几类脂蛋白水平升高的表现。高脂蛋白血症是一类较常见的疾病,除少数是由于全身性疾病所致外(继发性高脂蛋白血症),绝大多数是因遗传基因缺陷引起(原发性高脂蛋白血症)。

【病因与发病机制】

高脂蛋白血症的病因包括原发性和继发性两大类。原发性是由于脂质和脂蛋白代谢先天性缺陷(或遗传性缺陷)及某些环境因素(包括饮食、营养等)通过未知的机制而引起的;继发性者主要继发于某些疾病,如糖尿病、肝脏疾病、肾脏疾病、甲状腺疾病等,也受环境因素的影响。

【分型】

世界卫生组织对高脂蛋白血症的分型:分为 5 型。

①Ⅰ型,高乳糜微粒血症;

②Ⅱ型,高 β 脂蛋白血症;

③Ⅲ型,宽 β 型高脂蛋白血症;

④Ⅳ型,高前 β 脂蛋白血症;

⑤Ⅴ型,高前 β 脂蛋白及乳糜微粒血症。

【临床表现】

高脂蛋白血症的临床表现主要包括两大方面:一方面是脂质在真皮内沉积所引起的黄色瘤;另一方面脂质在血管内皮沉积所引起的动脉粥样硬化,产生冠心病和外周血管病等。

【辅助检查】

测定血浆(清)总胆固醇、三酰甘油和低密度脂蛋白胆固醇浓度升高,高密度脂蛋白胆固醇(HCL)低下。

【治疗】

高脂蛋白血症的治疗,包括饮食治疗、药物治疗等。首先处理引起继发性高脂蛋白血症的因素及疾病。

四、类脂蛋白沉积病

类脂蛋白沉积病(lipoid proteinosis)是一种罕见的常染色体隐性遗传失调疾病,是以黄白色的渗透性的浸润物沉积在口唇的内表面、舌的下表面、咽喉和腭垂。上呼吸道的其他部分也会受累。在早期,发生成群的大疱和脓疱,愈合后遗留痤疮样瘢痕。喉部的变化导致明显的嘶哑,常发生在出生后数周内,哭不出声、发音嘶哑是本病提示性的特征。

【临床表现和诊断要点】

患者的舌头像木头一样,活动困难,不能伸出。会厌部发生明显的变化,由于灰黄色物质的浸润,声带增厚,很早就发音嘶哑。某些患者在大阴唇、尿道口、阴囊、臀沟和腋窝可出现同样的淡黄色或奶油色的沉积物。出现严重的口腔干燥和唾液分泌缺乏。斑秃常见。

手背部、手指、肘部和膝部可见角化过度的疣状或结节性皮损。2/3 患者的眼睑边缘有小的、淡黄色、透明的珍珠样丘疹。半数的患者眼底可见 Bruch 膜的脉络膜小疣。头颅 X 线片示蝶鞍的背面和侧面有镰刀状的钙化有诊断意义。

【组织病理】

特征性的组织学特征包括血管的极度扩张、血管壁的增厚,汗腺进行性的透明样变,真皮和皮下组织的浸润伴细胞外透明样物沉积,透明样沉积物也出现在血管壁。正常的皮肤和黏膜也可见乳突下血管的内皮增生,较深层血管的管壁出现均质性增厚。血管周围的Ⅳ型和层粘连蛋白增加。

【治疗】

外用激素药物、手术切除选择有沉积的部位,少数报道系统维 A 酸类化合物治疗有一定程度的好转。

五、β-甘露糖苷酶缺乏症

β-甘露糖苷酶缺乏症(bete-mannosidase deficiency)是一种罕见的常染色体隐性遗传的糖蛋白代谢疾病。除了 Fabry 样血管角化瘤外,也常发生智力迟钝、听力丧失、攻击性行为、周围神经病变、反复发作的感染、癫痫、粗糙面容和骨骼异常。

六、类脂质渐进性坏死

类脂质渐进性坏死(necrobiosis lipoidica)病因和发病机制并不完全清楚,其中一种与糖尿病有关,另一种发病与糖尿病无关。是以界限清楚的、坚硬、凹陷的、蜡样、黄棕色的皮损出现在糖尿病的患者皮肤上为特征。女性患者为男性的 3 倍。

【临床表现和诊断要点】

女性多见,常伴发糖尿病,病程慢性。皮损好发生于小腿伸侧,也见于股、踝、小腿屈侧、足及跟部。偶或发生于上肢、躯干和头皮。皮肤损害早期为境界清楚、隆起的红色丘疹,以后缓慢扩大或融合,成卵圆形或不规则形坚硬斑块,边界清楚,边缘常呈棕红或紫色,中央萎缩,呈淡黄色,表面光滑,常见毛细血管扩张。约 1/3 损害可出现皮损破溃,形成溃疡。

【组织病理】

真皮特别是中、下部及皮下组织内栅状肉芽肿，坏死灶内可见脂质沉积。

【治疗】

发现和控制糖尿病。局部外用皮质激素制剂。手术切除和皮肤移植对溃疡面较大病例有帮助，但有的则在移植部位或其边缘复发。已报道己酮可可碱、氯喹、烟酰胺、噻氯匹定、局部的PUVA或他克莫司外用、环孢素、全反维A酸对个别病例有效。

七、糖尿病相关性皮病

糖尿病是一种因胰岛素绝对或相对不足引起机体糖、脂肪、蛋白质代谢障碍的系统性疾病。皮肤参与并依赖机体的全部代谢过程，胰岛素影响皮肤组织中的所有成分，糖尿病患者可以产生一系列皮肤病理变化，产生相应的病理改变。

【临床表现和诊断要点】

糖尿病：符合糖尿病的临床与实验室诊断条件。

皮肤表现：主要有以下几种。

1. 皮肤感染　是糖尿病患者最常见的皮肤表现，包括由真菌、细菌、病毒等病原体的感染，其发病率较正常人显著增高。细菌感染中以葡萄球菌感染最为常见，可引起疖、痈、麦粒肿(睑腺炎)、球菌性脓皮病等。浅部真菌感染表现为足癣、甲癣、手癣、外阴念珠菌病、体癣与花斑癣等。

2. 皮肤瘙痒症　可以是全身泛发性瘙痒，也可以是局限性瘙痒，后者尤其会发生在外阴部位。

3. 糖尿病性皮病　下肢胫前、大腿前或其他部位皮肤圆形萎缩性斑片，颜色暗褐，持续1～2年逐渐减退，有浅表鳞屑产生，最后形成较小的色素沉着斑或萎缩性瘢痕，但可以有新发皮损不断出现在周围。

【治疗】

1. 对原发病的治疗　正确治疗糖尿病。

2. 对症治疗　外用止痒药物，破溃的皮肤预防和治疗感染等。

八、黏蛋白病

黏蛋白病系指以真皮内黏蛋白的过多沉积为特征的一组疾病。临床上可表现为肿胀、丘疹和斑块为主的皮肤损害，组织学上可见过多的黏蛋白沉积。

1. 黏液水肿性苔藓　皮肤中成纤维细胞增殖和真皮内酸性黏多糖过度沉积、表现浸润性皮肤损害为特征的皮肤黏蛋白沉积症。

2. 硬肿病　突然发生弥漫性对称性皮肤发硬为特征的少见病。多发生于感染性疾病后。

3. 网状红斑性黏蛋白病　好发于21～40岁的女性。皮疹通常在强烈日晒后出现。最常见于胸、背部的中线部，皮疹为直径数厘米的红斑性斑块或网状斑片。

4. 毛囊黏蛋白病　由肤色的毛囊性丘疹所组成。可仅有一个损害，或可表现为多发性损害，斑块坚实，粗糙不平。主要分布在面、颈和头皮，但也可发生在身体的任何部位。瘙痒可有可无。头皮的皮损部位常出现脱发。有些丘疹的中心可见粉刺样黑点，为毛发折断或黏蛋白自身所致。

5. 皮肤灶性黏蛋白病　孤立性结节或丘疹为特征，多见于成年人。损害无症状，多发生在面、颈、躯干或四肢。组织学上，损害以疏松的真皮基质内含有大量黏蛋白和许多树突状成纤维细胞为特征。有时可能被误认为囊肿、基底细胞癌或神经纤维瘤。治疗可用外科切除。

6. 黏液样囊肿　最常发生在手指远端的背面和侧面，但也可发生在足趾。表现为孤立的乳白色或肤色的囊肿。损害内含有透明、黏稠的液体，可自行消退。

九、硬肿病

硬肿病为一种突然发生以皮下组织出现僵硬为特点的疾病。共分为两型，一型为不伴有糖尿病者，另一型为伴有糖尿病者，多发生于急性感染后，特别是链球菌感染。

【病因】

本病病因未明。根据大多数患者发生于感染性疾病之后，其中半数以上属于链球菌性质，目前对本病是否为变态反应的一种表现，或是一种自身免疫的过程，或是基质内由于微生物毒素所致的一种中毒性紊乱尚多争论。

【临床表现】

本病较多见于成年妇女，也见于儿童，偶有家族史。起病前经常有感染史。发生于感染后者半数患者病程具有自限性，皮肤损害常初发于颈后及肩部，随即累及面部、胸、背和上臂等处，但常不侵犯手、足部位。表现为实质性非凹陷性肿胀、发硬，带棕黄色，表面光滑，具蜡样光泽，可影响面容、吞咽以及颈和肩、背部活动。大多在数月至几年内完全消退，皮肤恢复正常，而其他类型者病程迁延。

【组织病理】

真皮明显增厚，胶原束肿胀、粗大，束间有黏液样物质沉积。

【诊断】

根据皮损常先发于颈后或肩部，迅速向面部、胸、背、上臂等处发展，呈进行性对称性弥漫性皮肤变硬，而无萎缩、发炎、色素改变及毛发脱落等现象，局部感觉如常，可以确定诊断。

【鉴别诊断】

系统性硬皮病：起病缓慢，多有肢端动脉痉挛症，硬化区常伴萎缩、色素改变及毛细血管扩张，可累及食管和心、肺、肾等内脏。

【治疗】

去除或治疗感染病灶。对症处理。理疗如音频电疗等有一定效果。环磷酰胺口服和电子束疗法有一定疗效。

十、皮肤淀粉样变病

淀粉样变性由淀粉样蛋白物质沉着于组织中所引起，临床上主要有两种类型：皮肤淀粉样变性(amyloidosis cutis)和系统性淀粉样变性。淀粉样蛋白物质沉着于正常皮肤内，称为原发性皮肤样变性，淀粉样蛋白物质沉着于病变皮肤内，称为继发性皮肤淀粉样变性；原发性系统性淀粉样变性主要累及间叶组织，常有皮肤损害，继发性系统性淀粉样变性主要累及全身实质性器官，特别是肝、脾、肾等，无皮肤损害，常继发于慢性感染性疾病。主要介绍原发性皮肤样变性。

淀粉样蛋白沉积于皮肤，而无其他器官受累的表现。

【临床表现和诊断要点】

1. *淀粉样变苔藓*　临床最常见，好发于双小腿胫前，其他部位腰、前臂外侧、背部等也可发生，常对称分布。皮损为淡褐色或肤色圆形扁平丘疹，小米至黄豆大小，角化过度，表面粗糙，有少许鳞屑，顶部有黑色角栓，剥脱后留有脐型凹陷，皮损互不融合，排列成半球状，伴剧烈瘙痒。

2. *斑状淀粉样变*　主要好发在背部肩胛间区，也可累及躯干及四肢。常见于中年以上妇女。皮疹为褐色或紫褐色色素沉着，由点状色素斑聚合而成，呈“盐和胡椒样”或波纹外观，皮损的瘙痒并不明显。

3. *皮肤异色病样型*　皮肤损害常初发于四肢和腰背部，迅即泛发全身。皮损表现为网状色素异常，伴轻度瘙痒。

【实验室检查】

用 1%刚果红溶液于皮损处行局部皮内注射，48h 后观察，若局部呈红色则判断为阳性。

【组织病理】

依临床类型不同，淀粉样蛋白可沉积于真皮乳头、血管或毛囊周围等处，用结晶紫、甲基紫、刚果红染色可显示淀粉样蛋白；表皮变化系继发性，可有棘层、颗粒层增厚，淀粉样蛋白沉积上方，基底层液化变性和色素失禁，真皮有少量的淋巴细胞、组织细胞浸润。

【诊断与鉴别诊断】

依据典型临床表现、组织病理改变和特殊染色即可确诊。需要进行鉴别的疾病包括神经性皮炎、结节性痒疹、肥厚性扁平苔藓、类脂质蛋白沉积症和炎症后色素沉着等。

【治疗】

部分患者口服阿维 A 酯有良好效果；瘙痒剧烈者可口服抗组胺药，亦可静脉滴注低分子右旋糖酐、复方丹参注射液或进行静脉封闭。可用糖皮质激素(如曲安西龙)皮损内注射或外用，为加强疗效可施行封包或制剂中加入促进透皮吸收的成分(如氮酮、二甲基亚砜、丙二醇等)；还可外用各种剥脱止痒剂。一些学者报道皮肤磨削术对苔藓样型取得良好的治疗效果。

原发性系统性淀粉样变累及间质组织、舌、心脏、胃肠道和皮肤。大约 40%的原发性系统性淀粉样变病患者有皮肤表现。本病两性均可受累。常在 40 岁以后发病。尚无满意疗法，主要依赖于系统性化疗(通常为氮芥)。

十一、痛　风

痛风(gout)是嘌呤代谢障碍性疾病。血清尿酸水平升高，尿酸盐以结晶形式沉积于组织。分原发性与继发性，原发性为常染色体显性遗传，25%有家族史。继发性因各种肾病性肾功能减退致尿酸排泄减少，而形成高尿酸血症。

【病因】

分为原发性和继发性，原发性者 25%具有家族史，为常染色体显性遗传，尿酸在血内的增高可能是由于尿酸合成增加，有的和某些酶(次黄嘌呤鸟嘌呤转磷酸核糖基酶)的缺陷有关；也可能是由于肾排出尿酸减少。大多数痛风者两者兼有。

继发性因各种肾病性肾功能减退致尿酸排泄减少，而形成高尿酸血症。真性红细胞增多症、慢性白血病及铅中毒等可继发血尿酸增高，尿酸盐结晶在组织中的沉积可以引起炎症反应，后者又可使更多结晶沉积，如此恶性循环终于形成明显的痛风石产生临床症状。

【临床表现】

本病95%以上是男性，中年发病。女性多在绝经期后发病，症状轻。无症状期时间较长，此时仅仅表现为血尿酸增高。

25%～50%的痛风患者皮下组织因尿酸盐沉积而出现结节称痛风石，其发生与高尿酸血症水平及肾病变严重程度相关；多发生于外耳、指、趾、髌前、肘后等处，大小不等，呈橙红、黄或乳白色，无自觉症状或有剧痛，可破溃流出白垩样物质，不易愈合。部分患者可有痛风性关节炎、肾结石（痛风性肾病）。

【辅助检查】

实验室检查：高尿酸血症，白细胞升高，血沉加快。关节穿刺见针状尿酸盐结晶。

X线检查：10%因钙盐较多可显结石影，晚期近关节端骨质内有透亮区。

组织病理示皮下有大小不等境界清楚的尿酸盐结晶，显褐色，旋光显微镜检查具有双折光性。

【诊断】

根据患者的关节、耳轮、肾等处出现痛风石，血尿酸增高可以确诊。

【鉴别诊断】

1. 丹毒　常常有发热、白细胞升高、感染病灶等特点。

2. 多中心网状细胞增生症　都具有耳和手指部位结节，伴关节痛，但组织病理具有特征性变化。

3. 其他　钙质沉着病有时类似痛风表现，但自觉症状较轻，血尿酸不高，X线示有钙化。尚应与Reiter综合征、关节型银屑病、耳轮慢性结节性软骨皮炎和类风湿结节等鉴别。

【治疗】

避免诱因，少食含嘌呤高的食物，防止关节损伤、感染等诱因。口服丙磺舒，同时大量饮水，增加尿酸排出。对关节炎可口服非甾体类抗炎药，急性发作时秋水仙碱静脉注射或口服，慢性期有肾功能不良和肾结石者忌用排尿酸药，个别痛风石可手术切除。

十二、皮肤钙沉着病

皮肤钙沉着病（calcinosis cutis）指不溶性钙盐沉积于皮肤组织，分为代谢性和转移性。

【临床表现和诊断要点】

1. 代谢性或营养不良性皮肤钙沉着　有30%～40%患者有硬皮病或皮肌炎。病灶好发于上肢，特别是手指和肌腱部位。皮损为坚硬结节和斑块，当皮肤和斑块粘连时表皮发红，最后破溃流出乳状物质。

组织病理示有非晶形深蓝色的钙质。血清钙、磷水平正常。

2. 转移性皮肤钙沉着　患者的血钙、磷水平升高。皮损为小而坚实的皮色小结节，数日多而对称，多见于腘窝或髂嵴处。常发生钙化的组织有肾、肺、心血管和胃等。常见于甲状旁腺瘤、维生素D过多、慢性肾病等患者，此类患者均有血钙增高特点。

【鉴别诊断】

痛风：主要发生于关节及软骨组织，尤其好发于耳郭，常伴有关节炎，组织病理示尿酸结晶。

【治疗】

1. 治疗原有疾病，如硬皮病、皮肌炎。

2. 避免用维生素D。

3. 个别局限性损害可以手术切除。

十三、黏多糖病

因蛋白聚糖降解酶先天性缺陷所引起的蛋白聚糖分解代谢障碍。其特征是过多的寡聚糖堆积与排泄。患者中男性多于女性，多见于近亲结婚者的后代，多有家族史。因酶缺陷的类型不同，预后不一。

【临床表现】

1. 氨基多糖病　又称黏多糖病Ⅰ型是由酸性黏多糖代谢障碍引起的疾病。属常染色体隐性遗传病，可能与异常的遗传基因促发有关。主要表现为侏儒症。患者智力迟钝，头大不对称，颈特别短，皮肤厚似黏液性水肿。面容丑陋、皮肤粗糙、舌大、驼背，腹膨似壶状。四肢运动障碍，角膜混浊，心脏畸形，肝、脾明显肿大，脐疝。预后较差，常在10岁内死亡，其中50%死于充血性心力衰竭。

2. Hurler综合征　又称IH型黏多糖病。为常染色体隐性遗传。早年角膜混浊，面容粗犷，智力迟钝。皮肤有象牙白色的结节，为1～10mm，有融合趋势，好发于肩背部，也可累及上肢、胸部以及股外侧。指、趾皮肤可以增厚，类似肢端硬皮病。此外，尚有广泛的多毛，四肢毛多而粗，10 岁前死亡。治疗主要对症处理。

3. Hunter 综合征　又称黏多糖病Ⅱ型。可分为重型与轻型，均为 X 连锁隐性遗传，缺乏艾杜糖醛酸硫酸酯酶。表现为腰型驼背、关节强直、宽手、胸部畸形、侏儒；角膜混浊、面容粗犷、肝脾大；智力迟钝及耳聋。发病于婴儿期，病情进行性加重，常死于呼吸道感染及心力衰竭。皮肤表现为沟状与嵴状或结节性增厚，主要对称分布于上臂、胸及肩胛角到腋窝线区等部。常有显著多毛症。重型无角膜混浊，15 岁前死亡。轻型智力反好，可活到 30～50 岁。

【治疗】

本病目前无有效疗法。应用新鲜血浆可有一定疗效，可改善临床及化学状况。

十四、氨基酸代谢病

氨基酸代谢病是指一组由于氨基酸代谢过程中酶的特异性缺陷使血中氨基酸积聚或由于肾小管不能有效吸收某些氨基酸最终导致尿中出现异常氨基酸的疾病，大多与隐性遗传有关。下面介绍临床上有时可以遇见的而又有皮肤表现的氨基酸代谢病。

1. 苯丙酮尿症　本病又称 Folling 病，患儿皮肤和毛发颜色浅淡，对光敏感，可以产生湿疹样损害，类似遗传过敏性湿疹表现，脓皮病的发生率增加，肌张力增高，伴有硬皮病样损害。及早发现及早治疗十分重要。严格控制饮食，应进食苯丙氨酸含量较低的食物。

2. 黑酸尿症　一般于 30～40 岁后才出现肤色暗黑，特别是颊、前额、腋和外生殖器处明显，黏膜、巩膜、甲、腱和软骨都可有不同程度地变黑。组织广泛变色尚无特殊疗法，对症处理骨关节症状。

3. 单氨羧酸类氨基酸尿症　本病又称 Hartnup 病，常于儿童期（3～9 岁）发病，先有皮肤症状继以神经精神异常的表现，消化道症状较少见。皮损好发于曝光部位（如颊、额、手背等处），表现为境界清楚的红斑，色素沉着，角化过度，干粗和皲裂，也可有皮肤异色病样表现。日晒后皮损常加剧。补充足量的烟酸或烟酰胺，可以使症状迅速改善。皮损应防止曝光和外用防晒制剂。

4. 精氨琥珀酸尿症　常在幼儿时出现毛发异常改变，表现为发干而脆，且很易于发根处折断，生长不规则，成簇状，患儿常年不需理发，毛干可呈结节状，成年后有可能自发缓解。尚无特殊有效疗法。

5. 组氨酸血症　本病为皮肤内缺乏组氨酸酶。本症并无光敏现象，可伴有皮纹较浅表现及中枢神经系统异常特别是智力迟缓及语言障碍等。

6. 同型胱氨酸尿症　本病为胱硫醚合成酶的缺陷所致。患儿出生时正常，逐渐表现出智力和生长缺陷。毛发稀疏，颧部潮红，小腿部网状青斑。大量补充维生素 B_6，每日 300mg，可能有一定疗效。

7. 氨酞基脯氨酸（二肽）酶缺乏症　本病是一种常染色体隐性遗传性疾病，常累及皮肤、眼、耳、鼻、咽、骨关节和中枢神经系统。皮肤损害可见慢性顽固性溃疡好发于四肢，特别是小腿，溃疡为崩蚀性，深在而不易愈合，于溃疡周围可有瘢痕形成，并可见鲜红色斑丘疹及紫癜。其他可有皮肤干燥、白发、指甲弯曲、毛周角化和肘膝部角化。本病尚无特效治疗，最近有报道口服氨苯砜有效。

第三节　内分泌性疾病

一、肢端肥大症

肢端肥大症（acromegaly）是因软组织和骨的变化而形成的一种特殊综合征。生长激素过量在青春期前的儿童导致巨人症，然而一旦骨骺生长板闭合，这种过量则导致肢端肥大症。

【病因】

通常是由于混合性嫌色细胞和嗜酸性粒细胞腺瘤导致垂体生长激素的过多分泌所致。

【临床表现】

皮肤表现主要为弥漫性粗厚并形成明显沟纹，典型的如全身骨骼和软组织肥大、增生，颜、鼻和眶上脊显著肥厚，其额部皮肤增厚、发红、起皱，伴鼻唇沟增厚。唇和舌也肥厚。手足增大，指尖逐渐增大呈鼓槌状。内分泌（甲状腺、肾上腺皮质、性腺）、代谢（钙、磷）紊乱或伴有因垂体肿瘤压迫产生的症状如头痛、视力障碍等。汗腺和皮脂腺功能亢进，以致多汗、多油，毛发粗浓。其他内分泌紊乱的表现有色素沉着、女性多毛等。

【诊断】

主要根据骨骼肥大和内分泌代谢紊乱的发现。

【治疗】

主要针对垂体肿瘤的压迫症状，目前主要是选择经蝶骨显微外科切除肿瘤继而对剩余病变药物治疗的综合疗法。抑制生长激素的过度分泌(内服生长激素抑制药)和纠正内分泌代谢紊乱的对症处理。放射治疗通常用于顽固病例。

二、库欣综合征

本病系肾上腺皮质功能亢进，皮质类固醇激素分泌过多所引起的库欣综合征(Cushing syndrome)。

【病因】

与肾上腺糖皮质类固醇分泌过多有关。肾上腺皮质肿瘤或皮质原发性增生肥大、脑垂体嗜碱性细胞瘤或透明变性、下视丘病变使 ACTH 产生增多；肾上腺以外的肿瘤如支气管癌、胸腺癌、胆囊癌等，其癌细胞分泌类似 ACTH 活性物质；长期大量应用皮质类固醇治疗其他疾病也可促发。

【临床表现】

库欣综合征最突出的特征是向心性肥胖，可累及面、颈、躯干，尤其是腹部，但四肢很少受累。脂肪沉积于上背部，形成水牛背。面部呈宽而圆的满月脸。发病年龄高峰在 20～30 多岁。

皮肤变化明显，包括多毛、干燥、皮肤脆弱、面部痤疮、对浅表皮肤癣菌和糠秕孢子菌易感，尤其在面颊、颈前、胸部 V 字区较多。腹壁和大腿可出现特征性淡紫色萎缩纹。在非医源性病例中，女性受累比男性多 4 倍，女性患者的面部和躯干部多毛，但头发稀疏。偶可有网状青斑、紫癜、瘀斑或棕色色素沉着。也曾见有皮肤异色病样改变。

通常有高血压和显著的全身性动脉硬化，伴进行性无力、疲乏以及背部、四肢和腹部疼痛；还可出现脊柱背侧后凸，使水牛背外观更为明显。有骨质疏松且一般有性欲下降。20%的患者有糖类代谢紊乱，并有高血糖症、尿糖和糖尿病。

【辅助检查】

过夜地塞米松快速筛选试验及尿游离皮质醇测定：晚上 11 时口服地塞米松 1mg，次日上午 8 时用荧光测量仪测定血浆的皮质醇量水平。当水平低于 138nmol/L，可基本排除库欣综合征，若尿游离皮质醇也在正常范围可排除本病；X 线检查：可见骨质疏松，严重者脊柱呈鱼脊状，可有病理性骨折。

【诊断】

根据典型临床表现，高血压，男子阳萎，女性闭经或少经。X 线检查骨质疏松，过夜地塞米松快速筛选试验及尿游离皮质醇测定阳性，一般不难诊断。

【治疗】

主要是外科切除肿瘤，而有时也用放疗、化疗或药物以阻断类固醇的合成。

三、艾迪生病

慢性肾上腺皮质功能减退症又称艾迪生病(Addison's disease)，是由于双侧肾上腺皮质萎缩、结核、自身免疫性功能缺陷以及肿瘤、严重感染等广泛性破坏，或双侧肾上腺切除，所致肾上腺皮质功能不足。其特点为倦怠、虚弱、易激惹、心脏衰弱和皮肤色素沉着，其发病率较低，每百万人口中大约有 40 人患此病。好发于 30～50 岁，男女发病比例为 3∶1。

【临床表现】

肾上腺功能不全的主要的皮肤表现为色素沉着过度，是本病的重要特征。皮肤改变呈弥漫性，但是日光暴露部位和反复损伤与受压部位最明显。腋窝、会阴和乳头也受影响，瘢痕部位色素沉着以及下腹中线、黏膜、头发和甲部变黑。多数新痣的出现可作为艾迪生病的一个早期征象。有时可能不出现色素沉着，这称为白色艾迪生病。腋毛和阴毛减少主要见于女性，因为其雄激素主要由肾上腺产生。耳郭的纤维化和钙化是罕见的并发症。

系统性体征如体重下降、恶心、呕吐、腹泻、乏力、疲劳和低血压加上特异性皮肤异常。

【辅助检查】

通过促肾上腺皮质激素(cosyntropin)刺激后测得血清氢化可的松做出诊断。如 1h 内不高于 20μg/dl，则诊断艾迪生病。原发性肾上腺皮质功能不全患者血浆促肾上腺皮质激素(ACTH)水平是升高的，而继发性肾上腺皮质功能不全者血浆 ACTH 正常或降低的，后者为下丘脑-垂体轴损伤所致。通过 CT 检查可排除肾上腺浸润或感染。

【诊断】

根据典型的有特征分布的皮肤黏膜色素沉着，

有乏力、消瘦、纳差、血压低等临床症状，以及低血钠、高血钾等电解质异常，一般不难诊断艾迪生病，但确诊还需有可靠的实验室检查，促肾上腺皮质激素(cosyntropin)刺激试验可基本确定本病。

【治疗】

患者可用糖皮质激素和盐皮质激素替代治疗。饮食中必须含有丰富糖类、蛋白质、维生素及钠盐类。

四、全垂体功能减退症和生长激素缺乏

垂体衰竭所致垂体激素作用缺乏可引起皮肤、毛发和甲的许多改变。

【临床表现】

皮肤可表现为苍白、变薄和干燥。可有少汗以及弥漫性体毛脱落，伴腋毛、阴毛和头发的明显稀疏。甲变薄，易碎，无光泽，且生长缓慢。引起全垂体功能减退的垂体疾病还可导致生长激素缺乏可作为一独立的表现。这种情况可以开始于儿童期，其身材矮小是最突出的问题，而在成人则主要表现为体重增加、能量减少、体力下降和心理社会障碍，儿童有毛发生长稀疏和额部后移，有些患者出现毛发卷曲和毛小管结节性脆发病。在儿童最常见的表现是垂体的特发性生长激素分泌减少。

【辅助检查】

胰岛素耐量试验是最常用的诊断试验。垂体磁共振(MRI)对肿瘤或浸润损害可做筛选诊断。

【治疗】

用生长激素做替代疗法。

五、甲状腺功能减退症

甲状腺功能减退症系甲状腺激素合成与分泌不足，或甲状腺激素生理效应不好而致的全身性疾病。

【临床表现和诊断要点】

1．呆小病(cretinism)　胎儿时期的甲状腺素缺乏可造成出生时和出生后数月内发生呆小病的特征性表现。

呆小病患者的皮肤发冷、干燥，颜色为苍白至淡黄。常有头发的数量、质地和分布的异常并伴有斑秃。阳光照射后皮肤色素沉着比正常人少。出汗明显减少。口唇苍白、肥厚、隆突，舌通常增大，出牙延迟。由于双眼距增宽、鼻宽平和眼周水肿，可形成特征性面容。还可见到腹部隆起伴脐疝，肢端肿胀，甲粗糙、干燥且易脆，锁骨脂肪垫，体温低伴皮肤大理石纹。

2．黏液性水肿(myxedema)　皮肤变得粗糙而干燥；在严重的原发性黏液性水肿病例，皮损与寻常型鱼鳞病相似。面部皮肤肿胀；表情常常迟钝、淡漠；可出现舌肥大、唇肿胀、鼻宽大；常发生继发于黏多糖沉积的慢性眶周浸润。这种浸润可导致头皮呈回状颅外观。可有胡萝卜素血症，导致皮肤黄染，尤其掌跖更明显。常有弥漫性脱发，眉毛的外1/3脱落头发粗而脆。甲的游离缘易破损，可出现甲松离。

3．轻度甲状腺功能减退症　轻度甲状腺素缺乏较常见。手足冰凉但无血管疾病，对寒冷天气敏感，出汗减少，体重增加，嗜睡，白天打瞌睡，或便秘。

【治疗】

甲状腺激素替代疗法将逆转甲状腺功能减退症的皮肤表现。

六、甲状腺功能亢进症

甲状腺功能亢进症简称甲亢，是一种自身免疫性疾病。精神刺激、感染等应激状态是本病的常见诱因，而家族遗传也有一定关系。

【临床表现】

皮肤颜色变暗，呈青铜色或黑色，表面温暖、潮湿且光滑。可见面部红斑和掌红斑，头发变细呈绒毛样质地，并可见无瘢痕性弥漫性脱发，有时出现黄褐斑，部分患者可见甲盘状凹陷和远端松离改变，Graves病患者可见胫前黏液性水肿和甲状腺杵状指。

【治疗】

放射性碘或抗甲状腺药物如他巴唑或丙硫氧嘧啶。

七、甲状旁腺功能减退症

本病为特发性、伴性和常染色体隐性遗传，常发生于婴幼儿，30～40岁成人亦可发病。

【临床表现】

皮肤及其附属器可出现各种改变。皮肤干燥，粗糙，脱屑，可有弥漫性毛发稀少，腋毛和阴毛完全缺如，甲变脆且畸形，可出现伴有真菌感染的甲松离。可伴有手足抽搐、肌肉痉挛等低钙血症症状及精神症状。

【治疗】

目前主要采用甲状腺激素、维生素D与补充钙

剂。

八、甲状旁腺功能亢进症

甲状旁腺功能亢进症，可分为原发性、继发性。原发性是由于甲状旁腺本身病变（肿瘤或增生）引起的甲状旁腺素（PTH）分泌过多，通过对骨和肾的作用，导致高钙血症和低磷血症。继发性由于甲状腺以外的各种其他原因导致的低血钙，继发引起甲状旁腺增生，分泌过多PTH。

【临床表现】

出现皮肤钙质沉着症，表现为大的皮下结节，或呈白色线状排列的丘疹，位于关节周围。精神症状常见，主要为类似抑郁的表现：情绪低落、乏力、缺乏主动性和易激惹等，也可出现记忆减退和思维迟缓。若起病隐匿，症状可能被忽略而漏诊。

【治疗】

1. 手术
2. 西咪替丁　试用于有手术禁忌证的患者。

九、胰高血糖素瘤综合征

罕见，又称坏死松解性游走性红斑。由胰腺A细胞肿瘤分泌大量胰高血糖素所引起。

【病因】

大多数患者患有胰高血糖素瘤，肿瘤大部分位于胰腺尾部，其次为胰体。肿瘤细胞分泌大量胰高血糖素引起泛发性、游走性环状或回旋状边缘的暗红色斑，或条丝状皲裂为特征的皮肤病。切除肿物可使皮肤黏膜损害2d到2周内消失。

【临床表现】

女多于男，占78%，好发于45～65岁。常伴有消瘦、贫血、舌炎和皮肤损害。皮疹多为红斑，呈不规则形或多角形，偶见为高于皮面的细小丘疹和水疱，较快向周围扩散和融合发展成多环状、地图状或回旋状暗红斑，中央发生浅表发皱水疱，破溃后糜烂形成结痂并脱屑，遗留色素沉着，有时呈线条状暗红斑或皲裂，伴有鳞屑和痂皮，向周围扩散，呈片状、线条状剥脱，留下色素沉着斑，如墙上剥脱的油漆。口鼻周出现红斑、结痂和鳞屑，指端和手足背起棕红色斑表面附有鳞屑。泛发分布，以摩擦和外伤部位多见。好发于会阴、腹股沟、下腹、臀、口鼻周、四肢远端、踝、小腿等。一般以7～14d为一个周期不治亦能自愈，但反复发作，呈进行性加重。常伴有痒感和烧灼感。约半数以上的患者伴有糖尿病，常伴有贫血、精神症状、静脉血栓。

【实验室检查】

胰高血糖素值显著增高，血常规示低血红蛋白性贫血，血细胞比容降低，血清铁和饱和铁降低，血沉加快等。空腹血糖水平升高，糖耐量试验异常。CT、B超等有助于确定肿瘤。

【诊断】

根据特征性的皮疹、舌炎、糖尿、胰高血糖素值增高可以诊断。

【治疗】

治疗以原发病为主，本病多继发于胰高血糖素瘤，应首先切除原发肿瘤。

十、黏液性水肿

（一）胫前黏液性水肿

胫前黏液性水肿（pretibial myxedema）是胫前隆起的肿胀性的斑块或结节，指压无凹陷，局部毛孔粗大，系由于黏蛋白局部沉积所致。

【临床表现】

皮损好发于双侧小腿的伸侧，可扩大到足背、大腿等处。也见于头皮，两肩及手背，常对称分布。为高起皮面的坚实的结节或斑块，压之无凹陷，呈肤色、淡红或棕色，表面毛孔扩大如橘皮状，并有一些粗大矗毛生长。结节损害发展严重者可使腿、足变形。一般无自觉症状。有时可伴瘙痒及针刺感。部分患者甲状腺功能检查可见异常。

【组织病理】

表皮角化过度，毛囊角栓，表皮突变平；真皮水肿，真皮中、下部由于黏蛋白沉积致胶原束分离，真皮增厚，血管及附属器周围有炎细胞浸润；阿新蓝染色可见黏蛋白沉积。

【诊断】

依据临床表现结合组织病理可做出诊断。

【治疗】

局部外用糖皮质激素制剂，也可封包或皮损内注射，每个部位注射曲安西龙5mg，总量不超过40mg，3～4周注射1次，亦可加入透明质酸酶同时注射。

（二）黏液水肿性苔藓

黏液水肿性苔藓（lichen myxedematosus，LM）病因不清，部分患者与肝功能异常、骨髓瘤等疾病合并发生。

【临床表现和诊断要点】

本病多见于30～50岁成人，无性别差异。皮疹为肤色、淡红色或黄色的苔藓样丘疹与结节，表面有蜡样光泽。皮疹多少不定，可以密集成群，排列成环状或盘状，也可呈线条状、带状或串珠状。病程慢性，常持久不退。常伴有瘙痒。本病好发于面、四肢伸侧、手指背、足背及上胸部等处。

本病的一个特殊亚型是硬化性黏液性水肿，皮损密集形成浸润斑块者类似硬皮病样外观，发生在颜面部形成狮面状。引起张口受限，指(趾)弯曲困难等功能障碍。

【组织病理】

各型真皮特别是深部有大量黏蛋白沉积，阿新蓝染色阳性。

【治疗】

查找原发疾病并进行治疗。损害内曲安西龙(去炎松)封闭注射或皮质激素制剂封包外用。对各种治疗抵抗者可试用免疫抑制药。

十一、黑棘皮病

黑棘皮病(acanthosis nigricans)的特征是对称分布的色素沉着过度和天鹅绒样斑块。发病可能与遗传、内分泌、药物及肿瘤等因素有关。

【分类】

Ⅰ型：伴有恶性肿瘤的黑棘皮病

黑棘皮病的“恶性”型可发生于内脏癌症之前(18%)、同时(60%)或之后(22%)。大部分病例并发腺癌，尤其是胃肠道(胃癌占 60%)、肺和乳房；而胆囊、胰腺、食管、肝脏、前列腺、肾脏、结肠、直肠、子宫和卵巢较少见。其他类型的癌症和淋巴瘤也可见到。少数恶性型黑棘皮病可见于儿童，但大部分病例开始于青春期后或成人。如果 40 岁以上的非肥胖性男子发生广泛的皮肤损害，则应高度怀疑恶性型黑棘皮病。牛肚掌(掌型黑棘皮病)的特征是掌部天鹅绒样增厚、皮纹明显。多见于癌症患者。

Ⅱ型：家族性黑棘皮病

极罕见，出生时即已存在，或于儿童期发病。通常在青春期加重。它不合并内脏癌症，为常染色体显性遗传性疾病。

Ⅲ型：合并肥胖、胰岛素抵抗和内分泌疾病的黑棘皮病。

Ⅲ型：黑棘皮病的最常见类型。它发生于颈部两侧、腋部及腹股沟，呈灰色绒毛状皮肤增厚。

【临床表现】

可发生于任何年龄，中年以后发病者约 50%合并肿瘤，皮疹多发生于皮肤皱褶部位，如颈、腋窝、腹股沟、乳头下脐窝等处，灰棕色或黑色色素沉着，表面干燥、粗糙，逐渐增厚成细小乳头，如绒毛状，亦可进展成疣状或疣状赘生物，天鹅绒状改变为其特征皮损，可累及黏膜，常有甲板损害。

【病理】

轻、中度角化过度及乳头瘤样增生，表皮突通常发育不佳，真皮乳头向上突起呈手指状，两个乳头间凹陷，表皮呈轻中度棘层肥厚，并充满角化物质，在乳头顶部及乳头突起侧面的表皮常变薄。

【治疗】

首先对因治疗，积极治疗肿瘤、内分泌疾患等原发病，肥胖者降低体重，停用可疑药物。局部外用鱼肝油软膏、维 A 酸霜、氢醌霜等制剂。

(全哲虎)

■参考文献

[1] 王侠生，廖康煌.杨国亮皮肤病学.上海：上海科学技术文献出版社，2005.

[2] 赵辨.临床皮肤病学.南京：江苏科学技术出版社，2001.

[3] Willam D James Timothy G Berger 和 Dirk M Elseon.安德鲁斯临床皮肤病学(翻译版，原书第 10 版).北京：科学出版社，2008.

[4] 张学军.皮肤性病学.北京：人民卫生出版社，2008.

第 20 章

色素障碍性皮肤病

第一节　雀　　斑

雀斑(freckles)是一种常见的小的,局限的棕色至黑色色素斑。好发于面部,也可发生在身体任何部位。可发展缓慢,也可突然增多,色素可为均一,也可不同。

【流行病学】

雀斑在温带地区常见。一般而言,肤色白和红色或金色头发的白人更常见。发生性别无显著差异。始发年龄一般为 2 岁,青春期数目增加,而成人后数目有减少趋势。

【病因学】

1. 属常染色体显性遗传,如为患者的一级亲属发病率更高。研究表明与 MC1R(melanocortin1 受体)基因多态性有关。

2. 环境因素,过度日光照射或紫外线照射可诱发本病或使其加剧。法国一项病例对照研究比较了 145 例上背部多发日光性雀斑成人和 145 例配对对照对象,发现上背和肩部多发日光性雀斑的成人可作为既往日晒严重的临床标志,并可能被视为皮肤黑素瘤的高危人群。

一项日本芯片分析发现 16 例日光性雀斑成人,与感染、脂肪酸代谢和黑素细胞相关的调节基因上调,而和角质包膜的相关基因下调。研究者提出日光性雀斑可能是由过去反复紫外线照射的诱导突变的效应,导致特征性黑色素产生的强化。FGFR3 和 PIK3CA 突变可能为潜在的致病因素。在一个样本为 30 例的日光性雀斑中,有 5 例检出 FGFR3 基因突变,在 28 例日光性雀斑中有 2 例检出 PIK3CA 突变,提示 FGFR3 和 PIK3CA 突变在日光性雀斑发病中的作用,并进一步证明了之前紫外线暴露可能是人体皮肤 FGFR3 和 PIK3CA 突变的致病因子。雀斑易感人群还可能存在表皮黑素细胞体细胞突变,以致产生黑素增加。因为黑素细胞个数并没有增加,反而可能减少。而 UVA 和 UVB 照射后,多巴反应增加,导致更多黑素小体的产生。

3. 着色性干皮病相关的雀斑:该病为常染色体隐性遗传病,该病的携带者雀斑更黑更明显。

4. 神经纤维瘤病相关的雀斑:该病为常染色体显性遗传病,在该病患者的皱褶部位可见雀斑,如腋窝处的雀斑提示该病可能。

【临床表现】

皮损常对称分布于曝光部位,特别是面部、手背及前臂伸侧。皮损多为直径 1～2mm 的斑疹,边缘清楚但不规则,皮损颜色随曝光程度不同而变化,有淡褐色至棕褐色,但不会十分黑,这可与雀斑样痣、交界痣区别;在同一病例中可以有不同颜色的皮损,但每一个皮损的色泽是一致的。

【病理学检查】

表皮结构正常,表皮基底层细胞内黑素轻度至中度增多,皮肤附属器细胞黑素增加;多巴染色示皮损内黑素细胞密度较邻近组织为低,但细胞体积较大,有更多、更长的树突,染色较深。电镜观察示雀斑处黑素细胞与黑种人相似,有更多的第Ⅳ期黑素小体,而邻近组织中的黑素细胞内黑素化较正常为弱,黑素颗粒较小,轻度黑素化,两者有明显的差异。

【诊断与鉴别诊断】

1. 诊断标准

(1)皮损为针头至米粒大圆形或卵圆形淡褐色或黄褐色斑疹,分布对称,无自觉症状。

(2)发生面部,亦可见于手背、颈及肩部暴露部位皮肤。

(3)常首发于 5 岁左右的儿童,女性多于男性,随年龄增长,数目增多;青春期最明显。

(4)组织病理可见表皮基底层尤其表皮突部位色素颗粒增多,但黑素细胞数目并不增加。

2. 鉴别诊断

(1)单纯性雀斑样痣:散在分布的棕色至黑素的针尖至粟粒大小的斑疹,不限于曝光部位,组织病理示基底层内色素细胞增多,基底细胞内黑素增加。

(2)色素痣:多发生于儿童或青春期,皮损呈斑疹、丘疹、乳头瘤状、疣状、结节等表现,黄褐色或黑色。组织病理可见痣细胞巢。

(3)着色性干皮病:6 个月至 3 岁发病,早期面、唇、结膜、颈部及小腿等暴露部位出现雀斑、色素沉着斑、皮肤干燥。暴露部位及非暴露部位皮肤及口腔黏膜出现毛细血管扩张及小血管瘤,小的白色萎缩性斑。3～4 年后即出现皮肤恶性肿瘤,以基底细胞癌最常见,其次为鳞状细胞癌和黑素瘤。

【治疗】

1. 避免日光过度照射。

2. 可涂用 2%～3%氢醌霜加 0.05%维生素 A 酸软膏。

3. 孤立与色素较深的皮损可以采用液氮冷冻治疗。

4. Q 开关 Alex 755nm 激光治疗雀斑安全有效,无瘢痕及永久性色素改变,通常需要 1～2 次治疗,间隔时间为 8 周,平均强度为 $7J/cm^2$。

【并发症的诊断、治疗和预防】

有些雀斑还可能伴发系统症状,如 LEOPARD 综合征。有研究称雀斑患者患黑素瘤或其他皮肤癌症的风险较高。应避免日晒。

【预后】

预后良好。

第二节 黄 褐 斑

黄褐斑(melasma)是一种常见的获得性、对称性斑片状色素沉着病,大多累及面部、颈部等曝光部位。

【流行病学】

任何种族均可发生,浅褐色皮肤可能更常见,尤其为亚洲及西班牙裔。女性多见,男女患病比例为 1∶9。常见于青春期和育龄期的女性,特别是妊娠期第 2～5 个月,有时也可见于绝经期妇女或男性。

【病因学】

病因复杂,推测有多种因素参与其发病过程,如内分泌、口服避孕药物、遗传、日晒、化妆品、光毒性药物或抗癫痫药物等,一些慢性病患者(如女性生殖器疾病、痛经以及肝病、慢性酒精中毒、甲亢、结核病和内脏肿瘤等)也常发生本病。本病的黑素增加与黑素细胞活性增加有关,而造成其活性增加的原因还不十分清楚,但对于妊娠妇女来说,其产生黄褐斑的原因可能是由于水平升高的雌激素和孕激素刺激黑素细胞活性增高。

【临床表现】

皮损可对称分布于面部的突出部位,以颧部、前额和两颊最明显,鼻及颧部皮损常融合成蝶状。皮损表现为淡褐色至淡黑色、大小不等、形状不规则的斑疹或斑片,表面光滑,有融合倾向,边缘清楚或弥漫,局部无炎症及鳞屑;色素随季节、日晒、内分泌变化等因素可稍有变化;有的患者乳晕、外生殖器、腋窝及腹股沟处皮肤色素也增加。无主观症状。通常分为面中央型、面颧部型、下颌型三型,前两型占大多数,各型的临床和病理表现往往存在差异。易影响Ⅳ或Ⅴ型皮肤者,如亚洲人或西班牙人,前臂黄褐斑极少见,通常见于老年人,特别是绝经后补充雌激素的女性,色素改变为斑片状,可融合或呈斑点状,边界清楚类似面部黄褐斑。

【辅助检查】

一般来讲,不需要实验室检查,必要时可检查甲状腺功能,Wood 灯(波长 340～400nm)检查常可帮助定位表皮或真皮的色素,在很多病例中,色素在这两个部位中均可存在。

【病理学检查】

皮损处表皮结构正常。表皮型的黑素主要沉积在基底层及其上方,偶尔延及角质层;真皮型真皮中上部血管周围有噬黑素细胞存在,真皮吞噬细胞中色素增加,亦可见游离的黑素颗粒,无炎症浸润;Fontana-Masson 染色证实角质形成细胞及一些黑素细胞中黑素小体增加。电镜检查表皮型和真皮型黄褐斑在结构水平上无实质性差别,显示黑素细胞数量正常但黑素细胞活性增加,黑素细胞树突明显增大,黑素形成活跃,棘层细胞含大量的单个非聚集黑素颗粒，皮损处黑素细胞胞质中线粒体、高尔基体、粗面内质网和核糖体增多。

【诊断与鉴别诊断】

1. 诊断标准

(1)形状不规则、边界清楚的淡褐色或淡黑色斑。

(2)对称分布于面部两侧颧部，亦可见于额、眉、颊、鼻、上唇部位。

(3)好发于中青年女性，无自觉症状。

(4)组织病理示表皮色素增多，真皮噬黑素细胞中有较多的色素。

2. 鉴别诊断

(1)雀斑：面部、手背、颈及肩部暴露部位针头至米粒大淡褐色或黄褐色斑疹，呈对称分布。自5岁左右发病，女性多于男性。组织病理可见表皮基底层色素增多，但黑素细胞数目并不增加。

(2)黑变病：灰褐色或棕褐色斑片，弥漫性或网状，境界不清，可有网状毛细血管扩张及细碎鳞屑。好发于面部、颈部、胸背上部。以中年女性为多。组织病理示表皮基底层液化变性，真皮浅层见较多噬黑素细胞。

(3)Addison病：色素沉着于全身，以暴露部位及皮肤皱褶处明显，面部色素常不均匀，无炎症表现。

(4)Civatte皮肤异色病：色素沉着对称分布于面、颈部，红褐色至青铜色网状损害，其间有淡白色萎缩斑，有显著的毛细血管扩张。

【治疗】

1. 避免日光过度照射或外用刺激性化妆品，保持心情愉快。

2. 交替或混合外用3%氢醌霜与0.05%～0.1%维A酸霜剂。

3. 口服维生素C、六味地黄丸等中药。

4. 可选用强脉冲光(intense pulsed light)治疗。

5. 果酸治疗：20%～70%的甘醇酸在皮肤科医师的正确使用下可取得较好的疗效，一般2～4周治疗1次，治疗间隙需注意避光和防晒。

【预后】

真皮色素较之表皮色素不容易消退，缺乏有效的治疗可消除真皮色素。真皮色素的源头是表皮，如果表皮的黑素生成长期受抑制，那么真皮色素会失去补充而缓慢消退。黄褐斑常对治疗抵抗或复发，而且和不严格的防晒肯定相关。对患者的教育包括：严格防止日晒，告知患者疗程长，但坚持可见逐步改善。

第三节　咖　啡　斑

咖啡斑(Café-au-lait spots)是一种多见于躯干部的淡褐色斑。大小自数毫米至数厘米，乃至数十厘米不等。形状不一，但多为卵圆形。边界清楚，表面平滑。起病于新生儿或幼儿期。

【流行病学】

在10%～20%的健康儿童中，可发现单一的咖啡斑。随着年龄的增长，咖啡斑显得更为明显。黑种人的发病率明显高于白种人。<10岁白种人和黑种人儿童有一个以上皮损的发生率分别上升至13%和27%。6～25岁的白人中，有一个以上咖啡牛奶色斑的比例上升到25%。

【病因学】

本病为遗传性皮肤病，与日晒无关，可为多系统疾病的一种标志，如神经纤维瘤病、Albright综合征、Waston综合征、Russell-Silver侏儒症、多发性黑子综合征及共济失调毛细血管扩张症等。

【临床表现】

咖啡斑为淡褐色斑，棕褐色至暗褐色，大小不一，圆形、卵圆形或形状不规则，边界清楚，表面光滑。可在出生时或出生稍后出现，并在整个儿童时期中数目增加。多见于躯干部，不会自行消退。不同疾病中出现的咖啡斑可有不同特点并伴随有其他异常表现。

【病理学检查】

组织病理示皮损中黑素细胞数目增多及基底层黑素化，巨大黑素小体(3～5μm黑素颗粒)见于患神经纤维瘤成人的咖啡斑中而不见于儿童患者。正常人和Albright综合征的咖啡斑一般无巨大黑素小体，但曾见于多发性黑子综合征。

【诊断与鉴别诊断】

根据发病年龄，边缘清楚的牛奶咖啡斑色斑片即可诊断。90%神经纤维瘤病患者具有咖啡斑，若有6片直径大于1.5cm的咖啡斑，则患者常有神经纤维瘤病。Albright综合征中的咖啡斑有时也见于面颈部，数目较少，但较大，边界不规则，可呈锯齿状；色素较深，斑上的毛发常较周围的正常毛发深。Waston 综合征的咖啡斑数目多且伴腋部雀斑、智力低下和肺动脉狭窄，为常染色体显性遗传。

【治疗】

咖啡牛奶色斑的传统治疗手段包括冷冻、磨削和切除，这些方法有不同程度的成功率，但常产生严重的不良反应，如永久性的色素改变或瘢痕形成等。Q 开关激光治疗咖啡斑一般不引起瘢痕，但疗效差异较大，很难预计，目前还没有一种激光能达到完全理想的疗效。色斑可能完全去除也可能毫无作用，治疗后的复发率为 0～67%，相对来说，面部的咖啡牛奶色斑对激光治疗更为敏感。

使用 Q 开关紫翠宝石激光、Q 开关红宝石激光和 Nd:YAG 激光都能对咖啡牛奶色斑进行治疗，经过 2～3 次治疗后，约有 1/2 的患者皮损颜色减退或消失，但有可能在治疗后数月又复发。疗效及复发率与激光类型无明显联系。有报道，20 例咖啡牛奶色斑（两种组织学类型）同时用 Q 开关倍频 Nd:YAG 激光（波长 532nm，光斑直径 20mm）和 Q 开关红宝石激光（波长 694nm，光斑直径 50mm）治疗，其疗效各异，复发情况也各不相同。

咖啡牛奶色斑需多次治疗，以免附近未受照射的黑素细胞重新造成色素沉着，治疗后须避光以降低残留黑素的活性。最近有人用强脉冲-无线频率系统结合局部应用维生素 D_3 软膏治疗 8 例Ⅰ型神经纤维瘤伴发的咖啡牛奶色斑，结果 75% 的患者得到有效的改善，且至少 6 个月内没有复发，认为是治疗Ⅰ型神经纤维瘤咖啡斑的新方法。

第四节　Riehl 黑变病

Riehl 黑变病（Riehl's melanosis）是由 Riehl 于 1917 年报道的为发生在以面部为主的灰褐色色素沉着病。

【流行病学】

发病率不明，日本报道较多。法国、丹麦、南美、印度、南非也有报道。总体上说，多发生在肤色深的种族。女性多见。各种年龄均可发生，大多数发生在中青年女性。

【病因学】

病因不明确，可能与多种致病因素有关，大部分病例有直接接触致敏原。如外用化妆品及其他化学性物品，使皮肤产生了对光线及刺激敏感而发病，是接触性皮炎的一种形式。1917 年 Riehl 首先报道，当时认为此病的病因可能系战争时期劣质食品中的毒性物质引起，饥饿、营养不良、维生素缺乏，特别是 B 族维生素缺乏与此病有关。日本报道了一例 Riehl 黑变病样皮疹，伴干燥综合征，与抗 SSA 抗体有关。皮疹发生在光暴露部位，使用紫外线防护后，皮疹消退，因此一种假说认为紫外线诱导 SSA 抗原在角质形成细胞上表达，从而成为循环中抗 SSA 抗体的靶点，导致界面发生皮炎和色素失禁。

【临床表现】

本病多见于中年妇女。皮损分布于额、颧部、耳后、颈侧、臂部及其他曝光部位。初起面部发红、水肿、瘙痒，继之广泛或网状色素沉着，皮损可为淡棕色、铜红色、灰褐色或紫褐色，边界不清，逐渐扩展，表面覆以薄层粉状鳞屑，也可见毛囊角化。

【辅助检查】

斑贴试验：标准试验物、化妆品、香水或者患者自己所带可疑过敏原；光斑贴试验；激发试验或重复性开放性试验（ROAT）：当斑贴试验结果可疑或阴性时行该试验，或者化妆品中致敏原的浓度可能太低而不能在背部得到阳性反应。

【病理学检查】

组织病理学检查显示基底细胞液化变性，真皮浅层轻重度淋巴组织细胞浸润，混杂噬黑素细胞。真皮血管周围炎症浸润，噬色素细胞中及游离在真皮中黑素颗粒增多。

【诊断与鉴别诊断】

1. 诊断标准

（1）受累皮肤上形成灰紫至紫褐色斑，网状排列，粉尘样外观。

（2）主要累及面、颈及胸背部皮肤。

（3）典型皮损根据疾病的不同时期可以分为三期：炎症期、色素沉着期、萎缩期。

（4）组织病理示表皮轻度角化过度，棘层细胞间水肿，基底细胞有点状液化变性，真皮浅层有大量黑素颗粒，有较多噬黑素细胞。

2. 鉴别诊断

（1）黄褐斑：常见于面部两侧颧部的淡褐色或淡黑色斑，边界清楚。成年女性多见。组织病理检查示表皮色素增多，真皮有较多的噬黑素细胞。

（2）扁平苔藓：扁平多角形发亮丘疹，呈红色或紫色，其上有一层光滑发亮的蜡样薄膜，可见细的白色条纹称 Wickham 纹。组织病理有其典型改变。

(3)Addison 病：色素沉着于全身，以暴露部位及皮肤皱褶处明显，面部色素常不均匀，无炎症表现。

(4)焦油黑变病：面颈部等暴露部位弥漫性色素沉着，常伴有痤疮样炎性反应。

【治疗】

1. 查找可能的致病因素，对症治疗。

2. 避光，避免接触致敏的化妆品或化学物品。

3. 口服维生素 C、维生素 E、维生素 A 或中药。

4. 2%～5%氢醌霜联合异维 A 酸，1d 2 次，外用。

5. 乙醇酸。

6. 美容遮瑕。

【预后】

随时间和避免致病原，色素沉着会减轻，但仍有部分色素会持续。需要教育患者避光或使用遮光剂。

第五节　摩擦黑变病

摩擦黑变病(friction melanosis)是由于长期反复机械性刺激所致局部皮肤的网状色素沉着性损害。1980 年以来的日本文献中陆续报道了一种新的、特殊的色素沉着性皮肤病。武藤等(1980)以“见于年轻女性躯干的色素沉着”为题首先报道 5 例。三岛(1982)称之为“Kobner 型黑皮病”。其后的病例则多以“骨隆起部皮肤火罐网的异常色素沉着”或“健康巾黑变病”等加以报道。肥田野信(1984)提出“摩擦黑变病”的概念。因其具有一定的临床特征和共同的组织病理学改变，故被视为一独立病种。

【病因学】

根据皮损形态、特定的好发部位以及通过对致病因素的调查健康搜索基本肯定本病起因于外在的局部刺激。最引人注目的刺激物是以尼龙、人造丝和棉花等为原料的健康巾，此种洗浴品在日本广泛应用，使用者在洗澡时常用其强力摩擦皮肤，以达健肤目的。由于强力反复地摩擦和压迫，加之紧贴骨面的皮肤皮下脂肪稀少，日久易损伤表皮基底层黑素细胞而发病。但发病与否仍取决于个体的体质因素。

【临床表现】

皮肤色素异常，以淡褐至暗褐色的带状或斑状色素沉着为主，呈弥漫性。表面光滑无丘疹、鳞屑及角化倾向。在色素斑边缘明显可见色素沉着与皮丘一致，而毛囊口、皮沟处则不发生。综观色素斑呈细网状，境界大多比较清楚形状与损害部位的骨上皮肤形状大体一致。往往局限于锁骨、肋弓肩胛脊柱以及胫前、肘膝等骨隆起处，少数患者也可波及上背、颈腰、腹等非骨隆起部位。后者边缘较模糊，色调较淡。

本病好发于体型消瘦的年轻女性，未见于肥胖者，男性少见。主觉不痒或瘙痒程度轻微。

【病理学检查】

表皮变化不明显，主要变化在真皮，以色素失禁为特征。真皮上层尤其在真皮乳头下可见多数噬黑素细胞，常分布于血管周围。真皮附属器及血管周围尚有极轻度的炎性细胞浸润。在表皮棘细胞层偶见散在具有致密核的噬伊红小体。特殊染色真皮内未发现有淀粉样蛋白沉积。

【诊断与鉴别诊断】

根据好发人群刺激病史损害特征和分布特征及组织病理改变，本病易于诊断。

易于混淆的疾病主要是斑状皮肤淀粉样变，后者常见于中年女性，伴有瘙痒，皮损以上背部常见，为对称分布的网状色素沉着斑；初看两病相类似，然仔细观察色素斑，后者是由呈点状色素沉着的小丘疹组成，显示“波纹形”外观，组织病理示真皮乳头层有淀粉样蛋白沉积为特征。该病与摩擦黑变病两者间可能有一种互为因果的关系，有待深入研究。

【治疗】

停止使用健康巾等强力摩擦皮肤的洗浴用品。

第六节　炎症后黑变病

炎症后黑变病(postinflammatory melanosis)是继皮肤急性或慢性炎症过程之后出现的皮肤色素沉着。

【病因学】

皮肤炎症后引起色素沉着是常见的现象，但其发病机制未全明了。在许多炎症性皮肤病中组织学检查显示黑素细胞活性增加，这很可能是因炎症反应使皮肤中巯基还原或部分去除。由于巯基的减少，使酪氨酸酶活性增高而引起色素沉着。皮肤炎症之后是否引起色素沉着不决定于炎症的程度而是决定于皮肤病的性质，患某些皮肤病如扁平苔藓、玫瑰糠疹、带状疱疹、红斑狼疮、固定性药疹、疱疹样皮炎、角层下脓疱病、神经性皮炎、虫咬皮炎、二期梅毒、肥大细胞病、脓皮病等之后易引起不同程度的皮肤色素沉着，其程度与炎症的病期和强度有关，在深肤色的人和易晒黑的人表现尤为显著。而另一些皮肤病之后色素沉着常较轻甚或色素减退。对这些差异的研究将有助于进一步阐明黑素细胞和表皮细胞之间的相互关系。此外，色素沉着持续的时间也有差异，一般在炎症后数周或数月，色素沉着可渐消退。但在一些基层细胞或表皮真皮交界处的炎症过程，如扁平苔藓、盘状红斑狼疮、固定性药疹等，由于可使黑素较易落入真皮上部而聚集在噬黑素细胞内外（色素失禁），故引起的色素沉着常十分持久。在许多面部黑变病中，色素沉着往往有许多因素参与，而常常与光敏物的存在加上曝光后引起的光敏性接触性皮炎有关。在一些炎症性刺激如物理性（外伤、摩擦、热、各种放射）、化学性（药物、原发性刺激物、变应性敏感物、光敏物）、感染因子、营养障碍等之后，也可引起色素沉着。

【临床表现】

色素沉着在皮炎后较快发生，脱离接触后炎症现象很快消失，色素也较快消退，色素沉着斑为浅褐，紫褐到深黑色不等，局限于皮肤炎症区，当红斑消退后常显现，往往需数月才能逐渐消退，继日晒或再度炎症后色素进一步加深，甚至轻度苔藓化，有时持续数年不退，在深肤色的人种中，消退尤慢，一般无主观感觉，常见继接触沥青、焦油等所致光毒性皮炎痊愈之后局部留有的弥漫性色素沉着，多同时伴有化脓性油性痤疮（油疹）。

根据色素沉着的类型和分布，有时将有助于追溯原先的皮肤病，如扁平苔藓、带状疱疹、疱疹样皮炎和丘疹性荨麻疹等，火激红斑常在局部长期暴露火光和热后，出现毛细血管扩张，继之呈网状色素沉着，某些苔藓样药疹之后，色素沉着极明显，呈现特征性的脂肪黑素性网状系统增生症（lipomelanic reticulosis）。

【诊断与鉴别诊断】

根据由原先的皮肤炎症中皮肤病或皮肤炎症刺激之后引起的色素沉着，易做出诊断，但有时一些皮肤炎症损害或是炎性刺激往往较轻，未被患者注意或皮损仅为暂时性，临床上不易察觉，则常不能追溯到原因。

【治疗】

查明原先的皮肤炎症史，追溯可能致病的皮肤病或皮肤刺激，针对性地进行预防治疗，避免炎症进一步发展，患处也应尽量避日晒和其他各种炎症刺激，局部外用氢醌霜或维 A 酸霜可促使色素减退。

第七节　色素性化妆品皮炎

色素性化妆品皮炎（pigmented cosmetic dermatitis）是对化妆品成分过敏所致的局部皮肤色素沉着反应，20 世纪 40 年代中后期，随着化妆品的广泛使用，妇女面部色素沉着的报道越来越多。当时曾诊断为 Riehl 黑变病或是伴有色素的扁平苔藓，但无论在临床和组织上均难以解释一些特殊之处，后又统称为“妇女面部黑变病”。20 世纪 60 年代初开始注意到化妆品的不良反应可能起重要作用，通过一系列的调查分析和研究工作，逐步发现了一些常见化妆护肤品中的变应原。在对这些变应原进行严格控制并代之以无变应原的化妆护肤品后，患者面部的皮炎和色素沉着均得到明显好转或完全治愈。代之而起的一个新病名，称之为“色素性化妆品皮炎”。

【病因学】

引起过敏的变应原主要是化妆品中的香料、防腐剂和乳化剂。这些变应原在商业产品中的浓度一般很低，但可产生明显的接触变应性和（或）光敏感性，经常使用，逐渐吸收入皮肤并通过日积月累的蓄积作用，引起主要见于表皮基底层中的Ⅳ型变态反应炎症而致本病。

【临床表现】

皮损初起为淡褐色素斑，常逐渐加深可呈深褐，蓝黑色或黑色，呈弥漫性或斑片状，主要分布于颊部和（或）额部，重者可扩及整个颜面，在色素斑的中心往往呈网状结构，发病初和病程中可因反复致敏，出现轻度的接触性皮炎反应，不时也有瘙痒，本病主要累及妇女面部，以黄种人居多。

【病理学检查】

表皮基底层细胞液化变性，真皮上部巨噬细胞中有黑素颗粒积聚的色素失禁，真皮上部血管周围有淋巴细胞和组织细胞的中度或轻度浸润。

【诊断与鉴别诊断】

根据面部皮损表现及分布，皮损部位与使用化妆品部位符合，以及对化妆品过敏的病史，停用可疑化妆品后皮损明显好转或消退，可以做出本病的诊断，下述试验有助于本病诊断并可明确其致敏原：化妆品产品斑贴试验和光斑贴试验，化妆品产品应用试验和反复开放敷贴试验（ROAT），标准筛选抗原（或欧洲抗原，另加的系列抗原）的斑贴试验和光斑贴试验。

【治疗】

避免使用和停用含有接触变应原和（或）光变应原的任何化妆护肤品，可使本病逐渐好转或消退最终达到不治而愈，使用无变应原（或至少对患者不产生过敏）的祛斑制剂（见黄褐斑）可有助于色素的减退。

第八节　色素性口周红斑

色素性口周红斑（pigmentec peribuccal erythema of Brocq）又称色素性口周红色病、Brocq 色素性口周红斑。主要见于青中年女性的口周围区皮炎。

【病因学】

1. 目前认为最可能与化妆品中所含的光敏物有关。

2. 亦有认为与自主神经系统平衡失调致末梢血液循环功能及皮脂腺分泌异常有关。

3. 也有证实为5-羟色胺代谢异常所致。

【临床表现】

1. 本病多见于中年妇女，亦可见于男性。

2. 皮损好发于面中部，大致对称，特别是颏和口周。

3. 最初损害为红斑，反复发作数月至数年后，渐呈现为弥漫性的棕红色色素沉着斑，可逐渐蔓延至额部、颞额部、鼻翼皱褶及下颏等部，个别患者仅限于口角及下颌角，但与口唇间常有一狭窄的正常皮肤带，境界鲜明。

4. 损害可持续多年不变，但皮损颜色的深浅可有波动，并常见有面颈部的血管性潮红现象，无自觉症状。

5. 炎症消退后，色素沉着一般持续时间较久，除去病因后方可逐渐消退。

6. 可伴有 Civatte 皮肤异色病。

【病理学检查】

真皮乳头层毛细血管扩张，炎性细胞浸润，可见噬黑素细胞增加，并有较多黑素体。

【诊断与鉴别诊断】

1. 诊断标准　根据发病的部位、易变的红斑、伴有的色素沉着而无其他损害，结合组织病理特征进行诊断。

2. 鉴别诊断　口周皮炎：该病亦多见于青年女性，但损害为多形性，主要是散在细小的炎性丘疹、丘疱疹，继之红斑脱屑，呈周期性发作，常是由于化妆品和含氟皮质激素制剂直接作用引起的面部皮炎。

【治疗】

1. 除去诱发因素，避免刺激性饮食，如咖啡、酒等。

2. 口服缓和的镇静药、利舍平以及维生素 C、维生素 B_2 等。

3. 局部对症处理，可外用避光剂及脱色剂，亦可用皮质激素霜剂。

4. 绝经期妇女可试用雌激素治疗。

【预后】

炎症消退后，色素沉着一般持续时间较久，除去病因后方可逐渐消退。

第九节　特发性多发性斑状色素沉着症

特发性多发性斑状色素沉着症（pigmentatio maculosa multiplex idiopathica）又称特发性多发性斑状黑变病、特发性发疹性斑状色素沉着症等，是一种原因不明的、好发于青年人躯干部的多发性色素沉着斑或斑片。

【临床表现】

1. 本病好发于 10～30 岁的青年男女。

2. 皮损略呈对称，散在分布于躯干和四肢非暴露部位，偶见于颈部、面部。

3. 皮损指甲到钱币大，为圆形、卵圆形或不规则形，青灰色、棕灰色至灰褐色斑或斑片，边界不太清楚，逐渐增多增大，但互不融合，表面平滑无鳞屑，无自觉症状，慢性经过。

【病理学检查】

表皮下层黑素颗粒增加，偶见黑素细胞轻度增加。真皮上部乳头层和乳头下层噬黑素细胞增加。细胞浸润常不明显，于血管周围有时可有少量淋巴细胞和浆细胞。

【诊断与鉴别诊断】

1. 诊断标准　一般根据临床及病理组织学检查，进行排除性诊断。

2. 鉴别诊断

(1)色素性荨麻疹：皮损处划痕或摩擦后，色素斑处潮红并形成风团，即 Darier 征阳性，一般儿童期发病者居多，斑疹较小，可有斑丘疹、丘疹或结节等其他损害，境界较清楚。

(2)神经纤维瘤病的咖啡牛奶斑：躯干部色素沉着斑大小不一，形状不一，境界常鲜明，可见多数柔软的突出皮面的疝状肿瘤。

(3)色素性玫瑰糠疹：病因不明，好发于青春期后青年。主要表现为躯干、四肢近端，多数散在分布粟粒至蚕豆大小淡褐色至黑褐色色素沉着斑，分布与皮纹走向一致。常经红斑和色素沉着两期。一些学者认为，本病和色素性玫瑰疹无本质差别，只是后者存在红斑期。

(4)排除上述后，进一步详细询问病史：如有否接触化学物质或物理性刺激史，长期应用某些药物如砷、银、氯丙嗪等病史；有否内分泌紊乱及其他内科疾患，如 Addison 病等，并进行相应的实验室检查。常需与药物性色素沉着斑相鉴别，后者有长期应用某些药物史。如银沉着症，常同时伴黏膜色素性沉着，砷沉着症则往往为全身性，尤以腋窝及会阴部明显，常伴掌跖角化。

【治疗】

一般无需治疗。对症处理可外用氢醌类制剂。并给予口服或注射大量维生素 C。

第十节　雀斑样痣

雀斑样痣(lentigines)又称黑子，表现为棕黑色的斑点。可为先天性，亦可为获得性，但多于幼年起病，且数目可逐渐增多。损害长期存在，亦可在数年之后自行消退。在黑素细胞刺激激素增加的情况下，雀斑样痣的颜色可明显加深，数目可显著增多。

【流行病学】

单纯性雀斑样痣在白种人中其发病率较高，亚洲人发病率较低。于接受日晒后开始发病，但也可到 7 岁才发病。

【病因学】

认为本病是一种与遗传因素有关的神经嵴发育病。

【临床表现】

1. 单纯性雀斑样痣(simple lentigo)较常见，损害为淡褐色至黑褐色的斑疹，圆形、卵圆形或不规则形，直径多小于 5mm，但可相互融合，表面平滑或略隆起，损害内色素的分布非常均匀。损害单发或多发，数目有时很多，呈簇集或散在分布，无自觉症状。身体的任何部位均可发生，包括掌跖、甲床和黏膜，但分布与日晒无关。日晒后颜色不加深，冬季亦不消失。

2. 多发的雀斑样痣：可群集并局限于身体的某一部位，往往呈单侧节段性分布，状如曲线或旋涡，损害为直径 2～10mm 的褐色斑疹，出生时或童年早期即已存在，患者的身体大多健康。此种情况有人称之为簇集性雀斑样痣(agminated lentigines)或节段性雀斑样痣病(segmental lentiginosis)。

3. 发疹性雀斑样痣病(eruptive lentiginosis)于数月至数年内广泛发生数以百计的雀斑样痣。患者多为青少年，并无心脏或内部异常可见。

4. 患者的身体大多健康，但有一部分人合并其他发育异常，如黏液瘤综合征、多发性雀斑样痣综合征、面中部雀斑样痣病、Peutz-Jegher 综合征等。

【病理学检查】

雀斑样痣的组织病理表现为表皮突略伸长，轻度棘层肥厚，在伸长的表皮突的基层内黑素细胞增生，但不形成细胞巢。

【诊断与鉴别诊断】

1. 诊断　临床上确诊常需病理检查。由于本病可见于某些遗传性综合征，如多发性雀斑样痣综合征、面中部雀斑样痣病、口周雀斑样痣病、LAMB综合征等。因此不能忽视对身体其他部位的检查，以免漏诊或误诊。

2. 鉴别诊断

(1)雀斑：颜色较浅，发生于日晒部，黏膜无损害，夏季加重，表皮黑素细胞的数目不增多；而雀斑样痣的颜色往往较深，分布常更稀散，身体的任何部位均可被侵犯，包括黏膜在内，不因日晒而加深颜色或增加数目，在延长的表皮突的基层内黑素细胞增多。

(2)恶性雀斑样痣：在年龄较大的人中，要注意与恶性雀斑样痣鉴别。后者逐渐向周围扩展，颜色不均匀地加深。病理可见黑素细胞不典型增生和退化现象。而单纯性雀斑样痣通常无上述病理改变。

(3)斑痣：簇集性雀斑样痣与斑痣的区别在于前者的色素性斑疹系坐落于外观正常的皮肤上，而后者系于褐色斑的上面有颜色更深的斑点或丘疹存在。

(4)交界痣：组织病理可见痣细胞。

【治疗】

雀斑样痣临床上多应用Q开关高能脉冲激光局部治疗，以红宝石激光(波长694nm，能量密度4～6J/cm^2)或Q开关的翠绿宝石激光(波长755nm，能量密度4～8J/cm^2)效果较佳，一般经1～4次治疗获治愈。

第十一节 蒙 古 斑

蒙古斑(Mongolian spot)是指常出现在健康婴儿骶骨部位的青灰色斑片。常在出生时或出生后数周内出现。可在4年中自行消退，也可持续终生。

【流行病学】

蒙古斑有种族差异。80%亚洲人、70%西班牙人、近10%白种人有蒙古斑。在亚洲人种中最常见。据报道，80%东亚儿童有蒙古斑，在西班牙儿童中约46%，而1%～9%白人儿童发生蒙古斑。超过90%蒙古人种婴儿(如东亚、印度尼西亚人、玻利尼西亚人、美国印第安人、爱斯基摩人)出现蒙古斑。男女发病无显著差异。蒙古斑常在出生时出现，但也可在出生后几周内出现。

【病因学】

蒙古斑是一种先天性发展性疾病，只累及皮肤。黑素细胞起源于神经脊，胚胎期11周左右黑素细胞向表皮移动。蒙古斑的形成在于黑素细胞从神经脊向表皮移行时滞留在真皮中，至出生时延迟消失所致。黑素细胞的正常移行受外源肽生长因子的调控，通过活化酪氨酸激酶受体发挥作用。一种假说认为堆积的代谢物如GM1和硫酸乙酰肝素(heparan sulfate)结合在酪氨酸激酶受体上，然后导致神经症状和异常的神经脊迁移。

【临床表现】

1. 出生时即有，多为单个圆形、椭圆形或方形浅蓝色、暗蓝或褐色斑。直径常有数厘米或更大，皮损可孤立或多个。

2. 常发生在腰骶部，但臀部、侧腰、肩部在广泛皮损中亦可受累。累及躯干全正面或背面和四肢的大面积泛发型蒙古斑已有报道。有数个变异存在，如下：持续型蒙古斑常更大，边界较清晰明显，持续数年；异常蒙古斑累及少见部位如面部和四肢；持续的异常蒙古斑也被称为斑片型蓝痣；叠加的蒙古斑为深色蒙古斑和浅色蒙古斑叠加。

3. 一般发生于有色人种之儿童，无任何不适症状，几年内可自行消退。

【辅助检查】

通常不需要辅助检查，广泛的蒙古斑则有必要进一步检查有无代谢疾病以排除不可逆的器官损害。累及背部的广泛蒙古斑，有必要进行影像学检查排除脑膜脊髓肿瘤或其他异常。

【病理学检查】

真皮网状深层可见典型的含有色素各异的黑素体的树突状黑素细胞。黑素细胞常和表皮平行。而在蓝痣中，黑素细胞在数量中更集中，并呈灶性聚集，以资鉴别。

【诊断与鉴别诊断】

1. 诊断标准 出生或出生后即有，常累及骶骨的单个圆形、椭圆形或方形浅蓝色、暗蓝或褐色斑，结合病理可诊断。

2. 鉴别诊断

(1)蓝痣：发生于臀部和骶尾部蓝痣为蓝黑色大结节，幼年发病，或出生时发病。生长缓慢，终生不退。组织病理示普通型蓝痣真皮深层有与表皮平行的树枝状及梭形黑素细胞，含有大量黑素颗粒；细胞型蓝痣示真皮内较大的梭形细胞，密集排列成细胞岛。

(2)太田痣：多在 20 岁以前发病，局限于面部三叉神经分布区的灰蓝色斑状损害，约 2/3 患者同时可波及同侧巩膜，组织病理示黑素细胞散在分布于真皮胶原纤维之间。

【治疗】

本病几年内可自行消退，因此不需治疗。如果有美容的需要，可以使用遮瑕膏。

激光治疗。一份 26 例日本患者的回顾性分析中，发现 Q 开关紫翠玉激光对年幼的骶骨外的皮损有较好的效果。

【并发症的诊断、治疗和预防】

蒙古斑可以并发唇裂，脑膜脊髓瘤，黑素瘤，2 型和 5 型色素性血管性斑痣性错构瘤病和 Sjögren-Larsson syndrome。少数广泛蒙古斑患者伴发先天性代谢障碍，最常见的为 Hurler 综合征，其次为 1 型神经节苷脂沉积症，Niemann-Pick 病，Hunter 综合征和甘露糖苷贮积症。这些病例中，蒙古斑往往持续，而无自行消退。

【预后】

蒙古斑在幼年常可消退，有时也可永久持续。

第十二节 太田痣

太田痣(nevus of Ota)系 1938 年由日本太田首先描述的一种波及面部三叉神经第一、二支区域及同侧巩膜的灰蓝色斑状损害，又名眼上腭部褐青色痣。是一种真皮黑素细胞的错构瘤。可先天性发生亦可后天获得，可单侧发生也可对称，除了皮肤之外，也可累及眼和口腔的黏膜表面。

【流行病学】

太田痣常发生在亚洲人种，在日本 0.2%～0.6%，其他较高发的人种包括非洲人，非裔美国人和东印度人。太田痣在白人少见。男女发病比例为 1∶4.8。太田痣发病第一个高峰为幼儿，50%太田痣在出生时出现。第二个发病高峰为青春期。散发病例报道延迟发生的太田痣首发在成年人包括老年人中。

【病因学】

病因未明，可能的原因为在胚胎阶段，黑素细胞不能完全地从神经脊进入表皮。在不同人群中发生率不同提示基因影响，但太田痣的家系罕见。幼年早期和青春期早期是好发的两个高峰，提示激素水平也可能是发病的一个因素。

【临床表现】

1. 发生于颜面一侧，偶然两侧，眼周、颧部及颞部，前额。分布通常限于三叉神经第一、二支区域。约 2/3 患者有同侧巩膜受累变蓝。

2. 皮损为褐色、青灰、蓝、黑或紫色斑片，偶然有结节。

3. 多在 20 岁以前发病。

【辅助检查】

有必要做眼科检查，据报道，10%太田痣眼内压升高。

【病理学检查】

表皮正常，真皮乳头层和网状层上部可见树突状黑素细胞，周围包绕纤维鞘。真皮还可见噬黑素细胞。根据组织病理学上真皮黑素细胞的位置，可分为 5 种类型。表浅型、浅部弥散型、弥散型、深部弥散型和深在型。病理和临床间的联系是表浅型更多地分布在颊部，而深在型发生在口周、前额、鬓角处。

【诊断与鉴别诊断】

根据临床表现和组织病理做出诊断。需与以下疾病相鉴别。

1. *黄褐斑* 常见于面部两侧颧部的淡褐色或淡黑色斑，边界清楚。成年女性多见。组织病理检查示表皮色素增多，真皮有较多的噬黑素细胞。

2. *咖啡斑* 从幼儿发病，边缘规则的淡褐色斑，形状、大小不一，组织病理示表皮内黑素总量增加，见大的黑素颗粒，基底层黑素细胞数目增多。

3. *鲜红斑痣* 不规则型红色或紫红色斑片，压之部分或完全褪色。出生时或出生后不久出现，皮损边界清楚，不高出皮面，组织病理示真皮上中部毛细血管扩张。

4. *蓝痣* 上肢和面部的蓝色及蓝黑色结节，或臀部和骶尾部的蓝黑色较大结节，幼年发病，或出生时发病。组织病理示真皮可见树枝状及梭形黑素细胞胞质内有大量色素颗粒。

5. *蒙古斑* 腰骶部和臀部圆形、椭圆形或方形浅蓝色、暗蓝或褐色斑，出生时即有，几年内可自行消退。

【并发症的诊断、治疗和预防】

罕见的病例可在皮损上发生恶性黑素瘤，可危及生命。10%太田痣可发生青光眼，所以应当周期性到眼科医生处检测青光眼的发生。

【治疗】

1. 化妆遮盖。

2. Q 开关红宝石，Q 开关紫翠玉，Q 开关 Nd:YAG 激光有较高成功率和较小副作用。4～8 次治疗后，90%～100%患者皮肤色素大幅度减少或清楚，不到 1%出现瘢痕。

3. 调 Q 开关紫翠宝石激光治疗疗效满意。

【预后】

太田痣影响容貌，导致情绪和精神上的痛苦。如果不治疗，皮损是永久性的。

第十三节 白癜风

白癜风(vitiligo)是一种常见的色素脱失性皮肤黏膜疾病，表现为局限性或泛发性色素完全脱失。

【流行病学】

本病发病率为 0.5%～1%，有色人种的发病率高于白色人种；男女发病无显著性差异；任何年龄均可发病，但在 10～30 岁年龄段中更常见。发病平均年龄为 20 岁。

【病因学】

白癜风的发病机制尚不明确，一般认为是具有遗传素质的个体在多种内外影响因子刺激下发生免疫功能、神经精神、内分泌及代谢功能等各方面的紊乱，导致体内色素相关酶系统抑制，使黑素生成障碍或直接破坏黑素细胞，最终使皮肤色素脱失。许多研究结果显示表皮黑素单位的氧化还原状态受损是导致非节段性白癜风免疫反应的原发性缺陷，而节段性白癜风可能是由于镶嵌式发育素质导致黑素细胞脱失引起。

1. 遗传因素　白癜风具有家族聚集性，患者亲属患病率国外报道为 18.75%～40%，国内为 3%～12%，高于一般人群，且差异有显著性，提示遗传因素在白癜风发病中发挥一定作用。分离分析显示它不符合常染色体遗传和性联遗传模式，而更接近多基因遗传模式，即几个基因同时改变而致病或增加了疾病的易感性(如与黑素细胞早熟死亡相关的基因等)，但其易感基因至今尚未发现。最新研究表明染色体 2p16 上可能存在白癜风易感基因，该基因 3′端与 hMSH6 mRNA 的 3′端有互补性，可形成 RNA-RNA 杂交体并干扰 G/T 错配的修复功能。HLA 研究也支持遗传因素在白癜风发病中的作用，荷兰人群研究表明 HLA DRB4 * 0101 和 DQB1 * 0303 等位基因与白癜风相关，而 HLA DRB1 * 0702、DQB1 * 0201 和 DPB1 * 1601 等位基因可能与斯洛伐克人群白癜风相关。

2. 氧化还原功能受损　白癜风患者的黑素细胞对氧化性损伤敏感，导致黑素细胞早期死亡，可能与酪氨酸酶相关蛋白-1(TRP-1)的合成和加工过程异常有关，后者不仅参与黑素的生物合成，而且在防止早熟的黑素细胞死亡中有一定的作用。白癜风患者黑素细胞与钙连接素有异常的蛋白间相互作用，提示新生的 TRP-1 多肽的折叠和成熟异常；Northern blot 分析显示 TRP-1 mRNA 表达减少，但用限制性内切酶异源双链分析 TRP-1 的羧基端的突变未发现异常。白癜风患者的苯丙氨酸羟化酶活性下调，表皮 L-苯丙氨酸水平增高，导致表皮 H_2O_2 累积，使四氢生物蝶呤再循环平衡受损，同时可激活树枝状细胞并使 T 细胞增殖。

3. 免疫机制　其依据有：①组织学及免疫细胞化学研究显示白癜风表皮黑素细胞消失，活动性白斑边缘的真皮内有淋巴细胞浸润；②患者血清中存在抗黑素细胞自身抗体，其滴度与病变程度成正比；③将活动性患者血液中提取的 IgG 加入培养基中，能引起补体介导的黑素细胞破坏；④将正常人皮肤移植到裸鼠，注射白癜风患者血清 IgG 可使移植的皮肤出现白斑；⑤白癜风患者可合并其他自身免疫性疾病，部分患者血清中可测到抗甲状腺球蛋白、抗平滑肌、抗胃壁细胞等器官特异性抗体。这些发现均表明白癜风为一与自身免疫密切相关的疾病。

在活动期白癜风，郎汉斯细胞大量摄取黑素细胞抗原，导致机体自身抗体和特异性细胞毒 T 细胞，使皮损不断扩大。皮损边缘的黑素细胞表达 MHC Ⅱ抗原，而且 ICAM-1 的表达也增加，IgG 抗黑素细胞抗体可刺激黑素细胞表达 HLA-DR、ICAM-1 和释放 IL-8，MHC Ⅱ抗原在黑素细胞上表达可使其具有抗原递呈细胞(APC)的功能，向 $CD4^+$ 细胞递呈抗原引起免疫反应，而 ICAM-1 是白细胞和实质细胞相互作用中的重要黏合分子，在免疫和炎症反应中起重要作用，免疫反应的结果使黑素细胞不断被破坏。

4. *褪黑激素学说*　不同浓度褪黑激素具有不同作用，低浓度可抑制细胞生长，对黑素合成无作用，而高浓度时抑制黑素合成，但对细胞生长无作用，这一作用是特异性的，因为相应浓度的直接前体和褪黑激素降解产物对细胞的增殖或黑素合成均无作用。褪黑激素对细胞增殖和黑素合成的不平行作用显示其可以通过不同机制调节黑素细胞增殖和黑素合成这两个过程，如调节机制失调则可能致病。

5. *表皮角质形成细胞分泌的细胞因子失平衡*　虽然黑素细胞是疾病的受损靶细胞，但角质形成细胞作为黑素细胞抗氧化分子的提供者在黑素合成中共同起作用，角质形成细胞 ET-1，BFGF 等表达的改变可影响控制黑素细胞生长的细胞因子发生改变，从而影响黑素细胞生长。

【临床表现】

白癜风在任何年龄均可发病，多见于青壮年。任何部位皮肤均可发生，但好发于易受光照及摩擦损伤部位，如颜面部、颈部、躯干部和四肢等，口唇、阴唇、龟头及包皮内侧黏膜亦可累及；皮损对称分布，亦可沿神经呈节段性分布。皮损为局限性色素完全脱失斑，乳白色，大小及形态不一，指甲至钱币大小，可呈圆形、椭圆形或不规则形，白斑处毛发也可变白，进展期脱色斑向正常皮肤移行，发展较快，并有同形反应，即压力、摩擦、外伤后可形成继发白癜风；少数病例白斑相互融合成大片，泛发全身如地图状，另有少数患者的皮损毛孔周围出现岛状色素区，稳定期白斑停止发展，境界清楚，边缘有色素沉着环。病程慢性迁延，可持续终生，亦有自行缓解的病例；其病程一般可分为进展期、静止期和退行期。

根据皮损范围和分布可将本病分为三型。

(1)局限型：一个或数个白斑局限于一个部位，又可分为：①节段型：白斑按皮节分布；②黏膜型：白斑仅累及黏膜。

(2)泛发型：最常见，许多白斑广泛分布于体表。①寻常型：白斑散在分布于体表；②面肢端型：白斑分布于面和肢体远端；③混合型：上述几型不同组合而成，如面肢端型＋节段型等。

(3)全身型：全身皮肤完全或几乎全部脱色，亦有毛发变白。

【辅助检查】

白癜风可能合并自身免疫疾病，特别是甲状腺疾病和糖尿病，其次如贫血、Addison 病、斑秃。患者应当认识到甲状腺功能减退症，糖尿病或其他自身免疫性疾病的症状和体征。出现症状和体征，应当行相关检查：如促甲状腺素检查，抗甲状腺球蛋白和抗甲状腺过氧化酶抗体，餐后血糖或糖化血红蛋白。Wood 灯对白癜风的诊断也有帮助。

【组织病理】

基底层黑素细胞减少或消失，表皮黑素颗粒缺乏，多巴染色阴性；真皮浅层可见不同程度的单一核细胞浸润，而白斑边缘部表皮基底层及基底层上角质形成细胞内可出现空泡变性及基底层灶状液化变性，界面消失，真皮乳头可出现水肿和小水疱，真皮浅层单一核细胞浸润；白斑边缘部郎汉斯细胞密度增高，并有胞突减少或消失等形态学改变。免疫病理方面的资料较少，仅个别作者用直接免疫荧光法发现部分患者基底膜带(BMZ)IgG 或 C3 沉积以及角质形成细胞内有 IgG 或 C3 沉积。

电镜观察可发现。①黑素细胞：白斑处缺乏，白斑边缘部黑素细胞胞质中出现空泡，核固缩，粗面内质网高度扩张甚至破裂，附膜核糖体可部分脱落，扩张池中含絮状物，线粒体萎缩或肿胀，黑素小体明显减少，Ⅲ、Ⅳ级更少，可有黑素小体聚集，内部呈细颗粒状，而且黑素沉积不均匀，溶酶体内可见残留黑素颗粒。②角质形成细胞：白斑处细胞可有粗面内质网轻度扩张，线粒体结构不清，细胞内水肿；白斑边缘处细胞排列紊乱，细胞内外水肿，张力微丝紊乱，桥粒断裂、减少甚至消失。③郎汉斯细胞：白斑处细胞有明显退化改变，核切迹加深，细胞核巨大，核周隙不均匀扩大，粗面内质网增多、扩张，线粒体肿胀，胞内空泡增多，特征性 Birbeck 颗粒显著减少，胞体变圆，胞突大多消失，白斑边缘部细胞变化较轻。

【诊断与鉴别诊断】

1. 诊断标准

(1)色素脱失性白斑，大小、形态不一，与正常皮肤之间的边界清楚，周围常有着色深的边缘。可发生于任何部位，好发于暴露和皱褶部位。

(2)白斑上的毛发可变白或无变化。

(3)可发生于任何年龄。无明显自觉症状。

(4)组织病理示表皮黑素细胞及黑素颗粒明显减少，基底层几乎完全缺乏多巴染色阳性的黑素细胞。

2. 鉴别诊断

(1)贫血痣:先天性淡色斑,多在出生时即有,由于淡色斑处毛细血管较正常少,摩擦患部时周围皮肤充血而白斑处不能明显发红,由此可与白癜风区别。

(2)无色素痣:出生时或出生后不久发病,损害往往沿神经节段分布,表现为局限性或泛发性淡色斑,境界模糊,边缘多呈锯齿状,周围无色素增加晕,感觉正常,持续终生不变。

(3)花斑癣:多发于胸背的色素减退性白斑,其上可见细薄鳞屑,真菌镜检可见短粗的菌丝和孢子。

(4)外阴白色病变:外阴局部皮肤、黏膜粗糙增厚或萎缩性白斑,周围无着色深的边缘。

(5)单纯糠疹:通常发生在儿童或青少年面部的鳞屑性浅色斑,任何季节均可发病,但皮损以冬、春季较为明显。

(6)硬化萎缩性苔藓:病因未明的少见病,表现为多数境界清楚的白色萎缩性丘疹,晚期真皮上层胶原硬化,皮损因之发硬,可伴有女阴及肛周皮肤萎缩。

(7)无色素性色素失禁症:从躯干到四肢泼水样色素减退斑,单侧性分布,患处发汗功能减退,毛细血管张力减退,往往继发水疱性皮损,病变部可凹陷性萎缩或隆起。

【治疗】

由于病因不明,目前的治疗均为对症治疗。主要采用各种方法控制病情进展使之稳定,然后使皮损区色素恢复,达到形态和功能上的修复。传统方法有饮食疗法、心理治疗、局部糖皮质激素、PUVA疗法、中草药、外科表皮移植或伪装、脱色等,目前较新的治疗方法有308nm准分子激光、308nm单频准分子光(MEL)、窄波UVB(311nm)疗法,局部糖皮质激素霜或钙调神经磷酸酶抑制药与UVA联合治疗、自体黑素细胞移植等方法。

1. *准分子激光(308nm)疗法* 每周治疗1～3次,起始剂量根据最小红斑量,一般为150～300mJ/cm^2,连续治疗2～6个月。靶向性治疗使正常皮肤不受影响,患者依从性好。

2. *单频准分子光(MEL308nm)* 每周治疗1～3次,起始剂量为250～400mJ/cm^2,以后每次治疗增加50 mJ/cm^2,最大剂量可至4 500mJ/cm^2,光源距照射部位15cm,不良反应为红斑和小水疱。

3. *窄波UVB(311nm)疗法* 每周3次,起始剂量为280J/cm^2,以后每次治疗可逐渐递增剂量,一般每次增加15%;不良反应为轻微的红斑和瘙痒,患者可以耐受。

4. *UVA与局部糖皮质激素霜或钙调神经磷酸酶抑制药联合治疗* UVA或日光照射可增加黑素细胞密度以及酪氨酸酶活性,使黑素合成增加;同时局部外用糖皮质激素钙调神经磷酸酶抑制药每日1～2次,3个月内未见色素再生可调整治疗方案。

5. *自体黑素细胞移植治疗* 可成功治疗节段性白癜风,而对非节段性白癜风来说,移植的黑素细胞可能会再脱失,特别是受压部和易受外伤处。

6. *仿过氧化氢酶霜* 白癜风患者皮损区的过氧化氢酶缺乏,仿过氧化氢酶霜可清除皮损区的过氧化物,抑制色素的进一步脱失,其主要成分为氯化钙、氯化镁、碳酸氢钠和蒸馏水;每天外用2次,通常在2～4个月病情活动受到控制,皮损不再扩大;应避光并减少空气接触,一般可稳定4～6周。

7. *脱色* 对泛发性白癜风患者,残余的色素可通过褪色剂(如氢醌)去除,也可应用调Q开关红宝石激光加上局部外用4-甲氧苯酚去除残留色素。

8. *美容遮盖* 美容遮盖霜可给患者带来自信,通常可维持8h,但最大的问题是要与肤色匹配。

【预后】

治疗应个体化,单一治疗难以达到较好的效果。

第十四节 白 化 病

白化病(albinism)是皮肤、毛发及眼睛色素缺乏的一种先天性皮肤病,属常染色体隐性遗传或性联隐性遗传。

【流行病学】

眼皮白化病1型发病率为1/40 000;眼皮白化病2型发病率为1/36 000,此型在非洲人和非裔美国人中的发病率为1/10 000,在非洲人和非裔美国人中更常见;眼皮白化病3型未知。眼皮白化病4型少见,日本人多见,24%日本白化病人属此类型。眼白化病发病率为1/50 000。其他类型无种族和性别差异。所有类型可在新生儿中出现。

【病因学】

白化病是最早引起注意的遗传性疾病之一，但其分子机制尚未完全清楚。白化病患者黑素细胞数目与形态正常，且多巴反应多为阳性；由于先天性酶缺陷（酪氨酸生成不足或酶活性降低或缺乏）致使黑素细胞内黑素前体不能转变成黑素体或黑素体不能黑化而出现白化病。近期研究显示，至少存在 7 种不同的基因突变可引起色素合成减少，产生各种与白化病相关的临床症状，包括皮肤、毛发和眼睛的色素减退，这些基因包括酪氨酸酶（TYR）基因、p 基因、酪氨酸酶相关蛋白 1（TYRP-1）基因、TYRP-2 基因、Pmel-17 基因等。

眼皮白化病 1 型患者，酪氨酸酶突变基因位于 11q143 带上，属常染色体隐性遗传。已有超过 70 种突变导致酪氨酸酶合成受阻或功能障碍，而该型白化病的大多数患者酪氨酸基因突变呈现杂合状态。

眼皮白化病 2 型是 p 基因突变造成的，定位在 15q12 带上，为常染色体隐性遗传。p 基因编码 110kd 蛋白，含有 12 个跨膜域，局限在色素颗粒（如黑素小体）的膜上。P 蛋白在黑色素合成上的功能尚不清楚。

眼皮白化病 3 型，是 Tyrp 1 基因突变造成的，定位在 9p23 带上，常染色体隐性遗传，该基因编码蛋白在鼠科系中有二羟基吲哚羧酸（dihydroxyindole carboxylic acid，DHICA）氧化酶活性。在黑色素从酪氨酸生物合成的过程中，DHICA 氧化酶在酪氨酸酶下游发挥接触作用。Tyrp1 在人类黑素生成过程中的功能可能与离子转运，黑素体复合物的稳定有关。

眼皮白化病 4 型，SLC45A2（过去称为 MATP）基因突变，定位在 5p13.3，常染色体隐性遗传。SLC45A2 基因编码 58kd 蛋白，有 12 个跨膜域。该基因在黑素形成的功能还未知。

眼白化病突变基因在 X 染色体上，定位在 Xp22.3-22.2，X 联隐性遗传。该种白化病基因产物功能未知。

Chediak-Higashi 综合征，LYST 基因突变，定位在 1q42～43 上，常染色体隐性遗传。LYST 基因编码 429kd 蛋白，其假说的功能是在受累细胞中，从高尔基体将物质转运至靶位点。因此，黑素细胞合成黑素小体，血小板合成 delta 颗粒，白细胞合成溶酶体均受到影响。

Hermansky-Pudlak 综合征，常染色隐性遗传，位点具有基因异质性。首例确诊的该综合征，致病基因定位在 10q23.1-23.3。而至今在人群中，已有 8 种致病基因迥异的 Hermansky-Pudlak 综合征类型，绝大多数 Hermansky-Pudlak 综合征基因产物结合形成数种复合物，易化分子从高尔基体向靶细胞器的转移。

Griscelli 综合征，常染色体隐性遗传，主要有两种基因变异：RAB27A，定位在 15q21，编码 GTP 结合蛋白 Rab27a；MYO5A，定位在 15q21，编码肌浆蛋白 5a。在黑素细胞中，这两种基因产物，联合第三种桥蛋白形成复合物，易化黑素小体沿着黑素细胞的树突中的微管转运，随后它们将在树突末梢被肌动蛋白微丝捕获。

【临床表现】

患者由于全身皮肤色素缺乏，致使皮肤毛细血管显露而呈现红色，对紫外线高度敏感，较正常人高 6～12 倍；毛发呈纯白色、银白色、淡白色、黄白色等，有丝绢样光泽，外形纤细如丝；眼睛表现具有特征性，眉毛和睫毛呈白色或淡黄色，由于缺乏色素，儿童期虹膜为透明淡灰色，瞳孔为红色，成人期呈青灰色、淡褐色，有昼盲状态。临床可分为三型：

1. OCA Ⅰ型（oculocutaneous albinism type Ⅰ）　泛发型白化病即眼、皮肤白化病。该型的大多数患者皮肤、头发和眼睛完全无色素，皮肤呈白色或粉红色，毛发为白色或淡黄色；虹膜透明，脉络膜也失去色素，瞳孔发红、畏光，皮肤不能晒黑（OCA ⅠA），对光高度敏感，日晒后极易发生皮炎；而部分患者（OCA ⅠB）可被晒黑，皮肤、头发可有中等程度的色素是因为酪氨酸酶仍有部分功能。

2. OCA Ⅱ型　部分白化病，患者皮肤、头发和眼睛残留少至中等程度的色素，可有雀斑、痣等，临床最常见的类型；出生时额上方即有一撮白发，其下皮肤呈白色；此外额、鼻、颏、胸及腹部也有不规则排列、大小、多少不等的色素脱失斑，一般不对称，终生不消退；有的患者可有单侧虹膜色素缺乏，眼底白化，黄斑发育不良，斜眼及弱视；也可伴发共济失调，耳聋及智力障碍者。

3. OCA Ⅲ型　眼白化病，以前曾称为 Brown 白化病，患者出生时皮肤、头发和眼睛残留少量色素，以后色素会逐渐增多，仅眼呈白化病表现，虹膜和眼底色素缺乏。

4. OCA Ⅳ型　临床表现类似 OCA Ⅱ型。

5. 眼白化病　眼部失色素，虹膜半透明，眼白化病患者还可表现先天性运动性眼球震颤，可能伴发视力下降，折射误差，眼底色素减退，中央凹反射缺失，斜视。而皮肤不发生脱色素。

6. Chediak-Higashi 综合征　表现为部分至全部皮肤、毛发、眼睛色素脱失。毛发色素脱失后呈现银色金属样光泽。该型患者出生后不久可反复发生呼吸道感染。

7. Hermansky-Pudlak 综合征　表现为程度不等的皮肤、毛发和眼部色素脱失。

8. Griscelli 综合征　表现为轻度白化病表现。特征性表现为出生时银灰色头发。

【辅助检查】

白化病的检查不是常规的临床检查。毛球部酪氨酸酶分析被用来鉴别 OCA1 型和其他白化病类型。在这种分析中，从患者头皮轻轻拔出头皮毛球，放置在 0.1%L-DOPA 溶液中 4h。1 型 OCA，毛球保持白色。如果变成黑色，则可排除该型。Chediak-Higashi 综合征，常会分析血涂片和含有巨大胞质颗粒的中性粒细胞，脑电图和肌电图可能也存在异常。Hermansky-Pudlak 综合征，血小板电镜检查会发现缺乏致密小体(delta 颗粒)，出血时间也会延长。Griscelli 综合征，包括神经系统 CT 和 MRI 检查和免疫功能检查。

【病理学检查】

表皮基底层有透明细胞，但银染色缺乏黑素。多巴染色分两型，在体外黑素细胞多巴染色阳性者为酪氨酸酶阳性型；多巴染色阴性者为酪氨酸酶阴性型。前一型患者体内稍有形成黑素之能力，后一型患者体内不能形成黑素。

【诊断与鉴别诊断】

此病与白癜风、斑驳病不同，除皮肤缺少色素外，眼睛也受累。

【治疗】

白化病由于皮肤缺乏黑色素的保护，日晒后易发生日光性唇炎、皮炎，可能并发基底细胞癌和上皮细胞癌，应避免日晒，使用广谱遮光剂，穿戴合适的衣物保护皮肤，预防紫外线导致的皮肤伤害。局部可涂用 5%对氨苯甲酸(PABA)酒精溶液。目前无好的治疗方法，视力障碍可佩戴矫正眼镜。骨髓移植可分别纠正和改善 Chediak-Higashi 综合征和 Griscelli 综合征的血液系统和免疫系统缺陷。对 Hermansky-Pudlak 综合征来说，没有有效的复色治疗。如果出血严重，考虑输血小板和血液。如果肉芽肿性结肠炎或肺纤维化严重，大剂量激素也可考虑。

【并发症的诊断、鉴别诊断和预防】

1,2,3,4 型眼皮肤型白化病和眼白化病出现皮肤对日光刺激的敏感性增加，以及视力缺陷。OCA1 型并发症包括畏光，中重度视力下降，眼球震颤。OCA2 型，3 型，4 型的眼部并发症与 1 型相似，但是 3 型 OCA 的并发症不严重。

Chediak-Higashi 综合征儿童表现为擦伤，黏膜出血，鼻出血和瘀斑，反复呼吸道感染，和中性粒细胞减少症。约 85% Chediak-Higashi 综合征患者进入加速期后表现为发热，贫血，中性粒细胞减少症，偶有血小板减少症，肝脾淋巴结大和黄疸。Chediak-Higashi 综合征的神经系统病变程度不等，包括周围神经和颅神经病变，自主神经功能紊乱，衰弱，感觉障碍，深腱反射丧失，步态迟钝，抽搐，运动神经传导速度降低。Hermansky-Pudlak 综合征患者出血是因为血小板储存不足。Hermansky-Pudlak 综合征远期并发症包括肺纤维化，肉芽肿性结肠炎，牙龈炎和肾衰竭。Griscelli 综合征因为严重的免疫缺陷而发生慢性感染。

【预后】

OCA 患者应当经常定期做皮肤癌症的随访。Chediak-Higashi 综合征、Griscelli 综合征和 Hermansky-Pudlak 综合征患者应当常规扫描以早期发现皮肤外症状。

第十五节　斑　驳　病

斑驳病(piebaldism)又称图案状白皮病，是一种少见的以色素减少为特征的先天性染色体显性遗传性皮肤病，由于黑色素细胞发育不良所引起。

【流行病学】

各种族、男女均可罹患，人群中患病率低于 1/2 万。

【病因学】

本病是先天性染色体显性遗传性皮肤病，呈完全外显性。因病变累及黑素母细胞，使其在胚胎期不能迁移至皮肤，或不能分化为黑素细胞所致。

【临床表现】

1. 本病最具特征性的表现是发生在额部中央或稍偏部位的三角形或菱形白斑，并伴有横跨发际的局限性白发。白发呈网眼状。偶尔仅见网眼状的毛发改变，眉毛、睫毛亦可变白，有时额部白发是本病的唯一表现。

2. 白斑可发生于任何部位，最常见于上胸、腹部和上肢，偶见于面部，枕、项、背及手足部。白斑多双侧但不对称分布，白斑中央可见岛屿状色素沉着过度区，境界清楚。

3. 白斑的大小和形状一般不会随年龄的增长而发生变化。

4. 本病亦可伴发其他畸形，如虹膜异常，聋哑，精神发育异常，兔唇，耳、齿畸形等。

【病理学检查】

病变处皮肤无黑素，或有少数黑素细胞，其形态变异，电镜下可见黑素细胞内含有色素前体及异常的色素前体。白斑区皮肤 Dopa 反应和 MEL-5 抗黑素细胞抗体染色阴性，电镜检查未能发现含黑素颗粒的黑素细胞，色素沉着区皮肤黑素细胞数量正常。

【诊断与鉴别诊断】

1. 诊断标准　根据生后发生的白斑分布特点，即额部三角形白发及皮肤上典型白斑，白斑中央可见岛屿状色素沉着过度区，境界清楚。结合病理检查病变处皮肤无黑素，或有少数黑素细胞，其形态变异，诊断不难。

2. 鉴别诊断

(1)白癜风：为后天性疾病，发病较晚，损害不如本病广泛，且白斑边缘色素沉着较明显。手足及生殖器等处也是白斑的好发部位，头皮白斑上毛发虽然亦可变白，但极少呈三角形形态，而斑驳病出生时即有色素脱失的斑片，常见于面部中央、前胸、腹部等身体前侧，最具特征的是发生在额部中央或稍偏部位的三角形或菱形白斑，另一特征性表现是无色素区域甚或正常皮肤上有色素过度沉着的岛状斑，白斑一般不随年龄增长而发展。

(2)无色素痣：临床上很难与双侧性、系统性分布的无色素痣鉴别，但后者无遗传性，且病理后者黑素细胞数目多正常，但其树突发育不良，黑素化的黑素体数目减少，转移异常。

(3)白化病：泛发性皮肤色素脱失，加上眼部色素脱失、毛发变白，眼球震颤时易于诊断白化病。电子显微镜观察，斑驳病其色素脱失区皮肤中无黑素细胞，但有 Langerhans 细胞，而白化病皮肤中的色素细胞及 Langerhans 细胞在外观上均为正常，只有其黑素小体内无黑素。

【治疗】

无特殊治疗方法，可试用 PUVA 疗法、黑素细胞移植术及自体正常色素小片皮肤移植术。

【并发症】

有的伴有虹膜异常、聋哑、兔唇、共济失调、智力障碍等。

第十六节　贫　血　痣

贫血痣(nevus anaemicus)为一种先天性局限性血管发育缺陷。皮损表现为苍白，是因为对儿茶酚胺的高度敏感，从而导致血管收缩。贫血痣于 1906 年由 Vorner 首次描述。

【流行病学】

流行病资料尚无，但它并不少见。无种族差异。女性较男性多见。大多出生或儿童早期出现。

【病因学】

贫血痣是因为先天皮肤脉管异常，导致对儿茶酚胺敏感性升高，引起局限血管收缩。

【临床表现】

贫血痣表现为局限的，圆形或卵圆形或线状苍白斑片，边缘不规则，周围可有卫星灶。皮损单个或多个，分布在身体任何部位，但多数分布在上胸部。

【辅助检查】

玻片压皮损周围正常皮肤时皮损消失。

【病理学检查】

贫血痣组织病理正常，黑素细胞数目和位置正常，血管结构也正常。

【诊断与鉴别诊断】

1. 诊断标准

(1)单个或多个圆形、卵圆形或线状边界清楚的淡白色斑，可有卫星灶。

(2)胸背部多见，亦可累及其他部位。

(3)常在生后或儿童期发病，一般终生不退。

(4)摩擦皮损处或冷、热刺激皮损处不发生红斑反应。分别搔抓皮损和正常皮肤，正常皮肤出现红斑,而皮损不会出现类似现象。

(5)病理组织学检查血管结构正常。

(6)皮损内注射乙酰胆碱、毛果芸香碱、组胺、5-羟色胺或前列腺素 E,局部不产生红斑反应。

2. 鉴别诊断

(1)无色素痣:出生时或出生后不久发病,损害往往沿神经节段分布,表现为局限性或泛发性淡色斑,境界模糊,边缘多呈锯齿状,周围无色素增加晕,感觉正常,持续终生不变。

(2)白癜风:后天性发病,限局性或泛发性色素脱失性白斑,周围常有着色深的边缘。

【治疗】

一般不需治疗。如皮损影响美观,可行美容遮盖。有报道黑素细胞表皮移植有一定疗效,也可采用 308nm 准分子激光治疗。

【预后】

终生持续,无变化,无症状。

第十七节 无色素痣

无色素痣(naevus depigmentosus)是一种先天性、非遗传性,大小及分布稳定的色素减退斑,多数为局限性,亦可呈系统性。

【流行病学】

目前尚无确切资料。

【病因学】

未明,目前多认为本病是一种发生学上的畸形或与黑素体聚集和输送障碍有关。

【临床表现】

通常出生时即有或出生后不久发生,92.5%患者在 3 岁前发病,7.5%患者在儿童期发病,皮损持续终生不变。好发于背部和臀部,其次可见于胸部、腹部、面部、颈部和手臂。表现为大小不一、苍白色、局限性色素减退斑,而且为一致性不完全脱色,境界模糊而规则,有时边缘呈锯齿状,周围几乎无色素增殖晕。无色素痣可分为局限型、节段型和系统型,前两者约占 98%以上,系统型少见;节段型往往沿神经节段分布,四肢多呈条状或带状,躯干可呈方形。10%患者可出现皮肤外异常如脑发育迟缓和癫痫。

【组织病理】

表皮钉突多变平,黑素细胞数目正常,但其树突发育不良,外形粗而短,黑素细胞萎缩成类圆形,多巴反应减弱或阴性。超微结构显示黑素化的黑素小体大小正常,但数目减少,部分消失;黑素细胞内黑素体自噬、聚集成簇或转移异常,角质形成细胞中黑素体数目减少,真皮上部噬色素细胞未见增多。用抗 c-kit 蛋白的单克隆抗体(YB5. B8)和抗黑素小体单克隆抗体(TA99)对患者的冷冻切片进行免疫组化染色,表皮黑素细胞 c-kit 蛋白表达强阳性,TA99 的免疫活性很弱,与白癜风患者表皮黑素细胞的表面标记均丢失有所不同。

【诊断与鉴别诊断】

1. 诊断标准

(1)局限性色素减退斑。单侧性或序列性分布。

(2)皮损常位于躯干上部或上肢。

(3)出生时即有,终生不退。

2. 鉴别诊断

(1)贫血痣:先天性淡色斑,多在出生时即有,由于淡色斑处毛细血管较正常少,摩擦患部时周围皮肤充血而白斑处依然如故,由此可与无色素痣区别。

(2)白癜风:后天性发病,限局性或泛发性色素脱失性白斑,周围常有着色深的边缘。

【治疗】

治疗效果不佳,必要时可试用自体表皮移植。

(项蕾红)

■ 参考文献

[1] Hurwitz S. Clinical Pediatric Dermatology. 2nd ed. Philadelphia, Pa: WB Saunders, 1993:211-212.

[2] Bastiaens M, ter Huurne J, Gruis N, Bergman W, Westendorp R, Vermeer BJ. The melanocortin-1-receptor gene is the major freckle gene. Hum Mol Genet, 2001, 10(16):1701-1708.

[3] Crowe FW. Axillary freckling as a diagnostic aid in neurofibromatosis. Ann Intern Med. Dec, 1964, 61: 1142-1143.

[4] Kawada A, Shiraishi H, Asai M, et al. Clinical improvement of solar lentigines and ephelides with an intense pulsed light source. Dermatol Surg, 2002, 28(6):504-508.

[5] Wang CC, Sue YM, Yang CH, Chen

CK. A comparison of Q-switched alexandrite laser and intense pulsed light for the treatment of freckles and lentigines in Asian persons: a randomized, physician-blinded, split-face comparative trial. J Am Acad Dermatol,2006,54(5):804-810.

[6] Bliss JM,Ford D,Swerdlow AJ,et al. Risk of cutaneous melanoma associated with pigmentation characteristics and freckling: systematic overview of 10 case-control studies. The International Melanoma Analysis Group (IMAGE). Int J Cancer,1995,62(4):367-376.

[7] Resnik S. Melasma induced by oral contraceptive drugs. JAMA,1967,199(9):601-605.

[8] Hughes BR. Melasma occurring in twin sisters. J Am Acad Dermatol,1987,17(5 Pt 1):841.

[9] Lawrence N,Cox SE,Brody HJ. Treatment of melasma with Jessner's solution versus glycolic acid: a comparison of clinical efficacy and evaluation of the predictive ability of Wood's light examination. J Am Acad Dermatol, 1997,36(4):589-593.

[10] Kang WH,Chun SC,Lee S. Intermittent therapy for melasma in Asian patients with combined topical agents (retinoic acid, hydroquinone and hydrocortisone): clinical and histological studies. J Dermatol, 1998, 25(9): 587-596.

[11] Nouri K,Bowes L,Chartier T,Romagosa R, Spencer J. Combination treatment of melasma with pulsed CO_2 laser followed by Q-switched alexandrite laser: a pilot study. Dermatol Surg,1999,25(6):494-497.

[12] De Schepper S, Boucneau J, Vander Haeghen Y,et al. Café-au-lait spots in neurofibromatosis type 1 and in healthy control individuals: hyperpigmentation of a different kind? Arch Dermatol Res, 2006, 297(10): 439-449.

[13] Alper JC, Holmes LB. The incidence and significance of birthmarks in a cohort of 4 641 newborns. Fediatric Dermatology,1983,1(1):58-68.

[14] Ferguson RE Jr, Vasconez HC. Laser treatment of congenital nevi. Journal of Cranio- Maxillofacial Surgery,2005,16(5):908-914.

[15] Carpo BG, Grevelink JM, Grevelink SV. Laser treatment of pigmented lesions in children. Seminars in Cutaneous Medicine and Surgery, 1999, 18(3):233-243.

[16] Grossman MC. Anderson RR. Treatment of cafe au lait madcules with lasers. A clinicopathologic correlation. Archives of Dermatology, 1995, 131(12):1416-1420.

[17] Alster TS,Lupton JR. Laser therapy for cutaneons hyperpigmentation and pigmerited lesions. Dermatologic Therapy,2001,14:46-54.

[18] Yoshida Y,Sato N,Furumura M. Treatment of pigmented lesions of neurofibromatosis 1 with intense pulsed-radio frequency in combination with topical application of vitamin D_3 ointment. Journal of Dermatology,2007,34(4):227-230.

[19] Nakayama H. Pigmented Contact Dermatitis and Chemical Depigmentation. In: Rycroft R,Menne T,Frosch P,Lepoittevin J, eds. Textbook of Contact Dermatitis. 3rd ed. New York, NY: Springer,2001:319-333.

[20] Riehl G. Uber eine eigenartige melanose. Wien Klin Wochensschr, 1917, 30:280-281.

[21] Miyoshi K,Kodama H. Riehl's melanosis-like eruption associated with Sjögren's syndrome. J Dermatol, 1997,24(12):784-786.

[22] Shenoi SD,Rao R. Pigmented contact dermatitis. Indian J Dermatol Venereol Leprol,2007,73(5):285-287.

[23] Perez-Bernal A,Munoz-Perez MA,Camacho F. Management of facial hyperpigmentation. Am J Clin Dermatol, 2000,1(5):261-268.

[24] Hidano A,Mizuguchi M,Higaki Y. Melanose de Friction. Ann Dermatol Venereol,1984,111:1063-1071.

[25] 王侠生,廖康煌,杨国亮. 皮肤病学. 上海:上海科学技术文献出版社,2005:636-661.

[26] Nakayama H,Harada R,Toda M. Pigmented cosmetic dermatitis. Int J Dermatol,1976,15(9):673-675.

[27] Mathias CG. Pigmented cosmetic dermatitis from contact allergy to a toilet soap containing chromium. Contact Dermatitis,1982,8(1):29-31.

[28] Akiva T, Emmilia H, Michael D. Screening patch tests for pigmented contact dermatitis in Israel. Contact Dermatitis,1999,40:155-157.

[29] Nakayama H,Harada R,Toda M. Pigmented cosmetic dermatitis induced by R-219 (a tar pigment). Nippon Rinsho - Japanese Journal of Clinical Medicine,1977,35(1):213-216.

[30] Sugai T. Takahashi Y. Takagi T. Pigmented cosmetic dermatitis and coal tar dyes. Contact Dermatitis, 1977,3(5):249-256.

[31] 王侠生,廖康煌. 杨国亮皮肤病学. 上海:上海科学技术文献出版社,2005:642.

[32] 王侠生,廖康煌. 杨国亮皮肤病学. 上海:上海科学技术文献出版社,2005:644.

[33] 朱慧琴,周萍英,陈玲娣. 特发性多发性斑状色素沉着症1例. 临床皮肤科杂志,2005,34(7):432.

[34] 刘欣,王艳红,刘静,等. 特发性多发性斑状色素沉着. 中国麻风皮肤病杂志,2004,20(4):395.

[35] 吴志华. 现代皮肤性病学. 广州:广东人民出版社,2000:780.

[36] 廖洪跃,李军辉,张明利,等. 兄妹同患泛发性雀斑样痣及家系调查. 临床皮肤科杂志,2007,36 (5):326-327.

[37] Abdel Naser M. B. 补骨脂素联合长波紫外线照射诱导白癜风皮损和非皮损区雀斑样痣的产生. 世界核心医学期刊文摘. 皮肤病学分册,2005,1:14.

[38] 左亚刚. 斑痣和雀斑样痣伴蒙古斑1例. 临床皮肤科杂志,2005,34(10):668.

[39] 邱梦桃,杨立刚,钟山. Q开关Nd:YAG激光治疗雀斑样痣疗效观察. 岭南皮肤性病学杂志,2006,13(1):22,24.

[40] 王桂芝,姜萍,姚春丽. Q开关激光治疗雀斑及雀斑样痣的疗效观察. 激光杂志,2008,29 (1):83.

[41] Cordova A. The Mongolian spot: a

study of ethnic differences and a literature review. Clin Pediatr (Phila), 1981, 20(11): 714-719.

[42] Ashrafi MR, Shabanian R, Mohammadi M, Kavusi S. Extensive Mongolian spots: a clinical sign merits special attention. Pediatr Neurol, 2006, 34(2): 143-145.

[43] Kagami S, Asahina A, Watanabe R, et al. Laser treatment of 26 Japanese patients with Mongolian spots. Dermatol Surg, 2008, 34(12): 1689-1694.

[44] Igawa HH, Ohura T, Sugihara T, Ishikawa T, Kumakiri M. Cleft lip mongolian spot: mongolian spot associated with cleft lip. J Am Acad Dermatol, 1994, 30(4): 566-569.

[45] Rybojad M, Moraillon I, Ogier de Baulny H, Prigent F, Morel P. (Extensive Mongolian spot related to Hurler disease). Ann Dermatol Venereol, 1999, 126(1): 35-37.

[46] Hirayama T, Suzuki T. A new classification of Ota's nevus based on histopathological features. Dermatologica, 1991, 183(3): 169-172.

[47] Watanabe S, Takahashi H. Treatment of nevus of Ota with the Q-switched ruby laser. N Engl J Med, 1994, 331 (26): 1745-1750.

[48] Chan HH, Leung RS, Ying SY, Lai CF, Kono T, Chua JK, et al. A retrospective analysis of complications in the treatment of nevus of Ota with the Q-switched alexandrite and Q-switched Nd: YAG lasers. Dermatol Surg, 2000, 26(11): 1000-1006.

[49] Patel BC, Egan CA, Lucius RW, Gerwels JW, Mamalis N, Anderson RL. Cutaneous malignant melanoma and oculodermal melanocytosis (nevus of Ota): report of a case and review of the literature. J Am Acad Dermatol, 1998, 38(5 Pt 2): 862-865.

[50] Teekhasaenee C, Ritch R, Rutnin U, Leelawongs N. Glaucoma in oculodermal melanocytosis. Ophthalmology, 1990, 97(5): 562-570.

[51] Toussaint S, Kamino H. Noninfectous papular and squamous diseases//Elder D, Elenitas R, Jaworsky D, Johnson B Jr. Lever's Histopathology of the Skin. Philadelphia, Pa: Lippincot-Raven, 1997: 154-155.

[52] Matz H, Tur E. Vitiligo. Curr Probl Dermatol, 2007, 35: 78-102.

[53] Passeron T, Ostovari N, Zakaria W, et al. Topical tacrolimus and the 308nm excimer laser: a synergistic combination for the treatment of vitiligo. Arch Dermatol, 2004, 140(9): 1065-1069.

[54] Menchini G, Lotti T, Tsoureli-Nikita E. UV-B narrowband micro phototherapy //Lotti T, Hercogova J, eds. Vitiligo: Problems and Solutions. New York, NY: Marcel Dekker, 2004: 323-334.

[55] Fongers A, Wolkerstorfer A, Nieuweboer-Krobotova L, Krawczyk P, Toth GG, van der Veen JP. Long-term results of 2mm punch grafting in patients with vitiligo vulgaris and segmental vitiligo: effect of disease activity. Br J Dermatol, 2009, 161(5): 1105-1111.

[56] Rooryck C, Morice-Picard F, Elcioglu NH, Lacombe D, Taieb A, Arveiler B. Molecular diagnosis of oculocutaneous albinism: new mutations in the OCA1-4 genes and practical aspects. Pigment Cell Melanoma Res, 2008, 21 (5): 583-587.

[57] Hutton SM, Spritz RA. A comprehensive genetic study of autosomal recessive ocular albinism in Caucasian patients. Invest Ophthalmol Vis Sci, 2008, 49(3): 868-872.

[58] Kaplan J, De Domenico I, Ward DM. Chediak-Higashi syndrome. Curr Opin Hematol, 2008, 15(1): 22-29.

[59] Wei ML. Hermansky-Pudlak syndrome: a disease of protein trafficking and organelle function. Pigment Cell Res, 2006, 19(1): 19-42.

[60] Menasche G, Fischer A, de Saint Basile G. Griscelli syndrome types 1 and 2. Am J Hum Genet, 2002, 71(5): 1237-1238.

[61] Fleischman RA, Saltman DL, Stastny V, et al. Deletion of the c2kit pro2tooncogene in the human developmental defect piebald trait. Proc Natl A2cad Sci U S A, 1991, 88: 10885 - 10889.

[62] Tomita Y, Miyamura Y, Kono M, et al. Molecular bases of congen2ital hypopigmentary disorders in humans and oculocutaneous albinism 1 in Japan. Pigment Cell Res, 2000, 13: 130 -134.

[63] Perez - Losada J, Sanchez - Martin M, Rodriguez - Garcia A, et al. Zinc - finger transcription factor Slug contributes to the function of the stem cell factor c - kit signaling pathway. Blood, 2002, 100: 1274 - 1286.

[64] Sanchez - Martin M, Perez - Losada J, Rodriguez - Garcia A, et al. Deletion of the SLUG (SNAI2) gene results in human piebald2 ism. Am J Med Genet A, 2003, 122: 125 - 132.

[65] Olsson MJ, Juhlin L. Long2term follow2up of leucoderma patients treated with transplants of autologous cultured melanocytes, ultrathin epidermal sheets and basal cell layer suspension. Br J Dermatol, 2002, 147: 893 - 904.

[66] Ongenae K, van Geel N, Naeyaert JM. Autologous cellular suspensions and sheets in the treatment of achromic disorders: the need for future con2 trolled studies. Dermatology, 2001, 202: 158 - 161.

[67] Alexeev V, Igoucheva O, Yoon K. Simultaneous targeted alteration of the tyrosinase and c2kit genes by single2stranded oligonucleotides. Gene Ther, 2002, 9: 1667 - 1675.

[68] Requena L, Sangueza OP. Cutaneous vascular anomalies. Part I. Hamartomas, malformations, and dilation of preexisting vessels. J Am Acad Dermatol, 1997, 37(4): 523-549.

[69] Greaves MW, Birkett D, Johnson C. Nevus anemicus: a unique catecholamine-dependent nevus. Arch Dermatol, 1970, 102(2): 172-176.

[70] Ahkami RN, Schwartz RA. Nevus anemicus. Dermatology, 1999, 198(4): 327-329.

[71] Castori M, Rinaldi R, Angelo C, Zambruno G, Grammatico P, Happle R. Phacomatosis cesioflammea with unilateral lipohypoplasia. Am J Med Genet A, 2008, 146A(4): 492-495.

[72] Alagheband M, Engineer L. Nevus anemicus. Skin and Aging, 1998, 11: 60.

[73] Bolognia JL, Pawelek JM. Biology of

hypopigmentation. J Am Acad Dermatol, 1988, 19(2 Pt 1):217-255.

[74] Lee HS. Chun YS. Hann SK. Nevus depigm entosus: clinical features and histopathologic characteristics in 67 patients. J Am Acad Dermatol, 1999, 40(1):21-26.

[75] Chen HH, Liao YH. Coexistence of congenital linear punctuate keratoderma and nevus depigmentosus with lentigines: a case of twin spotting? Acta Derm Venereol, 2004, 84(5): 408-410.

[76] Coupe RL. Unilateral systematized achromic naevus. Dermatologica, 1967, 134(1): 19-35.

[77] Raskovic D, BondanZa S, Gobello T. et al. Autologous in vitrore constituted epidermis in the treatment of a large nevus depigmentosus. J Am Acad Dermatol, 2006, 54(Suppl 5): S238-S240.

第 21 章

遗传性皮肤病

遗传病是由于遗传物质的改变所引起的疾病，目前因遗传因素而罹患的皮肤病有 300 多种，通常可分为单基因和多基因遗传性皮肤病，许多皮肤遗传病的基因被定位克隆，遗传性皮肤病目前通常缺乏有效的治疗，本章主要介绍所谓经典的遗传性皮肤病。

第一节　色素失禁症

色素失禁症(incontinentia pigmenti)是一种以躯干部发生水疱和疣状损害后出现泼溅状色素沉着为特征的 X 连锁显性遗传病，具有女性发病倾向，患病的男性胎儿常死于宫内。

【病因学】

位于 Xq28 的 NEMO 基因发生突变是导致色素失禁症的病因。仅女性患者被报道存在突变。一般而言，这种基因突变在男性患者常为致死性，但若男性患者为核型 47,XXY 的 Klinefelter's 综合征，或者为体细胞嵌合体则有可能存活。

【临床表现】

典型临床表现分为四期。

第一期：红斑及水疱期。多数于出生时或出生后 1～2 周发生，主要为小水疱或光滑的粉红色斑块，往往呈不规则或条索状排列，主要分布于四肢及躯干。疱疹可持续数月，逐渐隐约可见疱疹内轻度色素沉着。

第二期：疣状损害期。开始于出生后 2～6 周，初起为程度不等的类苔藓样或疣状斑疹，呈回旋状排列，并伴有色素沉着，以后出现角化过度、疣状增生的结节性损害，主要分布于头皮、足背、跖部或指趾等处，持续数月后疣状损害消退，留下色素沉着。

第三期：色素沉着期。为色素失禁症的特征性表现。从 12～26 周起，为蓝灰色、暗蓝灰色、棕色色素沉着，呈特殊的泼溅状、旋涡状或地图状排列，沿 Blaschko 线分布。色素沉着可以为仅有的损害，以后逐渐减退，20 岁左右可以完全消失。

第四期：萎缩期。多见于成年女性患者，很少发生在躯干，常发生在下肢屈侧、肩部及上肢。

以上四期皮损次序可以不规则，也可重叠，皮肤损害在母体子宫内开始发展，发生在胚胎 4～6 个月时。其他皮肤表现包括瘢痕性秃发、甲营养不良等。

本病患儿一般情况良好，但约 80%患儿有皮肤外表现，多累及牙齿、骨骼、中枢神经系统、眼睛，如斜视、眼球震颤、视神经萎缩、出牙延迟、缺齿、恒齿牙冠异常、部分患儿有智力障碍、痉挛性瘫痪、癫痫等。

【病理学检查】

1. 红斑水疱期：损害示表皮内水疱或海绵形成，表皮内及真皮大量嗜酸性粒细胞为主的炎细胞浸润，并有向表皮性，呈典型的皮炎模式；血管壁增厚，血管周围炎细胞浸润，考虑本病的基础缺陷，可能与变态反应有关。

2. 疣状皮损显示角化过度、棘层肥厚、乳头瘤样增殖和局灶性角化不良。角化不良细胞特征性地排列呈旋涡状图像。

3. 色素沉着期，真皮上部有很多噬色素细胞，基底细胞空泡化和变性。

【诊断与鉴别诊断】

临床上应与无色素性色素失禁症(incontinentia pigmenti achromians)鉴别，两者有相似的中枢神经系统受累，区别在于无色素性色素失禁症皮损表现为沿 Blaschko 线分布的色素减退，无水疱期或疣状期。

【治疗】

对症治疗。水疱期控制继发感染，外用抗生素软膏。色素斑常在2岁开始逐渐缓慢消退，无需治疗。

第二节 神经纤维瘤病

神经纤维瘤(neurofibromatosis，NF)是一种表现为神经系统、骨骼和皮肤发育异常的常染色体显性遗传的综合征。主要分为两种亚型：Ⅰ型神经纤维瘤病(NF1，von Reckling-hausen's disease)和Ⅱ型神经纤维瘤病(NF2，即中枢或听神经型神经纤维瘤病)，此外还有节段型神经纤维瘤病(是NF1或NF2发生镶嵌现象的结果，以NF1常见)及其他少见类型。

【病因学】

Ⅰ型神经纤维瘤病由位于染色体17q11.2的NF1基因突变所致，NF1基因编码神经纤维蛋白，对Ras蛋白转导的信号起负调控作用。有专家估计约50%的Ⅰ型神经纤维瘤病由新发突变造成。

Ⅱ型神经纤维瘤病由位于染色体22q12.2上的NF2基因突变导致，NF2基因编码神经鞘蛋白，该蛋白将肌动蛋白细胞骨架连接到细胞表面的糖蛋白上，起负生长调控作用。

【临床表现】

Ⅰ型神经纤维瘤病患者表现为很多神经纤维瘤、咖啡牛奶斑、腋窝雀斑、巨大色素性毛痣、骶骨多毛症、回状头皮、巨舌症和虹膜Lisch结节。

Ⅱ型神经纤维瘤病以双侧听神经瘤为特征，通常没有皮肤损害，但神经纤维瘤和神经鞘瘤可能发生。

1. 牛奶咖啡斑和间擦部位的雀斑　若发现6个或以上且直径在1.5cm以上的牛奶咖啡斑，具有诊断意义，通常提示NF1。可发生间擦部位的雀斑，位于腋窝、颈部、腹股沟和女性乳房下缘。偶有患者雀斑弥漫躯干和四肢。雀斑与牛奶咖啡斑相似但仅0.1～0.3cm直径。

2. 神经纤维瘤　临床上，根据发生位置分为皮肤神经纤维瘤和结节状神经纤维瘤。皮肤神经纤维瘤发生在皮肤内神经末梢，见于几乎所有NF1成人患者；结节状神经纤维瘤发生在外周神经干，见于少数患者。

皮肤神经纤维瘤为柔软孤立的肿块，直径数毫米至数厘米不一。当往下压肿块时，常可翻转入皮下组织，即所谓“钮孔”现象。主要发生在躯干部位。结节状神经纤维瘤发生在外周神经干，表现为包含许多有包膜的神经纤维瘤的大结节，较皮肤神经纤维瘤更固定粘连，边界更清，触诊时像“蠕虫袋”。

3. Lisch结节　是发生于虹膜的色素性错构瘤，为NF1的特征性表现，不发生在其他类型神经纤维瘤病。

此外，可有其他器官系统受累，如骨改变导致脊柱前凸、脊柱后凸及非外伤性骨折、智力障碍、痴呆、癫痫和各类颅内恶性肿瘤均可发生。

【病理学检查】

神经纤维瘤境界清楚、多缺乏包膜，黏蛋白基质中纺锤形细胞增生并见许多肥大细胞。电镜可见在胶原间质组织中施万细胞分支。咖啡斑镜下显示功能活跃的黑素细胞数量增多，伴黑素颗粒增多。

【诊断与鉴别诊断】

1. 诊断　Ⅰ型神经纤维瘤病的诊断需以下标准中两条或两条以上：①在青春期前患者有6个或6个以上的直径大于5mm的牛奶咖啡色斑，而在成人则最大直径应大于15mm；②2个或2个以上的任何类型的神经纤维瘤；③腋窝或腹股沟部位的雀斑；④视神经胶质瘤；⑤2个或2个以上Lisch结节(虹膜错构瘤)；⑥一个特征性骨损害，如蝶骨发育不全或长骨皮质变薄，伴或不伴假性关节病；⑦一个一级亲属(父母、子女、同胞)患NF1。

Ⅱ型神经纤维瘤病的诊断需以下任何一条：①CT或MRI检查证实双侧第Ⅷ对神经肿瘤；②直系亲属患有Ⅱ型神经纤维瘤病和任何一侧的第Ⅷ对神经发生肿瘤，或有2种下述肿瘤：神经纤维瘤、脑膜瘤、神经胶质瘤、神经鞘瘤或幼年后囊下晶状体浑浊。

2. 鉴别诊断　咖啡斑并非NF1所特有，10%～20%的正常人也可有1～2个牛奶咖啡斑。但如果数量超过6块，则提示有本病可能。

【治疗】

对于大多数患者，头颅MRI和CT扫描判断并发症发生和发展有价值。2岁以内患儿需注意丛状神经纤维瘤、青光眼、蝶骨发育不全、假性关节病的发生。学龄前儿童应进行心理疏导。疾病可累及全身各脏器，定期全身体检。NF2型儿童预后差，定期筛查包括听力图、脑干听觉诱导反应、MRI影像学检查。

本病无特异的治疗方法，由专科医生处理并发症。皮损快速增大、疼痛并疑恶变时予手术切除。

第三节　遗传性大疱性表皮松解症

遗传性大疱性表皮松解症(epidermolysis bullosa，EB)是一组以轻微摩擦或外伤后皮肤、黏膜水疱、血疱或大疱形成为特征的严重遗传性皮肤病，可伴有指、趾骨挛缩畸形、中重度贫血、生长发育迟滞、吞咽困难、眼结膜受累、舌挛缩等多系统受累表现。遗传方式为常染色体显性或常染色体隐性遗传，各种亚型总发病率约为1∶20 000。EB是一组具基因座异质性及临床异质性的单基因遗传性皮肤病。

【病因学】

目前已知能够引起EB的基因有13个。2000年第三次世界EB诊断和分型协商会议上修订的分型方法，根据临床表现、分子生物学特征、抗原谱和电镜观察结果将EB分类(表21-1)。

【临床表现】

1. *单纯型EB*　以表皮内裂隙为特征，所有亚型均与角蛋白5(KRT5)和角蛋白14(KRT14)突变有关。

(1)手足局限性单纯型EB(EB simplex，Weber-Cockayne)：为EB最常见的类型，常染色体显性遗传。皮损局限于手掌和足跖，婴儿期或生后2～3年发病。偶有轻症患者直到儿童期或成人期才发病，剧烈活动后出现。皮损常仅见于夏季。可有多汗症。无系统受累。

(2)疱疹样单纯型EB(Dowling-Meara)：EBS常见的亚型，临床表现类似疱疹样皮炎，常染色体显性遗传。疱疹样群集水疱是特征表现。皮损常出生时即有，粟丘疹、甲营养不良常见、掌跖角化是其特征性表现，萎缩性瘢痕少见。偶见远端屈侧挛缩。可有牙发育不良或无牙。季节变化不明显，水疱随年龄增长明显改善。

(3)单纯型EB(Koebner)：常染色体显性遗传。水疱可在出生时或不久出现。全身均可有水疱或血疱，但四肢末端，伸侧更重。萎缩、瘢痕、粟丘疹少见。皮损夏季加重，指甲、牙齿很少受累。无系统受累。

2. *交界型大疱性表皮松解症*　均为常染色体隐性遗传，包括两个主要亚型：交界型EB-Herlitz和交界型EB-非Herlitz。

(1)交界型EB-Herlitz：出生时即有水疱和糜烂，伴萎缩性瘢痕。粟丘疹是特征表现，愈合时出现高度增生、生长性或肿瘤性的肉芽组织是一个具有诊断意义的特征。这种表现常见于口周、颈侧、躯干、甲周。可伴甲营养不良或无甲、瘢痕性脱发，常见严重口腔受累，瘢痕挛缩导致的伸舌、张口困难，点状牙釉质营养不良。可有肌肉骨骼变形、食管狭窄、喉气管狭窄、泌尿生殖系和眼部病变、明显生长迟缓和贫血。婴儿死亡率高(42.2%)。

表21-1　EB分类

主要类型	主要亚型	受累蛋白/基因	超微结构(裂隙位置)
单纯型	局限性单纯型EB	KRT5，KRT14	基底细胞
	泛发性单纯型EB	KRT5，KRT14	少数位于角层下
	疱疹型EB	KRT5，KRT14	
	EB伴肌萎缩	网格蛋白	
交界型	重症泛发性JEB	层粘连蛋白-5	透明板
	轻症泛发性JEB	层粘连蛋白-5	
		XⅦ型胶原	
	JEB伴幽门闭锁	α6β4整合素	
营养不良型	显性遗传性DEB	Ⅶ型胶原	致密板下层
	重型RDEB	Ⅶ型胶原	
	轻型RDEB	Ⅶ型胶原	

(2)交界型 EB-非 Herlitz：皮肤病变类似 Herlitz 型 JEB，系统受累轻或缺如。死亡率高达 38%。

3. 营养不良型大疱性表皮松解症　营养不良型大疱性表皮松解症(dystrophic EB，DEB)以水疱发生在皮肤基底膜带致密板以下为特征，其瘢痕形成趋向是真皮创伤愈合反应的结果。除皮肤累及外，胃肠道尤其是食管是水疱和瘢痕的常发部位，角膜糜烂、甲营养不良和缺失、瘢痕性脱发常见。DEB 患者反复水疱愈合后瘢痕形成可造成关节挛缩和假性并趾等更严重的临床表现，严重影响患者生活质量，此外，手足部位的泛发性瘢痕常伴随鳞癌的发生，导致患者死亡。临床上 DEB 是一组病谱性疾病，轻者可仅有指、趾甲营养不良或缺如，重者可致泛发性皮肤黏膜水疱糜烂、全身多系统受累、皮肤鳞癌等严重致残致死性表现。

(1)严重泛发型隐性营养不良型 EB(RDEB-HS)：出生时即有水疱、糜烂，常有先天性皮肤缺损，皮损常泛发全身，皮肤表现：水疱、糜烂、粟丘疹、萎缩性瘢痕；皮肤外表现：指骨屈侧挛缩、假性并趾、牙釉质损害或龋齿、吞咽困难、张口困难、舌挛缩、胃肠道累及呼吸道及泌尿道、贫血、生长发育迟滞。30 岁前鳞癌及黑素细胞癌发生率高，且恶性度高，呈侵袭性生长，为主要致死原因。死亡率 38.7%。

(2)轻型泛发型隐性营养不良型 EB(RDEB-nHS)：皮损表现类似 HS 型 RDEB，其余损害较轻。死亡率 10%。

(3)显性营养不良型 EB(DDEB)：一般有家族史(患者为自发突变时可无家族史)，出生时泛发性水疱、糜烂，有脱发、粟丘疹、萎缩性瘢痕、甲损害典型，口腔损害轻微或无，多数患者无系统受累表现，少数可见胃肠道及生殖泌尿道受累，假性并趾、指骨挛缩少见。

【病理学检查】

1. 单纯性 EB　基底细胞松解导致水疱形成，裂隙深达角质形成细胞的核，因此水疱底部可见基底细胞胞质残余。水疱位于表皮细胞内，由于角质形成细胞胞质水解，陈旧皮损处水疱看起来常位于表皮下。超微结构显示，张力微丝丢失。

2. 交界性 EB　特征性的表皮下水疱，通常不伴大量炎症细胞浸润。超微结构上，裂隙部位通过透明板。半桥粒可表现为畸形、数量减少或缺如。

3. 营养不良型 EB　组织学特征是表皮下水疱，炎症细胞很少或缺如。超微结构上，裂隙位于致密板下方。锚原纤维数量减少，但形态可正常。

【诊断与鉴别诊断】

根据出生后摩擦部位为主反复水疱、家族史及各型组织学特征易诊断。无细胞浸润的表皮下疱很多，需与迟发性皮肤卟啉症、获得性 EB、无细胞浸润的类天疱疮等鉴别。迟发性皮肤卟啉症有光敏感性，水疱多分布于日光暴露部位，尿液尿卟啉增高和特征性尿卟啉层析谱。获得性 EB 临床表现相似，但无家族史、成人发病，血清中有循环抗基底膜带自身抗体，免疫电镜发现 IgG 和补体沉积在致密板及下方锚原纤维处。

【治疗】

治疗主要是姑息性的，减少摩擦损害导致的疼痛和瘢痕，预防和控制感染。营养支持很关键。自体网状分层厚皮移植在治疗难愈的皮损时有用，大的恶性肿瘤皮肤须切除。

第四节　外胚叶发育不良

先天性外胚叶不良是一组具有临床和遗传异质性的遗传性皮肤病，基本特征是出生前一个或多个表皮或黏膜附属器的发育异常、缺如或延迟发育。包括无汗性外胚叶发育不良(anhidrotic ectodermal dysplasia)、有汗性外胚叶发育不良(hidrotic ectodermal dysplasia)及其他一些少见的综合征如 AEC 综合征(AEC syndrome)、EEC 综合征(EEC syndrome)等。

【病因学】

无汗性外胚叶发育不良以 X 连锁隐性遗传为主，也有少数常染色体隐性遗传报道。其发生与三种基因有关：位于 X 染色体 Xq12-q13.1 的 EDA 基因、位于染色体 2q11-q13 的 EDAR 基因、位于染色体 1q43 的 EDARADD 基因突变有关，三种基因的表达产物都参与核因子 NF-κB 的活化。伴有免疫缺陷的 X 连锁无汗性外胚叶发育不良是由于编码 NF-κB 调节因子的 NEMO 基因突变所致。

有汗性外胚叶发育不良由位于染色体 13q11-q12.1 的基因 GJB6 突变导致，该基因编码缝隙连接蛋白 30。

【临床表现】

1. 无汗性外胚叶发育不良　典型的三联征包

括毛发稀少、无牙和少汗或无汗。患儿在婴儿或儿童期首先出现原因不明的发热，由汗腺减少或缺乏而不能耐热导致，在用力或热的环境中加重。门牙、尖牙前磨牙呈圆锥形或弯曲状。因唾液腺减少，常有口腔干燥，泪腺也可缺乏。还可有萎缩性鼻炎、呼吸道和胃肠道症状。虽毛发稀少但很少全秃。指甲缺损或脆、变薄。患者面容特殊，前额下巴隆凸，面颊凹陷，鞍状鼻，厚而外翻的唇和大耳朵，皮肤光滑、柔软、干燥，毛发稀疏。生长迟缓但性发育常正常。30%～50%有智力障碍。

2. 出汗性外胚叶发育不良　常染色体显性遗传，以甲营养不良、毛发缺陷和掌跖角化为特征表现。其他还可见神经性聋、视觉异常、皮肤色素沉着、多指(趾)畸形、并指(趾)畸形、智力低下、癫痫和侏儒症。甲改变多样，常是变短、增厚、有纵嵴、颜色变化，表面凹凸不平。甲沟炎是常见并发症。头发十分稀疏，婴儿期可正常，青春期后出现。

【病理学】

无汗性外胚叶发育不良：表皮薄，扁平，小汗腺减少或缺乏，面部、腹部尤为显著。大汗腺、毛囊和皮脂腺可以缺乏。真皮结缔组织大体上正常，但胶原和弹性纤维可以破碎或稀疏。

出汗性外胚叶发育不良：掌跖角皮病典型表现是角化过度、颗粒层增厚和棘层肥厚。小汗腺正常，但是毛囊和皮脂腺的数目明显减少，顶泌汗腺完全缺失。

【诊断与鉴别诊断】

当有不明发热、毛发稀疏和特殊面容时应怀疑本病，对不全型者，锥状牙齿更提示本病可能，应仔细检查汗腺功能并行皮肤活检以助诊断。

【治疗】

无特效疗法，对症治疗为主，适当限制体力劳动，避免高温环境。

第五节　鱼　鳞　病

鱼鳞病(ichthyosis)是一种以皮肤干燥伴鱼鳞状脱屑的遗传性角化障碍性疾病。发病机制复杂，归结于两个共同途径：一为角质层细胞滞留(如寻常型鱼鳞病，X连锁隐性鱼鳞病)；二为表皮过度增生(如先天性大疱性鱼鳞病样红皮病等)。

鱼鳞病样皮肤病可分为：以皮肤损害为主要特征的先天性疾病；皮肤损害仅是系统性疾病的一个表现；皮损为获得性。本节仅介绍第一类。

根据临床症状、病理和遗传方式可分为：

(1)寻常型鱼鳞病。

(2)X连锁鱼鳞病。

(3)常染色体隐性先天性鱼鳞病：①板层状鱼鳞病(隐性)；②先天性非大疱性鱼鳞病样红皮病(隐性)。

(4)常染色体显性先天性鱼鳞病：先天性大疱性鱼鳞病样红皮病(又名表皮松解角化过度)(显性)。

(5)其他少见鱼鳞病。

(一)寻常型鱼鳞病(ichthyosis vulgaris)

【病因学】

目前认为与染色体1q21.3上FLG基因突变有关，FLG突变造成透明角质颗粒的组成成分丝聚合蛋白原缺乏。

【临床表现】

本病是一种较常见的常染色体显性遗传病，新生儿发病率为1/250～1/1 000，两性均可受累。皮损出现在出生后3个月到4岁。初起表现为上肢、臀部和大腿的毛周角化，后表现为皮肤干燥和细小白色鱼鳞样鳞屑，常见于四肢伸侧，屈侧少见。躯干常受累，面部及颈部常不受累。患者掌跖皮纹加深，轻度角化过度，可发生手足皲裂。头发、甲、牙未见受累。

患者一般无自觉症状，冬重夏轻。

【病理学检查】

特征为轻度至中度的角化过度，表皮萎缩或正常，颗粒层变薄或消失。有时可见角化不全。

【诊断与鉴别诊断】

根据出生后数月至数年间四肢伸侧为主皮肤干燥和细小鳞屑及家族史可诊断。需与严重干燥症、X连锁鱼鳞病和获得性鱼鳞病鉴别。

【治疗】

口服维生素A或维A酸有一定帮助。外用润肤的油膏如尿素脂、维A酸软膏。冬天紫外线照射有益于皮损改善。

(二)X连锁鱼鳞病

【病因学】

致病基因为STS，位于Xp22.3，编码类固醇硫酸酯酶，该酶的缺失，导致胆固醇硫酸盐在表皮中含量增加，使角质层中相邻的角质板黏着性增加，从而影响角质形成细胞正常脱落。已证实 90%的 X 连锁鱼鳞病患者为 STS 基因完全缺失，10%为部分缺失或点突变。

【临床表现】

性连锁隐性遗传，发病率男性新生儿 1/6 000，女性极少见。出生时即有皮损。皮损比常染色体显性遗传型更明显严重。鳞屑大而黑，特别在躯干、四肢伸侧、头皮、耳前区和颈部。掌跖通常不受累，不伴毛周角化。躯干和颈部皮损使皮肤感觉脏，夏季皮损可好转或消失。

【病理学检查】

非特异的致密角化过度，颗粒层正常或增厚。无毛囊角栓，有轻度棘层肥厚，血管周围可见淋巴细胞为主的浸润。

【诊断与鉴别诊断】

根据特征性的深色鳞屑，夏季明显好转可诊断。应与寻常型鱼鳞病鉴别，本病鳞屑颜色较深，腹部比背部受累明显或鱼鳞病向下扩展累及整个腿部伸侧有助于诊断本病。

【治疗】

同寻常型鱼鳞病。

（三）常染色体隐性先天性鱼鳞病

常染色体隐性先天性鱼鳞病包括板层状鱼鳞病和先天性非大疱性鱼鳞病样红皮病，虽两者临床和组织学不同，但属于一个病谱，板层状鱼鳞病患者最终会出现先天性非大疱性鱼鳞病样红皮病的表现。

1. 板层状鱼鳞病(lamellar ichthyosis)

【病因学】

基因定位于多个位点，包括染色体 14q11.2、19p13.12、2q34、17p13.2-p13.1，已克隆的致病基因为 TGM1（14q11.2）、ABCA12（2q34）和 CYP4F22 基因(19p13.12)。TGM1 基因编码谷氨酰胺转移酶 1，在角质形成细胞的终末分化中起一定作用，ABCA12 编码膜相关蛋白，可向细胞内外传输多种分子。

【临床表现】

本型罕见，新生儿发病率约 1/300 000，为常染色体隐性遗传。两性均可受累。患儿常在出生时被厚厚的“火棉胶”板样角质壳包裹，称“火棉胶婴儿”。

为全身弥漫分布厚而大的鳞屑，边缘翘起，呈深灰或棕色，累及屈侧或皱襞部位，鳞屑下皮肤色红，其间附生细菌及代谢产物，有特殊的臭味。掌跖皮肤角化过度。80%患者有睑外翻，或唇外翻，为特征性表现。可伴甲营养不良、瘢痕性脱发、眼损害等。

【病理学检查】

中度至显著角化过度，颗粒层正常或增厚。

【诊断与鉴别诊断】

根据出生时出现的火棉胶样膜包裹、大片脱屑、眼睑外翻、掌跖角化过度可诊断。

【治疗】

外用制剂同寻常型鱼鳞病，此外，外用他扎罗汀和口服维 A 酸类能改善症状。

2. 先天性非大疱性鱼鳞病样红皮病(nonbullous congenital ichthyosiform erythroderma)

【病因学】

由于 ALOXE3（17p13.1）、ALOX12B(17p13.1)、Ichthyin(5q33)、TGM1(14q11.2)基因的突变可引起先天性非大疱性鱼鳞病样红皮病。

【临床表现】

大多数先天性非大疱性鱼鳞病样红皮病的婴儿出生时即见包裹在火棉胶样的膜内，有眼睑外翻，过去几乎所有先天性非大疱性鱼鳞病样红皮病患者都诊断为板层状鱼鳞病，两者致病基因重叠，因此主要根据临床表现区分。

婴儿出生时 24h 内皮肤即出现裂纹和剥脱。10～14d 后大片角质层脱落，露出其下的红斑和鳞屑。通常为全身性的，累及面部、掌跖部和屈侧。瘢痕性脱发、甲营养不良、眼睑外翻较常见。鳞屑较大，腿部呈板状，但在躯干、面部和头发则较细小。

【病理学检查】

先天性非大疱性鱼鳞病样红皮病中的角化不全和炎症比板层状鱼鳞病更为常见。角质层在层板状鱼鳞病中通常比较厚，角化不全不常见。

【诊断与鉴别诊断】

根据出生时火棉胶样膜，膜退去后特征性显著的全身性红皮病可诊断。应与层板状鱼鳞病鉴别，两者属于一个病谱，本病膜退去后红皮更显著，组织学上角化过度明显轻于层板状鱼鳞病，但角化不全和炎症更常见。

【治疗】

同层板状鱼鳞病。

（四）先天性大疱性鱼鳞病样红皮病(bullous ichthyosiform erythroderma，又名表皮松解角化过度 epidermolysis hyperkeratosis)

【病因学】

本病有显著的表皮增生加快。致病基因为KRT1(12q13)或KRT10(17q21.3),编码角蛋白1和角蛋白10,构成中间丝,与微管、微丝共同组成细胞骨架。KRT1与严重的掌跖角化过度有关,而KRT10则无关。

【临床表现】

先天性大疱性鱼鳞病样红皮病是一种罕见的疾病,新生儿发病率为1/300 000,属常染色体显性遗传,但自发突变更多见。出生时就有显著的角化过度、红皮,甚至为火棉胶样婴儿。出生后1周内可见大小不一的水疱和大片表皮脱落,呈湿润红皮病样,水疱愈后无瘢痕。以后剥裸面愈合形成大片增厚的鳞屑。随年龄增长,水疱和红皮逐渐消失,四肢屈面、肘、腘出现不规则的角化过度性线状或疣状条纹,疣状鳞屑像豪猪刺一样,故又称豪猪样鱼鳞病。该病死亡率高,常由感染、体液丢失、电解质紊乱所致。本病症状随年龄增长而减退,亦可持续至成人。

【病理学】

主要特征为表皮松解角化过度:棘层上部和粒层细胞核周围透亮区,透亮区周围淡染物或透明角质颗粒使细胞境界不清,颗粒层增厚,有巨大的透明角质颗粒,角化过度明显。

【诊断与鉴别诊断】

根据出生时即有反复鳞屑、松弛性大疱可诊断。

【治疗】

病情严重者,内服维A酸类药物。密切注意干燥性唇炎、眼炎、胃肠道反应、高血脂等副作用。定期查肝功能、血常规、骨骼发育。

抗生素及皮质激素对水疱期有效。

第六节 结节性硬化症

结节性硬化症(tuberous sclerosis)是一种罕见的遗传性疾病,典型特征为皮脂腺腺瘤、智力低下和癫痫,但起病年龄和严重程度差异很大。

【病因学】

结节性硬化症由两种不同基因突变所致:位于9q34的TSC1和位于16p13的TSC2,分别编码错构蛋白(hamartin)和马铃薯球蛋白(tuberin),两种蛋白协同作用,调节细胞生长和抑制。胚胎开始发育时,由于遗传或自发突变导致TSC1或TSC2中的一个基因缺陷,第一个有丝分裂期产生嵌合体。胚胎在之后的生长发育过程中,含突变的缺陷基因影响另一个正常基因,导致细胞缺乏功能基因调控,形成错构瘤。这是错构瘤成为结节性硬化症的标志性特征的机制。

【临床表现】

1. 特殊的皮肤损害

(1)前额斑块:TSC的早期表现,可在出生时或出生后数月即出现。最初似毛细血管瘤,可位于头面部、颈部。生长完全后成为坚实,肉质感,略高出皮面的损害,多为红色,也可为黄色或棕色。

(2)鲨革斑(鲛鱼皮斑):见于20%～30%患者,为腰骶部不规则增厚的斑块,肤色或淡棕色,柔软有弹性,认为是一种胶原组织的错构瘤,包括血管、纤维、真皮组织。

(3)面部血管纤维瘤(皮脂腺痣):常在婴儿期过度擦拭面部后出现,但2岁之前很少表现明显。随年龄增长逐渐显著,且持续终生。典型损害为双侧性红斑、丘疹、结节,好发于鼻唇沟及颊部。5岁以上患者85%有此特征。

(4)色素减退斑:也可发生在正常人群中,且并非所有TSC都有。斑片数量越多,TSC的可能性越大。躯干、四肢好发。应避免描述为“叶状脱色斑”,因其对诊断并无特别帮助。新损害可随年龄增长发生,旧的色素脱失斑可消失。

(5)甲周纤维瘤:自甲皱或甲根部长出淡红至褐色的纤维瘤,5～10mm长,可破坏甲床,可多发。于青春期或以后发生。

2. 神经系统表现　50%的患者有学习障碍,程度不一,始于幼年。有些患者虽智力正常,但可有人格和行为异常。若幼年智力正常,以后不易发展成智力低下。

80%～93%有各型癫痫,2～3岁时发生,智力障碍常合并癫痫,但有癫痫未必有智力障碍。癫痫是由于脑内尤其是基底节区钙化结节,但X线检查有时不明显。

3. 眼部病变　8%～40%患者有眼部症状,主要表现为视网膜晶体瘤,一般不引起症状,其他有小眼球、晶体浑浊、视神经萎缩等。

4. 内脏病变　本病有明显肿瘤形成倾向。脊椎损害及颅内恶性肿瘤引起偏瘫、截瘫、颅内压增高等相应的神经系统症状。尚可发生肾肿瘤、心脏横纹肌瘤等，偶伴肺部损害，引起呼吸困难、自发性气胸等。

【辅助检查】

头颅 CT 或 MRI 示颅内有密度增高阴影，X 线指(趾)骨可能显示假性囊样改变。

【病理学检查】

血管纤维瘤组织学表现为纤维血管组织的错构性增生，皮肤附属器伴发萎缩或被挤压。损害内有不规则的血管及纤维组织增生，偶见皮肤附属器被同心圆排列的胶原层所包绕挤压。

鲨革斑是一种胶原瘤，真皮被宽大的纤维束替代，弹性膜减少或消失。甲周纤维瘤也是纤维组织的错构瘤。

神经胶质增生性硬化结节可发生于大脑皮质、基底神经节等部位。

【诊断与鉴别诊断】

1. 诊断　存在两个单独的错构瘤时可确诊。如一个错构瘤需要进一步检查有无以下各征：面部血管纤维瘤、甲周纤维瘤、前额纤维斑块、鲨革斑、视网膜错构瘤、皮质结节、室管膜下胶质结节、组织学证实的巨细胞星形细胞瘤、组织学证实的心脏横纹肌瘤或超声心动图显示缺损证据、肾脏血管平滑肌脂肪瘤或肺淋巴管平滑肌瘤病。

2. 鉴别诊断　表现为面部皮脂腺瘤需与寻常痤疮相鉴别，本病有毛细血管扩张、无黑头粉刺和脓疱。

【治疗】

对皮脂腺腺瘤，必要时可用刮除法、磨削法或激光治疗。损害易复发，需重复治疗。星状细胞瘤应避免颅内放射以免发展为胶质细胞瘤。当药物无法控制癫痫发作而有固定局灶性脑电图异常时，应考虑神经外科手术治疗。

第七节　着色性干皮病

着色性干皮病(xeroderma pigmentosum)是一种罕见的常染色体隐性遗传病，特征表现为光敏感、雀斑和皮肤癌，常死于恶性肿瘤。20%患者有神经系统并发症。

【病因学】

着色性干皮病不是一个单独疾病，目前已发现至少 8 个互补组参与 DNA 剪切修复(表 21-2)。

【临床表现】

皮肤损害：发病早，皮损分布广泛，多于 6 个月至 3 岁起病。患儿出生时皮肤正常。对光极敏感，初起为棕褐色雀斑，针头至 1cm 以上大小，可相互融合成不规则的色素沉着斑片，并伴皮肤干燥，色素斑可继发于春夏急性晒伤所致红斑之后，主要发生于面、颈、手、小腿等暴露部位，间有毛细血管扩张及点状毛细血管瘤，亦可波及至耳缘、鼻、眼、口等皮肤黏膜交接处，色素斑之间杂有小的白色皮肤萎缩斑，此外尚可有小水疱、大疱性损害，疱破所致溃疡愈合后引起毁形性瘢痕，瘢痕挛缩可致眼睑外翻。本病除上述皮损外，最特征性的损害为光化性疣状增生物，可演变成基底细胞癌、黑素瘤等。恶性肿瘤常为多发性，患儿常于 3～4 岁时因肿瘤转移而夭折，2/3 患者于 20 岁前死亡。

表 21-2　着色性干皮病互补组与 DNA 剪切修复

互补组	致病基因	基因定位	蛋白产物功能
XPA	XPA	9q 22.3	锌指蛋白，光产物识别和 DNA 合成
XPB	ERCC3	2q21	DNA 切补修复
XPC	XPC	3p25	DNA 结合蛋白，对基因组非转录区修复必需
XPD	ERCC2	19q13.2	螺旋酶
XPE	DDB1，DDB2	11q12-q13，11p12-p1 1	二聚体蛋白，与受损 DNA 识别有关
XPF	ERCC4	16p13.3 -p13.13	核酸内切酶，切除 DNA5′端损伤
XPG	ERCC5	13q33	核酸内切酶，切除 3′端损伤
XPV	POLH	6p12-21	DNA 多聚酶

注：80%～90%XP 患者有剪切修复机制缺陷，XP 患者的细胞无法进行 DNA 修复，导致 UV 照射后临床及细胞学上的超敏反应

眼损害：发生在UV暴露区域，包括畏光性结膜炎、睫毛缺失、角膜溃疡、瘢痕形成和穿孔、眼睑外翻和内翻，以及发生在眼睑、结合膜和角膜的鳞状细胞癌和基底细胞癌等。XPA患者眼损害更多见。也有口腔损害，包括张口困难和肿瘤。

神经系统症状：1/5患者由于进行性神经元缺失有神经系统症状。常见小头、智力障碍、脑电图异常。C组、E组不发生神经疾病。实验室检查可见T细胞介导的免疫反应缺陷。

【病理学检查】

病理特征是光化性损害，表皮角化过度、棘层变薄、表皮钉突萎缩和伸长交叉、基底细胞层黑色素不规则积聚，真皮浅层炎细胞浸润，黑色素细胞增加。

【诊断与鉴别诊断】

典型病例根据日光敏感、雀斑样痣和皮肤癌即可确诊。应与Cockyane综合征鉴别，后者是一种常染色体隐性遗传的有日光敏感和神经变性的综合征，区别在于没有雀斑和皮肤癌，而有侏儒症、钩形鼻、皮下组织缺失、耳聋、基底神经节钙化和视网膜病。

【治疗】

尽量避免日晒，及早去除疣状角化物，整形外科切除肿瘤性损害或挛缩性瘢痕。

第八节 早 老 症

人类在一百多年前才认识到早老性疾病。一般来说，真性老化、局限性或泛发性皮下脂肪萎缩导致皮肤变薄、皮肤松弛或伸展过度，都可导致早老表现。本节主要介绍真性早老性疾病。

（一）Hutchinson-Gilford Progeria 综合征(Hutchinson-Gilford Progeria Syndrome，HGPS)

Hutchinson-Gilford早老综合征又称儿童早老症(Progeria)，其特征是早老、身材矮小和皮肤、毛发的改变。患者通常很早死亡。

【病因学】

发病机制不明，目前不能确定是否为遗传性疾病。散发或常染色体显性遗传模式均有可能。最近证实与核纤层蛋白A(LMNA)的突变相关。另有少数早老症患者是由于ZMPSTE24基因突变而发病。ZMPSTE24基因编码一种金属蛋白酶，参与翻译后前核纤层蛋白A修饰成为核纤层蛋白A的蛋白水解过程。

【临床表现】

临床特征表现为多系统受累。大多数患者出生时体重低下，在生后1年内进一步减低。其总生长速度仅为正常儿生长速度的一半。皮肤改变通常出现在生后6个月内，弹力降低，呈硬皮病样外观。秃发也通常发生在生后1年内，且秃发多为泛发性的，但尤其好发于头皮和眉毛。可有睫毛缺损。

面部表现包括巨头和前额膨出。眼球突出，鼻尖沟槽形成。唇薄，下颌小。耳郭突出，耳垂小或无。其他还有：梨形胸，关节僵硬，终末指骨短，骨质疏松。骨折后愈合不良。放射检查可证实锁骨末端和指骨吸收。嗓音似高音调。

与早老症伴发的血管病变可导致心肌缺血、梗死和中风。心绞痛、慢性充血性心力衰竭或短暂的缺血发作可能出现在主要的心血管和神经系统病变之前。典型的早老症对生长发育和心血管系统影响较大，但其他许多器官例如肝、肾、肺、胃肠道、骨髓和脑并不受累。这可能与Progerin在血管内皮细胞和平滑肌细胞的差异聚集有关。

【病理学】

角化过度、萎缩、色素加深。基底细胞水肿变性。真皮胶原增厚及透明样变。弹性组织增加，皮肤附属器和血管可正常、减少或缺失，皮下脂肪减少或完全缺乏。

【诊断与鉴别诊断】

根据加速的衰老、侏儒症、脱发、全身皮肤肌肉萎缩、大头伴头皮静脉曲张等特征可诊断。应与Werner综合征、Rothmund-Thomson综合征相鉴别。Werner综合征的特征为早衰和青春期发育停滞，大多数症状在30岁前不能完全显现，而本病发生较早。Rothmund-Thomson综合征患者3～6个月时出现光敏感、白内障和皮肤异色病。

【治疗】

对症处理，控制糖尿病和治疗腿部溃疡。有报道用营养支持和生长激素治疗，患者的生长速度提高了3倍，基础代谢率降低。但这些治疗方法的长期疗效尚不确定。

（二）Werner 综合征(Werner syndrome，WS)

Werner综合征又称为成人早老症，本病是最典型的早老综合征。其特征是身材矮小、皮肤硬化、性腺功能减退、易患糖尿病，恶性肿瘤发生率增加，早发白发、秃发、白内障、动脉硬化和骨质疏松。

【病因学】

该病为常染色体隐性遗传。位于染色体8p12-p11.2上RECQL2基因突变所致。该基因参与DNA修复、重组、转录和复制。

【临床表现】

WS的主要特征包括：身材矮小，躯干粗短而四肢细长，通常10～20岁发病；过早出现白发，通常出现在20岁后的头几年内；早秃，通常出现在20岁后；硬斑病样皮肤表现；营养不良性腿部溃疡；青少年白内障；性腺功能减退，与生殖能力减退有关；易患糖尿病；血管钙化；骨质疏松；转移性钙化；易在家族内共同发病。

【病理学】

表皮角化过度、萎缩、色素增加和真皮纤维化伴透明样变。附属器官萎缩，皮下脂肪变薄。

【诊断与鉴别诊断】

根据早衰和青春期生长停滞，20～30岁时发展为老年白内障，过早秃顶、皮肤硬皮病样损害等特征可诊断。Rothmund-Thomson综合征与WS极为相似，但前者发病更早。

【治疗】

目前尚无有效治疗方法。有报道用人胰岛素样生长因子1治疗1例43岁的女性WS患者，发现其骨密度提高。未发现其他症状改善。

第九节　汗孔角化症

汗孔角化症（porokeratosis）是一组慢性角化异常性皮肤病。根据皮损的特点、分布以及病因，可分为五种亚型，即经典斑块型汗孔角化症（classic porokeratosis of mibelli，PM）、线状汗孔角化症（linear porokeratosis，LA）、浅表性播散型汗孔角化症（disseminated superficial porokeratosis，DSP）、播散性浅表光线型汗孔角化症（disseminated superficial actinic porokeratosis，DSAP）和掌跖合并播散型汗孔角化症（porokeratosis plantaris palmaris et disseminata，PPPD）等。

【病因学】

1. *遗传因素*　多数汗孔角化症患者具有家族史，其遗传模式为常染色体显性遗传。目前，定位区域有4个，DSAP1是由定位于12q24.1的SART3基因突变引起的，其他三个定位区域为15q、1p31、18p11.3，PPPD定位于12q24.1-q24.2，DSP被定位于18p11.3。

2. *环境因素*　日光照射可以引起发病或加重皮损，提示该病的发生可能与紫外线照射有关，其可能的机制为紫外线照射引起局部表皮内细胞基因突变，一个突变克隆不断扩增和周围细胞形成明显的界限。

3. *免疫因素*　免疫功能低下者，如HIV感染及器官移植病人容易患DSP和DSAP，提示免疫功能低下是该病发病的一个诱因。

此外，光疗、电子辐射及慢性皮肤损害等均可诱发或加重皮损。

【临床表现】

1. *经典斑块型汗孔角化症*　皮损初起为帽针头大小的淡棕色丘疹，以后逐渐扩展成环状、地图状或不规则形状的边缘堤状隆起，中央萎缩，凹陷无毛，边界清楚。严重者可为疣状结节，直径从数毫米至数厘米。皮损好发于四肢末端、股部、肛周及外阴部，颜面部、颈项、胸背及腹腰等部位均可受累，甚至累及头皮和口腔黏膜等。幼年发病者，皮损缓慢扩大，部分患者皮损在数十年后可以癌变。可有家族史。

2. *线状汗孔角化症*　皮损形似线状疣状表皮痣，为单侧线状角化性斑块。大多数在婴儿和儿童期发病，成人发病较为少见。皮损好发于四肢远端，也可累及躯干部。临床上可与播散性浅表光线型汗孔角化症和经典斑块型汗孔角化症伴发。皮损可能会癌变。

3. *播散性浅表光线型汗孔角化症*　是较为常见的一种亚型，皮损为小的浅表的圆形角化性斑块，边缘堤状隆起，境界清楚。好发于曝光部位，主要为上臂、下肢及手足背，其次是胸背部等。随着患者年龄的增长及日光照射的增加，皮疹数目逐渐增多。皮损由曝光部位可逐渐累及非曝光部位，如头皮、耳郭、腰腹和臀部等，严重者可泛发全身。一般成年后发病，但国内有儿童期甚至幼儿期发病的报道。可同线状汗孔角化症及经典斑块型汗孔角化症伴发。皮损可能会癌变。有家族史，遗传模式为常染色体显性遗传。

4. *浅表性播散型汗孔角化症*　临床表现同DSAP，但皮损常对称发生于四肢。可同线状汗孔角化症及经典斑块型汗孔角化症伴发。皮损可能会癌变。有家族史，遗传模式为常染色体显性遗传。

5. *掌跖合并播散型汗孔角化症*　是汗孔角化症的一种罕见类型，儿童期或青春期开始发病。初发皮损仅限于掌跖部，表现为小的浅表角化性斑块，边缘隆起，境界清楚。皮损逐渐增多，累及四肢及躯干部。累及黏膜部位表现为小的环形乳白色斑块。该型患者皮损有并发鳞状细胞癌的病例报道。

除了以上5种类型外，临床上可见点状汗孔角化症，可能为经典斑块型或线状汗孔角化症的一种异型。

【病理学检查】

皮损处表皮内并向真皮侧突出的角化不全细胞柱，即角样板层，位于一个中央凹窝内，邻近可见汗腺导管或毛囊皮脂腺导管。角样板层下颗粒层减少或消失，棘层肥厚，细胞角化不良或核周空泡化。真皮内可见以淋巴细胞为主的非特异性炎性浸润。

【诊断与鉴别诊断】

1. *诊断*　根据典型的临床表现及组织病理特点，易于诊断。

2. *鉴别诊断*　经典斑块型汗孔角化症在形态上应与穿通性弹力纤维病鉴别，后者隆起的边缘是由散在的坚实的丘疹组成。线状汗孔角化症应与疣状表皮痣鉴别，两者组织病理上容易鉴别。播散性浅表光线型汗孔角化症和浅表播散型汗孔角化症应与光线性角化病，后者皮损无边缘堤状隆起。

【治疗】

1. *外用药*　外用润肤剂、5-FU、维A酸类软膏及咪喹莫特软膏有一定的疗效。有学者使用0.1%维A酸软膏治疗1例线状汗孔角化症患者，取得了良好的治疗效果。有人使用5%咪喹莫特软膏治疗1例经典斑块型汗孔角化症，同样也取得了满意的治疗效果。

2. *系统用药*　对于难以治疗，皮损面积较大者，可以使用口服维A酸类药物治疗。有学者使用阿维A治疗1例泛发线状汗孔角化症患者，口服每天30mg，治疗3个月后，皮损明显改善，7个月后皮损消失。另一学者使用异维A酸口服每天20mg与皮损外涂5%的5-FU软膏治疗27例播散性浅表光线型汗孔角化症，一个疗程21d后取得了良好的治疗效果。维A酸类药物治疗期间需要注意监测患者血脂及肝肾功能等。

3. *激光治疗*　小面积皮损可用CO_2激光或光动力疗法(photodynamic therapy，PDT)治疗。使用CO_2激光治疗可能会留有瘢痕。对于光动力疗法治疗，不同的治疗小组，取得了不同的治疗效果。

另外，小面积皮损可冷冻治疗，较大的孤立皮损可考虑手术治疗。

第十节　毛囊角化病

毛囊角化病(keratosis follicularis)又称Darier病，1889年由Darier首先报道，故命名。是一种较为少见的遗传性皮肤病，以表皮细胞角化不良为病理基础。

【病因学】

毛囊角化病是由位于染色体12q23-q24.1上一种编码肌浆网/内质网肌浆蛋白ATP酶(SERCA)的ATP2A2基因突变所致。ATP2A2基因由21个外显子构成，研究发现21个外显子均可发生突变。该基因突变后使编码的SERCA2转运ATP酶的结构和功能发生改变，从而细胞器内质网内外Ca^{2+}的转运发生障碍，细胞浆与细胞器内质网中Ca^{2+}浓度异常，导致表皮棘层细胞间桥粒结构和功能发生异常。

【临床表现】

本病男女发病率相等，发病年龄为6～20岁，临床上最严重的表现一般在11～15岁发生，婴儿期发病目前尚未见报道。

皮损好发于面部、头皮、四肢、胸背及腋下等皮脂溢出部位，严重者可全身泛发。95%以上的患者有肢端受累，儿童一般首先表现为手部受累。皮疹初期为孤立的肤色丘疹，对称分布于面、胸、腹、四肢和骶部。后期逐渐融合，变成黄褐色或棕色，鳞屑或油腻性痂堆积表面，形成不规则的疣状斑块。发生于面部的皮损最早出现于耳后，累及鼻部常较为严重。头皮部位损害常伴有厚痂，但一般无脱发。躯干部损害以中线和腹部为多，四肢以屈侧为多。位于腋下、腹股沟和臀沟等皱褶部位损害常较严重，形成增殖或乳头瘤样、蕈样斑块，伴有恶臭。

掌跖部可见点状角化，在手足背部和胫前可有呈线状排列扁平疣状丘疹，消退后留有白色斑点。疣状肢端角化症可能是一种局限型毛囊角化病。

指甲可发生红色或白色纵纹，同时伴有甲脆弱、裂隙和甲下角化过度等。

部分患者可累及黏膜部位，包括唾液腺堵塞。损害可发生于唇、口腔颊黏膜、牙龈和舌部等。

发病可因紫外线照射而加重，因此，有夏天加重冬天减轻的现象。患者有时自觉瘙痒，但一般无疼痛的感觉。

严重患者可并发大面积的皮肤感染，但一般无免疫功能的异常。单纯疱疹病毒感染会导致红斑、水疱、糜烂及结痂，患者常常自觉疼痛。金黄色葡萄球菌也会导致水疱的产生。细菌的过度生长可能是产生恶臭的原因。

本病可伴发神经-精神性疾患包括情绪障碍、癫痫、智力发育迟缓和慢性进行性脑萎缩等。

【组织病理】

具有特征性的角化不良细胞，形成圆体和谷粒；基底细胞上方棘层松解，形成裂隙或陷窝，其中可见棘层松解细胞，无细胞间桥，大的陷窝可形成水疱；表皮乳头瘤样增生，真皮乳头不规则向上增生，乳头围以单层基底细胞，形成绒毛，真皮呈慢性非特异性炎症细胞浸润。

【诊断与鉴别诊断】

1. 诊断　根据皮损的特点，具有家族史，冬轻夏重，日光照射皮损加重；好发于皮脂溢出较多的部位，典型的组织病理特征有助于正确诊断。

2. 鉴别诊断　临床上应与以下疾病鉴别。

(1)家族性慢性良性天疱疮：一般发生于成年以后，皮损部位具有明显疼痛的感觉，无角化性丘疹。患者的指甲可以表现白色或红色纵纹，但不会发生甲脆弱。

(2)黑棘皮病：发生于颈部、腋下和腹股沟等皱褶部位，皮损颜色较深。表现为柔软的乳头瘤样丘疹。恶性黑棘皮病常伴有内脏肿瘤。

(3)融合性网状乳头瘤病：青年期发病，好发于胸部及肩胛部位，皮损为扁平褐色斑丘疹，常融合成网状。

3. 其他　另外，发生于面部及胸部的皮疹需与痤疮鉴别；疣状肢端角化需与扁平疣鉴别；指甲白色或红色纵纹需与甲下肿瘤鉴别，发生于躯干、头皮及皱褶部位的皮疹需与脂溢性皮炎鉴别。

组织病理上应与以下疾病鉴别。

(1)家族性慢性良性天疱疮：棘层松解较毛囊角化病广泛，形成大疱，而角化不良程度较毛囊角化病轻。

(2)Grover病：具有棘层松解性角化不良表现，但一般发生于成年人。

【治疗】

患者应注意避免阳光曝晒，尽量避免在高温环境下工作。

1. 外用药物　可外用润肤剂，角质溶解软膏，如水杨酸软膏或硫磺软膏等。外用皮质类固醇激素软膏可缓解皮损刺激症状，但对病情的发展几乎没有影响。在外用皮质类固醇激素软膏的同时应联合使用抗生素软膏，以减少继发性感染。对于皮损发生疼痛加重时，应考虑使用抗病毒软膏。

2. 内用药物　对于病情严重者，可口服维生素A或维A酸类药物治疗。维生素A成人每天口服20万U，连服2个月以上，无效停用，症状好转则逐渐减量至停药，治疗过程中应注意避免维生素A过量。阿维A酸0.6mg/(kg·d)，长期使用，使用过程中应注意检测肝功能。异阿维A酸，一般剂量为0.5～1.0mg/(kg·d)，长期使用，可致皮肤干燥、脱屑和血脂升高等，治疗过程中应注意血液学指标，肝肾功能等变化，后两者都有致畸作用，应注意避孕。

【预后】

毛囊角化病是一种慢性，持续终生的疾病，其严重程度是不可预测的。部分患者病情相对较轻，但一些患者病情却很严重。有些患者随着年龄的增加，病情会逐渐减轻。

第十一节　厚皮性骨膜病

厚皮性骨膜病(pachydermoperiostosis)又名特发性肥大性骨关节病(idiopathic hypertrophic osteoarthropathy)，是一种较为罕见的疾病，临床上表现为皮肤肥厚、骨膜增厚、杵状指及回状颅皮等。临床上分为原发性和继发性两种。

【病因学】

原发性厚皮性骨膜病为一种遗传性疾病，遗传模式为常染色体显性遗传或常染色体阴性遗传，前者致病基因尚未定位,后者为位于 4q34-q35 上的 HPGD 基因。

继发性厚皮性骨膜病主要由以下原发性疾病引起,如:支气管癌或上皮样腺癌、严重肝病、支气管扩张、肺部疾病或食管癌等。

【临床表现】

原发性患者一般少年期或青春期发病,起病较为隐匿。临床表现为面部和前额皮肤明显增厚,出现深褶皱,沟纹加深,表面皮肤油腻,可有毛囊炎及痤疮。头部因皮肤增厚出现回状头皮。手足部皮肤增厚但无褶皱,表现为手足增大。手足常多汗使患者自感不适。

四肢的指(趾)以及长骨有骨膜下增厚,手指骨节肥大,渐呈杵状。前臂及小腿呈圆柱状,并出现慢性疼痛。踝关节及膝关节肿胀有积液。

上述症状在发病后 5～20 年皮肤和骨头病变由逐渐加重变为静止状态,大部分患者为自限性,少数患者会出现逐渐加重。由于皮脂腺分泌的增加,部分患者出现毛发稀疏,男性出现乳房发育。许多患者为一般智力,少数表现为智力低下。

继发性患者主要见于 30～70 岁的男性,皮肤症状不典型,但骨骼病变很显著,有明显疼痛。对原发病进行治疗后,皮肤和骨骼的症状会有所减轻。

【辅助检查】

X 线检查显示软组织肿胀,程度不等的管状骨对称性骨膜新骨形成,骨膜不规则增殖伴长骨、跖骨、掌骨和指(趾)骨皮质增厚。双侧桡尺骨和双侧胫腓骨可有增生性骨膜炎。

【病理检查】

皮肤表现为真皮增厚,皮脂腺及小汗腺增生;皱褶处纤维细胞聚集并伴有胶原形成增多。骨骼表现为长骨骨干增生性骨膜炎,引起骨膜增生,骨径增加,严重者可累及除颅骨外的其他骨骼。

【诊断与鉴别诊断】

1. 诊断　原发性厚皮性骨膜病可根据发病年龄、回状颅皮、杵状指(趾)、面部肥厚及骨膜成骨亢进等表现进行诊断。

2. 鉴别诊断

(1)肢端肥大症:患者面部的骨骼、颌骨和颅骨均增大。由垂体瘤所致者多有蝶鞍增大,且不存在长骨的骨膜增生。

(2)甲状腺性肢端肥厚:发生于甲亢患者,除有杵状指外,还存在突眼和胫前黏液性水肿。

(3)类风湿关节炎:肥大性骨关节炎的关节损害类似于类风湿关节炎,但该病关节腔内积液为非炎症性液体。

【治疗】

本病目前尚无明确治疗方法。对于严重影响美观者可用整形外科手术等对症处理。对于关节疼痛者可选用非甾体抗炎药物口服或局部封闭治疗。

第十二节　回状颅皮

回状颅皮(cutis verticis gyrata,CVG)又称为皱褶性厚皮病(pacydermie plicaturee),是一种以颅皮折叠和沟纹为特征的皮肤病。CVG 可分为原发性和继发性。原发性可伴有其他发育缺陷,一般都出现于青春期后,少数幼年即发病。继发性 CVG 可以在任何年龄段发生。

【病因学】

原发性 CVG 是一种常染色体显性或隐性遗传性皮肤病,目前尚未克隆出其致病基因。继发性 CVG 可继发于头皮炎症、皮内痣、外伤、肢端肥大症、神经纤维瘤或颅皮结缔组织过度生长等。

【临床表现】

主要发生于男性,男女比为 6∶1。头皮顶部或枕部出现皱褶及凹陷,可有 2～20 个或者更多皱褶,嵴宽为 0.5～2.0cm,沟深约 1cm,毛发生长正常。外观如大脑皮质,随着年龄增长,病情常加重。少数患者皮损可累及手掌部。

部分患者可伴有智力障碍、精神分裂和癫痫等。

【组织病理】

表皮和真皮增厚,表皮突轻度延长,真皮内可见大量血管增生和慢性炎症变化。

【诊断与鉴别诊断】

1. 诊断　根据典型的临床表现即可诊断。

2. 鉴别诊断　如果出生时即发病,应与脑回状真皮痣细胞痣鉴别,后者可发生恶变。

【治疗】

对于原发性 CVG 应注意清洁卫生,继发 CVG 需要治疗原发病。如果皮损面积大或者有恶性肿瘤引起,应手术切除。

第十三节　毛周角化症

毛周角化症(keratosis pilaris)又称为毛发苔藓(lichen pilaris),是一种慢性毛囊角化性皮肤病。临床表现为针帽大小的毛囊性丘疹,顶有角栓,内含卷曲的毳毛为主要特征。

【病因学】

本病病因尚不完全明确。可能与遗传因素有关,遗传模式为常染色体显性遗传,具有不完全外显率。

本病的表现与维生素 A 缺乏的临床表现相似,临床上部分患者应用大剂量维生素 A 治疗后,症状有所缓解,所以有学者认为本病的发生可能与维生素 A 的缺乏有关。

本病可单发也可同其他疾病伴发,如鱼鳞病、代谢异常和掌跖角皮病等,前者在所有种族中约有 50%的人患病,所以可认为是一种正常的表型。在使用皮质类固醇激素治疗或甲状腺功能低下的患者中,可以出现皮毛周角化症的损伤或使本病加重。因此有学者认为内分泌异常或代谢障碍可能与本病有关。

【临床表现】

四肢伸侧和两侧面颊部可见针尖大小尖顶的毛囊性丘疹,为正常肤色或暗红色。丘疹孤立,互不融合,中心可见灰褐色圆锥状角质栓,当中有毳毛穿出或卷曲其中。去除角质栓后,留下一小凹坑,但随后很快有新的角质栓长出。皮损发生于毛囊口,散在或簇集分布,类似于鸡皮样外观。表现为冬重夏轻,一般无明显自觉症状。

毛周角化症的特殊亚型有面部萎缩性毛发角化病和眉部瘢痕性红斑、脱发性棘状毛囊角化病和虫蚀状皮肤萎缩等。面部萎缩性毛发角化病和眉部瘢痕性红斑为累及面颊和额部甚至眉毛的持久性红斑和较小的毛囊性角质丘疹。脱发性棘状毛囊角化病中毛发角化开始于面部,逐渐累及头皮、四肢和躯干。同时可伴有掌跖角化、畏光、耳聋、智力发育迟缓和甲异常等。虫蚀状皮肤萎缩表现为大量密集的毛囊萎缩,主要累及面部,对称分布,由于萎缩导致皮肤成筛孔状或蜂窝状外观,即虫蚀样外观。

【组织病理】

表皮角化过度,毛囊口扩大,内有角质栓,其中可有卷曲的毛发,真皮可见轻度的炎症变化。

【诊断与鉴别诊断】

1. 诊断　根据典型的临床表现,一般好发于青少年,四肢伸侧尖顶的毛囊性丘疹,其中有角质栓,并可见卷曲毛发为特征,一般诊断不难。

2. 鉴别诊断

(1)维生素 A 缺乏症:本病除了表现分布于四肢伸侧、背部两侧和臀部的较大角化性丘疹外,同时可伴有皮肤干燥、夜盲和其他内脏器官的损害。

(2)小棘苔藓:皮损分布于颈部、臀部、腹部、股部和上臂伸侧等,表现为小的毛囊性丘疹,密集成簇分布,境界清楚。该病好发于儿童。

(3)毛发红糠疹:皮损为小的毛囊性丘疹和播散性鳞屑性斑片,掌跖角化过度。特征性表现为手指第 1、2 指关节背侧具有明显的毛囊角化性丘疹。

【治疗】

本病一般无需治疗,也无特别有效治疗方法。外用 2%~5%水杨酸软膏、0.05%~0.1%维 A 酸软膏或 10%~20%尿素霜可缓解病情。严重者可口服维生素 A,成人剂量为 15 万 U/d,或维生素 E,部分患者症状可减轻。

第十四节　毛发红糠疹

毛发红糠疹(pityriasis rubra pilaris,PRP)又称为毛发糠疹(pityriasis pilaris)是一种特发性、丘疹鳞屑性皮肤病。

【病因学】

PRP 的病因尚不清楚。可能与遗传、维生素 A 缺乏、内分泌功能障碍及感染等有关。

1. 遗传因素　部分患者有家族史,遗传模式常表现为常染色体显性遗传。

2. 维生素 A 缺乏　临床表现及组织学特征提示该病可能与维生素 A 缺乏有关,但大剂量维生素 A 治疗并不能取得良好的效果。因此本病发生是否与维生素 A 缺乏有关尚无定论。

3. 内分泌功能障碍 有学者认为甲状腺功能低下或肾上腺-脑垂体功能异常可能与本病发生有关。

4. 免疫因素 许多PRP患者与HIV感染有关，其中有些患者伴有结节囊肿性痤疮、化脓性汗腺炎或小棘苔藓样发疹。同时PRP可与自身免疫性疾病同时发生，如重症肌无力和甲状腺功能低下等。PRP患者对肿瘤坏死因子-α治疗反应良好，另外，有报道PRP与低丙种球蛋白血症、疖病或T淋巴细胞异常有关，故推测其发病可能与免疫因素有关。

【临床表现】

Griffiths根据发病年龄、病程和预后等因素将PRP分为成人典型、成人非典型、幼年典型、幼年局限型和幼年非典型5型。

典型的PRP临床表现为从上半身开始向下蔓延。初起时，头皮常有较厚的灰白色糠秕样鳞屑性斑，很快累及面部，表现为潮红伴有干性细薄糠秕样鳞屑的损害，如脂溢性皮炎的表现。有半数患者始发部位为掌跖，特征性皮疹为红色毛囊角化性丘疹和散在的鳞屑性淡红色斑块。丘疹为针头或粟粒大，干燥而坚硬，顶部尖锐或呈圆锥形，淡红色或棕红色，其顶端中心有一个角质小栓，常贯穿一根失去光泽的毛发。角质栓深入毛囊，去除较费力，剥除后留有凹陷性小坑。毛囊性丘疹常初发于四肢伸侧、躯干、颈侧和臀部，好发于手指的第1和第2指节的背侧(占27%～50%)，具有诊断性价值。多数丘疹聚集成片，呈“鸡皮”样外观，用手触之，有锉刺样感觉。

多数患者伴有掌跖角化过度，皮疹表现为鳞屑性红斑，干燥可有皲裂，角质增厚。久病者指(趾)甲板失去光泽，粗糙增厚，可有纵嵴或横沟，质脆易碎。黏膜一般较少累及。

病情严重者可泛发全身，发展成红皮病。大部分皮肤呈暗红色及糠秕样鳞屑，但其中可见正常皮肤。严重者口唇有皲裂，下眼睑外翻，眉毛及头发可脱落变稀疏。

患者一般有程度不等自觉瘙痒、干燥及灼热感。一般对全身健康无明显影响。发展成红皮病者，可有畏寒、发热、乏力、全身倦怠或体重下降等。病程慢性。病期一般3个月至5年。约80%患者可在3年内缓解，但少数患者几年后可复发。

【组织病理】

表皮弥漫性角化过度，毛囊口角化过度特别明显，毛囊角栓周围绕以点状的角化不全，颗粒层增厚，棘层不规则肥厚，在角质层垂直和水平方向交替出现正常角化和角化不全，真皮乳头层上部肥厚，真皮上部血管周围有轻度的淋巴细胞浸润。

【诊断与鉴别诊断】

1. 诊断 根据本病的典型临床特征，可以诊断本病。

2. 鉴别诊断 对于不典型的病例需与以下疾病鉴别。

(1)银屑病：有典型的银白色鳞屑，剥除鳞屑可见薄膜现象及点状出血。累及头皮时可见束状发。病理变化有表皮突规则延长，表皮角化过度与角化不全，角层内可见嗜中性白细胞构成的微脓疡。

(2)扁平苔藓：皮损为紫红色或暗红色扁平丘疹，多角形，有光泽，表面可见白色纹。组织病理上具有特征性。

(3)脂溢性皮炎：早期毛发红糠疹应与脂溢性皮炎鉴别。脂溢性皮炎表现为油腻性结痂、鳞屑，无毛囊角化性丘疹。

本病还要与可变性红斑角皮症、掌跖角化病、维生素A缺乏症和毛周角化病等鉴别。

【治疗】

该病目前无特殊疗法，除对症处理外，根据病情适当使用以下疗法。

1. 外用药 包括润肤剂、角质剥脱剂、糖皮质激素软膏、维A酸制剂和卡泊三醇软膏等，均可不同程度缓解病情。

2. 系统用药

(1)维生素A及维A酸类：异维A酸0.5mg/(kg·d)，疗程数周，待皮损缓解后可逐渐减量。

(2)免疫抑制药：对于难以治疗的患者，可考虑使用环孢素A、甲氨蝶呤和硫唑嘌呤等免疫抑制药治疗。硫唑嘌呤一般50～200mg/d。甲氨蝶呤剂量一般为每周10～25mg，可以1次使用，也可以分3次使用，即每隔12h 1次。在使用免疫抑制药时应注意观察肝肾功能的损害及骨髓抑制等不良反应。环孢素A单独或联合其他治疗有一定的效果。

(3)糖皮质激素：当PRP合并剥脱性皮炎时，可考虑使用糖皮质激素。

3. 光疗及光化学疗法 对其他治疗无效的患者，可考虑使用窄谱UVB或PUVA治疗，但其对PRP的疗效报道不一。光疗的确切作用机制不明。

第十五节　掌跖角皮病

掌跖角皮病(palmoplantar keratoderma,PPK)是一组以掌跖表皮角化过度为特征的遗传性皮肤病,包括几十种类型。可见于各个种族。根据其皮损分布可分为弥漫性掌跖角皮病(diffuse PPK)、点状掌跖角皮病(punctate PPK)、条纹状掌跖角皮病(striate PPK)和局灶性掌跖角皮病(focal PPK)等数种。其中弥漫性掌跖角皮病(diffuse PPK)根据病理特征的不同可分为弥漫性表皮松解型掌跖角皮病(diffuse epidermolytic PPK)和弥漫性非表皮松解型掌跖角皮病(diffuse non-epidermolytic PPK)。

【病因学】

掌跖角皮病大部分发病与遗传有关,遗传模式为常染色体显性或常染色体隐性遗传。弥漫性表皮松解型掌跖角皮病与位于 17q12-q21 的 KRT9 基因和位于 12q13 的 KRT1 突变有关。弥漫性非表皮松解型掌跖角皮病致病基因定位于 12q13,其致病基因为 KRT1。点状掌跖角皮病致病基因定位于 8q24.13-24.21 和 15q22-q24。条纹状掌跖角皮病是由位于 18q12-q12.2 的 DSG1 基因或位于 6p24 上的 DSP 基因突变所致。局灶性掌跖角皮病与位于 17q12-q21 上的 KRT16 基因突变有关。

【临床表现】

1. *弥漫性表皮松解型掌跖角皮病*　患者出生后数周到数月即可发病。其临床表现为掌跖表皮弥漫性过度角化,病变部位周边有明显的红斑边缘,表面光滑、黄色。常因皮肤弹性消失而发生皲裂,引起疼痛。甲板常混浊。疾病持续终生,除了掌跖部触觉功能减退外,对身体健康无影响。部分患者可合并指关节垫及鱼鳞病等。

2. *弥漫性非表皮松解型掌跖角皮病*　临床表现为掌跖皮肤全部角化过度,成蜡样外观,皮损可以侵犯手背和腕部,但肘膝部极少受累。可伴有多汗,导致掌跖部皮肤浸渍、脱皮和疼痛。掌跖部常继发真菌感染。

3. *点状掌跖角皮病*　手掌和足跖部位 2～10 mm 直径大小的硬性、圆形或卵圆形的黄色角质丘疹。若去除角质丘疹后,局部留有火山口样凹坑。一般好发于受压的掌跖部位,以后可以满布全掌跖。该病的发病比较隐匿,大多数诊断都较为偶然,因为患者一般无自觉症状。对于发病严重者,可以出现压痛。该病可单发也可伴发其他疾病,如多汗、甲营养不良、甲缺失或恶性肿瘤等。发病年龄多为青壮年。

4. *条纹状掌跖角皮病*　该病是一种少见的常染色体遗传性皮肤病,又名为肢端角皮病(acral keratoderma)。一般均在青春期以前发病,表现为掌跖角化丘疹,呈条纹状分布,形成放射状外观,大多数分布在受压或摩擦较多的部位。严重者肘膝部也可受累,皮肤脆弱,外伤时易被撕裂,但不起水疱。

5. *局灶性掌跖角皮病*　是一类局限性的非表皮松解性遗传性皮肤病,临床表现为掌跖部大片致密的角化性斑块,主要发生在跖部受压和摩擦较多的部位。可伴有口腔、外阴及毛囊的角化。

掌跖角皮病除了单发外,常可伴发消化道肿瘤、神经性聋及牙周病等。

【组织病理】

表皮显著角化过度,颗粒层增厚,棘层肥厚,真皮上部轻度炎症细胞浸润。表皮松解型可见表皮棘层和颗粒层的角质形成细胞核周边的空泡及细胞裂解现象。

【诊断与鉴别诊断】

根据临床表现及家族史,易于诊断。有时 PPK 需与胼胝进行鉴别,后者发生于受压力或摩擦的部位。点状掌跖角皮病需与病毒疣及汗孔角化症鉴别,组织病理有助于鉴别。

【治疗】

掌跖角皮病治疗较为困难。外用角质松解剂 10%～20%水杨酸软膏及 10%～20%尿素脂软膏,角质剥脱剂,如维 A 酸类软膏等,均有一定疗效。对于严重者可口服维 A 酸类药物治疗,有一定疗效,停药后容易复发。

第十六节　鳞状毛囊角化病

鳞状毛囊角化病(keratosis follicularis squamosa)是一种毛囊角化异常性疾病。1903 年,由日本学者土肥首先报道。本病好发于青壮年。

【病因学】

病因尚不明确。可能与遗传、细菌感染、内分泌失调及衣物刺激等有关。可见家族发病的报道，遗传模式可能为常染色体显性遗传。

有学者认为该病同鱼鳞病为同一类疾病，但从发病年龄、皮损形态及部位均不能证实此说。

【临床表现】

本病好发于腰部、臀部和胸腹部，部分患者可累及四肢，严重者泛发全身。基本损害为肤色或褐色圆形鳞屑斑，大小数毫米至2cm大小，境界清楚，鳞屑中心与皮肤紧贴，中心有一黑色毛囊角栓，边缘略游离，周围绕以色素减退晕。鳞屑自行脱落或去除后，中心黑点仍存在，数天后，鳞屑又可长出。皮疹大多数孤立分布，少数融合成片。

病情发展缓慢，往往迁延不愈，冬重夏轻。患者一般无自觉症状，少数患者可有轻度瘙痒，一般对健康无影响。

【组织病理】

角质层增厚，毛囊口角化过度，显著扩张，内含角栓。毛囊周围及真皮浅层可见少许淋巴细胞浸润。

【诊断与鉴别诊断】

1. 诊断　根据发病年龄、好发部位及皮损的特点等进行诊断。

2. 鉴别诊断

(1)连圈状糠秕疹：皮疹较鳞状毛囊角化病大，鳞屑较少，分布主要以背部为主。

(2)鱼鳞病：好发于四肢伸侧，主要以双下肢为主。皮疹为圆形或多角形鳞屑，呈鱼鳞状。

(3)副银屑病：鳞屑附于红斑或丘疹上，皮疹中央无黑点。分布范围较鳞状毛囊角化病广泛。

【治疗】

本病尚无特效治疗方法。外用0.1%维A酸软膏、10%～20%尿素脂软膏、他卡西醇软膏以及润肤剂等可缓解病情。内服维生素A、维生素D、维生素E或维A酸类药物等，有一定疗效，但要注意防止维生素A使用过量。

第十七节　可变性红斑角化症

可变性红斑角化症(erythrokeratodermia variabilis，EKV)，又称为进行性红斑角皮症、Mendes da Costa综合征和可变性图形红斑角化症，是一种较为少见的遗传性角化过度性皮肤病。

【病因学】

大多数学者认为该病是由遗传缺陷引起，遗传模式多为常染色体显性遗传，也有常染色体隐性遗传的报道。致病基因为GJB3或GJB4，定位于1p35.1。也有人认为本病是一种原发性角化病，基本异常起源于表皮。

【临床表现】

特征性表现为边界清楚的红斑性和角化过度性斑片。皮损可分为两种类型：一种是固定性角化性斑块，皮疹为正常皮肤或红斑基础上，散在、持久性红棕色角化性斑块。另一种为短暂性、游走性、界限性斑块，散乱分布，大小、数量及位置变化迅速。皮疹好发于四肢伸侧、面部、腋下及胸背部等，指(趾)甲一般不受累。

30%患者出生后即发病，多数患者3岁以内发病，成年后发病者较为罕见。多数患者持续终生，部分患者随着年龄增长而改善，少数患者青春期后皮疹甚至可以消失。发疹可受周围环境及情绪波动的影响。对身体健康无影响。

【组织病理】

非特异性改变。表皮角化过度伴灶性角化不全，颗粒层、棘层可增厚，表皮突不规则向下延长，真皮乳头延长及非特异性炎症细胞浸润。

【诊断与鉴别诊断】

根据早年发病、临床表现特点及家族史可进行诊断。该病应与角质松解冬令红斑鉴别。后者是一种常染色体显性遗传性皮肤病，皮疹为红色斑疹，由中心向外周脱屑，始发于掌跖部。一般冬季发病，呈周期性发作。另外，EKV短暂性和游走性斑块应注意与毛发红糠疹及其他红斑角化性皮疹鉴别。

【治疗】

目前该病无特效治疗方法。可口服维A酸类药物治疗，能够取得良好的效果。外用维A酸软膏、皮质类固醇激素软膏及润肤剂等有一定疗效。

第十八节　结缔组织痣

结缔组织痣(connective tissue nevus)又称为毛囊周围假性胶样痣、播散性弹力痣和青年弹力痣等，是一种胶原纤维错构瘤。

【病因学】

本病病因尚不明确，可能与遗传有关，遗传模式为常染色体显性遗传，也可能由于局部结缔组织发育缺陷所致。

【临床表现】

该病可以单发，也可以同其他疾病伴发。临床上可以分为三种类型，即不并发其他器官病变、伴有结节性硬化和伴有脆弱性骨硬化等。

1. *不并发其他器官病变* 临床上表现为轻度隆起于皮面的黄色、棕黄色、苍白色或皮色的丘疹或斑块，大小不等，表面光滑，多以毛囊为中心，外形不规则，皮损数量不等，可多达数十个。有的表现为黄豆至杨梅大小结节，质地坚实，淡黄色，境界一般清楚，部分可以相互融合成较大的斑块。皮损好发于躯干部，特别是胸背及腰骶部，部分患者可累及四肢。躯干部皮损可呈带状分布，四肢的皮损可沿肢体的长轴分布。大部分在出生后就已存在，随年龄增长而逐渐增长，有的在儿童或青年发病，皮损长到一定程度即停止发展。一般无自觉症状，少数患者自觉轻度瘙痒。此型一般为单发病例，极少有常染色体显性遗传的家系报道。

2. *伴有结节性硬化* 患者除了有结缔组织痣表现外，还伴有结节性硬化的临床表现，如面部血管纤维瘤、甲周纤维瘤和腰际的柳叶白斑等。此型常有家族史，遗传模式为常染色体显性遗传。

3. *伴有脆弱性骨硬化* 又称为Buschke-Ollendorff综合征。患者除了有结缔组织痣表现外，还伴有骨骼异常改变，X线摄片可显示圆形或卵圆形致密区，主要分布在长骨的两端和骨干。此型常有家族史，遗传模式为常染色体显性遗传。

【组织病理学】

主要病理改变在真皮。真皮网状层及皮肤附属器周围胶原纤维增多、增粗，水平排列，呈束状不规则排列。胶原纤维均一化，HE染色可见轻度嗜碱性改变。病变部位弹力纤维可增多或减少。皮肤附属器结构正常，真皮内无炎性细胞浸润及血管增多。

【诊断与鉴别诊断】

根据临床表现及组织病理可进行诊断。主要与以下疾病进行鉴别。

1. *浅表脂肪瘤样痣* 皮损为肤色或淡黄色丘疹或结节，部分可融合成较大斑块，质地柔软。病理特点为真皮胶原束间可见成熟的脂肪细胞，成群或成条索状分布。

2. *弹性假黄瘤* 皮损分布以屈侧为主，如颈两侧、腋窝、腹股沟和脐部等。皮疹较结缔组织痣小，大小较为均一。在病理上除了弹力纤维增多外，还可见弹力纤维破碎和钙沉积等。

【治疗】

一般不需要治疗。皮损较大严重影响美观者可考虑手术治疗。

（姚志荣）

参考文献

[1] Fine JD, Eady RA, Bauer EA, et al. Revised classification system for inherited epidermolysis bullosa: Report of the Second International Consensus Meeting on diagnosis and classification of epidermolysis bullosa. J Am Acad Dermatol, 2000, 42(6): 1051-1066.

[2] Aradhya S, Courtois G, Rajkovic A, et al. Atypical forms of incontinentia pigmenti in male individuals result from mutations of a cytosine tract in exon 10 of NEMO (IKK-gamma). Am. J Hum Genet, 2001, 68, 765-771.

[3] Park VM, Pivnick EK. Neurofibromatosis type 1 (NF1): a protein truncation assay yielding identification of mutations in 73% of patients. J Med Genet, 1998, 35: 813-820.

[4] van Steensel MA, Oranje AP, van der Schroeff JG, et al. The missense mutation G12D in connexin30.3 can cause both erythrokeratodermia variabilis of Mendes da Costa and progressive symmetric erythrokeratodermia of Gottron. Am J Med Genet A, 2009, 149A(4): 657-661.

[5] Liu P, Zhang S, Yao Q, et al. Identification of a genetic locus for autosomal dominant disseminated superficial actinic porokeratosis on chromosome 1p31.3-p31.1. Hum Genet, 2008, 123(5): 507-513.

[6] Jain S. Successful treatment of porokeratosis of Mibelli with imiquimod 5% cream. Clin Exp Dermatol, 2006, 31(2): 302-303.

第22章

黏膜病

第一节　接触性唇炎

接触性唇炎(contact cheilitis)是指唇部或其周围皮肤接触外界物质而发生的局部刺激性、变态反应性炎症。

【流行病学】

本病常见于女性,以青中年职业女性多见,这与该人群频繁使用口唇化妆品有关。

【病因学】

本病由接触某些刺激物或变应原引起。

1. 口唇化妆品:最主要的致敏原因,包括唇膏、口红及纹唇染料等,这些物质含有各种各样的致敏物,如混合香料、树脂、蓖麻油。

2. 牙膏、外用药物及刺激性食物亦可引起唇部损害,并波及周围皮肤。

3. 其他:有报道各种重金属、牙修复体也可能与本病发生有关。

【临床表现】

应用刺激物致敏原之后即刻或数日内起疹,病变部位与接触面积大体一致,停用后症状减轻,再用时皮疹复发并加重,反复刺激可呈慢性改变。

1. 急性接触性唇炎　接触部位唇黏膜肿胀、水疱甚至糜烂结痂,亦可波及周围皮肤,轻者仅有局部脱屑。

2. 慢性接触性唇炎　以唇部肥厚、浸润、干燥、脱屑、皲裂为特征,少数可发展成白斑和疣状结节,甚至产生癌变。

【辅助检查】

斑贴试验常用于当病因不明或有数种接触物质的患者,可提示并寻找可疑致敏原。

【病理学检查】

本病病理特征与一般接触性皮炎相同。

【诊断与鉴别诊断】

1. 诊断　本病诊断一般不困难,主要依据接触史,在接触的唇部及周围皮肤迅速发生的急性炎症,祛除诱因皮疹很快消退,易与其他疾病鉴别,慢性接触性唇炎应与光线性唇炎和剥脱性唇炎相鉴别。

2. 鉴别诊断

(1)光线性唇炎:唇部干燥、脱屑等损害与日光照射密切相关,日晒后诱发或加重,夏季高发,多见于热带地区的农民、渔民及户外工作者。

(2)剥脱性唇炎:唇部持续性脱屑、黏膜浸润肥厚。目前倾向于把原因不明、不能分类的慢性脱屑为主的唇炎均列为剥脱性唇炎。

【治疗】

祛除各种致敏因素,避免再接触,配合皮质激素制剂局部外用。慢性接触性唇炎可选用激光治疗,对长期不愈者,应进行病理检查,若有癌变倾向可试用激光、冷冻及手术切除。

第二节　光线性唇炎

光线性唇炎(actinic cheilitis)是指对光线过敏所致的唇部的一种湿疹性改变,常由光线照射诱发或加重。本病又称夏季唇炎(summer cheilitis)、日光性唇炎(sola cheilitis)、光化性剥脱性唇炎(cheilitis exfoliativa actinica)。

【流行病学】

Ayres在1923年首次报道此病，并命名为光化性剥脱性唇炎。因为夏季好发，1939年Marchionini将其取名为夏季唇炎。

本病多见于农民、渔民及户外工作者，以男性为主。季节因素明显，一般是春末发病，夏季最重，秋季减轻。

【病因学】

本病与日光照射有密切关系，症状轻重与接触光线的强弱、照射时间的长短、范围大小以及个人对光线敏感度有关。

服用光感性物质或肝胆疾病导致对日光敏感性增加而发病。

本病也有家族性发病病例。

【临床表现】

唇部肿胀、糜烂、结痂或干燥、脱屑、皲裂等湿疹样改变，尤其容易发生于下唇部，根据临床表现和经过分为两种类型。

1. 急性光线性唇炎(acute actinic cheilitis) 即Marchionini型，较少见，发作前有曝晒史，出现急性肿胀充血，继而发生群集小水疱，壁薄易破裂、糜烂，表面盖以黄棕色血痂或形成溃疡，感染后有脓性分泌物，往往累及整个下唇。轻者仅于进食或说话时有不适感，重者灼热和刺痛，妨碍进食和说话。反复不愈的急性患者可转成慢性光线性唇炎。

2. 慢性光线性唇炎(chronic actinic cheilitis) 即Ayres型，由急性患者演变而来或发病即为慢性。早期下唇干燥，出现细小脱屑，厚薄不等，鳞屑易剥去，不久后又生新的鳞屑，如此迁延日久，致使唇部组织增厚，失去正常弹性，口唇表面出现皱褶和皲裂，患处有紧绷感。长期不愈者，下唇变粗糙，角化过度，继而发生浸润性乳白色斑片，组织学上若表皮细胞有异形性改变，应考虑为光化性白斑病(actinic leukoolakia)，或光线性唇炎的白斑病型，部分可演变成鳞状上皮细胞癌。

【病理学检查】

表皮角化过度，角化不全，棘层肥厚，真皮乳头血管扩张，炎症细胞浸润以淋巴细胞和组织细胞为主，还有少数浆细胞和多核巨细胞。真皮血管明显扩张。白斑期除上述改变外，可见到细胞异形性和假性上皮瘤样增生。

【诊断与鉴别诊断】

1. 诊断 依据本病发生与光线密切相关，夏季高发，唇部呈湿疹性改变，一般可以和其他类型的唇炎相区别，但应与唇红部盘状红斑狼疮及扁平苔藓等鉴别。

2. 鉴别诊断

(1)盘状红斑狼疮：也可有鳞屑、结痂与皲裂等表现，其皮损局限，边缘清楚，呈一狭窄的浸润带，中央萎缩，有鳞屑附着与毛细血管扩张等改变。唇外部位也常见到典型皮疹。

(2)扁平苔藓：为多角形扁平丘疹，可相互融合成斑块，其上覆鳞屑、痂皮，呈网状或花纹状外观，组织病理可与光线性唇炎鉴别。

【治疗】

祛除病因，避免日晒。

1. 局部治疗 唇部涂抹防晒剂(如3%的奎宁、5%二氧化铁软膏等)，避免紫外线对皮肤的损伤，或使用皮质类固醇软膏或霜剂，有抗炎、抗毒、抗过敏及抗增生作用。

2. 系统治疗 内服氯喹、复合维生素B、对氨苯甲酸片(PABA)、抗组胺药或静脉注射硫代硫酸钠等。

3. 其他治疗 疑有癌变者，及早手术切除。

第三节 剥脱性唇炎

剥脱性唇炎(exfoliative cheilitis)是指唇红缘持续性脱屑为特征的慢性浅表性炎症。

【流行病学】

本病多见于青年女性，神经质的女性尤易患此病，每因情绪波动而发病。

【病因学】

本病病因不明。认为与舔唇、咬指甲或使用含有致敏物质的唇膏、食物、烟草和药物等有关。

【临床表现】

皮疹发生于唇红缘，常于下唇中部起病，逐渐扩展到整个下唇或波及上唇，偶可扩展到面部。唇红干燥、结痂或脱屑，发生皲裂、出血，伴局部刺痛和烧灼感。病程呈慢性过程，患者常因唇部干燥不适形成咬唇或用舌舔唇等不良习惯，使干裂加重，转为慢性。

慢性剥脱性唇炎有时伴有念珠菌感染，少数病人可伴有上皮瘤样增生。

【诊断与鉴别诊断】

1. 诊断 依据唇红缘，特别是下唇红缘处反复发生鳞屑、结痂或干燥性损害有助于诊断本病。但应与下列唇部疾病鉴别。

2. 鉴别诊断

(1)接触性唇炎：明确接触史，症状轻重与接触物性质、浓度、频率有关，斑贴试验常阳性。

(2)光线性唇炎：唇部损害与日光照射有直接关系，常见于渔农及户外工作者，夏季高发。

(3)腺性唇炎：唇部可见到肥大的腺体和扩张的腺管开口部及其分泌的黏液，病理组织学有助于鉴别。

(4)盘状红斑狼疮：也可有鳞屑、结痂与皲裂等表现，边界清楚，中央萎缩，有鳞屑附着与毛细血管扩张等改变，唇外部位也常见到典型皮疹。

(5)黏膜良性淋巴细胞增生症及黏膜良性浆细胞增生症：发生于唇部时，唇部肿胀、发红、干燥、脱屑、结痂或为肉芽肿性唇炎表现，病理组织学有其特征性改变。

【治疗】

纠正不良习惯，避免外界物质刺激。

1. 局部治疗 局部可使用皮质类固醇软膏或维生素 B_6 软膏，浅层 X 线局部照射有时可试用。

2. 系统治疗 内服氨苯砜 50mg 每日 2 次，15～45d，B 族维生素等。

3. 其他治疗 伴有上皮瘤样增生者可考虑外科手术、激光或冷冻治疗。

第四节 腺性唇炎

腺性唇炎(glandular cheilitis)又名有唇部黏液腺炎(myxadenitis labialis)、脓肿性腺性唇炎(cheilitis glandularis apostematosa)，是以唇部异位唾液腺的增大和继发性炎症性改变为特征。

【流行病学】

Valkmann 于 1870 年第一次描写此病。较为少见，好发于男性成人，发病率各地报道不一，占皮肤科患者的 0.1%～3%。

【病因学】

原因不明。

1. 先天遗传因素 有报道家族发病者，呈常染色体显性遗传。

2. 后天环境因素 长期日晒、风沙和尘土以及吸烟均为重要因素，有人认为病因是唇腺增生伴有长期细菌感染。

【临床表现】

好发于下唇，而上唇、颊部黏膜可同时伴有肥厚的黏液腺。表现为唇部肿胀，上覆一层黏液薄膜，在下唇唇红缘及齿面部有多数界限清楚的黏液腺管口，像筛孔似的散布在黏膜表面，触之有沙砾样感，根据临床表现可分为三型：

1. 单纯型腺性唇炎(cheilitis glandularis simplex，即 Puente 型)，病情较轻，以黏液腺的增生和导管、排泄孔的扩大为特征。临床上可见唇部有数个到数十个 2～4mm 的黄色小结节，此为黏液腺扩大的导管，管口扩张，从两侧挤压唇部时，有稀薄的、无色透明的黏液样物质排出。唇部可肿大为正常人的 2～3 倍。单纯型以唇黏液腺增生为主，若伴有继发感染，可发展成化脓性病变。

2. 浅表化脓型腺性唇炎(cheilitis glandularis suppurative superficialis，即 Balz-Unna 型)，又称 Balz 病。此型炎症仅侵犯导管而黏液腺本身无影响，唇部肿胀疼痛，质较硬，伴有浅表性溃疡，表面结痂，痂下有脓性分泌物，除去痂皮后，露出红色潮湿基底部。挤压时有透明或混浊的黏液排出。进入慢性阶段后，黏膜表面有时可呈白斑病样改变。

3. 深部化脓型腺性唇炎(cheilitis glandularis suppurative profunda)，此型炎症更重，从黏液腺累及腺间质，在深部形成脓肿和瘘管。脓肿反复发作，与瘢痕交互存在，经过缓慢。挤压唇部可排出脓性液体。黏膜表面溃烂、结痂，唇部增大。患者有不同程度的疼痛和不适感。全身症状表现轻或不明显。

有人报道 40 岁以上的腺性唇炎患者，病情经久不愈时，有 18%～35%可发生癌变，尽管如此，目前尚不主张把本病视为癌前期病变。

【病理学检查】

本病主要改变为炎症和腺组织增生，表现为棘层肥厚，表皮不规则增生，伴有海绵形成，黏膜下腺体增生，腺管扩张。化脓性腺性唇炎可见淋巴细胞、浆细胞、组织细胞等炎症细胞浸润或肉芽肿改变。

【诊断与鉴别诊断】

临床上见唇部，特别是下唇红缘伴有肥厚性黏液腺的炎症性改变时可明确为本病。需除外光线性唇炎、剥脱性唇炎及鳞癌。

【治疗】

1. 单纯型腺性唇炎：可局部试用皮质类固醇软膏与内服碘化钾 1～2 个月有效。

2. 化脓型腺性唇炎：应局部或系统应用抗生素。有脓肿和瘘道时，应切开引流。肉芽增殖或纤维化的病例，有报道外科手术切除后整形效果好。

第五节 浆细胞性唇炎

浆细胞性唇炎(plasma cell cheilitis) 系唇部一种慢性炎症性疾病，在组织学上几乎全部为浆细胞浸润。这种以浆细胞增生为特征的炎症亦可见于口、眼、外阴、肛门等处。

【病因学】

病因不明，局部长期机械刺激如义齿或光线的刺激可能是本病的诱因。也可能与局部末梢循环障碍、内分泌失调、糖尿病等疾病有关。

【临床表现】

以侵犯下唇为主，亦可累及上唇。开始在唇黏膜出现水肿性红斑，表面有涂漆样光泽，易糜烂结痂，或浸润肥厚，后期有萎缩性改变，肥厚及萎缩性病变可同时存在于不同部位。本病经过慢性，病程较长。

除唇炎外口腔其他黏膜也同时受累者，称为浆细胞性口炎。病变可发生于眼、外阴、肛门等处。男性生殖器龟头处发生浆细胞炎症时称为 Zoon 龟头包皮炎。

【病理学检查】

黏膜上皮轻度增生，并伴有不同程度的海绵形成。真皮水肿，有弥漫性密集的浆细胞浸润，浆细胞形状多样，有的细胞巨大，核在细胞中央，在细胞内外有许多罗梭小体(Russel's bodies)。除浆细胞外，还有极少的多核粒细胞、组织细胞、淋巴细胞等。真皮血管本身无炎症，其周围亦可见较多浆细胞浸润。

【诊断与鉴别诊断】

依据临床表现较难进行诊断，容易与其他唇部疾病相混淆。必须通过组织病理学才能确诊。应与浆细胞唇炎鉴别者如下。

1. *浆细胞瘤* 较少见，口咽为常见部位，浸润细胞有明显异形性可鉴别。

2. *黏膜白斑或唇部鳞癌* 为唇部恶性前期或恶性病变，组织学上除可见浆细胞浸润外，可找到具有癌变的上皮细胞或癌细胞。

3. *扁平苔藓* 典型皮损为紫红色多角形扁平丘疹，组织学有特征性改变，以淋巴细胞浸润占优势。

【治疗】

有糜烂、痂皮者可用 2%碳酸氢钠液、5%生理盐水或 0.1%依沙吖啶溶液湿敷。无糜烂者可局部外用抗生素软膏或皮质类固醇激素软膏。

本病对放射治疗比较敏感。

第六节 肉芽肿性唇炎

肉芽肿性唇炎(granulomatous cheilitis)指唇部复发性、慢性肿胀肥厚，终至永久性巨唇，所以又称肉芽肿性巨唇炎(granulomatous macrocheilitis)。

【流行病学】

1945 年 Miescher 首先命名此病为原发性肉芽肿性唇炎(亦称 Miescher 唇炎)，可能系 Melkersson-Rosenthal 综合征的不完全型。

本病少见，好发于中青年男性。

【病因学】

病因不明。

1. 可能是对于填充物、细菌或病毒感染病灶的迟发型超敏反应。近来有报道此病与螺旋体感染有关系。

2. 与自主神经系统调节的血管舒缩紊乱，遗传因素等有关，女性患者可能与月经周期有关。

【临床表现】

上下唇均可发病，但上唇较多，亦可同时发病。表现为自口角到口唇的突发性弥漫性水肿，肿胀局部柔软，有垫褥感，病初肿胀可以完全消退，以后反复发作，或发作与缓解交替出现，多次复发后肿胀不会完全消退。唇红黏膜正常色或稍红、紫色，有弹性，局部皮温高，压之无凹陷，并出现左右对称的纵行裂沟，呈瓦楞状。局部有刺麻或疼痛不适。

随病程发展蔓延至全唇并波及邻近皮肤。唇肿至平常的2～3倍，最终发展成永久性巨唇。

【病理学检查】

最主要改变为真皮内或皮下慢性肉芽肿性炎症细胞浸润。浸润细胞通常为淋巴细胞、浆细胞、上皮样细胞，有时为嗜酸性粒细胞和多核巨细胞。血管增生，管周淋巴细胞及组织细胞浸润。

【诊断与鉴别诊断】

根据唇部突发性弥漫性实质性肿胀并反复发作，缓解期不能恢复，结合组织病理可诊断此病。需鉴别的疾病有如下几种。

(1)血管性水肿：属变态反应，发病迅速，但是多在短时间内消退，常伴有风团或荨麻疹的既往史。

(2)浆细胞唇炎：慢性经过，以侵犯下唇为主，有涂漆样光泽的红斑，易糜烂结痂，或浸润肥厚，后期有萎缩性改变，病理组织学有助于鉴别。

(3)Asher综合征：以眼睑松弛和上唇进行性肥厚为特点，与遗传有关，婴儿或儿童期发病，不少患者合并甲状腺肿大。

【治疗】

清除口腔内感染灶，注意口腔清洁。

1. *局部治疗* 局部可使用皮质类固醇外涂或注射，有报道局部注射平阳霉素可获得良好效果。

2. *系统治疗* 氯法齐明对多数人都有效，100mg，每日2次，口服10d，再每周2次连服4个月。泼尼松每日40～60mg，分3次口服。有报道使用甲硝唑、米诺环素等药物治愈此病，具体机制尚不清楚。

3. *手术治疗* 可在反复发作形成巨唇后考虑，可修复唇部外形。

第七节 复发性阿弗他口腔炎

复发性阿弗他口腔炎(recurrent Aphthous stomatitis)又名复发性口疮，是指反复发生于口腔黏膜疼痛性、单发或多发性浅表溃疡，形态为圆形或椭圆形，病程自限。

【流行病学】

阿弗他口腔炎为一常见疾病。统计发现人群发病率为20%～60%。在医院病人中进行回顾性调查，曾经患过此病者占20%。本病10岁以下儿童少见，10岁以后发病率逐渐增加，20～30岁发病率最高。女性约为男性的2倍。

【病因学】

本病病因不明，可能与下列因素有关。

1. *感染因素* 有人从部分患者的病变部位分离到多形性链球菌、单纯疱疹病毒及弓形体等病原菌，揭示本病与局部感染有联系。

2. *遗传因素* 本病的家族发病率高达45%，说明遗传因素是较为重要的致病因素，文献报道华人复发性口腔溃疡患者与HLA-DRw9抗原相关，但其具体机制尚有待进一步澄清。

3. *免疫因素* 近年来研究认为本病与免疫复合物及细胞免疫反应引起的血管炎相关，推测其可能属于自身免疫性疾病范畴。

4. *其他因素* 某些系统性疾病、超氧自由基及环境因素亦可导致本病的发生。

【临床表现】

本病常见于唇内侧、颊黏膜、舌尖、舌缘、腭弓等部位，以口腔黏膜反复发生溃疡为特征，反复发作。其自然演变可分为四个阶段，即前兆期、疱疹期、溃疡期、愈合期。

1. *前兆期* 即损害发生之前1～2d，局部先有刺痛、紧张、烧灼或感觉过敏。

2. *疱疹期* 有些患者无先兆即进入此期，口腔黏膜出现圆形或椭圆形、边界清楚的红斑或淡黄色丘疱疹，为2～10mm，单个或多个，继而其表面变灰白色，起皱，继续增大变成水疱，持续2～3d，伴程度不同的疼痛。

3. *溃疡期* 水疱破裂，形成表面微凹的浅溃疡，溃疡周围红晕明显，边缘整齐，基底柔软，无硬结，表面清洁，覆盖一层疏松的淡黄色纤维膜，常伴比较剧烈的烧灼痛。

4. *愈合期* 此时溃疡表面的膜消失，疼痛缓解，显露出纤维组织的愈合面，通常在2～3周愈合，不留瘢痕。

轻型患者溃疡间歇发生，常数月1次。重型患者溃疡常大而深，疼痛较重，持续较长时期，可伴有轻重不等的全身症状如疲劳、乏力、低热、食欲减退、颌下淋巴结肿大，压痛。

【病理学检查】

为坏死性炎症变化。早期以急性炎症改变为主，表皮水疱，溃疡形成，溃疡底部为大量中性粒细胞浸润，其上部大量纤维素性和脓性渗出物。病变部位的唾液腺及导管变性、坏死，导管周围有大量炎性细胞。溃疡后期以慢性炎症细胞浸润为主。愈合过程中，炎症浸润程度逐渐减轻，伴有上皮修复和血管、纤维组织增生。

【诊断与鉴别诊断】

阿弗他口腔炎的诊断一般无困难，但需和下列疾病进行鉴别。

1. *口腔单纯疱疹* 单纯疱疹为成簇状的小而浅的疱疹性或溃疡性病变，群集成片。病毒血清学能区别两者。

2. *白塞病* 除口腔复发性疼痛性溃疡外，白塞病还表现为眼部病变，皮肤毛囊性丘疹，结节性红斑样损害和针刺同形反应试验阳性，鉴别一般不难。

3. *口腔外伤性溃疡* 外伤性溃疡外形不规则，单发性，多为局部牙齿所引起的创伤，很少反复发作。

【治疗】

祛除致病因素，发作期间应注意休息，避免过度紧张。对症处理，促进溃疡愈合。

1. *局部治疗* 局部外用抗生素及皮质类固醇制剂。大的疼痛性溃疡可用曲安西龙或氢化可的松做基底部浸润注射。

2. *系统治疗* 据报道，采用免疫核糖核酸于腋窝近淋巴结部位做浅皮下注射或采用咪唑酸酯口服，可减轻症状，延长发作时间，但不能预防复发。免疫抑制药如环磷酰胺、硫唑嘌呤、沙利度胺可用于严重病例，效果较好。治疗期间配合使用B族维生素有不同程度的效果。有感染时选用口服四环素。局部疼痛严重者，给予止痛和镇静药。

3. *物理治疗* 有人采用液氮冷冻治疗60例复发性阿弗他口腔炎，有效率达90%以上。

4. *中医药治疗* 本病与中医“口疮”“口疳”相似，认为本病多由脾胃虚弱，虚火上炎；或由于过食厚味，化热生湿所致。治疗上主张清心泻火，辨证施治。

第八节 溃疡性膜性口炎

溃疡性膜性口炎(ulceromembranous stomatitis)又名 Vincent 咽峡炎，是因 Vincent 螺旋体及 Vincent 梭形杆菌感染而引起的口腔黏膜的一种急性溃疡性病变，可伴有发热等全身症状。

【临床表现】

先有发热、不适等全身症状，继而口腔黏膜红肿，并发生疼痛性溃疡，在溃疡表面覆盖着一层灰白色或灰绿色假膜，假膜厚薄不等，黏着较牢，强行移除时易出血。病变迅速扩大，并向扁桃体、咽部及呼吸道等部位蔓延。牙龈肿胀、出血，唾液分泌增多，口臭。由于溃疡疼痛而影响进食。常伴腭下及颈部淋巴结肿大。重症患者可发生皮肤红斑、大疱或浅溃疡。预后一般良好。

【诊断与鉴别诊断】

诊断主要根据临床症状及病原学检查。临床上应与念珠菌性口炎、白喉、化脓性扁桃体炎进行鉴别。

【治疗】

注意口腔卫生，治疗慢性病灶，预防复发。

1. 选用珠黄散、锡类散外涂以促进溃疡愈合。1%普鲁卡因液含漱局部止痛。

2. 发病期间应用抗生素以控制感染。

第九节 口腔黏膜白斑病

口腔黏膜白斑病(oral leukoplakia)指口唇和口腔黏膜的角化性白色病变。从组织学角度，Waldron(1970)将白斑分为两型：①无不典型增生型白斑；②有不典型增生型白斑。

【流行病学】

国内1980年普查结果患病率为10.47%(包括烟斑)。患者以中老年较多，男性多于女性(男∶女=13.5∶1)。

【病因学】

病因尚不十分清楚。

1. *局部慢性刺激* 局部刺激因素在本病发生中具有很重要的作用，白斑患者有吸烟习惯的占80%～90%，且发病部位多与烟的刺激部位一致。其他如不良的口腔卫生习惯、牙位不正、咀嚼槟榔、过冷过热饮食的刺激，都可引起口腔黏膜白斑病。

2. *全身性因素* 白色念珠菌感染、糖尿病、缺铁性贫血、维生素 B_{12} 和叶酸缺乏、梅毒以及射线、口干症等均同白斑具有密切关系。有人推测白斑是机体对慢性刺激的一种防御性反应，引起黏膜角层增厚并致密，从而保护黏膜下方的组织免予慢性刺激的损伤。

【临床表现】

多见于中年以上男性，主要发生在颊、唇和舌黏膜，其次为硬腭、齿龈等处。损害初为点状、光滑的斑点或条纹，继而融合成白色斑片，单发或多发，境界不清楚，边缘稍隆起，不规则。晚期白斑增厚，表面粗糙，出现浅裂口和小溃疡。通常无自觉症状，亦可有针刺感或轻度疼痛。

【病理学检查】

唇红缘和口腔黏膜上皮过度角化，颗粒层细胞增生，基底细胞排列紊乱，个别细胞角化不良，胞核深染，可见核分裂象，重者有不典型细胞增生。癌前期白斑病者，常示肥厚性光化性角化病现象。固有层上部常有较密集的淋巴细胞、组织细胞和较多浆细胞浸润。

【诊断与鉴别诊断】

根据口唇和口腔黏膜出现角化性白色病变诊断本病，对长期不愈者，应做组织病理检查，排除癌变。口腔黏膜白斑病的鉴别诊断主要与口腔黏膜上的其他角化型白色病变相鉴别。

1. 口腔念珠菌感染　真菌感染性疾病，涂片可找到念珠菌假菌丝。

2. 口腔扁平苔藓　皮损表面呈网状或花纹状外观，组织病理可与本病鉴别。

3. 白色海绵痣　罕见遗传性疾病。好发于婴儿，少数发生于青春期。病变累及整个口腔黏膜，白色损害较厚，呈海绵状。

【治疗】

除去局部刺激因素，治疗伴发的全身性疾病。

1. 局部使用鱼肝油或维 A 酸溶液涂擦。

2. 口服维生素 A，每天 5 万 U，或维 A 酸 35～50mg/d，从第 2～3 周起，逐渐增加至每天 30～60mg，分 3 次分服，疗程为 1～2 个月。

3. 长久不愈者应切取病变组织做组织学检查。如为原位癌或浸润癌，应及早予以手术切除。

4. 大面积的白斑可在切除后行游离皮片移植，覆盖创面。或采用冷冻和激光治疗。

第十节　舌　炎

舌炎(glossitis) 是泛指舌部的慢性、非特异性炎症。以舌面成片地发红及光滑为特征。

【病因学】

1. 系统疾病的口腔表现，临床上多见于贫血、吸收不良综合征、心力衰竭以及妇女的更年期综合征。

2. B 族维生素缺乏导致舌炎发病。

【临床表现】

本病好发于舌前部，特别是舌尖及舌缘，舌前半部尤其明显。早期舌面有数片红色涂釉似的光滑小斑点，或是舌面大部分似牛肉样，紫红色，平滑。在这些损害或正常舌面上常伴发浅表性溃疡或复发性滤泡性口炎。自觉麻木感、灼热痛、进食时刺痛等。病程迁延，缓解与加重交替出现。

萎缩的舌炎：舌的丝状乳头萎缩、变薄或消失，故舌面呈火红色，并伴有较浅的裂隙。在丝状乳头萎缩初期，蕈状乳头肿胀且显得更突出，后期也逐渐萎缩终成光滑舌。常是危重疾病的一个显著症状，亦可是临终的表现。

Hunter 舌炎：恶性贫血患者，舌面萎缩同时可伴发疼痛性、紫红色、慢性剥蚀斑片，这种剥蚀主要发生在舌尖、舌缘及舌面，偶尔发生于唇部、颊部及上腭的黏膜上，对刺激性食物敏感。

若舌炎同时出现口角糜烂、皲裂或唇红、干燥脱屑以及阴囊炎时，提示核黄素缺乏症。

【治疗】

治疗相关疾病，纠正病因。补充 B 族维生素。

第十一节　黏膜白斑

黏膜白斑(leukoplakia) 是指发生在口腔、外生殖器黏膜的表浅脱色性斑，并伴有角化过度和上皮增生为特点的组织病理学变化。

本病多发生于 40 岁以上的成人。

【病因学】

病因尚不十分清楚。

1. 局部刺激因素在本病发生中具有很重要的作用。

2. 有报道某些疾病、雌激素及维生素A缺乏和黏膜白斑的发生有关。

【临床表现】

1. 多见于中年以上男性，主要发生在颊、唇和舌黏膜，其次为硬腭、齿龈等处。损害初为点状、光滑的斑点或条纹，继而融合成白色斑片，单发或多发，境界不清楚，边缘稍隆起，不规则。晚期白斑增厚，表面粗糙，出现浅裂口和小溃疡。通常无自觉症状，亦可有针刺感或轻度疼痛。

2. 外阴白斑多见于闭经期后的妇女，主要发生于阴蒂、大小阴唇的内侧，其次为前庭、阴道及尿道口，男性黏膜白斑主要发生在龟头黏膜，可累及包皮内侧。表现为白色、灰白色、灰蓝色或紫红色角化性损害。早期角化过度、浸润肥厚。后期可发生萎缩性病变，引起外阴狭窄。多伴有局部瘙痒，局部搔抓后可继发感染、溃烂或湿疹样变。

【病理学检查】

早期黏膜上皮角化过度或角化不全，棘层肥厚，真皮浅层淋巴细胞为主的浸润，癌变期表皮细胞呈异形性增生，可见细胞角化不良，胞核深染，可见核分裂象。

【诊断与鉴别诊断】

根据口腔及外生殖器黏膜出现角化性白色病变诊断本病，对长期不愈者，应做组织病理检查，排除癌变。外阴白斑的诊断主要与白癜风、扁平苔藓、硬化萎缩性苔藓相鉴别。

1. 白癜风　主要为局限性色素脱失斑，边缘色素加深，无浸润。

2. 扁平苔藓　皮损为多角形紫红色或灰白色扁平丘疹，组织病理可与本病鉴别。

3. 硬化萎缩性苔藓　男女生殖器为唯一受累部位，为瓷白色、象牙色的扁平丘疹，质地较硬，表面有毛囊性角质栓，有特殊的病理改变。

【治疗】

除去局部刺激因素，治疗伴发的全身性疾病。

1. 局部使用鱼肝油或维A酸溶液涂擦。炎症明显时局部可外用糖皮质激素软膏。外阴瘙痒明显者给予5%～10%的苯唑卡因霜剂。

2. 口服维生素A，每天5万U；维生素E 100mg，每日1～3次；复合维生素B 1片，每日3次；或维A酸制剂。

3. 长久不愈者应切取病变组织做组织学检查。如为原位癌或浸润癌，应及早予以手术切除。

第十二节　龟　头　炎

龟头炎(balanitis)阴茎龟头部位的急性或慢性炎症。炎症常同时累及龟头和包皮内侧的黏膜面，因此又称为包皮龟头炎(balanoposthitis)。

【病因学】

1. 感染性　是最常见的病因，阴茎龟头部位潮湿，局部常有细菌、念珠菌、滴虫、螺旋体等过度繁殖。

2. 刺激性　汗液、卫生用品、洗涤用品、衣物和外用药物等可刺激局部产生炎症，另外，这一部位也容易受到大小便的刺激。

3. 外伤性　多半是因为外伤打到、拉链夹到、性交时弄伤或瘙痒抓伤等。

4. 特殊损害　浆细胞性龟头炎。

【临床表现】

1. 急性浅表性包皮龟头炎　常因局部接触刺激性物质引起，初起时局部潮红，阴茎的皮肤发红、肿胀，自觉龟头有灼热和瘙痒的感觉。翻开包皮，可见包皮内面及龟头充血糜烂，有渗液，或出血。继发感染后形成小溃疡，可伴有腹股沟淋巴结的肿大和压痛。

2. 环状溃烂性包皮龟头炎　在龟头和包皮上发生红斑，逐渐扩大，呈环状，可形成浅表性溃疡面。

3. 白色念珠菌性包皮龟头炎　包皮和龟头可见红斑，表面光滑，并有小疱疹，红斑的边缘较清楚，轻度脱屑，缓慢向四周扩大。急性发作时有糜烂、渗液。

4. 滴虫性包皮龟头炎　龟头起丘疹和红斑，逐渐扩大，边缘清楚，红斑上可见针头大小的小水疱，融合并破溃形成糜烂面。

5. 浆细胞性包皮龟头炎　单个或多个持久性暗红斑块，浸润，边缘较清楚，一般不形成溃疡。

6. 阿米巴性包皮龟头炎　包皮和龟头浸润、糜烂、溃疡，有明显的组织坏死。

7. 云母状和角化性假上皮瘤性包皮龟头炎

龟头部皮损浸润肥厚，角化过度，有银白色云母状痂皮，龟头失去正常弹性，缓慢发展呈萎缩性改变。

【治疗】

保持局部清洁卫生，避免各种不良刺激，防止继发感染。

1. 局部治疗：糜烂渗液者，用高锰酸钾或0.1%依沙吖啶溶液湿敷；干燥脱屑者外用皮质类固醇等软膏。

2. 病因治疗：积极寻找致病因素并予祛除，如念珠菌性包皮龟头炎局部应用制霉菌素或酮康唑。阿米巴性包皮龟头炎给予依米丁注射。滴虫性包皮龟头炎可给予甲硝唑或替硝唑。有感染者应用抗生素。

3. 包皮过长者，待急性炎症控制后进行包皮环切术。

第十三节　阴茎珍珠样丘疹

阴茎珍珠样丘疹（pearly penile papules）又名阴茎多毛样乳头瘤（hirsutoid papillomas of the penis），本病可能为生理发育上的变异，既不是肿瘤，也不是性病。

【临床表现】

临床表现为珍珠色、白色、肤色或淡红色丘疹，为0.5～1mm，互不融合，沿龟头后缘冠状沟排列一行或数行。无自觉症状，常在不知不觉中发现。

【病理学检查】

病变部位周围有丰富血管，梭形纤维母细胞增多，周围有致密结缔组织包绕。并有数量不等淋巴细胞浸润。

【诊断与鉴别诊断】

1. 根据冠状沟部位的珍珠状丘疹及病理改变，诊断一般不困难。

2. 鉴别诊断

(1)尖锐湿疣：皮损为鸡冠或菜花状，排列不规则，多有不洁性交史。病理上有细胞空泡化和假性上皮瘤样增生。

(2)皮脂腺异位症：为黄色小丘疹，组织学提示丘疹为成熟的皮脂腺小叶。

【治疗】

不需特殊治疗。

第十四节　女阴假性湿疣

女阴假性湿疣（pseudocondyloma vulva）指小阴唇内侧多发性集合性颗粒状丘疹及绒毛状突起性异常。又称女阴乳头状多毛症、绒毛状小阴唇、女阴多毛状乳头瘤。

【病因学】

病因不明。

可能是生理性异常，也可能与感染有关，如念珠菌感染、泌尿系感染，与长期阴道分泌物刺激有关。

【临床表现】

多发生于20～30岁的女性，表现为小阴唇内侧密集成片或条带状分布的鱼卵样光滑丘疹，正常黏膜色或粉红色，互不融合，大小一致，触之有沙粒感。阴道前庭、尿道口周围及阴道内壁亦可受累。大部分病人无自觉症状。

【病理学检查】

表皮乳头瘤样增生，真皮血管扩张，周围有淋巴细胞浸润。

【诊断与鉴别诊断】

本病诊断不难，应与皮脂腺异位和尖锐湿疣鉴别。

(1)皮脂腺异位：好发于唇红和阴唇处，为片状淡黄色针尖大小丘疹，境界清楚。

(2)尖锐湿疣：皮损为鸡冠或菜花状，排列不规则，多有不洁性交史。病理上有细胞空泡化和假性上皮瘤样增生。

【治疗】

祛除致病因素，皮损不需特殊治疗。

向就诊者解释病情，消除思想顾虑。

（谢红付）

第23章

皮肤附属器疾病

皮肤附属器(skin appendage)包括毛发(hair)及毛囊(hair follicle)、皮脂腺(sebaceous gland)、汗腺和甲(nail),亦由外胚层分化而来,对于皮肤正常生理功能的发挥至关重要。发生在以上部位的疾病称作皮肤附属器疾病。

第一节 脂溢性皮炎

脂溢性皮炎(seborrheic dermatitis)是发生在皮脂溢出基础上的慢性炎症性皮肤病,多发于头面及胸背,表现为鲜红色斑片,表面覆有油腻性鳞屑或痂皮,伴有不同程度瘙痒。

【病因学】

尚未清楚,可能与免疫、遗传、神经及环境因素等有关。目前研究发现在遗传性皮脂溢出素质基础上继发马拉色菌、痤疮棒状杆菌等病原微生物的多量繁殖感染可引起皮脂成分改变(主要是游离脂肪酸增多)及感染性变态反应,导致皮肤的炎症反应。精神、饮食、B族维生素缺乏及嗜酒等因素可不同程度地影响本病的发生和发展,另外,生活环境、生活习惯及内分泌和消化道功能紊乱等也成为危险因素之一。

【临床表现】

皮损多发生于皮脂腺分布比较丰富的部位,以头、面、胸、背、脐窝、腋窝及皱褶等部位多见。开始表现为毛囊周围红丘疹,渐发展融合成暗红或黄红色斑,被覆油腻鳞屑或痂皮,可出现渗出、结痂和糜烂并呈湿疹样表现。伴有不同程度的瘙痒。本病慢性经过,可反复发作。严重者皮损泛发全身,皮肤呈弥漫性潮红和显著脱屑。

1. 头皮脂溢性皮炎

(1)鳞屑型:常呈小片糠秕状脱屑,鳞屑下皮肤可有轻度红斑或散在针头大小红色毛囊丘疹,头发干燥、细软、稀疏或脱落;

(2)结痂型:多见于肥胖者,头皮厚积片状、黏着油腻性黄色或棕色痂,痂下炎症明显,间有糜烂渗出,可扩展至前额、耳后及其他皮脂溢出区域。颜面受累时常与痤疮伴发;耳部受累者可累耳后皱襞、耳郭和外耳道,常伴有耳后皱襞处裂隙;躯干部皮损多为淡红色圆形、椭圆形斑片,边界清楚,毗邻者倾向融合形成环形、多环形或地图状等形态,表面覆有油腻性细碎鳞屑,有时表面可有轻度渗出。

2. 皱褶部位脂溢性皮炎 如乳房下、腋窝、外生殖器、大腿内侧、腹股沟等处,多发于肥胖中年人,皮损以播散性摩擦性红斑形式存在,界限清楚,类似体癣,易伴发念珠菌感染。由于局部多汗、继发感染或不适当的治疗可以使皮损进行性发展。

3. 婴儿脂溢性皮炎 常发生于生后第1个月,好发于头皮、耳后、鼻唇沟等处,表现为薄厚不等的油腻性痂皮或鳞屑,鳞屑较细碎,一般无全身症状,微痒,可自愈。也可继发其他婴儿皮肤病或细菌、真菌感染等。

【诊断与鉴别诊断】

1. 诊断 根据好发于皮脂溢出部位、基本皮损为带油腻性鳞屑的黄红色斑片,伴不同程度瘙痒及慢性经过等特点较易诊断。

2. 鉴别诊断

(1)头皮银屑病:为表面覆着银白色鳞屑红色的丘疹、斑块,Auspitz征阳性。

(2)玫瑰糠疹:常先有母斑,后出继发疹,玫瑰红色疹,皮损长轴与皮纹一致,表面有糠秕状鳞屑,好发于躯干与四肢近端。

(3)湿疹:皮损呈多形性,对称分布,急性期表面常有渗出,瘙痒剧烈,慢性皮疹表现为肥厚、浸润。

(4)体癣:皮损数目少,边界清楚,直接镜检可见分隔分支菌丝,真菌培养亦为阳性。

【治疗】

1. *局部治疗*　原则为去脂、消炎、杀菌、止痒,常用药物为糖皮质激素混合制剂,如复方咪康唑霜、复方益康唑霜等。有渗出或糜烂的部位可用氧化锌油剂或金霉素软膏,待局部感染控制后可用皮质类固醇激素制剂。

2. *系统治疗*　可口服维生素 B_6、维生素 B_2 等B族维生素和锌制剂;瘙痒剧烈时可予以抗组胺药止痒镇静;炎症明显、范围较大时可酌情加用小剂量泼尼松每晨顿服,或短期给予雷公藤制剂,四环素或红霉素口服对某些患者有效;泛发性损害并有真菌感染征象者可口服抗真菌药。

【预防】

应保持生活规律,睡眠充足;限制多脂及多糖饮食,多吃水果、蔬菜,忌饮酒和辛辣刺激性食物;避免各种机械性刺激,少用热水、碱性大的肥皂洗头。

第二节　皮脂缺乏症

皮脂缺乏症(asteatosis)系因皮脂腺分泌的减少或缺乏造成皮肤干燥,常为单纯鱼鳞病样表现。

【病因学】

水是保持皮肤湿润的主要成分之一,表皮的水合作用主要由三个因素造成,即水从真皮到表皮的速率、表面水分丧失的速率和表皮结合水分的能力。通风也加速水分蒸发。细胞间脂类不能单独形成屏障,只有水溶性物质(又称自然湿润因子)包被双层脂质才起到避免水分丧失的屏障作用。如果把脂质去除,水溶物质就被破坏,因此,本病常与以下因素相关。

1. *全身性疾病*　糖尿病、黏液性水肿、尿崩症等造成水分丧失,从而引起皮肤干燥;

2. *继发于某些皮肤病*　如鱼鳞病、维生素缺乏、麻风、硬皮病、放射性皮炎、皮肤萎缩等;

3. *职业因素*　经常接触碱性物质、肥皂或洗衣粉等会加重皮肤的干燥;

4. *年龄因素*　老年人因为生理原因皮脂腺功能减退,皮脂分泌显著减少从而使皮肤干燥。

【临床表现】

本病可见于甲状腺功能减退、尿毒症和淋巴瘤等系统性疾病患者中。早期主要表现为皮肤干燥,局限或泛发性瘙痒感,皮肤出现不规则或网状表皮红色裂隙。搔抓或摩擦可使损害变厚,出现慢性或钱币状湿疹样的苔藓样变,鳞屑增多表现如同寻常型鱼鳞病。干燥最显著的是在小腿和前臂伸侧,手背和皱褶部位很少受累。儿童发病可随年龄增加而持续或更趋严重,夏季可以改善。环境变化如低湿度、空气变冷、干热和刮风,均可使病情加重。

【诊断与鉴别诊断】

1. *诊断*　根据典型临床表现即可确诊。

2. *鉴别诊断*　泛发性病变要考虑可能与甲状腺疾患或肾病有关。若成人发生寻常型鱼鳞病样的皮疹,则应警惕淋巴瘤的潜在可能。搔抓和摩擦引起的继发性炎症改变,应与原发性湿疹样皮炎区别。

【治疗】

(1)积极治疗相关系统疾病及皮肤病。

(2)局部使用低 pH 的滋润剂,如尿素;有慢性炎症或湿疹样变时,可局部使用皮质激素类制剂。

(3)瘙痒严重可口服抗组胺药。

【预防】

加强职业防护,避免用肥皂等碱性物质,少暴露于寒冷或干热气流中,保持皮肤滋润。

第三节　痤　　疮

痤疮(acne)是一种累及毛囊皮脂腺的慢性炎症性皮肤病。好发于面、背、胸等富含皮脂腺的部位,痤疮临床表现为粉刺、丘疹、脓疱、结节、囊肿及瘢痕等损容性皮疹。青少年中发病率较高,青春期过后往往可以自愈或减轻。

【病因学】

痤疮发病原因比较复杂,主要与雄激素、皮脂分泌增多、毛囊皮脂腺开口处异常过度角化、痤疮丙酸杆菌增殖及遗传等因素有关。由于皮脂腺的发育和分泌功能主要受雄激素调控，睾酮在皮肤中经过 5α 还原酶的作用转变为组织活性更高的双氢睾酮，从而促进皮肤细胞内核蛋白的合成，刺激皮脂腺青春发育期后雄激素使皮脂腺增大，皮脂分泌活动增加。皮脂为毛囊内正常寄生菌如痤疮丙酸杆菌、卵圆形马拉色菌、表皮葡萄球菌等的生长提供物质基础。痤疮丙酸杆菌可水解皮脂中三酰甘油产生游离脂肪酸，并可产生一些低分子多肽。游离脂肪酸可刺激毛囊引起炎症，同时可刺激毛囊皮脂腺导管上皮增生及角化过度，使皮脂分泌受阻、排泄不畅淤积而产生粉刺。游离脂肪酸和这些低分子多肽可趋化中性粒细胞等炎症细胞，后者产生的水解酶可使毛囊壁损伤甚至破裂，毛囊内容物逸入真皮进一步加重炎症反应，出现从炎性丘疹到囊肿的一系列皮损。部分患者的发生还与遗传、免疫、使用化妆品、饮食刺激和内分泌紊乱等因素有关，表现在痤疮的家族性聚集、暴发性痤疮或与月经周期相关的痤疮发作等。

【临床表现】

临床上根据病情的严重程度，采用 Pillsbury 分类法将痤疮分为Ⅰ～Ⅳ度（表 23-1）。

表 23-1　痤疮的严重程度分类（Pillsbury）

严重程度	临床表现特点
Ⅰ度（轻度）	散发至多发的黑头粉刺，可伴散在分布的炎性丘疹
Ⅱ度（中等度）	Ⅰ度＋炎症性皮损数目增加，出现浅在性脓疱，但局限于颜面
Ⅲ度（重度）	Ⅱ度＋深在性脓疱，分布于颜面、颈部和胸背部
Ⅳ度（重度～集簇性）	Ⅲ度＋结节、囊肿，伴瘢痕形成，发生于上半身

1. 寻常性痤疮（acne vulgaris）　好发于面颊、额部，其次是胸部、背部及肩部。初发损害为与毛囊一致的圆锥形丘疹，为皮脂淤积于皮脂腺开口处形成的白头粉刺或黑头粉刺。白头粉刺（闭合性粉刺）中可挑挤出白色豆渣样物质；而黑头粉刺（开放性粉刺）内含为脂栓，系由皮脂氧化所致。病情发展可形成炎症丘疹，顶端可有小脓疱；炎症继续发展，则可形成大小不等的暗红色结节或囊肿，后者如经久不愈可化脓形成脓肿，破溃后常形成窦道和瘢痕。皮损多对称性分布，常伴有皮脂溢出。本病一般无自觉症状，炎症明显时可有疼痛。痤疮的病程慢性，时轻时重，多数至青春期后逐渐缓解，少数患者至中年期方愈，但可遗留色素沉着、肥厚性或萎缩性瘢痕。

2. 聚合性痤疮（acne conglobata）　是痤疮中最严重的一种类型，好发于青年男性，包括各种类型的皮损，包括粉刺、丘疹、结节、脓疱、囊肿、窦道及瘢痕等，愈合后可形成瘢痕疙瘩。

3. 暴发性痤疮（acne fulminan）　主要表现为患轻度痤疮数月或数年后，病情突然加重，同时出现发热、关节痛、贫血等全身症状。

4. 婴儿痤疮（infantile acne）　系婴儿在胎儿期受母体雄激素影响所致。

5. 月经前痤疮（premenstrual acne）　与月经周期密切相关，常常月经前发病或加重，月经过后症状可缓解，呈周期性发作。

6. 职业性痤疮（occupational acne）　与职业接触相关，脱离环境可缓解病情。

7. 其他　某些皮肤清洁消毒剂中的抑菌物质、皂类或洗面奶内含的脂肪酸盐、多种化妆品（如香波、防晒剂、增白剂、发胶及摩丝）等均可能引起皮脂分泌导管内径狭窄、开口处机械性堵塞或毛囊口的炎症，从而发生化妆品痤疮。

【病理学】

毛囊丘疹周围显著淋巴细胞浸润，主要以 CD3 和 CD4 为主，脓疱内含有中性粒细胞。毛囊周围浸润可发展为囊肿，以中性粒细胞为主，还有单核细胞、浆细胞以及异物巨细胞。黑头粉刺内含有角化细胞、皮脂和某些微生物，顶端聚集大量黑素。

【诊断与鉴别诊断】

1. 诊断　本病根据发病年龄，结合典型临床表现即可明确诊断。

2. 鉴别诊断

（1）颜面播散性粟粒性狼疮：好发于成年人，皮损主要为半球形丘疹或小结节，呈暗红色，玻片按压时可显出果酱色小点，对称分布，皮损在下眼睑往往融合成堤状。

（2）酒渣鼻：好发于中年人，皮损常分布于鼻尖、面颊及额部等为主，早期毛细血管扩张、丘疹、脓疱，晚期形成鼻赘。

(3)药源性痤疮：多发生于服用雄激素制剂、皮质类固醇激素或溴、碘等药物后，皮损一般为全身性，无典型黑头粉刺等表现。

【治疗】

1. *治疗原则*　去脂、溶解角质、杀菌、消炎及调节激素水平。

2. *局部治疗*　轻者仅以外用药治疗即可，外用药选择要根据皮损情况及皮肤特点。

(1)维A酸类：应从低浓度开始使用并尽量避免日光直射。0.025%～0.05%维A酸(全反式维A酸)霜或凝胶，开始用药5～12d可出现轻度刺激反应，如局部潮红、脱屑绷紧或烧灼感等，但可逐渐消失。第三代维A酸类药(如0.1%阿达帕林凝胶、0.1%他扎罗丁凝胶)对于轻、中度痤疮有较好疗效。

(2)抗生素：如红霉素、氯霉素或磷酸克林霉素与乙醇配制成1%～2%的外用制剂，可有效降低表皮游离脂肪酸的浓度。

(3)过氧化苯甲酰：为过氧化物，外用可缓慢释放出新生态氧和苯甲酸，具有杀灭痤疮丙酸杆菌及溶解粉刺等作用，可配制成2.5%、5%和10%等浓度的洗剂、乳剂或凝胶，使用时也应从低浓度开始。5%过氧苯甲酰中加入3%红霉素制成凝胶可提高疗效。

(4)其他：2.5%硫化硒洗剂具有抑制真菌、寄生虫和细菌以及降低皮肤游离脂肪酸含量的作用；壬二酸对痤疮丙酸杆菌有抑制所用，同时还可以溶解粉刺；烟酰胺能消除引起炎症作用的超氧阴离子自由基，抑制白细胞趋化，对中重度炎症性寻常痤疮有效。

3. *系统治疗*

(1)抗生素：四环素(0.5～1g/d)能使皮脂中游离脂肪酸浓度下降，并抑制痤疮丙酸杆菌和抑制中性粒细胞趋化，有效后可减量连服。此外，多西环素、米诺环素、红霉素及磺胺类等也可酌情应用。克林霉素(0.45g/d)用于炎症较重或对四环素等耐药的患者，因其可引起严重腹泻和假膜性结肠炎，故只适用于皮损严重而无肠道疾病的患者。

(2)异维A酸：抑制皮脂腺功能，可减少皮脂分泌、控制异常角化和黑头粉刺的形成，对中重度及以上痤疮效果好，剂量为10～20mg/d口服，3～4个月1个疗程，不良反应有口唇发干、脱屑、血脂升高、致畸等，服药期间注意血液学、肝、肾功能等检查，育龄期女性服药期间应避孕，停药半年后方可怀孕。

(3)其他药物：抗皮脂分泌药物(如螺内酯、复方炔诺酮、甲氰咪胍等对抗雄激素药物和己烯雌酚、黄体酮等女性激素)一般不作为常规用药，主要用于一些严重患者；糖皮质激素适用于严重的结节性痤疮、囊肿性痤疮、聚合性痤疮的炎症期和暴发性痤疮，可酌情采用小剂量泼尼松口服，或与抗生素联用，氨苯砜(100mg/d)也与抗生素联用。对严重的结节或囊肿性痤疮可用糖皮质激素皮损内注射。此外，某些中药(如丹参酮等)也有良好的疗效。

4. *其他治疗方法*　可用特制粉刺挤压器将开放性粉刺内容物挤出。清洁痤疮皮损后，用药物按摩或药物喷雾，结合石膏和中药倒膜，可达到治疗目的。光动力学方法对破坏痤疮丙酸杆菌及减轻炎症反应而对痤疮有效。萎缩性瘢痕行铒激光或超脉冲二氧化碳激光磨削术，增生性瘢痕还可选用曲安西龙混悬液或泼尼松龙混悬液局部注射。

【预防】

使用清温水洗脸；忌用手挤压搔抓粉刺；避免使用油膏类化妆品；禁用溴、碘类药物；忌食辛辣刺激食物，控制脂肪和糖类食品，多吃新鲜蔬菜、水果和富含维生素的食物；此外，劳逸适度、纠正便秘、保持心情舒畅等也十分重要。

第四节　酒　渣　鼻

酒渣鼻(rosacea)是一种发生在颜面中部，以皮肤弥漫性潮红，伴有毛细血管扩张及丘疹、脓疱为特点的慢性皮肤病，多见于中年人。

【病因学】

病因不明，可能与食用辛辣食物、嗜酒、胃肠功能紊乱、精神因素、毛囊蠕形螨感染、高温及寒冷刺激以及内分泌失调及等有关。发病机制可能是在皮脂溢出的基础上，由于感染和冷热刺激等因素造成颜面部血管运动神经失调，毛细血管长期持续扩张而导致相应的临床表现。

【临床表现】

本病多累及中年人，女性较多，但病情严重的常为男性患者。临床上按病情严重程度可分为三期，但各期之间无明显界限，缓慢演变。

1.红斑期　鼻部、两颊、前额、下颏等部位对称发生红斑，进食刺激性食物、外界温度突然改变及精神兴奋时表现更为明显，自觉灼热；红斑初为暂时性，反复发作后可持久不退，并出现浅表树枝状毛细血管扩张，呈细丝状，常伴毛囊扩大、皮脂溢出等。

2.丘疹脓疱期　在红斑基础上出现针头至绿豆大小的丘疹、脓疱、结节，毛细血管扩张更为明显，纵横交错，鼻部、面颊部的毛囊口明显扩大；病情时轻时重，皮损常此伏彼起，可持续数年或更久。

3.鼻赘期　病期长久者鼻部皮脂腺及结缔组织增生，致使鼻尖部肥大，形成大小不等的紫红色结节状隆起(鼻赘)，表面凹凸不平，毛囊口明显扩大，皮脂分泌旺盛，毛细血管显著扩张。从红斑期发展至鼻赘期常需数十年。患者几乎为40岁以上男性。

【病理学检查】

各期组织学改变亦不相同。红斑期内真皮毛细血管扩张，周围非特异性炎症浸润。丘疹脓疱期真皮内弥漫型炎细胞浸润，毛囊或皮脂腺周围以淋巴细胞为主。鼻赘期的皮脂腺数目增多，腺体增大，腺口明显扩张，内有角质和皮脂，皮下结缔组织增生，血管周围有慢性炎细胞浸润及毛囊内脓肿形成。

【诊断与鉴别诊断】

1.诊断标准　根据典型临床表现一般诊断较容易。

2.鉴别诊断

(1)寻常性痤疮：好发于青春期，皮损分布于面部及胸背部，典型黑头粉刺等临床表现，鼻部一般没有累及。

(2)脂溢性皮炎：不仅限于面部，广泛分布，典型皮损有油腻性鳞屑，一般无毛细血管扩张，患者常伴有不同程度的瘙痒。

(3)激素依赖性皮炎：面部长期外用含氟糖皮质激素制剂也可造成毛细血管扩张及口周皮炎等与酒渣鼻皮损相似的改变，可根据长期用药病史，潮红充血性皮损较稳定，无阵发性加重等特点与之鉴别。

【治疗】

1.局部治疗　常用药物有1%甲硝唑霜、硫磺制剂(如复方硫磺洗剂、2.5%硫化硒洗剂)及抗生素制剂等。

2.系统治疗

(1)甲硝唑(0.2，每日3次)或替硝唑(0.5，每日2次)：可用于镜检有较多毛囊蠕形螨的患者。

(2)抗生素：炎症明显或丘疹脓疱皮损较多者可选用四环素(0.25，每日4次)及红霉素等。

(3)B族维生素：如维生素B_2、维生素B_6及复合维生素B等。

(4)其他：对自主神经功能紊乱或月经前或月经期病情加重的女性患者可口服谷维素、地西泮等；还可酌情选用中药(如枇杷清肺饮、桃红四物汤等)。

3.手术疗法　对毛细血管扩张期及鼻赘期可用切割术，即消毒及局麻后以手术刀片按纵、横方向浅划局部以切断毛细血管网；鼻赘期损害也可采用外科手术切除整形；多功能电离子治疗仪以及脉冲染料激光可以去除毛细血管扩张。

【预防】

生活应有规律，注意劳逸结合，注意纠正胃肠功能、调整内分泌；避免各种刺激(特别是温度变化)及精神紧张，忌饮酒及辛辣食物；避免长时间日光照射。

第五节　石棉状糠疹

石棉状糠疹(pityriasis amiantacea)是一种发生于头皮、厚积的类似于石棉状的慢性鳞屑性损害。

【病因学】

本病原因未明，真菌学检查阴性，是头皮对感染或外伤的一种特殊反应，不是脂溢性的一种表现，还有学者认为其可能是银屑病或脂溢性皮炎的一种继发感染。

【临床表现】

本病可发生于任何年龄，但常见于儿童及青年，有时可见于链球菌感染或神经性皮炎或银屑病患者。典型表现为：毛发鞘、糠秕状鳞屑及毛囊口棘状隆起。受累头皮上有大量黏着性鳞屑，重叠如屋瓦，黏附于头皮和头发。鳞屑下的头皮潮红，可伴有臭味。石棉样的鳞屑牢固地黏附于发干，头发可因厚积鳞屑而集拢成束状，但毛发本质不受侵犯，间或有形成暂时性脱发者。头皮亦不发生萎缩或瘢痕，无炎症反应，患者可有轻度瘙痒感。

【诊断与鉴别诊断】

1. *诊断标准*　根据典型临床表现，不宜与其他疾病混淆。

2. *鉴别诊断*

(1)银屑病：受累头皮可呈鲜红色或暗红色的斑片，表面覆有银白色鳞屑，头发呈束状、无毛发鞘，身体其他部位皮肤可有类似损害。

(2)白癣：卫星状分布的灰白色鳞屑斑，头发失去光泽，易折断，但不黏着成块，真菌学检查阳性。

(3)干性脂溢：头皮弥漫性细小鳞屑，灰白色，头发可逐渐稀疏至脱发，自觉瘙痒。

【治疗】

剪短头发，外用角层剥离剂(如5%～10%硫磺煤焦油软膏)。也有报道用广谱抗生素软膏有效的，口服或肌注维生素 B_6。

第六节　多　汗　症

多汗症(hyperhidrosis)是指正常生活环境和条件下患者局部或全身皮肤出汗异常过多的现象，系小汗腺分泌汗液过多所致。

【病因学】

大多由于情绪激动方面的精神因素、偏瘫或脑震荡等引起的自主神经损伤或功能紊乱以及内分泌功能失调(如甲状腺功能亢进、糖尿病)等原因引起，有时可为某些疾病的一种症状。现认为本病的发生与各种因素导致交感神经冲动增加，导致乙酰胆碱分泌增多，小汗腺的兴奋性增强而产生；或由于小汗腺的神经紧张性增加，使其对正常强度的神经性和非神经性刺激的出汗反应增强所致。

【临床表现】

1. *局限型多汗*　常初发于儿童或青春期，可有家族史，男女均可发生，无明显季节区别，一般持续数年后可自然减轻。好发部位多见于掌跖、腋下、腹股沟、会阴部，及前额、鼻尖和胸部，以掌跖多汗最为常见；患者常伴有末梢血液循环功能障碍，如手足皮肤湿冷、青紫或苍白、易患冻疮等；由于汗液蒸发不畅可使表皮呈白色浸润状，严重者引起水疱、糜烂或角化过度。足部多汗者常可伴足臭，并易继发细菌和真菌感染；腋窝部及阴部多汗时可同时伴有臭汗症。

2. *泛发型多汗*　主要由其他系统疾病引起，如感染性高热患者由于神经系统的调节或应用退热剂，通过大量出汗散热，还有中枢神经系统损害，包括脑皮质、基底神经节、脊髓或周围神经等损害，表现为全身广泛性出汗。

【诊断】

一般根据临床表现即可诊断。

【治疗】

1. *局部治疗*　可外用收敛剂，如5%明矾溶液、5%鞣酸溶液、2%～4%甲醛溶液等，腋部多汗者可外用20%氯化铝乙醇溶液。掌跖部多汗可外擦3%～5%甲醛溶液或20%～25%氯化铝溶液。

2. *系统治疗*　镇静药如溴剂、苯巴比妥、氯丙嗪、谷维素等对情绪性多汗症常有效，应注意副作用；抗胆碱能药物如阿托品、颠茄、溴丙胺太林等内服有暂时效果，但剂量过大时可引起明显口干、皮肤潮红、心悸等不良反应。

3. *物理治疗*　掌跖部多汗可采用浅层X线照射，自来水进行离子透入疗法对某些症患者也有效。

4. *手术疗法*　腋部多汗症可进行手术治疗。

5. *病因治疗*　由系统性疾病引起者应针对病因进行治疗。

【预防】

避免精神紧张及情绪激动；保持皮肤清洁，足跖多汗者应勤换袜子、穿透气及吸水性好的鞋。

第七节　无　汗　症

无汗症(anhidrosis)是指由汗腺本身的异常或神经通路的某一水平不正常造成的局限性或全身性无汗液分泌。

【病因学】

1. 汗腺发育不良　先天性外胚层发育不良及鱼鳞病患者，患者还常合并皮脂腺、毛发、指甲等各方面的发育不全或残缺。

2. 其他皮肤疾患　如硬皮病、网状细胞增多症，尿崩症、黏液性水肿、恶性肿瘤、Sjögren 综合征，瘢痕疙瘩等引起汗腺萎缩，从而造成局部或全身少汗或无汗。

3. 汗管阻塞性皮肤病　如痱子、湿疹、遗传过敏性皮炎、扁平苔藓、银屑病、脂溢性皮炎等也会引起无汗。

4. 神经系统损害　例如脊髓空洞症、小儿麻痹症、麻风、交感神经切除术后、神经节阻滞以及抗胆碱能药物的应用。

【临床表现】

全身或局部皮肤的出汗比正常人明显减少，甚至终年没有可见的汗液为惟一表现。全身性无汗症如全身性瘢痕疙瘩，夏季不能调节体温可发高热和极端不适，易疲劳，运动时显著。根据病因不同而有相应的其他表现，例如先天因素引起的患者常合并皮脂腺、毛发、指甲等各方面的发育不全或残缺，局限性硬皮病，除患处汗液减少外尚有硬皮病的表现。

【诊断】

根据临床表现可做出诊断。

【治疗】

1. 其他疾患造成的无汗则应积极治疗原发性疾病。

2. 先天性外胚层缺损造成的无汗症目前无法治疗，对于此类患者给予人工湿润皮肤，帮助调节体温。

3. 全身无汗在夏季不能调节体温极端不适时，可迁居低温地区或采取人工降温如装置空调。

第八节　臭　汗　症

臭汗症(fetid sweat)汗腺分泌液具有特殊臭味或汗液被分解而释放出臭味称为臭汗症。

【病因学】

小汗腺引起的臭汗症多由表皮细菌分解皮肤表面物质引起，常与多汗症伴发；某些患者食用大蒜、生葱等后某些成分可由小汗腺随汗液排出而产生臭味，这两种情况一般引起全身臭汗症。大汗腺仅分布于腋窝、乳晕、脐窝、肛周、外阴及外耳道，其引起的臭汗症多由该部位各种细菌与大汗腺分泌物中所含的有机物质起作用后产生的不饱和脂肪酸和氨有关，一般引起局部臭汗症。大汗腺的分泌受性激素影响，故臭汗症多在青春期较为严重，老年期则逐渐减轻或消失，同时受种族和遗传因素影响。

【临床表现】

多发于多汗、汗液不易蒸发和大汗腺所在部位。局部臭汗症以足部及腋部臭汗症最为多见。足部臭汗症表现为足底和脚趾间发出臭味，常与足部多汗症伴发；腋部臭汗症(bromhidrosis)俗称腋臭，为腋窝部发出特殊的刺鼻臭味，天热汗多或运动后最为明显，可同时伴有色汗(以黄色多见)，年轻女性多见，常有家族史。多数患者外耳道内有柔软耵聍，少数患者的外阴、肛门和乳晕等部位也可累及。

【诊断】

根据好发部位及特殊气味即可确诊。

【治疗】

1. 一般治疗　腋臭患者可将腋毛刮去，以减少局部寄生菌数量。

2. 局部治疗　可外用具有收敛、止汗、消毒、杀菌作用的药物，如 2%～4%甲醛溶液、20%氯化铝无水乙醇溶液等；足臭可用 1∶5 000 高锰酸钾溶液浸泡，每日半小时，共数周；腋臭还可用腋臭粉(枯矾 30g、蛤蜊壳粉 15g、樟脑 15g 共研细末)。腋臭症状较重者可考虑局部注射硬化剂如消痔灵注射液。

3. 物理治疗　高频电针刺入毛根电凝顶泌汗腺及其导管，或 CO_2 脉冲激光脱毛后均可使臭味明显减轻。

4. 手术治疗　病情严重的患者可行手术治疗，将腋部有毛区皮肤切除或 Z 字形切开、剪除部分皮下组织、原位皮瓣回植或搔刮术等方法破坏汗腺及毛根。

【预防】

注意清洁卫生，经常洗澡，勤换衣袜，保持皮肤干燥与清洁。

第九节 斑 秃

斑秃(alopecia areata)为一种突然发生的局限性斑片状脱发，可发生于身体任何部位，如头发全部脱落称全秃(alopecia totalis)，全身毛发均脱落称普秃(alopecia universalis)。

【病因学】

发病原因尚不完全清楚，目前认为可能与遗传、情绪应激、内分泌失调、自身免疫等因素有关。

【临床表现】

本病可发生于任何年龄，但以青壮年多见；皮损表现为头皮突然发生圆形或椭圆形、直径1～10cm、数目不等、边界清楚的脱发区，皮损区皮肤光滑，无炎症、鳞屑和瘢痕。进展期脱发区边缘头发松动，很容易拔出，拔出的头发显微镜下观察可见毛干近端萎缩，呈上粗下细的“惊叹号”样，如损害继续扩大、数目增多，可互相融合成不规则的斑片；静止期时脱发斑边缘的头发不再松动；多数患者发病3～4个月后进入恢复期，局部有新毛发长出，最初出现细软色浅的绒毛，逐渐增粗、变黑，最后恢复正常。头皮边缘部位(特别是枕部)毛发较难再生。本病大多数患者可自愈，约50%患者有复发，早年发病、病程长、脱发区域广泛者复发概率较大；少数全秃及普秃患者病程可迁延多年。

【诊断与鉴别诊断】

1. *诊断* 根据典型临床表现本病一般容易诊断。

2. *鉴别诊断* 本病应与假性斑秃及头癣进行鉴别。假性斑秃是一种炎症性瘢痕性脱发，常继发于头皮红斑狼疮、扁平苔藓等炎症性皮肤病，秃发部位皮肤萎缩变薄，毛囊口消失，秃发区境界清楚。

【治疗】

祛除可能诱发因素，注意劳逸结合。对秃发范围广或全秃、普秃患者，可考虑佩戴假发以减轻心理负担。

1. *局部治疗* 2%～5%米诺地尔酊剂、盐酸氮芥溶液等，一般外用2个月可见毛发新生；孤立性、顽固性皮损可用泼尼松龙混悬液(5mg/ml)与1%普鲁卡因等量混合后做皮内注射。

2. *系统治疗* 对迅速广泛的进展期脱发可口服小至中等剂量泼尼松，数周后逐渐减量并维持数月，一般2个月内毛发开始生长，但应注意停药后有的患者可能复发；胱氨酸、泛酸钙、维生素B_6等口服有助于生发；对于精神紧张、焦虑、失眠的患者可给予溴剂或其他镇静药(如地西泮、奋乃静等)。

第十节 雄激素源性脱发

雄激素源性脱发(androgenetic alopecia)又称早秃(premature alopecia)，雄激素引起的头皮毛发从粗长毛渐变为毳毛的渐进过程，表现为进行性头发密度减少。

【病因学】

本病可有家族史。为常染色体显性遗传，其遗传特性需在雄激素作用下才表现出来。

【临床表现】

男女均可患病，但多见于20～30岁男性。脱发进程一般较缓慢。男性最初表现为前额两侧头发变为纤细而稀疏，并逐渐向头顶延伸，额部发际向后退缩，头顶头发也可脱落；随着秃发的继续进行，前额变高形成“高额”，成V字形，与顶部秃发区域融合成片，严重者仅枕部及两颞保留少量头发，脱发处皮肤光滑，可见纤细毳毛生长。女性一般病情较轻，程度也因人而异，多表现为头顶部头发稀疏，但前额发际线并不上移，也不会完全脱落。眉毛、腋毛及其他部位的短毛和毳毛不受影响。一般无自觉症状或有微痒。

【诊断与鉴别诊断】

1. *诊断* 根据可能存在的家族史及典型临床表现诊断，轻拉试验有助于诊断。

2. *鉴别诊断* 本病应与其他原因导致的脱发进行鉴别，如营养不良、药物、内分泌疾病(甲状腺功能低下或亢进、副甲状腺或垂体功能低下)以及缺铁性贫血等。女性患者若发病较快并伴有痤疮、多毛症、男性化或停经者应考虑内分泌功能紊乱。

【治疗】

本病缺乏有效治疗方法。

1. *局部治疗* 外用2%～5%米诺地尔酊可以减少头发脱落及刺激新发生长。对于病程短、皮损范围小及尚存稀疏头发的轻重度患者具有一定疗效。

2. 系统治疗　非那雄胺(finasteride)每日1mg,可有效减慢脱发、增加发量、加快头发生长速度,但起效较慢,需长期服药,服药期间需避孕;口服避孕药常常用于治疗女性雄激素源性脱发。

3. 其他治疗　某些患者可施行头发移植术,即将自身后枕部的头发移至头顶;也可使用假发。

第十一节　甲　　病

甲的基本结构包括甲床、甲板和甲周,以上三部分中任何一部分发生的病变都可称为甲病(onychosis)。

【病因学】

甲病变可以为先天性或获得性,其中获得性甲病较多见,大部分是由皮肤病或系统性疾病、药物或外源性因素所引起,由先天性疾病、药物引发的系统性疾病造成的甲母质改变通常所有甲都会累及,而皮肤病或外源性因素造成的损害则往往限于个别甲。甲病的表现多样,包括甲外形变化、甲表面变化、甲板和软组织附着物变化、甲硬度变化、甲色泽变化等。

【临床表现】

1. 脆甲(fragilitas unguium)　指(趾)甲松脆透明,易脆裂和破损。可能与外界刺激、维生素缺乏、指(趾)尖微循环障碍及甲母质的慢性疾病等因素有关。年老时甲板也可逐渐变得松脆易碎,另外,甲床的肿瘤,如Bowen病、鳞癌等可造成甲板的松解和破坏。

2. 反甲(koilonychias)　表现为甲板变薄,周边卷起而中间凹下,又称匙状甲。常见于血液病或心血管疾病,如缺铁性贫血、雷诺现象、甲亢及甲低患者,也可由接触酸碱、石油引起。

3. 薄甲(thin nail)　指甲板变薄,由于甲母质萎缩引起。多为营养不良表现,见于发育缺损、缺铁性贫血、周围循环紊乱、扁平苔藓等,少数可能与末梢循环障碍有关。

4. 厚甲(pachyonychia)　由甲母质功能异常引起,或甲床病理改变造成。表现为指(趾)甲增厚、变硬、不透明。此外,也可见于黄甲综合征、杵状甲及甲杵状变化。先天性厚甲往往开始由于甲下角质增加甲板腹层明显增厚,特别是游离缘,由于角质团块贴于甲板,甲板呈凸圆形向上隆起。后天性厚甲可见于甲真菌病、银屑病、湿疹及外伤后。

5. 嵌甲(unguis incarnatus)　多由于穿不合适的鞋或剪甲不良造成,指(趾)甲嵌入甲皱襞,常发生于大踇趾;表现为甲过度向伸侧生长并嵌入甲皱襞,导致疼痛和炎症,可引起突出皮肤的肉芽组织。

6. 白甲(leukonychia)　可为先天性或甲真菌病、外伤、系统性疾病(如伤寒、肾炎、Hodgkin病等)引起,少数正常人也会出现点状白甲;表现为部分或全部甲板变白,也可为点状或线状白斑。

7. 黑甲(black nail)　分为两种,一种是甲母黑素细胞产生的黑素进入甲板所致,可呈带状黑色见于甲母色素痣,另一种是含铁血红素沉着呈黄褐色,系外伤所致的甲下出血。

8. 甲萎缩(onychoatrophia)　甲板变薄变小,可为先天性或大疱性表皮松解症、扁平苔藓、毛囊角化症、脊髓空洞症、麻风等引起;表现为一个、数个甚至全部指(趾)甲停止生长、变薄、变短,呈萎缩状,有时可形成部分软甲症和无甲症。

9. 甲剥离(onycholysis)　又称甲分离症,常与外伤、接触化学药物、长期浸泡及接触碱性液有关,也可见于湿疹、银屑病、扁平苔藓患者,女性多见;表现为指(趾)甲板自游离缘与甲板分离,甲从游离缘开始向近端进展,一般不超过甲板前半段,在分离的甲板下由于细菌和脏物堆积可使甲颜色改变,可波及一个甲或多个甲,甲本身有光泽。

10. 甲凹点(pitted nail)　是指一个或多个甲呈针头大小凹陷似顶针样,常见于银屑病、斑秃等。某些患者和职业性接触或遗传有关。

11. 甲横沟(transverse furrows of nail)与甲纵裂(longitudinal split)　甲板上出现横行沟称为甲横沟(Beau线),常由于甲母质暂时障碍所致,可见于系统感染及药物反应等,也可因局部外伤或湿疹、银屑病等病变引发。甲纵裂为甲板的纵向开裂,多为外伤、长期接触水或干湿交替引发,系统性疾病(如甲减、卵巢功能障碍、糖尿病、维生素缺乏症及贫血等)及其他皮肤病(如硬皮病、毛囊角化病、麻风、斑秃、慢性湿疹、银屑病、扁平苔藓、冻疮后循环不良等)也可伴发。少数为老年性指甲生理变化。

12. 二十甲营养不良(twenty-nail dystrophy)

常见于儿童，成人也并不少见；表现为所有二十甲出现不同表现的甲损害（如甲变薄、萎缩、纵嵴、增厚、脆裂、无光泽等），一般无皮肤、毛发或牙齿损害，部分患者可合并银屑病、斑秃、扁平苔藓等。

13. 甲肿瘤（tumor of nail） 血管球瘤是发生在甲床的良性血管瘤，有阵发性疼痛，在甲板下方可以见到紫色或蓝色斑点；甲下黑素瘤常在甲出现色素沉着之后发生，怀疑时应做活检；甲还可以发生鳞癌、Bowen 病等。

14. 甲沟炎 指甲周围皮肤皱襞的急性炎症反应，常为细菌或真菌感染引起。急性细菌性甲沟炎也称急性化脓性甲沟炎，常由金黄色葡萄球菌引起，多由局部损伤（嵌甲修甲不慎、外伤、咬甲、甲周倒刺等）产生，初期表现甲沟侧面皮肤皱襞不张、伴疼痛，逐渐蔓延至整个指（趾）甲周围，严重时形成脓肿，反复发作可引起嵌甲、甲增厚、粗糙等；慢性甲沟炎多为念珠菌感染，多发生于长期水中作业者（如鱼贩、家庭妇女等），也可见于糖尿病患者，表现为甲皱襞不张，少许分泌物渗出，一般无脓液，也可出现甲真菌病样甲改变。

【诊断与鉴别诊断】

1. 诊断 根据各自特有的临床表现可以确定诊断。

2. 鉴别诊断 各种类型病变之间需要鉴别。

【治疗】

多数先天性甲病目前尚无有效的根本治疗方法。甲病多与全身疾病及外界因素有关，主要应治疗原发疾病及预防有关发病诱因。适当补充营养，可试服维生素 A、维生素 B、铁剂或富含明胶的食物。

感染性甲病局部可用 1∶8 000 高锰酸钾液或 5%聚维酮碘溶液等泡甲，然后外用 10%鱼石脂液、红霉素软膏、莫匹罗星，对于念珠菌引起者应保持局部干燥，并外用抗真菌药物（如咪康唑霜等）；厚甲者可给予大剂量维生素 A 和维 A 酸类药物口服，局部可外用角质剥离剂；嵌甲首先纠正诱发因素，如正确剪趾甲，必要时请外科手术切除；黑甲的诊断及治疗都应慎重，特别是无明显外伤、突然甲变黑时应及时进行检查、会诊，明确诊断以便及时恰当治疗。

（温 海）

参考文献

[1] 赵辨. 临床皮肤病学. 3 版. 南京：江苏科学技术出版社，2001

[2] 王侠生，廖康煌. 杨国亮皮肤病学. 上海：上海科学技术文献出版社，2005

[3] Odom RB, James WD, Berger TG. Andrews' Diseases of the Skin. 9th ed. Harcourt Asia：W. B. Saunders，2001

[4] Bikowski J. Facial seborrheic dermatitis：a report on current status and therapeutic horizons. J Drugs Dermatol，2009，8(2)：125-133.

[5] Lolis MS, Bowe WP, Shalita AR. A review of photodynamic therapy (PDT) for the treatment of acne vulgaris. J Drugs Dermatol，2009，8(11)：1010-1019.

[6] Webster GF. Rosacea. Med Clin North Am，2009，93(6)：1183-1194.

[7] Abdel-Hamid IA, Agha SA, Moustafa YM, et al. Pityriasis amiantacea：a clinical and etiopathologic study of 85 patients. Int J Dermatol，2003，42(4)：260-264.

[8] Mounsey AL, Reed SW. Diagnosing and treating hair loss. Am Fam Physician，2009，80(4)：356-362.

[9] Kos L, Conlon J. An update on alopecia areata. Curr Opin Pediatr，2009，21(4)：475-480.

[10] Harrison S, Bergfeld W. Diffuse hair loss：its triggers and management. Cleve Clin J Med，2009，76(6)：361-367.

[11] Schlereth T, Dieterich M, Birklein F. Hyperhidrosis—causes and treatment of enhanced sweating. Dtsch Arztebl Int，2009，106(3)：32-37

[12] Lee TS, Minton TJ. An update on hair restoration therapy. Curr Opin Otolaryngol Head Neck Surg，2009，17(4)：287-294.

[13] Hillmann K, Blume-Peytavi U. Diagnosis of hair disorders. Semin Cutan Med Surg，2009，28(1)：33-38.

[14] Haneke E. Non-infectious inflammatory disorders of the nail apparatus. J Dtsch Dermatol Ges，2009，7(9)：787-797.

[15] Scher RK, Tavakkol A, Sigurgeirsson B. Onychomycosis：diagnosis and definition of cure. J Am Acad Dermatol. 2007，56(6)：939-944.

[16] Lecha M, Effendy I, Feuilhade de Chauvin M, et al. Treatment options—development of consensus guidelines. Taskforce on Onychomycosis Education. J Eur Acad Dermatol Venereol，2005，19(Suppl 1)：25-33.

第24章

良性皮肤肿瘤和瘤样病变

第一节　表　皮　痣

表皮痣(epidermal nevus)又名线状表皮痣(linear epidermal nevus)、疣状痣(nevus verrucosus)、疣状线状痣等。

【流行病学】

本病于1863年由von Baerensprung首先描述。本病男性多见,常出生后即有,偶尔幼年发病。

【病因学】

表皮细胞发育过度导致表皮局限性发育异常。泛发型可呈显性遗传。同一家族成员可发生大疱型先天性鱼鳞病样红皮病。这两种病的皮肤组织病理变化相似。它们可能是多向性(pleotropic)显性基因的不同表现。

【临床表现】

1. 皮损在儿童期缓慢增大,青少年时期常达到稳定状态,以后不再扩大,扩展期很少超过2年。

2. 皮损为密集淡褐色至褐黑色丘疹,常排列成线形,可融合为边界清楚的乳头瘤样斑块,角质增厚。

3. 间擦部位损害可发生浸渍和继发感染。

4. 本病极少癌变,若发生主要为鳞状细胞癌,其次为基底细胞癌。

5. 本病可分为三型

(1)局限型:位于头皮、躯干或四肢,通常为单发,单侧分布,故称单侧痣(nevussunilateris)。

(2)炎症型或苔藓样型:常见于一侧下肢,自觉瘙痒,表现为红斑、鳞屑形成和结痂,女性多见,由Altman和Mehregan于1971年首次报道。

(3)泛发型:损害常多发,单侧或双侧分布;泛发型常并发其他先天性畸形,如齿发育异常、弯曲足、多指症、曲指症、骨骼畸形和中枢神经系统疾病如癫痫、精神发育迟缓和神经性耳聋等,称为表皮痣综合征(epidermal nevus syndrome)。

【病理学检查】

表皮呈不同程度的增生,主要为角化过度,棘层肥厚,表皮脊伸长,乳头瘤样增生,并可见颗粒层增厚及柱状角化不全,基底层黑素增多,但无痣细胞增生。局限型的特征为致密的角化过度,棘层上、中部空泡形成和细胞内、外大的透明角质颗粒。炎症型则常示表皮灶性角化不全,偶或棘层轻度海绵状态,真皮上部慢性炎症细胞浸润。大多数单侧和部分双侧泛发型的病变与局限型相同,大部分双侧和少数单侧泛发型的患者常示特殊的棘突松解性表皮角化过度,往往波及整个表皮。

【诊断与鉴别诊断】

因本病发病年龄很早,同时临床表现特殊,多为单侧性疣状隆起损害,故诊断不难。

需与以下疾病相鉴别。

1. *线状苔藓*　常无自觉症状;病程自限性,多在1年内自愈;病理学检查有苔藓样炎症浸润,缺乏或罕见棘层肥厚。

2. *线状扁平苔癣*　皮损为多角形紫红色扁平丘疹,可见到Wickham纹,瘙痒剧烈;病理学检查特征性改变为基底细胞液化变性及真皮上部以淋巴细胞为主的带状浸润。

3. *线状银屑病*　皮损为覆有银白色云母状鳞屑的红色斑丘疹,刮去鳞屑后常有点状出血;病理学检查为角化不全,颗粒层变薄或消失,棘层增厚,表皮脊延长,真皮乳头血管扭曲扩张,乳头顶端棘层变薄,该处常无颗粒细胞。

【治疗】

本病尚未有理想的疗法。当损害突然迅速增长、结节或溃疡时，应做活检以除外恶变。小面积者可试用激光、冷冻疗法或手术切除。

口服维A酸对部分泛发性病变者有一定疗效，但常为暂时性。维A酸、蒽林、α-羟酸等外用部分有效，且需长期用药。皮肤磨削或化学剥脱术（三氯醋酸、酚）暂时有效。

第二节 脂溢性角化病

脂溢性角化病（seborrheic keratosis）又名老年疣（senile wart）或基底细胞乳头瘤（basal cell papilloma），为老年人最常见的良性表皮增生性肿瘤，可能与日晒、慢性炎症刺激等有关。

【流行病学】

本病与性别有关，女性患者多为更年期妇女，且常发生在口服雌激素以后。

【病因学】

本病曾被认作是上皮痣、表皮良性瘤、老年性皮肤变化或感染性皮肤病；其确切病因迄今不明，有些泛发性损害可表现为常染色体显性遗传倾向。

【临床表现】

1. 好发于颜面、手背、胸、背等处，亦见于四肢等其他部位。

2. 初起皮损为1个或数个淡黄或浅褐色的扁平丘疹，圆形、卵圆形或不规则形，境界清楚，表面呈颗粒状，直径1cm左右，以后缓慢增大、变厚，数目增多，颜色变深，呈褐色甚至黑色疣状丘疹或斑块。

3. 发生于头皮的皮损常不影响头发生长。

4. 病情发展缓慢，可长达30年以上；损害突然发生并迅速增多的病例可并发内脏肿瘤（Leser-Trélat征）。

5. 通常难以自行消退，呈良性经过，恶变者极少，如发生恶变常转化为鳞状细胞癌。

【病理学检查】

本病根据组织病理表现可分为六型：①角化型，或称为指状或锯齿状型；②棘层肥厚型；③网状型或称腺样型；④菌团型或称巢状型；⑤刺激型或称激化型；⑥黑素棘皮瘤或称色素型。

各型表现常混合存在，所有类型均有角化过度、棘层肥厚和乳头瘤样增生，其特点是病变基底位于同一水平面，两端与正常表皮相连；增生表皮中可见两型细胞，一种为棘细胞或鳞状细胞，另一种为基底样细胞，类似表皮基底层细胞，但体积较小而胞核相对较大，此种基底样细胞是本病的特征性表现。

各型均具有各自的变化特点。角化型者角化过度和乳头瘤样增殖明显，棘层肥厚不明显，表皮大部分由鳞状细胞组成，只见少量基底样细胞，并见多数假性角质囊肿；棘层肥厚型者棘层肥厚明显，而角化过度与乳头瘤样增生较轻，病变处表皮增厚常形成粗网状或条束，其中基底样细胞多于鳞状细胞，可见假性角质囊肿，也有真性角质囊肿，黑素较正常为多；腺样型则由多数细束条状表皮细胞构成，此种束条由表皮向真皮伸展，并互相分支或交织，细胞束条多由两层基底样细胞组成，角质囊肿少见，黑素较明显；巢状型为在表皮内出现明显细胞巢，部分细胞巢的胞核小而深染，似表皮内上皮瘤，有些细胞巢则由较大的基底样细胞组成，有明显的细胞间桥；刺激型是由较多的鳞状细胞组成鳞状旋涡，细胞扁平，常见嗜伊红变性，少数可见棘层松解现象。黑素棘皮瘤为脂溢性角化病的特殊类型，瘤内黑素细胞明显增多，黑素亦多，散布整个皮损内。

【诊断与鉴别诊断】

根据临床表现及病理学检查可以明确诊断。

需与以下疾病相鉴别。

1. *光化性角化病* 多见于老年人；好发部位为面、颈和手背；临床表现为皮损质地较硬，表面干燥，覆以粘连较紧的鳞屑，如用力去除鳞屑，基底容易出血；病理学检查为表皮突向下不规则增长，有角化不良和不典型细胞，常见角化不全。

2. *疣状痣* 常出生后即有；好发部位为躯干或肢体；临床表现为质地较硬，表面呈疣状，常呈条形排列；病理学检查为表皮突稍向下延长，若并发痣细胞痣，可找到痣细胞，或可见皮脂腺增生或大汗腺。

3. *寻常疣* 多见于儿童或成人；好发部位为手背或头、面部；临床表现为疣状，常散在分布；病理学检查为表皮突在病变周围最长，并弯曲，向中心处伸展，粒层和棘层上部细胞空泡形成，其中可见大的嗜碱性团块，部分角化不全细胞排列成柱形叠瓦状。

【治疗】

一般无需治疗，如影响美容、有瘙痒和炎症发生或可能发生癌变时则需手术治疗，也可用激光、冷冻或外用三氯醋酸等方法治疗。如诊断尚未明确，治疗前最好先进行组织活检以确诊。

第三节　日光性角化病

日光角化病(solar keratosis)又称光化性角化病、老年性角化病，是日光长期曝晒损伤皮肤所引起的一种癌前期病变。电离辐射、热辐射、紫外线、沥青及煤焦油产物等均可引发本病。

【流行病学】

本病常发生于中老年人，男性较女性多见，白种人发病率较高。

【病因学】

尚不十分清楚。日光、紫外线、放射性热能以及沥青或煤及其提炼物均可诱发本病，患者的易感性起决定性作用。

【临床表现】

1. 好发生于暴露部位，以面部、下唇、手背、前臂、颈部、头部秃发处多见。

2. 皮损为红到淡褐色或灰白色圆形、不规则形角化性丘疹，大小不等，为0.5～1cm或更大，呈多发性，亦有单发者，境界清楚，表面附干燥黏着性鳞屑，厚薄不等，不易剥离，周围有红晕，偶见皮损角化明显、增厚呈疣状。

3. 皮损发生部位多有明显日光损伤，表现为干燥、皱缩、萎缩和毛细血管扩张，也常伴发老年性雀斑样痣(senile lentigo)。

4. 少数病例炎症反应明显，可形成糜烂、溃疡，甚至形成皮角或鳞状细胞癌。

5. 无自觉症状或轻痒。

6. 未经治疗，约20%患者可发展为鳞状细胞癌，但通常不发生转移。

【病理学检查】

表皮广泛性角化过度伴境界明显的角化不全，该处表皮细胞排列紊乱，细胞核形态不规则，大而深染，可见核分裂，基底层细胞呈非典型芽状增生并伸向真皮上部；真皮呈明显的弹力纤维变性，并常有较多的淋巴细胞浸润。异常表皮与邻近正常表皮相互交替存在、分界清楚为本病组织病理学特征性表现。

【诊断与鉴别诊断】

根据临床表现，结合病理学检查容易诊断。

需与以下疾病相鉴别。

1. *脂溢性角化病*　好发生于老年人；好发部位为面部特别是颞部；临床表现为皮损质地较软，表面有油腻性鳞屑，鳞屑容易被剥去，基底不出血；病理学检查为病变下端界限鲜明，表皮突无向下生长倾向，常有假角质囊肿，无不典型细胞、角化不良和角化不全细胞及明显炎症细胞。

2. *盘状红斑狼疮*　好发生于15～40岁女性；好发部位为面部，特别是两颊和鼻背，呈蝶形分布；皮损特点为皮肤持久性盘状红斑，境界清楚，表面毛细血管扩张并有黏着性鳞屑，剥离鳞屑，可见其下扩张的毛囊口；病理学检查为角化过度，毛囊口及汗孔有角栓，颗粒层增厚，棘层萎缩，表皮突变平，灶性基底细胞液化变性。

3. *Bowen病*　多见于中年以上的人；好发部位为头面部和四肢；皮损表面平坦，以角化过度和结痂多见，可见白色和淡黄色鳞屑，或灰色、棕色厚的结痂；强行将痂剥离，则显露湿润的糜烂面，潮红，呈红色颗粒状或肉芽状，高低不平；病理学检查为表皮内各层失去正常形态，细胞增生，排列紊乱，大多不典型，但基底细胞层仍完整。

4. *扁平苔藓*　皮损为多角形紫红色扁平丘疹，可见到Wickham纹，瘙痒剧烈；病理学检查特征性改变为基底细胞液化变性及真皮上部以淋巴细胞为主的带状浸润。

【治疗】

皮损单一或数目少者可应用液氮冷冻、电烧灼、激光等治疗。多发性或大面积损害，可局部外用1%维A酸霜，或1%～5%的氟尿嘧啶软膏或溶液；口服阿维A酸对本病亦有较好的疗效。

第四节　皮　　角

皮角(cutaneous horn)属于临床形态学诊断，多发生在其他皮肤病基础上，病损处角质物异常增多而形成突起状角化性损害，形似于动物的角。

【流行病学】

本病好发于中、老年人，男性多于女性；经常日晒的老年人多见。

【病因学】

皮角多在其他皮肤病的基础上发生。常见的原发病为脂溢性角化病、倒置性毛囊角化病、光化性角化病或早期鳞癌、侵袭性鳞癌、角化棘皮瘤、皮肤原位癌、组织细胞瘤、基底细胞癌、外毛根鞘瘤、良性血管瘤、特发性多发性出血性肉瘤、皮脂腺腺瘤、硬痣、表皮样囊肿、疣状痣，甚至病毒性疣类、鱼鳞病或包茎等，但均罕见。

【临床表现】

1. 好发生于面部、头皮、颈部、前臂和手背等曝光处；也可见于眼睑、躯干、龟头等处。

2. 皮损多为单发，少数亦可多发，呈圆锥形或圆柱形角质增生性损害，可高达数毫米至数厘米，呈笔直、弯曲或扭曲状，大者可如羊角状或分支如鹿角状，表面多粗糙不光滑，呈淡黄、褐色或褐黑色，质硬。

3. 皮损无明显自觉症状。

4. 病程缓慢，如基底部出现潮红、出血及浸润时，应除外恶变的可能，建议最好每个皮角应手术切除后做组织病理检查。

【病理学检查】

高度明显的角化过度，间有角化不全，表皮可呈山峰状隆起，基底部的改变与原发皮肤病关系密切，通常可见类似光线性角化病的病理改变。有时仅见良性表皮增生，但偶可见恶变者。

【诊断】

根据临床皮损形态及好发部位，本病诊断并不困难。

【治疗】

建议手术切除为好，即使采取其他方法除去的皮损均应做病理检查；如病理提示恶变则需进一步治疗与观察。

第五节 角化棘皮瘤

角化棘皮瘤（keratoacanthoma）又名火山口样溃疡（crateriform ulcer）、多发性原发自愈性鳞状上皮瘤（multiple primary self-healing squamous epithelioma）、鳞状细胞假上皮瘤（squamous cell pseudoepithelioma）。本病是一种在临床上和组织学上类似鳞癌但可自愈的假性肿瘤。

【流行病学】

Hutchinson 首先描述本病的单发性损害。1934 年 Smith 报道 1 例男性多发性损害，并称之为“原发自愈性鳞癌”。1950 年 Grzybowski 报道“疹性”损害。Freudenthal 建议采用角化棘皮瘤这个名称。

本病单发性损害多见于中老年男性；多发性损害多见于青少年，偶在儿童甚至婴儿期发病。

【病因学】

本病病因未明。

1. 感染：有认为与感染特别是病毒感染有关。因为可在提供和接受人皮肤移植处手术切口周围发生多发性损害。有人曾发现过核内病毒样包涵体，虽然对动物和人的实验性接种没有成功，但在鸡绒毛尿囊膜和某些组织内培养可有生长。

2. 日光曝晒，外伤，接触焦油、油类产物和致癌剂等似乎也与本病有关系。

3. 本病可与某些皮肤病如着色性干皮病、银屑病、药疹、单纯疱疹和神经性皮炎等并发。

4. 本病的损害因可自行消退并将中心处角质栓排出而颇似生长消退期毛囊，故有人认为，它可能是毛囊角化上皮呈假上皮瘤样增生的表现。

【临床表现】

可分为单发性、多发性和特殊性三种。

1. 单发性　常见。约 90％病例发生在暴露部位，如面中央、鼻、颊、眼睑和口唇，其次是手、腕和前臂。任何毛发部位均可发生，初起为肤色或红色小丘疹，迅即变成顶端有细小糠秕状鳞屑的坚实丘疹，于 2～8 周内增至直径为 0.5～2cm，呈半球形或卵圆形结节，肤色至淡红色，表面有毛细血管扩张。扩张毛细血管呈放射状排列，中心呈火山口样凹陷，充以角质栓。经数月，一般在 6 个月内自行消退，留有轻度凹陷的色素减退性萎缩瘢痕。常无自觉症状，但有时有瘙痒或压痛。

2. 多发性　罕见。又可分为：

（1）家族性原发自愈性皮肤多发鳞状上皮瘤：简称家族性鳞状上皮瘤，有家族史，呈常染色体显性遗传，在体表各处包括掌、跖和口唇，特别是面部和四肢暴露部位持续不断地出现新损害。初起为丘疹，以后发展成中央有充以角质栓凹陷的结节，经数个月后留下凹陷性瘢痕，自愈倾向随病期的延长而减少。

(2)发疹性角化棘皮瘤：由无数直径为2～3mm的肤色、半球形毛囊性丘疹组成，也可累及口腔黏膜和喉部。

3. 特殊性　某些角化棘皮瘤特别是位于口唇部的可增至直径为4～5cm，历时1年以上才消失。少数病例损害表面无中央角质栓，缀有皮角；或多个小结节融合成单个肿块，亦有发生在指甲下而将整个指节破坏的。

角化棘皮瘤的病程大致分为：增殖期2～8周；稳定期2～8周；吸收期2～3周。多数患者损害在数个月内消退，有些特别是多发性损害可持续3年或更久。

【病理学检查】

本病处最初表皮凹陷如火山口样，其中充以角质栓，底部表皮增生，呈条索状向真皮内不规则延伸，内见不典型细胞，有丝核分裂象和鳞状旋涡。真皮内明显炎症反应。进一步发展时，角质栓增大，两侧表皮如舌形或拱壁状，底部表皮向上、下增生。增生表皮内见较多角化珠，不典型细胞减少。真皮内炎症细胞可侵入表皮下缘。消退期时，表皮停止增生，凹陷变平，角质栓消失。

【诊断与鉴别诊断】

根据临床表现和病理学检查可以明确诊断本病。

本病需与鳞癌相鉴别：后者临床表现常无火山口样凹陷，无角质栓，皮损常见破溃；病理学检查可见癌组织向下生长，突破基底膜带并侵入真皮，呈不规则团块或束条状，由正常鳞状细胞和非典型的鳞状细胞组成。

【治疗】

鉴于肿瘤最后自行消退，残留不显著瘢痕，可不必处理。若诊断可疑，不能排除鳞癌，可用手术切除。放射治疗可缩短病程，涂抹氟尿嘧啶软膏或损害内注入糖皮质激素也有一定效果。对多发性患者可进行化学治疗，如甲氨蝶呤对有些病例有良效。

第六节　表皮囊肿

表皮囊肿(epidermal cyst)又名角质囊肿(keratin cyst)，是一种真皮内含有角质的囊肿，其壁由表皮构成。

【流行病学】

本病多见于青年、儿童，老年少见。

【临床表现】

1. 本病可发生于任何部位，通常见于头皮、面部、颈部、躯干及臀部等。

2. 表皮囊肿生长缓慢，呈圆形、隆起结节；有弹性，正常皮色，直径为0.5～5cm，可以移动，无自觉症状。

3. 皮损常单个或数个，很少有多发者；在Gardner综合征中，头、面部可有多发表皮囊肿。囊肿缓慢增大，体积到一定程度即不再长大。内容主要为角质，可化脓，极少数损害可发生鳞癌。其他体征为结肠息肉、多发性骨髓瘤与其他软组织肿瘤。

4. 如因外伤而将表皮或附属器上皮植入真皮所引起的表皮囊肿，称为外伤性表皮囊肿(traumatic epidermal cyst)，多发生于掌跖。损害大多单发，亦可多发，呈圆形或卵圆形，位于皮下组织或较浅，略隆起，表面光滑，正常肤色，质较硬，可推动，有轻度压痛。

【病理学检查】

通常为单发性囊肿，位于真皮内，囊周有致密的结缔组织环绕。囊壁上皮与表皮组织或毛囊漏斗部的上皮相似，囊内充满角质，有时可见一些角化不全细胞。早期囊壁有数层鳞状上皮，间或有颗粒细胞。有时较陈旧的囊壁则可变为扁平或萎缩。罕见病例可见囊肿上部呈表皮角化，而下部呈毛鞘角化，即所谓混合囊肿。如囊破后可引起异物反应或假癌性增生，极少数损害可发生鳞癌、基底细胞瘤、表皮原位癌。

【诊断与鉴别诊断】

此囊肿有一定特征及好发部位，故诊断不难。

需与以下疾病相鉴别。

1. 多发性脂囊瘤　本病往往有家族史，属于常染色体显性遗传，有时伴发先天性厚甲病；好发部位为前胸中下部，皮损直径数毫米乃至1～2cm，其表面皮肤可正常，也可稍带黄色，较大囊肿柔软，较小者如橡皮样硬度；病理学检查囊肿位于真皮内，有上皮围绕，囊壁为数层鳞状上皮组成，壁内面有一层嗜伊红均质化角质层，无颗粒层，囊内有皮脂及少许角化细胞，可见多数毳毛，囊壁内及邻近可见皮脂腺小叶。

2. 脂肪瘤　女性多见；多发损害的病例可有家

族史；主要见于颈、肩、背、腹部的皮下组织；皮损可单发或多发，通常质地柔软，可以移动，基底较宽，圆形或分叶状；病理学检查可见成熟的脂肪细胞群集成小叶状，周围有多少不等的结缔组织间质及毛细血管包裹。

3. 神经纤维瘤　是一种伴不完全外显的常染色体显性遗传性疾病；典型皮损为皮肤咖啡斑和多发性皮肤软纤维瘤；病理学检查示皮损来自周围神经及其间质，包括神经膜细胞；电镜可见在胶原组织中存在施万细胞分支，咖啡斑区域表皮细胞内可见巨大色素颗粒。

【治疗】

主要为手术切除。

第七节 皮样囊肿

皮样囊肿(dermoid cyst)起源于外胚层，是由分离的表皮细胞沿胚胎闭合线形成的囊肿，其囊壁为复层鳞状上皮所构成，其中尚包含表皮附属器。

【流行病学】

常在出生时即有。

【临床表现】

1. 多发生于头、面、颈、腹和背部的中线区域，尤以眼眶、眉部外侧、鼻梁及其周围和口腔底部。

2. 囊肿较硬，位于真皮或皮下，可与下方组织粘连或游离，多为单发，直径为 1～4cm，有的高出皮面呈半球形隆起，无自觉症状。

3. 囊肿可形成瘘管或憩室，其中可有毛发突出，破损后可发生继发感染；很少发现癌变。

【病理学检查】

表现为皮下囊腔，囊壁由复层鳞状上皮构成，似毛囊漏斗部细胞，囊腔内角质形成细胞排列成板层状，也可有毛囊、皮脂腺和小汗腺组织，偶见大汗腺组织，还可含有角蛋白碎屑及大量纤维组织，有时出现钙化现象；囊肿旁真皮内除皮脂、外泌汗腺外，偶也可见顶泌汗腺；囊肿破裂后可出现异物反应。

【诊断与鉴别诊断】

幼儿在沿胚胎闭合线处出现皮下结节应考虑本病，但一般需做活检确诊。

本病需与真性畸胎瘤进行鉴别，后者有时可侵及皮肤，其组织系由多胚叶发育而来。

【治疗】

主要为外科手术切除。

第八节 粟 丘 疹

粟丘疹(milium)亦称白色痤疮(acne alba)或粟丘疹白色苔藓，为良性肿物或潴留性囊肿。

【流行病学】

本病可发生于任何年龄、性别，也见于新生儿。

【病因学】

本病为起源于表皮或附属器上皮的潴留性囊肿。

有两种类型：原发性与继发性；前者无明确发病原因，为自行发生，有些患者有遗传因素；后者多伴发大疱性疾病，如大疱性表皮松解症、皮肤卟啉症等，外伤后引起的粟丘疹往往发生于擦伤、搔抓部位和面部炎症性发疹以后，也可发生于皮肤磨削术后。

【临床表现】

1. 原发性皮损好发于眼睑、颊及额部；在成年人也可发生于生殖器，在婴儿通常限于眼睑及颞部。

2. 继发性皮损多位于耳郭、手背、前臂及外伤皮损处。

3. 单个损害呈乳白色或黄色针头至玉米粒大的坚实丘疹，顶尖圆，上覆以极薄表皮，表面光滑，很少超过数毫米，数目常较多，无自觉症状。

4. 如用针挑刺，可有皮脂样物质排出。

【病理学检查】

原发性粟丘疹起源于皮脂腺导管开口水平处毛囊漏斗的最下部，在真皮内见小表皮囊肿，连续切片时，可见其与毛囊之间有未分化的上皮细胞条束相连。继发性粟丘疹可从任何上皮结构发生，如毛囊、汗腺导管、皮脂腺导管或表皮，除有上述表皮囊肿外，在其囊壁上有时可以发现皮脂腺、汗腺导管等。

【诊断】

本病为白色粟粒大小丘疹，好发于面部，诊断不困难。

【治疗】

本病为良性病变，一般无自觉症状，故不需要治疗。如有美容需要时，可用针头或小刀挑除囊肿即可。也可用激光治疗。

第九节　毛发上皮瘤

毛发上皮瘤（trichoepithelioma）又名囊性腺样上皮瘤（epithelioma adenoides cysticum）、多发性良性囊性上皮瘤（multiple benign cystic epithelioma）及多发性丘疹性毛发上皮瘤（multiple popular trichoepithelioma）。

【流行病学】

Ackerman 认为此瘤属毛母细胞瘤（trichoblastoma）的浅表型。

临床上有两种类型：多发性毛发上皮瘤和孤立性毛发上皮瘤；前者女性多见，幼年发病；后者发生于少年或成人。

【病因学】

多发性毛发上皮瘤与遗传有关，多为常染色体显性遗传；孤立性毛发上皮瘤则未见家族史。

普遍认为此种肿瘤起源于多能的基底细胞，并有向毛发分化的趋势。

【临床表现】

1. 多发性毛发上皮瘤（multiple trichoepithelioma）

(1)皮损好发于面部，特别是鼻唇沟。

(2)损害为多个结节，直径为 3～10mm，呈半球形或圆锥形，坚实、透明，呈黄或粉红色，有的中央稍凹陷。较大损害表面可见毛细血管扩张，偶或形成斑块，极少破溃。

(3)常并发圆柱瘤。

2. 孤立性毛发上皮瘤（solitary trichoepithelioma）

(1)较多发性毛发上皮瘤常见。

(2)皮损好发于面部。

(3)损害表现同多发性，但常只有一个，偶或数个，直径常小于 2 cm，可并发大汗腺腺瘤。

【病理学检查】

多发性毛发上皮瘤损害位于真皮内，对称，1/3 病例与表皮连接，边界清楚，边缘齐整，不同程度地向毛囊结构发育，自极原始毛囊球样或基底细胞癌样结构至发育成顿挫性毛囊和角质囊肿不等。基底细胞在条或索周边大多排列成栅状；中央细胞形成明显筛状或少数花边样网状结构，或聚集成实质性团块。细胞极少或无坏死和核有丝分裂象，向毛囊球分化，边缘处有似毛囊乳头。基底样细胞索或团内有的见向毛母质样结构分化，有的可与角质囊肿连接。因毛囊球结构内的毛母质细胞系不正常细胞，故从不产生成熟毛干。间质内成纤维细胞中等量增加，有大量酸性黏多糖和弹性纤维，胶原纤维素间有裂隙。角质囊肿系未成熟的毛囊结构，中央为充分角化的中心，周围由壳样嗜碱扁平细胞围绕，角化中心的角化既突然又完全。角质囊肿破裂时，引起异物巨细胞反应，该处和囊肿内有钙盐沉积。

孤立性毛发上皮瘤损害有很多角质囊肿和顿挫性毛囊乳头，只见少数基底样细胞团。

【诊断与鉴别诊断】

本病的多发性型在临床上有一定特点，为多发、对称、正常皮色的小结节或丘疹；好发于面部，开始见于儿童或青年，有家族发病倾向；皮疹持续存在无变化，但可慢慢发生新疹。单发性型临床无特征，需要做病理检查才能确定。

本病临床上需与以下疾病相鉴别。

1. 结节性硬化病　本病的特征为皮损、智力迟钝及癫痫；常在 5 岁前即发病，出现皮损或伴有癫痫，但也可到青春期或成年后仍呈隐性状态。

2. 汗管瘤　损害主要发生于眼周围，并可发生于颈部、前胸、后背，通常损害较小，大小比较一致。

3. 基底细胞痣综合征　本病无好发部位，也可发生于面部；本病能早期破溃，且常可伴发骨骼及中枢神经系统异常。

本病病理上需与以下疾病相鉴别。

1. 角化性基底细胞癌　病理学检查除未分化细胞外，并可见角化不全及角质囊肿。

2. 毛母细胞瘤　病理学检查此瘤多在皮下组织或真皮与皮下组织交界处；边界清楚，常见典型广泛的上皮条、索，不与表皮相连。

3. 毛发腺瘤　病理学检查此瘤位于真皮内，边界清楚，由嵌于纤维血管性间质内的实性瘤细胞团及多数角囊肿组成，囊壁为嗜酸性细胞，有时在角囊肿与周围嗜酸性细胞之间尚见一层扁平的颗粒细胞。有时只见由嗜酸性细胞组成的细胞岛而中央无角质。

4. 毛囊瘤 病理学检查此瘤中央充以角质的毛囊囊肿，而囊肿周围有不同程度分化的毛结构。

【治疗】

单发性型可手术切除。但多发性型尚无满意治疗方法。较小损害可试用电干燥或电凝疗法。

第十节 毛 囊 瘤

毛囊瘤（trichofolliculoma）又称毛囊上皮瘤（follicular epithelioma），是一种错构瘤。

【流行病学】

本病多发于成年人，女性稍多见。

【病因学】

毛囊瘤是一种来源于毛囊组织的附属器肿瘤。但是毛囊形成的还不完全。在损害内可见毛囊的各个发育时期。因此此肿瘤的分类，可能介于毛痣与基底细胞瘤之间。

【临床表现】

1. 损害几乎完全发生于面部，特别是鼻侧和上方，偶见于头皮或颈部。

2. 皮损为略高出皮面的丘疹，一般为单个，偶或有蒂，顶圆，呈肤色或淡红色，直径为 4mm 左右，中央有脐形，从中露出成簇毳毛而有诊断价值。

【病理学检查】

真皮内可见单个囊状的毛囊结构，其中充满角质或双折光的毛干碎片，或两者兼有。偶尔可见2～3个囊肿结构，群集在一起。囊壁为角化复层扁平上皮，在连续切片时可见与表皮相连，具有明显的颗粒层。此外，有许多条束状增生的上皮组织自囊肿中央向外呈放射性排列，向毛根或次级毛囊分化，大部分为高分化的毛囊下部结构，可产生毛干，并可见完整毛囊，有的形成不成熟的毛囊，而且可见不同时期的不成熟的毳毛形成。增生的上皮组织内尚可见到皮脂腺及小角质囊肿。次级毛囊之间由上皮索将其相互连接，因上皮索向外毛根鞘细胞分化，故周边处细胞呈栅状排列，中央细胞因含糖原而呈空泡化。在上述肿瘤结构周围可有境界清楚的结缔组织包裹。但其中无炎症浸润。

【诊断与鉴别诊断】

临床上不易诊断，必须做病理检查。

本病需与以下疾病相鉴别。

1. 毛发上皮瘤 虽朝向毛囊乳头和球部分化，但无毛根，从不形成毛干。

2. 毛囊痣 为此瘤的边缘部分。

【治疗】

可用激光、电灼或手术治疗。

第十一节 扩 张 孔

扩张孔（dilated pore）实质上是单纯毛囊漏斗囊肿的一种异型，其周围因囊肿破裂而结疤。

【流行病学】

本病 1954 年由 Winer 描述。

本病主要发生于成年人男性。

【临床表现】

1. 皮损好发于面部。

2. 皮损通常单发，类似于一大的黑头粉刺，触之无坚硬感。

【病理学检查】

毛囊漏斗部明显扩大呈囊状，内充满角质。近开口处的表皮萎缩，而囊腔深部的漏斗部上皮则增厚，并见很多表皮脊及不规则细突起，伸入周围间质内，囊腔下部可见皮脂腺小叶及毳毛毛囊与囊壁相连。

【诊断】

根据组织病理改变诊断。

【治疗】

手术切除，电烧灼术也可。

第十二节 毛母质瘤

毛母质瘤（pilomatrixoma）又名良性钙化上皮瘤（benign calcifying epithelioma）、毛囊漏斗-毛母质瘤（infundibulo-matrix tumor）、毛囊漏斗-毛母质囊肿（infundibulo-pilomatrix cyst），系起源于有

向毛母质细胞分化的原始上皮胚芽细胞。

【流行病学】

上海华山医院皮肤科在 17 年间曾积累 100 例资料分析，男女发病比例为 1∶1.7。

本病主要发生在青少年，小于 10 岁占 13%，11～20 岁占 30%，21～30 岁占 27%；与 Mochlenback 分析1 569例的资料相比较，除发病年龄高峰推迟 5 年外均一致。

常见于 20～30 岁，但也有发生于婴儿及老年者；女性比男性约多 2 倍。

【病因学】

未见明显遗传性，个别病例有家族史，其中某些病例并发肌强直性营养不良。

【临床表现】

1. 皮损通常为单发，很少多发者。

2. 半数以上的损害发生于头皮、面部及颈部，也有报道发生于上肢者，少数发生于躯干及下肢。

3. 皮损为一无自觉症状、坚实的结节；有时呈石样硬的结节位于真皮或皮下，很少分叶，偶呈囊性，肿瘤虽可与皮肤粘连，但基底可以移动，极少破溃，个别可向表皮穿通而排出内容物；通常直径小于 3 cm，偶有较大者；其表面皮肤外观正常，也可呈红色或淡蓝色。

【病理学检查】

瘤体境界清楚，甚或有假包膜。切面灰白、褐黄色，偶含黑色斑点，有纹理，质硬具脆性，钙化处呈沙砾状，部分硬如骨质，少数有黏液囊状或出血性小腔隙。镜下瘤细胞有两型：一型为嗜碱性细胞类似毛母质细胞；另一型为影子细胞，由嗜碱性细胞演变而来，两型之间可见过渡形态细胞。病程 1～2 年，瘤体于活跃生长阶段，嗜碱性细胞所占比例居多数，核分裂多达每高倍野 4 个，甚至超过 10 个，而影子细胞较少，病理诊断易被误为恶性。病程 5 年以上的瘤体，绝大多数嗜碱性细胞转变为影子细胞，而 5～10 年后几乎全部为影子细胞，找不到嗜碱性细胞而易发生病理漏诊。间质纤维常有钙盐沉积，炎性细胞、异物巨细胞反应，部分有骨化，且可因广泛骨化而误为骨瘤，但骨小梁间见大量影子细胞为诊断依据。囊肿型毛母质瘤易有嗜碱性细胞鳞化及瘤周黏液水肿，其上方表皮顶脚基底样增生。

【诊断与鉴别诊断】

临床上可怀疑本病，但确诊需做病理检查。

临床上需要与基底细胞瘤、鳞癌及其他附属器肿瘤区别；病理上仅钙化的表皮囊肿类似本病，但上述各病在病理上均有其特征，可以鉴别。

【治疗】

外科手术切除。

第十三节 皮脂腺痣

皮脂腺痣（nevus sebaceous）又名先天性皮脂腺增生（congenital sebaceous gland hyperplasia）、皮脂腺错构瘤（sebaceous gland hamartoma），是一种发育异常。除表皮、真皮和皮肤附属器参与形成外，常以皮脂腺增生为主。皮脂腺痣中常并发其他皮肤附属器肿瘤，并可见大汗腺。

【流行病学】

本病出生时即有，或在出生后不久偶或成年期发生。

【病因学】

皮脂腺痣中有顶泌汗腺组织存在，并往往并发其他附属器肿瘤，提示皮脂腺痣是从原始上胚芽衍化而来；其组织中单纯皮脂腺成分罕见，通常表皮、顶泌汗腺及毛囊均参与皮脂腺痣的形成，故皮脂腺痣属于器官样痣。

【临床表现】

1. 皮损好发于头皮或面部。

2. 损害常为单个，偶或多发，表现为略高出皮面的暗黄色至黄色蜡样的圆形、卵圆形或带状斑块，边缘不整齐，表面平滑或呈颗粒状，无毛发。

3. 至发育期时，皮损明显隆起，因皮脂腺成分增加而黄色愈明显；成年期后，皮损变成疣状或乳头状瘤样，质地坚实。

4. 10%～40%损害可发生继发性新生物，最常见的为基底细胞癌，往往在 10～20 岁发生；其次为乳头状汗管囊腺瘤（8%～19%），也见于幼年期；其他如皮脂腺上皮瘤、透明细胞汗腺瘤、汗管瘤、大汗腺囊腺瘤、鳞癌和毛囊漏斗瘤等亦可在本病基础上发生。

5. 此外，有报道本病与眼畸形和动眼神经功能减退伴发。

6. 线形皮脂腺痣综合征（linear sebaceous nevus syndrome）系指线形皮脂腺痣并发癫痫、精神发育迟缓和神经性缺陷或骨骼畸形，或称"神经皮肤综合征”。

【病理学检查】

特征为分化不全的毛囊结构，常见类似胚胎期毛囊的未分化细胞索，有些表现为充满角蛋白的扩大的毛囊漏斗。青春发育期的皮损中可见大量成熟或接近成熟的皮脂腺，无皮脂腺导管，而直接与毛囊漏斗相连，其上方表皮往往呈疣状或乳头瘤样增生，肉眼可辨，此时毛囊仍很小，偶见未分化的细胞胚芽，即畸形的毛囊胚芽，表现类似基底细胞瘤的未分化细胞巢，部分患者在真皮深层内皮脂腺小叶下方可见异位的顶泌汗腺。老年患者皮损中表皮多呈疣状增生，有时皮脂腺呈肿瘤样增生，病变周围皮肤可见有增大的毛囊，而病变处则无。

【诊断与鉴别诊断】

幼儿头皮或面部出现黄至褐色、有时呈疣状的斑块，应疑及本病，组织病理检查可以确诊。

青年患者的损害在临床上有时需与幼年性黄色肉芽肿、孤立性肥大细胞增生症、黄瘤、幼年性黑素瘤、钙化上皮瘤和乳头状汗管囊腺瘤等相鉴别；疣状损害尚需与寻常疣、线形表皮痣等相鉴别。

【治疗】

以早期用激光、电切或手术切除为佳。

第十四节　皮脂腺腺瘤

皮脂腺腺瘤（sebaceous adenoma）为一良性器官样肿瘤。

【流行病学】

Torre 最早报道 1 例多发性皮脂腺瘤并发内脏癌患者；Rulon 和 Helwig 收集 5 例皮脂腺瘤，常与胃肠道多发性癌有关；以后也有报道多发性皮脂腺瘤与多发性内脏癌并发，称之为 Torre 综合征。

本病男性多于女性，常在中年以后发生。

【病因学】

本病是一种发育异常，由不完全分化的增生性皮脂腺组成。

【临床表现】

1. 本病罕见。孤立性肿瘤见于面部或头皮，高出皮面，呈圆球形，直径常小于 1cm，表面光滑、质硬，底部常略带蒂状。

2. 多发性肿瘤最常见于躯干，常在发现内脏癌后发生。

3. 皮脂腺瘤（sebaceoma）这个名称系由 Troy 和 Ackerman 命名，指发生于老年妇女的单个丘疹或结节，一般认为是皮脂腺腺瘤的一种异型。

【病理学检查】

瘤组织边界清楚，常有包膜，由不规则小叶组成。小叶内瘤细胞有两型：一为类似正常皮脂腺周围细胞的未分化生发层细胞；另一为成熟皮脂腺细胞。两型细胞之间见过渡形细胞。在不同小叶中，各型细胞数和分布不一样，一般生发层细胞围绕成熟皮脂腺细胞巢。皮脂腺细胞崩解后，留下囊样空隙。此外，尚见角化鳞状上皮细胞巢，这可能是向皮脂腺导管分化的部分或为生发层细胞角化的表现。

【诊断与鉴别诊断】

本病的诊断需做病理检查方能确定。

临床上本病需与老年性皮脂腺增生、皮脂腺上皮瘤、皮脂腺癌、组织细胞瘤及黄色瘤区别。

【治疗】

外科手术切除。

第十五节　多发性脂囊瘤

多发性脂囊瘤（steatocystoma multiplex）原称多发性皮脂囊肿（multiple sebaceous cyst），系一种错构瘤。

【流行病学】

可发生于各种年龄、不同性别，但大多数病例见于 10 多岁的男孩或青年，也可见于初生或生后不久，特别是有家族史者发病较早。

【病因学】

本病属于常染色体显性遗传；有时伴发先天性厚甲病，可能为皮样囊肿的一种类型。

【临床表现】

1. 本病好发于胸骨部，也可见于面额、头皮、上臂和腹部，亦可泛发全身。

2. 皮损常为多发性结节，大小不等，自数毫米至 2cm 以上，质地中等或有弹性，表面光滑，呈肤色、淡蓝色或淡黄色；较小的皮损常在皮内，压之可呈黄色，多见于上肢，较大皮损顶部有一凹陷，从中可挤出白色乳酪样物质，有臭味，有的可排出毛发。

3. 常无自觉症状。如伴继发感染，可引起囊肿破裂和消退，最后形成瘢痕；阴囊皮损可发生钙化。

4. 本病可伴其他先天性外胚层发育异常如鱼鳞病、匙状甲和多毛等表现。

【病理学检查】

表现为真皮内囊肿，可与毛囊相连，囊壁由数层上皮细胞组成，基底样细胞呈栅状排列，其上偶有 2～3 层无细胞间桥的细胞，内壁表面有一层嗜伊红均质化角质层，不规则地伸向管腔；囊壁内及邻近组织可见皮脂腺小叶或毛干，皮脂腺小叶开口于囊壁；囊腔内有由皮脂新组成的无定型油状物，偶见毛发；如囊壁破裂，其周围可见异物巨细胞反应。

【诊断与鉴别诊断】

本病结合临床和组织学变化可以确诊。但有时可与粟丘疹、表皮囊肿、皮样囊肿甚至寻常痤疮混淆，此外还应与 Gardner 综合征进行鉴别，后者伴有骨瘤、纤维瘤、纤维肉瘤、脂肪瘤和平滑肌瘤等，同时伴有结肠和直肠息肉病变；如囊肿很小而硬固，则应与多发性平滑肌瘤、早期神经纤维瘤或多发性囊性腺样上皮瘤或毛发上皮瘤进行鉴别。

【治疗】

个别小囊肿可切除或电干燥治疗，较大皮损则需切开引流。

第十六节　汗　腺　瘤

汗腺瘤（hidradenoma）又名结节状汗腺瘤（nodular hidradenoma）、孔管瘤（porosyringoma）、小汗腺末端孔管瘤（eccrine acrospiroma）、透明细胞肌上皮瘤（clear cell myoepithelioma），此瘤系多叶状良性上皮瘤，常局限于真皮内，有时与表皮相连，大部分由汗孔、护膜细胞（小汗腺分化指征）、透明细胞、多角形细胞和黏液样细胞（大汗腺分化证据）组成。

【病因学】

最近 Ackerman 认为汗腺瘤（95%）因见透明细胞、多角形细胞和黏液样细胞，为向大汗腺分化；少数（5%）因向汗孔和护膜细胞分化，为小汗腺性，称之为汗孔样（小汗腺）汗腺瘤。

【临床表现】

1. 本病较常见，无一定好发部位。

2. 肿瘤一般为单个，偶或多个，呈单叶或多叶状结节，直径为 1～2cm，质地坚实，表面肤色正常，生长缓慢。有些较浅表，可破溃，并排出浆液性物质。

3. 外伤后可迅速增大，似出血性囊肿。

【病理学检查】

本病位于真皮内，偶或扩展至皮下组织，与表皮相连或不相连，有时与毛囊漏斗相连，呈分叶状，界限清楚，边缘光滑。

1. 透明细胞（大汗腺）汗腺瘤：大多数具有实性和囊性成分，两种成分近乎相等或以一种成分为主，极少数几乎完全为一种成分。瘤实质外围具有边界清楚的受压纤维组织缘。瘤细胞单个或成片坏死不常见。

2. 汗孔（小汗腺）汗腺瘤：实性和囊性成分比例不一，偶或几乎完全为囊性，如同其他汗孔肿瘤一样，灶性成片坏死常明显，由不同比例的汗孔细胞和护膜细胞组成，胞核多形和多核常见。

【诊断与鉴别诊断】

根据病理学检查可以明确诊断。

本病需与以下疾病相鉴别。

1. 透明细胞汗腺瘤

（1）转移性透明细胞肾脏腺癌：不呈分叶状，高度血管性，常伴红细胞漏出，瘤细胞内有丰富的脂质，可冷冻切片脂肪染色证明。若见鳞状细胞，对鉴别无帮助，因有时两者颗粒细胞可相似。若瘤细胞内含有黏蛋白则倾向于大汗腺汗腺瘤。

（2）鳞癌：大汗腺汗腺瘤若有明显鳞状细胞时，需与鳞癌区别。若肿瘤边界清楚、对称，边缘光滑，有透明细胞、多角形细胞和黏液样细胞，腺样或导管样结构以及硬化间质，诊断为大汗腺汗腺瘤。

2. 汗孔汗腺瘤

（1）单纯性汗腺棘皮瘤：位于表皮内。

（2）真皮导管瘤：位于真皮内，可呈灶性与表皮相连，由数个小团瘤细胞团组成，瘤团本身无间质，无大的囊肿结构，有时居中，围绕原存的小汗腺真皮导管。汗孔汗腺瘤为单个多叶性肿瘤，本身有间质。

【治疗】

仅有例外病例发生癌变，一般为良性，必要时用手术切除，但须完全，否则易复发。

第十七节 汗 管 瘤

汗管瘤(syringoma)又称管状汗腺瘤(syringohidradenoma)、汗管囊腺瘤(syringocystadenoma)、疹性汗腺瘤(hidradenoma eruptiva)、汗管囊瘤(syringocystoma),本病系向小汗腺末端汗管分化的一种肿瘤。

【流行病学】

1876 年 Kaposi 首先描述本病;1894 年 Unna 取现名。

上海华山医院经活检证实的 85 例患者,女性多见,男女比例为 1∶3.7;发病年龄为 11~43 岁,女性大多为 15~18 岁,男性为 16~25 岁;8 例有家族史。

【病因学】

根据瘤细胞内酶活性示小汗腺酶如琥珀酸脱氢酶、磷酸化酶和亮氨酸氨基肽酶等活性占优势,而大汗腺酶如酸性磷酸酶和葡萄糖醛酸酶呈弱阳性反应;小汗腺特异性单克隆抗体 EKH6 标记示导管和囊腔缘阳性而基层细胞特异性单克隆抗角蛋白抗体 EKH4 染色对上皮素和囊壁周围细胞阳性;S-100 蛋白见于分泌部分而不见于导管;电镜示导管和囊状导管腔缘衬以具有很多短的腔绒毛的典型导管上皮,提示此瘤系向小汗腺末端导管分化的畸形。

本病青春期加重,妊娠、月经前期或使用女性激素时皮损可增大肿胀,故考虑与内分泌有关。

【临床表现】

本病临床可分为三型。

1. *眼睑型*　最常见,多发于妇女,在发育期以后出现,多见于下眼睑。

2. *发疹型*　男性青少年,成批发生于躯干前面及上臂屈侧。

3. *局限型*　位于外阴及阴蒂,称生殖器汗管瘤(genital syringoma),在手指伸面称肢端汗管瘤(acrosyingoma),也可发生于其他部位,极少呈单侧或线状分布。

【病理学检查】

以上三种临床类型的组织病理表现大致相同。瘤细胞内小汗腺酶(如琥珀酸脱氢酶、磷酸化酶和亮氨酸氨基肽酶等)活性占优势,而大汗腺酶(如酸性磷酸酶和 β-葡萄糖磷酸酶等)呈弱阳性反应;小汗腺特异性单克隆抗体 EKH6 标记结果显示在导管和囊腔缘等处为阳性,而基底层细胞特异性单克隆抗角蛋白抗体 EKH4 标记结果显示上皮索和囊壁周围细胞阳性,S-100 蛋白见于分泌部而不见于导管,电镜示导管和囊状导管腔缘衬以具有很多短绒毛的典型导管上皮,以上结果均证明汗管瘤系小汗腺末端导管分化畸形。

【诊断与鉴别诊断】

根据临床表现可以确诊本病。

本病需与以下疾病相鉴别。

1. *扁平疣*　丘疹顶部扁平,疏散分布,好发于面和手背。

2. *毛发上皮瘤*　丘疹较汗管瘤略大而坚实,表面可见扩张的毛细血管,好发于鼻唇沟处,组织病理检查见角质囊肿;有时可见汗管瘤与毛发上皮瘤并发。

【治疗】

必要时可用电解法或激光去除。

第十八节 皮肤纤维瘤

皮肤纤维瘤(dermatofibroma)又称结节性表皮下纤维化病(nodular subepidermal fiberosis)、纤维组织细胞瘤(fibrous histiocytoma)及硬化性血管瘤(sclerosing hemangioma),这些病名虽属同一疾病,但由于其属同一病变的不同发展阶段,故可有不同的临床表现及组织变化。

【流行病学】

本病男女均可发生,一般发病于 20~50 岁。

【病因学】

本病病因不明。

以往认为,凡主要因胶原纤维所组成的病变称为皮肤纤维瘤,而在肿瘤中含有大量脂质及含铁血黄素者称为组织细胞瘤。近年来,强调两者是一致的,成纤维细胞本身即有潜在的吞噬功能。电镜下也证明,含吞噬作用的损害都是由成纤维细胞构成的。两者均属同一病变的不同发展阶段,可有不同的临床表现及组织病理变化，尽管有人认为皮肤纤维瘤是由于外伤后成纤维细胞的一种反应性增生性炎症，但因损害大多无消退趋势，故仍认为其本质属一种肿瘤。

【临床表现】

1. 本病最常见于四肢伸侧，上臂多见，但也可见于胸背及面部。

2. 皮损通常单发，或2～5个，少数可多发，达百个以上。

3. 损害为硬的结节，直径小于2cm，大多为0.5～1.5cm；质地坚实，高出皮面，呈扁球形或纽扣状，表面光滑；个别病例其疣状或角化性损害可达3～5cm。

4. 损害一般为正常皮色、黄褐色或黑褐色；颜色较深的皮损中常含有大量色素，可与表面皮肤粘连，但与深部组织不连，可推动，一般无自觉症状，但有时可引起轻度痒感、不适或刺痛。

5. 本病可长期存在，罕有自然消退者，本病未见伴发系统病变。

【病理学检查】

病变主要位于真皮，可分纤维型损害和细胞型损害两种，前者多由散在幼稚的胶原纤维组成，条索样排列成旋涡状或车轮状，纤维间可见胞核狭长的纤维母细胞，细胞内含脂质而呈泡沫状，或含有含铁血黄素。表皮明显增生，表皮突规则延长，伴基底层色素增加，有诊断价值。

【诊断与鉴别诊断】

本病确诊主要取决于病理变化。

本病临床上需与恶性黑素瘤相鉴别；病理上需与瘢痕疙瘩、纤维肉瘤、结节性黄色瘤或幼年黄色肉芽肿鉴别。

【治疗】

一般不需治疗，必要时手术切除并做病理检查。

第十九节　软纤维瘤

软纤维瘤（soft fibroma）又名皮赘（cutaneous tag）或软瘊（achondroin），是一种有蒂的良性肿瘤。

【流行病学】

本病常见于中年或老年，尤以更年期后妇女多见，也可见于妊娠期。

【临床表现】

临床上有两种。

1. 多发性　好发于颈部或腋窝，损害为小而有沟纹的丘疹，质软，仅1～2mm长和宽，可呈丝状增长的柔软突起。

2. 孤立性　好发于躯干下部，损害一般为单个，有蒂，呈息肉样突起，质软。

【病理学检查】

多发性软纤维瘤丘疹的病变处真皮乳头状瘤样增生，胶原纤维疏松，常有很多毛细血管。表皮角化过度，棘层肥厚，偶见角质囊肿。孤立性软纤维瘤息肉样突起的病变处主要为真皮胶原纤维，中央处常有成熟脂肪细胞。表皮变平。在某些病例中，瘤内脂肪细胞可相当丰富，而称为脂肪纤维瘤。

【治疗】

用电凝固破坏基底部即可，液态酚或三氯醋酸也有效，较大者手术切除。

第二十节　瘢痕疙瘩

瘢痕疙瘩（keloid）为皮肤结缔组织对创伤的反应超过正常范围的表现。

【流行病学】

有色人种较易发病。

【病因学】

瘢痕疙瘩为皮肤损伤后，结缔组织过度增生和透明变性而引起的良性皮肤肿瘤。

患者多具有瘢痕体质；或有家族倾向。

【临床表现】

1. 好发于胸骨区，亦常见于肩部、面部、颈部、耳部等处。

2. 皮损初起为小而坚实的红色丘疹，缓慢增大，呈圆形、椭圆形或不规则形，隆起于皮面，往往超过原损伤部位，呈蟹足状向外伸展，表面光滑发亮。

3. 早期进行性皮损潮红而有触痛，呈橡皮样硬度，表面可有毛细血管扩张；静止期皮损颜色变淡，质地坚硬，多无自觉症状。

4. 继发于烧伤，烫伤者可形成大面积皮损，严重者可影响受累肢体功能。

【病理学检查】

早期炎症反应后真皮成纤维细胞增殖并错综排列成旋涡或结节状，与周围界限不清楚，其中有血管增生和少量炎症细胞浸润；继而胶原纤维和胶原束增殖，排列紧密、紊乱，纤维束间血管减少，炎症细胞也明显减少或消失；硬化期胶原纤维呈透明变性，内富含黏液基质。

【诊断与鉴别诊断】

根据临床表现及病理学检查可以确诊。

应注意与肥厚性瘢痕进行区别，早期二者无法鉴别，但在程度上存在明显差异，肥厚性瘢痕表现为结缔组织显著增殖和透明变性而形成的过度增长，一般在受到创伤后3～4周发生，此时瘢痕隆起增厚，形成一境界清楚的斑块，淡红色或红色，有细小毛细血管扩张，以后持续或间断生长数月至数年，形成不规则外观，有时如蟹足状，常生长数月后即停止发展，潮红消退，仍有自然退变的可能，另外退变期其纤维束可融合皱缩且出现弹性纤维。

【治疗】

该病治疗较困难，部分患者于治疗数年后仍可复发。

早期皮损可选用放射治疗；糖皮质激素皮损内注射有效，但应避免局部皮肤萎缩；也可手术切除后配合局部注射糖皮质激素和放射治疗；外用糖皮质激素、维A酸霜可缓解症状。

第二十一节　血　管　瘤

皮肤血管瘤(cutaneous hemangioma)是起源于皮肤血管的良性肿瘤。

【流行病学】

常在出生时或出生后不久发现。

在婴儿期增长迅速，以后可逐渐停止生长，有时可自行消退。

据上海肿瘤医院统计1 365例软组织肿瘤中有385例，占良性软组织肿瘤的32%，其中25%患者在10岁以内发生。男女比例为1.2∶1。

【病因学】

由胎儿期成血管组织畸形或原有血管扩张所致。

【临床表现】

临床上分为三种类型。

1. *鲜红斑痣*(nevus flammeus)　又称毛细血管扩张痣或葡萄酒样痣。出生时即可存在。好发于颜面、颈部，也可发生于其他任何部位。皮损为斑疹或斑片，不高出皮面，颜色淡红或暗红，形状不规则，压之部分或完全褪色。发生于面部者可随年龄增长而颜色变深，亦可高出皮面，或其上发生结节状皮损。可伴发其他血管畸形，如软脑膜蛛网膜血管瘤、结膜、虹膜或脉络膜血管瘤等，可导致青光眼或视网膜剥离。

2. *草莓状血管瘤*(strawberry hemangioma)又称毛细血管瘤(capillary hemangioma)，出生时即可存在，但常在出生后2～3个月发生。好发于颜面、肩部、头部和颈部。皮损呈鲜红色分叶状肿瘤，质地柔软，高出皮面，境界清楚，单一或数个，通常1至数厘米，偶见整个肢体受累者；广泛皮损的深部，常可伴发海绵状血管瘤。皮损可逐渐增大，约1年后逐渐开始退化，70%～90%患者在5～7岁时可自行完全消退。

3. *海绵状血管瘤*(cavernous hemangioma)本病出生时即存在或出生后数周发生。好发于头、颈部，亦可累及口腔或咽部黏膜等其他部位。皮损为单一或数个大而不规则的结节状或分叶状浅表皮损，颜色鲜红或深红，表面不规则，深在皮损颜色呈紫色，境界不清，柔软而有弹性，可压缩，状似海绵。皮损在1年内逐渐增大，亦可逐渐缓解，但难以完全消退。累及消化道常可引起慢性出血和贫血，尸检还发现其他脏器受累。

【病理学检查】

鲜红斑痣组织病理表现为真皮中上部毛细血管扩张，皮损隆起或呈结节状者，除真皮浅层外，其深层及皮下组织亦出现血管扩张，但血管内皮细胞不增生。

草莓状血管瘤婴幼儿期皮损组织病理表现为血管内皮细胞增生、增大，聚集成实体性索团，仅可见少数小的毛细血管腔。成熟皮损则表现为血管腔增大或显著扩张，而内皮细胞变平。

海绵状血管瘤组织病理表现为真皮下部和皮下组织中存在不规则腔隙，充以红细胞及纤维物质，腔壁为单层内皮细胞；较大血管腔隙可见外膜细胞增生，管壁增厚。

【诊断】

根据临床表现可以确诊。

【治疗】

1. 鲜红斑痣治疗较困难。可选用 YAG：585nm 激光器结合 Q 开关技术，但需要多次、较长时间的治疗。亦可应用市售遮盖霜，以遮盖皮损而达到美容的目的。

2. 草莓状血管瘤皮损多数可完全消退，因此应尽量等待自然消退。生长较快者可应用放射性核素 ^{32}P 或 ^{90}Sr 或 X 线照射治疗，还可选用 YAG：585nm 激光治疗。

3. 海绵状血管瘤治疗基本同草莓状血管瘤。偶亦需手术切除。

第二十二节　血管角化瘤

血管角化瘤（angiokeratoma）可分为五型，即肢端型、阴囊型、丘疹型、限界型和泛发型，最后一型属类脂质病。

【流行病学】

1862 年由 Bazin 首次报道肢端型血管角化瘤；1889 年 Mibelli 对其进一步做了描述。

1896 年 Fordyce 首先报道发生于 60 岁男性阴囊的血管角化瘤；1931 年 Traub 将其与 Mibelli 血管角皮瘤分开，称为 Fordyce 血管角化瘤。

1915 年由 Fabry 首次报道限界型血管角化瘤。

肢端型血管角化瘤常发生于儿童或青少年，女性多见；阴囊型血管角化瘤多见于中老年人；丘疹型血管角化瘤多发生于年轻人；限界型血管角化瘤出生时即有，或发生于儿童或青少年。

【病因学】

肢端型血管角化瘤发病前常先有冻伤或冻疮史，有报道同一家族中数人患病者。

【临床表现】

1. 肢端型血管角化瘤　又称冻疮样痣、疣状毛细血管扩张。

(1)本病好发于指、趾的背侧面及膝、肘，也见于伸侧，偶见于指、踝关节及掌跖和耳部等处。

(2)一般皮损对称分布，损害有两种：一为针头至粟米大斑疹或丘疹，表面粗糙、角化，呈紫或暗紫色，压之有时可褪色。另一为结节，直径为 2～8mm，表面角质增厚或呈疣状，紫红色或灰色，中央常见扩张毛细血管或血痂，外伤后易出血。

(3)无自觉症状，或可逐渐痊愈。

(4)某些患者并发肢端发绀症或冻疮。

2. 阴囊型血管角化瘤　又称 Fordyce 血管角化瘤。

(1)主要发生于中老年人的阴囊，偶见于阴唇。

(2)损害初起为针头大丘疹，常随年龄增长而增多，呈暗红或紫色，早期质软，晚期质硬，或有轻度疣状改变，散在分布或沿浅表静脉或阴囊皮纹排列成线状，损害表面光滑发亮，有时出现淡白色鳞屑，压之可褪色。

(3)有时损害发生于阴茎或龟头，发生于小腿、股部或球结膜者罕见。

(4)一般无明显不适，偶有轻度痒感。一般无自觉症状。

(5)损伤后易出血。常伴有附睾肿瘤、疝、精索静脉曲张和阴囊弹性纤维缺陷等。

(6)本病常伴有口腔黏膜的静脉曲张，有时损害发生于空肠。如有原因不明的消化道出血者，应考虑本病的空肠病变的可能。

3. 丘疹型血管角化瘤

(1)本病下肢最常见。

(2)损害为鲜红色或淡蓝色丘疹，一般为单个，偶有数个，直径为 2～8mm，质较硬，表面角质增厚。

(3)一般无自觉症状。

4. 限界型血管角化瘤(角化性血管瘤)

(1)好发于小腿和足部，偶见于背和前臂。

(2)损害为大小不等的深红至蓝黑色丘疹或结节，表面角质增厚，呈疣状，多聚集成不规则形或线形斑块，直径约数厘米，常随年龄增长而增大，表面有些浅表结节呈囊状，内含血液或淋巴液。这种损害介于此瘤与局限性淋巴管瘤之间，故称为中间型。

(3)此型血管角化瘤可与阴囊型血管角皮瘤并发，或伴有口腔静脉曲张，也可与鲜红斑痣或海绵状血管瘤或骨肥大性鲜红斑痣并存。

【病理学检查】

肢端型血管角化瘤、阴囊型血管角化瘤与丘疹型血管角化瘤组织病理：示真皮乳头层内毛细血管扩张，部分扩张毛细血管由向下伸长的表皮突包绕，晚期扩张毛细血管的管壁贴紧表皮突，颇似表皮内血囊肿。血管周围有时可有轻度炎症细胞浸润，弹性纤维断裂。表皮棘层不规则肥厚、角化过度。

界限型血管角化瘤组织病理同上述三型，但真皮乳头瘤样增殖和棘层不规则肥厚明显。有时真皮深层和皮下组织内常见毛细血管瘤或海绵状血管瘤。

【诊断与鉴别诊断】

血管角化瘤一般诊断不难，但需注意并发深在海绵状血管瘤或其他病变的可能。

【治疗】

除泛发型血管角化瘤外，其他型血管角化瘤必要时可采用电解、液氮冷冻或二氧化碳激光治疗。

第二十三节　疣状血管瘤

疣状血管瘤（verrucous hemangioma）是毛细血管瘤、海绵状或混合性血管瘤的一种变型，伴有继发性表皮角化过度。

【流行病学】

出生时或儿童期发病。

【病因学】

这种血管瘤可以由局限性血管角化瘤分化而来。

【临床表现】

1. 皮损多见于下肢、足或股部。

2. 损害为孤立的蓝红色结节，质软，表面增生，随着年龄增长而有表面角化或不规则疣状增生。

3. 本病播散缓慢，有时形成卫星状结节。

【病理学检查】

表皮角化过度，棘层不规则肥厚和乳头瘤样增生，真皮内见毛细血管瘤或海绵状血管瘤改变。

【治疗】

手术切除。

第二十四节　化脓性肉芽肿

化脓性肉芽肿（pyogenic granuloma）又名毛细血管扩张性肉芽肿（granuloma telangiectaticum），是一种后天性、良性结节状增生。

【流行病学】

虽可发生于任何年龄，但以青少年多见。

【病因学】

本病是在皮肤穿通性损伤后，于该处的水肿性基质内新生毛细血管所形成的息肉状损害，与感染无关，也不是真正的肉芽肿。

【临床表现】

1. 常发生在身体容易受伤的部位如面部、手指、躯干、唇及口腔黏膜等处，新生儿易发生在脐部。

2. 初发皮损为鲜红或棕红色丘疹，缓慢或迅速增大，形成有蒂或无蒂结节，表面光滑或呈疣状，一般直径 5～10mm，但也可达数厘米，质软，轻度外伤既可出血，也可见坏死、溃疡和结节。

3. 皮损无自觉痛及压痛。

4. 损害早期发展较快，数周后停止发展，但难以自行消失。

5. 妊娠性肉芽肿可能是本病的异型，发生于孕妇的口腔特别是齿龈等部位。

6. 有的病例在化脓性肉芽肿的原发损害去除或受到刺激后，于数周或数月内可发生多发性卫星状损害，通常见于肩胛、背、胸和躯干部。

【病理学检查】

表现为为数较多的新生毛细血管形成球形肿块，镶嵌在表皮下基质内，内皮细胞组成单层管壁，周围正常表皮细胞向内生长形成收缩带，使皮损呈带状；当水肿和炎症消退时，内皮细胞变小或延长聚集成实体状，最后成纤维细胞增生形成纤维血管瘤样表现。

【诊断与鉴别诊断】

临床上外伤后发生一肿瘤即应考虑本病，但有时诊断困难，经组织学检查发现临床误诊率可达40％，故组织病理检查对诊断非常重要。

本病在临床及组织病理学上应与疣、黑素瘤、基底细胞瘤、鳞癌、肉芽组织增生、毛细血管瘤和Kaposi 肉瘤鉴别。

【治疗】

本病最好手术切除后做病理检查，也可采用激光、电凝和放射等方法进行治疗。

第二十五节　血管球瘤

血管球瘤(glomus tumor)又称球状血管瘤(glomangioma),系起源于正常血管球或其他动静脉吻合处的一种血管性错构瘤。

【流行病学】

本病多单发,多发者罕见。单发者多见于男性,而发生于甲下的血管球瘤则以女性多见。

据统计,单发者多发生于儿童,而甲下者平均发生于 25 岁左右,发生在上肢以外其他部位则平均为 41 岁。多发者发病较单发者为早。

也有人统计发病平均年龄,26.3%发生于 15 岁以前。

【病因学】

本病病因不明。有些多发患者有家族史,曾报道一家 5 代成员中有 9 个患者,呈常染色体显性遗传。

【临床表现】

1. *单发性血管球瘤*

(1)好发于上肢,特别是手指,自紫蓝色至红色,质硬或软,自粟米至绿豆大,少数直径为 2 cm,个别可达鸡蛋大。

(2)约 25%发生在甲下,甲板呈紫蓝色,可引起甲板隆起。

(3)常有自发痛或触痛。疼痛可剧烈,为阵发性,每次数分钟,偶或可持续 3d,受冷时尤为明显。

(4)X 线片示指骨凹陷,边界光滑。

(5)患肢肌肉可萎缩,骨质疏松,局部皮肤发白和神经过敏等。

2. *多发性血管球瘤*　可分为局限型和泛发型。

(1)局限型:肿瘤多发生于上肢,其次为下肢,少数见于面部和躯干。亦可有触痛或阵发性疼痛。患者可有多汗、局部皮肤温度增加,血压增高,患肢骨发育障碍。

(2)泛发型:治疗不规则的广泛发于全身,可多达 400 余个,部分群集或散在分布,常无疼痛。可并发血小板减少症。压脉带试验(血管脆性试验)可呈阳性。多发性肿瘤的位置一般较深。可在皮下或筋膜下甚至累及骨骼。还可累及口腔和内脏(气管、肺、肾、子宫、阴道和纵隔等)。也有并发畸胎瘤者。

【病理学检查】

单发性血管球瘤位于真皮或皮下组织内,周围有纤维组织包膜。瘤内有多少不等的小血管,内膜正常。周围绕以多层排列整齐的血管球细胞。大小、形态相当一致,后者呈立方形或多角形,胞膜清楚,胞质染伊红色,胞核稍大,呈圆形,较深染,位于细胞中央。肿瘤内尚有少量结缔组织间质和丰富的无髓鞘神经纤维。血管球细胞由网状纤维包绕。

多发性血管球瘤:局限型大多同单发性血管球瘤;泛发型位于真皮深层或真皮与皮下组织,无结缔组织包膜,颇似海绵状血管瘤。血管壁的血管球细胞层较单发性血管球瘤少,无髓鞘神经纤维极少或缺如。

【诊断与鉴别诊断】

根据临床表现及组织病理学检查可以确诊。

本病临床上需与神经瘤、小汗腺螺旋腺瘤、神经鞘瘤和甲下恶性黑素瘤相鉴别,但组织象不同。

本病病理上需与血管平滑肌瘤、血管外皮细胞瘤和海绵状血管瘤鉴别。

【治疗】

最好完全切除,否则容易复发。音频电疗有效,放射治疗不敏感,电凝固常可能复发。

第二十六节　淋巴管瘤

淋巴管瘤(lymphangioma)是一种淋巴管的良性过度增生。

【流行病学】

大多数在出生时或 1 岁以内发病,但也有迟发者或老年发病。

【病因学】

此瘤系由异常增生的淋巴管组成,为淋巴管的畸形或发育障碍。

【临床表现】

本病有以下三型:各型均可合并有血管瘤成分。

1. *单纯性淋巴管瘤*　又名毛细管型淋巴管瘤。

好发于头、颈、上胸、肢体近端、唇、舌和颊部。可分为两种。

(1)浅表型:初起为黄色斑,随后表面成簇出现1～3mm水疱,疱内容为半透明或乳色,呈线状排列,表面呈疣状增生者也称为界限性淋巴管瘤。

(2)深在型:部位深达黏膜下或皮下,发生于唇或舌部者可形成巨唇或巨舌。

2. 海绵状淋巴管瘤 最常见。

(1)好发于上肢、腋下、面部和肩胛。

(2)单发或多发,直径0.5～2cm,质软有波动感,弥漫肿胀,边界不清似海绵状。

(3)个别皮损可弥漫整个肢体。

3. 囊性淋巴管瘤

(1)好发于颈部,也可见于腋下。

(2)皮损为淡蓝色、质软囊肿,囊壁薄,内容物清晰,直径常10cm或更大。

【病理学检查】

单纯性淋巴管瘤显示淋巴管瘤由内皮细胞排列的腔隙构成,其中含有淋巴管液和少量淋巴细胞,表皮和真皮浅层淋巴管增生和扩张,衬以单层内皮细胞;深在者淋巴管增生、扩张呈囊状;病变处表皮常呈疣状增生。

海绵状淋巴管瘤表现为真皮深层和皮下组织中含有大而壁薄的淋巴管,管腔不规则,间质内有囊性结缔组织、淋巴细胞和淋巴滤泡。

囊性淋巴管瘤表现为多房性、张力性皮下组织肿块,由管壁薄厚不均、扩张成囊状的淋巴管组成,管壁内有胶原或平滑肌,位于真皮深层等直达下方肌层,间质内结缔组织丰富,也有淋巴细胞和淋巴滤泡。

【诊断】

单纯性淋巴管瘤,临床上有一定特征,可以诊断,其他两型则需做病理检查。

【治疗】

单纯性者可冷冻或激光治疗;海绵状或囊性对放射线不敏感,应予手术切除;海绵状者常易复发,需进行根治性手术。

第二十七节 脂 肪 瘤

脂肪瘤(lipoma)系成熟脂肪细胞组成的良性瘤。

【流行病学】

脂肪瘤是良性软组织肿瘤中较常见的一种,仅次于血管瘤,占良性软组织肿瘤及瘤样病变的25%左右。

国外资料报道,此瘤多见于女性,男女比例为1∶(2～3);国内报道,则以男性多见,约为女性的2.5倍。

主要发生于成人,特别是中年人(30～50岁)。

【病因学】

多发损害的病例可有家族史。

【临床表现】

1. 好发于肩、背、颈、乳房和臀部,其次为面部、头皮、阴囊和阴唇。

2. 皮损为单个或多个皮下局限性斑块,自针头至成人头大,常呈扁球状、分叶状或蒂状,有时为弥漫性斑块,质软,可推动,表面皮肤正常。

3. 单发损害发生较迟,发展也缓慢;多发损害发生较早,常对称分布。当其发育至一定程度后即停止生长。

4. 除较大肿瘤可妨碍局部动作,或因压迫神经而引起疼痛外,一般无自觉症状。

5. 脂肪瘤可作为Gardner综合征的部分表现。此综合征的其他特征为面部多发性骨瘤、皮肤表皮样囊肿、结肠多发性息肉、纤维瘤、纤维肉瘤和平滑肌瘤等。

【病理学检查】

治疗切面呈淡黄色,有完整薄层纤维性包膜,常由纤细纤维组织分隔成大小不一的小叶,小叶的大小不像正常脂肪组织的一致。瘤细胞主要为成熟的脂肪细胞,偶见少数脂肪母细胞。后者胞核较大,胞质内空泡较小。瘤内一般血管不多,有时可见灶性黏液变性、钙化或骨化。较大脂肪瘤的茎部若发生扭转,常致瘤内血流障碍,引起液化而呈囊肿样。

【诊断与鉴别诊断】

本病发生于皮下组织,生长缓慢,可以移动,以及其硬度与分叶现象,均为诊断特点。

发生于乳房者易误诊为癌,此时只有活检才能够鉴别。

【治疗】

一般不需治疗。对较大肿瘤可用手术切除。

第二十八节 血管脂肪瘤

血管脂肪瘤(angiolipoma)又名血管性脂肪瘤(vascular lipoma),毛细血管扩张性脂肪瘤(lipoma telangiectatum),血管纤维脂肪瘤(angiofibrolipoma)。此瘤为有明显包膜的分叶状脂肪组织肿瘤,其特点为瘤内血管增生,常有疼痛。

【流行病学】

1960年Howard等首先提出此瘤的组织病理诊断标准,并略述其临床表现。

本病大多数在青壮年,男性多见。

【病因学】

与脂肪瘤基本相同。唯因血栓形成,致瘤组织淤血,原先存在的毛细血管明显,同时内皮细胞增生。

【临床表现】

1. 好发于前臂,其次为臀部、躯干,偶见于小腿、颈、肩等处。

2. 开始常有数个损害对称分布,以后渐增多,个别病例多达300个以上。

3. 一般生长缓慢,增大到一定程度即停止发展。多数病人有阵发性疼痛不适。

4. 肿瘤表现

(1)结节状:直径0.5～3.5cm,呈圆球形或分叶状,边界清楚,稍可移动。可略高出皮面,表面皮色正常,质软或坚韧,有弹性。

(2)斑块状:呈扁平分叶状,边界不太清楚,不易移动,质地较硬。

(3)条索状:此种情况较少见。

(4)弥漫浸润状:更为少见,仔细触诊可发现皮下有一片浸润性斑块。

【病理学检查】

常呈分叶状,有明显包膜,瘤内除脂肪组织外,有多少不等的血管增生,以毛细血管为主,常见内皮细胞增生,管腔狭窄或完全闭塞,常见透明血栓形成,无明显炎症反应。

【诊断与鉴别诊断】

青壮年男性患者如在前臂、躯干出现对称分布的皮下斑块,伴有局部疼痛不适,生长缓慢,则考虑本病,如能做活检发现上述病变则可确诊。

本病需与以下疾病进行鉴别。

1. *脂肪瘤*　典型皮损常呈分叶状,无明显自觉症状,瘤内血管不多,很少有内皮增生。

2. *血管瘤*　皮下型毛细血管瘤多见于婴儿;混合型细静脉瘤常由婴儿期皮内型血管瘤发展而成;皮下型海绵状血管瘤虽亦多见于青壮年,但很少引起疼痛,组织象亦不同。

3. *皮肤猪囊尾蚴病*　病理学检查可显示猪囊尾蚴。

【治疗】

除个别损害因剧痛做局部切除外,一般无需治疗。

第二十九节 平滑肌瘤

平滑肌瘤(leiomyoma)是由皮肤中立毛肌、肉膜或血管壁平滑肌组成的一种良性肿瘤。

【流行病学】

本病可发生于各种年龄,但以20～30岁最多见。

多发损害者多见于男性,而单发者则在性别上无差别。

【临床表现】

1. 多发者为针头大到豆大、褐色或蓝色、硬固隆起结节。多发于背、面或四肢伸侧。通常成群发生。结节呈弧状或线状排列,群集的结节有时融合成斑块。

2. 单发的皮肤或皮下平滑肌瘤通常豆大至胡桃大,偶有更大者。特别多见于下肢伸侧、阴囊、大阴唇及乳房。

3. 个别肿瘤疼痛甚为突出,特别是较大者更为明显,但并不经常有疼痛。在寒冷及局部刺激的影响下,肿瘤通常可收缩,或出现一种缓慢的蠕动。

4. 本病属良性肿瘤,生长缓慢。小的损害也可自行消退,但甚罕见。发生肉瘤者极少,一般平滑肌肉瘤并不是在原有平滑肌瘤基础上发展而来。

【病理学检查】

平滑肌瘤是由不同走向的平滑肌束纵横交错构成。平滑肌瘤细胞甚似正常的平滑肌细胞。核位于中央,细长而端钝,但略为大些。大多数不含有肌原纤维。肌纤维形成直的索条状或稍有波浪。

平滑肌瘤从组织发生上可分为如下三类。

1. *皮肤平滑肌瘤*　为浅表平滑肌瘤,通常多发,可能起源于立毛肌。

2. 血管平滑肌瘤 通常为单发,起源于真皮深部或皮下组织的血管肌层。

3. 结节状肌瘤 也为单发,起源于阴囊、乳头及外生殖器的平滑肌细胞,通常比较深在,位于真皮或皮下组织。本病发生可能与遗传有关。

【诊断与鉴别诊断】

如临床出现单发或成簇的疼痛性丘疹或结节,即需要考虑到平滑肌瘤。当用一小块冰放在病变处数秒,平滑肌即收缩,肌瘤表面即出现皱缩,则是诊断特点之一。

通常本病需与神经瘤、神经纤维瘤、血管球瘤、纤维瘤等区别,此时,活检甚为重要。

【治疗】

外科切除是首选治疗方法,切除不完全者可复发。放射治疗无效。

第三十节 色 素 痣

色素痣(nevus pigmentosus)又称痣细胞痣(nevus cell nevus)、细胞痣、黑素细胞痣和痣(mole),为人类最常见的良性皮肤肿瘤。痣细胞通常要经过发展、成熟和衰老等不同阶段,并随着年龄增长逐渐由表皮移入真皮。

【流行病学】

色素痣可分为先天性和后天性,出生时即可存在,但常于2岁后开始出现。

【病因学】

色素细胞在由神经脊到表皮的移动过程中,由于偶然异常,可造成黑素细胞的局部集中,即成为色素痣等病损。

【临床表现】

色素痣可呈斑疹、丘疹、乳头瘤状、疣状、结节或有蒂损害等表现。可发生于任何部位。其大小由几毫米到几厘米,甚至面积很大。其颜色通常为黄褐或黑色,但也呈蓝色、紫色或无色素沉着。

1. 交界痣 为直径几毫米到几厘米,深浅不同的褐色斑。一般平滑、无毛,也可稍高起。能发生于身体任何部位。掌跖及生殖器之色素痣常属这一类,无性别差异。

2. 混合痣 外观类似交界痣,但可能更高起。

3. 皮内痣 为成年人最常见的一类色素痣。可发生于任何部位,但最常见于头颈部,不发生于掌跖或生殖器部位。损害由几毫米到几厘米,边缘规则,呈深浅不同的褐色。表面可有毛发,较正常为粗。皮内痣表现为毛痣者多见于成人的头皮、面颈部,直径一般小于1cm。损害呈半球形隆起,但也有呈乳头瘤样或有蒂损害。皮内痣一般不增大。面部痣不像其他部位,无消退的趋势。

【病理学检查】

痣细胞多排列成巢状,由于制片的影响而皱缩,与周围间质分离。痣细胞可分为:①透明痣细胞:比正常黑素细胞略大,多位于表皮-真皮交界处;②上皮样痣细胞:多位于真皮上部,可含少量色素;③淋巴细胞样痣细胞:多位于真皮中部,较小,可含色素;④纤维样痣细胞:多位于真皮下部,呈长梭形,极少含有黑素。

1. 交界痣痣细胞巢位于表皮下部或向下突入真皮,但仍可与表皮接触呈"滴落状",细胞内含大量色素。

2. 混合痣痣细胞巢见于表皮内和真皮内。

3. 皮内痣痣细胞巢位于真皮内,位于真皮上部的痣细胞呈巢状或条索状,常含中等量黑素;真皮中下部的痣细胞以梭形细胞为主,排列成束,很少含黑素。

【诊断与鉴别诊断】

根据病史和临床有色素的特征,病理变化中有痣细胞的存在,诊断不难。

临床上要求确定是否需要进行病理检查以排除恶变时,一般原则为:①年纪较大时发生新的色素损害,则应引起怀疑。②色素痣变黑不是恶变的绝对指征,在性成熟及妊娠时,所有的色素痣可变黑,并有增大的趋势。但任何单个痣比其他痣变黑或变大时,则应引起怀疑。③ 30岁之后,多数痣可能逐渐消失(面部痣例外);如相反时,则应注意观察。④色素痣反复发生感染或易受外伤,则应去除。但尚无证据肯定,外伤能使良性转变为恶性黑素瘤。⑤自然出血、溃疡、周围发生卫星状损害、所属淋巴结增大等是色素痣真正恶变的征象。

【治疗】

一般不需治疗。先天性痣细胞痣有发生黑素瘤的可能,以手术切除为好;发生在掌跖、腰周、腋窝、腹股沟等易摩擦部位的交界痣、混合痣亦应考虑手术切除。

(何春涤)

■参考文献

[1] SMITH JF. Multiple primary, self-healing squamous epithelioma of the skin. Br J Dermatol Syph, 1948, 60 (10): 315-318.

[2] Johnson H, Robles M, Kamino H, et al. Trichoepithelioma. Dermatol Online J, 2008, 14(10):5.

[3] Mittal RR, Sethi PS, Jha A. Dilated pore of Winer. Indian J Dermatol Venereol Leprol, 2002, 68(4):239-240.

[4] Moehlenbeck FW. Pilomatrixoma (calcifying epithelioma). A statistical study. Arch Dermatol, 1973, 108(4): 532-534.

[5] Rulon DB, Helwig EB. Cutaneous sebaceous neoplasms. Cancer, 1974, 33 (1):82-102.

[6] Kingsley HJ. Peculiarities in dermatology. A case of angiokeratoma (Fordyce) of the scrotum. Cent Afr J Med. 1996, 11(8):232.

[7] Howard WR, Helwig EB. Angiolipoma. Arch Dermatol, 1960, 82:924-931.

第25章

恶性皮肤肿瘤

第一节　鲍　温　病

Bowen病(Bowen's disease)由Bowen于1912年首先报道而得名，亦称原位鳞状细胞癌，为发生于皮肤或黏膜的表皮内鳞状细胞癌。

【流行病学】

本病主要影响白种人，患者以中年或老年人居多。黑人和年轻人中罕见。

【病因学】

本病病因未明，可能与下列因素有关。

1. 砷剂　部分病例有用无机砷的病史，皮损处含砷较高。

2. 色素痣　许多病损发生于原有色痣基础上，故有色痣素质学说。

3. 日光　有些损害发生于曝光处。

4. 病毒感染　依据如下：①将患者滤过性标本接种于鸡胚尿囊和卵黄囊，可引发出类似Bowen病的组织学改变；②电镜下可见表皮细胞胞质中有病毒样颗粒；③由HPV-5所致的疣状表皮发育不良的患者常发生Bowen病。

5. 遗传　有报道某些家族倾向于发生本病。

6. 外伤　部分病例在外伤或虫咬(如蜱)处发生。

【临床表现】

1. 皮损单一或多发，缓慢生长，持续不退。可发生于体表任何部位、黏膜或甲床。如颜面、躯干及四肢远端，亦可累及口腔、鼻、咽、女阴和肛门等黏膜。

2. 皮疹：通常为孤立性、界限清楚、暗红色的斑片或斑块，呈圆形、匍行性或不规则形，大小为数毫米至十余厘米，可缓慢增大，表面常有鳞屑、结痂和渗出，除去鳞屑和结痂可露出暗红色颗粒状或肉芽状湿润面，很少出血或不出血，少数亦呈多发性，可散在、密集或互相融合，有时皮损亦可呈不规则隆起或结节状，如形成溃疡则提示侵袭性生长，约5%患者可演变为鳞状细胞癌，其中30%有转移的可能。无明显自觉症状，偶有瘙痒或疼痛感。

【病理学检查】

表皮全层发育不良，累及整个表皮，包括表皮内皮肤附属器。常有表皮角化过度，角化不全，显著的棘层肥厚，伴表皮结构的完全紊乱，细胞失去成熟并缺乏极性，呈现高度非典型性，大小形态不一，核大而深染，出现异常核分裂，常见单核和多核的瘤巨细胞；表皮基底膜完整，若破坏则提示为浸润癌；真皮上部伴慢性炎症细胞浸润。

【诊断与鉴别诊断】

1. 诊断标准　表面有结痂者，若见边缘鲜明，并略高起的暗红色持久斑片，应考虑本病，确诊主要靠病理检查。

2. 鉴别诊断

(1)浅表性基底细胞癌：常发生于躯干部，特别是背部和胸部。皮损为一个或数个轻度浸润性红斑鳞屑性斑片，向周围缓慢扩大，境界清楚，常绕以细线状珍珠状边缘是其特点，病理检查不难鉴别。

(2)日光性角化病：组织学上鉴别较困难，皮损常较小，基底层内可有异型细胞，但不波及末端毛囊和毛囊漏斗外毛根鞘。

(3)湿疹样癌(Paget病)：虽可见空泡化细胞而似Bowen病，但其无角化不良。PAS染色Bowen病空泡化细胞内的阳性物质不耐淀粉酶，显示其为糖原；而湿疹样癌空泡化细胞内的阳性物质耐淀粉酶。

【治疗】

1. 手术切除：若皮损不大，首选手术切除。切除范围应包括皮损周围 0.3～0.5cm 的正常皮肤，深度应达到真皮深层。

2. 光动力治疗，适于面积较大皮损。

3. 电烧灼、激光、冷冻：可用于局限性损害，但由于不能做出病理诊断，应尽量避免采用。

4. 局部放射治疗。

5. 局部化疗：外用 1%～5%的氟尿嘧啶软膏，50%患者皮损容易复发，应注意随访。

6. Mohs 外科：对复杂或复发皮损此方法为最好方法。

【并发症的诊断、治疗和预防】

本病伴发或以后发生恶性肿瘤的机会较多，故对这类患者确诊后，即应做全身检查，并且长期随访，观察有无转移。

【预后】

早期确诊后手术切除预后良好。但本病至少有 5%可能发生侵袭性生长，一旦发生则转移率达 37%，对预后影响较大。另外，如合并内脏恶性肿瘤，则预后不佳。

第二节　基底细胞癌

基底细胞癌（basal cell carcinoma）又称基底细胞上皮瘤（basal cell epithelioma）。生长缓慢，有局部破坏性，但极少转移。

【流行病学】

基底细胞癌是最常见的皮肤恶性肿瘤，发病率是鳞状细胞癌的 4～5 倍，发病率每年上升 3%～7%。发病率在不同地区有显著差异。在东方人中常为色素性。

在日晒少的地区基底细胞癌通常发病年龄在 60 岁以上，在日晒强的地区，此病的发生要年轻得多。男性稍多于女性。

【病因学】

本病发病真正原因不明，可能与下列因素有关。

1. 长期日晒　多见于头面部等曝光部位。

2. 大剂量 X 线照射　往往发生于慢性放射性皮炎基础上。

3. 其他　烧伤、瘢痕、砷剂等与本病的发生、发展亦可能有关。

【临床表现】

本病多见于老年人。好发于曝光部位，特别是颜面部。皮损常单发，但亦有散发或多发。临床上常分为以下类型。

1. 结节溃疡型　最常见，好发于颜面，特别是颊部、鼻旁沟、前额等处。初起为灰白色或蜡样小结节，质较硬，缓慢增大，出现溃疡，绕以珍珠状向内卷曲的隆起边缘，称侵蚀性溃疡。偶见皮损呈侵袭性扩大或向深部生长，破坏眼、鼻，甚至穿通颅骨并侵及硬脑膜，造成患者死亡。

2. 表浅型　较少见，常发生于躯干部，特别是背部和胸部。皮损为一个或数个轻度浸润性红斑鳞屑性斑片，向周围缓慢扩大，境界清楚，常绕以细线状珍珠状边缘，皮损表面可见小片表浅性溃疡和结痂。愈后留有光滑萎缩性瘢痕。

3. 硬皮病样型或纤维化型　罕见，常单发，多见于年轻人，好发于头面部。为扁平或轻度凹陷的黄白色蜡样到硬化性斑块，缺乏卷边，亦无溃疡及结痂，类似限局性硬斑病，边缘常不清。皮损进展缓慢。

4. 色素型　与结节溃疡型基底细胞癌相似，但皮损呈褐色或深黑色，边缘部分色较深，中央呈点状或网状，易误诊为黑素瘤。

5. 纤维上皮瘤型　好发于背部。为一个或数个高起的结节，略带蒂，中等硬度，表面光滑，轻度发红，临床上类似纤维瘤。

【病理学检查】

1. 系起源于毛囊的多能基底样细胞，可向不同的方向分化。基底细胞癌的共同特点为：

(1)瘤细胞团位于真皮内与表皮相连。

(2)瘤细胞似表皮基底细胞，但不同之处是瘤细胞核大，卵圆形或长形，胞质相对少，细胞境界不清，无细胞间桥，周边细胞呈栅状排列，境界清楚。

(3)瘤细胞的核大小、形态及染色颇一致，无间变。

(4)瘤团周围结缔组织增生，围绕瘤团排列成平行束，其中有许多幼稚成纤维细胞，并可见黏蛋白变性。由于黏蛋白在标本固定与脱水过程中发生收缩，因而瘤团周围出现裂隙，此虽为人工现象，但为本病的典型表现，有助于与其他肿瘤进行鉴别。

2. 根据组织学的不同，基底细胞癌尚可分为以下病理分型。

(1)实体型：其病理改变如上所述。

(2)色素型：有较多色素。

(3)硬斑病样型：结缔组织明显增生，瘤细胞被挤压呈束条状排列。

(4)浅表型：瘤团呈花蕾状或不规则团块状附着于表皮。

(5)角化型：瘤细胞团块中可见角囊肿。

(6)囊肿型：瘤团中央大片坏死出现大囊腔。

(7)腺样型：瘤细胞排列成细长索条，互相交织呈腺体样或花边样。

(8)纤维上皮瘤型：瘤细胞排列成细长分支的束条状，互相吻合，交织成网，周围结缔组织基质明显增生。

【诊断与鉴别诊断】

1. 诊断标准

(1)临床表现：慢性病程，侵蚀性溃疡，基底部呈黑色，卷曲性边缘，一般无炎症反应是诊断线索，确诊要依据病理。

(2)病理表现：表皮内基底样细胞呈团块状，边缘呈栅栏状排列，可有角质囊肿及收缩间隙。

2. 鉴别诊断

(1)鳞状细胞癌：早期皮损常呈小而硬的红色结节，边界不清，易演变为疣状或乳头瘤状，表面可有鳞屑，中央易发生溃疡，溃疡表面呈颗粒状，易坏死、出血，溃疡边缘较宽，高起呈菜花状，性质坚硬，伴恶臭；病理改变为不规则肿瘤细胞团块构成癌巢，侵入真皮达网状层或更深，瘤团由不同比例的非典型(间变)鳞状细胞和正常鳞状细胞构成，伴或不伴角珠。

(2)Bowen病：皮损通常为孤立性、界限清楚、暗红色的斑片或斑块，呈圆形、匍行性或不规则形，表面常有鳞屑、结痂和渗出，很少出血或不出血，少数亦呈多发性，可散在、密集或互相融合，有时皮损亦可呈不规则隆起或结节状，病理表现为表皮角化过度，角化不全，棘层肥厚，表皮嵴延长、增宽，真皮乳头可被压缩成细束状，细胞排列不规则，呈现高度非典型性，但基底细胞层完整，表皮真皮界限清楚。

(3)Paget病：乳房Paget病好发于单侧乳房和乳晕部，极少数见于男性乳房。皮损初发为鳞屑性红斑或斑块，常伴有湿疹化，呈表浅糜烂、渗出或结痂，浸润明显；乳房外Paget病可见于两性，但以女性为多，皮损和乳房Paget病相似；病理表现为表皮内有单个或呈巢状排列的Paget细胞，胞体大，圆形或椭圆形，无细胞间桥，细胞内含一个大的胞核，胞质丰富而淡染，甚至空泡状，PAS反应阳性，耐淀粉酶。

(4)日光性角化病：皮损多为日光暴露部位的扁平丘疹及斑片；病理表现为基层细胞排列紊乱，细胞异型伴不典型改变，真皮浅层有明显日光弹力变性。

(5)脂溢性角化病：皮损表面有油腻性鳞屑，质软，表面光滑，无质硬角质层，病理组织学见表皮内有假角质囊肿形成。

【治疗】

应根据年龄、皮损大小和部位加以考虑。

1. 手术切除或切除植皮　建议应用Mohs外科切除术，特别是硬斑样或纤维化型。

2. 光动力学疗法　适用于不能手术的患者，表浅型疗效较佳。

3. 局部化疗　外用1%～5%的氟尿嘧啶软膏。

4. 其他　亦可应用X线放射。电烧灼、激光、冷冻等治疗方法应尽量避免使用。

【并发症的诊断、治疗和预防】

基底细胞癌是着色性干皮病最常见的并发症，偶可并发静脉曲张溃疡，与肉芽组织相似，应当特别注意，卷曲性边缘是诊断的线索。

基底细胞癌也可并发其他损害，如Winer扩张孔、鲜红斑痣、动静脉畸形、肥大性酒渣鼻、藏毛窦、寻常狼疮以及发生在毛和皮肤移植部位。

【预后】

本病恶性程度低，很少发生转移，但亦有转移至淋巴结及经血流转移至肺部的，发生于阴囊的转移率高(13%)，因此要特别注意。

第三节　鳞状细胞癌

鳞状细胞癌(squamous cell carcinoma)简称鳞癌，又称表皮样癌。是起源于表皮或附属器角质形成细胞的一种恶性肿瘤。

【流行病学】

鳞状细胞癌是仅次于基底细胞癌的第二常见的皮肤恶性肿瘤。在深色人种中的发病率较低，然而鳞状细胞癌仍然是非洲裔美国人最常见的癌症。较易晒黑，过多雀斑和凯尔特血统也是重要危险因素。

鳞状细胞癌的发病与年龄、种族和性别相关，本病好发于老年人、皮肤白皙和浅色头发者。男性多于女性。

【病因学】

本病的发生与以下因素有关。

1. 长期紫外线照射、放射线或热辐射损伤。

2. 化学致癌物：如砷、多环芳香族碳氢化合物、煤焦油、木馏油、石蜡、蒽、烟草焦油、铬酸盐等。

3. 病毒感染：特别是HPV16，18，30和33型等引起的感染。

4. 诱发或继发鳞状细胞癌：某些癌前期皮肤病（如日光角化病、黏膜白斑、砷角化病）以及其他慢性皮肤病（如慢性溃疡、慢性窦道、慢性骨髓炎、红斑狼疮、寻常狼疮、硬化性苔癣等）均可。

5. 某些遗传性皮肤病：着色性干皮病等患者鳞状细胞癌发病率高，白化病，营养不良性大疱性表皮松解症均易发生鳞状细胞癌。

【临床表现】

本病多发生于平均年龄约60岁的老年人。

1. 好发部位　颜面、耳部、下唇和手背等曝光部皮肤。

2. 皮损　通常发生于日光角化病、各种溃疡性皮损基础上。早期皮损常呈小而硬的红色结节，边界不清，易演变为疣状或乳头瘤状，表面可有鳞屑，中央易发生溃疡，溃疡表面呈颗粒状，易坏死、出血，溃疡边缘较宽，高起呈菜花状，性质坚硬，伴恶臭；肿瘤可进行性扩大，进一步侵犯其下方组织，包括肌肉和骨骼。继发于放射性皮炎、焦油性角化病、瘢痕、溃疡、窦道者转移性远高于继发于日光损伤者，发生于口唇、阴茎、女阴和肛门处的皮损易转移。

3. 一般自觉症状轻微　如侵及深部组织，尤其是骨膜及骨质时，则有剧痛。

【病理学检查】

不规则肿瘤细胞团块构成癌巢，侵入真皮达网状层或更深，瘤团由不同比例的非典型（间变）鳞状细胞和形似正常的鳞状细胞构成。非典型性鳞状细胞的特点是细胞大小和形状不一，核增生，染色深，出现核分裂，细胞间桥消失，个别细胞出现角化不良和角珠形成，即瘤细胞做同心圆排列，自周围逐渐向中心处不完全或完全角化。

根据肿瘤细胞分化的不同比率和细胞非典型性的程度，按Broders法，一般将鳞状细胞癌分为4级：

Ⅰ级：非典型鳞状细胞＜25％，瘤团侵入真皮，但不超过汗腺水平，角珠数量多，绝大部分完全角化，真皮炎症反应明显。

Ⅱ级：非典型鳞状细胞为25％～50％，瘤团侵入真皮深层，有少数角珠，不完全角化。

Ⅲ级：非典型鳞状细胞为50％～75％，大多数肿瘤细胞胞核呈非典型性，核分裂象明显；少见角珠，角化现象绝大部分消失。

Ⅳ级：非典型鳞状细胞约＞75％，角化现象几乎完全缺乏，瘤细胞胞核分裂象更明显。

【诊断与鉴别诊断】

1. 诊断标准　根据临床典型皮损和组织病理学表现，本病不难诊断。

早期皮损常呈小而硬的红色结节，边界不清，易演变为疣状或乳头瘤状，表面可有鳞屑，中央易发生溃疡，溃疡表面呈颗粒状，易坏死、出血，溃疡边缘较宽，高起呈菜花状，性质坚硬，伴恶臭；病理改变为不规则肿瘤细胞团块构成癌巢，侵入真皮达网状层或更深，瘤团由不同比例的非典型（间变）鳞状细胞和正常鳞状细胞构成，伴或不伴角珠。

2. 鉴别诊断

（1）角化棘皮瘤：鳞状细胞癌与其早期损害较难区分。迅速发展的隆起性损害，中央有充满角质的火山口，且质地较软。组织学上出现有红染的毛玻璃样角化细胞时，应高度疑为本病。

（2）基底细胞癌：慢性病程，侵蚀性溃疡，基底部呈黑色，卷曲性边缘。组织学上表皮内基底样细胞呈团块状，边缘呈栅栏状排列，可有角质囊肿及收缩间隙。

（3）组织病理上与假癌性增生（pseudocarcinomatous hyperplasia）有时无法鉴别。后者见于慢性增生性炎症，组织病理表现颇似Ⅰ～Ⅱ级鳞癌，但鳞状细胞通常分化良好，仅个别细胞角化，核增生和染色深则轻微或无，此外常见白细胞侵入增生的表皮中，使某些表皮细胞崩解，而鳞状细胞癌则无此现象。临床上高度怀疑鳞状细胞癌，病理表现为假癌性增生时应按高分化鳞状细胞癌积极处理。

【治疗】

1. 治疗应彻底，以免发生转移。可根据肿瘤的大小、组织分化程度、患者的年龄和身体状态等，以手术切除为佳、建议应用 Mohs 外科切除技术。

2. 光动力学疗法、维 A 酸、干扰素(IFN)、电烧灼等治疗常不彻底。

3. 放射疗法：仅对部分患者有效，可用于皮损范围较大，手术切除困难者。

4. 化疗：已经转移或晚期患者，可试用顺铂、阿霉素或博来霉素等化疗。

【预后】

复发和转移在不同文献中差别很大，发病部位为阴茎、阴囊、肛门具有较高转移率，损害的病因也是预后的重要因素，低分化肿瘤比高分化肿瘤更易复发和转移，局部复发是预后不良的征兆；复发的转移率为 25%～45%，转移随部位不同而有所不同；肿瘤直径大于 2cm 或 0.4cm 厚、亲神经性、免疫抑制与高复发率和高转移率有关。

第四节　Paget 病

Paget 病(Paget's disease)又名湿疹样癌，临床上表现为湿疹样皮损，组织病理表现为表皮内大而淡染的异常细胞(Paget 细胞)为特点。

【流行病学】

乳房 Paget 病多见于 41～60 岁的女性患者，男性患者少见；乳房外 Paget 病常见于 51～81 岁的女性。

【病因学】

病因未明。目前多认为乳房 Paget 病起源于乳腺导管及大汗腺导管开口部原位癌，并从该处向下沿乳腺导管及腺上皮扩展，最终可侵入结缔组织；向上则扩展到表皮内而形成 Paget 病皮损。

乳房外 Paget 病发病机制是多方面的，大多数病例表现为原位恶性肿瘤，主要源于表皮内汗腺导管，少数与汗腺癌向表皮转移或扩散有关。通常源于顶泌汗腺，偶见外分泌腺源性肿瘤。尤其要注意，有些病变可能是来自远处恶性肿瘤向表皮转移，如直肠癌、膀胱癌、尿道癌、前列腺癌或子宫颈内膜癌。在肛周病变中有超过 1/3 的病例合并直肠癌。乳房外 Paget 病约有 15%合并内脏癌。外阴部 Paget 病合并潜在外阴腺癌者占 4%，其上皮内原位病变转为侵袭性病变者占 12%。眼睑部 Paget 病与 Moll 腺癌有关，而外耳道 Paget 病与耵聍腺癌有关。

【临床表现】

本病可分为二型。

1. 乳房 Paget 病　主要见于妇女，好发于单侧乳房和乳晕部，平均发病年龄为 55 岁，极少数见于男性乳房。皮损初发为鳞屑性红斑或斑块，常伴有湿疹化，呈表浅糜烂、渗出或结痂，浸润明显，缓慢向周围扩大，可形成溃疡和乳头回缩。常伴发乳腺癌，可伴腋窝淋巴结转移。

2. 乳房外 Paget 病　可见于两性，但以女性为多，平均发病年龄大于乳房 Paget 病。大多见于女阴，其次为阴囊、会阴、肛周，亦见于阴部以外大汗腺区(如腋窝等)。皮损和乳房 Paget 病相似，呈界限清楚的红色斑片或斑块，表面呈湿疹样，糜烂、渗出或结痂，但皮损较大。常有痛痒感。预后一般较好，但可伴发真皮内侵袭性癌。由直肠腺癌扩展到肛周皮肤或由分泌黏液的宫颈癌扩展到外阴部者，称为继发性乳房外 Paget 病，预后不良。

【病理学检查】

1. 表皮内有单个或呈巢状排列的 Paget 细胞，胞体大，圆形或椭圆形，无细胞间桥，细胞内含一个大的胞核，胞质丰富而淡染，甚至空泡状，PAS 反应阳性，耐淀粉酶；Paget 细胞增多时可将周围表皮细胞挤压成网状，特别是常将表皮基底细胞挤压成细带状；真皮内伴有慢性炎症细胞浸润。

2. 免疫组织化学染色：上皮膜抗原及癌胚抗原常为阳性，并可表达 c-erbB-2，癌基因蛋白和 p53 抗癌基因蛋白及雌激素受体(PR)，而乳房外 Paget 细胞对 ER 和 PR 阳性者较低，而顶泌汗腺上皮抗原呈阳性。

【诊断与鉴别诊断】

1. 诊断标准　中老年人单侧乳房或大汗腺分布区发生湿疹样斑片，境界清楚，基底有浸润，病程缓慢，持久存在，按湿疹治疗无效者均应怀疑本病，及早皮肤病理活检可以确诊。

2. 鉴别诊断

本病应和以下疾病进行鉴别。

(1)乳房湿疹：通常发生在两侧乳房，边缘不清，易复发，瘙痒明显；按湿疹治疗多有效。

(2)乳头侵蚀性腺瘤病：早期乳头糜烂，常有浆液性渗出，临床与乳房 Paget 病十分相似，晚期乳头呈结节状肿大容易鉴别；组织病理可见从表皮向下延展的不规则扩张性管状结构。

(3)Bowen病:可发生于任何部位的皮肤及黏膜,罕见侵犯乳头及乳晕部;组织病理见表皮角化不良及多核巨细胞。

【治疗】

1. 乳房Paget病应进行手术治疗,如伴发乳房内肿块应进行乳房根治术。

2. 乳房外Paget病应进行广泛深切除,以免复发。目前提倡Mohs外科手术,可彻底去除肿瘤而又最大限度地保存正常组织;继发性乳房外Paget病应同时对原发病灶做相应处理。

【预后】

乳房外Paget病的患者也可能部分存在潜在恶性肿瘤,必须进行筛查。预后与肿瘤侵袭性、潜在的皮肤腺癌有关,也与内脏癌有关。

第五节 红斑增生病

红斑增生病(erythroplasia of queyrat)又名增殖性红斑,是发生于黏膜上皮的癌前病变或为原位癌,主要见于龟头,可转变成鳞癌。

【流行病学】

1893年Fournier及Darier最早描述了本病,而Queyrat于1911年命名了本病。发病年龄在20~60岁占65%,平均年龄51岁,婴儿期做包皮环切术者可不发生本病。

【病因学】

本病主要见于未经环切术包皮过长者,发病多在50岁以上,可自然发生,但常发生于割包皮后愈合不良而少量渗液的患者,因渗液产生慢性刺激而引起本病。

【临床表现】

1. 好发部位　主要发生于龟头、尿道口、冠状沟、包皮,其他部位如口腔、女阴、肛门等黏膜亦可累及。

2. 皮疹　一般为单个、略高于皮面的鲜红或淡红色斑片,边界鲜明,呈圆形、卵圆或不规则形,上覆以稍发亮、具有韧性、薄的不易剥离的灰白色鳞屑,表面光滑细软,深处稍有浸润,皮损直径在0.2~3.5cm,平均在1cm左右。

3. 病程缓慢　自数月到25年,平均约为2年。如持续时间长,损害可糜烂、结痂,或呈疣状,溃疡等。侵犯周围组织,可能转变成侵袭性鳞癌,伴局部淋巴结甚至远隔部位转移。

【病理学检查】

主要改变为表皮棘细胞肥厚,形成细长的表皮突,黏膜上皮常全层受累与周围正常部分界限明显,但基底膜完整,其组织象类似皮肤原位癌。真皮内有血管扩张,淋巴细胞和浆细胞呈带状浸润,在增生的上皮中可见许多异形上皮细胞,核深染,或为多核,瘤巨细胞和角化不良细胞较少见。

【诊断与鉴别诊断】

1. 诊断标准　根据本病的好发部位、皮损特点,结合病理检查,一般诊断不难。但需强调本病与Bowen病在组织学上相似,病理鉴别其不同在于本病无角化不良及多核瘤巨细胞。

2. 鉴别诊断

(1)慢性局限性龟头包皮炎:病理上无异形上皮细胞。

(2)固定性药疹:病前有服药史,皮疹为类圆形边界清楚的水肿性紫红斑,重者可有大疱,发病数天后炎症消退,遗留色素沉着。

(3)银屑病:可发生于龟头部,为红色丘疹、斑块,表面覆银白色鳞屑,病理表现为角化过度伴角化不全,Munro微脓肿,基层肥厚,表皮突杵状延长,乳头水肿,内有纡曲扩张的毛细血管。

(4)扁平苔藓:发生于龟头部时,皮疹表现淡紫色或紫红色扁平丘疹,界限清楚,表面干燥发亮,病理改变为角化过度,基层肥厚,基底液化变性,表皮下炎细胞带状浸润。

(5)浆细胞性包皮龟头炎:临床上不易区分,病理上,浆细胞性龟头炎的上皮中无不典型细胞,且真皮炎症浸润中浆细胞数目常较多。

【治疗】

1. 光动力治疗。

2. 外科局部切除。

3. 局部液氮冷冻、激光、电灼。

4. 5%~20%氟尿嘧啶溶液每日外用。

5. 浅层X线照射的效果也比较好。

第六节　疣状癌

疣状癌(verrucous carcinoma)是一种低度恶性的鳞癌。1948 年由 Ackerm 首先报道发生于口腔，但也见于外生殖器、肛门处和跖部等。肿瘤生长缓慢，开始肿瘤为外生性、疣状或蕈样，以后可侵袭深部组织，很晚才发生局部淋巴结转移。因其病理变化为高分化肿瘤。故往往长时间不能诊断为癌。

【临床表现】

本病可分为三型，均发生于浸渍部位。

1. *口腔疣状癌*　又称口腔菜花状乳头瘤病，表现为白色菜花样损害，可累及大部分口腔黏膜，与口腔黏膜疣状增生难以区分。

2. *生殖器肛门部位疣状癌*　最常见于男性龟头部和未做过环切术的包皮处，表现为乳头瘤样增生，最后可侵入尿道。此外，也可见于女阴和肛门部。

3. *足跖疣状癌*　又称穿凿性上皮瘤，开始时似跖疣，一方面向下生长，另一方面也有向深部生长的倾向，以致形成很多深的隐窝，其中充满角质物和脓液。肿瘤最后穿通足跖筋膜，甚至可破坏跖骨直达足背皮肤。

【病理学检查】

肿瘤浅表部分组织象似疣，表现为角化过度、角化不全和棘层肥厚。角质形成细胞分化良好，胞质伊红染色淡。肿瘤细胞团以宽束状向真皮内侵犯，其中常含有充满角蛋白的囊肿。有时，瘤细胞团呈大的圆球状增生，从而压迫胶原组织，使其退向一边。即使在深部肿瘤组织内，也无核异型、个别细胞角化不良与角珠形成。但有时在口腔内，偶尔在肛门生殖器部与足跖处可以看到疣状癌最终也会出现核不典型与失去极性，说明其已发展成真性鳞癌。

【诊断与鉴别诊断】

1. *诊断标准*　关键是肿瘤分化良好，没有多形性或浸润性生长，否则诊断鳞状细胞癌。

2. *鉴别诊断*

(1)病毒性疣：在可疑病例中需要重复深取活检，可见肿瘤的内生性生长，而病毒疣或尖锐湿疣为外生性生长。

(2)角化棘皮瘤：浸润深度不超过小汗腺水平，而疣状癌常侵犯至皮下脂肪层或更深。

【治疗】

1. 外科手术：广泛深首选切除治疗。

2. 放射治疗、电烧灼、冷冻、局部外用细胞毒药物(包括 5-FU)甚至内服 MTX 也有较好效果。

【预后】

疣状癌以局部侵袭性生长为主，很少发生区域淋巴结转移或远处转移。

第七节　上皮样肉瘤

上皮样肉瘤(epithelioid sarcoma)由 Enzinger 在 1970 年首次报道，临床与病理上常被误诊为坏死性肉芽肿，慢性炎症，鳞癌等。

【病因学】

该肿瘤病因不明。

1. Callister 认为与外伤及放疗有关。

2. 目前为止所研究的几例上皮样肉瘤最为一致的细胞遗传学异常是染色体 22q 的杂合性缺失，此外还有 8q 的异常和 21 单体。

3. 另有报道在一例转移性上支样肉瘤存在 N-ras 癌基因的突变。

【临床表现】

1. *好发人群*　多见于青壮年，大多在 30～40 岁，尤其是男性。

2. *好发部位*　好发于远端肢体，特别是手指屈侧、手掌、前臂和足部。少数可发生于四肢的深部肌肉，头部甚至口腔，偶见于臀部或龟头。

3. *皮损形态*　肿瘤主要位于真皮或皮下，表现为生长缓慢的隆起性结节，直径不超过 5cm，有触痛。由于肿瘤播散，皮肤损害常表现为多发性溃疡性结节或环状斑块。

4. *转移*　早期即有淋巴结转移，最终可向肺部、胸膜转移。位于四肢伸侧的肿瘤，可沿肌腱、筋膜平面、神经或血管纵向播散。

5. *预后*　肿瘤切除后局部复发率约为 85%。5 年生存率大约为 70%，而 20 年生存率不超过 20%～25%。肿瘤大小似乎与预后有关，肿瘤结节小者预后较好。

【辅助检查】

1. X 线胸片检查有无肺部转移。

2. 肿瘤局部 X 线片均可见软组织肿瘤轮廓影，骨质改变。

3. MRI 检查：肿瘤部位 T_1 显示等信号强度，T_2 显示不均匀高信号强度；肿物边界不清，无包膜或假包膜，与周围组织界限难辨，呈浸润性生长。

4. CT 检查表现与 MRI 类似。

【组织病理学】

1. 纤维组织间有不规则结节状瘤细胞团，中央坏死，坏死周边的瘤细胞呈栅栏状排列。

2. 瘤细胞有两型：一种细胞为上皮样细胞，占大多数，呈多边形，胞质丰富，嗜伊红性。另一种细胞为梭形细胞，呈长梭形，在瘤细胞团中呈旋涡状排列。细胞核异型性明显，但罕见双核或奇形核细胞。

3. 两种细胞间有移行细胞。瘤细胞间和瘤细胞团周围常见淋巴细胞浸润。瘤细胞也可浸润内脏和周围神经。

4. 免疫组织化学染色：90％以上的病例波形蛋白、细胞角蛋白和 EMA 阳性，近 60％的患者 CD34 阳性。SMA 也常局灶阳性。波形蛋白、CD34 和角蛋白同时阳性对上皮样肉瘤的诊断很有帮助。

【诊断与鉴别诊断】

特征性的组织学改变结合临床特征常可以确定诊断。但需与下列疾病进行鉴别。

1. 环状肉芽肿　组织学特征为局灶性胶原纤维变性，炎症反应以及纤维化，病变主要位于真皮中上部，病变中心为渐进性坏死病灶，周围为淋巴细胞、组织细胞和成纤维细胞，呈栅栏状排列。但组织细胞无异型性。而上皮样肉瘤中瘤细胞异型明显。

2. 恶性纤维组织细胞瘤　其组织病理学中，瘤细胞丰富多彩，类似成纤维细胞的细胞胞核大而深染，呈长梭形，胞质少，形成的胶原也少，交织排列呈旋涡状。类似组织细胞的细胞呈多边形，核不规则，胞质丰富，嗜伊红性并呈空泡化。还可见泡沫细胞、奇形单核细胞或多核巨细胞、异物巨细胞、Touton 巨细胞等。核分裂象多见且不典型。而上皮样肉瘤无泡沫细胞和奇形多核巨细胞。

【治疗】

1. 手术治疗是主要治疗措施，分为局部切除、扩大切除及根治术。对于深在型患者，肿瘤沿腱膜、腱鞘等致密纤维结缔组织生长蔓延，范围明显大于外表可见区域。因此局部切除后复发很难避免，但足够范围的扩大切除或根治术可以明显减少复发。

2. 保肢术的手术范围虽然一般只能达到广泛切除的要求，但需软组织修复重建和覆盖，术后可能出现伤口不愈合或皮瓣坏死。但有报道证实，对于软组织肉瘤的治疗保肢手术与局部复发率和生存率无相关性。

3. 手术目标是完全切除肿瘤且边缘冰冻活检阴性，如有可能，切除肿瘤应包括 2～3cm 正常组织。

4. 术后辅助化疗和放疗可以明显提高生存率，特别是对于肿瘤＞5cm 或复发性肿瘤应常规考虑放疗和化疗。

【预后】

上皮样肉瘤预后差，其术后复发、淋巴结转移及肺部转移高，死亡率高，平均生存时间 41.7 个月，若肿瘤＞5cm 或有淋巴管转移，即使截肢仍提示预后不良。

第八节　纤维肉瘤

纤维肉瘤(fibrosarcoma)是一组最常见的软组织肉瘤，过去被称为黏液纤维肉瘤，是成纤维细胞的恶性肿瘤，可以产生网状纤维和胶原纤维，生长缓慢，可发生局部侵袭性生长及复发，晚期才发生转移。

【病因学】

1. 成人型纤维肉瘤　有少数报道由辐射诱发，但这些肿瘤是否是真正的纤维肉瘤尚不清楚。有几例纤维肉瘤的细胞遗传学研究显示肿瘤存在复杂的染色体异常，其中有两例出现 2q 的三倍体或四倍体。

2. 小儿型纤维肉瘤　细胞遗传学研究显示存在染色体易位 t(12;15)(p13;q26)，该染色体易位导致 NTRK3 受体酪氨酸激酶基因的活化。

【临床表现】

本病分为成人型和小儿型。

1. 成人型　成人纤维肉瘤发病年龄通常为41～60岁，多见于男性。最常见于下肢，其次是上肢和躯干。

2. 小儿型　小儿纤维肉瘤发生于10岁以前。绝大部分患儿小于2岁，常是先天性的，男孩多见。

3. 皮损形态　肿瘤常为单个皮下结节，质硬，表面紧张、光亮、发红，不易破溃。而恶性明显者，肿瘤大，质软，生长迅速。

4. 转移　肿瘤呈侵袭性生长，可浸润至皮下脂肪、肌肉、肌腱等部位。肿瘤术后易复发和转移，多次复发后，可累及内脏，常转移至肺，其次是肝和骨骼，罕见局部淋巴结转移。

5. 复发率　术后5年存活率50%，5岁以下转移率8%，10岁或较大儿童的转移率与成人相近，为50%。

【组织病理学】

1. 大体形态　分化良好的肿瘤生长缓慢，质硬，均匀，切面呈灰白色，有钙化和骨化。明显恶性的肿瘤质地柔软，切面呈灰红色，似鱼肉状，并可见出血、坏死、黏液样变和囊性变。

2. 分化好的肿瘤　瘤细胞呈长梭形，大小一致，无不典型性，胞质少，核分裂象少见。瘤细胞束交织成旋涡状。间质内胶原丰富，血管少。瘤细胞间及细胞周围绕有纤细的网状纤维。

3. 分化差的肿瘤　瘤细胞多形性，核大而不规则，核仁明显，核分裂象多见，且大而不典型。间质内胶原少，血管较多，管壁薄，有时不见明显旋涡状结构。未成熟的成纤维细胞间偶见较多黏液样基质，偶尔可见一至数个瘤细胞由致密透明变性的胶原包绕。

4. 免疫组织化学染色　肿瘤细胞波形蛋白染色阳性，偶尔肌动蛋白局部阳性。CD34、S100、EMA和肌丝蛋白染色阴性。

5. 超微结构研究　显示具有纤维母细胞和肌纤维母细胞的特点。

【诊断与鉴别诊断】

确诊主要依靠组织病理学检查，但需和下列疾病进行鉴别诊断。

1. 隆突性皮肤纤维肉瘤　与分化好的此瘤相似，但不累及深部组织，有明显旋涡状或车轮状结构。瘤细胞不典型性不明显，核分裂象少见。

2. 恶性纤维组织细胞瘤　瘤细胞多形性，可见奇形巨细胞。

3. 结节性筋膜炎　结节有压痛，病程自限性，可在数周内消退，主要为多形性成纤维细胞及血管反应性增生。

4. 平滑肌肉瘤　瘤细胞呈杆状，两端钝圆，偶见栅栏状排列，肌原纤维对van Gieson染色呈黄色，Masson三色染色呈红色。嗜银染色示网状纤维粗且与瘤细胞的纵轴平行。

第九节　Kaposi肉瘤

Kaposi肉瘤（Kaposi's sarcoma）又名多发性特发性出血性肉瘤，1872年由Kaposi首先报道。

【流行病学】

本病最初报道的是一种少见病，但20世纪50年代发现此病在非洲呈区域性分布，非洲热带地区如肯尼亚、坦桑尼亚、扎伊尔等发病率极高，占恶性肿瘤的3%～9%。80年代后发现AIDS患者中发病率极高，我国新疆地区报道较多，主要见于维吾尔族和哈萨克族。

【病因学】

本病发病病因不明，据研究和下列因素有关。

1. 遗传因素　Kaposi肉瘤的病因有地理和种族发生的背景，其发病率在不同人群和不同地域差异甚大，临床表现也不完全相同。

2. 病毒感染　到目前为止，与Kaposi肉瘤病因有关的病毒包括人疱疹病毒8型、巨细胞病毒、EB病毒、乙型肝炎病毒、人类T淋巴细胞白血病病毒、单纯疱疹病毒、人类T细胞淋巴瘤病毒以及人类免疫缺陷病毒。其中与Kaposi肉瘤关系最为密切的是人疱疹病毒8型（HHV-8），巨细胞病毒和人类免疫缺陷病毒。新疆经典型Kaposi肉瘤患者皮损组织内HHV-8 DNA检出率81%以上，而AIDS相关型Kaposi肉瘤HHV-8 DNA检出率达100%。

3. 免疫因素　免疫力降低在Kaposi肉瘤的发生、发展过程中起重要作用。Kaposi肉瘤的免疫功能障碍主要表现为细胞免疫功能低下，而体液免疫主要表现为丙种球蛋白升高，但应强调的是这些研究结果在不同临床类型Kaposi肉瘤表现并不一致。但新疆经典型Kaposi肉瘤患者未检出免疫功能异常。

4. 细胞因子　许多细胞因子与Kaposi肉瘤的

发生、发展及消退有关，如bFGF、TGF、VEGF、TNF、IL-1和IL-6等。

【临床表现】

斑片、斑块、结节为本病的基本损害，一般认为斑片为早期损害，斑块为充分发展的损害，结节为晚期损害，但是临床上不同类型Kaposi肉瘤或同一类型Kaposi肉瘤临床表现差异极大。目前根据流行病学、临床表现、生物学行为把Kaposi肉瘤分为四型。

1. 经典型Kaposi肉瘤　多见于60岁以上老年男性。皮损好发于四肢，尤其是下肢远端，表现为红褐色或蓝色斑块和结节。晚期可破溃，常继发下肢淋巴水肿。除皮肤外，最常受累的是皮下淋巴结，约占全部病例的10%，表现为淋巴结大。10%的病例有内脏受累，其频率依次是胃肠道、肝、肺、腹部淋巴结和心脏。极少数病例只有内脏损害而无皮肤表现。通常病程缓慢发展，预后较好。

2. 非洲型Kaposi肉瘤　是非洲赤道地区相当常见的肿瘤。多见于25～40岁成人，甚至发生于儿童。皮损广泛，并可累及淋巴结、肝、肺和胃肠道等。此种类型往往由于广泛的内脏受累而迅速死亡。儿童常有浅表淋巴结广泛受累，而无皮肤损害。以皮肤损害为主的儿童患者，病程进展往往较慢。据临床表现，该型又分为四种亚型：结节型、菜花样型（又称增殖型）、浸润型、淋巴结病型。

3. 同种异质移植型Kaposi肉瘤　多为器官移植，特别是肾移植后，长期应用免疫抑制疗法所致。皮损广泛分布于皮肤和黏膜，淋巴结和内脏受累或不受累。病程进展快，但停止免疫抑制疗法后，皮损可自愈。淋巴瘤或白血病患者在接受免疫治疗前或以后，均可并发Kaposi肉瘤。

4. 艾滋病相关型Kaposi肉瘤　损害较小，分布广泛，多发生于身体上部，而下肢较少累及，进展迅速。口腔损害常见。皮损初起为红色斑疹或斑丘疹，周围可见苍白晕，随后苍白晕逐渐消失，皮损呈紫色或棕红色，似皮肤纤维瘤样小丘疹。除皮肤外，内脏损害更常见，主要见于淋巴结、胃肠道和肺部，病情进展迅速，治疗困难，死亡率高。

【组织病理学】

四种类型的Kaposi肉瘤的组织病理改变基本相似，主要以梭形细胞增生、血管瘤样结构、红细胞外溢、含铁血管黄素沉积和慢性炎细胞浸润为主。皮损临床形态不同，组织学表现有不同程度的差异。其中斑片损害以非特异性炎症表现为主，而斑块和结节损害主要以裂隙样血管和梭形细胞增生为主，伴有大量的红细胞外溢及含铁血黄素沉积。免疫组化标记梭形细胞CD34弥漫阳性，局部CD31和Actin阳性。

1. 斑片　真皮内梭形细胞和血管增生不明显，内皮细胞不典型性不明显，周围有混合的淋巴细胞和浆细胞浸润，有时伴有含铁血黄素沉积和少量红细胞外溢。

2. 斑块　真皮血管增生明显，管腔大小不等，梭形细胞逐渐增多。损害的边界不清，梭形细胞团块中央可见成熟血管或血管样裂隙。红细胞外溢常见，有多少不等的炎症细胞浸润。

3. 结节　特征性表现为真皮内境界相对清楚的梭形细胞团块，数量不等。编织状排列的梭形细胞间可见大量不规则、不成熟、裂隙样血管腔，内含红细胞，而成熟大血管明显减少，红细胞外溢更加明显。团块周围可见扩张的淋巴管。可见或多或少的有丝分裂象。炎细胞明显减少。

【诊断与鉴别诊断】

根据临床表现结合组织病理检查可明确诊断，但应与肢端淤积性皮炎、血管肉瘤、假性Kaposi肉瘤、动脉瘤良性组织细胞瘤等进行诊断。

1. 肢端淤积性皮炎　好发于小腿，常合并严重慢性静脉淤滞，在真皮浅部见正常形态的小毛细血管增生伴纤维化、含铁血黄素沉积和少数炎细胞浸润。

2. 血管肉瘤　肿瘤位于真皮内，境界不清，由无数大小不等、交织吻合的血管组成，呈浸润性生长，内皮细胞的不典型性更显著，有丝分裂活跃，异常核分裂常见，并见多层内皮细胞。内皮标记物第Ⅷ因子相关抗原、CD31、CD34和FLI-1阳性，其中CD31是最敏感的也是最特异的。HHV-8通常阴性。

3. 假性Kaposi肉瘤　常有外伤史，组织病理上血管和梭形细胞增生不明显，无血管样裂隙及梭形细胞核不典型性。

【治疗】

1. 局部治疗

(1)放疗：Kaposi肉瘤皮损对放疗高度敏感，是一种重要的治疗方法。但对黏膜损害几乎无效。放疗副作用主要包括高度色素沉着、放射性皮炎及溃疡形成。

(2)手术切除及物理治疗：包括冷冻及激光治疗，仅用于皮损较少或皮损较小的患者。可以改善皮肤和黏膜损害，但不能阻断新发皮疹。

(3)皮损内注射疗法：细胞毒性药物：应用较多的是长春新碱、长春碱及争光毒素，仅有少数孤立的损害能完全治愈。硬化剂：因导致注射局部的缺血性坏死而用于 Kaposi 肉瘤的治疗，副作用是疼痛、瘢痕及溃疡形成。α-干扰素：是目前应用较多且较为成熟的方法，对经典型宜小剂量，艾滋病相关型剂量较大，疗程至少半年以上。

(4)皮损表面药物治疗：如维 A 酸及争光毒素、二甲基亚砜搽剂，有一定疗效。

2. 全身治疗

(1)α-干扰素治疗：经典型治疗每日 300 万～600 万 U，疗程半年以上。艾滋病相关型常需要大剂量，每日 3 000 万～3 600 万 U 因此全身性毒性反应也更明显，免疫状态较好或皮损较局限的病人反应较好。干扰素可以抑制血管生长、抗病毒、抗增生及免疫调节，在 Kaposi 肉瘤治疗上具有良好的应用前景。常见副作用为流感样症状，其他包括体重减轻、恶心、抑郁、贫血、暂时性白细胞减少等。

(2)化疗：全身单一或联合化疗可用于治疗晚期病人，在 Kaposi 肉瘤应用最广泛的是长春新碱、长春碱。其他包括争光毒素、阿霉素、放线菌素 D 等。

(3)维 A 酸制剂：体外实验研究证明维 A 酸及其同分异构体可抑制培养的 Kaposi 肉瘤细胞增生，因此可用于治疗 Kaposi 肉瘤。

(4)其他疗法：有报道使用抗血管生成剂、免疫球蛋白制剂治疗 Kaposi 肉瘤。

第十节 淋巴管肉瘤

淋巴管肉瘤(lymphangiosarcoma)又称恶性淋巴管内皮瘤，是来源于淋巴管内皮细胞的一种恶性肿瘤，极罕见。

【流行病学】

此病的恶性程度很高，可经淋巴管和血行广泛转移。

【病因学】

主要发生于长期淋巴水肿的基础上，80％以上发生于上肢，主要见于乳腺癌根治术后。少数发生于腹部或阴茎癌切除后，或者在丝虫病引起的下肢淋巴水肿的基础上。

【临床表现】

1. 皮损形态　最早的表现为淋巴水肿部位发生擦伤，以后迅速出现污秽蓝色或红色结节，有些病例则主要为水疱。

2. 部位　最常见于上肢。

3. 转移　早期即可出现播散，最常侵犯肺及胸腔。

【组织病理学】

1. 病变处淋巴管增生。

2. 内皮细胞呈乳头状增生，增生细胞较大，胞质少，胞核大而深染，有核仁。核分裂象多见。

3. 部分区域可见出血、坏死，晚期可侵犯深部肌肉。

【诊断与鉴别诊断】

确诊靠组织病理学检查，但需要和 Kaposi 肉瘤鉴别。

Kaposi 肉瘤：淋巴管肉瘤和 Kaposi 肉瘤有很多相似之处，但 Kaposi 肉瘤与本病相反，发病以男性为多，无乳腺手术及淋巴水肿史。

【治疗】

早期截肢可望痊愈，较晚期患者则预后不佳。必要时可采用化学治疗。

第十一节 脂肪肉瘤

脂肪肉瘤(liposarcoma)是脂肪母细胞的恶性肿瘤，脂肪母细胞是形成脂肪的特殊间叶细胞。脂肪肉瘤是最常见的一种恶性软组织肿瘤，极少自皮下脂肪组织发生，常由肌肉或深筋膜处脂肪细胞恶变再扩展至皮下组织。

【病因学】

1. 在细胞遗传学上，分化好的脂肪肉瘤具有特征性染色体环或标记来源于 12 号染色体长臂的 13～14 区。

2. 有 90％的黏液样型和圆形细胞型脂肪肉瘤出现特异性的染色体易位 t(12;16)，部分病例可出现染色体易位 t(12;22)(q13;q12)。

3. 多形性脂肪肉瘤常显示多种各不相同的细胞遗传学异常。

【临床表现】

1. 好发年龄　脂肪肉瘤是第二位常见的软组织肉瘤。男性稍多见于女性，可发生于任何年龄，但大多数在 40 岁以上。

2. 好发部位　股部、腘窝或臀部。

3. 分为三个亚型

(1)不典型脂肪瘤样瘤(不典型脂肪瘤、分化好的脂肪肉瘤)：包括去分化的脂肪肉瘤变异性。

①发生部位。此瘤常深在，可发生于皮下组织。主要见于大腿和躯干、骨骼肌内、腹膜后腔、纵隔和精索内。发生在内脏的罕见。

②好发人群：男性多见，常发生于 51～70 岁。

③皮损形态：表现为缓慢生长的无痛性肿瘤，数厘米大小。

④不典型脂肪瘤样瘤的预后和发生部位密切相关。发生在外周部位的肿瘤比腹膜后的肿瘤预后好，肿瘤越小，预后越好。发生于皮下的肿瘤常常由于切除不完全而局部复发，但此型肿瘤的生物学行为不呈侵袭性，一般不发生转移。除非肿瘤出现去分化。

⑤去分化是指肿瘤呈二相性，既包括不典型脂肪瘤样成分，也出现肉瘤性未分化成分。

(2)黏液样脂肪肉瘤：包括圆形细胞型或脂肪母细胞型。

①发生人群。见于成人，发病无性别差异，31～50 岁是发病高峰期。

②发生部位。大多数肿瘤发生在深部软组织，发生于皮下者少见。好发于大腿。

③所有肿瘤都容易局部复发，大约有 1/3 会发生转移，这取决于圆形细胞所占的比例，出现圆形细胞、坏死和 P53 高表达提示预后不佳。

(3)多形性脂肪肉瘤。此型最少见。

①发生人群。发病无性别差异，多见于老年人。

②发生部位。肿瘤深在，主要发生于四肢。只有极少数肿瘤发生于真皮或皮下。

③肿瘤生长迅速，容易局部复发和远处转移。

4. 皮肤损害　弥漫性结节性浸润，特别是低分化者易转移，多转移至肺和肝。

【病理学检查】

1. 不典型脂肪瘤样瘤　表现为 3 种形式，脂肪细胞型、硬化型和梭形细胞型。

(1)脂肪细胞型脂肪瘤样型：在显微镜下与成熟脂肪组织极为相似，但可见细胞核中度多形性，伴有大小不一的脂肪细胞和少量脂肪母细胞。多形性细胞核在纤维间质中最为明显。

(2)硬化型脂肪瘤样型：此型位置较深，由纤细的或硬化的胶原组织组成，含有奇形怪状的多核细胞，脂肪母细胞罕见。可有个别有丝分裂象，血管周围常可见到异型深染细胞。少数切片可出现明显的单核炎性细胞浸润。有时可出现向软骨、骨和平滑肌等组织化生，是本病的特征之一。

(3)梭形细胞型脂肪瘤样型：主要由短束状或螺纹状的梭形细胞组成，细胞淡染嗜酸性，轻至中度异型，而脂肪细胞成分反而不明显，常常易被忽略。

2. 黏液样脂肪肉瘤　由形态一致的星形或梭形细胞组成，胞质内有小空泡，细胞位于由酸性黏多糖组成的黏液样间质中。常可见到黏蛋白聚集形成的淋巴血管瘤样改变。小的薄壁毛细血管形成复杂的丛状网络，称为鸡爪或鸦爪样改变，是本病的特点。在肿瘤的周边区容易发现脂肪母细胞。

3. 多形性脂肪肉瘤　由高度多形性的梭形细胞、脂肪母细胞和大量多核多空泡的巨细胞组成。

【诊断与鉴别诊断】

确诊此病主要依靠组织病理学检查。但需要和下列疾病进行鉴别。

1. 黏液纤维肉瘤　黏液样脂肪肉瘤需要和此病进行鉴别，黏液纤维肉瘤没有脂肪母细胞、细胞多形性更明显。

2. 恶性纤维组织细胞瘤　脂肪肉瘤除多形性外，一般无奇形巨细胞，瘤细胞为多泡性脂肪母细胞，而恶性纤维组织细胞瘤的瘤细胞为泡沫细胞，常见奇形巨细胞。

【治疗】

1. 小肿瘤应切除并送活检。

2. 大肿瘤条件许可者，在阻断血供情况下，切除并送活检，一期完成手术。

3. 对发展较快且估计恶性程度较高的脂肪肉瘤，应同时将瘤周肌肉(包括起止点)切除。

第十二节 恶性黑素瘤

恶性黑素瘤(malignant melanoma)简称恶黑，与黑素瘤系同义词，是一种高度恶性的黑素细胞肿瘤，占皮肤恶性肿瘤的第三位(占6.8%～20%)。肿瘤细胞几乎都来源于表皮真皮交界处的黑素细胞，发生于先天性小痣者占13.4%。

【流行病学】

国外统计约占所有恶性肿瘤的3%，皮肤肿瘤的20%，黑素瘤发病率平均增长速度为每年4%～6%。我国分析的1 905例皮肤恶性肿瘤中黑素瘤305例，占16.0%，20年的活检数年均增长3.9%。在因患癌症死亡的病例中，黑素瘤约占1%。发病率在澳大利亚昆士兰最高，为全年16.4/10万。发病率无性别差异，多发于30岁以上，随年龄增长而发病率增加，高峰年龄46～49岁，发育期前发病的只有0.3%～0.4%。

【病因学】

本病病因目前尚未完全清楚，一般认为是多方面的。

1. *种族与遗传* 美国白种人皮肤黑素瘤的发病率比黑人高。日本人的黑素瘤发病率低于白种人。家族性黑素瘤占黑素瘤的8%～14%，相关基因以细胞周期调节基因CDKN2A(9p21)多见。家族性黑素瘤患者通常较散发性患者年轻，并且常为多发性。

2. *日晒* 黑素瘤尤多见于对过度日晒极度敏感的人群，如红发蓝眼的塞尔特人(Celts)肤色浅，不易晒黑，但容易形成晒伤和斑点。但浅表扩散性黑素瘤的发生与偶尔的强烈日晒尤其是幼年孤立的严重晒伤事件关系密切；此外越靠近赤道附近地区，黑素瘤发病率越高。因此，黑素瘤与日晒关系引起越来越多的重视。

3. *外伤与刺激* 不少报道提示创伤与刺激可使良性色素性皮肤病恶变，不少年轻患者常有多年前“点痣”史。有人统计10%～60%患者有外伤史。非洲斑图(Bantu)人中赤脚者发病率较穿鞋者高两倍。我国和乌干达人的发病部位以足为常见，可能与经常外伤刺激有关。我国统计的一组病例21%原发部位有明确外伤史。

4. *痣细胞痣* 本病亦可来源于原先存在的皮肤病(如恶性雀斑样痣、发育不良性痣细胞痣、先天性痣细胞痣等)。我国统计的一组病例15.4%源于先天性小痣。

5. *其他* 还可能与病毒感染或机体免疫功能低下等有关。

【临床表现】

1. *好发人群* 主要见于老年人，好发于男性，男女发病率之比为3:2，而男性患者死亡率较高。

2. *好发部位* 多发生于皮肤，也见于黏膜，还可发生于眼脉络膜和软脑膜等处。女性好发于腿部，尤其是小腿，而男性好发于背部，并且头颈部黑素瘤也更多见于男性。

3. *皮损特点* 皮损不对称、边缘不规则、颜色不均匀、直径常大于6mm，并持续增大。

4. *生长方式* 有放射性生长和垂直性生长两种，多数黑素瘤首先在原位呈放射性生长，然后才发展为侵袭性生长(垂直性生长)。

5. *分型* 普遍认可分为四型，即浅表扩散性黑素瘤、结节性黑素瘤、恶性雀斑样黑素瘤和肢端雀斑样黑素瘤。其中，恶性雀斑样黑素瘤的放射生长期持续时间最长，浅表扩散性黑素瘤和肢端雀斑样黑素瘤放射生长期持续时间较短，结节性黑素瘤无放射生长期。

(1)浅表扩散性黑素瘤：由原位表浅黑素瘤(又称Paget样原位黑素瘤)发展而来，是最常见的黑素瘤。始为扁平、有鳞屑的斑点或斑片，逐渐发展为呈侵袭性生长的蓝色或蓝黑色结节，皮损边缘多为扇形，还可见到色素减退的自行消退区。斑片直径很少超过2.5cm，呈不规则形。溃疡发生较晚，但溃疡的形成是进行诊断和判断预后的重要线索，一期患者5年存活率平均约70%。

(2)结节性黑素瘤：初起为蓝黑或暗褐色隆起性结节，呈水平和垂直扩展，迅速增大而呈乳头瘤状、蕈样或形成溃疡；一期患者5年存活率平均为50%～60%。

(3)肢端雀斑样黑素瘤：为我国常见类型，多由原位肢端雀斑样痣发展而来。好发于手指或足趾以及承重部位，足底(尤其是足后跟)是最常见的发病部位。通常表现为色素不均匀、边界不规则的斑片，逐渐扩大；若位于甲，初期呈纵行带状色素条纹。预后较好，纵行带状色素条纹可有数年甚至10余年的缓慢生长期，但肿瘤发展至垂直生长期后，常出现溃疡以及蓝色或黑色结节，5年存活率仅

11%～15%。

(4)恶性雀斑样黑素瘤：主要见于 50～70 岁的老年人；好发于颜面等曝光部位；皮损由原已存在的恶性雀斑样痣发展而来，原发处皮损通常为淡褐色不均匀色素性斑片，伴有暗褐色或黑色小斑点，边缘不规则，逐渐向周围扩大。发展成恶性雀斑痣样黑素瘤的临床指征为：皮损变硬，或出现一个或数个淡蓝色皮内结节；此型生长缓慢，通常经过 10～15 年的原位生长期后才发生侵袭性生长，故较晚发生转移，最初仅局限于局部淋巴结转移。5 年存活率平均为 90%～94%。

【病理学检查】

基本分为原位、侵袭性和转移性黑素瘤。瘤细胞仅局限在表皮内时，称为原位黑素瘤；当瘤细胞穿破基底膜侵入真皮时，称为侵袭性黑素瘤。瘤细胞似痣细胞，但明显异型，核分裂象多见。根据细胞形态，可分为上皮细胞型和梭形细胞型两大类，上皮细胞样细胞多见于浅表扩散性黑素瘤和结节性黑素瘤，梭形细胞多见于肢端雀斑样黑素瘤和恶性雀斑样黑素瘤。

1. *原位黑素瘤*　①相对较大，>6mm；②肿瘤不对称；③黑素细胞散布于表皮各层；④黑素细胞巢大小不一、形状不规则、倾向于融合；⑤黑素细胞水平扩展，界限不清楚；⑥黑素细胞不典型(有异型性)；⑦细胞坏死；⑧瘤细胞未突破表皮基底膜。

2. *侵袭性黑素瘤*　①常有原位黑素瘤的表皮内特点；②瘤细胞穿破基底膜侵入真皮，真皮内瘤细胞常呈巢状分布，巢周有网织纤维包绕；③瘤基底部细胞仍呈巢状，细胞大，含色素(色素痣的结构正好相反)；④淋巴管内或血管内有瘤细胞；⑤瘤内及瘤周小血管增生；⑥淋巴细胞浸润，可有浆细胞。

3. *转移性黑素瘤*　乳头层常有无浸润带，黑素瘤细胞在真皮胶原束之间呈列兵样排列。

黑素瘤细胞呈异型性，细胞大小形态不一，胞核大，可见到核分裂及明显核仁，胞质内可含有色素颗粒，对多巴和酪氨酸酶呈强阳性反应，内含多少不等的黑素。除 HE 染色外，对肿瘤细胞进行 Mel-A、HMB-45、S-100 蛋白免疫组织化学染色，可有助于诊断。

美国癌症联合委员会(AJCC) 2002 黑素瘤 TNM 分期见表 25-1。与临床和预后相关的主要因素是黑素瘤细胞的浸润深度或厚度。浸润深度通常采用 Clark 分级法分为 5 级：

Ⅰ级：原位黑素瘤，黑素瘤细胞局限于表皮基底膜以上；

Ⅱ级：侵入真皮乳头层，单个或少数黑素瘤细胞聚集成巢；

Ⅲ级：侵入真皮乳头层下血管丛，瘤细胞常呈扩大结节状，但未侵入真皮网状层；

Ⅳ级：瘤细胞侵入真皮网状层；

Ⅴ级：瘤细胞侵入皮下脂肪层。

表示厚度的有 Breslow 法，为目镜测微器计量肿瘤厚度。

表 25-1　美国癌症联合委员会(AJCC) 2002 MM TNM 分期表

符号	描述	附注
T_X	原发性病灶不好评估者(刮片检查或退化性 MM)	
T_0	未查明原发性肿瘤	
Tis	原位 MM	
T_1	≤1.0mm	a：无溃疡及Ⅱ、Ⅲ层面；b：有溃疡或Ⅳ、Ⅴ层面
T_2	1.01～2.00mm	a：无溃疡；b：有溃疡
T_3	2.01～4.0mm	a：无溃疡；b：有溃疡
T_4	>4.0mm	a：无溃疡；b：有溃疡
N_1	1 个淋巴结	a：微型转移；b：临床有转移
N_2	2～3 个淋巴结	a：微型转移；b：临床转移
N_3	≥4 个转移淋巴结，无光泽淋巴结，或同时有过渡型转移、卫星转移和淋巴结转移	c：过渡型转移或卫星病变，无淋巴结转移
M_{1a}	远位皮肤、皮下或淋巴结转移	LDH 值正常
M_{1b}	肺转移	LDH 值正常
M_{1c}	任何远处转移	LDH 值升高

注：LDH＝ 乳酸脱氢酶，微型转移指选择性或前哨淋巴结活检阳性

【诊断与鉴别诊断】

1. *诊断标准*　黑素瘤的最后诊断靠病理学检查,最有意义的组织学变化包括:①瘤细胞的间变及异型变。②交界活性,真皮表皮交界处瘤细胞不典型增生,细胞分散不成巢。③不典型瘤细胞突破基底膜,进入真皮。④瘤细胞出现异常核分裂象。⑤瘤细胞散布于表皮全层。⑥瘤细胞有不成熟现象。⑦黑素形成增加。⑧真皮带状炎性浸润。⑨表面溃疡形成。⑩间质反应,真皮内不见网状纤维包绕瘤细胞现象。其中以前 5 项更重要。

2. *鉴别诊断*　此外,黑素瘤尚应与日光性雀斑样痣、色素性基底细胞癌、脂溢性角化病、皮肤纤维瘤、Kaposi 肉瘤以及甲下外伤性血肿等进行鉴别,常规组织病理学 HE 染色以及进行合适的免疫组织化学染色有助于鉴别诊断。

(1)日光性雀斑样痣:见于老年人曝光部位,损害直径通常小于 1 cm,色素分布均匀,边缘整齐光滑。

(2)色素性基底细胞癌:损害常较透明或伴有毛细血管扩张。

(3)脂溢性角化病:损害色泽均匀、边界鲜明。

(4)皮肤纤维瘤:色泽均匀,边界明显,质硬。

(5)外伤性血肿:有时与黑素瘤难分,但前者发生快,常呈一致性深黑色。

(6)Kaposi 肉瘤:损害常为淡红或淡紫色。

黑素瘤最后确诊主要靠病理检查,病理变化与上述其他疾病有不同点。

【治疗】

黑素瘤治疗首选手术切除。手术切除的范围、深度以及免疫治疗、化疗、放疗等,均取决于肿瘤的厚度及分期。

1. *手术治疗*　目前黑素瘤的外科治疗趋于保守,切除的范围以尽可能减少局部复发为目的。需强调截肢不能防止远处转移,而且影响生活质量。切除深度不主张达深筋膜,保留筋膜可减少转移。对恶性雀斑样痣可采用 Mohs 手术,完全切除镜下肿瘤即可。黑素瘤切除范围应根据肿瘤浸润深度决定,一般可根据下列原则确定(表 25-2)。

表 25-2　黑素瘤浸润厚度与切除范围的关系

原位黑素瘤	0.5cm
＞1mm	1.0cm
1～4mm	2.0cm
＞4mm	＞2.0cm

局部淋巴结的处理原则是 B 超探测到肿大淋巴结者予以清扫,不主张行预防性清扫。

2. *化疗*　仅用于广泛播散者,可选用达卡巴嗪;有联合化疗报道,疗效不理想,灌注化疗用于晚期局限性肢端黑素瘤患者。

3. *免疫疗法*　尚处于临床研究阶段的过继免疫疗法,即应用淋巴因子活化自身性杀伤肿瘤的效应细胞(如淋巴因子激活的杀伤细胞),亦可系统使用或皮损内注射卡介菌多糖核酸治疗。

4. *放疗*　对缓解内脏及中枢神经系统转移灶的压迫症状有一定疗效,亦可缓解骨转移所致的疼痛。

第十三节　皮肤淋巴瘤

一、概　　述

皮肤淋巴瘤是指以皮肤损害为初发或突出表现的淋巴瘤,可原发于皮肤,也可继发于淋巴结或其他器官。原发于皮肤的约占结外淋巴瘤的第 3 位,仅次于胃肠及口咽环。

【分类】

世界卫生组织(WHO)淋巴瘤分类工作组和欧洲癌症研究与治疗组织(Eoropean Rganization for Research and Treatment of Cancer,EORTC)为获得一个临床医生与病理医生都能接受、对临床医疗和病理诊断都有指导价值的皮肤淋巴瘤分类方案,结合各自的经验和研究成果,将 2001 年 WHO 淋巴造血组织肿瘤的病理学和遗传学分类与 EORTC 关于原发性皮肤淋巴瘤的分类相结合,于 2005 年推出了 WHO-EORTC 皮肤淋巴瘤分类。简要内容见表 25-3。

表 25-3　2005 年 WHO-EORTC 皮肤淋巴瘤分类

皮肤 T 细胞和 NK 细胞淋巴瘤
蕈样肉芽肿(MF)
MF 的变异型和亚型
亲毛囊性 MF
Paget 样网状细胞增生症
肉芽肿性皮肤松弛症
Sézary 综合征(SS)
成人 T 细胞白血病/淋巴瘤
原发性皮肤 $CD30^+$ 淋巴增生性疾患
原发性皮肤间变性大细胞淋巴瘤
淋巴瘤样丘疹病
皮下脂膜炎样 T 细胞淋巴瘤*
结外 NK/T 细胞淋巴瘤，鼻型
原发性皮肤外周 T 细胞淋巴瘤，非特指
原发性皮肤侵袭性亲表皮 $CD8^+$ T 细胞淋巴瘤(暂定)
皮肤 γ/δ 型 T 细胞淋巴瘤(暂定)
原发性皮肤 $CD4^+$ 多形性小/中 T 细胞淋巴瘤(暂定)
皮肤 B 细胞淋巴瘤
原发性皮肤边缘带 B 细胞淋巴瘤
原发性皮肤滤泡中心淋巴瘤
原发性皮肤弥漫大 B 细胞淋巴瘤，腿型
原发性皮肤弥漫大 B 细胞淋巴瘤，其他类型
血管内大 B 细胞淋巴瘤
前驱血源性肿瘤
$CD4^+$/$CD56^+$ 皮肤造血组织肿瘤(母细胞性 NK 细胞淋巴瘤**)

注：* 限定于 α/β 型 T 细胞淋巴瘤，** 新近证据提示为树突状细胞前体细胞来源，因其组织来源未明确，建议使用 $CD4^+$/$CD56^+$ 皮肤造血组织肿瘤的名称

【流行病学】

皮肤淋巴瘤的发病情况，国内尚无大量统计资料。1981 年 Braun-Falco 等统计 316 例皮肤淋巴细胞增生及有关疾病中，低度恶性的 T 细胞型占 28%(其中 MF 占 68%)，B 细胞型占 25%。低度恶性的皮肤 T 细胞淋巴瘤(CTCL)中，高度恶性占 7%。日本 1976－1980 年资料统计 510 例皮肤淋巴瘤，其中 T 细胞型占 64%，B 细胞型占 5%，故以 T 细胞型多见。上海华山医院皮肤科皮肤病理室 29 年中经长期随访和组织病理检查确诊皮肤淋巴瘤 204 例，其中 MF 153 例，占 75%，SS 2 例，占 1%。其他 T 细胞淋巴瘤 11 例，占 5.4%。皮肤 B 细胞淋巴瘤 19 例，占 9.3%。国内以 MF 最多，非亲表皮性 CTCL 及皮肤 B 细胞淋巴瘤(CBCL)也不少见。

【临床表现】

除 MF、Sézary 综合征(SS)、Paget 样网状细胞增生症(PR)外，大多数原发皮肤淋巴瘤患者临床表现相似。

1. 好发人群　多发生于中年或老年。

2. 好发部位　局限性皮损常发生于躯干、头皮、面部，老年患者播散性皮损更常见于小腿。

3. 皮损　局限或播散，常见红色至紫红色结节或斑块，表面光滑，有时周围有红晕，破溃、脱屑不常见，有时表现为苔藓样丘疹。

4. 特定淋巴瘤皮损　某些类型皮肤淋巴瘤有一些特点，如小细胞淋巴瘤，特别是 T 细胞型，可出现耳、手部弥漫浸润；亲血管性大细胞淋巴瘤除棕红色结节外，尚可出现瘀斑、紫红色瘀斑样斑块、坏死或溃疡，有时有毛细血管扩张。

【病理学检查】

1. 肿瘤细胞浸润模式　Burg 等提出有 3 种模式。

(1)T 细胞模式，瘤细胞主要分布于真皮乳头层及乳头下层，并有明显亲表皮现象，即瘤细胞侵入表皮细胞间，有聚集倾向，最后形成大小不等的

Pautrier 微脓肿，此模式主要见于 MF、SS 及 PR。

(2)B 细胞模式，瘤细胞主要分布在真皮深层乃至皮下组织，浸润边界较清楚，一般瘤细胞不侵犯表皮，表皮下也无瘤细胞浸润，因此在表皮下形成明显的无浸润带，主要见于 CBCL(皮肤 B 细胞淋巴瘤)。

(3)非 T、非 B 模式，瘤细胞弥漫浸润于整个真皮和(或)皮下组织，边界不清，主要见于组织细胞淋巴瘤、白血病，也可以为 CBCL 或其他尚未分类的淋巴瘤。

根据此种模式，大致可辨认瘤细胞属 T 或 B 淋巴细胞性，但不能绝对化，CTCL 也有不少表现为 B 细胞模式(即所谓非亲表皮性 CTCL)，肿瘤期 MF 也可以浸润很深，而亲表皮现象不明显；相反，晚期 CBCL 也可侵犯表皮乃至破坏表皮，形成溃疡，因此也不能截然区分，仍需结合临床、病理、免疫表型等多方面资料进行综合分析。CTCL 和 CBCL 的主要鉴别参见表 25-4。

2. *瘤细胞形态*　表现各有不同，详见下文。

3. *其他病变*　如血管增生，细胞浸润成分以及有无坏死和表皮病变对诊断和鉴别诊断有一定的帮助。

【诊断】

皮肤淋巴瘤中，MF、SS、PR 临床病理有较多的特点，诊断相对容易，而其他类型的 NHL(即非 MF，SS、PR 的皮肤淋巴瘤)往往需用一些特殊方法。

临床上诊断皮肤淋巴瘤时，应有整体观念。

1. 完整病史、体格检查及皮损的详细描述；

2. 全血细胞计数：包括淋巴细胞绝对计数、外周血涂片中不典型淋巴细胞计数(计数其占有核细胞数的百分比)；

表 25-4　CTCL 和 CBCL 的主要鉴别要点

	CTCL	CBCL
病史	较长(5～20 年以上)	短(1～2 年)
皮损	往往多形，多呈斑片，斑块及肿瘤(表面有脱屑、溃疡)，发展缓慢	常为单发肿瘤，无脱屑或破溃，有时为多发斑块，生长迅速
淋巴结	早期只见皮肤病性淋巴结	早期即有肿瘤病变
骨髓	很少受累	受累者并不少见
皮肤病理	T 细胞模式(亲表皮性)	B 细胞模式(非亲表皮性)
表皮	棘层多肥厚	正常或萎缩
亲表皮性	有	无
表皮下无浸润带	无	有
表皮下水肿	明显	无
其皮内浸润分布	真皮上、中部及附属器周围明显	真皮中、下部血管周围明显
浸润灶形状	带状或片状，较弥散	结节状，较紧密
浸润边缘界限	不清	大多鲜明，但有细胞束条状伸入周围间质
毛囊黏蛋白变性	可有	无变性
血管	毛细血管后静脉增生	正常或瘤细胞浸润
浸润细胞形态	多形，包括脑回状扭曲核细胞及巨噬细胞，嗜伊红细胞及浆细胞	单形，主要为淋巴细胞，浆细胞样淋巴细胞及大、小滤泡中心细胞
细胞酶化学	酸性磷酸酶和(或)α-醋酸萘酯酶(ANAE)灶状阳性	酸性磷酸酶和(或)ANAE 均阴性
免疫表现型	主要为 CD2、CD3、CD4、CD5 阳性	主要为 HLA-DR/Ia^+，Ig^+，κ^+，λ^+ 及 CD1、CD20、CD22 阳性
基因重排	T 细胞受体(TCR)	Ig 重链或轻链基因

3. 皮肤活检:包括石蜡包埋 HE 切片、免疫组织化学染色。如有条件或必要时行电镜检查或免疫球蛋白检查等;

4. 如淋巴结肿大,做淋巴结活检(检查项目同皮肤活检);

5. 如发现淋巴结有病变,进一步做骨髓(涂片或活检)检查;

6. 对疑难病例必要时做分子生物学或分子遗传学检查,如基因重排、染色体检测等。

【治疗】

1. 支持疗法　一般说来,原发于皮肤的淋巴瘤,特别是 MF,往往有三期病程,进展较慢,特别是早期尚未累及淋巴结时,以支持疗法为主。

2. 中医疗法　辨证论治,早期用清热解毒,后期以扶正固本、活血化瘀治则为主。

3. 放疗　即使皮肤局部范围内出现肿瘤,仍可以局部放疗为主,同时兼用免疫疗法及中医中药。

4. 化疗　斑片及斑块期均可以局部化疗,氮芥或卡莫司汀制剂外用。

二、蕈样肉芽肿

蕈样肉芽肿(granuloma fungoides,GF)是原发性皮肤 T 细胞淋巴瘤(cutaneous T cell lymphoma,CTCL)中最常见类型,以亲表皮性为特征。低度恶性,呈慢性进行性经过,后期可累及淋巴结和内脏。

【病因学】

本病病因尚不明。

1. 病毒感染　曾从某些 MF 患者的新鲜和培养的淋巴细胞中分离出一种 RNA 逆转录病毒,即人类 T 细胞嗜淋巴细胞病毒(HTLV)Ⅰ/Ⅱ,并在患者血清中发现天然抗体。近年来有学者在 MF 患者血清中检测到的 EB 病毒、巨细胞病毒抗体具有很高的阳性率,均提示本病与病毒感染有关。

2. 药物因素　如止痛药、安定药、噻嗪类。

3. 环境与职业因素　化学制剂如空气污染物、杀虫剂、吸入剂、去污剂、消毒剂;如接触金属、塑料、切割油和溶剂等,曾认为某些职业(如石油化学工业、纺织工业、建筑业、制造业等)可能与本病的发生发展有关。

4. 其他　包括葡萄球菌超抗原、持续性衣原体感染和 T 细胞凋亡缺陷等。

【临床表现】

本病一般为青壮年发病。根据皮疹发生时间,病情发展过程,临床上可分为三期,即红斑期、斑块期和肿瘤期,但三期皮损可部分重叠,临床上亦可在同一患者身上同时见到三期皮损,而某些患者仅表现为红斑期,病程不再进展。

1. 红斑期　又名蕈样前期或湿疹样期。

(1)皮损:早期红斑损害为形态不规则、不对称、少量鳞屑、大小不一的粉红或红色斑片,可有瘙痒。许多损害有萎缩,可有异色性损害。冬季干燥明显,细碎脱屑;皮疹数月或更长时间不消退。

(2)好发部位:躯干、四肢、乳房和屈侧,常泛发。

2. 斑块期　又名浸润期。

(1)皮损:界限清楚,呈略高起的浸润性斑块。由于皮损中央消退,常表现为奇异、边缘呈环状、弓形或匍行性的外观。颜色暗红至紫色,颜面受累时褶皱加深形成"狮面"。

(2)转归:由红斑期进展而来或直接发生,之后可发展到肿瘤期。

3. 肿瘤期

(1)皮损:好发于躯干,大小不等、形状不一,呈褐红色隆起性结节,易早期破溃,形成深在性卵圆形溃疡,基底被覆坏死性灰白色物质,溃疡边缘卷曲。偶亦见皮损一开始即表现为肿瘤结节,称暴发型蕈样肉芽肿。

(2)转归:由斑块期进展而来或直接发生,患者通常在数年内死亡。

【病理学检查】

1. 红斑期　早期诊断困难,常仅在真皮上部见非特异性炎性浸润。若见亲表皮现象,即出现单个核细胞散在表皮内聚集,周围有空晕,有聚集形成 Pautrier 微脓肿的趋势;淋巴细胞在真表皮交界处呈线状排列,均高度提示为蕈样肉芽肿。

2. 斑块期　对多数病例有诊断价值,本期通常有三种变化:①亲表皮现象,不仅有单个散在深染脑回状单一核细胞,周围有空晕,往往表皮内出现 Pautrier 微脓肿;蕈样肉芽肿细胞为异型 T 淋巴细胞,核大。②真皮浸润呈带状或斑片状。③真皮浸润内出现相当多的所谓 MF 细胞,即其核深染,外形、大小不规则等异形表现。

3. 肿瘤期　①亲表皮现象不明显,甚至在真皮上层出现无浸润带;②真皮全层及皮下组织多表现为 MF 细胞浸润,常见核分裂象。

【诊断与鉴别诊断】

1. 诊断标准 主要根据各期临床特点及组织学特征，早期诊断一般均需要做活检确定。

亲表皮性是斑片期、斑块期及肿瘤期 MF 的组织学标志，但与疾病分期及淋巴细胞的分化程度有关，随着向肿瘤期进展，亲表皮性逐渐消失。早期 MF 的诊断取决于临床与病理良好的相关性，了解患者目前的治疗很重要，如局部使用激素、紫外线等。对 MF 早期诊断有帮助的病理表现有以下几个方面。

(1)淋巴细胞周围有空晕。

(2)淋巴细胞在真表皮交界处呈线状排列。

(3)表皮内淋巴细胞过度卷曲。

(4)亲表皮性不成比例。

(5)Pautrier 微脓肿。

(6)表皮淋巴细胞比真皮的淋巴细胞大。

(7)真皮乳头胶原束硬化伴苔藓样浸润。

(8)虽然有特征性的异型淋巴细胞，但在早期损害时常不明显。

(9)早期病变时有丝分裂活性无意义。

MF 常见的免疫组化标记特征是 $CD4^+$、CD45RO 阳性辅助/记忆 T 淋巴细胞的聚集和增生。$CD8^+$ 偶尔可阳性，也可表达 CD2、CD3、CD5。晚期病变呈典型的减少或缺失，CD5 也可减少或缺失。

此外，T 细胞受体的基因重排可为诊断提供较为特异的手段。用 Southern 印迹法或 PCR 技术可检测出克隆性 T 细胞受体基因重排，TCR 基因重排几乎能够 100％地预测肿瘤期、50％～100％斑块期及 50％～78％斑片期的 MF。

2. 鉴别诊断

(1)慢性浅表性皮炎：亦称小斑块副银屑病，好发于中年，有持续存在的鳞屑性红斑，呈圆形或卵圆形，常有手指样外观，好发于躯干和四肢，斑片在大小、形状和颜色上往往趋于统一。组织病理上表皮有典型的海绵水肿过程，无异形淋巴细胞和亲表皮性。

(2)淋巴瘤样药物反应：患者表现为多个浸润性斑块或红皮病，在组织学上与 MF 难以鉴别，必须结合临床与病理才能鉴别诊断。

【治疗】

1. 早期损害 以增强患者免疫力和局部治疗为主，如 IFN 肌肉或损害内注射，卡介菌多糖核酸或转移因子注射等，局部可选用氮芥，或试用芳香维 A 酸外用治疗；窄谱中波紫外线、PUVA、准分子激光均有很好的疗效。

2. 晚期损害 若淋巴结受累，广泛性皮损受累，特别是内脏受累，可采用化疗，如环磷酰胺、苯丁酸氮芥、甲氨蝶呤等，可单独应用或与氮芥局部外用、电子束照射或光化学疗法联合应用，疗效更好。

【预后】

斑片期和斑块期 MF 的生存率常超过 10 年，而肿瘤期的 5 年生存率不到 50％。

三、Sézary 综合征

Sézary 综合征（Sézary syndrome）又称为 Sézary 网状细胞增生症、T 细胞淋巴瘤性红皮病或 T 细胞红皮病。其特点为红皮病伴有水肿与色素沉着，在病人周围血中常能找到特殊的单一核细胞，故称之为 Sézary 综合征。

【流行病学】

本病较罕见。约占皮肤恶性淋巴瘤的 8％，男女比例为 3∶2，多见于 50～70 岁。

【病因学】

本病的确切病因尚不明，可有多种因素诱发或加剧，如注射青霉素、自身血清或口服磺胺制剂、对氨水杨酸钠、异烟肼以及应用 5％硫酸和橡胶颗粒做皮试后。关于本病与 MF 是否为同一疾病问题，尚未明确。但多数观点认为 Sézary 综合征代表皮肤 T 细胞淋巴瘤的白血病阶段。

【临床表现】

1. 好发人群：多发生于 41～70 岁，男女无明显差别。

2. 皮损特点：泛发性红皮病，伴有水肿，特别是面部与小腿。病期稍长者则皮肤浸润肥厚。由于广泛瘙痒，故常伴有色素沉着。也可有毛发脱落、爪甲营养不良。

3. 浅表淋巴结大伴肝脾大。

4. 皮肤浸润细胞及末梢血液中可发现 Sézary 细胞。

【病理学检查】

1. 最常见的特征是真皮上部带状浸润或不常见的真皮乳头血管周围浸润，偶尔真皮网状层也可累及。

2. 浸润细胞以成熟小淋巴细胞为主，偶见不典型性，但伴不典型或高度扭曲的脑回状细胞核的淋巴样细胞更常见。

3. 表皮浸润可极轻微，伴散在不典型细胞或显著的亲表皮性。

4. 混合型炎症细胞包括组织细胞、嗜酸性粒细胞、中性粒细胞或浆细胞。

【实验室检查】

1. 血象　患者的外周血中，可见中度白细胞增多，通常为(10～30)×10^9/L，并会出现典型的S细胞，S细胞＞10％～15％时有诊断意义，常随病情恶化而增加。

2. 骨髓象　早期正常，晚期可见到典型的S细胞。

【诊断与鉴别诊断】

1. 诊断标准　本病诊断需要结合临床与病理才能确定，特别是在外周血内能找到较多的有相对特征的Sézary细胞。对诊断有一定的意义。

国际皮肤淋巴瘤协会制定的标准包括以下几点：

(1)Sézary细胞绝对计数为1 000个/mm^3或以上；

(2)流式细胞仪测得$CD3^+$或$CD4^+$细胞增多，使CD4/CD8比值为10或更高；

(3)全T细胞标记物(CD2，CD3，CD4，CD5)异常表达，T细胞CD7表达缺乏(或增大的$CD4^+$/$CD7^-$细胞≥40％)为Sézary综合征的试验性标准；

(4)淋巴细胞计数增加，Southern印迹法或PCR技术检测到血液中克隆性T细胞；

(5)染色体异常的克隆性T细胞。

2. 鉴别诊断　MF：组织病理学特征基本相同，必须结合临床特征和外周血Sézary细胞检查。

【治疗】

早期一般采用对症治疗，晚期患者方考虑化疗。免疫疗法及电子束照射是目前常用方法。国内多采用中西两法综合治疗，中医以清热解毒与扶正培本治法为主。西药则多用增强细胞免疫制剂，如转移因子等。

四、成人T细胞淋巴瘤

成人T细胞淋巴瘤(Adult T-cell Lymphoma)又名逆转录病毒相关性成人T细胞淋巴瘤/白血病，简称ATL。

【流行病学】

本病在1976年出现于日本南部，以后加勒比海地区也发生流行，不久世界各地病例不断增多。我国大陆及台湾省也有少数病例，迄今美国及欧洲已有200多例报道，伊朗也有个案报道。

【病因学】

1. 人类亲T淋巴细胞逆转录病毒(HTLV-1)　流行病学调查表明其传播方式有：①通过母乳喂养传给儿童；②活动期患者可通过性传播；③通过血液制品传播。潜伏期长。日本已有一百万以上人群HTLV-1血清检查阳性。早期呈带病毒状态。血清HTLV-1阳性，外周血中无异常细胞，也查不到前病毒整合基因组，此期处在静止状态。最常见40岁以后发病，其发病与病情加重因素与HIV感染相似。

2. 其他　大部分感染HTLV-1的患者并未发展为ATL，近99％的HTLV-1患者无症状，所以推测ATL可能存在除HTLV-1以外尚未明确的协同致病因子。

【临床表现】

男性较多见，平均发病年龄为52岁，多在40岁后发病。除了白血病前期，ATL被分为4型：隐匿型、慢性型、淋巴瘤型和急性型。皮损可见于所有类型。

1. 隐匿型(5％)　临床特征为逐渐出现的皮损，包括红斑、丘疹和结节。可有淋巴结病，少数患者肝脾受累。血循环中瘤细胞减少，无高钙血症。

2. 慢性型(20％)　淋巴结和脾脏受累比例高，皮损常见，骨髓亦经常受累，血循环中很少见到瘤细胞，无高钙血症。本型也可转变为急性发作型。

3. 淋巴瘤型(20％)　有显著的淋巴结病变，但未达到白血病期。

4. 急性型(55％)　常突然起病，除了局部或泛发的皮肤表现(包括红皮病、斑丘疹、斑块和肿块)，还有疲劳、发热和体重减轻。其余症状包括广泛的淋巴结病(纵隔淋巴结除外)(80％～90％)、肝脾大(50％)、肺受累，以及因骨质溶解而产生的骨痛和高钙血症也较常见。脑膜有时可受累。最后患者共同表现为：虚弱、嗜睡、神志不清、多尿、多饮。

【实验室检查】

1. 急性型　57.6％患者外周血中白细胞增多，常大于10×10^9/L，甚至可达100×10^9/L，并可出现不典型细胞。这种细胞的胞核明显多形、扭曲，类似Sézary细胞；免疫表型CD4、CD3和CD9阳性，CD8阴性，表现为辅助性T细胞表型，CD25(IL-2R)阳性。患者血清HTLV-1抗体阳性。其他实验室检查可发现血清乳酸脱氢酶及胆红素增加。

2. 慢性型 患者外周血中只见1%～20%奇形怪状或分叶的不典型细胞。

【病理学检查】

1. 常可见亲表皮性和Pautrier微脓肿，真皮内呈多灶性聚集。

2. 瘤细胞特点：可以表现为胞质丰富、泡状核、核膜清楚、有多个核仁的大细胞，多数表现为中等大、高度不规则、染色质致密、胞质少。

3. 具有包涵体样核仁的免疫母细胞有时占很大比例，单车排列的多个核形似成串香蕉，被认为具有特征性。

4. 常见脑回状瘤巨细胞，核大，奇形怪状，有的类似R-S细胞。有丝分裂象往往较明显。

5. 背景细胞主要是组织细胞，有时伴浆细胞或较多的嗜酸性粒细胞。

6. 免疫表型：通常 $CD2^+$、$CD3^+$、$CD4^+$、$CD5^+$、$CD25^+$ 和 $CD7^-$，有时 $CD8^+$，极少数情况下瘤细胞同时表达CD4和CD8。

【诊断与鉴别诊断】

根据临床表现及组织病理特征及瘤细胞免疫组化表型CD25阳性，血清中HTLV-1抗体阳性，可诊断。

本病在临床和病理上与Sézary综合征及MF有重叠，本病起病急和缺乏MF斑片期这两个特征有助于与其他疾病鉴别诊断。必要时，须进一步做血清学检查或用Southern印迹法检测HTLV-1病毒DNA。

【治疗】

主要联合化疗，但尚需调整患者免疫状况，加强支持疗法。

【预后】

急性型和淋巴瘤型ATL进展快、预后差、死亡率高，中位生存期3.7～6.0个月。死亡原因包括感染、高钙血症和肿瘤广泛转移，隐匿型和慢性型的预后较好，患者常可存活2年或更长。

提示预后不佳的因素包括机会感染、全身不适、发热、淋巴结病、肝脾大、黄疸、年龄40岁及病变累及多个部位。

五、原发性皮肤弥漫大B细胞淋巴瘤

原发性皮肤弥漫大B细胞淋巴瘤(Diffuse large B-cell lymphoma，DLBCL)是由大的转化性B细胞弥漫生长形成的肿瘤，没有明显的中心细胞。DLBCL最常见的变形是腿型，通常发生在腿部，少数也可发生在其他部位。

【流行病学】

有5%～10%的DLBCL为腿型，平均年龄约70岁，女性多见。皮肤DLBCL很少发生于儿童。

【病因学】

本病病因尚不清楚，以往认为可能与病毒感染和潜在的免疫缺陷有关，近期研究证明EB病毒、人疱疹病毒8型、Borrel疏螺旋体与本病发病无关。

【临床表现】

1. 好发人群 老年女性。

2. 好发部位 最长见于腿部，单侧或双侧小腿均可受累，有时也可以在其他部位。

3. 皮损 生长迅速，呈多发播散性或聚集性圆顶状红色结节和斑块，质硬，表面光滑无结痂。进展期病变可发生溃疡。

【病理学检查】

1. 真皮全层和皮下显著弥漫性淋巴样细胞浸润。

2. 浸润细胞形态单一，由大淋巴样细胞组成，包括具有较大细胞核和明显核仁和免疫母细胞，具有中等胞质、较大分裂或非分裂核的中心母细胞。

3. 可见较多核分裂象，局灶性坏死或溃疡形成。

4. 表皮常不受累，真表皮之间可见无细胞浸润带。

5. 免疫组化示不典型细胞对CD20、CD79a以及单克隆性κ和λ轻链阳性。Bcl-6表达不恒定，而Bcl-2和MUM-1/CL强阳性。

【诊断与鉴别诊断】

1. 诊断 根据组织病理特征及免疫组化标记方可诊断。

2. 鉴别诊断

(1)原发性皮肤滤泡中心细胞淋巴瘤：好发于中年人，皮损局限，多位于头部或躯干，肿瘤细胞以中心细胞为主，伴有数量不等的中心母细胞，可以形成滤泡型或呈弥漫性生长，肿瘤细胞Bcl-6(+)，Bcl-2(-/+)和CD10(-/+)，不表达MUM-1蛋白。

(2)黑素瘤：细胞呈片状排列，细胞体积大，核呈空泡状，核仁大而明显，应与本病鉴别，但黑素瘤免疫组化染色S-100蛋白、HMB45呈阳性，且不表达淋巴细胞相关抗原，由此可鉴别。

【治疗】

至今仍无一种能够显著改善患者存活率的有

效治疗。

1. 手术切除、放疗　仅对单发、体积小的肿瘤患者可以考虑，同时系统应用糖皮质激素及α干扰素治疗。

2. 化疗　近期研究证实联合使用利妥昔单抗（抗-CD20抗体）及包含蒽环类抗生素的联合化疗短期疗效优于其他治疗，其对远期预后的影响尚不清楚。

【预后】

常复发，死亡率高。多变量分析显示：Bcl-2表达、多发皮肤病变、年龄是独立的预后因素。Bcl-2阳性和阴性患者的5年存活率分别为41%和89%。

六、皮肤假性淋巴瘤

皮肤假性淋巴瘤（cutaneous pseudolymphoma）系指临床和（或）组织病理上类似皮肤真性淋巴瘤的一组反应性多克隆淋巴增生性疾病，由T细胞或B细胞组成，可以局限也可以播散。致病因素去除后或非激进治疗后可以治愈。

【流行病学】

皮肤假性淋巴瘤累及各年龄组。包柔螺旋体引起的B细胞假性淋巴瘤主要发生在儿童和青年，而药物导致的T细胞假性淋巴瘤常出现在成人。

【病因学】

本组疾病可由微生物、物理性或化学试剂引起，包括节肢动物叮咬、Lyme疏螺旋体病、Borrel疏螺旋体感染、烟草、药物（如苯妥英钠）、文身、病毒感染，也可为特发性。

【临床表现】

1. 分类　①皮肤淋巴细胞浸润症；②节肢动物叮咬和持久性疥疮结节；③Borrel疏螺旋体性淋巴细胞瘤；④苯妥英钠药疹；⑤血管免疫母细胞淋巴结病；⑥淋巴瘤样肉芽肿病；⑦光化性网状细胞增生症；⑧皮肤淋巴细胞瘤；⑨淋巴瘤样接触性皮炎，等等。应注意，虽然上述疾病目前为良性，但经过一段时间部分可发展成皮肤恶性淋巴瘤，部分可与皮肤恶性淋巴瘤同时存在或发生在其后。本章节内重点介绍淋巴细胞浸润症及皮肤淋巴细胞瘤。

2. 皮损　病变呈扁平、圆饼状，略隆起，粉红至红褐色，开始为小丘疹，向周围扩散，有时中心透明，有时显示旋涡状排列。表面光滑，偶尔不平坦。病变数目可以是一个、几个或多个。

【病理学检查】

真皮中上层围绕血管的淋巴细胞为主型袖套状浸润，混杂数量不等的浆细胞、巨噬细胞和嗜酸性粒细胞。基因型显示病变由B细胞和T细胞组成，多数病例T细胞占优势。皮肤淋巴细胞瘤和皮肤淋巴细胞浸润症的病理学特征如下所述。

1. 皮肤淋巴细胞瘤　又称为皮肤B细胞假性淋巴瘤。

（1）病变主要在真皮上部，淋巴细胞浸润常呈楔形分布（“头重”），也可表现为结节性和局限性浸润，但偶尔可弥漫并累及整个真皮层。

（2）在血管和皮肤附属器（尤其是小汗腺）周围，可见淋巴细胞浸润。

（3）淋巴细胞分为大小两型：小淋巴细胞多见，常见于病变早期，部分或完全围绕大淋巴细胞聚集处的边缘或周围，胞核圆形、深染，因胞质少而排列致密；大淋巴细胞相当于淋巴滤泡中的中心细胞、中心母细胞或免疫母细胞，胞核大，形态不规则、淡染，偶有折叠或沟状裂纹，胞质多，彼此分开。

（4）滤泡样结构形成：大小淋巴细胞可彼此相互混合或排列成淋巴滤泡样结构，大小不定，常有明显的套区。

（5）免疫组化示结节中央大细胞为B细胞，表达成熟的B细胞标记（CD20、CD79a），而周围的小淋巴细胞则为T细胞，多为辅助T细胞。生发中心可见规则界清的CD21^{+}树突状细胞网。

2. 皮肤淋巴细胞浸润症

（1）表皮通常无变化，真皮浅层和中层血管周围可见成熟的淋巴细胞浸润，以T细胞为主，且为多克隆性，B淋巴细胞少或缺如。

（2）毛囊周围炎细胞浸润较少见。

（3）不伴淋巴样滤泡形成。

（4）免疫组织化学示浸润细胞主要为CD3^{+}、CD4^{+}、CD45RO^{+}的T细胞，及少量CD20阳性的B细胞。

【诊断与鉴别诊断】

结合临床表现进行组织病理检查及免疫组织化学标记以明确诊断，应与下列疾病鉴别。

1. 滤泡性中心淋巴瘤　底部浸润广而深，并可累及附属器上皮。生发中心由不典型单一细胞组成。而皮肤假性淋巴瘤浸润细胞由不同淋巴细胞浸润，并且呈多克隆性，可资鉴别。

2. 皮肤边缘区B细胞淋巴瘤　为低度恶性B细胞淋巴瘤，可呈楔形浸润，但浸润广泛伴淋巴样滤泡形成，以及边缘带区细胞弥漫性增生伴带状浆细胞浸润，免疫组化示浸润细胞为单克隆性浆细胞。

3. 血管淋巴样增生伴嗜酸性粒细胞增多　可形成良性淋巴样滤泡结构，但本病嗜酸性粒细胞和血管增生较显著，并有特征性的临床表现。

4. 多形性日光疹　皮损发生于曝光部位，有光敏史，皮疹呈多形性；病理上浸润细胞多形性，表皮可呈皮炎样改变，真皮浅层水肿明显。

5. 红斑狼疮　面部蝶形红斑，有毛细血管扩张、黏着性鳞屑和萎缩。病理上角化过度，角栓形成，基底细胞液化变性，浸润细胞块状，狼疮带试验阳性，可有多系统损害表现。

【治疗】

1. 皮肤淋巴细胞瘤　对X线局部放疗有较好效果。

2. 淋巴瘤样肉芽肿　早期局限性及良性淋巴细胞性血管炎及肉芽肿对治疗的反应好。目前通常用中等至大剂量糖皮质激素治疗，苯丁酸氮芥可使大多数患者的病情缓解，但仍有发展成淋巴瘤者。

3. 皮肤淋巴细胞浸润症　抗疟药、避光药物、重金属制剂、皮质类固醇局部注射、X线照射和冷冻治疗对部分病例可能有效，但由于病程有自限性，上述治疗效果尚难肯定。

【预后】

皮肤假性淋巴瘤的预后很好，在诱因消失或非积极治疗后可以消退。然而，有些皮肤假性淋巴瘤可以进展成皮肤B细胞淋巴瘤或皮肤T细胞淋巴瘤。

（普雄明）

参考文献

[1] 普雄明，居哈尔，石得仁. 假性Kaposi肉瘤1例报告及电镜观察. 中华皮肤科杂志，2001，34(6)：465-466.

[2] Pu XM, WD Wu, XJ Kang, et al. Clinical and experimental study on thirty-eight patients with classic Kaposi's sarcoma in the Xinjiang Uighur autonomous region. J. Clin. Derm, 2003, 32: S25-31.

[3] Dezhi Zhang, Xiongming Pu, Weidong Wu, et al. Genotypic analysis on the ORF-K1 gene of human herpesvirus 8 from patients with Kaposi's sarcoma in Xinjiang, China. J. Genet. Genomics. 2008, 35(11):657-663.

[4] 高天文，孙东杰，李春英，等. 中国西部两医院1905例皮肤恶性肿瘤20年回顾. 北京大学学报医学版，2004，36(5)：469-472.

[5] Retsas S, Henry K, Mohammed MQ, et al. Prognostic factors of cutaneous melanoma and a new staging system proposed by the American Joint Committee on Cancer (AJCC): validation in a cohort of 1284 patients. Eur J Cancer, 2002, 38: 511-516.

[6] 周小鸽. WHO2EORTC皮肤淋巴瘤分类. 中华病理学杂志，2005，34(6)：376.

第26章

其他皮肤病

第一节 川 崎 病

川崎病(Kawasaki disease)又称皮肤黏膜淋巴结综合征(mucocutaneous lymph node syndrome),是一种病因未明的幼儿发生的血管炎综合征,以持续发热、皮肤黏膜出疹、淋巴结肿大和冠状动脉病变为特点。

【流行病学】

本病1967年由川崎首先报道,在日裔儿童中流行率最高,1979年、1982年、1985年日本曾有过三次大流行。我国也有川崎病流行,但流行情况未见详细报道。

本病见于儿童,好发于5岁以内婴幼儿,男女比例1.3～1.5∶1。

发病季节以4～9月份为多。

【病因学】

本病病因目前不明。

1. 感染　本病发生可能与溶血性链球菌、金黄色葡萄球菌、腺病毒、疱疹病毒、艾柯病毒、立克次体等感染相关,但未能获得明确病原体的证据。

2. 变态反应　本病为宿主对感染原产生的一种以血管为中心的Ⅲ型变态反应,发病与特定体质相关。

3. 其他　洗涤剂过敏或汞中毒可能与本病发生有关。

【临床表现】

1. 发热　持续性高热,为39～40℃,热程1～2周。

2. 皮疹　起病3～5d出现皮疹,皮疹类型不一,可为麻疹样、猩红热样、多形红斑样皮疹或弥漫性片状红斑。皮疹分布有向心性倾向,以面、躯干、四肢近端为主,一般不痒或轻痒。皮疹多于1周左右消退,消退后留下色素沉着和细小鳞屑。

3. 手足变化

(1)手足硬肿:发病5d左右可见手足背到指(趾)末端的皮肤成弥漫性非凹陷性硬肿,触之有木实感。

(2)早期绝大多数患儿掌跖泛红而呈品红或深紫色。

(3)膜样脱皮:急性期过后指、趾末端甲与皮肤交界处开始脱皮,呈小片状或膜状,具有诊断价值。肛周也可有小片状脱皮。

(4)指甲横沟:恢复期甲板上出现横行沟纹,随甲生长、渐向游离缘移行,最终消失。

4. 口腔变化　发病2～3d口唇明显充血呈鲜红或绛红色,稍后唇面干燥、皲裂,部分可出血,糜烂或覆以血痂。口腔、舌、咽部黏膜有弥漫性充血,舌乳头增生或出现杨梅舌。

5. 眼结膜变化　发病3～11d出现两眼球结膜充血。

6. 颈淋巴结肿大　急性期在颈单侧或双侧可触及肿大的淋巴结,活动,可有压痛,2周内可消退。

7. 心血管系统变化　常见病变为冠状动脉受累,包括扩张、狭窄、栓塞和冠状动脉瘤形成,20%～25%未经治疗的患儿在急性期可发生冠状动脉瘤。临床上,冠脉瘤轻者(瘤体直径<8mm)可完全恢复,重者(瘤体直径≥8mm)可形成血栓造成急性心肌梗死或冠状动脉瘤破裂,引起猝死。50%以上患儿冠脉瘤会完全消失,且多在发病1～2年后。

其他心血管病变还包括心肌炎、充血性心力衰竭、心包炎、心包积液、心律失常和瓣膜性心脏病等。

8. 胃肠道症状 腹痛、呕吐、腹泻，少数患者出现肝损伤、胰腺炎。

9. 神经系统 无菌性脑膜炎、癫痫、暂时性瘫痪。

【辅助检查】

白细胞显著增高，可达 1 万～2 万以上，核左移；嗜酸性粒细胞轻度增高；血小板增高。血沉增快，抗溶血性链球菌“O”一般不高，C 反应蛋白(CRP)多阳性。

冠状动脉瘤诊断的标准检查方法是血管造影，但由于需要造影剂并属于有创性检查使其应用受到限制。

超声心动图检查对于近端冠状动脉瘤的诊断灵敏度高，是儿童冠状动脉瘤的标准过筛检查。

【病理学检查】

本病病理特征表现为血管炎。

皮肤病变主要表现为炎性水肿及毛细血管周围炎性反应，单核细胞及淋巴细胞浸润，毛细血管扩张，毛细血管内皮细胞受损，真皮水肿。

尸检显示冠状动脉有广泛受累，表现为动脉炎，伴有弹力纤维断裂所致的动脉瘤样扩张及血栓形成，可有心肌梗死或心肌局部缺血。左心室有扩张性肥厚，心肌可有弥漫性或局限性水肿，小静脉周围淋巴细胞及浆细胞浸润。

【诊断与鉴别诊断】

1. 诊断 本病诊断主要根据日本川崎病研究委员会制定的川崎病诊断标准(2005 年修订第 5 版)和美国心脏学会制定的川崎病诊断标准(2001 年第 4 版)：凡具有原因不明的发热 5d 或以上，并至少具有以下 5 项标准中的 4 项者，即可诊断本病：

(1)双眼无痛性非渗出性球结膜充血。

(2)具有下列口咽病变之一：口唇充血或龟裂；咽充血；杨梅舌。

(3)具有下列肢端病变之一：掌或跖红斑；手或足水肿；甲周脱屑。

(4)多形性皮疹。

(5)急性非化脓性颈淋巴结肿大，直径≥1.5cm。

如少于 4 项标准，但发现有冠状动脉瘤者，也可诊断本病。

2. 鉴别诊断

(1)重症渗出性多形红斑：可出现发热、皮疹、结膜、唇和口腔黏膜病变，皮疹具有大疱和糜烂、渗出特点，而川崎病无此表现；唇及口腔黏膜病变具有特征性口唇糜烂、结痂、出血及皲裂，而川崎病则只有口咽部黏膜弥漫性充血，无糜烂、结痂；眼部受累为严重结膜炎、结膜水肿、大量纤维素性分泌物，而川崎病则限于球结膜充血，无分泌物；无手足红肿及趾、指末端膜样脱屑，川崎病具有此特征表现。

(2)病毒性心肌炎：病毒性心肌炎患儿发病前 1～3 周多有病毒感染症状，然后出现心血管系统症状，如胸闷、心悸、气短、胸痛、呼吸困难，心电图检查可发现心动过速和各种心律失常，以房性、室性期前收缩，房室传导阻滞最常见，心肌酶增高。而川崎病具有特征性皮肤、黏膜病变，心血管受累以冠状动脉病变为主，无心肌酶增高。

(3)小儿结节性多动脉炎：临床上常有长期或间歇性发热，皮疹为红斑、荨麻疹或多形红斑表现，可有高血压、心包渗出、心脏扩大、充血性心力衰竭及肢端坏疽等，但无特征性手足改变和冠状动脉病变，可与川崎病鉴别。

【治疗】

1. 静脉注射免疫球蛋白(IVIG) 早期使用大剂量 IVIG 治疗，可使体温迅速恢复正常、明显降低冠状动脉损害和心肌梗死的发生率。最佳方案为 1d 疗法，2g/kg，10～12h 滴注。

2. 抗凝剂 防止血小板凝集和血栓形成。阿司匹林 30～50mg/(kg·d)，分 3 次口服。恢复期改为小剂量的阿司匹林 3～5mg/(kg·d)维持。

【并发症的诊断、治疗和预防】

如果没有引起心脏血管的并发症，川崎病不会造成后遗症，因此治疗的目的是在避免造成心脏血管并发症，尤其是冠状动脉病变。

如果在起病后 10d 内未接受治疗，20%～25%的患儿可出现冠状动脉受累，治疗效果差。所以一旦确诊，应及时治疗，急性期给予静脉注射免疫球蛋白和大剂量阿司匹林，恢复期改为小剂量阿司匹林维持。如果已有冠状动脉扩张或冠脉瘤形成，则阿司匹林一直要服用到病变消失为止。

对于恢复期的患儿需要进行长期随访，定期检查心电图及超声心动图。

【预后】

川崎病的病人多数的预后很好，大多数患儿均能康复。

心脏、血管损害是造成川崎病患者死亡的主要原因，表现为冠状动脉炎、冠状动脉扩张、冠状动脉瘤、冠状动脉栓塞等。冠状动脉栓塞可引起心肌缺血，导致心绞痛及心肌梗死的发生；冠状动脉瘤破裂，会引发猝死。

第二节　坏疽性脓皮病

坏疽性脓皮病（pyoderma gangrenosum，PG）是一种少见的原因不明的溃疡性皮肤疾病，1930 年首先描述，50%以上与系统性疾病有关。诊断需排除其他原因引起的溃疡性皮肤疾病，如感染、恶性肿瘤、血管炎、胶原血管病、糖尿病、外伤等。

【流行病学】

本病发病率不详，估计每年每百万人为 1～3 例。

可见于任何年龄，但以 40～60 岁成人多见，尤多见于成年女性。

常伴有其他疾病，如关节炎、炎性肠病、血液病或恶性肿瘤等，但 PG 临床经过与这些原发疾病的严重程度或活动性无关。

【病因学】

本病病因未明。

可能与免疫系统失调，特别是中性粒细胞趋化性异常有关。约半数患者免疫球蛋白不正常，细胞免疫功能低下。

30%PG 可继发于创伤或外伤。

可与某些药物如 IFNα-2b、异维 A 酸、舒必利、丙硫氧嘧啶等有关。

【临床表现】

1. *皮肤损害*　初发皮损类似于虫咬反应，表现为小的炎性丘疹、脓疱，并逐渐增大，形成溃疡性损害。患处疼痛较著，常伴有关节痛和全身不适。

皮损分为典型皮损和非典型皮损：①典型皮损具有特征性，表现为深在的潜行性溃疡，溃疡周围呈紫色，好发于下肢，也可见于身体其他部位；②不典型皮损的溃疡较浅，还可表现为水疱、脓疱、糜烂等，常见于手背、前臂伸侧或面部。多发性皮损反复发作者，可留有筛状瘢痕。

皮损还可发生于某些特殊部位，易导致临床误诊：发生于手术切口缝合处周围，易误诊为切口感染；发生于生殖器，易误诊为某些性传播疾病；发生于口腔内，称之为增生性脓性口腔炎，主要见于炎症性肠病患者。PG 还可出现在皮外，如肝脏、肺和骨骼的累及。

2. *系统病变*　50%患者伴系统病变，系统病变时间可见于 PG 发病前、同时，或后。

常见 PG 相关的系统疾病包括：炎症性肠病（溃疡性结肠炎、局限性肠炎/Crohn 病）、关节炎（血清反应阴性关节炎、类风湿性关节炎、强直性脊柱炎、骨关节病等）、血液系统疾病（白血病、主要为 IgA 的单克隆 γ 球蛋白病）。其他少见疾病包括：肝病（肝炎、原发性胆汁性肝硬化）、骨髓瘤（IgA 型）、免疫性疾病（红斑狼疮、舍格伦综合征）等。

对 PG 患者，临床需要全面检查，以排除 PG 相关的系统性疾病。

【辅助检查】

所有病人均须做全面系统检查，以排除潜在系统性疾病，包括各项化验、影像学、内镜等物理检查。

【病理学检查】

无特异性组织学表现，但所有临床怀疑 PG 病人均须做病理检查，以排除其他疾病。

病理学改变与活检部位与病程有关，类似于脓肿或蜂窝织炎。典型病理表现为大量中性粒细胞浸润、出血、上方表皮坏死。血管周围及血管壁可见中性粒细胞浸润，但通常没有典型血管炎表现。早期损害表现为混合性炎细胞浸润，而晚期可形成肉芽组织，但无肉芽肿形成。

【诊断与鉴别诊断】

目前无确诊方法。主要诊断依据包括临床特征性的疼痛性溃疡、组织学嗜中性皮病，并排除血管性疾病、感染性疾病和肿瘤等。次要诊断依据包括特殊的病程、发病部位、伴发的系统性疾病以及对皮质激素系统治疗反应等。

须与本病相鉴别的疾病主要有：

1. *血管性疾病*　急性发热性嗜中性皮肤病、白细胞碎裂性血管炎、Behcet 病、Churg-Strauss 综合征、抗磷脂抗体综合征、韦格纳肉芽肿病、静脉功能不全等。

2. *感染性疾病*　深脓疱疮、坏疽性深脓疱病、单纯疱疹、孢子丝菌病、芽生菌病、软下疳、梅毒性树胶肿、化脓性汗腺炎、虫咬反应等。

3. *肿瘤*　鳞状细胞癌、疣状癌等。

4. *其他*　外伤、人工皮炎等。

【治疗】

充分卧床休息、有效减轻疼痛、治疗伴发疾病是治疗本病的前提。治疗前须考虑患者年龄、身体一般状况、基础疾病、治疗依从性等一般情况。治疗期间须记录皮损部位、形态、大小、数量等，并须长期随访，以评估疗效。

1. *系统治疗*

(1)糖皮质激素：大多数病人首选系统糖皮质激素治疗，可迅速缓解疼痛、促进溃疡愈合。常选用泼尼松 0.5～1.5 mg/(kg·d)口服，足量开始，待溃疡愈合后可逐渐减量，并加用激素替代药物，以避免长期激素治疗引起的副作用。常规剂量治疗无效者，可选择甲强龙 500～1 000mg/d 静脉冲击治疗。

(2)氨苯砜：为治疗 PG 的传统有效药物，50～200mg/d 口服，常与系统糖皮质激素联合应用。耐受性较好，但须注意血液系统并发症及其他严重副作用。

(3)抗微生物药物：可选用常规剂量的利福平、四环素类、万古霉素、美洛西林、氯法齐明、米诺环素等，多与其他系统治疗联合应用。其中氯法齐明和米诺环素(100～200mg/d)应用最多，耐受性好，可减少系统皮质激素治疗的副作用，延长缓解时间。

(4)环孢霉素 A：为一线替代药物，与系统糖皮质激素联合应用，可迅速控制病情。3～6mg/(kg·d)，常需治疗 3～4 个月，副作用较少。

(5)他克莫司(FK-506)和霉酚酸酯：他克莫司 0.1～0.3 mg/kg 口服，霉酚酸酯 500～1 000mg，每天 2 次。可单用，或与皮质激素联合应用。须警惕显著免疫抑制导致的机会感染或恶性肿瘤等副作用。

(6)英夫利昔单抗：5mg/kg 静脉给药，有报道成功治疗 PG 或伴有炎症性肠病 PG 病人。其他相同生物制剂包括依那西普、阿达木单抗也有治疗成功报道。

(7)其他：有报道 IVIG、血浆置换等治疗成功。曾经用于治疗 PG 的沙利度胺已逐渐被其他药物所替代，而硫唑嘌呤、秋水仙碱、环磷酰胺、瘤可宁、美法仑等抗肿瘤药物，因为毒性副作用，现极少应用于临床。

2. *局部治疗*

(1)创面护理：需无痛、无菌、无刺激。每日无菌盐水清洁，渗出较著可用 1∶2 000 高锰酸钾清洗。1%磺胺嘧啶银外用可保护创面，促进肉芽组织形成，抑制细菌生长。选择合适的非黏着性敷料进行包扎。

(2)外用治疗：活动性皮损周围外用含氟皮质激素软膏为有效治疗方法。另外，可选用他克莫司、色甘酸钠或过氧苯甲酰等外用，高压氧、局部放射治疗等。

(3)皮损内注射：曲安奈德 5～10mg/ml，皮损注射，每周 2 次。

【预后】

差异较大。年龄、性别、是否伴有系统性疾病，以及治疗方法、治疗时间及治疗反应等均与预后有关。

第三节 结 节 病

结节病(sarcoidosis)是一种原因不明的非干酪样坏死的上皮样细胞肉芽肿性疾病，1869 年由 Jonathan Hutchinson 首先描述。本病可累及任何系统，最常见于肺部，皮肤亦为好发部位，其他还可侵犯淋巴结(特别是胸腔淋巴结)、眼、肝脏、心脏、神经、肌肉与骨骼、肾脏、内分泌系统等。

【流行病学】

本病见于任何年龄、性别与人种。高发于 30 岁，其次为大于 50 岁。女性稍多见。长期吸烟者高发。

本病发病率似乎随赤道的距离增加而增加，丹麦和瑞典的发病率最高。发病率和病情严重程度与种族有关，以美国为例，非洲裔较高加索人种发病率高，器官累及数量多，病情重。

我国缺少流行病学资料。

【病因学】

本病的确切病因未完全阐明，与遗传、环境因素有关，具有遗传易感性个体，暴露于机体免疫系统不能有效清除的特异性环境因子，导致发病。

发病机制与免疫异常有关，由于机体免疫系统清除不充分，导致低毒力抗原对 Th_1 细胞的慢性持续性刺激，引起肉芽肿形成。与本病相关发病因素主要包括：

1. *感染* 感染是主要的发病因素，此可被大量的因某一感染因子导致地域性暴发结节病所佐证。感染性病原体包括细菌(如结核分枝杆菌、非典型分枝杆菌、痤疮丙酸杆菌、霉浆菌、棒状杆菌)，螺旋体(如博氏疏螺旋体)，病毒(如单纯疱疹病毒、丙型肝炎病毒、EB病毒、巨细胞病毒、柯萨奇病毒、风疹病毒)，真菌(如组织胞浆菌、隐球菌、球孢子菌、孢子丝菌)等。

2. 环境因子 非感染性环境抗原包括金属(如锆、铝、铍)，有机粉尘(如松树、花粉)，无机粉尘(如黏土、滑石粉)。

3. 遗传 可见家族聚集性发病，单卵双生是双卵双生发病率的2～4倍，提示本病发病与遗传有关。已证实本病与特定HLA存在关联，最常见的等位基因是HLA-B8，其他相关等位基因包括HLA-A1和HLA-DR3。

4. 免疫 有研究发现约半数病人存在伴高γ球蛋白血症的B细胞功能亢进和非特异性免疫复合物形成。也有发现很多结节病患者迟发型超敏反应降低，2/3患者的结核菌素皮内试验无反应。

5. 其他 某些药物如干扰素可激发或加重结节病。另有报道gli-1癌基因在包括结节病在内的肉芽肿性皮肤病存在高水平表达。

【临床表现】

可累及任何系统，临床表现差异较大。本病多发于冬季和早春，提示与环境促发有关。多隐匿发病，患者不经意或体检(如胸部放射检查)时发现。1/3患者有全身症状，如发热，乏力，体重减轻等。

1. 皮肤病变 25%结节病患者有皮肤症状，常伴有系统累及，亦可单独侵犯皮肤。根据组织学是否表现为非干酪样坏死肉芽肿，将皮肤损害分为特异性和非特异性两类，结节性红斑是主要的非特异性皮肤损害，而特异性皮肤损害包括冻疮样狼疮、斑丘疹、结节、瘢痕、斑块、毛细管扩张性狼疮疹样、鱼鳞病样、苔藓样、银屑病样、溃疡性以及皮下结节等。

(1)结节性红斑：是一种对不同感染或炎症疾病的一种超敏反应，常为急性，自限性，不常复发，较少需要治疗。表现为四肢(特别是胫前)触痛性结节性红斑，青年女性好发。

Löfgren综合征是结节性红斑伴有单/双侧肺门和(或)右侧气管旁淋巴结病、前葡萄膜炎和(或)多关节炎。其他症状还包括发热、踝关节周围炎、关节痛、肺部侵犯等。Löfgren综合征常为急性过程，预后良好，多于6～8周后自愈。

(2)冻疮样狼疮：1889年由Besnier首先描述，是最具特征性的皮肤损害。表现为紫红色或紫色硬实的斑块和结节，通常累及鼻、颊、耳、口唇，也可见于手背、指趾、额部。多见于伴有长期系统(特别是肺部)累及的黑人女性，亦常伴有慢性眼葡萄膜炎和骨囊肿。病程慢性，可导致严重畸形。可伴有上呼吸道(50%)和肺(75%)的肉芽肿损害(特别是累及鼻翼者)。

(3)斑疹或丘疹性结节病：是皮肤结节病最常见损害，表现为无症状的棕红色斑片和丘疹，好发于眶周和鼻翼、身体伸侧，临床和组织学均类似于肉芽肿性玫瑰痤疮。皮损愈合后大多不形成瘢痕。本症多为慢性，亦可呈急性病程。

(4)斑块性结节病：表现为特征性的圆形至卵圆形、棕红色至紫色的浸润性斑块，中心可见萎缩。部分斑块表面可有鳞屑，临床易误诊为银屑病或扁平苔藓。部分可呈环状损害。好发于四肢、面部、头皮、背部、臀部，对称分布。

毛细血管扩张性狼疮疹样结节病(angiolupoid sarcoidosis)是伴有显著毛细血管扩张的斑块性结节病的一种亚型，病程慢性，多超过2年，皮损多呈瘢痕愈合，发生于头皮者可引起永久性脱发。斑块性皮损患者的系统损害常常更为严重。

(5)皮下结节性结节病：又称Darier-Roussy结节病，为卵圆形肤色或紫色结节，皮损坚实，无触痛，直径0.5～2cm，好发于四肢或躯干。本症初始即为皮下结节，常不伴有严重的系统侵犯，皮损可自行消退。

(6)瘢痕结节病：为发生于外伤、手术、静脉注射、文身等引起的瘢痕处，皮损呈红色或紫色，有触痛。

(7)其他：其他少见的结节病皮肤损害还包括鱼鳞病样、苔藓样、血管炎样、银屑病样、红皮病样、疣状、乳头瘤样、溃疡等。

由于皮肤结节病的皮损形态可类似于任一皮肤疾病，因此，皮肤结节病被称为伟大的模仿家。

2. 肺部病变 最为常见。1/3～1/2患者具有呼吸困难、干咳、胸部压迫感或疼痛等症状，可发展至肺实质病变，最后导致不可逆纤维化。

3. 淋巴系统病变 1/3结节病患者有淋巴结肿大，活动，无压痛。最常见为气管旁淋巴结肿大，其次为颈部淋巴结。

4. 眼部病变 可累及任何眼部器官，但前葡萄膜炎最常见，可伴有发热、腮腺肿痛，此又称为葡萄膜腮腺炎热(uveoparotid fever)。慢性眼葡萄膜炎多见于非洲裔。

5. 神经结节病 结节病侵犯神经系统者不到10%,但可致命。可侵犯神经系统的任何部分,第Ⅶ对脑神经(面神经)麻痹最常见,脑垂体和下丘脑亦可累及。

6. 心肌病变 可见于5%结节病患者。表现为室性心动过速、完全性心脏传导阻滞、充血性心力衰竭、心包积液、心肌梗死,常为本病的死亡原因。

7. 其他病变 结节病患者还观察到肝酶升高、关节炎、近端肌无力、贫血、白细胞减少、高钙血症、糖尿病、肾衰竭等。

【辅助检查】

1. 实验室检查 白细胞减少和(或)血小板减少常见,24%病人可见嗜酸性粒细胞增多,5%病人可有贫血。13%~49%有高钙血症。

60%有血清血管紧张素转换酶(ACE)水平升高,ACE由组成肉芽肿的上皮样细胞产生,反应了病人肉芽肿负荷指数,因此,血清ACE检测可用于监测病情活动情况及治疗反应。

对伴有肝、肾累及者,可见血清ALT、AST、碱性磷酸酶、BUN、肌酐等水平升高。另外,可见ESR、ANA、血糖等升高。

2. 影像学检查

(1)胸片:可发现90%肺部累及,并可用于肺结节病的分级:Ⅰ级,双侧肺门淋巴结病(bilateral hilar lymphadenopathy,BHL);Ⅱ级,BHL加肺部浸润;Ⅲ级,肺部浸润不伴有BHL;Ⅳ级,肺纤维化。

(2)胸部CT:可用于证实肺淋巴结病或肉芽肿浸润,其他发现还包括位于支气管血管和胸膜下的小结节、小叶间隔增厚、蜂窝样肺、支气管扩张、肺泡实变等。

(3)全身镓(^{67}Ga)扫描:可了解全身病变情况及活动性。

3. 其他实验

(1)Kveim实验:是诊断结节病最特异性实验,但由于有效抗原来源困难和担心传染疾病,临床应用并不常见。将来源于结节病病人的脾脏或淋巴结组织自备成混悬液,进行肌内注射,4~6周后对注射处组织进行活检,发现是否有非干酪样坏死性肉芽肿形成,做出阳性或阴性判断。

(2)结核菌素皮肤试验:结节病患者可出现迟发性超敏反应障碍,约2/3出现不应答。

(3)肺功能实验:肺弥散量和肺活量缺陷最常见。

(4)支气管肺泡灌洗液CD4/CD8比例检查:超过3.5对结节病具有94%的特异性。

(5)心电图:可排除无症状的心律失常或心脏传导阻滞。

【病理学检查】

病理学检查是诊断结节病的必要手段,除了非特异性病变-结节性红斑外,均有特异性组织学改变,即上皮样细胞肉芽肿病理改变。肉芽肿一般局限,多位于真皮浅层,也可较深,甚或达皮下组织,上皮样组织细胞可形成多核巨细胞,如Langhans巨细胞,巨细胞内可包含星状小体或绍曼小体(Schaumann bodies),星状小体为星状的嗜伊红结构,绍曼小体为圆形或卵圆形的层状结构,周围通常可有钙化。结节性上皮样细胞肉芽肿中无或罕有坏死,周围可有少量淋巴细胞浸润,故又称为裸结节。纤维化不常见,一般从肉芽肿的周边向中心发展。

病理学检查还应包括偏振光检查、特殊染色、组织培养等,以排除异物、感染性疾病,如结核或其他非典型分枝杆菌感染、深部真菌病等。

【诊断与鉴别诊断】

诊断主要根据临床特征、非干酪样坏死上皮样细胞肉芽肿的组织学证据,并排除其他具有相似临床组织学表现的其他疾病。

考虑到本病被称为伟大的模仿家,临床可与任何具有相似皮损特点的疾病相鉴别。组织学上与本病鉴别的疾病包括皮肤结核、非典型分枝杆菌病、皮肤真菌病、异物肉芽肿、类风湿结节等。

【治疗】

无特效治疗方法。考虑到本病可自行消退、且治疗可能具有潜在的显著副作用,因此,本病并非需强制治疗。但是,一旦发现本病处于进展期且造成组织破坏,则需采取相应治疗。

1. 局部治疗 糖皮质激素外用或皮损内注射,他克莫司外用等。

2. 系统糖皮质激素治疗 肺结节病泼尼松20~40mg/d,心脏或神经系统结节病泼尼松60~80mg/d,治疗9~12个月后,逐渐将其剂量减至0.1~0.2mg/kg。

3. 免疫抑制药 在糖皮质激素有效减量后,可酌情选择添加甲氨蝶呤、羟氯喹/氯喹、环磷酰胺、四环素衍化物、肿瘤坏死因子拮抗药、硫唑嘌呤、霉酚酸酯、环孢素A等。

4. 外科治疗 电干燥、脉冲染料激光、二氧化碳激光、整形外科手术等，均可选用。

【预后】

包括系统累及患者的预后一般都较好。可因为严重纤维化导致畸形。

第四节　环状肉芽肿

环状肉芽肿(granuloma annulare，GA)是一种良性自愈性炎症性疾病，1895 年由 Colcott-Fox 首先描述，1902 年由 Radcliffe-Crocker 将其命名。

【流行病学】

临床相对常见，可发生于任何年龄，但罕见于婴幼儿。局限型和皮下型 GA 多见于儿童和青年，而泛发型 GA 好发于成人。多数研究显示女性多见。

大多为散发病例，偶有家族性发病报道。

【病因学】

本病病因与发病机制不明。

1. *与本病有关的发病因素*　包括损伤性刺激、感染和免疫、日晒、药物、糖尿病和甲状腺疾病、恶性肿瘤等。

2. *发病机制*　包括①结缔组织原发变性，诱发肉芽肿性炎症；②淋巴细胞介导的免疫反应引起巨噬细胞活化和细胞因子释放，导致结缔组织变性；③微小血管炎或其他微血管病变，导致组织损伤。

【临床表现】

典型皮损为初发的一个或数个丘疹，逐渐离心性增大，中央消退。皮损常无症状，偶有轻微瘙痒。

皮损临床类型主要包括局限型、泛发型、皮下型、穿通型、斑片型，也有报道有线状型、毛囊脓疱型、脐凹性丘疹型等，不同类型皮损可相互重叠。

1. *局限型*　最常见。皮损呈环状或弓形，肤色、红或紫红色，直径 1～5cm。环状皮损边缘触之硬实，可见延续或散在的丘疹性皮损。也可见坚实丘疹或结节性皮损，位于手指的丘疹性皮损可见脐凹。皮损好发于手背、足背、踝、下肢、腕部，也可见于其他部位，掌跖罕见。

2. *泛发型*　占 8%～15%，大多为成人。表现为播散性丘疹，丘疹呈(或不呈)环状，肤色、粉红、紫色、褐或黄色。部分可融合成小的斑块或大的色素性斑片，边缘呈环状或匍行性。皮损主要累及躯干。

3. *皮下型*　主要见于儿童。表现为皮下结节，无症状，直径 0.6～3.5cm，坚实，好发于小腿前，也可见于踝、足背、臀部、手部等。

4. *穿通型*　罕见，为变性坏死胶原经表皮排出。表现为浅表性小丘疹中央凹陷或结痂，可见奶油样物质排出，皮损愈合后留有萎缩性或色素性瘢痕。皮损可局限，好发于手背和手指，也可泛发于躯干和四肢。

5. *斑片型*　报道成人女性发生的红色、红褐色，或紫色斑片，泛发性融合性红斑可能与 HIV 感染有关。

【病理学检查】

病变主要见于真皮中上部，表现为特征性的淋巴组织细胞肉芽肿伴不同程度的结缔组织变性和黏蛋白沉积。浸润模式呈栅栏状或间质性，偶可见结节病样浸润模式。

【诊断与鉴别诊断】

根据典型临床和组织学特征即可做出诊断。

须与类脂质渐进性坏死、结节病、淋巴瘤、体癣、扁平苔藓、持久性隆起性红斑、传染性软疣等相鉴别。

【治疗】

大多数患者均可自行消退，不需治疗。

根据皮损类型和数量，可选择 0.1%他克莫司软膏、吡美莫司霜，或 5%咪喹莫特霜外用；IFN-γ 或 IFN-β 皮损内注射；也可选择抗疟药、维 A 酸、糖皮质激素、环孢素等口服治疗；或光疗、手术治疗等。

【预后】

大多数局限型患者皮损经数周至 2 年内可自行消退，偶见皮损原位复发。

第五节　肥大细胞增生症

肥大细胞增生症(mastocytosis)是以不同器官内肥大细胞增生和聚集为特征并产生相应临床表现的一类疾病，皮肤是最常累及的器官。

【流行病学】

发病率不详，无性别差异，最常见于儿童，75%婴儿期发病者至成人后消退，第二高峰发病年龄为30～49岁。

【病因学】

本病病因不明，是否为一种增生性反应还是肿瘤性疾病尚未确定。

研究表明：皮损中可溶性肥大细胞生长因子浓度增加，可刺激肥大细胞和黑素细胞增生和活化，导致瘙痒、充血、荨麻疹等，及黑素生成增加所致的色素沉着。另有研究发现，凋亡抑制蛋白bcl-2上调导致肥大细胞凋亡障碍也与本病有关。还发现本病IL-6水平升高且与病情活动相关。尽管有学者发现本病存在原癌基因c-kit的突变，但无法解释其在发病中的作用。

临床症状与肥大细胞释放因子（如组胺、前列腺素、肝素、中性蛋白酶、酸性水解酶等）有关。

【临床表现】

1. WHO将肥大细胞增生病进行如下分类

(1)皮肤肥大细胞增生症（cutaneous mastocytosis，CM）

①色素性荨麻疹；

②持久性发疹性斑状毛细血管扩张；

③弥漫性皮肤肥大细胞增生症；

④皮肤肥大细胞瘤。

(2)惰性系统性肥大细胞增生症（indolent systemic mastocytosis，ISM）。

(3)伴有相关（克隆）性血液非肥大细胞谱系的系统性肥大细胞增生症（systemic mastocytosis with an associated clonal hematologic non-mast cell lineage disease，SM-AHNMD）。

(4)侵袭性系统性肥大细胞增生症（aggressive systemic mastocytosis，ASM）。

(5)肥大细胞白血病（mast cell leukemia，MCL）。

(6)肥大细胞肉瘤。

(7)皮外肥大细胞瘤。

2. 皮肤肥大细胞增生症　包括孤立性肥大细胞瘤、持久性发疹性斑状毛细血管扩张（telangiectasia macularis eruptiva perstans，TMEP）、色素性荨麻疹（urticaria pigmentosa，UP）。色素性荨麻疹是最常见的临床类型，特征性表现为卵圆或圆形红棕色斑片、丘疹，或斑块，数量从数个至数千个不等，婴儿可发生水疱性皮损。

大多数皮损伴有瘙痒，皮疹类型可为斑疹、丘疹、结节、斑块、弥漫性硬结、孤立性结节或肿瘤等，儿童可出现水疱或大疱。皮疹颜色黄褐色至棕红色，数量一至数千个，直径1mm至数厘米。皮疹可对称分布于全身，躯干较四肢更常受累，面部、头皮、掌跖部位罕有累及，但有瘢痕性脱发的报道。

皮肤肥大细胞增生症的特殊体征如下。

(1)Darier征，表现为摩擦皮损后出现风团，周围绕以红斑。

(2)皮肤划痕征，见于近半数患者。

(3)面红征，可自发或口服肥大细胞脱颗粒药物后发生。

3. 根据病变累及范围及严重程度，可出现不同程度的急性和（或）慢性系统症状

(1)急性系统症状：对昆虫叮咬的超敏反应可能为本病的初发症状。一些皮损较为广泛的病人，在口服某些激发药物或食物后可出现急性系统症状，表现为面红、头痛、呼吸困难、哮喘、流涕、恶心、呕吐、腹泻、晕厥等。

(2)慢性系统症状：根据累及不同系统和器官而不同：累及骨骼可出现骨痛、骨折，脱颗粒的肥大细胞导致的肝素和干细胞因子（SCF）长期刺激，可引起骨质疏松；神经系统累及可出现神经精神症状；胃肠道累及可导致体重减轻、腹泻、恶心、呕吐、腹部痛性痉挛等；心血管累及可引起休克、晕厥（血管扩张所致）、心绞痛。

【辅助检查】

1. 实验室检查

(1)全血细胞计数：系统性肥大细胞增生症可有贫血、血小板减少或增多、白细胞增多、嗜酸性粒细胞增多。

(2)血、尿组胺水平：皮损广泛者尿组胺排泄水平增加2～3倍。

(3)总类胰蛋白酶水平：与组胺释放相平行，是肥大细胞脱颗粒的标记。在成人系统性肥大细胞增生症中，血总类胰蛋白酶水平还与色素性荨麻疹皮损中肥大细胞密度相关联，但仅有皮肤累及者血总类胰蛋白酶水平正常。因此，血总类胰蛋白酶水平升高被WHO推荐为诊断系统性肥大细胞增生症的次要标准之一。

WHO根据相关辅助检查，提出了系统性肥大细胞增生症的诊断标准。

①主要标准

骨髓活检标本，和（或）其他皮外器官活检标本肥大细胞的类胰蛋白酶染色，可见肥大细胞多灶性

致密浸润(＞15 个细胞聚集)。

②次要标准

骨髓或其他皮外器官发现异常形态(梭形或非典型性)的肥大细胞(＞25％),或骨髓涂片标本不典型肥大细胞超过 25％。

骨髓、血或其他皮外器官证实密码子 816 上有 c-kit 点突变。

骨髓、血或其他皮外器官中肥大细胞共同表达 CD117、CD2 和(或)CD25。

血清类胰蛋白酶大于 20ng/ml。

2. 影像学检查

(1)骨扫描和放射探查:可发现溶解性骨损害、骨质疏松和骨质硬化等。

(2)胃肠道检查:可发现消化性溃疡、异常黏膜类型、动力障碍等。

【病理学检查】

1. 骨髓活检和涂片检查　对于色素性荨麻疹病人发现外周血异常、肝脾大、淋巴结病等均需做骨髓检查,以排除相关血液疾病。骨髓检查禁用含肾上腺素的麻醉药,以免引起肥大细胞脱颗粒而影响结果判断。

2. 皮肤组织学检查　可见真皮,特别是真皮乳头血管周围的肥大细胞浸润。浸润的肥大细胞可通过吉姆萨染色或甲苯胺染色证实。

肥大细胞因含圆形核和丰富胞质,而呈煎鸡蛋样外观。持久性发疹性斑状毛细管扩张(TMEP)皮损中的肥大细胞呈砖块或梭形。结节性色素性荨麻疹肥大细胞浸润密集,可累及整个真皮,并可达皮下组织。活检时若损伤较著,还可见组织水肿和嗜酸性粒细胞浸润。色素性皮损可见基底层黑素增加和真皮乳头散在嗜黑素细胞。

【诊断与鉴别诊断】

诊断主要基于病史、临床表现、组织病理、实验室检查以及 WHO 分类体系。

临床上,不同的皮疹形态需要与不同疾病相鉴别,如色素性疾病、先天性皮肤疾病、肉芽肿性疾病、大疱性疾病等。系统累及者需要与相应系统疾病相鉴别。有全身症状者,还须与类癌综合征相鉴别。

组织学上,鉴别诊断包括其他伴有肥大细胞增多性疾病,如特应性皮炎、复发性过敏症、硬皮病、慢性荨麻疹等。

【治疗】

无特效治疗方法,治疗目的为减轻症状。嘱咐患者避免接触肥大细胞激活剂,如阿司匹林、非甾体抗炎药物、可待因、吗啡、酒精、维生素 B_1、奎宁、阿片制剂、加拉明、普鲁卡因、放射染料、右旋糖酐、多黏菌素 B、东莨菪碱、D-筒箭毒碱等。

H_1 和 H_2 抗组胺药物、色甘酸钠可减轻瘙痒及其他系统症状,抗组胺药物无效者可慎选阿司匹林口服治疗。

病情严重患者可考虑系统糖皮质激素治疗。

皮肤肥大细胞增生症特别是 TMEP 患者,PUVA 可获得较好疗效。

限局性皮损可局部外用或注射糖皮质激素治疗。

【预后】

儿童皮肤肥大细胞增生症一般预后较好,而系统性肥大细胞增生症的预后取决于病情发展与控制情况。

第六节　朗格汉斯细胞组织细胞增生症

朗格汉斯细胞组织细胞增生症(Langerhans cell histiocytosis,LCH)是来源于骨髓的朗格汉斯细胞增生性疾病,曾称为组织细胞增生症 X(histiocytosis X)。本病可侵犯多种系统和器官,并出现相应临床表现,皮肤为好发器官。

【流行病学】

全球发病率为每百万人 4.0～5.4 例,但由于部分累及内脏和皮肤病例并未诊断为 LCH,实际发病率更高。

男女发病约为 2∶1。

任何年龄(包括新生儿)均可发病,高发年龄为 1～3 岁。

【病因学】

本病病因不明,可能与遗传因素、感染(特别是病毒感染)、细胞免疫功能异常(包括淋巴细胞和细胞因子如 IL-1α 和 IL-10、细胞黏附分子)等有关。

本病是反应性还是肿瘤性存在争议。

支持本病为反应性的证据包括:LCH 细胞分化良好,组织学上可见的 LCH 肉芽肿类似于异物肉芽肿,LCH 损害可自发消退。

支持本病为肿瘤性的证据包括:LCH 细胞来源于骨髓且具有克隆性,有家族发病的报道,发现染色体不稳定性(p53 蛋白的 7 号染色体),LCH 可伴发骨髓增生异常。

【临床表现】

1. 分类　LCH 病谱广泛,临床表现主要基于系统累及数量和累及部位,可以表现为惰性生物行为的无症状的限局性或单一器官受累,也可以呈侵袭性生物行为的具有明显症状的多系统、多脏器累及。

传统的 LCH 分类包括:

(1)勒雪病(Letterer-Siwe disease,LSD),以急性、播散性、多系统累及为特征,常见于新生儿,未治疗者则会致命。

(2)韩-薛-柯病(Hand-Schüller-Christian disease,HSC),以慢性、进展性、多灶性病变为特征,常为儿童发病。

(3)嗜酸性肉芽肿(eosinophilic granuloma,EG),为限局性、良性型 LCH。

(4)先天自愈性朗格汉斯组织细胞增生症,又称 Hashimoto-Pritzker 病(Hashimoto-Pritzker disease,HPD),为出生或生后数日内发生的良性、自愈性 LCH。

组织细胞学会推出的组织细胞增生病的分类系统如下所述。

Ⅰ级:朗格汉斯细胞组织细胞增生症。

Ⅱ级:单核吞噬细胞系统组织细胞增生症或非朗格汉斯细胞组织细胞增生症。

Ⅱa:$CD68^+$ 和 XⅢ因子+真皮树突状细胞的组织细胞增生症(真皮树突状细胞的组织细胞增生症)。

Ⅱb:非朗格汉斯细胞和非真皮树突状细胞的组织细胞增生症。

Ⅲ级:恶性组织细胞增生症。

尽管传统 LCH 分类仍将保留,但推荐的 LCH 分类是最好将 LCH 作为一种病谱性疾病来看待,特别需要区别病变范围、系统累及数量和严重程度,以指导临床确定相应的治疗方法。

2. 皮肤表现　皮损常见,且为 LCH 的首发表现。典型皮损为直径 1～2mm、轻微隆起的小丘疹,半透明或红黄色,常位于躯干和头皮,皮损可有鳞屑、结痂、溃疡。也发生水疱和脓疱,临床类似于湿疹、痱、疥疮、水痘等,此在新生儿特别常见。紫癜的出现是预后不良的标志。

LSD 和 HSC 的早期皮损相似,而 HPD 则以多发或单发的隆起性、坚实的红褐色结节或肤色类似于婴儿血管瘤的皮损为特征。晚期丘疹结节性损害的边缘常隆起,且易发生溃疡。HPD 皮损经 2～3 个月后可自行消退。LSD 较 HSC 的皮肤损害更易出现快速反复,头皮损害易融合类似于脂溢性皮炎或毛囊炎,并导致脱发,皱褶部位皮损可致擦烂。偶尔身体中线处皮损可融合类似于黄瘤样损害。

黏膜损害常见,常表现为溃疡性结节,主要累及口周和齿龈,而 EG 还易累及肛门和生殖器周围。黏膜症状可为 LCH 的首发症状,表现为非特异性疼痛、阿弗他溃疡、牙龈出血、念珠菌病、牙松动溃疡、牙萌出过早等。对于 HPD,无黏膜损害是其临床特征。

甲损害包括脆甲、甲沟炎、甲下化脓、甲褶破坏、甲松离、甲下角化过度、甲纵沟、甲床色素和紫癜性条带,甲损害为预后不良的标记。

3. 其他表现　除了皮肤表现外,LCH 的相关表现包括糖尿病、眼球突出(突眼症)、尿崩症。另外,LCH 可累及骨骼特别是颅骨,引起限局性骨缺失,累及肺引起特征性的蜂巢状肺部损害,累及骨髓、肝脾、淋巴结等,并出现相应表现。

【辅助检查】

LCH 推荐的实验室检查包括全血细胞计数、凝血全套、血清蛋白电泳、血沉、C 反应蛋白、血糖、肝功能、电解质、外周血淋巴细胞亚群等。

影像学检查,如 X 线片、CT、MRI 等,以排除骨骼、肺及其他内脏系统累及。

【病理学检查】

LCH 基本病理特征为典型 LCH 细胞浸润,LCH 细胞较淋巴细胞大 4～5 倍,核不规则或空泡状,或肾形,并含丰富淡嗜伊红胞质。

LCH 细胞浸润模式有三种:增生性、肉芽肿性、黄瘤性。增生性浸润见于早期皮损,为伴有像表皮性的苔藓样 LCH 细胞浸润,并常伴表皮变薄、破坏,组织水肿等非特异性改变,偶可见核分裂象。肉芽肿性浸润见于晚期皮损,为 LCH 细胞、多核组织细胞及不等数量的嗜酸性粒细胞的结节性浸润,也可见中性粒细胞、淋巴细胞、浆细胞的浸润。黄瘤样浸润主要见于 HSC,主要为含有 LCH 细胞和嗜酸性粒细胞的大量泡沫细胞浸润,常可见多核巨细胞。三种 LCH 细胞浸润模式可同时见于同一病人。

免疫表型:LCH 细胞显示正常 LC 的免疫表型,高表达 MHCⅡ,CD1a,CD4,CD207 和 S-100 蛋白，其中 CD207 分子又称朗格素（Langerin），为 LC 较特异性分子。LCH 的诊断标记为 S-100 蛋白、CD1a 和 CD207。

电镜：近 50％LCH 可见特征性的朗格汉斯颗粒（Birbeck 颗粒）。

【诊断与鉴别诊断】

根据临床特征、组织学检查、免疫表型、电镜等确定诊断，并需要进一步分类以确定病变累及范围和严重程度。

临床须与 LCH 鉴别的疾病包括：

1. *丘疹性皮损*　须与脂溢性皮炎、光泽苔藓、泛发性发疹性组织细胞增生症、良性头部组织细胞增生症、毛囊角化病、扁平苔藓等相鉴别。

2. *水疱脓疱性损害*　须与疥疮、痱、水痘、脓疱疮、皮肤念珠菌病、酒渣鼻、脱发性毛囊炎等相鉴别。

3. *黄瘤性损害*　须与丘疹性黄瘤、播散性黄瘤、幼年性黄色肉芽肿、色素性荨麻疹等相鉴别。

4. *结节溃疡性损害*　须与幼年性黄色肉芽肿、色素性荨麻疹、血管瘤等相鉴别。

【治疗】

LCH 治疗方案须根据患者年龄、病变范围、病变部位等来确定。

1. *单系统累及*　对仅累及皮肤或骨骼的患者，推荐采用非侵袭治疗方法。

儿童仅累及皮肤患者的最好治疗方法是观察。如皮损持续不退，可局部外用氮芥治疗，氮芥水溶液 20mg/100ml，每天 1 次，共 5d。治疗抵抗者可试用系统应用糖皮质激素治疗。

成人仅累及皮肤患者，可局部外用氮芥治疗，而常规 PUVA 治疗也可取得良好疗效。其他方法包括沙利度胺、异维 A 酸等也有疗效。

仅累及骨骼患者，可采用手术、糖皮质激素注射、放射治疗、单剂化疗等手段。

2. *多系统累及*　治疗方法存在争议，现在最常用的治疗方法是加（或不加）糖皮质激素的长春碱或依托泊苷的单剂化疗。

对单剂化疗无效者，可采用长春新碱、环磷酰胺、阿霉素、瘤可宁的联合化疗。

环孢素 A 和 IFN-α_2 等可用于复发和晚期患者。

骨髓移植可试用。

【预后】

取决于发病年龄、病情发展速度、器官系统累及的数量。

发病年龄较早（小于 2 岁）、病变广泛、累及器官功能衰竭是预后不良的三个主要指标。而限局性损害、单系统累及患者常预后较好。

第七节　幼年黄色肉芽肿

幼年黄色肉芽肿（juvenile xanthogranulomas，JXGs）为好发于孩童的良性自愈性组织细胞增生性丘疹和结节，也是非朗格汉斯细胞组织细胞增生症的最常见一种类型。1905 年 Adamson 首先报道并命名为先天性多发性黄瘤，1912 年 McDonagh 综述本病将其改名为痣样黄瘤内皮细胞瘤（nevoxanthoendothelioma），1954 年 Helwig 和 Hackney 根据组织学特征将其命名为幼年黄色肉芽肿。

【流行病学】

本病多见于孩童，10％见于成人，近 35％出生时发生，71％出生后 1 年内发病，平均发病年龄为 22 个月，大多数在 5 岁前自行消退。

【病因学】

本病病因不明。

增生的非朗格汉斯细胞组织细胞可能来源于真皮树突状细胞，在某种抗原刺激下，发生肉芽肿性增生反应。

也有学者认为来源于 CD4 阳性的浆细胞样树突细胞。

【临床表现】

新生儿或婴幼儿发生的无症状性丘疹或结节，皮疹圆形，黄、红或棕色，表面光滑。最常见好发部位为头颈部，其次为躯干和上肢，但可见于任何部位，黏膜、掌跖罕见。81％以上为单发皮损。

皮损类型包括丘疹型和结节型两类：丘疹性 JXG 常见，为多发的直径 2～5mm 光滑坚实丘疹，初始为棕红色，迅速变为黄色；结节性 JXG 罕见，为直径 0.5～2cm 半透明，红色至黄色，橡皮样结节，结节表面可见毛细血管扩张，随时间推移，结节颜色可变为黄褐色。直径超过 2cm 的结节可称为巨大型 JXG。其他还包括同时可见丘疹和结节损害的混合型，结节位于深部的皮下型（约占 5％）。

皮外累及罕见（3.9％），最常见累及眼和眶周，其次为肺和肝脏。其他罕见部位包括肾上腺、阑尾、骨骼、骨髓、中枢神经系统、生殖腺、肾脏、喉、心肌和心包、腹膜后、肠、脾等。发生系统累及的 JXG 皮肤损害常为多发皮损。

另外,20%丘疹性 JXG 可出现牛奶咖啡斑。

【辅助检查】

无特殊,患者血脂正常。

【病理学检查】

不同时期皮损表现各异。早期皮损可见真皮内致密的形态单一的组织细胞浸润,约 1/3 病例可向下浸润至皮下脂肪、筋膜、肌肉等,成熟期皮损可见较多泡沫细胞、Touton 巨细胞、异物巨细胞,并可混有中性粒细胞、淋巴细胞、嗜酸性粒细胞等,晚期皮损可见成纤维细胞增生及纤维化。

免疫组化检查示非朗格汉斯细胞组织细胞增生症免疫表型,即Ⅷa 因子、HAM56、HHF35、KP1(CD68)、Ki-M1P 及波形蛋白等阳性,而 CD1a 和 S-100 蛋白阴性。

【诊断与鉴别诊断】

诊断主要依靠组织学检查。

临床需要与皮肤纤维瘤、朗格汉斯细胞组织细胞增生症、肥大细胞增生病、Spitz 痣、黄瘤等相鉴别,也需要与其他组织细胞增生性疾病相鉴别。

【治疗】

大多数能自行消退而不需要治疗。

皮肤损害可手术切除,内脏损害可口服糖皮质激素治疗。

【预后】

皮肤和皮外损害 3～6 年后自行消退,留有色素沉着或瘢痕。

第八节 皮肤免疫缺陷病

免疫缺陷病(immunodeficiency disorders)是指免疫系统先天发育不全或后天受损引起的机体免疫功能障碍所致的综合征。本节主要介绍由于先天遗传造成的原发性免疫缺陷病,而后天免疫系统受损(如恶性肿瘤、HIV 感染等)所致的继发性免疫缺陷病见相关章节。

先天遗传造成的机体免疫系统缺陷,又称为遗传性免疫缺陷病。根据免疫成分缺陷的不同,又可分为:抗体缺陷病;选择性免疫缺陷病;细胞免疫缺陷病;抗体与免疫细胞联合免疫缺陷病;吞噬细胞和杀伤细胞缺陷病;补体缺陷病。

一、抗体缺陷病

1. X 连锁无 γ 球蛋白血症(X-linked agammaglobulininemia,XLA) 又称 Bruton 病,为 X 染色体性联遗传病,50%有家族史。

本病具有以下特点。

(1)发病较早,患者多为男性。

(2)反复细菌感染,而对多种病毒、真菌、寄生虫感染有正常的免疫力。

(3)扁桃体和颈部淋巴结缺失或难以触及。

(4)显著的低丙种球蛋白血症,外周血 B 淋巴细胞减少或消失。

治疗及预后:早期静注免疫球蛋白(IVIG)及抗生素的应用,可显著降低感染发病率,但无法减少慢性肺病,或淋巴网状系统恶性肿瘤的发生。

2. 普通变异性免疫缺陷病(common variable immunodeficiency,CVI) 大多数为散发病例,但至少 10%有家族史,为常染色体显(隐)性遗传。

本病具有以下特点。

(1)免疫缺陷类型具有异质性,既可表现为抗体缺陷,也可为 T 细胞异常。

(2)遗传缺陷常累及转膜激活分子、钙调解分子、环孢素配体交互分子,导致免疫球蛋白 A 异常。

(3)发病年龄呈双峰分布,6～10 岁和 26～30 岁为发病高峰。

(4)临床表现不同严重程度的自身免疫疾病和感染并发症。

治疗及预后:需定期 IVIG 和预防性抗生素治疗。

二、选择性免疫缺陷病

1. IgA 缺陷病(immunoglobulin A deficiency)、IgM 缺陷病(immunoglobulin M deficiency)、高 IgM 综合征(hyper-immunoglobulin M syndrome) 好发于男性,近 70%为性联遗传,发病率约为百万分之一。

本类疾病具有以下特点。

(1)IgA 缺陷病通常无临床症状,有症状者仅占 10%～15%,多表现为呼吸道感染和自身免疫性疾病,发生过敏性鼻炎、哮喘、荨麻疹、湿疹等变态反应性疾病高于一般人群。

(2)大多数高 IgM 综合征为具有 CD40 配体缺陷的 X 连锁隐性遗传,临床表现为反复呼吸道和胃肠道感染、口腔溃疡、多发性病毒疣等,易于并发再生障碍性贫血、溶血性贫血、血小板减少、中性粒细胞减少等血液病。

(3)血清中免疫球蛋白总量可正常,但有相应免疫球蛋白异常改变。

(4)本类疾病主要死亡原因为肺炎、脑炎和恶性肿瘤。

治疗及预后:IVIG 和预防感染,同种骨髓移植可改善本病。

2. X 连锁淋巴增殖性疾病(X-Linked lymphoproliferative disease,XLP)　又名 Ducan 病,为编码信号淋巴细胞活化分子(signaling lymphocytic activation molecule,SLAM)相关蛋白(SAP)基因 SH2D1A 突变所致。SAP 表达于 T 细胞和 NK 细胞,为细胞内信号通路的关键分子。

本病具有以下特点。

(1)临床以暴发性传染性单核细胞增多症、丙种球蛋白异常血症和淋巴增殖性疾病为特征,也可发展为自身免疫性疾病。

(2)患儿对 EB 病毒感染出现异常反应,即初始对 EB 病毒具有正常免疫反应,随后对 EB 病毒抗原不能产生特异性血清反应。

(3)20%~30%患者出现恶性淋巴瘤和非恶性淋巴增殖性疾病,包括淋巴瘤样肉芽肿病、韦格纳肉芽肿病、坏死性血管炎等,大部分恶性肿瘤为 B 细胞来源。

(4)死亡率高,70%患者 10 岁死亡,发生原发性 EB 病毒感染和暴发性单核细胞增多症的平均生存时间为 1~2 个月。死亡原因主要为重症肝炎、肝坏死和肝衰竭。

治疗及预后:仅有低丙种球蛋白血症、而未发展至传染性单核细胞增多症或淋巴瘤患者,经 IVIG 治疗后预后较好。

三、细胞免疫缺陷病

1. 慢性皮肤黏膜念珠菌病(chronic mucocutaneous candidiasis,CMC)　临床表现、免疫缺陷状况、遗传特性等均具有显著的异质性。

本病具有以下特点。

(1)儿童或成人发病,家族性或散发性,伴或不伴内分泌疾病。

(2)临床以反复、进行性加重的皮肤、指(趾)甲、黏膜的念珠菌感染为特点。

(3)有多种临床亚型,包括慢性口腔念珠菌病、家族性慢性皮肤黏膜念珠菌病、自身免疫性多内分泌腺病-念珠菌病-外胚层发育不良(autoimmune polyendocrinopathy-candidiasis-ectodermal dystrophy,APECED)或又称自身免疫性多内分泌腺综合征 1 型[autoimmune polyendocrine syndrome (APS),type 1]、CMC 伴胸腺瘤、慢性局限性念珠菌病(念珠菌肉芽肿)、CMC 伴角膜炎。

(4)后期可发生 APECED。

治疗及预后:常规系统应用唑类抗真菌剂(伊曲康唑和氟康唑)或特比萘芬,无效者可用两性霉素 B,加或不加氟胞嘧啶治疗。复发者可反复治疗。

需每年监测内分泌疾病,特别对有 APECED 家族史者。

2. DiGeorge 综合征(DiGeorge syndrome,DGS)　系染色体 22q11 缺失,导致 Tbx1 和 t-box 转录因子异常而产生第三和第四咽囊发育缺陷,引起先天性胸腺不发育的一组疾病。

本病具有以下特点。

(1)患儿出生时即可见胸腺缺失(陷)。

(2)由于缺少甲状旁腺激素所致低钙血症,可引起患儿手足抽搐。

(3)常见动脉干、间隔缺损、主动脉弓血管异常等心脏畸形。

(4)具有特征性的面部特征,如人中短、低位畸形耳、眼距过宽等。

(5)易发生反复皮肤黏膜念珠菌感染、病毒感染,还易发生移植物抗宿主病和恶性肿瘤(特别是肝母细胞瘤)。

治疗及预后:骨髓移植或胸腺移植可恢复 T 细胞功能,患儿常于 2 岁内死亡。

3. 软骨-毛发发育不全综合征(cartilage-hair hypoplasia syndrome,CHH)　十分罕见,为常染色体隐性遗传性疾病,为 RMRP 基因突变所致。

临床表现为纤细、稀疏、色素减少的毛发,以及短肢侏儒,反复呼吸道感染,淋巴细胞减少,对延迟过敏反应降低。

四、抗体与免疫细胞联合免疫缺陷病

1. Wiskott-Aldrich 综合征(Wiskott-Aldrich syndrome,WAS)　性联隐性遗传,为位于 X 染色体 Xp11.22-11.23 上 WASP 基因缺陷所致。

WASP编码蛋白为造血细胞特异性的细胞浆蛋白，在信号传导和细胞骨架中发挥作用。WASP基因突变可影响免疫协调、T细胞活化、T和B淋巴细胞迁移、抗体诱导等。

本病具有以下特点。

(1)25%患者有临床三联征，即血小板减少和功能障碍引起的出血、反复的化脓性感染、复发性皮炎。

(2)84%患者有出血倾向，表现为血性腹泻、鼻衄、呕血、血尿、皮肤黏膜瘀点、颅内出血等。

(3)易出现反复的化脓性感染，包括疖病、结膜炎、中耳炎、全鼻窦炎、肺炎、脑膜炎、败血症等。

(4)80%患者可发生特应性皮炎样皮损，且易发生剥脱性皮炎，表皮剥脱区域可见出血性损害，皮损区还易继发细菌感染、疱疹性湿疹、传染性软疣等。

(5)40%患者可发生自身免疫性疾病，如血管炎、自身免疫性溶血性贫血、IgA肾病。

治疗及预后：多数于10岁前死于出血、感染、恶性肿瘤，但有效干预治疗可延长生存期。

2. 严重联合免疫缺陷病(severe combined immunodeficiency，SCID) 包含一组因体液免疫和细胞免疫缺陷引起的具有相似的临床表现的多种疾病，为X连锁或常染色体隐性遗传。

本病具有以下特点。

(1)具有复杂多样的分子基础：95%可以找出相应的基因缺陷，这些缺陷可导致细胞因子受体(如IL-2受体、IL-7受体、JAK3)、细胞受体(如RAG1/RAG2、Artemis、CD3δ和CD3ε等)、嘌呤途径酶(如ADA、PNP等)、T细胞分化(如ZAP-70、CD3γ等)、胸腺发育(WHN)等，出现缺陷或障碍。

(2)近46% SCID为X连锁遗传，主要是编码IL-2受体基因突变所致。

(3)血清免疫球蛋白总量低于250mg/L，外周血淋巴细胞数常低于1.5×10^9/L。

(4)患儿早期即出现发育停滞，腹泻，反复皮肤黏膜念珠菌病、细菌和病毒感染，易发生移植物抗宿主病等。

治疗及预后：患儿极少存活超过1岁，造血干细胞移植可避免患儿早期死亡。

3. 伴有免疫缺陷的外胚叶发育不良(ectodermal dysplasia with immunodeficiency) 大多数为X连锁隐性遗传，也有常染色体显性遗传的报道。

本病具有以下特点。

(1)由于NEMO基因突变，导致核因子κB(NF-κB)信号通路异常所致(参见少汗性外胚叶发育不良、色素失禁症)。

(2)可见少汗性外胚叶发育不良的面部特征。

(3)伴有严重的联合免疫缺陷，常有细菌、非典型分枝杆菌、病毒等感染。

治疗及预后：移植治疗可改善病情。

4. 共济失调性毛细血管扩张症(ataxia-telangiectasia，AT) 又称Louis-Bar综合征(Louis-Bar syndrome)，为常染色体隐性遗传，由于编码磷脂酰肌醇3激酶样丝氨酸/苏氨酸蛋白激酶的共济失调性毛细血管扩张症基因突变(ATM)所致，该激酶在DNA损伤后细胞周期调控和凋亡激活等应激反应中发挥核心作用。

本病具有以下特点。

(1)杂合子可在辐射损伤后发病，携带者易发生乳腺癌、血液性恶性肿瘤、缺血性心脏病。

(2)大多数患者在学龄前即可出现进行性神经病变和结膜毛细血管扩张等共济失调症状。

(3)患者易出现呼吸系统感染、淋巴网状系统肿瘤。

(4)可见IgA、IgE、IgG2、IgG4缺陷和T细胞缺陷、AFP升高、染色体对辐射的易感性。

治疗及预后：预防感染、防晒和对症治疗。

五、吞噬细胞和杀伤细胞缺陷性疾病

本类疾病常在婴儿或儿童期发病，表现为反复异常、难以清除的细菌感染，感染多见于皮肤黏膜、肺、淋巴结部位，亦可出现深部脓肿、儿童牙周炎等。

本类疾病主要包括慢性肉芽肿病、白细胞黏附缺陷病、高免疫球蛋白E血症综合征、伴免疫缺陷的银发综合征。其他还包括中性粒细胞减少症、中性粒细胞功能障碍、细胞因子功能障碍等。

1. 慢性肉芽肿病(chronic granulomatous disease，CGD) 为X连锁和常染色体隐性遗传的一组异质性疾病，系编码NAPDH氧化酶系统基因发生突变，导致细胞内活性氧产生障碍，而不能杀灭细胞内微生物。

90%患者为男性。患者初起症状为脓皮病和化脓性淋巴结炎，其次为指(趾)甲周暗红色肿胀伴结痂，痂下可见深溃疡。患者还易发生肺炎、肝脾大、肺和肝脏的肉芽肿。

2. 白细胞黏附缺陷(leukocyte adhesion deficiency,LAD) 罕见,发现有三例为常染色体隐性遗传,一例为常染色体显性遗传。

患者好发牙龈炎和牙周炎。创伤愈合困难,如新生儿脐带残根脱落延迟、创伤后出现坏疽性脓皮病样坏死性溃疡等。

患者终身存在对细菌和真菌感染的易感性。

3. 高免疫球蛋白 E 血症综合征(hyperimmunoglobulinemia E syndrome,HIES) 又称 Job 综合征,Buckley 综合征,高免疫球蛋白 E 反复感染综合征。大多为散发病例,也可为伴不同外显率的常染色体显性遗传。

临床常表现为三联征:反复葡萄球菌性皮肤脓肿、伴有肺气囊形成的肺炎、血清 IgE 水平升高。其他还可有特应性皮炎、脊柱侧弯、骨折、牙齿异常等。

不同发病方式累及的系统不同:散发和常染色体显性遗传病例可累及多系统(如皮肤、软组织、骨骼系统和牙齿等);常染色体隐性遗传病例则易发生严重病毒感染和神经系统并发症,而不累及骨骼系统和牙齿。

4. 银发综合征(silvery hair syndromes,SHS) 包含一组毛发具有特殊金属光泽的常染色体隐性遗传性疾病,伴有免疫缺陷者主要是 Chédiak-Higashi 综合征和 Griscelli 综合征。

(1)Chédiak-Higashi 综合征(Chédiak-Higashi syndrome,CHS):常染色体隐性遗传,LYST 突变导致细胞内囊泡运输系统异常,引起巨大细胞器(如黑素体、白细胞颗粒、血小板致密颗粒)异常形成的疾病。

临床表现为皮肤毛发色素减退,类似于白化病,但部分患者在皮肤暴露部位如鼻和耳可有色素沉着。虹膜色素浅淡伴有不同程度的畏光、眼球震颤、斜视和视力下降。患者易出现反复化脓性感染和出血倾向。

临床还可出现症状加重期,系由于淋巴组织细胞浸润引起的全血细胞减少和器官肥大,此时如不进行造血干细胞移植,患者即会死亡。患者也会出现进行性神经系统病变。

患者需要进行移植治疗。

(2)Griscelli 综合征(Griscelli syndrome,GS):常染色体隐性遗传,MYO5A(倾向于神经系统病变)、RAB27A(倾向于吞噬细胞病变)或 Slac-2a 基因突变。

银发为显著的临床特征,伴有色素脱失斑。吞噬细胞病变可导致 EB 病毒感染。

需采取移植治疗。

六、补体缺陷病

补体系统为酶级联活化的反应系统,包括三个初始途径,并具有一个共同的终末路径,补体蛋白调控体液免疫和细胞免疫,杀灭细菌微生物。补体系统异常可表现为细菌易感性增加和自身免疫性疾病。

补体早期激活成分的缺失或功能障碍与自身免疫性疾病,特别是系统性红斑狼疮有关,还易发生有荚膜的细菌感染。

补体晚期激活成分的缺陷可导致奈瑟球菌易感性的显著增加。

遗传性血管性水肿可参见相关章节。

(许爱娥)

参考文献

[1] Fitzpatrick's Dermatology in General Medicine,7th Edition.

[2] Pathology of the skin,with clinical correlations,3rd edition.

第三篇 性传播疾病

第 27 章

梅 毒

【定义】

梅毒(syphilis)是由苍白螺旋体(又名梅毒螺旋体)引起的一种慢性、系统性经典的性传播疾病。梅毒是人类最重要疾病之一，不但在医学发展史上有其重要性，而且和许多历史人物与事件相关。梅毒表现复杂，多脏器受累，极具迷惑性；另一方面，梅毒又可以很多年无症状而呈潜伏状态。Osler 在 1897 年有一句名言：掌握了梅毒的全部表现及其联系，你就掌握了疾病的临床。

【病因学】

梅毒螺旋体归类于螺旋体目螺旋体属，此属含梅毒、地方性梅毒、莱姆病和回归热等人类重要疾病病原体。螺旋体的自然宿主包括人、兔、牛、狗和白蚁。对公众健康影响较大的螺旋体感染包括性病梅毒(以下称为梅毒)、雅司、地方性梅毒(bejel)，三种螺旋体亚种苍白螺旋体、雅司螺旋体、地方性梅毒螺旋体为相应病原体，须通过形态学、抗原特性、DNA 同源性分析才能鉴别。此外，现已少见的相关疾病品它由品它螺旋体引起。所有感染均由直接接触传染。

梅毒螺旋体通常不易着色，故又称苍白螺旋体，长 10～14μm，直径 0.1～0.2μm，可通过暗视野或相差显微镜观察。细胞结构类似于革兰阴性菌，有外膜(OM)、内膜(IM)和薄细胞壁三层膜。外膜缺乏脂多糖(LPS)，缺乏能有效产生免疫的膜蛋白，易被物理和化学因素损伤；内膜是胞浆膜(CM)，大部分具有免疫原性的脂蛋白位于其上；细胞壁由肽聚糖构成。每个螺旋体的末端有 3 个外周质鞭毛或称内鞭毛(EF)，在运动中起作用，由钩样复合体与鞭毛丝组成。梅毒螺旋体可以旋转、弯曲和伸缩运动，但很少像其他螺旋体那样平移运动。内鞭毛(EF)结构独特，由 4 种基因产物构成：FlaA(外鞘)和三个靶毛核心蛋白 FlaB1、FlaB2 及 FlaB3。

梅毒螺旋体在体外不易生长，于 Sf1Ep 兔上皮细胞单层培养基在 1.5%O_2 34～35℃条件下可有限增殖，增殖时间和体内相同，为 30～33h。螺旋体有 DNA、RNA 与蛋白合成能力，葡萄糖是其主要碳和能量来源，有活跃的糖酵解和氧化磷酸化系统，但缺乏完整的三羧酸循环。1999 年人类第一次完成梅毒螺旋体 Nichols 毒株基因组测序，其有 1 138 006个碱基对，含 1 041 个开放阅读架，基因分析显示梅毒螺旋体缺乏代谢能力，有高度依赖宿主生存的特点。

梅毒感染的动物模型已经建立。兔感染的表现和发病机制与人最相似，可以产生一期下疳并发展成二期梅毒。仓鼠和豚鼠也能被感染，产生淋巴结病变、细胞和体液免疫，但很少发生皮肤损害。

【发病机制】

梅毒感染通过直接(常为性关系)接触已感染的皮疹而发生，螺旋体或渗透过完整的黏膜表面，或经过显微皮肤伤口进入皮内和皮下，并借其旋转运动进入人体感染宿主。梅毒螺旋体可以和多种真核细胞表面吸附，近年发现特异性结合细胞外基质(ECM)成分层粘连蛋白和纤维连接蛋白为其吸附受体靶位，螺旋体表面蛋白 Tp0155 和 Tp0483 与纤维连接蛋白结合，Tp0751 和层粘连蛋白结合。纤维连接蛋白和层粘连蛋白，广泛分布于血清和组织中，层粘连蛋白还富集于内皮细胞和上皮细胞的基膜中，易促使梅毒螺旋体播散及对皮肤和血管的渗入。在感染的最初数天内，大量的螺旋体即被引流到近卫淋巴结。一期皮损发生在感染后的 2～6 周，平均潜伏期 3 周，位于接种部位，初为无痛性丘疹，后变为基底较硬、边缘清楚的溃疡(硬下疳)，由大量螺旋体引发宿主细胞浸渗产生。螺旋体位于上皮细胞间的空隙中，位于上皮细胞、成纤维细胞、浆细胞、毛细血管内皮细胞的内折和吞噬体内，位于淋巴管和淋巴结内。硬下疳不治会自行消失，经过数周或数月进入二期阶段，细胞介导的免疫反应在皮损的消退中起主要作用。尽管出现较高水平的抗螺旋体抗体，但螺旋体持续存在，一期损害消退后数周仍可发生二期损害，螺旋体血症导致病变播散，出现各种特征性表现。约 1/3 未经治疗的患者会发生三期梅毒，可能与宿主免疫反应降低有关。螺旋体入侵 CNS、心血管、眼、皮肤及其他内脏，通过其侵害力、炎症激发的细胞成分(脂蛋白)、迟发型超敏反应(DTH)造成损害。心血管梅毒多由螺旋体在主动脉壁局部繁殖引起炎症产生并发症所致；皮肤、骨、内脏梅毒和 DTH 产生树胶肿有关。

梅毒的临床表现是由炎症和免疫反应所致，而非由螺旋体产生细胞毒素作用引起。梅毒螺旋体基因组分析未发现已知的细菌毒素同源蛋白基因。硬下疳的硬结是由于大量淋巴细胞和巨噬细胞的局部浸渍；硬下疳和晚期梅毒的树胶肿的组织破坏是毛细血管内皮增生、管腔闭塞造成的局部坏死。同样，胎传梅毒新生儿的损害多在新生儿免疫功能较成熟时才表现明显。梅毒螺旋体介导的炎症反应主要由脂蛋白的脂质蛋白(Tp47，Tp17，Tp15)、内鞭毛蛋白(FlaA，FlaB1，2，3)和 Tpr 蛋白家族(TprA-TprL)产生。

梅毒从早期皮疹发展至慢性感染的过程中，虽有大量螺旋体被宿主清除，但螺旋体仍可持续数十年。有多种假说来解释这一现象：螺旋体在宿主组织中局部隐藏、宿主蛋白包裹螺旋体表面产生伪装逃避免疫、螺旋体表面缺少抗原、特异性或系统性免疫抑制等，其中公认一点为螺旋体表面蛋白相对缺乏是持续感染的主要原因。

近年有关梅毒发病机制研究最引人关注的发现是螺旋体抗原变异。螺旋体 TprK 蛋白是公认的调理抗体的靶位，编码 TprK 蛋白的基因被揭示含 7 片段基因序列可变区(V 区)，其变化机制是基因组其他散在供区位置衍生的新序列发生基因替换。有时这种 TprK 序列变异发生很快，各种 V 区多肽的积累产生十分复杂的特异性免疫，不利于螺旋体清除，造成慢性感染。

【免疫学】

梅毒螺旋体局部感染后 3 天即可观察到 T 淋巴细胞损害处浸润，包括 $CD4^+$ 和 $CD8^+$ 细胞，细胞因子严重倾向 Th_1，主要是 IFN-γ 升高且与螺旋体数量平行，$CD4^+$ 和 $CD8^+$ 细胞均可产生 IFN-γ，Th_2因子 IL-4 几乎缺失。之后是巨噬细胞浸润，伴随巨噬细胞增多，螺旋体数量快速下降，称为“细菌清除”，活化巨噬细胞对梅毒螺旋体的吞噬是“细菌清除”和皮疹消退的主要途径。

梅毒螺旋体外膜表面少有脂多糖，不能通过 toll 样受体 4(TLR4)活化宿主细胞免疫反应，产生免疫逃逸。而非表面脂蛋白成分 Tp47、Tp15、Tp17 可通过 TLR2/TLR1 异二聚体启动细胞免疫。入侵的螺旋体接触树突细胞、巨噬细胞及其他抗原递呈细胞(APC)，被摄取和处理，释放脂蛋白，TLR 识别；APC 携抗原至引流淋巴结致敏 T 淋巴细胞，产生有效的免疫反应。

梅毒感染中产生多种抗体，检测抗体是筛查及确诊梅毒的主要工具，包括针对脂质的非螺旋体抗体 VDRL 和 RPR、针对主要蛋白的螺旋体抗体 FTA-ABS，TPPA 和 TPHA。近期发现，争对梅毒螺旋体表面一磷酰胆碱基团的单克隆抗体可高效固定、中和及清除螺旋体，但该调理抗体的靶位是 TprK (TP0897) 或 Gpd (Tp0257) 或 Tp92 (Tp0326)尚不明了。

一般认为，螺旋体一旦进入体内，正常血清即可出现轻微抗螺旋体作用，可能是与其他寄生于消化道的非致病螺旋体抗原交叉反应所致。和大多数感染性疾病不同，早期梅毒产生的抗体对患者并无真正的保护作用，从而产生患者临床症状的发展和抗体产生相平行的现象。例如二期梅毒病人，损害广泛而存在时，其抗体的滴度也在高水平。仅在部分晚期潜伏梅毒患者，宿主通过对螺旋体产生 DTH，和体液免疫一起，最终能控制感染。梅毒免疫产生缓慢，常常是不完全的，可以是螺旋体株特异性的，有时不能避免重复感染的发生。

梅毒患者更容易感染 HIV，梅毒等 STD 产生的生殖器皮损及炎症反应是 HIV 传染的重要危险因素。硬下疳的三个特点可能和此过程有关：①上皮屏障的裂口是 HIV 进入或存在的门户；②大量浸润的巨噬细胞和T细胞提供了富含HIV受体的环境;③螺旋体刺激巨噬细胞产生细胞因子可加快HIV的复制。研究发现,梅毒患者合并HIV感染时可改变其临床表现,早期梅毒出现神经系统并发症的机会大大增加,其治疗失败率也较高,恶性梅毒(二期溃疡性皮疹伴发热、衰弱)发生增多;患者梅毒血清学反应异常,多数血清学试验滴度增高,也有假阴性结果或阳性结果推迟出现,当临床表现和血清学结果不相吻合时,可考虑换用其他检测方法。

前带现象(prozone phenomenon):指非梅毒螺旋体抗原试验(如RPR试验)中,有时由于血清抗体水平过高,抗原抗体比例不合适,而出现弱阳性、不典型或阴性的结果,但临床上又有典型的二期梅毒体征,将此血清稀释后再做血清学试验,出现了阳性的结果。

血清固定现象(seroresistance):指正规抗梅毒治疗后非螺旋体抗原试验低滴度抗体可持续相当长时间,甚至终身持续。血清固定与梅毒复发或再感染的病人可用再次治疗及随访血清滴度的方法进行鉴别。

吉海(Jarisch-Herxheimer)反应:又称疗后剧增反应,为1/3～2/3早期梅毒患者首次接受治疗后4～6h,出现发热、寒战、关节痛、头痛、恶心、心悸等,反应时硬下疳可肿胀,二期梅毒疹可加重,反应在24h内消退。在晚期梅毒中发生率虽不高,但反应较严重,特别是在心血管梅毒和神经梅毒病人中可危及生命。可能由于螺旋体被杀死后,迅速释放其成分所致,可能代表急性免疫复合物反应。该反应可致孕妇早产和胎儿窘迫,但不是不治疗或推迟治疗的理由。

【传染和流行】

梅毒一词出现于1530年,疫情最早流行于15世纪末的欧洲,时逢哥伦布1493年从美洲大陆返回后,故被认为该病由美洲传入,通过战争传播。有意思的是,哥伦布本人死于梅毒性主动脉炎。苍白螺旋体1905年由Schaudinn和Hoffman分离鉴定,1906年Wassermann发明梅毒血清学诊断方法——华氏补体结合试验,1922年Kahn将其改良为康氏反应,1943年开始以青霉素治疗梅毒,至今仍为首选的高效治疗方法。

在20世纪上半叶,该病在全球相当普遍,人群血清阳性率可达5%～10%,第二次世界大战后由于抗生素广泛使用,梅毒患者急剧减少。20世纪80年代,早期梅毒因同性恋和吸毒人数上升在美国重新流行,1990年达到峰值后又稳定下降,以至于美国1999年提出消除梅毒的国家目标,然而2000年至2004年美国梅毒又呈复苏态势,表现出梅毒流行周期循环的特点。梅毒在当今的抗生素时代并没有消失,在世界某些地区仍常见。我国自20世纪80年代有新发梅毒报道以来,患者人数持续走高,2008年我国报道梅毒278 215例,死亡63例,其中三期梅毒1 999例,胎传梅毒9 480例,报道发病率21.06/10万,在传报的五种性病中占37.50%,位居全国乙类法定传染病发病的第4位。在西方国家,晚期梅毒(尤其是神经梅毒)依然是一个重要的医疗问题。梅毒也是艾滋病毒传播的危险因素之一。

梅毒患者是唯一的传染源,通常由性活动时接触潮湿的黏膜和皮肤损害而传染,未经治疗的病人在感染后的数年内有传染性,二期复发疹也有传染性,约1/3的人与传染性梅毒患者性交后会受到感染;胎儿可经母体的胎盘受染梅毒螺旋体而产生胎传梅毒;胎儿在母体的子宫也能受染梅毒,最早可在怀孕9周时发生,未经治疗的母亲感染后8年内有这种传染能力,尽管传染性逐渐降低;随着卫生医疗条件的改善,输血途径传染梅毒的病例很少。梅毒螺旋体很脆弱,在热、干燥环境中和香皂、消毒剂作用下不易生存,统计学因此认为坐马桶传染上梅毒的概率很小。

【临床分型与分期】

根据传播途径的不同可分为获得性(后天)梅毒和胎传(先天)梅毒;根据病程的不同又可分为早期梅毒和晚期梅毒(图27-1)。

【临床表现】

1. 获得性梅毒

(1)一期梅毒:主要表现为硬下疳和硬化性淋巴结炎。感染梅毒螺旋体10～90d(平均3周),首先会在接触部位出现暗红色斑疹,随后变成无痛的丘疹,逐渐增大并且形成溃疡,大约1周后形成典型的硬下疳。硬下疳一般为单发,但也可多发,直径为1～2cm,圆形或椭圆形浅溃疡,界限清楚、边缘略隆起,疮面清洁,触诊基底坚实、浸润明显,呈软骨样的硬度,无明显疼痛或触痛。硬下疳出现在梅毒螺旋体入侵部位,因此多见于生殖器部位。男性常见于冠状沟、龟头、包皮和系带;女性则是大小阴唇、阴唇系带、会阴、阴蒂和子宫颈。阴唇发生硬下疳常伴发同侧水肿,子宫颈的硬下疳容易漏诊。

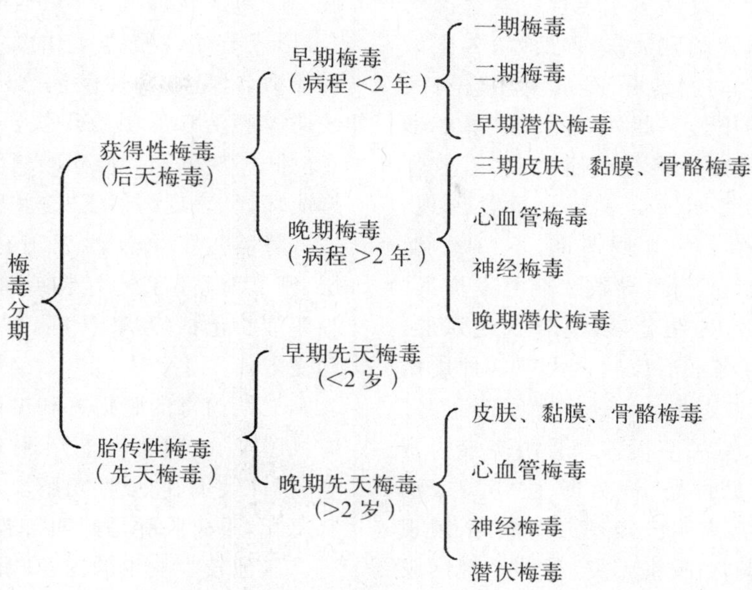

图 27-1　梅毒的分期

如硬下疳继发细菌感染，则其边缘潜行破坏，基底坏死，可出现硬下疳处和腹股沟淋巴结疼痛。生殖器外部位的硬下疳多不典型：手指硬下疳可呈甲沟炎、鳞屑性丘疹、瘤栏结节、潮湿斑块表现；肛周和口腔硬下疳可类似肛裂、口角炎或坏死灶。生殖器外硬下疳以肛周最为常见，亦见于口、舌、扁桃腺、唇、乳房、腋窝、脐和手指。硬下疳出现 1 周内，大部分病人还可有腹股沟或患部近卫淋巴结肿大，可为单侧或双侧，无痛，相互孤立而不粘连，质硬，不化脓破溃，表面皮肤无红肿，称为硬化性淋巴结炎。典型硬下疳同时有腹股沟淋巴结肿大高度提示一期梅毒的诊断。硬下疳如不经治疗，3～6 周后可自行消退。原发性下疳复发产生的损害叫再发性下疳或回复性下疳；而所谓回复性假性下疳则是一种树胶肿损害，多出现于原发性下疳部位，是一种三期梅毒的表现。

（2）二期梅毒：硬下疳如不治疗或治疗不彻底，梅毒螺旋体由淋巴系统进入血液循环形成菌血症播散全身，引起皮肤黏膜及系统性损害，称二期梅毒。常发生于硬下疳消退后数周或数月内，偶可与硬下疳同时存在。除皮疹外，患者可有全身症状，表现为低热、全身不适、喉咙疼痛、头痛、声音嘶哑、食欲不佳和关节痛。全身淋巴结可肿大，扪诊淋巴结分立不粘连、无压痛、较坚实；少部分病人出现肝大，偶有患者伴有脾大。实验室检查可发现贫血、白细胞升高、血沉增快、肝功异常、短暂蛋白尿等异常。梅毒血行播散最初表现为一瞬即过的铜红色斑疹，呈圆形或者卵圆形，常被病人忽视。二期梅毒皮肤损害可有各种各样的表现，常见的皮损有斑疹、斑丘疹、丘疹、鳞屑疹、毛囊疹或脓疱疹等。皮损为播散性分布，手掌和足底常可累及，此时对诊断颇有价值，因为需要与之鉴别的皮肤病极少有手掌和足底的损害。斑疹性梅毒多为二期梅毒最早期表现，又称梅毒性玫瑰疹，表现为圆形和卵圆形玫瑰色或褐红色斑，早期压之能消退，皮疹或局限于躯干或泛发全身，很少累及面部。斑丘疹性梅毒则表现为皮疹略高起，有时呈环状或弧形，可有鳞屑。丘疹性梅毒疹出现稍晚，可以扁平或尖锐、孤立或成群、散在或融合、光滑或脱屑，呈各层次红色，损害相对较硬，似位于皮内而非皮表，此特点有助于与其他一些发疹性皮肤病相区别。毛囊性梅毒疹是一不太多见的类型，为一种毛囊性小红丘疹，可有瘙痒，如丘疹出现鳞屑，则需与玫瑰糠疹、银屑病、扁平苔藓等皮肤病鉴别。脓疱性梅毒疹较难识别，多见于体质衰弱者，表现为潮红基底上的脓疱，表面有浅表或深在性溃疡，损害可小可大，类似水痘、脓疱疮或湿疹继发感染。以上各种梅毒疹都可同时伴有脱发，多为散在或密集的无痂皮斑秃（虫蚀状脱发），少见的有弥漫性头发稀疏、眉毛脱落、睫毛脱落。这种脱发多是暂时性的，归于毛发生长终期脱发，脱发可以是二期梅毒的唯一表现。在肛周、阴唇、腹股沟、阴茎、大腿内侧等潮湿部位，常可见到扁平湿疣，女性发病多于男性。扁平湿疣由扁平丘疹融合而成，宽阔肥大，表面糜烂，界限清楚，覆有白色或灰白色的黏性分泌物，其中含有大量梅毒螺旋体，极具传染性。此外，在口腔、鼻腔和生殖器黏膜等部位，可出现表浅的糜烂斑，有较强的传染性。上述各种二期梅毒表现常重叠出现。不管治疗与否，一般在2～10周消退，不留瘢痕。患者免疫力降低或治疗不当可导致二期复发梅毒，皮损较大，形态奇特，常为结节，多呈环状或弧形，数目较少，如果足量青霉素治疗后再出现这种皮疹则要考虑是再感染而非复发。

二期梅毒引起的骨、关节损害以骨膜炎最为常见，关节炎次之，亦可见骨炎、骨髓炎、腱鞘炎或滑囊炎。而眼的病变也常表明已经是二期梅毒，表现为虹膜炎、虹膜睫状体炎、脉络膜炎、视神经视网膜炎、视神经炎、角膜炎葡萄膜炎等，眼房水中可找到梅毒螺旋体。至少25%的二期梅毒病人有脑脊液中细胞增多或者蛋白升高的异常，这种中枢神经系统受累常常没有神经症状，有时可见急性梅毒性脑膜炎、颅神经麻痹、横断性脊髓炎和大脑动脉血栓形成。二期梅毒偶尔还有肾炎、肌炎、肝炎、胃肠疾病、神经性聋的报道。

(3)三期梅毒：发生在感染梅毒后2年，早期梅毒未经治疗或治疗不充分，经过2～4年(最长可达20年)即进入三期梅毒。此期梅毒主要表现为皮肤黏膜的溃疡性损害或内脏器官的肉芽肿病变。损害内梅毒螺旋体少，传染性弱或无传染性。较严重的感染经过10～15年后，引起心血管及中枢神经系统病变。在过去，梅毒造成的死亡主要归因于该病的晚期表现，包括皮肤、骨骼、中枢神经系统及内脏，尤其是累及心脏和大血管。在前抗生素时代，大约有1/3的未治疗病人都会发展成三期梅毒。其中以神经梅毒最为常见，其次是树胶肿和心血管梅毒。目前在发达国家，除了神经梅毒，其他类型三期梅毒已不常见；相反，我国三期梅毒的病例日益多见。三期梅毒一般分为三类：晚期良性梅毒，神经梅毒和心血管梅毒。

①晚期良性梅毒：最常见的表现是树胶肿(梅毒瘤)，在皮肤、骨骼、肝脏和其他器官产生局部破坏。

皮肤树胶肿表现为结节或者结节溃疡。结节型损害表现为豌豆大或更小的深在硬结，棕红色，好发于面部、肩胛和四肢，多发性结节呈弓形分布，皮疹可以持续数周或数月，不破溃而愈合，可留瘢痕。如结节破溃则成结节溃疡型，需数年才会愈合，形成萎缩性瘢痕，老的部位的边缘又会重新出现新结节，呈匍匐性发展，最后可见大片瘢痕。皮肤树胶肿治疗后吸收很快，可以完全痊愈，但要注意皮肤癌变可能。孤立的树胶肿发生在皮下，可以形成坏死，表现类似于“冷脓肿”。

骨骼树胶肿X线表现有骨膜炎、骨膜增厚成层、密度增高；骨炎、结构或骨髓破坏；硬化性骨炎。临床症状包括疼痛、压痛、肿胀、骨肿块、僵直和活动受限。

三期梅毒的眼损害和二期梅毒的眼损害相同，有虹膜炎、虹膜睫状体炎、脉络膜炎、视神经视网膜炎、视神经炎、间质性角膜炎，有的是二期病变进展和恶化，眼树胶肿是此期特有病变。

其他较少发生的树胶肿部位包括上呼吸道、口舌、下呼吸道、消化道、生殖泌尿道、乳房、内分泌腺及骨骼肌等。上腭及鼻中隔黏膜树胶肿可导致上腭及鼻中隔穿孔和马鞍鼻。

②神经梅毒：在未治疗的一期梅毒中，有13%的病人被发现有脑脊液异常。而在未治疗的二期梅毒中，该比例上升至25%～40%。在早期梅毒螺旋体侵入中枢神经系统后，感染或可自发消除，或可形成无症状的梅毒性脑膜炎，或进展成为急性梅毒性脑膜炎，后两种脑膜炎最终又可进展成脑膜血管梅毒(通常发生在一期梅毒的5～12年后)和形成脊髓痨或者麻痹性痴呆(通常需要18～25年)，这通常是一种连续的进行性改变。

无症状神经梅毒　无症状神经梅毒定义为无任何神经系统症状和体征，梅毒血清学试验阳性，脑脊液有异常变化。由于没有临床症状，所以主要依赖脑脊液异常来确定，但是必须排除其他神经系统疾病方可诊断。脑脊液异常包括：白细胞计数≥10×10^6/L，蛋白量>500mg/L。无症状神经梅毒约占未治疗晚期隐性梅毒的25%，其发展有自愈或进展两种倾向，在没有治疗的情况下，脑脊液异常保持5年的病人其中23%～87%最终进展成临床神经梅毒。

脑膜梅毒

急性梅毒性脑膜炎：急性梅毒性脑膜炎即使在没有抗生素之前也相对较少，只占神经梅毒的6%。梅毒性脑膜炎的潜伏期一般在一年之内，10%以下病人在脑膜炎时有二期梅毒疹。临床症状有头痛、发热、畏光、颈项强直和视盘水肿等，本症对青霉素反应快，发热和其他临床症状数天内消退。

硬脊膜炎：梅毒性硬脊膜炎是一种脑膜或硬脑膜中很少见的亚急性炎症，是少见的严重炎性反应（肥大性硬脊膜炎），是脊髓包进坚硬的纤维套中所引起。肥大性硬脊膜炎主要累及颈和硬脑膜后方，主要表现为臂和手放射性痛、感觉异常、腱反射消失和肌肉萎缩，受累部位以下感觉缺失、强直性轻瘫、颈项强直。脊髓受压和部分梗死引起长束症。

脑膜血管梅毒

脑血管梅毒：血管神经梅毒可累及中枢神经系统的任何部位，最常见的是由梅毒性动脉内膜炎所梗死的部位，一般在感染后的 5～12 年发病。脑血管神经梅毒可以与麻痹性痴呆或者脊髓痨同时发生或者逐渐进展成后者，临床主要为闭塞性脑血管综合征表现，如偏瘫、失语、癫痫发作、阿-罗瞳孔等。大脑中动脉区域是最常见的受累部位，其他动脉（前脑、后脑、基底动脉后下脑）亦偶见受累。这些症状可与动脉硬化性血栓性损害相同，但是神经梅毒的血栓形成部位常累及小分支，且梗死不太广泛。症状可以突然出现，但大部分病人都会出现持续数周到数月的先兆症状，如头痛，目眩，失眠，记忆力减退或者情绪不稳定。

脊髓脑膜血管梅毒：脊髓脑膜血管梅毒主要有梅毒性脑脊髓膜炎（最常见的形式）和脊髓血管梅毒（急性梅毒性横断性脊髓炎）两种类型。脊髓梅毒非常少见，只占神经梅毒的 3%。虽然常和大脑受累并存，但是临床主要以脊髓症状为主。发病机制主要是慢性脊膜炎造成的灰质萎缩或者血管栓塞。梅毒性脊髓脊膜炎的发作通常是渐进性的，有较长的潜伏期，一般为 20～25 年。最先出现双腿无力和感觉异常，逐渐发展成偏侧的轻瘫甚至截瘫。其他症状为排尿或大便失禁以及痛觉异常等。脊髓血管梅毒的典型症状是脊髓横断的症状，通常为突然发作的胸廓水平弛缓性截瘫、感觉丧失和尿潴留。

实质性神经梅毒

麻痹性痴呆：麻痹性痴呆是由于螺旋体直接侵入脑实质引起的脑膜脑炎。临床呈慢性病程，隐匿起病，一般感染后 15～20 年发病。临床可以表现为任何精神或者神经紊乱的症状。起病时多表现为神经精神异常，包括丧失记忆、人格改变，后逐渐呈痴呆发展。随着病情发展，症状加重，且出现其他表现，如缺乏判断力、情绪不稳、幻觉和社交或道德行为不适当。有学者认为抑郁可能是早期特征性的表现。麻痹性痴呆中最常见的神经症状有瞳孔异常，缺少面部表情（面纹特征性变平或麻痹脸），唇、舌、面部肌肉或者手指的震颤和手写及语言能力减弱。瞳孔异常多见于麻痹性痴呆病人中，也可在其他类型的神经梅毒中出现。瞳孔可以变大，不等圆，对光反射和协调反射变迟缓。随着病情发展，甚至可以成阿-罗瞳孔，即视网膜敏感；瞳孔变小，固定且对强光无反应；协调会聚反应正常；散瞳药（阿托品）不能扩大瞳孔；瞳孔对痛刺激无反应。相对麻痹性痴呆阿-罗瞳孔在脊髓痨病人中更易出现。未经治疗的麻痹性痴呆，整个病期从精神症状发作到死亡，从数月至 4～5 年。少数情况可出现精神症状自然而暂时的缓解，然而不可避免疾病的最终结局。

脊髓痨：感染螺旋体后，经过 20～25 年的潜伏期会出现脊髓痨的症状。早期的临床特征包括闪电样疼痛、感觉异常、深腱反射减弱、对光反射迟钝，进一步发展，还可出现如阿-罗瞳孔、共济失调、内脏危象、视神经萎缩、大便失禁、排尿困难、膝踝反射消失、夏枯关节等症状。闪电样痛常发生在下肢，可以有较长的发作间歇，也可以一次发作持续疼痛数天。感觉异常多发生在大腿或躯干。内脏危象与闪电样痛有关，严重发作时可以类似外科急症。最常见的是胃危象，表现为上腹痛、恶心、呕吐，可与消化道溃疡相混淆。瞳孔对光反射迟缓是脊髓痨的早期表现。真正的阿-罗瞳孔是该病的后期特征。

脊髓痨最基本的诊断性发现是膝踝反射减弱或者消失，进入晚期之前，肌力仍可正常。跖反射存在而出现巴宾斯基征预示合并脑膜血管梅毒、麻痹性痴呆或者其他与梅毒不相关的中枢神经系统紊乱。人们经常容易忽视脊髓痨脑神经（尤其是第Ⅱ、第Ⅲ和第Ⅶ对）受累的症状。原发的视神经萎缩表现为视盘呈灰白色，边界清楚，视网膜动脉狭窄，如果不经治疗，视神经萎缩会进展为不可逆病理，最终导致失明。面神经受累会造成面肌下垂和松弛，形成所谓的脊髓痨脸。

脊髓痨中期可出现共济失调，晚期的病人可出现夏枯关节。夏枯关节好发于膝关节，关节肿胀、关节腔内积液，形成骨赘；关节面软骨和韧带被破坏，致关节畸形，呈顿足步态。虽然夏枯关节本身不会造成疼痛，但是如果累及腰椎，可造成腰椎间盘突出，压迫后神经根造成疼痛。

抗生素治疗并不能逆转已造成的器质改变。

神经系统树胶肿

脑实质树胶肿：脑内的树胶肿极少见，其特征是出现大脑新生物、脑脓肿或者结核瘤样症状。脑脊液检查除了出现脑脊液压力升高外，与其他类型的神经梅毒一致；CT 上可以看到低密度的无反应区；血管造影显示在树胶肿坏死周围有高血流区。

脊髓树胶肿：脊髓树胶肿是一种压迫脊髓的肉芽肿，临床表现为脊髓肿瘤的症状：根痛、强制性截瘫、大小便失禁、受损以下部位感觉消失，病程呈亚急性。

③心血管梅毒：梅毒累及心血管系统一般需要15～30年的潜伏期。心血管梅毒可能导致主动脉瘤、主动脉瓣关闭不全、冠脉狭窄以及极少数情况下的心肌炎。由于这些临床表现并非活动感染所致，而是早已存在的退行性变导致的晚期功能不全，与普通的心脏病很难鉴别，抗生素治疗无效。

主动脉瘤　梅毒性动脉瘤是最常见的三期梅毒，常累及胸主动脉，尤其是升段。这些动脉瘤多呈纺锤形或者囊状，由于慢性炎症的刺激，动脉壁增厚，形成瘢痕，故往往不呈分叶状。梅毒性动脉瘤可以无症状存在数年，直到压迫周围组织或者破裂才被发现。有时动脉瘤可以逐渐侵蚀胸壁并在胸部形成肿块。更典型的可以出现持续的胸痛或者因为肿块压迫周围组织，如压迫喉返神经而造成声音嘶哑。少数情况下，会出现以咳嗽、呼吸困难、吞咽困难和咯血为表现的上静脉腔综合征。主动脉瘤的确诊需要依靠主动脉根血管造影。

冠脉疾病　冠状动脉是梅毒中主要受累的血管，但一般只有冠脉口及其近端受累，其病理主要为闭塞性动脉内膜炎。如果冠脉口狭窄严重，可导致心肌缺血，造成心绞痛或猝死。因为急性冠脉梗阻会影响到大部分的左室心肌，以致发生临床还未出现心肌梗死的症状，病人已经死亡。如果病人冠脉造影显示孤立的冠脉口狭窄，而没有其他冠脉系统的硬化表现，且有梅毒病史或其他心血管梅毒的表现，则应该考虑该诊断。

主动脉反流　单纯的主动脉反流而没有狭窄是心血管梅毒的常见表现。主动脉反流是由于主动脉根部扩张牵拉动脉瓣牵拉而产生，导致主动脉瓣增厚、接缝处变宽、关闭不全。根据主动脉关闭不全的程度，临床症状和治疗也不尽相同。梅毒性主动脉关闭不全的体征包括沿左胸骨下缘传导的舒张期吹风样杂音，第二心音增强，呈击鼓样，严重的情况下，还可能造成左心室肥大和扩张。

2. 先天性梅毒　先天性梅毒1497年第一次被描述，也是迄今最早被认识的先天性感染。在1906年，Wassermann 试验证实胎传的梅毒需首先感染孕妇。先天性梅毒分为早期先天梅毒、晚期先天梅毒和先天潜伏梅毒，特点是不发生硬下疳，早期病变较后天性梅毒重，骨骼及感觉器官受累多而心血管受累少。

(1)早期先天性梅毒：一般在 2 岁以内发病。大多数梅毒婴儿在出生时缺乏临床表现，早期临床症状在出生后 3～8 周开始出现。典型的临床症状是消瘦性梅毒(如恶病质)和获得性二期梅毒皮肤表现，皮损常为红斑、水疱-大疱、丘疹、扁平湿疣、水疱-大疱(天疱疮梅毒)，更趋向于糜烂。梅毒性鼻炎及喉炎患儿出现流涕(血性或者脓性鼻腔分泌物)；骨骼累及包括骨髓炎、骨软骨炎及骨膜炎，由于肢体疼痛而减少移动从而出现假性瘫痪；其他表现包括口周或者肛周裂隙、淋巴结肿大和肝脾大、贫血、血小板减少、梅毒性肺炎(白色肺炎)、肝炎、肾病和先天性神经梅毒。

(2)晚期先天性梅毒：一般在 2 岁以后发病，大约 80%是由早期先天梅毒未被发现发展而来，在被诊断为晚期先天梅毒时，约一半儿童已有明显表现，类似于获得性三期梅毒。晚期先天梅毒的临床表现可归纳为畸形、炎症损害两类。①畸形：前额圆凸、马鞍鼻、佩刀胫、锁胸关节骨质肥厚、赫秦生齿、腔口周围皮肤放射状皲裂等，为标记性损害；②炎症损害：典型的赫秦生三联征(间质性角膜炎、神经性聋和典型的牙损害)是诊断先天梅毒的明显证据，此外，鼻或腭树胶肿、克勒顿关节、胫骨骨膜炎、无症状的神经梅毒也较常见。

(3)先天潜伏梅毒：即先天梅毒未经治疗，无临床症状，梅毒血清学试验阳性，脑脊液检查正常，年龄小于 2 岁者为早期先天潜伏梅毒，大于 2 岁者为晚期先天潜伏梅毒。

潜伏梅毒　凡有梅毒感染史、无临床症状或者临床症状已消失、医技检查缺乏梅毒的临床表现、脑脊液检查正常、而仅梅毒血清反应阳性者，称潜伏梅毒。感染时间 2 年以内为早期潜伏梅毒，2 年以上为晚期潜伏梅毒。潜伏梅毒不出现症状是因为自身免疫力强，或因治疗使螺旋体暂时被抑制，在潜伏梅毒期间，梅毒螺旋体仍间歇性地出现在血液中，潜伏梅毒的孕妇可感染子宫内的胎儿，亦可因献血传染给受血者。

早期潜伏梅毒　病期在 2 年内，根据下列标准来判断：①在过去 2 年内，有明确记载的非梅毒螺旋体抗原试验由阴转阳,或其滴度较原先升高达4倍或更高。②在过去2年内,有符合一期或二期梅毒的临床表现。③在过去2年内,有与疑似或确诊的一期或二期梅毒,或疑似早期潜伏梅毒的性伴发生性接触史。晚期潜伏梅毒:病期在2年以上。无证据表明在既往2年中获得感染。无法判断病期者亦视为晚期潜伏梅毒处理。

【实验室检查】

1. 梅毒螺旋体暗视野检查　本法检查梅毒螺旋体对于梅毒有病原学诊断的价值。一般采用湿系聚光器,暗视野显微镜下,典型的梅毒螺旋体呈白色发光,其螺旋较密而均匀,其运动方式包括旋转式、蛇行式、伸缩移动。未检出螺旋体不能排除梅毒的诊断,阴性结果可能说明:①螺旋体数量不足。②患者已接受抗生素或杀灭梅毒螺旋体的药物治疗。③损害接近自然消退。④损害不是梅毒。

2. 梅毒血清学检查　血清学检查是辅助诊断梅毒的重要手段。当人体感染梅毒螺旋体后4～10周,血清中可产生一定数量的抗类脂质抗原的非特异性反应素(主要是IgM、IgG)和抗梅毒螺旋体抗原的特异性抗体(主要是IgM、IgG),这些抗体均可用免疫学方法进行检测。根据检测所用抗原不同,梅毒血清学试验分为两大类:一类为非梅毒螺旋体抗原血清试验,包括:性病研究实验室试验(venereal disease research laboratory,VDRL)、血清不需加热的反应素试验(unheated serum reagin,USR)、快速血浆反应素环状卡片试验(rapid plasma reagin,RPR)、甲苯胺红血清不需加热试验(toluidine red unheated serum test,TRUST),这些试验主要应用于梅毒的筛查和疗效观察。另一类为梅毒螺旋体抗原血清试验,包括:梅毒螺旋体血凝试验(*treponema pallidum* hemagglutination assay,TPHA)、梅毒螺旋体颗粒凝集试验(*treponema pallidum* particle agglutination assay,TPPA)、荧光螺旋体抗体吸收试验(fluorescent treponemal antibody-absorption,FTA-ABS)、ELISA试验等,这些试验主要用于确证试验,不用于疗效观察。

【诊断】

梅毒必须根据病史、临床症状、体检及实验室检查进行综合分析,慎重做出诊断。

1. 一期梅毒

实验室检查

暗视野显微镜检查:皮肤黏膜损害或淋巴结穿刺液可查见梅毒螺旋体。

非梅毒螺旋体抗原血清学试验:包括RPR、TRUST、VDRL阳性。如感染不足2～3周,该试验可为阴性,应于感染4周后复查。

梅毒螺旋体抗原血清学试验:TPPA、TPHA、荧光梅毒螺旋体抗体吸收试验(FTA-ABS)、梅毒螺旋体酶联免疫吸附试验(TP-ELISA)等阳性,极早期少数可阴性。

鉴别诊断

硬下疳:需与软下疳、生殖器疱疹、性病性淋巴肉芽肿、糜烂性龟头炎、贝赫切特(Behcet)综合征、固定型药疹、癌肿、皮肤结核等发生在外阴部的红斑、糜烂和溃疡鉴别。

梅毒性腹股沟淋巴结肿大:需与软下疳、性病性淋巴肉芽肿引起的腹股沟淋巴结肿大,以及转移癌肿鉴别。

2. 二期梅毒

实验室检查

暗视野显微镜检查:二期皮损的尤其扁平湿疣、湿丘疹及黏膜斑,易查见梅毒螺旋体。

非梅毒螺旋体抗原血清学试验:阳性。

梅毒螺旋体抗原血清学试验:阳性。

鉴别诊断

梅毒性斑疹:需与玫瑰糠疹、银屑病、扁平苔藓、手足癣、白癜风、花斑癣、药疹、多形红斑、远心性环状红斑等鉴别。

梅毒性丘疹和扁平湿疣:需与银屑病、体癣、扁平苔藓、毛发红糠疹、尖锐湿疣等鉴别。

梅毒性脓疱疹:需与各种脓疱病、脓疱疮、臁疮、雅司等鉴别。

黏膜梅毒疹:需与传染性单核细胞增多症、地图舌、鹅口疮、扁平苔藓、麻疹、化脓性扁桃体炎等鉴别。

梅毒性脱发:需与斑秃鉴别。

3. 三期梅毒(晚期梅毒)

实验室检查

非梅毒螺旋体抗原血清学试验:大多阳性,亦可阴性。

梅毒螺旋体抗原血清学试验:阳性。

脑脊液检查:白细胞计数$\geqslant 10\times 10^6$/L,蛋白量>500mg/L,且无其他引起这些异常的原因。脑脊液VDRL试验阳性。

组织病理检查:有三期梅毒的组织病理变化。

鉴别诊断

结节性梅毒疹:需与寻常狼疮、结节病、瘤型麻风等鉴别。

树胶肿:需与寻常狼疮、瘤型麻风、硬红斑、结节性红斑、小腿溃疡、脂膜炎、癌肿等鉴别。

神经梅毒:梅毒性脑膜炎需与结核性脑膜炎、隐球菌性脑膜炎、钩端螺旋体病引起的脑膜炎等相鉴别。脑膜血管梅毒需与各种原因引起的脑卒中相鉴别。麻痹性痴呆需与脑肿瘤、动脉硬化、阿尔茨海默病(老年性痴呆)、慢性酒精中毒和癫痫发作等相鉴别。脊髓痨需与艾迪(Adie)综合征、糖尿病性假脊髓痨等鉴别。

心血管梅毒:梅毒性主动脉瘤需与主动脉硬化症相鉴别。梅毒性冠状动脉病需与冠状动脉粥样硬化相鉴别。梅毒性主动脉瓣闭锁不全需与感染性心内膜炎、先天性瓣膜畸形等引起的主动脉瓣闭锁不全相鉴别。

4. 神经梅毒

实验室检查非梅毒螺旋体抗原血清学试验:阳性。

梅毒螺旋体抗原血清学试验:阳性。

脑脊液检查:白细胞计数=10×10^6/L,蛋白量>500mg/L,且无其他引起这些异常的原因。脑脊液 VDRL 试验或 FTA-ABS 试验阳性。无条件做后两项试验时,可行 RPR 或 TPPA 试验。

鉴别诊断

梅毒性脑膜炎:需与结核性脑膜炎、隐球菌性脑膜炎、钩端螺旋体病引起的脑膜炎等相鉴别。

脑膜血管梅毒:需与各种原因引起的脑卒中相鉴别。

麻痹性痴呆:需与脑肿瘤、动脉硬化、阿尔茨海默病(老年性痴呆)、慢性酒精中毒和癫痫发作等相鉴别。

脊髓痨:需与艾迪(Adie)综合征、糖尿病性假脊髓痨等鉴别。

5. 先天梅毒胎传梅毒

实验室检查

暗视野显微镜检查:在早期先天梅毒胎传梅毒儿的皮肤黏膜损害或胎盘中可查到梅毒螺旋体。

非梅毒螺旋体抗原血清学试验:阳性。该试验的滴度大于或等于母亲滴度的 4 倍者,高度提示先天梅毒。其抗体滴度等于或高于母亲 2 个稀释度(4 倍)以上有确诊意义。

梅毒螺旋体抗原血清学试验:阳性。其 IgM 抗体检测阳性有确诊意义。

【治疗】

梅毒治疗的一般原则:及早发现,及时治疗;剂量足够,疗程规则;治疗后要经过足够时间的追踪观察;对所有传染源及性伴应同时进行检查和治疗。

1. 早期梅毒 (包括一期、二期及病期在 2 年以内的潜伏梅毒)。

推荐方案:

普鲁卡因青霉素 80 万 U/d,肌内注射,每日 1 次,连续 15 d;或苄星青霉素 240 万 U,分为两侧臀部肌内注射,每周 1 次,共 2~3 次。

替代方案:

头孢曲松 1g,肌内注射或静脉给药,每日 1 次,连续 10d。

对青霉素过敏者用以下药物:

盐酸四环素 500mg,每日 4 次,连服 15d(肝、肾功能不全者禁用);或多西环素 100mg,每日 2 次,连服 15d;或红霉素 500mg,每日 4 次,连服 15d。

2. 晚期梅毒 (三期皮肤、黏膜、骨骼梅毒,晚期潜伏梅毒或不能确定病期的潜伏梅毒)。

推荐方案:

普鲁卡因青霉素,80 万 U/d,肌内注射,每日 1 次,连续 20d 为 1 个疗程,也可考虑给第 2 疗程,疗程间停药 2 周;或苄星青霉素 240 万 U,分为两侧臀部肌内注射,每周 1 次,共 3 次。

对青霉素过敏者用以下药物:

盐酸四环素 500mg,每日 4 次,连服 30d(肝、肾功能不全者禁用);或多西环素 100mg,每日 2 次,连服 30d;或红霉素 500mg,每日 4 次,连服 30d。

3. 心血管梅毒 如有心力衰竭,首先治疗心力衰竭,待心功能可代偿时,可注射青霉素,但从小剂量开始以避免发生吉海反应,造成病情加剧或死亡。水剂青霉素,第 1 天 10 万 U,1 次肌内注射;第 2 天 10 万 U,每日 2 次肌内注射;第 3 天 20 万 U,每日 2 次肌内注射;自第 4 天起按下列方案治疗:普鲁卡因青霉素,80 万 U/d,肌内注射,连续 15d 为 1 疗程,总剂量 1 200 万 U,共 2 个疗程(或更多),疗程间停药 2 周。不用苄星青霉素。

对青霉素过敏者用以下药物:

盐酸四环素 500mg,每日 4 次,连服 30d(肝、肾功能不全者禁用);或多西环素 100mg,每日 2 次,连服 30d;或红霉素 500mg,每日 4 次,连服 30d。

4. 神经梅毒

推荐方案:

水剂青霉素,1 800 万~2 400 万 U 静脉滴注

(300万～400万U,每4小时1次),连续10～14d。继以苄星青霉素,每周240万U,肌内注射,共3次。或普鲁卡因青霉素,240万U/d,分次肌内注射,同时口服丙磺舒,每次0.5g,每日4次,共10～14d。必要时,继以苄星青霉素,每周240万U,肌内注射,共3次。

替代方案:

头孢曲松,每日2g,肌内注射或静脉给药,连续10～14d。

对青霉素过敏者用以下药物:

盐酸四环素500mg,每日4次,连服30d(肝、肾功能不全者禁用);或多西环素100mg,每日2次,连服30 d;或红霉素500mg,每日4次,连服30d。

5. 胎传梅毒

(1)早期胎传梅毒(2岁以内)

推荐方案:

脑脊液异常者

水剂青霉素,每日10万～15万U/kg,出生后7d以内的新生儿,以每次5万U/kg,静脉注射,每12小时1次;出生7d以后的婴儿每8小时1次,直至总疗程10～14d。或普鲁卡因青霉素,每日5万U/kg,肌注,每日1次,疗程10～14d。

脑脊液正常者

苄星青霉素,5万U/kg,1次注射(分两侧臀肌)。如无条件检查脑脊液者,可按脑脊液异常者治疗。

(2)晚期胎传梅毒(2岁以上)

推荐方案:

普鲁卡因青霉素,每日5万U/kg,肌内注射,连续10d为1个疗程(对较大儿童的青霉素用量,不应超过成人同期患者的治疗量)。

替代方案:

对青霉素过敏者,可用红霉素治疗,每日7.5～12.5mg/kg,分4次口服,连服30d。8岁以下的儿童禁用四环素。

梅毒治疗开始时要避免发生吉海反应,此现象于首次用药后数小时至24h(通常为3～12h)出现流感样症状,体温升高(38～40℃),全身不适,梅毒性损害可暂时加重,内脏及中枢神经系统梅毒症状显著恶化。通常发生于早期梅毒,可能由于螺旋体被杀死后,迅速释放其成分所致,可能代表急性免疫复合物反应。约10%晚期梅毒可发生此反应,但心血管梅毒及神经梅毒患者可发生严重后果,甚至危及生命。如在冠状动脉口、主动脉瘤壁及脑,吉海反应可导致这些解剖部位的损害迅速愈合形成瘢痕,而危及生命。此现象称为“治疗矛盾”。为了预防发生吉海反应,青霉素可由小剂量开始逐渐增加到正常量,对神经梅毒及心血管梅毒可以在治疗前给予一个短疗程泼尼松,每日30～40mg,分次给药,抗梅治疗后2～4d逐渐停用。

6. 特殊情况的处理

(1)妊娠期梅毒

推荐方案:

普鲁卡因青霉素,80万U/d,肌内注射,连续15d。或苄星青霉素240万U,分为两侧臀部肌内注射,每周1次,共3次。

替代方案:

对青霉素过敏者,用红霉素治疗(禁用四环素)。服法及剂量与非妊娠病人相同,但其所生婴儿应该用青霉素再治疗,因红霉素不能通过胎盘。

上述方案在妊娠最初3个月内,应用1疗程;妊娠末3个月应用1疗程。治疗后每月做一次定量USR或RPR试验,观察有无复发及再感染。

(2)梅毒合并HIV感染

1)所有HIV感染者应做梅毒血清学筛查;所有梅毒患者应做HIV抗体筛查。

2)常规的梅毒血清学检查可能不能确定诊断时,可取活检,做免疫荧光染色或银染色找梅毒螺旋体。

3)所有梅毒患者,凡有感染HIV危险者,应考虑做腰椎穿刺以排除神经梅毒。

4)对一期、二期及潜伏梅毒推荐用治疗神经梅毒的方案来进行治疗。

5)对病人进行密切监测及定期随访。

7. 随访　早期梅毒经充分治疗的患者,应随访2～3年。治疗后第1年内每3个月复查1次,包括临床与血清(非螺旋体抗原试验),以后每半年复查1次。随访期间严密观察其血清反应滴度下降与临床改变情况,如无复发即可终止观察。晚期梅毒与晚期潜伏梅毒患者如治疗后血清固定,需要随访3年以判断是否终止观察。妊娠期梅毒早期梅毒治疗后分娩前应每月检查1次梅毒血清反应,如3个月内血清反应滴度不下降2个稀释度,或上升2个稀释度,应予复治。分娩后按一般梅毒病例进行随访。神经梅毒治疗后3个月做一次临床、血清学及脑脊液检查,以后每6个月检查1次,直到脑脊液变化转为正常,此后每年复查1次,至少3年。经过充分治疗的梅毒孕妇所生婴儿出生时如血清反应阳性，应每月检查 1 次血清反应，连续 8 个月，如血清反应阴转，且未出现先天梅毒的临床表现，则可停止观察；出生时如血清反应阴性，应于出生后 1 个月、2 个月、3 个月及 6 个月复查，至 6 个月时血清反应仍为阴性，且无先天梅毒的临床表现，可排除梅毒；无论出生时血清反应阳性还是阴性，在随访期间如血清反应滴度逐渐上升，或出现先天梅毒的临床表现，应立即予以治疗；未经充分治疗或未用青霉素治疗的梅毒孕妇所生婴儿，或无条件对婴儿进行临床及血清学随访者，应考虑对婴儿进行治疗。

（徐金华）

第28章

淋　病

【定义及概述】

淋病(gonorrhea)是由淋病奈瑟菌(Neisseria gonorrhoeae,简称淋病双球菌或淋球菌)引起的泌尿生殖系统的化脓性感染,也包括眼、咽、直肠、盆腔和播散性淋球菌感染。

【流行病学】

淋病在世界范围内广泛流行,过去在我国性传播疾病中发病率和构成比均居首位,但近年来,部分地区淋病的发病率呈相对下降趋势。男性同性恋淋球菌感染较异性恋多,无症状淋病患者也有明显增多趋势。淋病奈瑟菌耐药菌株的出现和流行给本病的控制带来很大困难。

【淋球菌耐药性研究】

淋球菌容易产生耐药菌株,目前临床上发现多数患者为耐药菌株的感染,包括质粒介导的产β-内酰胺酶的耐青霉素菌株(PPNG)、耐四环素菌株(TRNG)、既耐青霉素也耐四环素菌株(PPNG/TRNG);染色体介导的既耐青霉素也耐四环素菌株(CMRNG)、耐喹诺酮菌株(QRNG)等。近年来,对淋球菌药物外排机制,包括Mtr和FarAB外排系统在淋球菌耐药中的作用也日益受到重视。

耐青霉素淋球菌(PPNG)的耐药机制包括三种:①质粒介导的耐药机制,淋球菌耐药质粒可通过转化和接合两种方式在菌株间传递。耐药质粒不仅在同属间传递,亦可转入其他菌属,这也可能是产青霉素酶淋球菌感染持续增加和流行的原因。一般认为淋球菌耐药质粒DNA转化效率大约要比染色体DNA的转化率低1 000倍。②染色体介导的耐药机制与染色体基因突变有关,与耐青霉素、四环素及喹诺酮类相关的基因包括:penA、penB、Mtr、gyrA、parC等。③兼有质粒和染色体介导的耐药。

淋球菌耐四环素的机制:四环素通过降低30S核蛋白体亚基A位点和P位点对氨基酰tRNA的亲和力来发挥其抗菌作用。对四环素耐药的细菌通常可产生一种蛋白质,这种蛋白质和核蛋白体相互作用,使蛋白质合成不受抗生素影响,称核蛋白体保护。

淋球菌耐氟喹诺酮类药物机制:氟喹诺酮类药物抗菌的主要机制是通过作用于细菌的DNA旋转酶和Ⅳ拓扑异构酶,而淋球菌对氟喹诺酮的耐药是由于药物作用的主要靶位——DNA旋转酶发生改变所致。

淋球菌多重耐药机制:在淋球菌多重耐药的机制中,Mtr基因系统起着至关重要的作用。在染色体介导的耐药中多重可传递耐受性(mtr)基因系统即多重可传递耐药调控子MtrRCDE调节着淋球菌对疏水性制剂(HAs)敏感性,其中包括抗生素胆盐和脂肪酸。此多重可传递耐药Mtr基因系统的产物MtrRCDE是细胞膜的能量依赖外排泵系统,此系统将疏水性制剂在ATP酶作用下,从细菌细胞膜内移到细胞膜外,从而引起细菌对多种抗生素的耐受性。

此外,淋球菌还存在逃避宿主防御的机制,如抗原的变异,产生封闭抗体(蛋白Ⅲ),抗体裂解(IgA1蛋白酶)等。

【传播途径】

人类是淋球菌唯一的自然宿主,因此淋病主要通过与淋病患者性接触而传播,亦可间接接触感染。近年来无症状淋病患者呈增多趋势,主要是由无症状淋病或轻症淋病男、女性患者所引起。女性妊娠期感染可引起羊膜腔内感染及胎儿感染。新生儿淋球菌性结膜炎多由母亲产道淋球菌分泌物感染;成人淋球菌性眼结膜炎可以通过被淋球菌污染的手指而间接感染。

【临床表现】

淋病潜伏期一般为 2～10d，平均 3～5d，主要发生于中青年人群，有 5%～20%男性和 60%女性无明显临床表现或者症状很轻微，称为无症状淋病。在临床上可分为 3 类：无并发症淋病（单纯性淋病）、有并发症淋病和播散性淋病。

1. 无并发症淋病的临床表现

(1)男性淋病：急性前尿道炎是最常见表现。主要症状是尿道分泌物或尿痛，最初为尿道口红肿，轻度刺痒，多数在 24h 之内尿道分泌物量明显增多，为黄色黏稠脓性或血性分泌物，晨起常封住尿道口呈“糊口”现象，同时出现尿痛和排尿困难。包皮过长者可引起包皮炎、包皮龟头炎，甚至可并发嵌顿包茎，严重者尿道黏膜水肿；腹股沟淋巴结红肿疼痛甚至化脓；后尿道受累时可出现终末血尿、血精、会阴部轻度坠胀等；可伴全身症状。约 1/4患者只排出稀薄脓性微黄分泌物，肉眼所见与非淋菌性尿道炎无异，还有 1%～5%患者无症状，成为继续传播淋病的来源。未经治疗可数天后自然消退。一般于感染后 2 周症状开始减轻。

(2)女性淋病：80%的女性淋病患者症状轻微或者无症状，故潜伏期不明，但同样是传染源。表现为①淋菌性宫颈内膜炎：宫颈为最常见初发部位，可见阴道排出物增加，窥镜检查宫颈有程度轻重不等的红肿、触痛及出现脓性分泌物。②淋菌性尿道炎、尿道旁腺炎：尿道口红肿，有压痛及脓性分泌物，有尿频、尿急、尿痛，排尿时有烧灼感，挤压尿道旁腺，有脓液渗出，也可以完全无表现。③淋菌性前庭大腺炎：累及单侧或者双侧腺体，有红肿热痛，常规挤压腺体可有脓液自外口流出，严重时形成脓肿。④女童淋病：多系间接感染，因儿童期阴道上皮较薄，pH 偏碱性，易受淋球菌感染。常见弥漫性阴道炎继发外阴炎，可出现阴道、尿道、会阴部红肿、糜烂和溃疡，阴道脓性分泌物，伴疼痛及排尿困难，可累及肛门及直肠。但幼女子宫及宫颈发育不全，淋球菌不易侵入。

(3)淋菌性肛门直肠炎：主要见于男性同性恋，女性感染可因直肠性交或由宫颈感染的分泌物直接感染肛门直肠所致。2/3 以上的肛门直肠淋病没有症状，轻者有瘙痒、烧灼感，重者可出现里急后重感，常有黏液样或脓性分泌物排出，偶见出血和疼痛不适；直肠指检可呈正常外观，也可见黏膜充血、肿胀并有脓性分泌物。未治疗的感染可引起肛周皮肤脓肿和肛瘘。

(4)淋菌性咽炎：主因口腔和生殖器接触所致。约 80%的咽部淋球菌感染病人无症状，即使有症状也很轻，主要表现为急性咽炎或急性扁桃体炎，有咽干、咽部不适、咽痛和吞咽痛等，偶伴发热和颈淋巴结肿大。淋菌性咽炎虽本身临床症状不重，但可作为传染源，但可能使淋球菌血行播散，应予重视。

(5)淋菌性结膜炎：成人淋菌性眼炎很少发生，多因自我接种或接触被分泌物污染的物品所致，多为单侧；新生儿多为经母亲产道时受传染，通常在出生后 48h 左右发病，也可延迟到 1 周，多为双侧。开始为结膜炎，分泌物较多，24h 后呈脓性外观，可出现眼结膜充血、水肿、眼睑明显红肿，有较多脓性分泌物；角膜受感染后呈混浊、浸润，角膜呈云雾状，可发生溃疡、穿孔，甚至导致失明。眼中脓性分泌物检查可见淋球菌。

2. 有并发症淋病　是指在上述单纯性淋病的基础上，同时发生其他组织器官的淋球菌感染，包括男性淋病的并发症和女性淋病的并发症。男性患者由于误诊误治，可导致感染进一步发展并蔓延至后尿道，引起淋菌性后尿道炎、前列腺炎，也常并发精囊炎、附睾炎、尿道球膜炎、包皮腺炎、尿道旁腺炎、系带旁腺炎和阴茎中缝脓肿等；炎症反复发作形成瘢痕后可引起尿道狭窄，部分发生输精管狭窄或梗阻，也可继发不育。女性淋病并发症包括淋菌性输卵管炎、盆腔炎、输卵管或卵巢脓肿、腹膜炎、肝周炎、前庭大腺炎和脓肿等。

(1)男性淋病的并发症

①淋菌性前列腺炎：急性前列腺炎发病前 1 天或半天尿道常忽然停止排脓或脓液减少，患者常有发热等全身症状，以及尿频、会阴疼痛等局部体征，直肠指检示前列腺肿大，有触痛，分泌物检查可见上皮细胞、少数脓细胞和淋球菌，如不及时治疗可形成脓肿，但急性发病者少见。慢性前列腺炎症状不明显，可有晨起尿道口封口现象和会阴部不适，指检示腺体不规则地增厚，前列腺液镜检有脓细胞。

②精囊炎：常与淋菌性前列腺炎和附睾炎并发。急性者有发热、尿频、尿痛，终末尿浑浊、带血，指检可触及肿大的精囊，触痛明显；慢性者常无自觉症状，直肠检查精囊发硬。

③附睾炎：多为单侧性，受累侧阴囊红、肿、热、痛，同侧腹股沟和下腹部有反射性抽痛，触诊时附睾肿大，有剧烈触痛，可继发囊肿；尿常浑浊；可有发热等全身症状。

④尿道狭窄：通常发生在感染 5～10 年后，尿

道狭窄可造成排尿困难、尿频、尿无力、排尿时间延长，甚至导致尿潴留、尿路感染和肾衰竭。

⑤其他：临床上还可见到阴茎水肿、龟头炎、尿道旁腺炎、尿道周围蜂窝织炎等并发症。

(2)女性淋病的并发症

①淋菌性盆腔炎：10%～40%的女性淋病患者可以发展为淋菌性盆腔炎，包括急性输卵管炎、子宫内膜炎、继发性输卵管卵巢脓肿及破裂后所致的盆腔脓肿、腹膜炎等。淋菌性输卵管炎常见表现有下腹疼痛、性交困难、月经失调、非经期出血等，查体下腹、子宫、附件常有压痛，宫颈活动时疼痛，宫颈分泌物异常，可有附件肿块及输卵管卵巢脓肿。严重者可有全身表现，如发热、白细胞增多、血沉加速、C反应蛋白增高等。误诊误治者很容易进一步发展为盆腔感染，反复发作造成输卵管狭窄或闭塞，可引起宫外孕或不孕、腹痛，甚至危及生命。

②淋菌性前庭大腺炎(bartholinitis)：常累及一侧或双侧腺体。急性感染时可无症状，但挤压腺体可有脓液流出；若腺管堵塞，可出现前庭大腺脓肿，从而导致外阴疼痛。

③肝周炎(Fitz-Hugh-Curtis syndrome)：病因可能是淋球菌由输卵管播散或通过盆腔的淋巴引流至肝脏或腹膜所致。多见于女性，极少数男性也可发生，可能由血源性传染所致。临床表现差异较大，急性发作时有右上腹或上腹剧痛，可放射到背部，阴道分泌物突然增多；并可有发热、头痛及恶心等全身症状；肝区可出现摩擦音，双合诊发现盆腔附件触痛和肿块；亦可无异常。慢性期可出现"琴弦"样粘连。

3. 播散性淋球菌感染(disseminated gonococcal infection，DGI)　多见于未获治疗的淋病患者中，占所有患者的1%～3%，常见于月经期或妊娠期妇女，潜伏期7～30d。DGI常见的表现是关节炎-皮炎综合征，可有发热、寒战等全身不适，常在四肢关节附近出现皮损，多发生于手指关节、踝关节等附近，散在分布，数目常不多，典型的皮肤损害为红斑基础上的坏死性小脓疱，有压痛，此外尚有斑疹、丘疹、脓疱、瘀点、瘀斑及大疱等皮损。皮疹常位于肢体远端，数目一般<30个，直径一般<5mm。30%～40%的DGI病人有明显关节炎，以腕、掌指、踝、膝等处最为常见。淋球菌可通过血管、淋巴管播散至全身各部位，导致菌血症，病情严重时可危及生命。

【实验室检查】

淋病的实验室检查手段主要有：

1. 涂片直接镜检　对未经治疗的男性尿道分泌物标本有诊断意义，使用革兰染色阳性率可达95%，女性宫颈分泌物标本涂片阳性率为50%～60%。

2. 淋球菌培养　是诊断淋病的重要依据，适用于男女泌尿生殖道及其他所有部位标本，对于女性患者、有并发症患者及泌尿生殖器外患者均应做淋球菌分离培养以确定诊断。

3. 药物敏感试验　药敏试验包括纸片法、琼脂稀释法等，以检测淋球菌对各种抗生素的敏感性，合理选择用药。

4. 非培养诊断法　目前以科研应用为主，尚未广泛应用于临床诊断。其中DNA扩增技术如PCR和LCR较其他诊断方法更为敏感。核酸扩增技术还可用尿液在人群中进行大规模的病原体筛查。多重扩增检测对于诊断淋球菌和沙眼衣原体双重感染非常有用。此外，检测淋球菌抗原及代谢产物的方法有直接免疫荧光染色、SPA协同凝集试验、酶免疫试验和表面蛋白、内毒素及氧化酶等的检测等。

【诊断】

应根据病史、临床表现和实验室结果进行综合分析，慎重做出诊断。因有时患者隐瞒病史或由于失治误治导致临床表现不典型时容易误诊、漏诊。

1. 接触史　有不洁性接触史及其他直接或间接接触患者分泌物史，或新生儿的母亲有淋病史。

2. 临床表现　急性期可有尿频、尿急、尿痛，尿道口、宫颈口、阴道口脓性分泌物，也可无明显症状或症状轻微。

3. 实验室检查　男性尿道分泌物涂片发现细胞内革兰染色阴性双球菌有初步诊断意义，对女性、有并发症患者及泌尿生殖器外患者仅作参考，应做淋球菌分离培养以明确之。

【鉴别诊断】

本病主要与非淋菌性尿道炎进行鉴别，详见表28-1。

【治疗】

1. 全身治疗方案　由于我国PPNG感染已超过5%，所以青霉素已不再作为首选药物。中国疾病预防控制中心2007年颁布的《性传播疾病临床诊疗指南》中建议的淋病处理原则，具体见表28-2。

表 28-1　淋菌性尿道炎与非淋菌性尿道炎的区别

项目	淋菌性尿道炎	非淋菌性尿道炎
潜伏期	3～5d	1～3周
尿痛和排尿困难	多见	轻或无
全身症状	偶见	无
尿道分泌物	量多呈脓性	量少或无。多为浆液或黏液脓性，较稀薄
细胞内 G^- 双球菌	+	-
病原体培养	淋球菌	衣原体或支原体、白色念珠菌、滴虫等

表 28-2　淋病的治疗

淋病分类	治疗方法
无并发症淋病	①淋菌性尿道炎、宫颈炎、直肠炎等首选：头孢曲松 250mg，肌内注射，1/d，1～3d，或头孢噻肟 1g，肌内注射，单次注射：或大观霉素 2g(宫颈炎 4g)，肌内注射，1/d，1～3d；或头孢克肟 400mg，单次口服。注：如果衣原体感染不能排除，加上抗沙眼衣原体感染药物。
	②儿童淋病：体重 45kg 以上按成人方案治疗，体重小于 45kg 者按以下方案治疗：头孢曲松 125mg，单次肌内注射；或大观霉素 40mg/kg，单次肌内注射。注：禁用喹诺酮类药物；年龄小于 8 岁，禁用四环素类药物；如果衣原体感染不能排除，加上抗沙眼衣原体感染药物。
	③妊娠期淋病：头孢曲松 250mg，单次肌内注射；或大观霉素 4g，单次肌内注射；注：禁用喹诺酮类药物和四环素类药物，对推断或确诊同时有沙眼衣原体感染的孕妇，推荐用红霉素或阿莫西林治疗。
有并发症淋病	①淋菌性前列腺炎、精囊炎、附睾炎：头孢曲松 250mg，肌内注射，1/d，10d；或头孢噻肟 1g，肌内注射，1/d，10d；或大观霉素 2g，肌内注射，1/d，10d；或头孢克肟 400mg，口服，1/d，10d。注：如果衣原体感染不能排除，加上抗沙眼衣原体感染药物。
	②淋菌性盆腔炎：头孢曲松 250mg，肌内注射，1/d，10d；或头孢噻肟 1g，肌内注射，1/d，10d；或大观霉素 2g，肌内注射，1/d，10d；或头孢克肟 400mg，口服，1/d，10d。注：以上任选 1 种药物，均需加用甲硝唑 400mg，口服，2/d，14d。如果衣原体感染不能排除，加用抗衣原体感染药物。
生殖器外淋病	①淋菌性眼炎：新生儿：头孢曲松 25～50mg/kg(总量不超过 125mg)，静脉或肌内注射，1/d，7d；或大观霉素 40mg/kg，肌内注射，1/d，7d。成人：头孢曲松 1g，静脉或肌内注射，1/d，7d；或大观霉素 2g，肌内注射，1/d，7d。注：同时应用 0.9%氯化钠溶液冲洗眼部，1/h。如果衣原体感染不能排除，加用抗沙眼衣原体感染药物。成人：头孢曲松 1g，静脉或肌内注射，1/d，10d；或大观霉素 2g，肌内注射，1 次/12h，10d；或头孢噻肟 1g，静脉注射，1 次/8h，10d。注：推荐住院治疗。淋球菌性脑膜炎疗程为 2 周，心内膜炎疗程为 4 周以上。淋球菌性关节炎患者，除髋关节外，不宜施行开放性引流，但可以抽吸，禁止关节腔内注射抗生素。如果衣原体感染不能排除，加上抗沙眼衣原体感染药物。
	②淋菌性咽炎：头孢曲松 250mg，单次肌注：或头孢噻肟 1g，单次肌注。注：大观霉素对淋球菌性咽炎的疗效差，因此不推荐使用。如果衣原体感染不能排除，加上抗沙眼衣原体感染药物。
播散性淋病(DGI)	①成人：头孢曲松 1g，静脉或肌内注射，1 次/d，10 天；或大观霉素 2g，肌内注射，1 次/12h，10 天；或头孢噻肟 1g，静脉注射，1 次/8h，10d。注：推荐住院治疗。淋球菌性脑膜炎疗程为 2 周，心内膜炎疗程为 4 周以上。淋球菌性关节炎患者，除髋关节外，不宜施行开放性引流，但可以抽吸，禁止关节腔内注射抗生素。如衣原体感染不能排除，加上抗衣原体感染药物。
	②儿童：体重 45kg 以上，头孢曲松 50mg/kg，静脉或肌内注射，1/d，7d；或大观霉素 2g，肌内注射，1 次/12h，7d；体重小于 45kg 者，头孢曲松 50mg/kg(最大剂量 1g)，静脉或肌内注射，1/d，7d；或大观霉素 40mg/kg，肌内注射，1 次/12h，7d。
	③新生儿：头孢曲松 25～50mg/kg，静脉或肌内注射，1/d，7d，如有脑膜炎疗程为 14d；头孢噻肟 25mg/kg，静脉或肌内注射，1/d，7d，如有脑膜炎疗程为 14d。

2. 耐药性淋球菌的处理 包括三个方面:①合理使用抗生素,最好按照药敏实验结果选用抗生素;②规范化治疗;③按推荐治疗方案治疗。

【治疗评价】

1. 推荐方案评价:无并发症淋病按照推荐方案治疗十分有效,可治愈95%以上的无并发症淋病感染。

2. 不推荐青霉素:1999年我国监测80.5%的淋球菌对青霉素耐药,其中PRNG占16.9%,故青霉素对淋病已基本无效。

3. 淋球菌和衣原体感染的二联疗法:在衣原体合并感染率达10%~30%淋球菌感染人群中,常规开展二联疗法,已使衣原体感染的患病率明显下降。

4. 头孢曲松与大观霉素仍具活力:目前我国治疗淋病有效的药物可能仅限于大观霉素和头孢曲松或其他三代头孢菌素。

【治愈标准及预后】

1. 治愈标准 治疗结束内2周,无性接触情况下符合:①临床症状和体征全部消失;②分泌物(男性尿道或前列腺液,女性宫颈分泌物)淋球菌涂片及培养阴性则可判定治愈。

2. 预后 急性者若无并发症,经及时、足量、敏感的药物治疗,治愈率高达95%;慢性者及有并发症者,需根据并发症情况及药敏结果用药,并适当延长疗程。延误治疗或治疗不当可能发生前述多种并发症。

(杨 森)

参考文献

[1] 张学军.国家规划教材配套教材.皮肤性病学.教师辅导教材.2版.北京:人民卫生出版社,2003.

[2] 张学军.教育部本科规划教材.皮肤性病学.7版.北京:人民卫生出版社,2008.

[3] 王侠生,廖康煌.杨国亮皮肤病学.上海:上海科学技术文献出版社,2005.

[4] 吴志华.皮肤科治疗学.北京:科学出版社,2006.

[5] 靳培英.皮肤病药物治疗学.北京:人民卫生出版社,2003.

[6] 傅志宜.国家级继续医学教育项目教材.性传播疾病新进展,2009.

第 29 章

非淋菌性尿道炎

【定义及概述】

非淋菌性尿道炎（non-gonococcal urethritis，NGU）是一组以性接触为主要传播途径，以（黏液）脓性分泌物为主要表现，但缺乏淋病病原学证据的泌尿生殖系统的感染。

【病因学】

非淋菌性尿道炎的命名源于对本病致病微生物认识不足，说明这是一组尚未明确病因的疾病。因此也就决定其必然富有争论。目前认为，衣原体（*chlamydiae*）和支原体（*mycoplasma*）是 NGU 最主要的致病微生物。

1. *衣原体*　沙眼衣原体是革兰阴性细胞内寄生生物，主要寄生于人类。它有 15 种血清型，其中 D～K 8 型与泌尿生殖系统感染有关。但其致病机制目前尚不明确，体外试验显示衣原体某些表面脂多糖和蛋白质对其吸附、侵入以及阻止吞噬体和溶酶体融合有密切关系，上述表面成分可促进易感细胞对衣原体的内吞作用，并能阻止吞噬体和溶酶体的融合从而使衣原体在吞噬体内繁殖，破坏细胞；机体被衣原体感染后，机体除非特异性免疫因素发挥一定作用外，同时能诱导产生型特异性细胞免疫和体液免疫，但这种获得性免疫的免疫力不强，为时短暂，所激发的血清 IgG 对机体无保护作用，因此衣原体的感染常表现为持续感染、反复感染或隐性感染；此外将某些衣原体抗原注入皮内进行皮肤试验，尚可诱发Ⅳ型变态反应。

沙眼衣原体是 NGU 最常见的病原体，占 40%～60%，随着研究的深入，目前已将泌尿生殖道的沙眼衣原体感染列为独立的疾病，称之为泌尿生殖道沙眼衣原体感染，美国在 NGU 的诊断标准中已不包括衣原体所致尿道炎。

2. *支原体*　是目前已知的能独立生长繁殖的最小微生物。其中解脲支原体和生殖支原体与泌尿生殖系统感染有关。支原体一般以其顶端结构与宿主细胞受体（主要是唾液酸）结合而黏附于细胞上，一般不侵入血液，可通过不同机制引起细胞损伤：①从细胞膜获得脂质与胆固醇作为养料；②产生有毒的代谢产物（如神经毒素、过氧化氢和超氧离子）危害细胞，并可促使结石形成。

虽然衣原体感染在 NGU 中较为常见，但仍有较多 NGU 患者为非沙眼衣原体感染，故近年来有研究将非淋球菌和非衣原体感染的尿道炎，称为非沙眼衣原体非淋菌性尿道炎（NCNGU）。NCNGU 的病因尚不明确，生殖道支原体（Mg）可能是 NCNGU 的主要致病病原体，占 NCNGU 总数的 21.7%～45.5%，1981 年首次报道在 NGU 患者中分离到生殖道支原体。以后的研究显示在 NGU 男性尿道中该支原体的分离阳性率（10%～50%）显著高于无尿道炎的男性（0～18%），应用 PCR 技术，在持续性或复发性 NGU 中该支原体的检出阳性率可达 20%。目前实验室研究应用比较多的是核酸扩增试验（NAATs），是检测 Mg 的惟一有效途径。解脲支原体（Uu）感染也可能在 NCNGU 中占有一定比例，但在性活跃期的正常人群中 Uu 检出率较高，故其致病机制尚未明确。也有研究认为 Uu 可能不致病。过去对解脲支原体研究较多，其在 NGU 中的检出率为 13%～50%，明显高于正常人，但由于正常人尿道中有时也分离到解脲支原体，故认为其致病性与血清型别有关，研究显示血清 4 型与 NGU 强相关；在淋病患者中的检出率比在 NGU 患者中高 2.16 倍，这可能是因淋球菌损伤泌尿生殖道黏膜有利于脲原体的黏附，也是部分淋病患者治愈后遗留尿道症状的原因，国内外报道占淋病后尿道炎的 50%以上。解脲支原体还可通过胎盘感染胎儿，引起早产、死胎和新生儿呼吸道感染，尚可引起不孕，其致病原因可能与吸附于精子表面阻碍其运动、产生神经氨酸酶样物质干扰精卵结合、与精子有共同抗原成分从而引起对精子的免疫损伤等因素有关。

3. 其他 除衣原体和支原体外，阴道毛滴虫、单纯疱疹病毒、腺病毒、白念珠菌等也可引起NGU。一些少见的病例也可由解脲类杆菌、流感嗜血杆菌、副流感嗜血杆菌、链球菌、大肠埃希菌和腐生葡萄球菌等引起。阴道毛滴虫、白念珠菌、疱疹病毒等也可引起 NGU，但所占比例较少。

【流行病学】

NGU 在全世界范围内广泛流行，病程隐匿、迁延，并发症多，危害较大。我国国家性病中心疫情监测资料显示：2005 年，NGU 发病率为 19.81/10万，居 7 种报告性病之首，男女性别比为 0.67∶1。沙眼衣原体泌尿生殖道感染是最常见的性传播疾病之一，在发达国家和我国部分地区其发病率已经居于性传播疾病的首位。近年来大量流行病学研究提示生殖道支原体（Mg）的感染率正逐步上升，解脲支原体（Uu）是青春期和性活跃成年人下泌尿生殖道常见的共生菌，正常男性尿道 Uu 的分离率为 34%～50%，性成熟无症状女性宫颈或阴道 Uu 的分离率为 40%～80%，儿童和无性经历的成年人 Uu 定植率不到 10%。

【临床表现】

NGU 好发于青年，25 岁以下约占 60%。男女均可发病，但国内报道男性多于女性。潜伏期比淋病长，平均 1～3 周。男性与女性的症状有所不同。

1. 男性非淋菌性尿道炎

(1)症状和体征：临床表现与淋病相似，但程度较轻，可有尿道刺痒、烧灼感、尿频、尿痛等。并可见尿道口轻度红肿，挤压尿道有少量稀薄的浆液性或脓性分泌物溢出。常于晨起尿道口有少量黏液性分泌物或有痂膜封住尿道口（“糊口”现象），或见污秽内裤。部分患者无症状或症状不典型，故有 50%患者初诊时被漏诊或误诊，19%～45%患者合并淋球菌感染。部分患者不经治疗也可在 1～3 个月自愈。

部分衣原体尿道炎未经治疗，症状也可自行减轻，但无症状的衣原体感染可持续数月至数年。未经治疗的 NGU 常有并发症，特别是附睾炎。

(2)并发症

①附睾炎（epididymitis）：是 NGU 主要并发症，35 岁以下的性活跃者最常见。急性附睾炎较常见，多为单侧附睾肿大、发硬且有触痛，阴囊皮肤充血水肿，输精管变粗，如累及睾丸时可出现疼痛、触痛。多数患者伴有尿道分泌物。

②前列腺炎（prostatitis）：多数患者开始即为慢性表现。症状为排尿不适，会阴部、腹股沟、股部、耻骨联合上部及腰背部可有轻微疼痛或酸胀感。前列腺呈不对称肿大、变硬或硬结。急性期排尿有较剧烈的疼痛感，并向尿道、阴囊和臀部方向放射，晨间较为明显。直肠有坠胀感，也可合并排尿困难和阴茎痛性勃起，少数患者伴有发热或全身不适。可产生性功能障碍。直肠指检可触及肿大的和有压痛的前列腺。急性期时，由于前列腺严重充血，肿大的腺体可造成尿道的梗阻症状，如尿流变细、排尿无力、尿频和尿流中断等症状，尿中可出现透明丝状物或灰白色块状物。

③Reiter 综合征（Reiter's syndrome，RS）：即多发性关节炎、情况眼结膜炎、尿道炎三联征。有 0.8%～3%NGU 患者发生 RS。部分患者有龟头和包皮浅表糜烂，边缘稍高，融合成多环状，称为环状龟头炎。受累的关节以膝、踝、跖和肘部为多见，关节病变可长达数月。偶可并发心肌炎、胸膜炎和多发性神经炎，抽取关节渗出液可检出衣原体。但其可由多种原因引起，衣原体感染仅是其中之一。

此外，男性 NGU 患者的系统性并发症及生殖器外器官感染较少。除常见的 Reiter 综合征外还有急性滤泡性眼结膜炎、眼色素膜炎和强直性脊柱炎等。解脲支原体还与男性不育有关，多数感染者精子数量及活动度降低，解脲支原体还可吸附在精子上，抑制受精过程，造成不孕。

2. 女性非淋菌性尿道炎 女性患者临床表现常不明显或无症状。可表现为白带增多、外阴及下腹部不适等非特异性症状。

(1)宫颈炎：衣原体感染主要累及宫颈，可表现为特征性的肥性滤泡、水肿、糜烂及宫颈黏液脓性分泌物，也可有白带增多及异常的阴道出血（如性交后出血）。上行感染多以宫颈为中心扩散到其他部位，如子宫内膜、输卵管等。未治疗的宫颈衣原体感染可持续 1 年或更长时间，有多种表现和并发症，如急性尿道炎综合征、盆腔炎、成人沙眼衣原体眼部感染等。此外，宫颈衣原体感染与宫颈的癌前期或恶性期改变密切相关。

(2)尿道炎：有 25%女性患者可出现，表现为尿道口充血、微红或正常，挤压常见分泌物溢出；有尿道灼热或尿频症状，严重者可出现排尿困难。也可无任何症状。

(3)并发症：主要并发症为盆腔炎(pelvic inflammatory disease,PID)以及不育不孕等。盆腔炎以急性输卵管炎最为多见，起病时下腹疼痛、压痛、反跳痛或有膀胱刺激症状，常伴发热，病情严重者可有高热、寒战、疼痛、食欲缺乏等，妇检宫颈可有推举痛，子宫一侧可有明显压痛和反跳痛，约25%患者可扪及增粗的输卵管和附件炎性肿块；慢性输卵管炎表现为下腹隐痛、腰痛、月经异常及不孕症等。此外，尚有子宫内膜炎的报道。

3. 新生儿衣原体感染　多在新生儿围产期接触母体宫颈造成。

(1)新生儿衣原体性结膜炎：有衣原体性宫颈炎的产妇，其新生儿40%～50%可患结膜炎。潜伏期一般比淋菌性结膜炎长，多在生后5～14天出现。为急性发作和大量黏液脓性分泌物，临床上不易与淋球菌、金黄色葡萄球菌、流感嗜血杆菌和肺炎双球菌致的结膜炎区别。

(2)新生儿衣原体肺炎：多发生在生后2～3天，临床表现多变，不发热，断续咳嗽，喘鸣少见，双肺湿性啰音、肺高度膨胀、间质浸润。

【实验室诊断】

1. 标本的采集　男性患者要将拭子深入尿道2～4cm，用力摩擦转动取材；取宫颈标本时，应先将宫颈口清理干净，再用拭子和细胞刷插入宫颈内1～1.5cm，用力转动以获取细胞。采集标本时应避免污染，避免接触抗菌药、镇痛药或润滑剂。

2. 支原体检测

(1)培养法：支原体是能在无生命培养基中生长繁殖的最小原核生物，因而可用人工合成培养基培养，由于其不具有甾醇合成能力，培养系统应添加含甾醇等长链不饱和脂肪醇丰富的物质，一般采用SP-4培养基加马血清。Mg生长所需的营养成分复杂，生长极缓慢，一般需2周至3个月。培养法不能快速检测支原体感染，一般Uu和MH需2～3天才能出结果。不过随着实验水平提高，目前已出现一些24h可出结果的试剂。但Mg尚未实现24h培养出结果，因此临床上不采用培养法检测Mg，仅用于科研活动。

目前临床培养法检测Uu和MH多采用液体培养基，加样培养变色判断结果。理论上这种变色也可能由于其他微生物代谢而发生，因此要求变色后过滤除菌，再接种到固体培养基上观察菌落。MH具有“煎鸡蛋”的典型表现，直径达200～300μm。Mg菌落一般更小，许多没有典型的表现。Uu的菌落最小，直径为10～30μm，一般没有“煎鸡蛋”的形态。若培养基中添加适当抗生素，有效地抑制杂菌生长，单纯液体培养基结果就有相当高的临床可信度。即使有个别变色是杂菌所致，标本患者也有细菌性炎症，采用抗生素也不为过。

(2)聚合酶链反应(PCR)方法：PCR反应灵敏度较高，也是较为有效的检测方法。但对实验条件、试剂以及操作人员的要求较高，操作不当易造成错误判断。此外尚有实时PCR等。

(3)血清学试验：酶联免疫吸附实验(ELISA)及微量免疫荧光(MIF)等。但由于支原体无细胞壁，免疫原性较弱，抗体形成不够明显，因此结果准确性受到影响。

3. 衣原体检测

(1)细胞培养：是检查沙眼衣原体的金标准。对CT敏感的细胞株为McCoy细胞、Hela-229细胞和BHK细胞，最常用的是经放线菌酮处理的单层McCoy细胞，孵育后，用单克隆荧光抗体染色。培养法的敏感性为80%～90%，特异性为100%，阳性即可确诊。但目前细胞培养费用高，技术难度大，要求较高，周期也较长，难以在临床上广泛应用，仅用于科研活动，或作为新诊断试剂方法学评价的金标准。非培养诊断试验是近年来的研究热点。

(2)细胞学检查法：衣原体的原体及包涵体可在感染细胞中见到，从感染部位采取细胞标本做涂片，吉姆萨染色，包涵体呈蓝色或暗紫色，碘染色呈棕褐色。但敏感性差(40%)，已较少采用。

(3)酶免疫检查：用酶标试验检查标本中的衣原体抗原，采用此法检测的试剂目前临床较常用。一般为间接法(ELISA法或金标法)检测抗体，比较而言金标法检测抗体的试剂用得更多；而用于检测支原体抗原的试剂目前尚未商品化。此类试剂一般采用夹心法检测衣原体特异性脂多糖抗原(LPS)，影响较大的有金标试剂和免疫荧光试剂。由于免疫反应的特异性和酶催化底物反应的高效性或荧光信号的高敏性，故此类试剂理论上敏感性(81%)和特异性(98%)都较高。

(4)分子生物学技术检测：包括连接酶链反应(LCR)、转录介导的扩增试验(TMA)、酶放大免疫反应(PCE)、聚合酶链反应(PCR)、半巢式聚合酶链反应——微空板杂交法、巢式聚合酶链反应、实时荧光聚合酶链反应定量检测。分子生物学方法为进一步提高检测的准确性、敏感性以代替培养法检测衣原体提供了一种男女均适用的非侵害性的灵敏的快速的诊断试验，在检测衣原体诊断泌尿生殖道感染中有着重要的临床意义。

【诊断】

根据卫生部 2000 年颁发标准，NGU 诊断应根据临床表现和实验室检查结果综合分析：

1. 接触史　有婚外性接触史或配偶感染史。

2. 临床表现

(1)通常潜伏期 1～3 周。

(2)男性患者的临床表现

①尿道分泌物，呈浆液性或浆液脓性，较稀薄，量少，少数情况下尿道分泌物可呈脓性，量多，甚或带血性。

②尿痛或尿频、尿道口刺痒和不适感。有时觉阴茎体局部疼痛。

(3)女性患者的临床表现

①尿道分泌物，呈浆液性或浆液脓性，尿痛、尿频。

②白带增多、色黄或带血性，或有异味。非月经期或性交后出血。

③宫颈口可见黏液脓性分泌物，宫颈充血、水肿、脆性增加，触之易出血，有时见较为特征的肥大性滤泡状外观。

以上为典型临床表现，但实际上也有相当数量患者表现轻微或无任何临床表现。

3. 实验室检查

(1)取男性尿道分泌物或刮片标本，或女性宫颈内膜标本，做分泌物涂片未见细胞内(外)革兰染色阴性双球菌，培养亦无淋球菌生长。

(2)男性尿道分泌物涂片革兰染色可见多形核白细胞，在油镜(1 000倍)下每视野＞5 个或晨起前段尿沉渣在高倍视野(400 倍)下，每视野＞15 个有诊断意义；或男性患者＜60 岁，无肾疾病或膀胱感染、前列腺炎或尿路机械损伤，但尿白细胞酯酶试验阳性。

(3)女性宫颈黄色黏液脓性分泌物，油镜(1 000倍)下每视野多形核细胞＞10 个有诊断意义(应除外滴虫感染)。

(4)沙眼衣原体检测：有细胞培养法、直接免疫荧光法、酶免疫法、抗原快速检测法和聚合酶链反应(PCR)法。如果检测结果阳性，对非淋菌性尿道炎有诊断意义。

(5)支原体检测：男性患者解脲支原体培养或生殖支原体 PCR 阳性，结合病史和其他实验室检查，有助于非淋菌性尿道炎的诊断。

目前由于衣原体的培养和诊断试剂盒的使用无条件或不够规范，临床试验诊断中只需见到有炎症细胞(多形核细胞)并排除淋球菌感染即可做出诊断。经实验室检查证实有沙眼衣原体或其他致病的致病微生物者可以确诊。

【鉴别诊断】

本病需与其他泌尿系感染(如淋菌性尿道炎、念珠菌、滴虫和细菌感染等)进行鉴别，主要鉴别应依据病原学检查，详见表 29-1。

【治疗】

由衣原体和支原体引起的 NGU 如不及时治疗，表现可持续数月之久，并有发生并发症的危险，因此一旦确诊宜立即进行治疗(表 29-2)。

表 29-1　淋菌性尿道炎与非淋菌性尿道炎的区别

项目	淋菌性尿道炎	非淋菌性尿道炎	念珠菌性尿道炎	滴虫性尿道炎
潜伏期	平均 3～5d	1～3 周	不定	不定
尿道刺激症状	多见	轻或无	无	无
全身症状	偶见	无	无	无
尿道分泌物	量多呈脓性	量少或无，多为浆液性稀薄黏液	量大黏稠呈黄或乳酪样	量大脓性、黄色稀薄泡沫状
分泌物镜检(白细胞内革兰阴性双球菌)	(＋)	(－)	(－)	(－)
病原体培养	淋球菌	沙眼衣原体或解脲支原体	白念珠菌	阴道毛滴虫

表 29-2 非淋菌性尿道炎的基本治疗

作用靶位/治疗终点	针对主要病原体,杀灭衣原体和支原体及其造成的损害,临床与病原学治愈
选择药物	喹诺酮类:司巴沙星、氧氟沙星、左氧氟沙星 大环内酯类:阿奇霉素、红霉素 四环素类:米诺环素
孕妇药物选择	选用安全药物,如红霉素、阿莫西林、阿奇霉素
耐药菌株的治疗	衣原体、支原体皆有耐药菌株出现,尤其后者

1. 治疗原则:早期诊断、早期治疗、足量规则治疗,不同病情采用不同治疗方案并同时治疗性伴。

2. 中国疾病预防控制中心 2007 年颁布的《性传播疾病临床诊疗指南》中建议的沙眼衣原体感染治疗方案如下。

(1)成人沙眼衣原体感染:阿奇霉素 1g,单次口服;或多西环素 100mg,每天 2 次,连续 7～10d。此外替代方案有:米诺环素 100mg,每日 2 次,共 10d;或红霉素 500mg,每天 4 次,连续 7～10d;或四环素 500mg,每天 4 次,连续 7～10d;或罗红霉素 150mg,每天 2 次,连续 7～10d;或克拉霉素 250mg,每天 2 次,连续 7～10d;或氧氟沙星 300mg,每天 2 次,连续 7～10d;左氧氟沙星 500mg,每天 1 次,连续 7～10d;或司巴沙星 200mg,每日 1 次,共 10d。

(2)孕妇患者:红霉素 500mg,每天 4 次,连续 7d;或阿莫西林 500mg,每日 3 次,连续 7d;或阿奇霉素 1g,单次口服。

(3)新生儿沙眼衣原体眼结膜炎和肺炎:可用红霉素干糖浆粉剂,50mg/(kg·d),分 4 次口服,连续 2 周,如有效则再延长 1～2 周。眼部可使用 0.5%红霉素眼膏或 1%四环素眼膏,出生后立即滴入眼中有预防衣原体感染的作用。

(4)儿童:体重<45kg 者可用红霉素或红霉素干糖浆粉剂,50mg/(kg·d),分 4 次口服,连续 2 周。8 岁以上儿童或体重≥45kg 者,同成人阿奇霉素治疗方案。

(5)性伴治疗:患者出现症状或确诊前的 2 个月内的所有性伴都应作性传播疾病的检查,并迅速进行治疗。患者及其性伴在完成治疗前应避免性行为。

(6)合并 HIV 感染的沙眼衣原体感染者的治疗与 HIV 阴性者相同。

(7)注意事项及疗效评价

四环素类药物均有较好的疗效。多西环素与四环素相比,优点在于每日服药次数减少,耐受性稍好,半衰期长,即便漏服 1 次也有效,同等剂量下抗沙眼衣原体的作用更强。米诺环素是第二代半合成的四环素类药物,具有高度的亲脂性和较强的组织穿透性,在泌尿生殖道的浓度高于有效治疗浓度,因而疗效较高。主要副作用是眩晕及头痛感,在用药 48h 后出现,停药后消失。

大环内酯类药物的疗效报道不一。红霉素对沙眼衣原体感染的治愈率为 76%～97%,但由于其胃肠道副作用常常影响患者对治疗的依从性,因此其疗效比阿奇霉素或多西环素差。红霉素治疗新生儿及儿童沙眼衣原体感染有效率约为 80%,可能需要第 2 个疗程。阿奇霉素是一种半合成的大环内酯类抗生素,易吸收,组织浓度高,血浆和组织半衰期达 68h,一次标准剂量口服,在组织中能达到较高的治疗浓度,在炎症部位保持不少于 5d。其优点是只需单次应用,尤其适用于对治疗依从性差的患者。国外报道阿奇霉素 1.0g,单次口服男性治愈率 100%(34/34),女性 100%(78/78)。其他大环内酯类药物如罗红霉素、克拉霉素及交沙霉素等也可用于临床治疗,初步临床研究表明这些药物对沙眼衣原体感染具有较好的疗效,与阿奇霉素相比患者的依从性较差。

新型氟喹诺酮类药物氧氟沙星、左氧氟沙星、司帕沙星、莫西沙星等的疗效与阿奇霉素或多西环素相当。左氧氟沙星为氧氟沙星的左旋体,作用强 1 倍,而不良反应更少。司帕沙星、莫西沙星的半衰期较长,可每日一次给药,故患者依从性相对较好。国内报道司帕沙星治疗男性沙眼衣原体尿道炎,200mg/d,共用 6d,治愈率 98%(49/50),女性 97.2%(35/36)。但司帕沙星有光敏现象,给药时应注意。18 岁以下者忌用此类药物。

妊娠期忌用四多西环素类及氟喹诺酮类药物氧氟沙星。红霉素 2g/d 的疗法治愈率 84%～

94%，但半数以上的患者出现严重胃肠道副作用，而不能完成治疗。1g/d的疗法较能耐受，但疗效差。阿莫西林的疗效与红霉素相似。阿奇霉素可作为妊娠期沙眼衣原体感染的治疗药物，初步的临床资料显示其是安全、有效的。由于妊娠期所用药物的疗效相对差，故应做判愈试验。

3．中国疾病预防控制中心2007年颁布的《性传播疾病临床诊疗指南》中建议的支原体感染治疗方案如下：

多西环素100mg，每日2次，共10～14d；或米诺环素，100mg，每日2次，共10～14d；或交沙霉素，200mg，每日4次，共10～14d；或红霉素，500mg，每日4次，共10～14d；或阿奇霉素，1g，1次顿服，饭前1h或饭后2h服用；或克林霉素150～300mg，每日3次，共10～14d；或氧氟沙星300mg，每日2次，共10～14d；或司帕沙星200mg，每日1次，共10～14d。

生殖支原体可能持续或反复感染，有学者提出可采用长疗程（>1个月）的四环素或大环内酯类药物治疗，但使用长疗程抗生素需注意其副作用。妊娠期间建议用红霉素或阿奇霉素。儿童可用红霉素50mg/(kg·d)，每日分4次口服。

【治愈标准、预后及预防】

治愈标准是临床症状完全消失、尿道分泌物涂片多形核白细胞≤4个/HP，一般可不做病原微生物培养。多数NGU患者经及时正规治疗预后良好。如患者经治疗后临床表现持续存在，或症状消失后又出现，最可能的原因是性伴未经治疗而发生再感染，或是由于引起尿道炎或宫颈炎的其他原因存在，应劝告患者复诊以查明原因，可进行病原体复查，并给予复治。

NGU的预防措施包括：

(1)加强自身的修养和约束，认识性病对个人、家庭和社会的危害性，避免婚外性行为，避免多性伴。

(2)坚持和正确使用安全套，可在很大程度上减少感染性病的可能。

(3)及时发现病人。对高危人群进行筛查，通过妇科检查和计划生育门诊等发现无症状感染者。

（杨　森）

参考文献

[1] 国家规划教材配套教材．皮肤性病学．教师辅导版．2版．北京：人民卫生出版社，2003.

[2] 张学军．教育部本科规划教材．皮肤性病学．7版．北京：人民卫生出版社，2008.

[3] 王侠生，廖康煌．杨国亮皮肤病学．上海：上海科学技术文献出版社，2005.

[4] 吴志华．皮肤科治疗学．北京：科学出版社，2006.

[5] 靳培英．皮肤病药物治疗学．北京：人民卫生出版社，2003.

[6] 傅志宜．国家级继续医学教育项目教材．性传播疾病新进展．北京：人民卫生出版社，2009.

[7] 王千秋，张国成．性传播疾病临床诊疗指南．上海：科学技术出版社，2007.

第30章

软　下　疳

软下疳(chancroid)是由杜克雷嗜血杆菌引起的以疼痛性溃疡合并压痛的化脓性腹股沟淋巴结肿大为特异性病征。

【流行病学】

软下疳流行于很多地方,美国一些地区散发,常见于非洲、加勒比地区和东南亚。世界范围内每年发病率大约700万。大部分内感染来源于无症状的带菌妓女,与其有单次性接触的感染率约35%,未经治疗有临床损害的感染女性传染期超过45d。服用毒品、性滥交是患软下疳的主要危险因素,也是男性患病率明显高于女性的原因(10:1)。在许多发展中国家,软下疳是引起生殖器溃疡的主要原因。

【病因学及发病机制】

软下疳是由革兰染色阴性的杜克雷嗜血杆菌引起。杜克雷嗜血杆菌是一种革兰阴性、无芽胞杆菌、需氧性菌,对二氧化碳亲和性强。人工培养必须供给新鲜血液才能生长,故称嗜血杆菌。大小为0.5μm×(1.5～2.0)μm,短杆菌,两端呈钝圆形,在溃疡面脓液中的菌体为链锁状、双球菌状、大球菌、棒状等多形性。从病灶中或培养菌落中取材检查可见2个或2个以上细菌连成锁状有如鱼群在游泳,故称鱼群状。在淋巴结组织切片中可见典型的连锁杆菌。

病原体通过表皮微小裂隙侵入患者机体,主要靠多形核白细胞参与清除软下疳局部细菌,导致主要以Th_1细胞为介导的免疫反应和化脓性炎。

软下疳可促进HIV的传播。软下疳患者中HIV感染率极高,据估计,约10%的软下疳患者同时合并感染苍白螺旋体或人类单纯疱疹病毒。

【临床表现】

1. 潜伏期　潜伏期3～10d,通常4～5d出现临床症状,有时少数病例可在数周以后发病。女性比男性的症状一般较轻,潜伏期也长。

2. 原发皮疹　初发为接触部位出现一个疼痛性炎性小丘疹。24～48h后,迅速形成脓疱,3～5d后脓疱破溃后形成带红晕、形状不规则、表面粗糙的溃疡,境界清楚。溃疡深在,而不像单纯疱疹那样表浅,易出血并向周围播散。在皮肤下面掘洞形成潜行的边缘和表面覆盖灰黄色渗出物的基底。软下疳大部分发生在外阴部位,男性多在冠状沟、包皮、龟头、包皮系带处。女性多发生在阴唇、外阴、后联合。溃疡具有高度的传染性,由于自身接种造成生殖器上出现多发溃疡,或导致大腿、臀部和肛门区域出现病灶,女性携带者可检测到病灶,也可无症状。

3. 淋巴结病　在首发症状出现1周后,约50%未经治疗的患者出现单侧或双侧腹股沟淋巴结病变,形成溃疡,男性比女性较多见,称此为横痃。软下疳横痃呈急性化脓性腹股沟淋巴结炎,多为单侧,局部红肿热痛,横痃溃破后呈鱼嘴样外翻,俗称"鱼口"。近年由于及早使用了有效治疗剂,控制了感染进一步发展,使典型的软下疳横痃已不多见。

4. 异型软下疳

(1)毛囊性软下疳(follicular chancroid):原发于毛囊,初像毛囊炎,呈针头大小溃疡,多见于生殖器周围阴毛部。

(2)矮小软下疳(dwarf chancroid):是非常小的损害,很像生殖器疱疹所致的糜烂,但有不规则的基底和刀切样出血性边缘。

(3)一过性软下疳(transient chancroid):软下疳损害小,4～6d消失,但在2～5周后,在腹股沟处发展成典型的炎症性横痃,易误诊为性病性淋巴肉芽肿或生殖器疱疹。

(4)丘疹性软下疳(papular chancroid):开始是

溃疡,但以后隆起,特别是其边缘,很像二期梅毒的扁平湿疣。

(5)巨大软下疳(giant chancroid):开始为小溃疡,但迅速扩展可侵犯相当大的范围。当溃疡形成在腹股沟脓肿破溃处,则可蔓延到耻骨上区域或自家接种到大腿。

(6)崩蚀性软下疳(phagedenic chancroid):开始是小溃疡,迅速发展引起广泛性组织坏死,致使外阴部破坏,有些病例常由继发梭状杆菌及寄生螺旋体感染所致。

(7)匍行性软下疳(serpiginous chancroid):主要形成一长而窄的浅溃疡。

5. 并发症

(1)腹股沟淋巴结炎即炎症性横痃:约50%患者可以发生。

(2)包茎或嵌顿包茎。

(3)尿道瘘:是由于阴茎毁坏性溃疡所致,侵犯尿道有排尿剧痛,继而发生尿道狭窄。

(4)也可并发梅毒,形成混合性下疳。

【病理学】

中央为溃疡,溃疡边缘表皮增生,溃疡下方由浅入深可分三层,垂直排列,分别为:①溃疡基底层:多形核白细胞为主,混有红细胞,纤维素、坏死组织以及革兰阴性球杆菌组成。②中层:有许多新生的血管,组织水肿明显,有嗜中性白细胞、淋巴细胞及组织细胞浸润,其内皮细胞增生显著。③深层:在真皮深部,为淋巴细胞、浆细胞弥漫性浸润,血管周围明显。用Giemsa及Gram染色,有时可在浅层或深层中查见杜克雷嗜血杆菌。

【实验室检查】

1. 细菌学检查

(1)镜检:从软下疳开放性溃疡取材涂片标本染色,杜克雷嗜血菌易检出,未破溃病灶从脓肿或横痃中穿刺,取其穿刺液涂片标本染色也易检出,更为典型,用亚甲蓝染色或革兰染色等镜检用10×100倍油浸观察。

(2)培养:准确的诊断依靠杜克雷嗜血杆菌的培养技能。软下疳菌分离培养较为困难,故在采取病变材料时应注意取软下疳溃疡边缘下贮留脓汁或穿刺横痃抽吸的脓汁作为检体,或用生理盐水充分洗涤溃疡底面后,再用生理盐水湿棉签涂抹标本送化验室培养。一般不能在常规培养基中培养,用MHHb培养基(Müller-Hinton琼脂,由Müller-Hinton琼脂、马血、万古霉素及其他培养成分组成)可以获得高培养率。培养皿放在33℃及微需氧环境中培养,菌落常于接种后24~48h形成。色灰黄而透亮,直径为1~2mm。从菌落处取材作革兰染色阴性,为成双的短杆菌,成链状排列。

(3)生化试验:氧化酶试验弱阳性,过氧化酶试验阴性,非卟啉试验阴性,硝酸盐还原试验阳性,碱性磷酸酶试验阳性。

2. 其他检查方法 抗原检测方法,分子生物学技术,PCR检测技术以及血清学试验等尚不成熟,不能广泛开展用于日常诊断检查。

【诊断与鉴别诊断】

1. 诊断 患者发病前4~5d有性接触史,出现疼痛性溃疡合并压痛的腹股沟淋巴结肿大提示软下疳,如果下面标准都符合,则可能诊断软下疳:

(1)一个或多个疼痛性溃疡,基底软,有触痛。

(2)溃疡渗出物暗视野检查未显示苍白螺旋体感染,或溃疡发生至少7d后做针对梅毒的血清学试验未显示苍白螺旋体感染。

(3)生殖器溃疡和(或)局限性淋巴结肿大都是软下疳的典型表现。

(4)溃疡渗出物针对单纯疱疹病毒的检查为阴性。或者应做HIV检查且3个月后同时检测梅毒和HIV(如果第1次HIV结果阴性)。

2. 鉴别诊断

(1)梅毒硬下疳:主要表现为硬下疳,常为单个、无痛无痒、境界清楚、直径1~2cm、触之如软骨样硬度,表面可糜烂或浅溃疡,渗出物中有大量的梅毒螺旋体。

(2)生殖器疱疹:发疹前常有痒感,然后出现群集性疱疹,破溃后形成浅表糜烂,有少量渗出物,局部瘙痒或微痛。首次发作的生殖器疱疹常伴有腹股沟淋巴结的肿大,通常为两侧,有轻微疼痛,病程短,可在1周左右痊愈,易复发。

(3)腹股沟肉芽肿:本病开始表现为生殖器上单发或多发的丘疹、结节或溃疡,逐渐发展成无痛性的大而表浅的溃疡,溃疡境界清楚,边缘明显卷起,高于表面,基底牛肉红样、质脆、肉芽肿组织样,高于皮面,易出血。

(4)性病性淋巴肉芽肿:病程早期为外阴部初疮,好发于男性冠状沟、包皮、系带和龟头,女性阴道后壁、前庭和阴唇。中期为腹股沟淋巴结痛性肿大和直肠炎,前者起初散在,后粘连成块,有沟槽征,破溃后形成窦道;直肠炎表现为直肠出血性分泌物、直肠疼痛。晚期生殖器形成象皮肿、瘘管、毁形性溃疡、直肠狭窄和瘢痕形成。

(5)白塞综合征:本病不仅阴部有溃疡,常伴有口腔和眼部损害,以及结节性红斑等症状。

【治疗】

1. 全身治疗

(1)阿奇霉素:每天 1g,单剂量口服。

(2)头孢曲松:250mg,肌注,每天 1 次。

(3)环丙沙星:500mg,每天 2 次,共 3d。

(4)红霉素:500mg 口服,每天 4 次,共 7d。

联合用药可提高治愈率,原发皮损溃疡 3d 好转,14d 内一般可治愈。治疗后 95%患者可以治愈。环丙沙星禁用于孕妇、哺乳期妇女。HIV 感染的病人推荐的治疗方法相同,但治疗周期较长。由于可能治疗效果不好或治疗失败,应密切观察病情变化。

2. 局部治疗

(1)未破溃的丘疹或结节:外用鱼石脂,红霉素软膏。

(2)溃疡,用 1:5 000高锰酸钾或过氧化氢溶液冲洗,然后,外用红霉素软膏,因软下疳易于自身接种,应做好局部清洁消毒。

(3)淋巴脓肿:穿刺应在远处正常皮肤刺入脓腔,抽吸脓液。

【预防】

软下疳患者的性伴如果在患者出现症状之前 10d 内,与患者有过性接触,无论有无此病的症状,都必须进行检查和治疗。在治愈前,应避免性生活。在随诊期间,性生活应有防护(使用安全套)。

(刘全忠)

第 31 章

性病性淋巴肉芽肿

性病性淋巴肉芽肿(lymphogranuloma venereum,LGV)是一种由L1、L2、L3型沙眼衣原体(Chlamydia trachomatis,C. t)引起的性传播疾病,LGV是一种慢性疾病,是累及淋巴组织并向周围组织扩散的疾病。

【流行病学】

LGV在北美、欧洲、澳大利亚、亚洲和南美大部分地区呈散发;而在东非、西非、印度、东南亚部分地区、南美及加勒比地区呈地方性流行趋势。与其他性传播疾病一样,LGV多见于城市、男性同性恋者、性乱者及低收入阶层。近年来我国LGV呈显著增加趋势,但其诊断大多依靠临床表现而无实验室依据。

LGV患者和L型沙眼衣原体携带者为传染源,性接触为主要的传播途径,侵犯外生殖器、肛门及邻近部位。常见于男性,男∶女比例为5∶1或更高,这可能是因为在女性不易见到有症状感染所致;调查发现,相当数量的LGV患者血清HIV抗体阳性。

【病因及发病机制】

沙眼衣原体L1、L2和L3型引发LGV。C. t不能入侵完整的皮肤或黏膜,必须通过微小破损及擦伤进入人体,有报道称吸入高度浓缩的有毒培养基亦可被感染。

LGV本质上是一种淋巴组织疾患,其基本病理改变为血栓性淋巴管炎和淋巴管周围炎,因此炎症过程可从感染的淋巴结蔓延至周围组织。淋巴管炎的显著特征是淋巴管的内皮细胞增殖。随着淋巴结周围的炎症的进展,脓肿可融合、破裂,最终形成腔隙性脓肿、瘘管及窦道。

【临床表现】

1. *原发损害*(primary lesion) LGV的原发损害也称初疮,可以表现为以下形式:丘疹、溃疡或糜烂、小的疱疹样损害及非特异性尿道炎;最常见的是在感染部位出现非硬结性疱疹样损害,其潜伏期一般为10~14d,也可长达6周。部分患者可无自觉症状,初疮可迅速愈合而不遗留瘢痕。男性初疮最常见的发生部位是冠状沟、包皮系带、阴茎系带、尿道口及阴囊;女性则好发于阴道后壁、阴唇系带、宫颈后唇及阴唇。若发生在尿道内,则可导致非特异性尿道炎,表现为稀薄、黏液脓性分泌物。初疮的其他少见类型有龟头炎、结节性溃疡,肛交者还可表现为肛门直肠炎。LGV患者因口交亦可在口咽部发生初疮,并引起舌炎、颌下或颈淋巴结炎。

2. *二期损害* 主要病变为淋巴结病或直肠炎。初疮发生1~4周甚至长达4~6个月后出现。

(1)腹股沟综合征:腹股沟淋巴结肿大,又称为腹股沟横痃(inguinal bubo),2/3的病例可发生单侧,1/3累及双侧。肿大淋巴结蚕豆至鸡蛋大小,孤立、散在、质地坚实。初发仅侵犯1或2个淋巴结,不痛,表面无炎症,逐渐侵犯邻近多个淋巴结,并与周围组织粘连,有疼痛及压痛,沿腹股沟韧带排列,呈沟槽状,称槽形征(groove sign),见于15%~20%的病例。横痃破溃后疼痛与发热亦随之缓解,窦道形成后可排出黏稠的黄色脓液但无任何自觉症状,此后的愈合过程较缓慢,可遗留坚硬的萎缩性瘢痕。

(2)肛门生殖器直肠综合征(anogenitorectal syndrome):此综合征的亚急性表现有直肠结肠炎、结肠及直肠周围淋巴组织增生(淋巴管痔);慢性表现则有肛周脓肿、坐骨直肠瘘、直肠阴道瘘、肛瘘、直肠狭窄或闭锁。肛门生殖器直肠综合征患者中大部分是女性或男性同性恋。

(3)尿道生殖器会阴综合征(urethrogenitoperineal syndrome):患者可出现顽固性尿道炎,后可形成尿道瘘、尿道阴道瘘。女性尿道口黏膜易发生乳头状增生，从而导致尿痛、尿频及尿失禁。

(4)全身症状：部分病人可出现发热、疲倦、关节痛、肌痛及厌食。10%患者可出现结节性红斑、多性红斑、荨麻疹、光敏感和猩红热样皮疹。有时可伴发肝脾大、肝炎、肺炎及关节炎；罕见的系统并发症有心脏受累、无菌性脑膜炎及眼部炎症。

3. 晚期 主要病变为生殖器象皮肿、瘘管、溃疡和直肠狭窄。发病数年或十余年，未经治疗者会出现此类症状。

(1)生殖器象皮肿：由于累及包皮、阴茎、阴囊、女性外阴淋巴管的炎症可引起慢性进行性淋巴管炎、慢性水肿及硬化性纤维化，水肿可蔓延至肛门并影响正常功能。阴茎阴囊象皮肿可使阴茎可弯曲变形而被称为"萨克斯阴茎"(saxophone penis)；女性患者则出现大小阴唇象皮肿。

(2)瘘管和溃疡：肛门生殖器直肠综合征慢性表现有肛周脓肿、坐骨直肠瘘、直肠阴道瘘、肛瘘。慢性溃疡可导致剧烈疼痛，好发于大阴唇外侧、生殖器股皱褶及会阴后部。

(3)直肠狭窄：患者有不同程度的便秘、大便变细、回肠受累时则有肠胀气与腹胀、体重减轻。狭窄通常发生在肛门与皮肤交界处以上2～5cm，尽管狭窄处非常细，但完全肠梗阻(直肠闭锁)较罕见。

【实验室检查】

1. 一般检查 可有白细胞升高，血沉加速，高γ-球蛋白血症，IgG、IgA、IgM升高，补体活性增强等。

2. 抗体检查

(1)Frei试验(Frei test)：最初(1925)Frei试验是采用未破损横痃的脓液经盐水稀释、高温灭菌后制成的抗原。目前现已停产。

(2)补体结合试验(complement-fixation test，CF)：补体结合试验(CF)比Frei试验更敏感，而且出现阳性更早，一般在起病后2周可出现阳性；CF抗体可以高或低滴度存在数年，一般来说，活动性LGV患者的CF抗体滴度≥1:64；而衣原体性尿道炎、宫颈炎及结膜炎患者的CF抗体滴度极少≥1:16，所以临床疑似LGV但CF抗体滴度≤1:64时须慎重行事。在LGV早期CF抗体滴度可升高2倍以上，但大多数患者的CF抗体滴度在急性期与消退期差别不大，推测与所用抗原及操作有关。

(3)中和抗体(neutralizing antibody)：将受试血清与有毒力的小鼠脑浸液混合，若受试血清中含有LGV抗体，将混合后的浸液接种入鼠脑后不发生脑脊髓膜炎。

(4)微量免疫荧光抗体试验(microimmunofluorescent antibody test，MIF)：可区别针对不同血清型C.t的抗体，比CF试验更敏感、特异。在LGV患者急性期血清中常含有高滴度的MIF抗体，但抗体滴度须>1:512才有临床意义。

(5)其他血清学试验：包括放射性同位素沉淀试验(radioisotope precipitation test)、对流免疫电泳(counterimmunoelectrophoresis)、单克隆抗体(monoclonal antibody)等。

3. 衣原体的分离培养 LGV衣原体可通过接种于鼠脑、鸡胚卵黄囊或组织培养而分离出来，其检出率依方法及接种物不同而有所差异。横痃脓汁是最常用的临床材料，其LGV衣原体的检出率为85%。近年来有人采用Hela-229、McCoy细胞株来培养LGV衣原体，实验证实从横痃、生殖器部位及直肠组织中的检出率在24%～30%，所以培养法仍只能作为一种供研究用的方法。

4. 核酸检测 包括核酸探针法和核酸扩增法。PCR技术用于LCV检查虽未获得美国FDA批准，但其敏感性和特异性均强，且快速简便，对检测材料要求低。

5. 其他检查 淋巴造影可确定淋巴结的受累程度。钡灌肠则可发现LGV所致的特征性直肠狭窄，并与肿瘤相鉴别。

【病理学】

1. 早期 为非特异性炎症。

2. 中期 主要为淋巴结的卫星状脓肿形成。初期为分散的上皮样细胞岛，混有少量多核巨细胞，周围为浆细胞和慢性肉芽肿组织所包绕。上皮样细胞岛中央组织坏死，充满大量中性粒细胞和巨噬细胞，呈三角形或星状小脓肿，周围上皮样细胞多呈栅栏状排列，随着脓肿扩大、融合，失去星状外观。

3. 晚期 为广泛纤维化和大面积凝固性坏死。

【诊断与鉴别诊断】

1. 诊断 有性乱行为或配偶有感染史，其后7～10d外阴出现损害，1～4周发生局部淋巴结肿大，伴程度不同的全身症状。病程早期为外阴部初疮，中期为腹股沟淋巴结痛性肿大和直肠炎，晚期生殖器形成象皮肿、瘘管、毁形性溃疡、直肠狭窄和瘢痕形成。受累组织及分泌物中分离出L 1～3型

C.t；或利用 PCR 技术检出其核酸或抗原；或 CF 试验（滴度≥1:64）、MIF 试验（滴度＞1:512）、ELSIA 或其他血清学试验阳性；或组织病理学检查显示淋巴结星状脓肿和肉芽肿形成。

LGV 的诊断标准（2000 年卫生部防疫司）：

（1）接触史：有非婚性接触或配偶感染史。

（2）临床表现：由 L1、L2、L3 血清型 C.t 引起。

①潜伏期 5～21d，平均 7～10d。

②早期有初疮，在外生殖器部位出现单个（偶有多个）小丘疹、糜烂、溃疡，数日后自愈。

③中期为 1～4 周后出现单侧腹股沟淋巴结肿大、压痛。它可被腹股沟上下分隔形成“沟槽征”。破溃形成瘘管似“喷水壶状”，愈后遗留瘢痕。可有发热、关节痛、肝脾大、结节性红斑等。

④晚期发生直肠狭窄、生殖器象皮肿。

（3）实验室检查

①在感染 4 周后用 C.t 作补体结合试验呈阳性，1:64 以上有诊断意义。或做微量免疫荧光血清学试验。

②肿大的淋巴结做病理检查有星状脓肿，周围上皮细胞栅栏状排列。淋巴结抽取物中白细胞用免疫荧光法显示有包涵体。有条件可做 C.t 培养。

（4）病例分类

①报道病例：具备 2.1 及 2.2 各项指标。

②确诊病例：具备 2.1、2.2 及 2.3 各项指标。

2. 鉴别诊断

（1）其他性传播疾病

①梅毒：其硬下疳用暗视野检查，可发现梅毒螺旋体，梅毒血清反应阳性。梅毒引起的腹股沟淋巴结炎质硬，无触痛，不破溃。

②软下疳：软下疳的横痃较痛，脓液较多，在原发溃疡中可发现杜克雷嗜血杆菌。

③腹股沟肉芽肿：此病是一种肉芽肿假膜杆菌引起的生殖器及腹股沟皮肤慢性肉芽肿性溃疡，其边缘卷曲高起，破坏性很大且严重，但无痛，组织切片可见 Donovan 小体。

④生殖器疱疹：为多发性浅表小水疱，可破溃成多发性溃疡，疼痛或灼热感，反复发作，疱液 HSV 阳性或血清 HSV 抗体阳性。

（2）其他疾病

①化脓性淋巴结炎：邻近组织有外伤或感染史，发病较急，病程较短。

②LCV 腹股沟淋巴结综合征应与嵌闭性腹股沟疝、足部与下肢的皮肤病所致的腹股沟淋巴结肿大鉴别；Hodgkin 淋巴瘤可致腹股沟淋巴结肿大，原发于生殖器的皮肤癌也可转移到腹股沟淋巴结，确诊要依靠组织病理检查。

③LCV 生殖器象皮肿应与丝虫病、真菌病等鉴别。

④LCV 直肠结肠炎的早期表现及组织学均与炎症性肠病，如 Crohn 病及溃疡性结肠炎类似，应注意区别。

⑤LCV 直肠狭窄可与外伤、放线菌病、结核病、血吸虫病及直肠癌等相似，此时需行组织病理检查以资鉴别。

【治疗】

1. *一般疗法*　治疗期间禁止性生活，必要时给予对症处理，如非甾体类抗炎药。

2. *全身治疗*

（1）治疗原则：早期、足量、规则治疗，定期追踪观察，预防晚期并发症，同时治疗性伴。

（2）治疗方案

①多西环素 100mg，口服，每日 2 次，连用 3 周；或米诺环素 100mg，口服，每日 2 次，连用 3 周；或四环素 500mg，口服，每日 4 次，连用 2～4 周。

②红霉素 500mg，口服，每日 4 次，连用 3 周；或克拉霉素 250mg，口服，每日 2 次，连用 3 周；或阿奇霉素 1.0g，口服，每周 1 次，连用 3 周。

③氧氟沙星 200mg，口服，每日 2 次，连用 2 周；或环丙沙星 500mg，口服，每日 2 次，连用 2 周；或莫西沙星 400mg，口服，每日 1 次，连用 2 周。

（3）美国 CDC 推荐方案

推荐方案：多西环素 100mg，口服，每日 2 次，共 3 周；8 岁以上儿童剂量为 2～5mg/(kg·d)，分 1～2 次服用，每日不超过 200mg，8 岁以下儿童不推荐。

替代方案：红霉素 500mg，口服，每日 4 次，连用 3 周，此方案尤其适用于合并妊娠的 LGV 患者；儿童剂量为 30～50mg/(kg·d)，分 3～4 次口服。

3. *局部治疗*　早期淋巴结肿大可采用 0.1% 依沙吖啶溶液行局部热敷。溃疡可用高锰酸钾溶液或过氧化氢溶液冲洗，再用抗生素软膏。对化脓的淋巴结不宜切开，否则难以愈合，波动感较强的淋巴结在反复抽取脓液后，注入抗生素，抽吸时应从完好皮肤处进针以防形成腹股沟溃疡。若已破溃，应每日换药，保持引流通畅和创面清洁。

4. *手术治疗*　急性腹股沟综合征的脓肿应切开引流，晚期直肠狭窄需采用不同的手术处理。女阴溃疡、生殖器象皮肿则需行外阴、阴茎及阴囊的整形手术，必须注意的是，手术治疗要待抗生素治疗完成后才能进行。

5. 伴 HIV 感染者处理　美国 CDC 推荐，在 HIV 阳性与阴性患者中采用相同的治疗方案，但应注意伴 HIV 阳性的 LGV 患者的病程会延长，疗效可能不如 HIV 阴性者好。有研究指出，多西环素和红霉素是最有效的治疗选择。

6. 妊娠和哺乳者处理　美国 CDC 推荐，妊娠和哺乳期妇女 LVG 患者首选治疗药物为红霉素，阿奇霉素可作为替代药物，剂量和疗程同普通病人；禁用多西环素。

7. 性伴处理　对在 LGV 患者症状发作前 60d 内与其有过性接触的性伴，应检查尿道或宫颈有无 C. t 感染，并给予标准的预防性治疗方案：可一次性给予阿奇霉素 1.0g，口服；或多西环素 1.0g，口服，每日 2 次，共 1 周。若 LGV 血清学试验转为阳性，则应给予 3 周的全程治疗。

8. 判愈标准　经正规治疗后，患者活动性症状体征消失。该过程需要 3～6 周，也有 8 周自愈的报道。选择实验室检查判愈较困难，应具体根据临床症状、体征，结合实验室检查结果进行评估。

【预防】

加强监管，加强医务人员的继续教育。在非流行区，LGV 的预防要追踪和治疗性伴。LGV 患者的性伴若在患者出现症状前 30d 内与患者有过性接触，则必须检测尿道或宫颈有无衣原体感染并给予相应的治疗。男性同性恋中肛门直肠 LGV 的发病率逐年增加，所以遇到患直肠结肠炎的年轻男性应警惕有无 LGV 的可能。告知和教育性活跃人群尤其是男性同性恋人群，在所有性活动中采取保护措施。

（刘全忠）

第32章

腹股沟肉芽肿

腹股沟肉芽肿(granuloma inguinale)又称杜诺凡病(donovanosis)、性病肉芽肿(granuloma venereum)等，是由肉芽肿荚膜杆菌引起的一种发生于生殖器、腹股沟和肛周的慢性浅表溃疡性疾病。

【流行病学】

1882年，McLeod首先报道了本病，以匍行性溃疡加以描述，1905年，Donnovan首先从损害的渗出物中发现了存在于巨噬细胞内呈两极染色的包涵体，从而证明其致病菌为一种类似利什曼菌的细胞小体，称为Donnovan小体。

该病流行于巴布亚岛、新几内亚岛、印度、巴西等。

杜诺凡病传染性较弱，夫妻之间的传染率为0.4%～52%。其传染途径尚未肯定，主要为性接触传播，但非性接触也可传染，感染人群大部分为20～40岁，男多于女。

【病因及发病机制】

病原体是肉芽肿荚膜杆菌，一种革兰染色阴性、兼性的细胞内有荚膜的短杆菌，在组织涂片中此菌被包在大组织细胞的空泡中，有时在多形核白细胞或浆细胞中，在单核细胞中形成Donnovan小体，Donnovan小体可为球状、球杆状或是杆状。电子显微镜观察，与肠道细菌具有共同噬菌体，由此可证明此种细菌可以通过卫生条件差的粪便污染环境传播，也可解释在肛交的男性中致病的原因。

肉芽肿荚膜杆菌仅对人类有致病性，病原体在入侵部位首先形成一个进展缓慢的丘疹或皮下结节，以后形成溃疡，累及周围组织，病理基础为大量炎症细胞浸润。

【临床表现】

1. *潜伏期*　潜伏期不确定，平均为17d，1d～1年。

2. *典型皮疹*　本病开始表现为生殖器上单发或多发的丘疹、结节或溃疡，逐渐发展成无痛性的大而表浅的溃疡，溃疡境界清楚，边缘明显卷起，高于表面，基底牛肉红样、质脆、肉芽肿组织样，高于皮面，易出血。溃疡向周围扩散引起局部组织的进行性毁坏和损害。自身接种使邻近皮肤产生病灶，成为“吻”病灶。

3. *其他皮疹*　本病在男性逐渐可形成生殖器和腹股沟褶，在女性会阴和肛周区域形成褶。病灶局限于潮湿的上皮细胞，很少累及直肠区域的柱状上皮。但不像性病性淋巴肉芽肿和软下疳那样常常伴有腹股沟淋巴结肿大。女性表现为生殖器溃疡(88.5%)和生殖道出血(19.7%)。阴道是最常累及的部位。发生于子宫颈的腹股沟肉芽肿表现为增生性生长，可能类似肿瘤。该病可发生系统播散。大多数患者的规律性伴没有合并感染腹股沟肉芽肿的证据。延误治疗会导致明显的局部组织残毁。可能形成广泛的多发的肛周裂隙和脓肿。

4. *系统症状*　腹股沟肉芽肿一般不会产生全身症状。系统症状可能提示血行或淋巴途径播散到身体其他部位，引起远组织的感染，甚至是死亡。生殖器外的部位可能是自身接种感染，如皮肤和口腔，其他深在部位也会被感染，如骨、腹腔、肠和膀胱，以骨受累最为常见，任何器官均可受累，在有些病人生殖器以外的损害可能为首发症状。孕妇容易发生血行播散，分娩可使宫颈病变向上蔓延至宫内。

5. *并发症*　可因淋巴管堵塞发生外生殖器(如阴唇、阴蒂、阴茎、阴囊等)呈假性象皮病，亦可因瘢痕及粘连引起尿道、阴道、肛门等处狭窄，亦可癌变及引起外生殖器残毁。肛门生殖器的毁形和瘢痕可能需要外科手术矫正。

6. *预后*　该病经过很慢，甚至数年，其中也有未经治疗而自愈，但有时再发。

【病理学检查】

溃疡边缘表皮增生，海绵水肿，中性粒细胞性微脓肿，真皮内致密炎细胞浸润，除大的组织细胞外，还有多数浆细胞、淋巴细胞、中性粒细胞及嗜酸性细胞，真皮内炎症浸润中可见中性粒细胞为主的小脓肿，Giemsa 及银染色可在大的组织细胞浆内找到杜诺凡小体(Donnovanbodies)，为圆形或卵圆形，两端染色深。慢性损害中，可有不同程度的纤维化和上皮过度增生。

【诊断与鉴别诊断】

1. 诊断　根据性接触史，临床表现(生殖器及其附近，有散发臭味的、界限清楚、边缘卷曲高起，中心呈牛肉红色，触之易出血的增生性肉芽肿性溃疡损害，溃疡不痛，有卫星状小溃疡)及实验室检查确诊。镀银染色可在病理组织切片中找到 Donnovan 小体。但最好是采用组织涂片来找 Donnovan 小体，即在病变边缘部穿刺活检，或行深部切开取一小块组织，用两块玻片将标本压碎，自然干燥、甲醛固定，再用 Wright 或 Giemsa 染色镜检。在大单核细胞浆的囊性间隙区内可见 Donnovan 小体，为圆形或卵圆形，为 1～2μm，其荚膜被染成围绕于细菌的一嗜酸性致密区带，因染色质浓集于两极，故看上去像一个闭合别针。特征性的单核细胞直径为 25～90μm，内有许多含 Donnovan 小体的囊性区。即可明确诊断。

2. 鉴别诊断

(1)性病性淋巴肉芽肿：由沙眼衣原体 L1、L2、L3 型所引起。有不洁性交史，潜伏期 7～10d。早期为外生殖器水疱，糜烂与溃疡，1～4 周后可见腹股沟淋巴结肿大，男性有"槽沟征"，多数瘘管似"喷水壶状"，愈后有瘢痕。女性可发生直肠周围炎，晚期出现象皮肿及直肠狭窄。发生淋巴结时，可有寒战、高热及关节痛等全身症状。病理改变为淋巴结有星状脓肿，补体结合试验于感染 4 周后呈阳性反应，滴度 1∶64 以上。组织培养，可分离出衣原体(L1,L2 及 L3 血清型)。

(2)梅毒硬下疳：由梅毒螺旋体引起。有不洁性交、嫖娼、配偶感染史或同性恋史。潜伏期 2～4 周。主要表现为硬下疳，常为单个、无痛无痒、境界清楚、直径为 1～2cm、触之如软骨样硬度，表面可糜烂或浅溃疡，渗出物中有大量的梅毒螺旋体。常发生在外生殖器部位，如男性的冠状沟，龟头，系带及包皮，女性的大阴唇，小阴唇，宫颈等部位，男性同性恋者可发生在肛周及直肠，偶见于唇、咽等处。局部淋巴结肿大，单侧或双侧。不经治疗 3～8 周硬下疳可自然消失，不留痕迹或仅留轻度萎缩性瘢。分泌物涂片做暗视野显微镜检查，可见多数活动的螺旋体。梅毒血清试验：硬下疳早期阴性，7～8 周后大部分患者呈阳性结果。

(3)软下疳：是由杜克雷嗜血杆菌引起。初发为炎性小丘疹，迅速形成脓疱，3～5d 脓疱破溃形成浅表的、边界清楚的溃疡。溃疡呈圆形或椭圆形，边缘不整齐，周围呈炎性红晕，溃疡表面覆盖很多脓性分泌物，溃疡底部可见颗粒肉芽组织，易出血。溃疡疼痛明显，数目初为 1～2 个，可因自家接种而形成多发性溃疡。好发部位为外阴。发病 1 周左右，约 50%的病人发生急性化脓性腹股沟淋巴结炎，称为横痃，多为单侧，表现为红肿热痛，横痃破溃后呈鱼嘴样外翻，俗称"鱼口"。现在由于及时使用抗生素治疗，横痃已不多见。该病可通过做涂片和培养检查病原菌诊断。

(4)皮肤鳞状上皮癌：常见于 50 岁以上的老年人，多发生于皮肤黏膜交界处。初起时为圆形隆起的干燥疣状小结节或为红色坚硬的斑块，表面有少许鳞屑，继而发生溃疡，并逐渐扩大，向深部侵犯，边缘外翻或形成菜花状肿物，恶臭和自觉疼痛，晚期可发生淋巴结转移和内脏转移。

【治疗】

首选复方磺胺甲基异噁唑，磺胺甲基异噁唑口服每日 2 次，1 次 2 片，多西环素 100mg，口服，每日 2 次。抗生素至少服用 3 周，直至所有病灶彻底愈合。喹诺酮类和红霉素(妊娠期推荐)治疗杜诺凡病亦有效，红霉素 500mg，口服，每日 4 次。

【并发症的诊断、治疗和预防】

腹股沟肉芽肿的病程发展到晚期或治愈后，往往产生瘢痕痛组织，从而导致瘢痕畸形。特别是肛门、直肠处的瘢痕畸形。常引起直肠狭窄，造成排便困难，需行瘢痕切除，行直肠矫正手术。

是否进行性伴侣随访治疗尚有争论。在发病 60d 前有过性接触并出现临床症状和体征者应做性伴侣检查。

(刘全忠)

第 33 章

尖锐湿疣

尖锐湿疣(condyloma acuminatum,CA)又称生殖器疣、性病疣或肛门生殖器疣,是由人类乳头瘤病毒(HPV)所致的多发生在肛门生殖器部位的性传播疾病,是目前国内外常见的性传播疾病之一。

【流行病学】

1. 流行状况　CA 是全球范围内最常见的性传播疾病之一,国外发病率占性病的第 2 位,国内 2004 年报道发病率为 11.64/10 万,排在 8 种 STD 的第 3 位。

2. 传播途径

(1)性传播:为主要途径,95%以上的患者是通过此途径感染。

(2)间接接触传染:通过接触患者的衣服、被褥、便器等日常生活用品而传染。

(3)垂直传播:胎儿在通过感染 CA 孕妇的产道时,可被感染 HPV。出生后与患病母亲密切接触也可受染。

【病因学】

尖锐湿疣的病原体是 HPV,HPV 具有高度的宿主和组织特异性,能引起人体皮肤和黏膜的鳞状上皮增殖。HPV 目前分为 100 多种亚型,引起 CA 的主要是 HPV-6、HPV-11、HPV-16、HPV-18 等型。

早年性交、多个性伴侣、免疫力低下、吸烟及高性激素水平等,均为该病发病高危因素。

【临床表现】

1. 典型表现

(1)潜伏期:一般为 2 周～8 个月,平均为 3 个月。

(2)好发部位:HPV 在人体温暖潮湿的条件下最易生存繁殖,故外生殖器及肛门附近的皮肤黏膜湿润区为其好发部位。

(3)皮损:典型的 CA 为质软的肉色隆起型损害,表面呈颗粒状,常有多发性指状小突起;一般为多发性,融合常见,好发于潮湿部位,如阴道口、包皮囊或肛周。

(4)症状:大多数患者无任何自觉表现,仅少数偶有异物感、痒感及疼痛,肛门、直肠、阴道及宫颈损害有疼痛、性交痛及接触性出血,阴道、宫颈损害可有白带增多,若合并其他性病可伴随相应合并疾病的表现。

极少数患者阴肛部位皮损过度增生,称巨大型尖锐湿疣,又称 Buschke-Loewenstein 肿瘤,男女均可发生,此型与 HPV-6 型有关,临床外观颇似鳞状细胞癌,故也称癌样尖锐湿疣,其组织学为良性病变,但少数可恶变。

2. 亚临床感染　醋酸白试验阳性或具有典型组织病理表现即可诊断 HPV 亚临床感染。亚临床感染可以与 CA 伴发或单独发生,目前认为 CA 的复发主要与亚临床感染的存在和再活动有关。表现有如下三种。

(1)主要分布于女性前庭和阴道的多发性微小乳头状隆起。

(2)见于阴茎体部或干燥部位的直径 1～3mm、单发或多发的微小无蒂疣。

(3)见于阴茎、女性外阴、阴道及宫颈的外观正常的环状皮损。

3. 潜伏感染　临床外观正常、醋酸白试验阴性的皮肤黏膜中,可通过多种分子生物学检查方法发现 HPV 感染,其阳性率为 1.5%～76%。潜伏感染可与 CA 可见皮损及亚临床感染伴发,也可以单独存在。目前认为 HPV 潜伏感染是 CA 复发的主要原因之一。

4. HPV 感染与肿瘤的关系　尖锐湿疣与生殖器癌的发生密切相关,特别是 HPV-16、HPV-18 为最常见的致宫颈癌高危型。

5. 复发　多数患者皮损会多次复发，其原因可能是：

(1)治疗不彻底：皮损未完全清除、亚临床感染皮损持续存在或皮损周围存在潜伏感染；

(2)局部伴发因素的存在：如男性包皮过长、女性阴道炎或宫颈炎等；

(3)患者全身或局部免疫状态低下：如 HIV 感染、妊娠及有其他免疫低下性疾病等；

(4)再次感染：接触患 CA 的新性伴、既往性伴 CA 未治愈或尚处在潜伏状态。

【病理学】

特征性组织病理表现如下。

(1)表皮角化不全。

(2)表皮疣状或乳头状增生或棘层不同程度的增生肥厚。

(3)表皮内空泡化细胞为特征性改变。

【辅助检查】

1. 醋酸白试验　用3%～5%醋酸溶液涂抹于可疑皮损之处或进行湿敷，3～5min 后观察，局部皮肤或黏膜变白即为阳性，本法诊断 HPV 感染敏感性高，但特异性较低。

2. 细胞学检查　用阴道或宫颈疣组织涂片做巴氏染色，可见到空泡细胞及角化不良细胞同时存在，有诊断价值。

3. 免疫组化检测　用过氧化物酶标记的抗体检测 HPV 抗原，阳性率为 40%～60%。

4. 分子生物学检测　有 DNA 探针原位杂交法、DNA 印迹法和 PCR 等，这些方法敏感性较高，且可鉴别 HPV-DNA 亚型，但有时存在假阳性，一般不用于临床。

【诊断与鉴别诊断】

1. 诊断

(1)接触史：有直接接触史、配偶感染史或间接接触史。

(2)临床表现：①外生殖器、会阴或肛门周围(偶见于口腔、乳房等处)多个粉红色、灰白色或灰褐色赘生物，可呈扁平、乳头状、鸡冠状或菜花状；②一般无自觉症状。部分患者有痒感、异物感、压迫感或疼痛。常因皮损脆性增加而出血。女性可有白带增多。

(3)实验室检查：①皮损活检有 HPV 感染的特征性凹空细胞。②必要时皮损活检组织中用抗原或核酸检测显示有 HPV 感染。③醋酸白试验阳性。

(4)病例分类：①报告病例：具备(1)(2)指标；②确诊病例：具备(1)(2)指标及(3)中的任何 1 项指标。

2. 鉴别诊断

(1)假性湿疣：见于女性小阴唇内侧或阴道前庭对称分布的多发性、群集性颗粒状丘疹或绒毛状突起；病理检查无空泡化细胞；醋酸白试验阴性。

(2)阴茎珍珠样丘疹：男性冠状沟边缘的细小圆锥形或丝状、排列成单行或多行的、白色或淡红色小丘疹，直径为 1～3mm，不融合，无自觉症状；醋酸白试验阴性。

(3)扁平湿疣：是二期梅毒特征性皮损；主要发生在肛门生殖器部位成群的褐红色蕈样斑块，基底宽而无蒂，表面扁平、糜烂，可有密集颗粒，呈乳头状、菜花状；暗视野显微镜可查到梅毒螺旋体；梅毒血清学反应强阳性。

(4)鲍温样丘疹病：易发生于青年男女生殖器皮肤黏膜部位多发性色素性小丘疹，可融合成斑块，可自行消退；组织病理类似鲍温病样改变。

(5)生殖器鳞状细胞癌：临床上与巨大型 CA 相似；多见于年龄较长者，皮损浸润明显，质坚硬，易出血，常形成溃疡；组织病理可见鳞状细胞癌的特征性改变。

(6)皮脂腺异位症：发生于口唇、龟头及阴唇的淡黄色小丘疹，位于皮下，不增大；醋酸白试验阴性；组织学表现为成熟的皮脂腺组织。

(7)生殖器部位汗管瘤：好发于女性大阴唇内侧，为数个或数十个半球形丘疹，直径 3～5mm，肤色或淡黄色，可伴有瘙痒，很少自行消退。组织病理检查可确诊。

(8)光泽苔藓：多发于儿童与青年，好发于阴茎、龟头、下腹部、股内侧面等处，表现为一致的发亮的或圆形平顶丘疹，针尖至粟粒大小，密集而不融合，无自觉症状；病理特点为抱球状炎性浸润，具有诊断意义。

(9)阴部传染性软疣：好发于生殖器周围，皮损初起为米粒至黄豆大半球形丘疹，中央微凹呈脐窝状，表面蜡样光泽，内含白色乳酪样物质，皮疹散发，不融合。

【治疗】

治疗 CA 的方法很多，一般近期疗效显著、复发率很高，多数患者需要长时间、多次治疗才可达理想目标。

1. 局部治疗

(1)0.5%足叶草毒素酊:即鬼臼毒素酊,是抗有丝分裂药,能破坏疣体;每天2次外用,连用3d、停药4d为1疗程,如有必要可重复治疗达4个疗程,治愈率86%～93%;有致畸作用,孕妇禁用。

(2)10%～25%的足叶草酯酊:每周1～2次外用,搽药1～4h后洗去,治愈率69%;该药刺激性大,且有致畸作用,孕妇禁用。

(3)80%～90%三氯醋酸或二氯醋酸溶液:均为腐蚀剂,通过对蛋白的化学凝固作用而破坏疣体,使疣组织坏死、干枯和脱落,每1～2周1次外用,连续用药不超过6次。

(4)5%咪喹莫特霜:为局部外用免疫调节药,刺激局部产生干扰素(IFN)和其他细胞因子;每晚睡前外用,每周3次,用药后6～10h清洗掉,可用到16周,通常8～10周疣体脱落;局部可出现轻中度炎症反应。

(5)5% 5-氟尿嘧啶霜:通过干扰DNA与RNA合成来抑制细胞生长。多次治疗,每周1次,治愈率为75%;使用时注意保护正常的皮肤黏膜。

(6)其他:还可选用3%酞丁胺霜、2%～8%秋水仙碱溶液、0.1%塞替派溶液。0.1%博来霉素或平阳霉素溶液等。

2. 免疫疗法

(1)干扰素:有抗增殖、抗病毒、抗肿瘤和免疫调节作用;常用于局部皮损内注射。3/周,至少4周,一般用8～12周。

(2)其他:胸腺肽、白介素、转移因子、丙种球蛋白、聚肌胞、左旋咪唑、卡介苗、自体疫苗等,但目前这类药物对CA的确切疗效尚存争议,一般只作为临床的辅助治疗。

3. 物理疗法

(1)激光治疗:多用CO_2激光治疗,适用于多发性疣。

(2)冷冻治疗:多用液氮治疗,适用于疣体不大或不太广泛者。

(3)电灼:采用电刀或电针治疗,适用于疣体较大、CA伴包皮过长的包皮环切术。

(4)微波:高频电磁波可产生凝固、热效应与非热效应三重作用,近期疗效良好。

(5)手术治疗:适用于巨大疣体。

(6)光动力疗法:适用于尿道口、阴道壁等特殊部位的治疗。具有安全、有效、复发率低、患者耐受性好等优点。

(7)其他:Nd-YAG激光疗法、γ-射线疗法等。

【并发症的诊断、治疗和预防】

1. 并发症　男性患者常伴发淋病和非淋菌性尿道炎,女性中约1/3患者患有淋病、滴虫病、外阴阴道念珠菌病、梅毒或衣原体感染等,因此在确诊为CA后,应进一步对其常伴发的STD进行检查,以便尽早确诊,及时治疗。

2. 预防　避免发生婚外性行为;避免通过物品间接感染;必要时使用安全套有一定预防效果。

(连　石)

第34章

生殖器疱疹

生殖器疱疹(genital herpes,GH)是由单纯疱疹病毒(HSV)感染泌尿生殖器及肛门部位皮肤、黏膜而引起的一种慢性、易复发、难治愈的性传播疾病。

【流行病学】

1. 流行状况

(1)世界流行情况:GH已成为全球最常见的性病之一。目前在欧美发达国家,生殖器疱疹是发病率位居第三位的性传播疾病,也是最常见的性传播生殖器溃疡性疾病。

(2)我国流行情况:2002年报道35 679例,发病率为2.79/10万,在我国卫生部重点监测的8种性传播疾病中排名第五,构成比为4.79%。

2. 传播途径　传染源为GH患者和无症状的病毒排放者。

(1)性接触传播:为主要的传播途径;

(2)垂直传播:婴儿主要经产道感染,亦有经宫内感染;

(3)间接接触传播:少数可以通过污染的日常生活用品感染。

【病因学】

HSV有HSV-1和HSV-2两个血清型,在血清学上存在交叉反映。生殖器疱疹主要为HSV-2感染(约占90%)。

HSV侵入机体后首先在表皮角质形成细胞内复制,引起原发感染,然后HSV-2病毒长期潜存于骶神经节,机体抵抗力降低或在某些诱发因素作用下可使潜存病毒激活而复发。

【临床表现】

GH临床表现的轻重及复发频率受病毒型别和宿主免疫状态等因素的影响。其临床特点为:①好发于15～45岁性活跃期男女;②其潜伏期有时难以确定;③临床表现多样,多数无表现患者或临床表现不典型者常被漏诊;④好发部位为男女生殖器及会阴部,少见部位为肛周、腹股沟、股臀部及阴囊,男性同性恋者常见肛门、直肠受累。

1. 初发GH　因为初次感染中大部分为隐性感染,初次感染恢复后多数转为潜伏感染,因此初次临床发作只是HSV感染后发生的可以识别的发作,并不意味着首次感染。

(1)原发性GH:即首次感染HSV-1或HSV-2。潜伏期为2～14d(平均3～5d);局部表现重、持续时间长;典型表现为外生殖器部位广泛对称性分布的多发性红斑、丘疹、水疱,逐渐演变为脓疱、溃疡,然后结痂愈合;自觉局部疼痛、瘙痒、烧灼感;多伴腹股沟淋巴结肿痛、发热、头痛、乏力等全身表现,病程一般为2～3周。血清HSV抗体检测阴性。

(2)非原发的初发GH:大多数患者既往有过HSV-1感染(主要为口唇疱疹),近期又发生生殖器HSV-2感染。与原发性GH相比,本组患者临床表现持续时间较短,皮损愈合较快,全身表现较少见。

2. 复发性GH　指原发性生殖器疱疹皮损消退后1～4个月病情复发,皮损一般于原部位出现,类似原发性生殖器疱疹,但病情较轻,病程较短,发疹前常有前驱症状(局部烧灼感、针刺感或感觉异常等);病程一般为7～10d;可间隔2～3周复发多次,随着时间的推移而逐渐减少;女性症状较男性略重。

3. 不典型及亚临床GH

(1)不典型GH:约占HSV感染的60%,其特点是患者无自觉症状,局部表现轻微,常表现为裂隙、裂纹或细小线状溃疡、非特异性红斑、丘疹、毛囊炎等不典型表现;血清学试验HSV抗体阳性;过去曾出现过或随后出现GH临床表现。

(2)亚临床GH:属真正无表现的GH,约占

HSV感染的20%,有病毒复活和排毒,可发展为临床复发。

4.疱疹性直肠炎 疱疹性直肠炎是男性非淋菌性直肠炎的最常见病因,常由初发HSV感染引起。表现为直肠肛门疼痛、里急后重、便秘、直肠黏液血性分泌物,乙状结肠镜检可在直肠远端10cm内发现溃疡。

5.妊娠期GH 临床表现与非孕妇患者相似。母婴垂直传播多数出现在胎儿通过产道时,可造成新生儿感染,导致自发流产和早产或死胎。妊娠早期若感染HSV,胎儿常常有先天性畸形和智力低下。

6.新生儿HSV感染 新生儿疱疹约70%由HSV-2引起,易侵犯皮肤黏膜、内脏和中枢神经系统,是一种严重系统性疾病。多见于早产儿,常发生于出生后数天至1个月内。表现为发热、低体温、昏睡、进食、黄疸、发绀、呼吸困难及循环衰竭等;病情凶险,如不治疗病死率高达50%以上,或导致严重后遗症。

7.HSV和HIV感染 HSV感染是HIV感染最常见的表现之一,HSV常与HIV-1同时感染,并能促进病情发展,引起严重的局部和播散性HIV感染。HIV感染者的GH呈现以下特点。

(1)表现严重,持续时间长,可表现为广泛性、多发性、慢性持续性溃疡,有坏死,疼痛剧烈。

(2)临床复发和亚临床复发更频繁,排毒时间长,可持续1个月以上。

(3)并发症多且严重,易发生疱疹性脑膜炎及播散性HSV感染,引起多器官损害。

(4)治疗较困难,对阿昔洛韦易产生耐药性,常需进行抗病毒抑制治疗。

【病理学】

基本损害为局部坏死,细胞内水肿,表皮内水疱形成,气球状变性,核染色质边移,核内有嗜酸性包涵体,周围可见多核巨细胞。

【辅助检查】

1.病毒培养 从水疱底部取材做组织培养分离病毒,为目前最敏感、最特异的检查方法,是HSV检测的"金标准"。缺点是时间长,需5~10d且实验室条件要求较高。

2.细胞学方法 对皮损刮片做巴氏染色,可见特征性的核内包涵体及多核巨细胞。

3.免疫学检测

(1)HSV抗原检测:是最常用的快速诊断方法。阳性为近期感染HSV。其敏感性是病毒培养法的70%~90%,时间仅需1~2h。

(2)HSV抗体检测:检测HSV-IgM和HSV-IgG两种抗体,HSV-IgM抗体阳性,说明近期有HSV感染;HSV-IgG抗体阳性说明曾经有过HSV感染。

4.分子生物学检测

(1)核酸杂交技术:应用DNA杂交技术检测HSV-DNA片段,敏感性和特异性相当于检测抗原的免疫荧光法,但操作较为复杂,实验要求较高,不能普遍应用。

(2)PCR技术:采用HSV基因组中特异的一段基因序列作为引物与待检标本进行扩增,检测待检标本中的HSV DNA。敏感性高,特异性强。可作为早期诊断,同时对无症状HSV携带者和潜伏感染的检测有意义。

5.血清学检查 方法很多,包括中和试验、间接免疫荧光试验、免疫印迹试验、ELISA、补体结合试验和被动血凝试验等。目前主要用于回顾性诊断原发性感染,对恢复期及复发性GH的诊断意义不大,也可以用于血清流行病学调查。近年来发展的型特异性血清诊断方法采用HSV型特异性的糖蛋白G为抗原,检测并区分血清中的抗HSV-1和抗HSV-2抗体,理论上型特异性血清学诊断方法是发现亚临床感染或潜伏感染HSV的最好方法,缺点是不能区分口唇感染和生殖器感染。

【诊断与鉴别诊断】

1.诊断依据 依据病史、临床表现和实验室检查结果而定。有不洁性交史,而且在生殖器部位出现疼痛性皮肤红斑和原发性水疱时,临床即可做出诊断。但临床诊断只能发现HSV-2感染者的20%左右,许多HSV感染者缺乏典型的疼痛性多发性小水疱和溃疡性皮损,故实验室检查颇为重要。

2.美国CDC诊断标准 见表34-1。

3.鉴别诊断

(1)主要与硬下疳、软下疳鉴别:鉴别要点见表34-2。

(2)其他生殖器部位皮肤病

①生殖器部位固定性药疹:可引起水疱、糜烂及结痂;有药物过敏史,水疱不成簇,病损消退后有明显的色素沉着;查不到HSV。

②白塞病:常有口腔和生殖器溃疡、皮肤结节性红斑、毛囊炎损害及眼部病变,生殖器溃疡大而深,持续时间长;HSV检查阴性;皮肤病理提示血管性病变。

表 34-1　美国 CDC 诊断标准

项　目	标　准
临床描述	具有可见、疼痛的主殖器或肛门损害的疾病
实验室诊断标准	①从宫颈、尿道或扛门生殖器损害分离出 HSV 病毒；②在宫颈、尿道或肛门生殖器损害的临床标本中以抗原检测技术显示病毒；③肛门生殖器做 Tzanck 刮片上显示多核巨细胞
可能报道的病例	临床上符合的病例(当有条件已用适当的血清学实验和暗视野显微镜除外的一、二期梅毒)，或基于临床表现(未经实验室证实)诊断为生殖器疱疹或以前有 1 次或类似生殖器损害发作的历史
确诊病例	临床符合且经实验室检查证实的病例

表 34-2　生殖器疱疹与硬下疳、软下疳鉴别

	生殖器疱诊	硬下疳	软下疳
皮损	红斑、成群水疱，可发展成糜烂或溃疡	单个质硬的溃疡	质软的溃疡
疼痛	++	—	++
反复发生	常有	无	无
实验室检查	HSV-2(＋)或 HSV-1(＋)	USR(＋)或 RPR(＋)，梅毒螺旋体(＋)	链杆菌(＋)

③生殖器部位接触性皮炎：也可引起水疱、糜烂及结痂，有接触过敏史。炎症超过水疱及糜烂的范围，查不到 HSV。

④外伤性生殖器溃疡：一般不是多发的，不成簇，边缘清楚，查不到 HSV。

⑤其他：须与生殖器部位带状疱疹、脓皮病、Crohn 病和念珠菌病等进行鉴别。

【治疗】

目前尚无彻底治愈的方法。

美国 CDC 推荐方案(2006 年)：

(1)初发生殖器疱疹：阿昔洛韦 1 200mg/d，分 3 次口服，或 1 000mg/d，分 5 次口服，或泛昔洛韦 750mg/d，分 3 次口服，或伐昔洛韦 2g/d，分 2 次口服，疗程均为 7～10d 或至皮损愈合；有疱疹性直肠炎及口炎、咽炎者，可适当增大剂量或延长疗程。

(2)复发性生殖器疱疹：发作时的抗病毒治疗，最好在出现前驱表现或皮损出现 24h 内开始给药。可给予阿昔洛韦 1 200mg/d，分 3 次口服；或1 000 mg/d，分 5 次口服，或 1 600mg/d，分 2 次口服，或伐昔洛韦 1 000mg/d，分 2 次口服，或泛昔洛韦 250mg/d，分 2 次口服，疗程均为 5d。

(3)HSV 严重感染：对于有播散性 HSV 感染或有肺炎、肝炎和脑膜炎等中枢神经系统并发症，需要住院治疗者，可给予阿昔洛韦 5～10mg/kg，静脉滴注，每 8 小时 1 次，疗程为 5～7d 或直至临床表现消失，继之以口服疗法完成治疗(总疗程≥10d)。

(4)复发频率≥6 次/年(复发频繁)或心理负担极重的患者：可采用抗病毒每天抑制疗法，阿昔洛韦 800mg/d，分 2 次口服，或泛昔洛韦 500mg/d，分 2 次口服，或伐昔洛韦 500mg/d，分 2 次口服，或伐昔洛韦 500～1 000mg/d，疗程 4 个月至 1 年；本法虽然可减少 75％的复发次数，但不能阻断病毒的无表现排毒。

(5)免疫缺陷者或 HIV 感染者的生殖器疱疹：增加药物的剂量，如阿昔洛韦 1 200～2 000mg/d，分 3～5 次口服，或伐昔洛韦 1 000mg/d，分 2 次口服；持续给药直至临床表现缓解。严重感染可给予阿昔洛韦 5～10mg/kg 静脉滴注，每 8 小时 1 次，疗程为 5～7d 或直至临床表现消失。用阿昔洛韦治疗皮损持续不消退，应考虑阿昔洛韦耐药，可改用膦甲酸钠 40mg/kg 静脉滴注，每 8 小时 1 次，直至临床表现缓解。

(6)妊娠期生殖器疱疹：初发生殖器疱疹可口服阿昔洛韦治疗；有严重感染可能危及生命者，应静脉滴注阿昔洛韦治疗；对于频繁复发或新近感染的孕妇生殖器疱疹患者，在近足月时，可通过阿昔洛韦治疗以减少活动性损害的出现，从而降低剖宫产率；对于既往有复发性生殖器疱疹病史，但近足月时无复发迹象的孕妇，可不进行阿昔洛韦治疗。

(7)新生儿疱疹：阿昔洛韦 30～60mg/(kg·d)，静脉滴注，疗程为 10～21d。

患处疱疹损害完全消退，疼痛、感觉异常及淋巴结肿痛消失可判断愈合。

【并发症的诊断、治疗和预防】

1. 并发症

(1)中枢神经系统并发症：包括疱疹性脑膜炎、自主神经功能障碍、横断性脊髓炎和骶神经根病。

(2)播散性HSV感染：包括播散性皮肤感染、肝炎、肺炎、关节炎等。

(3)HSV感染的局部蔓延：引起盆腔炎、子宫附件炎、无菌性前列腺炎。

(4)合并感染：如女性初发GH患者约14%合并念珠菌性外阴阴道炎。

2. 预防　目前尚无特异性预防方法，患病期间避免性生活。

【预后】

本病虽易复发但预后较好。

（连　石）

第35章

艾 滋 病

艾滋病亦称获得性免疫缺陷综合征(acquired immunodeficiency syndrome, AIDS),是由人类免疫缺陷病毒(human immunodeficiency virus, HIV)所致的传染病。HIV 特异性侵犯辅助性 T 细胞($CD4^+$细胞),引起人细胞免疫严重缺陷,导致机会性感染、恶性肿瘤和神经系统损害,目前尚无有效治疗手段,死亡率高。

【流行病学】

本病于 1981 年美国首先报道,1982 年定名,1983 年发现其病原体。目前已广泛分布于全球五大洲 210 多个国家,但撒哈拉以南非洲仍是目前 HIV 感染最严重地区,而东欧和中亚地区是 HIV 感染增长最快地区,根据世界卫生组织(WHO)和联合国艾滋病预防规划署(UNAIDS)公布的数据:2007 年全球尚存活 HIV 感染者约 3 300 万;当年新发 HIV 感染者约 270 万;当年因 AIDS 死亡人数约 200 万。我国自 1985 年发现首例 HIV 感染者后,传播呈快速增长趋势,全国 31 个省、市、自治区均有报道 HIV 感染者,云南是累及报道最多的省份,流行特征是总感染率低,但流行涉及面广,地区分布不均,农村地区青壮年是主要受害对象,各地区流行强度很不一致,疫情从高危人群向一般人群传播,流行的危险因素广泛存在。西部感染者主要为吸毒人群,中部以流动人口及有偿献血等为主,而东南沿海和大城市以卖淫嫖娼人群为主。截至 2008 年底,我国历年累计报道 HIV 感染者/AIDS 患者 276 335 例,其中 AIDS 患者 82 322 例,死亡 38 150 例。2008 年新发 HIV 感染者 45 572 例,AIDS 14 509 例,因 AIDS 死亡 9 748 例。

【病因及发病机制】

艾滋病病毒(HIV)是 RNA 病毒,属于逆转录病毒(retrovirus)科的慢病毒(lentivirus)亚科。HIV 病毒体呈 20 面体立体对称球形颗粒,直径为 100～120nm,包含有一圆锥状病毒核心和一个病毒包膜。最外层为病毒包膜,含有表现为刺突状结构的糖蛋白 GP41,GP120,病毒核心由核衣壳和病毒基因组构成,核衣壳含有 p25 或 p24 蛋白,病毒基因组包括两条相同的单链 RNA 链、逆转录酶、整合酶等,HIV-1 基因 RNA 链的两端是长末端重复序列(LTR),主要的结构蛋白基因为 gag、pol 和 env,其中 gag 基因与 env 基因编码逆转录病毒的结构蛋白,pol 基因编码逆转录酶与整合酶。HIV 对热敏感,在 56℃经 30min 可灭活,各种消毒剂如乙醇、炔醚、次氯酸钠、漂白粉、过氧化氢溶液等均对 HIV 有良好的灭活作用。

HIV 按血清学分型分为 HIV-1 和 HIV-2 两型,均可感染人,世界各地的 AIDS 主要由 HIV-1 型引起,HIV-2 型主要在非洲呈地方性流行。HIV 是一种嗜 T 细胞病毒,选择性攻击辅助性 T 细胞,也能感染 B 淋巴细胞、巨噬细胞、朗格汉斯细胞等。HIV 进入人体后,其包膜蛋白 gp120 与 CD4T 细胞表面的 CD4 受体结合进入靶细胞,在细胞核内,逆转录酶以病毒 RNA 为模板转录 DNA,合成双链 DNA 后整合到宿主细胞的 DNA 中,此后有两种归宿:一是以病毒的 DNA 为模板转录、翻译、生成病毒 RNA 和病毒蛋白质,然后装配成新的病毒颗粒,再以芽生方式从细胞中释出新的 HIV,细胞最后死亡;另一种是病毒 DNA 序列被感染细胞及其子代细胞终身携带,成为前病毒,进入潜伏期,一旦受到其他微生物或某些化学制剂的刺激而激活,大量复制,使细胞死亡。

HIV 在繁殖过程中,不断杀伤宿主细胞,导致该细胞功能受损和大量破坏,引起人体细胞免疫功能缺陷,导致机会性感染、恶性肿瘤,引起死亡。

HIV 也是一种嗜神经细胞病毒,能选择性攻击脑组织细胞、脊髓细胞和周围神经细胞，引起人神经系统受到损害而出现相关症状和体征。

【传播途径】

传染源为AIDS患者及HIV感染者。从感染者的精液、血液、涎液、脑脊液、泪液、宫颈分泌物、乳汁、尿液、脑组织和淋巴结中均已分离到HIV，但在传播上已证实的有精液、血液和宫颈分泌物，婴儿也可由乳汁传染。

1. 性接触传染　AIDS的主要传播途径，包括同性恋及异性性接触。

2. 母婴传染　感染HIV的孕妇可通过胎盘而使胎儿感染HIV，也可在分娩胎儿时，经产道而传染上HIV，部分婴儿也可由乳汁而传染上HIV。

3. 血源传染　输入被HIV污染的血浆或血制品，静脉药瘾者共用污染HIV的针头，医务工作者被污染HIV的针头刺伤等都可传染HIV。

4. 其他　目前尚不能证明空气、食品、饮水、食具、吸血节肢动物或日常生活接触能传染HIV。

【临床表现】

HIV感染的临床表现从无临床症状到严重疾病病变，构成一系列疾病的表现。

艾滋病的潜伏期是指从感染HIV到出现艾滋病症状和体征的时间，通常为6个月～5年，亦有长达10年的，成人平均29个月，儿童平均12个月；艾滋病的窗口期是指从感染HIV到形成抗体所需的时间，一般为5周左右。艾滋病感染的临床分期WHO及许多国家有自己的指南。

(一)2005年中华医学会艾滋病诊疗指南

1. 急性HIV感染

(1)有发热、乏力、咽痛、全身不适等上呼吸道感染症状。

(2)个别有头痛、皮疹、脑膜炎或多发性神经炎等。

(3)颈、腋及枕部有肿大淋巴结类似传染性单核细胞增多症。

(4)肝脾大。

2. 无症状HIV感染　患者常无任何症状和体征。

3. AIDS

(1)原因不明的38℃以上持续不规则发热，＞1个月。

(2)慢性腹泻次数多于3/d，＞1个月。

(3)6个月之内体重下降10％以上。

(4)机会性感染：包括反复发作口腔白色念珠菌感染、反复发作的单纯疱疹病毒或带状疱疹病毒感染、肺孢子菌肺炎、反复发生的细菌性肺炎、活动性结核或非结核分枝杆菌病、深部真菌感染、活动性巨细胞病毒(CMV)感染、弓形虫病、青霉菌感染、反复发生的败血症等。

(5)恶性肿瘤：卡波西肉瘤、淋巴瘤、中枢神经系统占位性病变。

(6)中青年患者出现痴呆症。

(二)WHO对成人和青少年HIV感染疾病的分期

WHO对成人和青少年HIV感染疾病共分4期。

1. 临床Ⅰ期　生活质量评分1级：无症状、活动正常。

(1)无症状期。

(2)全身淋巴结肿大。

2. 临床Ⅱ期　生活质量评分2级：有症状，活动正常。

(1)体重下降，＜原来体重的10％。

(2)轻度皮肤黏膜表现(脂溢性皮炎、痒疹、指甲菌感染、复发性口腔溃疡、口角炎)。

(3)在过去5年内出现带状疱疹。

(4)复发性上呼吸道感染(如细菌性鼻窦炎)。

3. 临床Ⅲ期　生活质量评分3级：有下述症状和(或)在上一个月每天卧床时间＜50％。

(1)体重下降＞原来体重的10％。

(2)无原因的慢性腹泻＞1个月。

(3)无原因的长期发热(间断或持续)＞1个月。

(4)口腔念珠菌病(鹅口疮)。

(5)口腔毛状黏膜白斑。

(6)肺结核。

(7)严重的细菌感染：如肺炎、脓毒性肌炎。

4. 临床Ⅳ期　生活质量评分4级：有下述症状和(或)在上一个月每天卧床时间＞50％。

(1) HIV消耗综合征：体重下降＞10％，再结合不明原因的慢性腹泻或慢性虚弱和不明原因的发热超过1个月。

(2)卡氏肺孢子虫肺炎。

(3)弓形虫脑病。

(4)隐孢子虫腹泻＞1个月。

(5)肺外隐球菌病。

(6)除外肝、脾或淋巴结的CMV感染(如视网膜炎)。

(7)单纯疱疹病毒感染,皮肤黏膜感染>1 个月,或内脏感染。

(8)进行性多灶性脑白质病。

(9)任何播散性流行性真菌病。

(10)食管、气管、支气管念珠菌病。

(11)非典型分枝杆菌播散性感染或肺部感染。

(12)非伤寒沙门菌败血症。

(三)美国疾病控制与预防中心(CDC)青年及成人 HIV/AIDS 临床分类标准(1993 版)

CDC 对青年及成人 HIV/AIDS 临床分类标准采用分类和分级结合形式,具体见表 35-1。

1. 分类　根据临床表现分 A、B、C 三类。

(1)A 类:包括原发临床感染、无症状 HIV 感染和持续全身淋巴结肿大综合征。

(2)B 类:为 HIV 相关细胞免疫缺陷所引起的临床表现,包括继发细菌性肺炎或脑膜炎,咽部或阴道念珠菌病,颈部肿瘤,口腔毛状黏膜白斑,复发性带状疱疹,肺结核,特发性血小板减少性紫癜,不能解释的体质性疾病。

(3)C 类:包括出现神经系统症状,各种机会性病原体感染,因免疫缺陷而继发肿瘤及并发的其他疾病。

2. 分级　根据 $CD4^+$ 细胞分 3 级。1 级:$CD4^+$ 细胞≥500/mm³(≥29%);2 级:200～499/mm³(14%～28%);3 级:<200/mm³(<14%)。

【HIV 感染的皮肤表现】

HIV 感染者或艾滋病患者在病程中大多可发生皮肤黏膜损害,包括感染性皮肤损害、非感染性皮肤损害和皮肤肿瘤。

1. 非感染性皮肤损害

(1)皮肤干燥:AIDS 患者 CD4 细胞计数低于 500/mm³,常出现难治性皮肤干燥,多见于腹部及小腿,有糠皮样鳞屑。

表 35-1　美国 CDC 青年及成人 HIV/AIDS 临床分类标准

CD4 细胞数范围	临床分类		
	A 无症状或持续性全身性淋巴结肿大,或急性 HIV 感染	B 有症状 (但不同于 A 或 C)	C AIDS 指征的疾病(表 35-2)
1 级:≥500/mm³(≥29%)	A1	B1	C1
2 级:200～499/mm³(14%～28%)	A2	B2	C2
3 级:<200/mm³(<14%)	A3	B3	C3

注:所有属于 A3、B3 和 C1～3 的病人均报道为艾滋病病人

表 35-2　艾滋病定义(成人)指征性疾病(25 种)

1. 食管、气管、支气管或肺念珠菌病	14. 免疫母细胞瘤
2. 浸润性宫颈癌	15. 原发中枢系统淋巴瘤
3. 弥散性或肺外球孢子菌病	16. 弥散性鸟分枝杆菌病
4. 肺外隐球菌病	17. 肺内、肺外分枝杆菌结核病
5. 慢性肠道隐孢子虫病(伴有腹泻>1 个月)	18. 诺卡放线菌病
6. 肝脾淋巴结外的巨细胞病毒感染、眼感染	19. 卡氏肺囊充肺炎
7. 单疱病毒所致慢性黏膜或皮肤溃疡(>1 个月)或支气管炎局限肺炎食管炎	20. 复发性细菌性肺炎(12 个月发作≥2 次)
8. 弥漫性肺外组织孢浆菌病	21. 进行性多发性脑白质病
9. HIV 相关痴呆症	22. 反复非伤寒沙门菌败血症
10. HIV 相关的消瘦体重下降大于 10%,伴有慢性腹泻≥30d,发热≥30d	23. 肠外类圆线虫病
11. 慢性肠道孢子虫病例(持续腹泻≥1 个月)	24. 内脏弓形虫病
12. <60 岁患卡波西肉瘤(或>60 岁患者)	25. 艾滋病相关的消瘦综合征
13. 伯基特淋巴瘤	

(2)脂溢性皮炎：约 80% AIDS 患者可出现脂溢性皮炎，皮损分布广泛，头部、面部、躯干、腹股沟及四肢均可累及，表现为皮脂溢出严重，伴有厚的云母状鳞屑，有角化过度和炎症。

(3)其他：如鱼鳞病、毛发红糠疹、银屑病、特应性皮炎、光敏性皮炎、玫瑰糠疹、荨麻疹、多形红斑及痤疮样皮损也可出现。但通常呈多形性且更严重。

2. 感染性皮肤损害　表现为多种病原微生物的感染，但病情较一般患者严重。包括：

(1)病毒感染

①带状疱疹：皮损范围常不局限于一处，除可出现密集性水疱、大疱外，血疱常出现，疼痛剧烈，极易继发细菌感染，可引起脑炎、肺炎，甚至死亡。

②单纯疱疹(包括生殖器疱疹)：复发次数频繁，皮损分布呈局限性或播散性，表现为持续性口腔、生殖器、肛周重度疱疹，可长期不愈并形成深溃疡。

③疣：寻常疣、扁平疣、传染性软疣及尖锐湿疣多发，增大增多迅速，且发生在平常不常见部位。

(2)真菌感染：鹅口疮是免疫缺陷最早出现的症状，浅表真菌感染(如泛发性体股癣、手足癣和多发性甲癣等)常出现较严重的皮损；10%～13%艾滋病患者可发生隐球菌感染，常表现为疱疹样皮损，中枢神经系统易受累，病死率高达38%；球孢子菌及副球孢子菌感染也常见。

(3)细菌感染：静脉吸毒者可在注射部位发生皮下金黄色葡萄球菌感染，也可形成铜绿假单胞菌感染性溃疡，肛周脓肿也可发生，如分枝杆菌感染的皮损表现为臁疮样，组织抗酸染色可见阳性菌，但皮损内无肉芽肿形成。

(4)节肢动物感染：AIDS 患者感染疥疮表现为全身性鳞屑性丘疹样损害，皮疹广泛严重，传染性强。

3. 皮肤肿瘤

(1)卡波西肉瘤(Kaposi sarcoma，KS)：是艾滋病患者特征性的皮肤表现，可能和人类疱疹病毒8型(HHV8)感染有关。艾滋病相关的卡波西肉瘤与经典型不同，损害较小，分布广泛，口腔损害常见，颈、躯干、上肢等处多见，但下肢较少累及。

(2)其他恶性皮肤肿瘤：如淋巴瘤、鳞状细胞癌、基底细胞癌、恶性黑素瘤和类 Sézary 综合征等均可出现。

【实验室检查】

1. HIV 检测：可用外周血淋巴细胞进行病毒分离培养或检测 HIV 抗原，这两种方法操作复杂，费用昂贵。

2. HIV 抗体检测：这是最常用的方法，包括初筛试验和确诊试验，初筛试验包括酶联免疫吸附试验(ELISA)、明胶颗粒凝集试验(PA)、免疫荧光法(IF)、免疫酶法(IE)、乳胶凝集试验(LA)等；确证试验包括蛋白印迹法(WB)、免疫沉淀试验。

3. 免疫功能检测

(1)外周血淋巴细胞计数：作为 HIV 感染进展的标志之一，并按计数结果分为 3 组：$\geqslant 2\times10^9/L$；$(1\sim2)\times10^9/L$；$<1\times10^9/L$。

(2)$CD4^+$ T 细胞计数：血液中 $CD4^+$ 细胞测定是评价机体免疫功能的一个重要指标，根据 $CD4^+$ 细胞数目将 HIV 感染分为 3 组：$\geqslant 0.5\times10^9/L$；$(0.2\sim0.5)\times10^9/L$；$<0.2\times10^9/L$。

(3) $CD4^+/CD8^+$ T 细胞比值<1，主要由 $CD4^+$ T 淋巴细胞减少所致。

(4)β_2 微球蛋白测定：艾滋病患者明显增高。

(5)B 淋巴细胞功能失调：多克隆性高球蛋白血症、循环免疫复合物形成和自身抗体形成。

(6)NK 细胞活性下降。

4. 各种机会性感染病原体检测或组织学证实的恶性肿瘤。

【诊断】

依据2005年中华医学会艾滋病诊疗指南

1. 急性 HIV 感染

(1)流行病学史

①同性恋或异性恋有多个性伴侣史，或配偶或性伴侣抗 HIV 抗体阳性。

②静脉吸毒史。

③用过进口的第Ⅷ因子。

④与 HIV/AIDS 患者有密切接触史。

⑤有过梅毒、淋病、非淋菌泌尿生殖道感染等性病史。

⑥出国史。

⑦抗 HIV(+)者所生的子女。

⑧输入未经抗 HIV 检测的血液。

(2)临床表现

①有发热、乏力、咽痛、全身不适等上呼吸道感染症状。

②个别有头痛、皮疹、脑膜炎或多发性神经炎等。

③颈、腋及枕部有肿大淋巴结类似传染性单核

细胞增多症。

④肝脾大。

(3)实验室检查

①周围血 WBC 及淋巴细胞总数起病后下降，以后淋巴细胞总数上升可见异型淋巴细胞。

②CD4/CD8 比值大于 1。

③抗 HIV 抗体由阴性转阳性者，一般经 2～3 个月才阳转。最长可达 6 个月，在感染窗口期抗体阴性。

④少数病人初期 P_{24} 抗原阳性。

2. 无症状 HIV 感染

(1)流行病学史：同急性 HIV 感染。

(2)临床表现：患者常无任何症状和体征。

(3)实验室检查

①抗 HIV 抗体阳性，经确诊实验证实者。

②CD4 淋巴细胞总数正常，CD4/CD8 比值＞1。

③血清 P_{24} 抗原阴性。

3. AIDS

(1)流行病学史：同急性 HIV 感染。

(2)临床表现

①原因不明的 38℃以上持续不规则发热，＞1 个月。

②慢性腹泻次数多于 3/d，＞1 个月。

③6 个月之内体重下降 10%以上。

④机会性感染：包括反复发作的口腔白色念珠菌感染、反复发作的单纯疱疹病毒或带状疱疹病毒感染、肺孢子菌肺炎、反复发生的细菌性肺炎、活动性结核或非结核分枝杆菌病、深部真菌感染、活动性巨细胞病毒（CMV）感染、弓形虫病、青霉菌感染、反复发生的败血症等。

⑤恶性肿瘤：卡波西肉瘤、淋巴瘤、中枢神经系统占位性病变。

⑥中青年患者出现痴呆症。

(3)实验室检查

①抗 HIV 抗体阳性，经确诊实验证实者。

②血清 P_{24} 抗原阳性。

③CD4 淋巴细胞总数＜200/mm^3 或 200～500/mm^3。

④CD4/CD 8比值＜1。

⑤周围血 WBC、Hb 下降。

⑥β_2 微球蛋白水平增高。

⑦可找到上述各种合并感染的病原体或肿瘤的病理依据。

【治疗】

目前尚无有效的治疗方法，治疗包括以下几方面。

1. 抗病毒：已批准生产的有六大类化学治疗药物。

(1)核苷类逆转录酶抑制药（NRTIs）：常见药物双汰芝（CBV）、恩曲他滨（FTC）、拉米夫定（3TC）、齐多夫定（AZT）、司坦夫定（D4T）、三协维（TZV）去羟肌苷（DDI）、体诺福韦（TDF）、阿巴卡韦（ABC）及扎西他滨（DDC）等。

(2)非核苷类逆转录酶抑制药（NNRTIs）：包括奈韦拉平（NVP）、地拉韦定（DLV）、依非韦伦（EFV）、依曲韦林（ETR/TMC-125）。

(3)蛋白酶抑制药（PIs）：包括安普那韦（APV）、茚地那韦（IDV）、沙奎那韦（SQV）、英地那韦（IDV）、利托那韦（RTV）、阿扎那韦（ATV）、夫沙那韦（FPV）、洛匹那韦/利托那韦（LPV/r）及奈非那韦（NFV）等。

(4)融合抑制药：如恩夫韦地（T-20）。

(5)整合酶抑制药：如雷特格韦（RAL）。

(6)进入抑制药：马拉维若（MVC）。

目前，初始治疗患者的抗病毒治疗方案包括“以 NNRTIs 为基础的治疗方案”（2NRTIs＋1NNRTIs）和“以 PI 为基础的治疗方案”（2NRTIs＋1PI），均以 2 种 NRTIs 为治疗方案中的骨干药物。首选的 NRTIs 有 3TC、FTC、TDF，而 AZT、ABC、DDI、D4T 为备选，首选的 NNRTIs 有 NVP，EFV 和 ETR 为备选，而在 PI 中，LPV/r、ATV/r 或 FPV/r 为首选，SQV、ATV、FPV 为备选药物。

对于初始治疗失败的患者，无论是病毒学失败、免疫学失败还是临床失败，需进行新的治疗方案时，应根据耐药检测结果及以往用药史等优化二线治疗方案，新的治疗方案应至少包括 2 种、最好 3 种全活性药物，如疗效不确定，还可以加入不同作用机制的新药，如加入进入抑制药 MVC、融合抑制药 T-20、整合酶抑制药 RAL 等。

“鸡尾酒”式混合疗法：也称高效抗逆转录病毒治疗法（highly active antiretroviral therapy，HAART），1996 年由何大一提出，即采用蛋白酶抑制药与逆转录酶抑制药联合治疗，已取得了良好疗效。目前基本倾向联合用药，联合治疗药物选择的标准：①经证实有效；②协同作用；③无交叉耐受；④无蓄积毒性；⑤应用实用性。

2. 免疫调节剂：可选用白细胞介素 2（IL-2）、

干扰素、粒细胞集落刺激因子等。

3. 针对各种机会性感染和恶性肿瘤的治疗。

4. 支持疗法及对症处理。

5. 中医中药：部分中药有抑制 HIV 复制或调节机体免疫功能作用。

（涂亚庭）

参考文献

[1] Childs M. Towards a Patent Pool for HIV Medicines: The Background. Open AIDS J, 2010, 19(4): 33-36.

[2] Castelli F, Pietra V, Diallo I, Schumacher RF, Simpore J. Antiretroviral (ARV) Therapy in Resource Poor Countries: What do we Need in Real Life? OpenAIDS J, 2010, 19(4): 28-32.

[3] Konstantinopoulos PA, Goldsztein H, Dezube BJ, Pantanowitz L. Acquired immunodeficiency syndrome related Kaposi's sarcoma eroding the maxillary bone. J Laryngol Otol, 2008, 122(9): 993-997.

[4] Pearson DA, McGrath NM, Nozyce M, Nichols SL, Raskino C, Brouwers P, Lifschitz MC, Baker CJ, Englund JA. Predicting HIV disease progression in children using measures of neuropsychological and neurological functioning. Pediatric AIDS clinical trials 152 study team. Pediatrics, 2000, 106(6): E76.

[5] Tournoud M, Ecochard R. Application of the promotion time cure model with time-changing exposure to the study of HIV/AIDS and other infectious diseases Stat Med, 2007, 26(5): 1008-1021.

附　　录

附录A　高级卫生专业技术资格考试大纲（皮肤性病学专业——副高级）

一、专业知识

(一)本专业知识

1. 熟练掌握皮肤性病专业的基本理论和基础知识。

2. 熟悉皮肤解剖和组织学、皮肤生理学与免疫学相关理论知识。

3. 熟悉皮肤组织病理学、皮肤真菌病，诊断学与治疗学等基本理论。

(二)相关专业知识

1. 掌握与皮肤性病关系较为密切的系统性疾病的相关知识，特别是遗传、代谢、感染性疾病的皮肤表现，妊娠与恶性肿瘤伴发的皮肤病。

2. 熟悉儿科、传染科、外科、中医科与皮肤疾病密切相关疾病的相关知识。

3. 熟悉皮肤科常用药物的药学、药代动力学、药理学等的相关知识。

4. 了解与本专业密切相关的学科理论，如细胞生物学、免疫学、分子生物学、遗传学等，了解有关皮肤病的发病机制、治疗新进展等知识。

二、专业实践能力

1. 熟练掌握本学科常见病、多发病的病因、发病机制、临床表现、诊断、鉴别诊断和治疗。

2. 熟练掌握本学科一些危急重症，如过敏性休克、重症药疹、结缔组织病、大疱病等的救治。

3. 熟悉本学科一些少见疑难病症，如皮肤黏膜淋巴结综合征、光线性类网织细胞增生症、弹力纤维假黄瘤、汗孔角化症、肠病性肢端皮炎，淋巴瘤样丘疹病、环状肉芽肿、着色性干皮病、成人 Still 病、嗜酸性筋膜炎等疾病的诊治。

4. 熟悉一些与皮肤性病相关的综合征、伴发或与系统疾病有关的皮肤病，如伴发心血管病、肾病、肺部疾病、AIDS 的皮肤病、可伴有消化道出血或腹泻的皮肤病等。

5. 基本掌握常见皮肤病的典型组织病理学改变，如银屑病、扁平苔藓、常见大疱性皮肤病、红斑狼疮、皮肤结核、皮肤肿瘤等。了解常用的特殊染色，如甲紫、阿新兰、PAS 等的临床意义，了解免疫病理的适用范围及临床意义。

6. 熟练掌握皮肤性病常用药物的适应证、副作用，熟悉药理、药代动力学、药物相互作用，做到合理用药。

7. 熟悉皮肤性病科各种治疗技术，如冷冻、CO_2激光、水疗、高频电刀、UVA、UVB、窄谱紫外线，了解各种脉冲激光、光动力学、皮肤美容和皮肤外科的有关知识。

8. 熟悉皮肤性病科有关的实验室技术，如性病的实验室检查、结缔组织病实验室检查、过敏原检测等并掌握其临床意义。

三、学科新进展

1. 熟悉本学科国内外现状及发展趋势，不断学习新理论、新知识、新技术，以提高、充实、更新自己的知识库，并应用于医疗实践和科学研究，如结缔组织病、大疱性皮肤病、变应性皮肤病、红斑鳞屑性皮肤病、感染性皮肤病、物理性皮肤病、代谢障碍性皮肤病等疾病的发病机制研究及治疗进展等。

2. 对与皮肤性病学相关学科近年来的进展有一定的了解。

附:本学科主要病种

病种	要求(掌握、熟悉、了解)
一、病毒性皮肤病	
单纯疱疹	掌握
带状疱疹	掌握
传染性软疣	掌握
寻常疣	掌握
扁平疣	掌握
手足口病	掌握
小儿丘疹性肢端皮炎	掌握
水痘	掌握
Kaposi 水痘样疹	掌握
幼儿急疹	掌握
鲍温样丘疹病	掌握
疣状表皮发育不良	熟悉
麻疹	掌握
风疹	掌握
传染性红斑	掌握
二、细菌性皮肤病及衣原体、立克次体和螺旋体感染性皮肤病	
脓疱疮	掌握
毛囊炎、疖与疖病	掌握
化脓性汗腺炎	掌握
麻风	熟悉
皮肤结核病	掌握
葡萄球菌性烫伤样皮肤综合征	熟悉
鼠咬热	掌握
丹毒	掌握
莱姆病	掌握
战壕热	掌握
雅司	掌握
品他	熟悉
类丹毒	熟悉
棒状杆菌癣样红斑	掌握
腋毛棒状杆菌病	掌握
Reiter 病	熟悉
猫抓病	了解
皮肤炭疽	了解
流行性斑疹伤寒	了解
三、真菌性皮肤病	
头癣	掌握
手足癣	掌握
甲真菌病	掌握
体股癣	掌握
汗斑(花斑癣)	掌握
皮肤黏膜念珠菌病	掌握
皮肤马拉色菌病	熟悉
隐球菌病	熟悉

（续 表）

病种	要求（掌握、熟悉、了解）
放线菌病和奴卡菌病	熟悉
足菌肿	了解
曲霉病	了解
芽生菌病	熟悉
着色芽生菌病	掌握
四、寄生虫及昆虫性皮肤病	
疥疮	掌握
虱病	掌握
蜣虫病	掌握
弓形体病	掌握
滴虫病	掌握
刺毛虫皮炎	熟悉
隐翅虫皮炎	熟悉
绦虫感染	掌握
五、物理性皮肤病	
痱子	掌握
烧伤	掌握
冻疮	掌握
冻伤	掌握
鸡眼与胼胝	掌握
手足皲裂	掌握
放射性皮炎	掌握
光线性角化病	掌握
光化性痒疹	掌握
火激红斑	熟悉
胶样粟丘疹	掌握
日光性荨麻疹	掌握
间擦疹	掌握
压疮	了解
六、变态反应性皮肤病	
接触性皮炎	掌握
湿疹	掌握
口周皮炎	掌握
自体敏感性皮炎	掌握
荨麻疹	掌握
血管神经性水肿	掌握
丘疹性荨麻疹	掌握
癣菌疹	掌握
淤积性皮炎	掌握
特应性炎	掌握
汗疱疹	掌握
七、结缔组织病及血管皮肤炎	
红斑狼疮	掌握
皮肌炎	掌握

（续　表）

病种	要求（掌握、熟悉、了解）
硬皮病	掌握
混合性结缔组织病	掌握
重叠综合征	掌握
嗜酸性筋膜炎	熟悉
类风湿关节炎	了解
成人 still 病	熟悉
多发性多软骨炎	熟悉
变应性皮肤血管炎	掌握
过敏性紫癜	掌握
白塞病	掌握
八、大疱与疱疹性皮肤病	
天疱疮	掌握
大疱性类天疱疮	掌握
疱疹样皮炎	掌握
线状 IgA 大疱性皮病	熟悉
家族性良性慢性天疱疮	掌握
疱疹样脓疱病	掌握
掌跖脓疱病	掌握
疱疹样天疱疮	了解
妊娠疱疹	熟悉
获得性大疱性表皮松解症	熟悉
连续性肢端皮炎	掌握
九、皮肤附属器疾病	
痤疮	掌握
脂溢性皮炎	掌握
石棉状糠疹	熟悉
玫瑰痤疮	掌握
多汗症	掌握
无汗症	掌握
臭汗症	掌握
斑秃	掌握
甲病	掌握
十、色素性皮肤病	
雀斑	掌握
咖啡斑	掌握
黄褐斑	掌握
白癜风	掌握
摩擦黑变病	掌握
色素性口周红斑	熟悉
蒙古斑	掌握
太田痣	掌握
贫血痣	掌握
Albright 综合征	熟悉
Riehl 黑变病	掌握
白化病	掌握

（续　表）

病种	要求（掌握、熟悉、了解）
斑驳病	了解
十一、遗传性皮肤病	
色素失禁症	熟悉
神经纤维瘤病	掌握
鱼鳞病	掌握
着色性干皮病	熟悉
结节性硬化症	掌握
十二、黏膜疾病	
接触性唇炎	掌握
光线性唇炎	掌握
肉芽肿性唇炎	熟悉
口腔黏膜白斑病	掌握
阴茎珍珠状样疹	掌握
剥脱性唇炎	掌握
腺性唇炎	掌握
龟头炎	掌握
女阴假性湿疣	了解
十三、皮肤肿瘤和瘤样病变	
色素痣	掌握
表皮痣	掌握
脂溢性角化病	掌握
表皮囊肿	掌握
粟丘疹	掌握
毛发上皮瘤	掌握
皮脂腺痣	掌握
多发性脂囊瘤	掌握
汗腺瘤	掌握
皮肤纤维瘤	掌握
软纤维瘤	掌握
瘢痕疙瘩	掌握
日光性角化病	掌握
脂肪瘤	掌握
鲍温病	掌握
基底细胞瘤	掌握
角化棘皮瘤	掌握
鳞状细胞癌	掌握
皮角	掌握
红斑增生病	熟悉
平滑肌瘤	掌握
毛母质瘤	了解
血管瘤	熟悉
血管角化瘤	掌握
血管球瘤	熟悉
Kaposi 内瘤	熟悉
淋巴管瘤	了解

（续　表）

病种	要求（掌握、熟悉、了解）
十四、其他皮肤病	
川崎病	掌握
坏疽性脓皮病	掌握
结节病	掌握
十五、性传播疾病	
梅毒	掌握
淋病	掌握
非淋菌性尿道/宫颈炎	掌握
尖锐湿疣	掌握
生殖器疱疹	掌握
性病性淋巴肉芽肿	了解
软下疳	了解
艾滋病	熟悉

附录B　高级卫生专业技术资格考试大纲
(皮肤性病学专业——正高级)

一、专业理论知识

(一)基础理论知识

1. 熟练掌握皮肤性病专业的基本理论和基础知识。

2. 熟悉皮肤解剖和组织学、皮肤生理学与免疫学相关理论知识。

3. 熟悉皮肤组织病理学、皮肤真菌病,诊断学与治疗学等相关基本理论知识。

4. 掌握自己学术发展方向中的最新进展、新技术、新理论、新方法。

(二)相关理论知识

1. 掌握与皮肤性病关系较为密切的系统性疾病的相关知识,包括遗传、代谢、感染、免疫性疾病的皮肤表现,妊娠与恶性肿瘤伴发的皮肤病。

2. 熟悉儿科、传染科、外科、中医科与皮肤疾病密切相关疾病的相关知识。

3. 熟悉皮肤科常用药物的基本药学、药理、药代、毒理等相关知识,熟练掌握药物临床使用方法,了解具有循证医学证据的药物和治疗方法在皮肤科的应用现状和进展。

4. 了解与本专业密切相关的学科理论,如细胞生物学、免疫学、分子生物学、遗传学等,了解有关皮肤病的发病机制、治疗新进展等知识。

二、专业实践能力

1. 熟练掌握本学科常见病、多发病的病因、发病机制、临床表现、诊断、鉴别诊断和治疗。

2. 熟练掌握本学科一些危急重症,如过敏性休克、重症药疹、结缔组织病、大疱病等的救治。

3. 熟悉本学科一些少见和疑难病症,如皮肤黏膜淋巴结综合征、光线性类网织细胞增生症、弹力纤维假黄瘤、汗孔角化症、肠病性肢端皮炎,淋巴瘤样丘疹病、环状肉芽肿、着色性干皮病、成人 Still 病、嗜酸性筋膜炎等疾病的诊治。

4. 熟悉与皮肤性病相关的综合征、伴发或与系统疾病有关的皮肤病,如伴发心血管病、肾病、肺部疾病、AIDS 的皮肤病、可伴有消化道出血或腹泻的皮肤病等。

5. 基本掌握常见皮肤性病的典型组织病理学改变,如银屑病、扁平苔藓、常见大疱性皮肤病、红斑狼疮、皮肤结核、皮肤肿瘤等。了解常用的特殊染色,如甲紫、阿新兰、PAS 等的临床意义,了解免疫病理的适用范围及临床意义。

6. 熟练掌握皮肤性病常用药物的适应证、副作用、药物相互作用,合理用药。

7. 熟悉皮肤性病科各种治疗技术,如冷冻、CO_2激光、水疗、高频电刀、UVA、UVB、窄谱紫外线,了解各种脉冲激光、光动力学、皮肤美容和皮肤外科的有关知识。

8. 熟悉皮肤性病科有关的实验室技术,如性病的实验室检查、结缔组织病实验室检查、过敏原检测等并掌握其临床意义。

三、学科新进展

1. 熟悉本学科国内外现状及发展趋势,不断学习新理论、新知识、新技术,以提高、充实、更新自己的知识库,并应用于医疗实践和科学研究,如结缔组织病、大疱性皮肤病、变应性皮肤病、红斑鳞屑性皮肤病、感染性皮肤病、物理性皮肤病、代谢障碍性皮肤病等疾病的发病机制研究及治疗进展等。

2. 对与皮肤性病学相关学科近年来的进展有一定的了解。

3. 熟悉本专业具有循证医学证据的新技术、新方法、新药物、新设备性能、作用机制及其特点,熟悉这些新技术、新方法、新设备在皮肤科应用的适应证、不良反应等。

附:本学科主要病种

病种	要求(掌握、熟悉、了解)
一、病毒性皮肤病	
单纯疱疹	掌握
带状疱疹	掌握
传染性软疣	掌握
寻常疣	掌握
扁平疣	掌握
手足口病	掌握
水痘	掌握
Kaposi 水痘样疹	掌握
幼儿急疹	掌握
麻疹	掌握
风疹	掌握
传染性红斑	掌握
二、细菌性皮肤病	
脓疱疮	掌握
毛囊炎、疖与疖病	掌握
化脓性汗腺炎	掌握
麻风	熟悉
皮肤结核病	掌握
葡萄球菌性烫伤样皮肤综合征	熟悉
丹毒	掌握
类丹毒	熟悉
棒状杆菌癣样红斑	掌握
腋毛棒状杆菌病	掌握
猫抓病	了解
皮肤炭疽	了解
流行性斑疹伤寒	了解
三、真菌性皮肤病及衣原体、立克次体和螺旋体感染性皮肤病	
头癣	掌握
手足癣	掌握
甲真菌病	掌握
体股癣	掌握
汗斑(花斑癣)	掌握
孢子丝菌病	掌握
着色芽生菌病	熟悉
隐球菌病	熟悉
放线菌病	熟悉
奴卡菌病	熟悉
足菌肿	了解
曲霉病	了解
芽生菌病	熟悉
四、寄生虫及昆虫性皮肤病	
疥疮	掌握

（续 表）

病种	要求（掌握、熟悉、了解）
虱病	掌握
蛲虫病	掌握
弓形体病	熟悉
滴虫病	熟悉
刺毛虫皮炎	熟悉
隐翅虫皮炎	熟悉
绦虫感染	掌握
五、物理性皮肤病	
日晒伤	掌握
多形性日光疹	掌握
痱子	掌握
烧疮	掌握
冻伤	掌握
鸡眼与胼胝	掌握
手足皲裂	掌握
间擦疹	掌握
放射性皮炎	掌握
光线性角化病	掌握
光化性痒疹	掌握
火激红斑	熟悉
冻伤	掌握
胶样粟丘疹	掌握
植物日光性皮炎	掌握
压疮	了解
六、变态反应性皮肤病	
接触性皮炎	掌握
湿疹	掌握
口周皮炎	掌握
自体敏感性皮炎	掌握
荨麻疹	掌握
血管性神经水肿	掌握
丘疹性荨麻疹	掌握
癣菌疹	掌握
淤积性皮炎	掌握
特应性皮炎	掌握
汗疱疹	掌握
七、结缔组织病及血管皮肤炎	
红斑狼疮	掌握
皮肌炎	掌握
硬皮病	掌握
混合性结缔组织病	掌握
重叠综合征	掌握
嗜酸性筋膜炎	熟悉
类风湿关节炎	了解
成人 still 病	熟悉

（续 表）

病种	要求（掌握、熟悉、了解）
多发性多软骨炎	熟悉
变应性皮肤血管炎	掌握
过敏性紫癜	掌握
白塞病	掌握
八、大疱与疱疹性皮肤病	
天疱疮	掌握
大疱性类天疱疮	掌握
疱疹样皮炎	掌握
线状 IgA 大疱性皮病	熟悉
家族性良性慢性天疱疮	掌握
疱疹样脓疱病	掌握
掌跖脓疱病	掌握
疱疹样天疱疮	了解
妊娠疱疹	熟悉
获得性大疱性表皮松解症	熟悉
连续性肢端皮炎	掌握
九、皮肤附属器疾病	
痤疮	掌握
脂溢性皮炎	掌握
石棉状糠疹	熟悉
玫瑰痤疮	掌握
多汗症	掌握
无汗症	掌握
臭汗症	掌握
斑秃	掌握
甲病	熟悉
十、色素性皮肤病	
雀斑	掌握
咖啡斑	掌握
黄褐斑	掌握
白癜风	掌握
摩擦黑变病	掌握
色素性口周红斑	熟悉
蒙古斑	掌握
太田痣	掌握
贫血痣	掌握
Albright 综合征	熟悉
Riehl 黑变病	掌握
白化病	掌握
斑驳病	了解
无色素痣	掌握
十一、遗传性皮肤病	
色素失禁症	熟悉
神经纤维瘤病	掌握

（续　表）

病种	要求（掌握、熟悉、了解）
鱼鳞病	掌握
着色性干皮病	熟悉
结节性硬化症	掌握
十二、黏膜疾病	
剥脱性唇炎	掌握
光线性唇炎	掌握
肉芽肿性唇炎	熟悉
口腔黏膜白斑病	掌握
阴茎珍珠样丘疹	掌握
接触性唇炎	掌握
腺性唇炎	掌握
龟头炎	掌握
女阴假性湿疣	了解
十三、皮肤肿瘤和瘤样病变	
色素痣	掌握
表皮痣	掌握
脂溢性角化病	掌握
表皮囊肿	掌握
粟丘疹	掌握
毛发上皮瘤	掌握
皮脂腺痣	掌握
多发性脂囊瘤	掌握
汗腺瘤	掌握
皮肤纤维瘤	掌握
软纤维瘤	掌握
瘢痕疙瘩	掌握
日光性角化病	掌握
脂肪瘤	掌握
鲍温病	掌握
基底细胞瘤	掌握
角化棘皮瘤	掌握
鳞状细胞癌	掌握
皮角	掌握
红斑增生症	熟悉
平滑肌瘤	了解
毛母质瘤	了解
血管瘤	熟悉
血管角化瘤	掌握
血管球瘤	熟悉
Kaposi 肉瘤	熟悉
淋巴管瘤	了解
十四、其他皮肤病	
川崎病	掌握
坏疽性脓皮病	掌握
结节病	掌握

（续　表）

病种	要求（掌握、熟悉、了解）
十五、性传播疾病	
梅毒	掌握
淋病	掌握
非淋菌性尿道/宫颈炎	掌握
尖锐湿疣	掌握
生殖器疱疹	掌握
性病性淋巴肉芽肿	了解
软下疳	了解
艾滋病	熟悉